甘肃省中药炮制规范

（2022年版）起草说明

甘肃省药品监督管理局　编

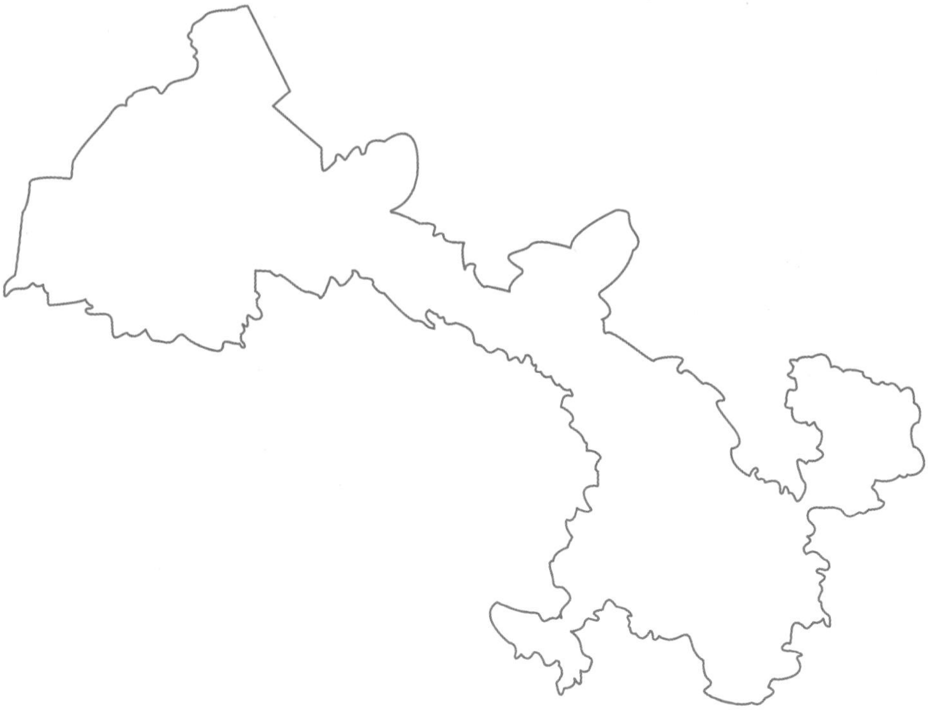

蘭州大學出版社
LANZHOU UNIVERSITY PRESS

图书在版编目（CIP）数据

甘肃省中药炮制规范（2022年版）起草说明 / 甘肃省药品监督管理局编. -- 兰州 : 兰州大学出版社, 2024.12

ISBN 978-7-311-06597-3

Ⅰ. ①甘… Ⅱ. ①甘… Ⅲ. ①中药炮制学－规范－说明－甘肃 Ⅳ. ①R283-65

中国国家版本馆CIP数据核字(2023)第257609号

责任编辑　陈红升
封面设计　汪如祥

书　　名　甘肃省中药炮制规范(2022年版)起草说明
GANSUSHENG ZHONGYAO PAOZHI GUIFAN(2024 NIAN BAN)QICAOSHUOMING
作　　者　甘肃省药品监督管理局　编
出版发行　兰州大学出版社　(地址:兰州市天水南路222号　730000)
电　　话　0931-8912613(总编办公室)　0931-8617156(营销中心)
网　　址　http://press.lzu.edu.cn
电子信箱　press@lzu.edu.cn
印　　刷　陕西龙山海天艺术印务有限公司
开　　本　880 mm×1230 mm　1/16
成品尺寸　210 mm×285 mm
印　　张　39.25
字　　数　827千
版　　次　2024年12月第1版
印　　次　2024年12月第1次印刷
书　　号　ISBN 978-7-311-06597-3
定　　价　390.00元

(图书若有破损、缺页、掉页,可随时与本社联系)

《甘肃省中药炮制规范（2022年版）起草说明》
编辑、审定委员会

编辑委员会

主　　编　马　潇　倪　琳　李冬华
副 主 编　张明童　张生杰
编　　委　（按姓氏笔画排序）

于　颖　马趣环　王振宇　王娟弟　方剑儒　史彦斌
朱仁愿　朱雅君　华永晨　刘　蕊　刘小花　刘映前
刘鸿雁　孙　科　李　运　李　欣　李　敏　李建银
杨志刚　杨玲霞　杨　丽　吴争荣　沈　薇　宋平顺
宋治荣　张　平　张春江　张　燕　张宏伟　范　彬
林　丽　封士兰　赵莲芳　郝　泉　胡芳弟　侯志坚
侯建忠　姚海清　陶耀武　秦　芳　晋　玲　柴国林
徐向恩　郭　亮　郭晓霞　戚鹏飞　韩晓霞　韩潇潇
谢　静　廖　壹　滕泽学　燕　娜

审定委员会

审核审稿主任委员　马双成
审核审稿副主任委员　魏　锋　曹　晖
审核审稿委员　杨锡仓　石晓峰　靳子明　李越峰
李喜香　马新换　刘效栓

编写与审稿单位

甘肃省药品检验研究院

国家药品监督管理局中药材及饮片质量控制重点实验室

甘肃省中药品质与安全评价工程技术创新中心

甘肃省中藏药检验检测技术工程研究中心

兰州大学药学院

甘肃中医药大学药学院

甘肃中医药大学附属医院

甘肃省医学科学研究院

甘肃省中医院药学部

兰州市食品药品检验检测研究院

金昌市药品检验检测中心

陇南市药品检验检测中心

天水市药品检验检测中心

定西市药品检验检测中心

临夏州药品检验检测中心

庆阳市药品检验检测中心

张掖市质量检验检测研究院

白银市药品检验检测中心

平凉市药品检验检测中心

武威市药品检验检测中心

酒泉市质量检验检测中心

嘉峪关市食品药品和医疗器械检验检测中心

兰州佛慈制药股份有限公司

甘肃河西制药有限责任公司

甘肃泰康制药有限责任公司

甘肃陇神戎发药业股份有限公司

甘肃省西峰制药有限责任公司

前　言

《甘肃省中药炮制规范》的制订始于1966年甘肃省卫生厅组织编写的《甘肃省中药饮片炮制规范》一书。1979年，甘肃省卫生厅组织编写《中药炮制规范》，共收829种药材的炮制。1987年，由甘肃省医药总公司、中国药学会甘肃分会联合编写《中药饮片炮制手册》，共收663种药材的炮制。1998年，甘肃省卫生厅组织甘肃省药品检验所等单位编写《甘肃省中药炮制规范》，共收266种药材的炮制。2004年，《甘肃省中药炮制规范》被列为甘肃省科技厅重大攻关计划项目，甘肃省药品监督管理局组织有关人员对《甘肃省中药炮制规范》（1998年版）进行了全面的修订和增补，修订编写了《甘肃省中药炮制规范》（2009年版），其中收载343种药材、633种炮制规格。

近年来，随着中医药大健康产业的发展，中药生产出现了一些新的问题亟待解决：一是，新型饮片和新炮制规格逐渐进入市场，这些炮制品没有相应的法定生产工艺与质量标准；二是，现代中药生产设备的推广应用，使一些饮片生产和炮制工艺发生变化，需要研究规范工艺和生产条件；三是，原有的部分品种检验检测方法需要提高，炮制工艺参数需要完善，有关质量控制指标、安全性指标等一系列问题需要研究补充。鉴于此，《甘肃省中药炮制规范》（2009年版）已难以适应目前的生产、使用和管理要求。2019年，甘肃省药品监督管理局组织召开全省药品生产、经营、使用、检验、科研和教学等单位参加的编纂专题会议，制定了实施方案；组成由甘肃省药品检验研究院为主，省内有关专家学者和专业技术人员参与的编写组，多次深入到全省中药饮片厂、中医医院等单位进行实地调查研究，组织省内有关炮制专家座谈论证，对《甘肃省中药炮制规范》（2009年版）进行了全面的修订和增补，按照有关标准管理的规定编写了《甘肃省中药炮制规范》（2022年版），其中主要收载《中国药典》未收载的具有甘肃地方特色的炮制规格和甘肃省中药材标准收载品种的炮制工艺，共收载245种药材、348种炮制规格。

本书作为《甘肃省中药炮制规范》(2022年版)的配套用书，从处方用名、定名依据、原药材来源、采收与加工、检验项目、化学成分、药理作用等方面，对所收载品种进行了全方位的解释。本书附有性状照片、显微特征图、薄层色谱图、各种检查项目数据等，以便于中药从业人员更好地理解标准和使用标准。

由于水平和条件的限制，本起草说明难免会存在一些不足之处，希望各有关单位在参照中及时提出改进意见和建议，以便我们进一步修订完善，不断提高规范水平。

《甘肃省中药炮制规范(2022年版)起草说明》编辑委员会

2024年7月

总　目

凡 例

《甘肃省中药炮制规范》（2022年版）（以下简称本规范）是甘肃省药品监督管理局依据《中华人民共和国药品管理法》组织制定和颁布实施的地方中药炮制规范，是国家药品质量标准的组成部分。

本规范对《甘肃省中药炮制规范》（2009年版）进行了全面的检查修订。其中对于炮制方法与《中华人民共和国药典》（以下简称《中国药典》）、《全国中药炮制规范》完全相同的品种未予收载，对于甘肃大部分地区仍然使用的、具有鲜明地域特色的炮制方法进行增补；同时，增加了《甘肃省中药材标准》收载的品种，并对具体项目作了全面调整和增补。本规范中引用的药品系指《中国药典》现行有效版本、《卫生部药品标准·中药材》及《甘肃省中药材标准》（2020年版）中收载的并符合规定的品种。

一、本规范包括“前言、总目、凡例、品名目次、标准正文、起草说明、中文名索引、汉语拼音索引、拉丁学名索引”等部分。

前言系说明编制本规范的依据、编写过程及管理办法等。凡例是解释和使用本规范进行质量检验的基本指导原则，并把正文、起草说明与质量检验有关的共性问题加以规定，避免在全书中重复说明。凡例中的有关规定具有法定约束力。

每个品种分为两部分，“标准正文”为质量标准的各项规定，是中药炮制规范的法定依据；“起草说明”是对正文收载项目的说明，仅供使用时参考。

二、本规范按药用部位分为“根及根茎类、种子果实类、全草类、叶类、花类、皮类、藤木类、菌藻类、动物类、矿物类和其他类”共十一类。各类药材按中文拼音顺序编排。品名目次、正文品种和中文名索引按饮片的中文名称汉语拼音字母顺序排列；汉语拼音索引按汉语拼音字母顺序排列；拉丁学名索引按拉丁字母顺序排列。

三、本规范各品种参照《中国药典》现行版的格式，按下列顺序排列：**【品名】【汉语拼音名】【药材拉丁名】【处方用名】【来源】【炮制方法】【饮片规格】【成品性状】【鉴别】【检查】【浸出物】【含量测定】【性味与归经】【功能与主治】【用法与用量】【处方应付】【注意】【贮藏】**和**【附注】**。

【品名】本品分正名和副名，饮片正名采用《中国药典》《卫生部药品标准·中药材》的法定名称及《全国中药炮制规范》收载的名称。国家标准未收载者，采用《甘肃省中药材标准》(2020年版)收载的正名，部分品种的副名采用甘肃省通用的商品名称。

【汉语拼音名】为品名的汉语拼音，名称第一个字母大写。

【药材拉丁名】采用属名+种加词+药用部位，或属名+药用部位，矿物及其他来源药材采用习惯名称。

【处方用名】包括同一药材不同炮制品的规范名称，本条与处方应付对应。处方用名不同于习惯用名，中医配方时应正确使用法定名称和规范名称，避免使用异名。

饮片生品名称除“剧毒、大毒、有毒”等毒性较大者名称前加“生”字外，其他均不加“生”字。

【来源】不但包括药材的原植（动）物的科名、植（动）物名、拉丁学名、药用部位，矿物药描述类、族、矿石名或岩石名以及主要成分；而且还包括主产地、采集和产地加工及对药材质量优劣的传统经验鉴别。

【炮制方法】与《中国药典》四部炮制通则相应制法一致。对各饮片的加工炮制过程进行概述。本规范重点收载甘肃各地现行各种饮片炮制工艺中与《中国药典》《全国中药炮制规范》不一致的规格，尽可能收录甘肃特色炮制方法。

(1) 炮制的火力以传统术语文火、中火和武火描述，未规定具体温度，使用时应适度掌握。“文火”指弱火焰或缓慢火力；“中火”指中等火力；“武火”指旺盛猛烈的火力。

(2) 炮制所用辅料及其用量在各品种项下有具体规定，未规定者按通则执行。

(3) 炮制用水必须是清洁卫生的饮用水。

(4) 炮制用酒除另有规定外，一般用黄酒。

(5) 炮制用醋一般采用麸醋、高粱醋或其他发酵醋。

【饮片规格】是对饮片质量的规格要求，普通品种规定了形色、气味、质地等及加工炮制的规格等要求。规定了检查杂质、洁净和卫生指标等。

【成品性状】是指炮制品的性状特征。包括外观性状、质地、气味等。同一品种不同的饮片分别描述，先描述生品，再描述炮制品，炮制品仅分述其主要区别点。有些描述为捣碎或碾成粉末后的特征。

【鉴别】包括显微鉴别、理化鉴别和光谱、色谱鉴别，酌情收录。显微鉴别包括组织结构观察或粉末特征观察。理化鉴别包括化学反应、荧光鉴别。化学反应主要测试某些成分的反应；荧光鉴别通常采用《中国药典》规定的紫外光灯，波长为365 nm或254 nm。光谱鉴别以粉末或测定某溶剂提取的吸收光谱特征。薄层色谱通常以已知对照品或对照药材作为对照进行鉴别，本规范首次采用地方药材作为对照药材。

同一药材的不同炮制品种，鉴别方法相同时合并以本品描述，不同时列出具体的炮制品种。

【检查】对部分饮片的杂质、水分、总灰分、酸不溶性灰分、二氧化硫残留量、黄曲霉毒素等作出规定。杂质是指饮片在加工、生产和贮藏过程中可能带入并需要控制的无机或非药用部位物质的检查。对已有科学指标控制的毒剧饮片，规定了毒性成分的限量等。在对实验样品测定的基础上拟定限度。

同一药材的不同炮制品，检查限度相同时以本品描述，不同时列出具体品种与限度。

【浸出物】是指用水或不同浓度的有机溶剂，采取冷浸、热浸的方法测定饮片的水溶性、醇溶性和挥发性醚浸出物。在对实验样品测定的基础上拟定限度。

同一药材的不同炮制品，含量限度相同时以本品描述，不同时列出具体品种与限度。

【含量测定】是测定饮片中某一种或多种指标性成分含量、有毒成分限量范围。参照《中国药典》或《甘肃省中药材标准》同属来源的品种方法或自拟并经过方法学验证的方法，在对实验样品测定的基础上或结合有关文献拟定限度。

同一药材的不同炮制品，含量限度相同时以本品描述，不同时列出具体品种与限度。

【性味与归经】【功能与主治】根据《中国药典》《卫生部药品标准·中药材》和《甘肃省中药材标准》，结合有关文献用中医术语描述，个别品种的部分功能与主治用现代医学术语描述。同时，有些品种根据中医药专家的意见拟定或修订。对于部分炮制品与生品有区别的，则分别描述，并注明不同炮制品的功用差异。部分品种因缺少文献资料依据，没有规定归经。

【用法与用量】除另有规定外，用法一般为煎汤内服，用量系指成人一日的常用剂量，应用时应根据临床需要增减，凡有特殊规定的加以注明。

【处方应付】列入同一药材各类炮制品的法定名称，部分品种尚列入临床常用的处方异名或相互代用名，仅用于指导中医临床调配。

【注意】对用药禁忌及药物配伍禁忌加以规定。凡毒性中药材，注明毒性程度、服用事项等。“禁用”是指严禁使用；“忌服”是指一般不宜内服；“慎用”是指一般可用，但宜谨慎使用；“相畏”或“相反”是指一般情况下不宜同用。

【贮藏】系指不同品种和规格饮片的贮存与保管的基本要求，本条是对贮藏条件的规定。剧毒中药饮片按照管理规定应该专库（柜）存放。

【附注】介绍临床常见的混淆品种和在应用时的区别，或炮制注意事项。

【起草说明】是本规范起草过程中，制订各个项目的理由及规定各项指标的依据。把该饮片从处方用名、名称、药用历史、来源（原动物、植物及矿物品种与形态）、成品性状、鉴别、检查和含量测定等需要说明的资料附在该规范正文后。同时，附有化学、药理等基础研究资料。

本规范所用术语、计量单位、试验用试液及检验方法等均以《中国药典》的现行有效版本为依据。

五、本规范的制修订及解释权属甘肃省药品监督管理局。

品名目次

起草说明

一、根及根茎类

八角枫

Bajiaofeng

ALANGII RADIX

【处方用名】 八角枫、白龙须、白筋条。

【名称】 沿用传统名称。

【来源】 本品为八角枫科植物八角枫*Alangium chinense*（Lour.）Harms的干燥须根（白龙须）或者干燥支根（白筋条）。主产于甘肃等地。夏、秋二季采挖，除去泥沙后，分别干燥。

白龙须以须根纤长、质硬而脆者为佳；白筋条以支根圆柱形、表面色黄者为佳。

【性状】 呈圆柱形的段。须根外表面黄白色；支根外表皮灰黄色至棕黄色，栓皮纵裂，有时剥离。切面黄白色。质坚脆。气微，味微甘而辛。见图1。

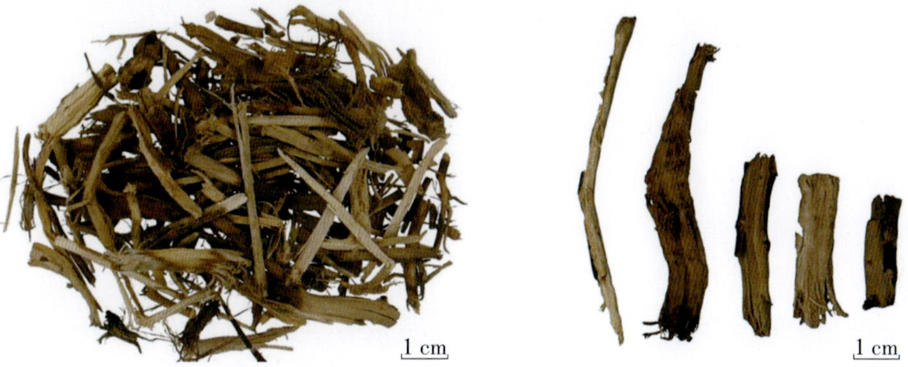

图1　八角枫饮片图

【鉴别】（1）**显微鉴别**　根据样品及参照文献描述。

本品木栓层由10余列木栓细胞组成。韧皮部石细胞单个散在或成群，纤维散在或成束；石细胞呈椭圆形、类圆形；纤维多角形，壁极厚，层纹明显，胞腔圆点状。木质部导管单个散列或2～4个相聚，木射线由2到数列细胞组成，细胞内有时有草酸钙方晶。见图2。

（2）**化学反应**　取本品粗粉5 g，加1%盐酸溶液30 ml，加热回流20分钟，滤过。取滤液3 ml，分别置于两支试管中，一支试管加碘化铋钾试液2～3滴，产生橙红色沉淀；另一支试管加硅钨酸试液2～3滴，产生乳白色沉淀。（检查生物碱）

（3）**化学反应**　取上述滤液20 ml，用1%氢氧化钠溶液调节pH至9～10，用三氯甲烷15 ml振摇提取，另取三氯甲烷液，置蒸发皿中，加2,4-二硝基氯苯结晶少量，自然挥干后，加氢氧化钾乙醇溶液3～4滴，即显紫色，并迅速消失。（检查吡啶环）

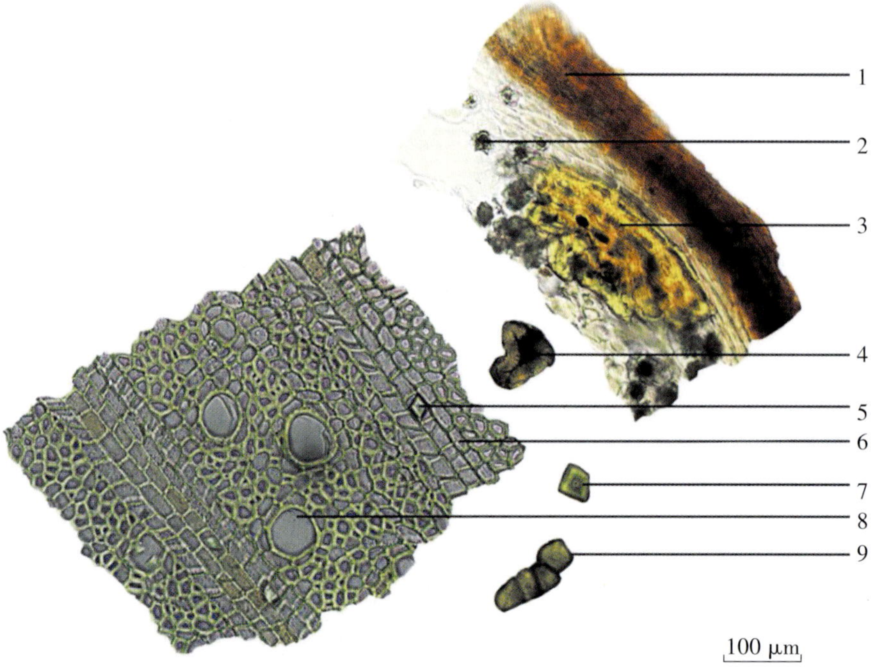

图2 八角枫横切面显微图

1.木栓层细胞 2.草酸钙簇晶 3.石细胞群 4.石细胞 5.草酸钙方晶
6.木射线细胞 7.纤维细胞 8.导管 9.纤维细胞群

【化学成分】 含生物碱、酚苷、紫罗兰酮苷、单萜、倍二萜、二萜和木脂素类化合物，如水杨苷、马钱苷酸、6′-O-β-D-吡喃葡萄糖鄂西香茶菜苷、八角枫碱和鄂西香茶菜苷[1, 2]。据文献报道八角枫还含有曼宋酮H、(1S,4S)-7-羟基去氢白菖烯、(1R,4S)-7-羟基去氢白菖烯、没食子酸甲酯、枇杷苷、马钱苷酸、水杨苷和β-谷甾醇[3]。

【药理作用】 现代药理学研究证明，八角枫及其提取物具有肌肉松弛[4]、升压[5]、抗炎、镇痛及抗病毒等多种药理作用[6, 7]。

【炮制方法】【性味与归经】【功能与主治】【用法与用量】【处方应付】【注意】 及 **【贮藏】** 参照文献[8]拟定。

参考文献

[1] 翟科峰，王青遥，叶竹青，等.八角枫化学成分的系统定性研究[J].时珍国医国药，2012，23(02)：295-296.

[2] 王其勇，许亚玲，钟宏波.八角枫不同药用部位的高效液相指纹图谱测定[J].贵州农业科学，2015，43(02)：133-136.

[3] 郑伟.八角枫中5种成分的同时测定及乙酸乙酯部位化学成分的研究[D].武汉：华中科技大学学，2016.

[4] 张译敏，廖秀玲，王雪妮，等.八角枫药理和毒理作用的研究现状[J].中国临床药理学杂志，2019，35(19)：2476-2478+2482.

[5] 章元沛,杨秋火.关于八角枫碱心血管系统作用的若干实验观察[J].浙江医科大学学报,1981,6:262-266.
[6] 李咏梅.通光藤和八角枫化学成分的研究[D].贵阳:贵州大学,2008.
[7] 刘玉梅,李红念,梅全喜.广东地产药材八角枫的药理作用和临床应用研究进展[J].今日药学,2011,06:9-11.
[8] 甘肃省食品药品监督管理局.甘肃省中药炮制规范(2009年版)[S].兰州:甘肃文化出版社,2009:1.

白　芍

Baishao

PAEONIAE RADIX ALBA

【处方用名】焦白芍、麸炒白芍、土炒白芍。

【名称】沿用传统名称。

【来源】本品为毛茛科植物芍药*Paeonia lactiflora* Pall.的干燥根。主产于浙江、安徽、甘肃等地。夏、秋二季采挖,洗净,除去头尾和细根,置沸水中煮后除去外皮或去皮后再煮,晒干。

药材以根粗长、匀直、质坚实、粉性足者为佳。

【性状】焦白芍　呈类圆形的薄片。表面焦褐色,平滑。形成层环明显,稍隆起的筋脉纹放射状排列。具焦香气,味微苦、酸。

麸炒白芍　形如焦白芍。表面黄色。略具香气。

土炒白芍　形如焦白芍。表面土黄色。略具焦土气。

焦白芍、麸炒白芍、土炒白芍饮片见图1。

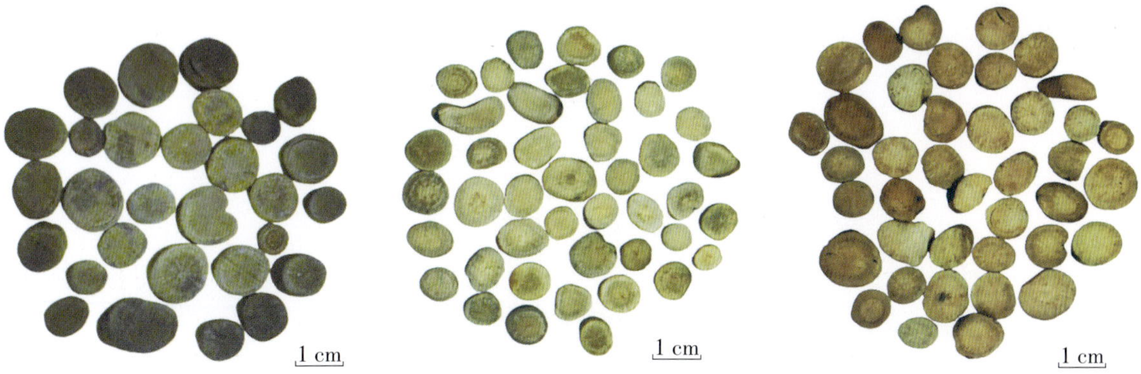

A　　B　　C

图1　焦白芍(A)、麸炒白芍(B)、土灶白芍(C)饮片图

【鉴别】(1)**显微鉴别**　根据样品及参照文献描述[1]。

粉末特征：本品粉末黄白色。糊化淀粉粒团块甚多。草酸钙簇晶，直径11～35 μm，存在于薄壁细胞中，常排列成行，或一个细胞中含数个簇晶。具缘纹孔导管和网纹导管，直径20～65 μm。纤维长梭形，直径15～40 μm，壁厚，微木化，具大的圆形纹孔。见图2。

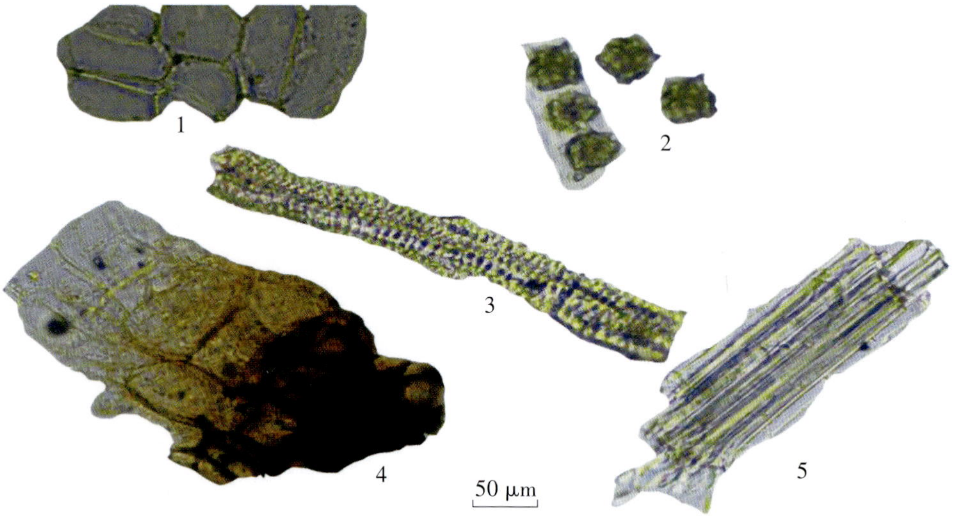

图2 白芍粉末显微图

1.薄壁细胞 2.簇晶 3.导管 4.糊化淀粉粒 5.纤维束

（2）**薄层色谱** 取本品粉末0.5 g，加乙醇10 ml，振摇5分钟，滤过，滤液蒸干，残渣加乙醇1 ml使溶解，作为供试品溶液。另取芍药苷对照品，加乙醇制成每1 ml含1 mg的溶液，作为对照品溶液。照薄层色谱法（中国药典通则0502）试验，吸取上述两种溶液各10 μl，分别点于同一硅胶G薄层板上，以三氯甲烷-乙酸乙酯-甲醇-甲酸（40∶5∶10∶0.2）为展开剂，展开，取出，晾干，喷以5%香草醛硫酸溶液，加热至斑点显色清晰。供试品色谱中，在与对照品色谱相应的位置上，显相同颜色的斑点。

薄层色谱鉴别，以芍药苷作为对照，经对7批焦白芍，12批麸炒白芍，5批土炒白芍样品检测，重现性好，专属性强，收入正文，见图3、图4、图5。

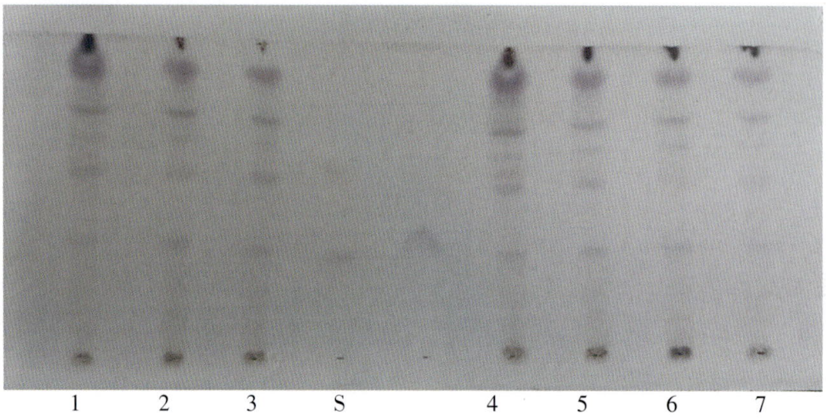

图3 焦白芍薄层色谱图

S.芍药苷 1～7 焦白芍（不同批次样品）

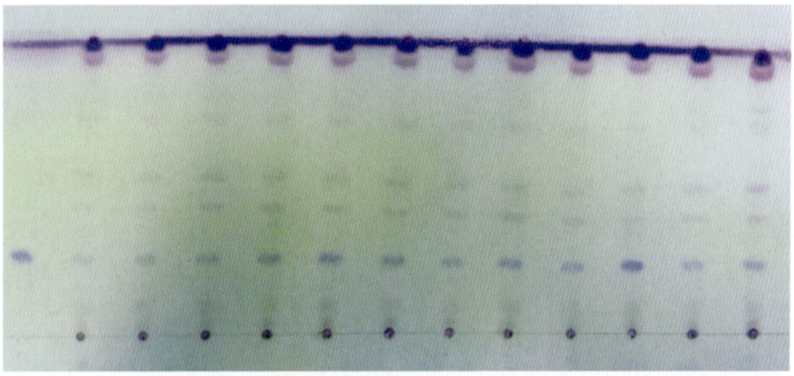

S 1 2 3 4 5 6 7 8 9 10 11 12

图4 麸炒白芍薄层色谱图

S.芍药苷 1～12 麸炒白芍（不同批次样品）

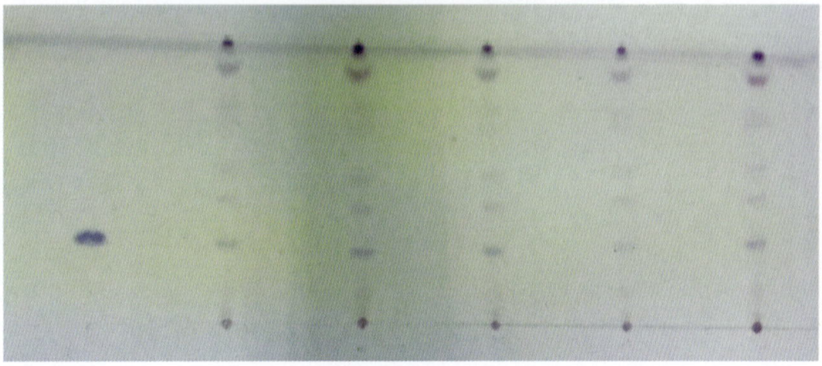

S 1 2 3 4 5

图5 土炒白芍薄层色谱图

S.芍药苷 1～5 土炒白芍（不同批次样品）

【检查】水分 按中国药典通则第二法，对32批样品测定水分，根据测定结果，拟定水分限度不得过13.0%。

总灰分 按中国药典通则2302，对32批样品测定，根据测定结果，结合以往实验数据，拟定麸炒白芍、焦白芍总灰分限度不得过4.0%，土炒白芍总灰分限度不得过15.0%。

二氧化硫残留量 按中国药典通则2331对32批样品测定，根据测定结果，拟定二氧化硫残留量限度不得过400 mg/kg。

【浸出物】按中国药典通则2201项下的热浸法对32批样品测定浸出物，根据测定结果，拟定浸出物限度不得少于20.0%。

【含量测定】照高效液相色谱法，参照《中国药典》2020年版白芍项拟定。

仪器与试药 Waters2695型高效液相色谱仪；2998型二极管阵列检测器。乙腈为色谱纯，其余试剂为分析纯。芍药苷对照品（批号：110736-201943，中国药品生物制品检定所提供）。

色谱条件与系统适用性试验 色谱柱为大连依利特C_{18}；以乙腈-0.1%磷酸溶液

(14:86) 为流动相；检测波长为230 nm。柱温为30 ℃；流速为1 ml/min；理论板数按芍药苷峰计算应不低于2000。

对照品溶液的制备 取芍药苷对照品适量，精密称定，加甲醇制成每1 ml含60 μg的溶液，即得。

供试品溶液的制备 取本品中粉约0.1 g，精密称定，置50 ml量瓶中，加稀乙醇35 ml，超声处理（功率240 W，频率45 kHz）30分钟，放冷，加稀乙醇至刻度，摇匀，滤过，取续滤液，即得。

测定法 分别精密吸取对照品溶液与供试品溶液各10 μl，注入液相色谱仪，测定，即得。

样品测定 对32批饮片中芍药苷测定。

根据测定结果，结合以往实验数据，拟定按干燥品计算，焦白芍、麸炒白芍、土炒白芍含芍药苷不得少于1.2%。

【化学成分】 白芍含多种化学成分，主要有单萜及其苷类、三萜类、黄酮、鞣质、多糖、挥发油等[2-4]。以单萜及其苷类成分发现最多，包括芍药苷、羟基芍药苷、苯甲酰芍药苷、苯甲酰羟基芍药苷、芍药内酯苷、paeoniflorigenoe、β-10-蒎烯基-β-巢菜苷、白芍苷R_1、lactifloin、lactinolide、6-O-β-D-glucopyranosyl paeonisuffron等20多种。此外尚有氧化芍药苷、乙酰芍药苷、没食子酰基芍药苷、芍药苷亚硫酸酯和4-O-乙基芍药苷、1-O-β-D-glucopyranosyl-paeonisuffron等。三萜类成分主要有常春藤皂苷元、30-降常春藤皂苷元、白桦酸、23-羟基白桦酸、齐墩果酸等达10余种[2]。白芍中还含有多种金属元素，例如锰、铁、铜、镉等；此外，尚含有十几种氨基酸成分。

【药理作用】 白芍总苷类、没食子酸等成分具有广泛的生理活性[3-9]。

（1）镇痛、镇静和抗惊厥作用；（2）抗炎作用；（3）对免疫系统的作用；（4）保肝作用；（5）改善血液流变；（6）其他作用。TGP明显扩张冠状血管和外周血管，降低血压，预防因刺激诱发的动物消化道溃疡；抗过敏，降低尿素氮，降低自由基及耐缺氧作用。

【炮制方法】【性味与归经】【功能与主治】【用法与用量】【处方应付】【注意】 及 **【贮藏】** 参照文献[1]拟定。

参考文献

[1] 国家药典委员会.中华人民共和国药典(2020年版·一部)[S].北京:中国医药科技出版社,2020:108-109.

[2] 高小荣,田庚元.白芍化学成分研究进展[J].中国新药杂志,2006,15(6):416-418.

[3] 张利.白芍的药理作用及现代研究进展[J].中医临床研究,2014,6(29):25-26,29.

[4] 李岩.白芍及其化学成分的药理研究进展[J].职业与健康,2015,31(15):2153-2156.

[5] 李环,谢明君,焦亚斌.白芍总苷对动脉粥样硬化大鼠保护作用及血脂调节作用研究[J].江西中医药,2017,4(48):56-58.
[6] 杨丽梅,岳广欣.白芍总苷及其神经精神药理作用研究概况[J].河北中医,2017,4(39):614-618.
[7] 李丽萍,张杜娟,冯坤苗.白芍总苷治疗类风湿关节炎药理作用及机制研究进展[J].山东医药,2019,59(26):111-113.
[8] 荀丽琼,姜媛媛,吴一超.芍药有效成分与药理活性研究进展[J].基因组学与应用生物学,2018,37(9):4022-4029.
[9] 李乃谦.探讨白芍的药理作用及现代研究进展[J].中医临床研究,2017,9(20):137-138.

白　术

Baizhu

ATRACTYLODIS MACROCEPHALAE RHIZOMA

【处方用名】焦白术、土炒白术、米泔水炙白术[1-2]。

【来源】本品为菊科植物白术 *Atractylodes macrocephala* Koidz. 的干燥根茎。主产于浙江、湖北、湖南、江西等地。冬季下部叶枯黄、上部叶变脆时采挖，除去泥沙，烘干或晒干，除去须根。

药材以肥大、坚实、外表色灰黄、断面色黄白、香气浓者为佳。

【性状】焦白术　呈类圆形或不规则形的厚片，表面焦黄色，偶具焦斑。散生棕黄色的点状油室，木部具放射状纹理。具焦香气。味甘，微辛。

土炒白术　形如焦白术。表面黄色，偶具焦斑。具土香气。

米泔水炙白术　形如焦白术。表面微黄色。见图1。

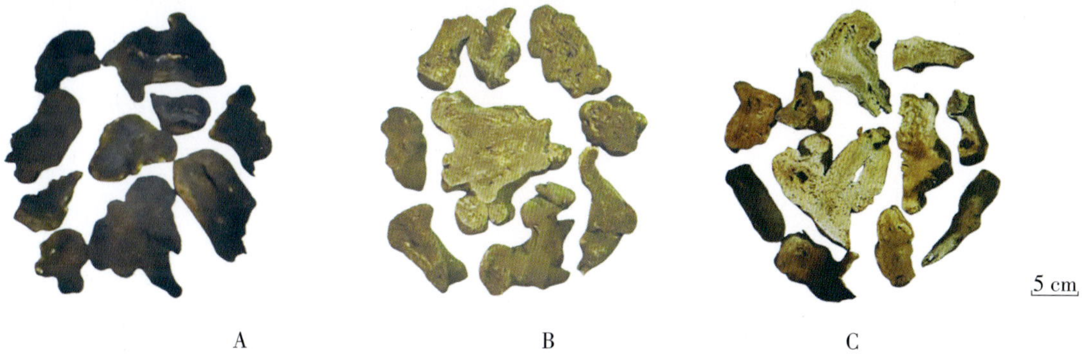

图1　焦白术（A）、土炒白术（B）和米制白术（C）饮片图

【鉴别】（1）**显微鉴别**　根据样品及参照文献描述[3]。

粉末特征：本品粉末淡黄棕色。草酸钙针晶细小，长10～32 μm，存在于薄壁细胞中，少数针晶直径至4 μm。纤维黄色，大多成束，长梭形，直径约至40 μm，壁甚厚，木化，孔沟明显。石细胞淡黄色，类圆形、多角形、长方形或少数纺锤形，直径37～64 μm。薄壁细胞含菊糖，表面显放射状纹理。导管多为网纹导管及具缘纹孔导管，直径至48 μm。见图2。

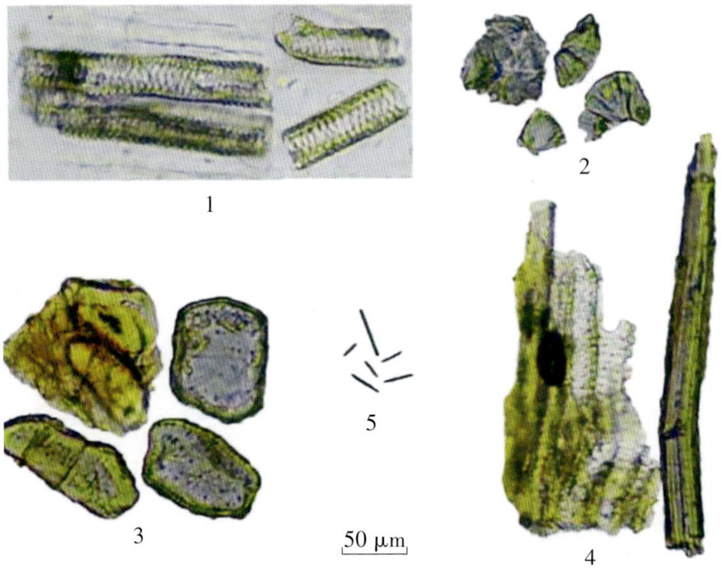

图2 白术粉末显微图

1.导管 2.菊糖 3.石细胞 4.纤维 5.针晶

（2）**薄层色谱** 取本品粉末0.5 g，加正己烷2 ml，超声处理15分钟，滤过，滤液作为供试品溶液。另取白术对照药材0.5 g，同法制成对照药材溶液。照薄层色谱法（中国药典通则0502）试验，吸取上述两种溶液各10 μl，分别点于同一硅胶G薄层板上，以石油醚（60～90 ℃）-乙酸乙酯（50∶1）为展开剂，展开，取出，晾干，喷以5%香草醛硫酸溶液，在105 ℃加热至斑点显色清晰。供试品色谱中，在与对照药材色谱相应的位置上，显相同颜色的斑点，并应显一桃红色主斑点（苍术酮）。

【检查】水分 按中国药典通则0832第二法，对21批焦白术样品、12批土炒白术和5批米泔水炙白术进行水分测定，根据测定结果，结合以往实验数据，拟定水分不得过12.0%。

总灰分 按中国药典通则2302，对21批焦白术样品、12批土炒白术和5批米泔水炙白术进行总灰分测定，根据测定结果，结合以往实验数据，拟定焦白术和米泔水炙白术的总灰分不得过9.0%，土炒白术的总灰分不得过12.0%。

酸不溶性灰分 结合以往实验数据，拟定焦白术和米泔水炙白术的酸不溶性灰分不得过3.0%，土炒白术的酸不溶性灰分不得过5.0%。

二氧化硫残留量 照二氧化硫残留量测定法（中国药典通则2331）测定，不得过400 mg/kg。

【浸出物】 按中国药典通则2201，醇溶性浸出物测定法项下的热浸法测定，用60%

乙醇作溶剂。对21批焦白术样品、12批土炒白术和5批米泔水炙白术进行浸出物测定，根据测定结果，结合以往实验数据，拟定浸出物不得少于35.0%。

【化学成分】 主要含有以下化学成分[4-8]：（1）挥发油：白术根茎中富含挥发油，包括α-及β-葎草烯、β-榄香醇、α-姜黄烯、苍术酮、桉叶醇、棕榈酸、茅术醇、β-芹子烯、蓬莪术烯、吉马烯、檀香醇等。（2）内酯类化合物：苍术内酯、白术内酯。（3）多炔类化合物：12α-甲基丁酰基-14-乙酰基-8-反式白术三醇、14α-甲基丁酰基-8-顺式白术三醇、14α-甲基丁酰基-8-反式白术三醇等。（4）多糖及其他成分：东莨菪素、糖类、氨基酸、棕榈酸、维生素等。

【药理作用】 主要药理作用如下[5-9]：（1）抗肿瘤作用；（2）降血糖作用；（3）增强免疫作用；（4）抗凝血作用；（5）血管扩张作用；（6）利尿作用；（7）修复胃黏膜作用；（8）抗菌抗炎作用；（9）造血功能；（10）抗衰老作用。

【炮制方法】【性味与归经】【功能与主治】【用法与用量】【处方应付】 及 **【贮藏】** 参照文献[1, 2]综合拟定。

参考文献

[1] 甘肃省食品药品监督管理局.甘肃省中药炮制规范(2009年版)[S].兰州:甘肃文化出版社,2009:38.

[2] 国家中医药管理局《中华本草》编委会.中华本草[M].上海:上海科学技术出版社,1999.

[3] 康廷国.中药鉴定学[M].北京:中国中医药出版社,2003:198.

[4] 姚兆敏,陈卫东,仰忠华,等.白术研究进展及其质量标志物(Q-marker)的预测分析[J].中草药,2019,19(50):4796-4807.

[5] 顾思浩,孔维崧,张彤,等.白术的化学成分与药理作用及复方临床应用进展[J].中华中医药学刊,2020,38(1):69-73.

[6] 王涵,杨娜,谭静,等.白术化学成分、药理作用及临床应用的研究进展[J].甘肃医药,2018,37(1):23-26.

[7] 凌宗全.白术化学成分及药理作用研究进展[J].内蒙古中医药,2013,(12):105-106.

[8] 张晓娟,左冬冬.白术化学成分及药理作用研究新进展[J].2018,35(6):101-106.

[9] 陈静,孙云超,冉小库,等.白术利尿作用研究[J].中国现代中药,2016(5):563-567.

北沙参

Beishashen

GLEHNIAE RADIX

【处方用名】米炒北沙参。

【名称】沿用传统名称。

【来源】本品为伞形科植物珊瑚菜 *Glehnia littoralis* Fr.Schmidt ex Miq.的干燥根。主产于山东、江苏、辽宁、河北等地。夏、秋二季采挖，除去须根，洗净，置沸水中烫后，除去外皮，干燥；或洗净直接干燥。

药材以条长肥满、质紧坚实不空、色白者为佳。

【性状】呈类圆形的段。外表面黄色，微具焦斑，略粗糙，偶有残存外皮；未除外皮者外表面深黄棕色，具细纵皱纹及纵沟，并有棕黄色点状支根痕。切面皮部浅黄色，木部黄色，略角质样。质脆，易折断。气特异，味微甘。见图1。

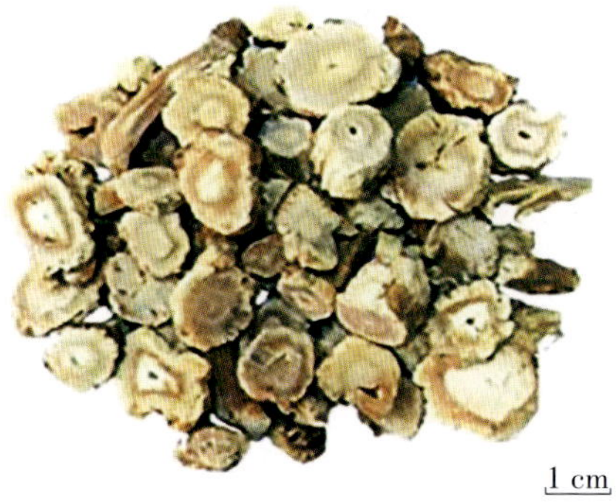

1 cm

图1 米炒北沙参饮片图

【鉴别】（1）**显微鉴别** 根据样品及参照文献描述[1]。

粉末特征：粉末呈黄白色。导管较多，主为网纹导管，稀螺纹导管，直径16～88 μm，网纹导管壁厚，网孔长而宽，散在或成群。分泌道多见，常破碎，含黄棕色分泌物，有的可见条状金黄色分泌物，直径约至69 μm。糊化淀粉粒细胞多，呈不规则块状。木栓细胞表面观类方形、类长方形，垂周壁平直或略弯曲。射线碎片偶见，长4～6列细胞，宽1～2列，射线细胞类长方形，与薄壁细胞垂直。见图2。

（2）**薄层色谱** 取本品粉末2 g，加乙醚30 ml，超声处理30分钟，滤过，滤液挥干，残渣加甲醇1 ml使溶解，作为供试品溶液。另取北沙参对照药材2 g，同法制成对照药材溶液。照薄层色谱法（中国药典通则0502）试验，吸取上述两种溶液各5 μl，分别点于同一硅胶G薄层板上，以石油醚（60～90 ℃）-乙酸乙酯（38∶10）为展开剂，展开，取出，晾干，喷以10%硫酸乙醇溶液，在105℃加热至斑点显色清晰。供试品色谱中，在与对照药材色谱相应的位置上，显相同颜色的斑点。以北沙参对照药材为对照，经对9批不同批次样品检测，重现性好，专属性强，故纳入标准正文。见图3。

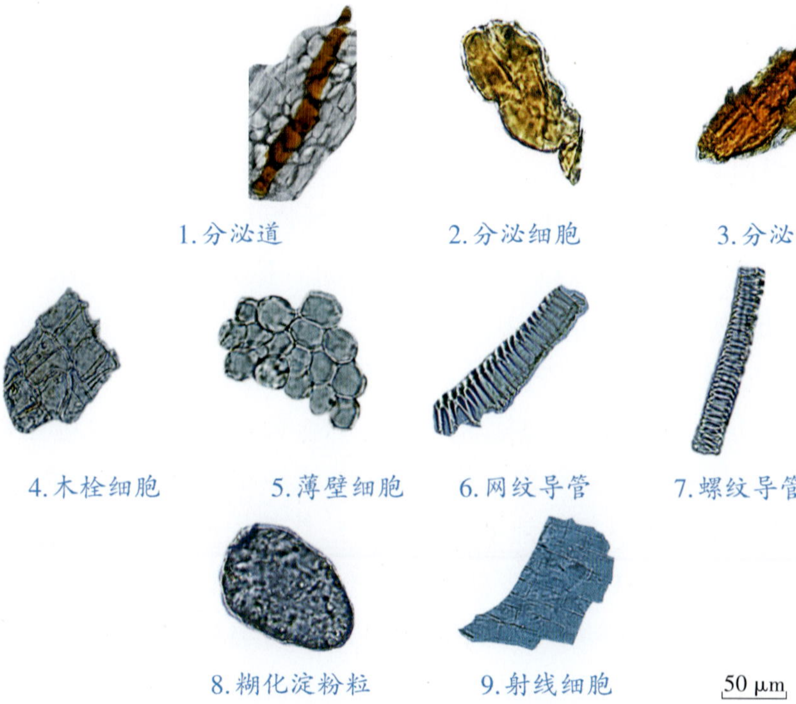

图2　米炒北沙参粉末显微图

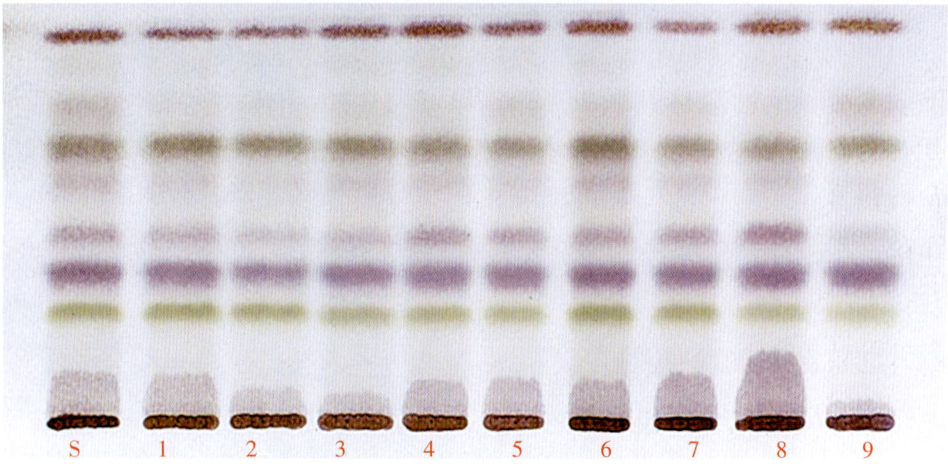

图3　米炒北沙参薄层色谱图

S. 北沙参对照品　1～9　米炒北沙参（不同批次样品）

【检查】水分　按中国药典通则0832第二法[2]，对9批样品水分进行测定，根据测定结果，9批样品水分测定值在5.8%～6.3%之间，拟定米炒北沙参水分不得过10.0%。

总灰分、酸不溶性灰分　按中国药典通则2302灰分测定，对9批米炒北沙参的总灰分和酸不溶性灰分测定，根据测定结果，9批不同样品总灰分在3.2%～3.6%之间，拟定总灰分限度不得过5.0%。9批样品酸不溶性灰分结果为0.2%～0.3%，由于测得的数据在0～1.0%范围之内，建议不纳入正文标准。

【浸出物】按中国药典通则2201浸出物测定法，进行不同方法和提取溶剂考察。水溶性浸出物测定法采用冷浸和热浸时，经比较热浸法难滤过，选用冷浸法。醇溶性浸出物测定，综合药典通则和文献参考，选定50%、60%、70%、80%、90%、无水乙醇等6个不同浓度的乙醇提取，选用热浸法，浸出物在26.6%～50.0%。因此醇溶性浸出物，以50%乙醇作溶剂，采用热浸法；以水为溶剂，采用冷浸法。分别对9批米炒北沙参浸出物测定，根据测定结果，9批不同批次样品醇溶性浸出物在20.7%～25.8%之间；9批不同批次样品水溶性浸出物在24.9%～30.3%之间。拟定水溶性浸出物限度不得少于18.0%。醇溶性浸出物不纳入标准正文。

【化学成分】从北沙参根及根茎中分离的化合物有苯丙素类、聚炔类、帖类、糖苷类、黄酮类、挥发油等。苯丙素类包括苯丙酸类（咖啡酸、阿魏酸、绿原酸等）；香豆素类（珊瑚菜素、补骨脂素、花椒毒素、花椒毒酚、去甲基苏北罗新、欧前胡素、异欧前胡素、别异欧前胡素、佛手柑亭、佛手柑内酯、东莨菪内酯等）；木质素（Glehlinosides I、橙皮素 A、Glehlinosides H 等）。聚炔类成分包括人参醇、法卡林醇、法卡林二醇、［8E］1,8-heptadecadiene-4,6-diyne-3,10,-diol 等；萜类成分包括羽扇豆醇、桦木醇、（5β，10α）-Lasidiolangelate；糖苷类成分包括紫丁香苷、新木脂素糖苷、芸香苷、欧芹酚-7-O-β-龙胆二糖甙、蔗糖、腺苷等；黄酮类成分包括槲皮素、异槲皮素、芦丁等；挥发油成分包括α-蒎烯、柠檬油精、辛酸丙酯、棕榈酸等[3,4]。

【药理作用】北沙参具有广泛的药理作用，包括：（1）粗多糖具有免疫调节作用；（2）欧前胡素和异欧前胡素有镇痛抗炎及抗肿瘤作用；（3）聚炔类化合物具有抗菌及抗真菌作用；（4）水或乙醇浸出液具有抗癌、抗突变作用；（5）生药具有镇咳祛痰作用；（6）水提取物及正丁醇提取物具有抗氧化作用；（7）肺保护作用；（8）乙醇提取物具有肝保护作用；（9）50%甲醇提取物对酪氨酸酶有抑制作用[4,5]。

【毒性实验】《本草纲目》中记载北沙参无毒。现代文献报道北沙参单煎液有一定的急性毒性，北沙参的最大给药量为32 g/kg，是临床人用最高剂量的13.3倍[5]。欧前胡素小鼠腹腔注射LD50为998.5 mg/kg[6]。

【炮制方法】【性味与归经】【功能与主治】【用法与用量】【处方应付】【注意】及**【贮藏】**参照文献综合拟定。

参考文献

［1］国家药典委员会.中华人民共和国药典(2020年版·一部)[S].北京:中国医药科技出版社,2020:103.

［2］国家药典委员会.中华人民共和国药典(2020年版·四部)[S].北京:中国医药科技出版社,2020.

［3］孙艳菲,张学顺.北沙参药理作用及临床应用研究进展[J].辽宁中医药大学学报,2015,17(3):191-193.

［4］程访.北沙参镇咳祛痰的药效物质基础及质量标准研究[D].南昌:江西中医药大学,2019.

［5］朱冠秀.南、北沙参与藜芦配伍增毒相互作用研究[D].长沙:中南大学,2013.

[6] 朱海，孙旖，夏振娜，等.欧前胡素急性毒性和安全药理学研究[J].药学实践杂志，2013，319(6)：428-431.

苍 术

Cangzhu

ATRACTYLODIS RHIZOMA

【处方用名】 炒苍术、土炒苍术。

【名称】 沿用传统名称。

【来源】 本品为菊科植物茅苍术 *Atractylodes lancea*（Thunb.）DC. 或北苍术 *Atractylodes chinensis*（DC.）Koidz. 的干燥根茎。前者习称“茅苍术”，后者习称“北苍术”。主产于江苏、湖北、内蒙古、辽宁等地，甘肃亦产（北苍术）。春、秋二季采挖，晒干，撞去须根。

药材以质坚实、断面朱砂点多、香气浓郁者为佳。

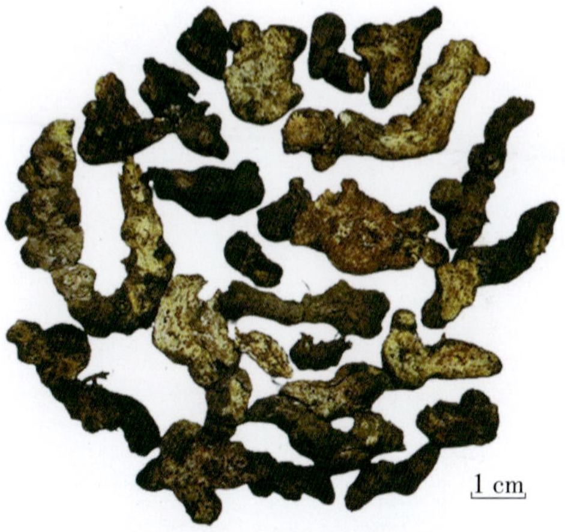

图1 炒苍术饮片图

【性状】炒苍术 呈不规则形的厚片，外表面灰棕色或黑棕色，有的可见须根痕。切面深黄色，微具焦斑，散有多数橙黄色或棕红色油点（朱砂点）。质坚实，久置有白色毛状的结晶析出（茅苍术），或质疏松（北苍术）。气香特异，味微甘、辛、苦。

土炒苍术 形如炒苍术。土黄色，微具焦斑。见图1。

【鉴别】（1）**显微鉴别** 本品粉末棕色。草酸钙针晶细小，长5～30 μm，不规则地充塞于薄壁细胞中。纤维大多成束，长梭形，直径约40 μm，壁甚厚，木化。石细胞甚多，有时与木栓细胞连结，多角形、类圆形或类长方形，直径20～80 μm，壁极厚。菊糖多见，表面具放射状纹理[1]。如图2所示。

（2）**薄层色谱** 取本品粉末0.8 g，加甲醇10 ml，超声处理15分钟，滤过，滤液作为供试品溶液。另取苍术对照药材0.8 g，同法制成对照药材溶液。再取苍术素对照品，加甲醇制成每1 ml含0.2 mg的溶液，作为对照品溶液。照薄层色谱法（中国药典通则0502）试验，吸取供试品溶液和对照药材溶液各6 μl、对照品溶液2 μl，分别点于同一硅胶G薄层板上，以石油醚（60～90 ℃）-丙酮（9∶2）为展开剂，展开，取出，晾干，喷以10%硫酸乙醇溶液，在105℃加热至斑点显色清晰。供试品色谱中，在与对照药材色谱和对照品色谱相应的位置上，显相同颜色的斑点。如图3，4所示。

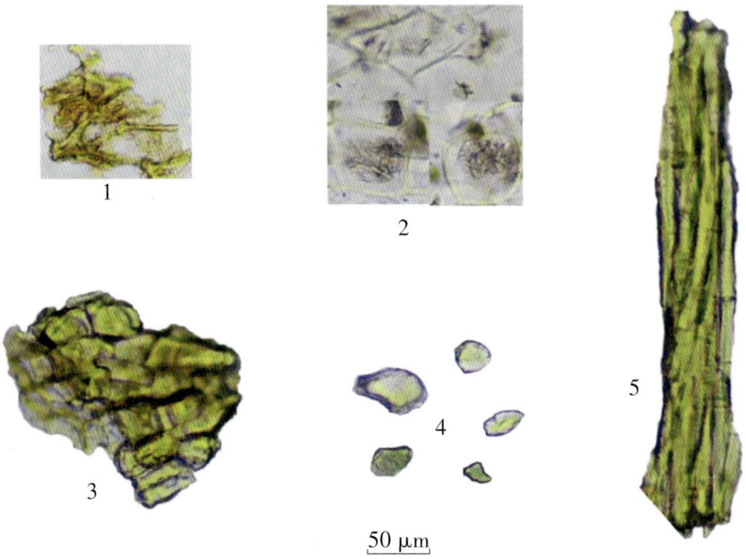

图2 炒苍术粉末显微图

1. 木栓细胞 2. 针晶 3. 石细胞 4. 菊糖 5. 纤维

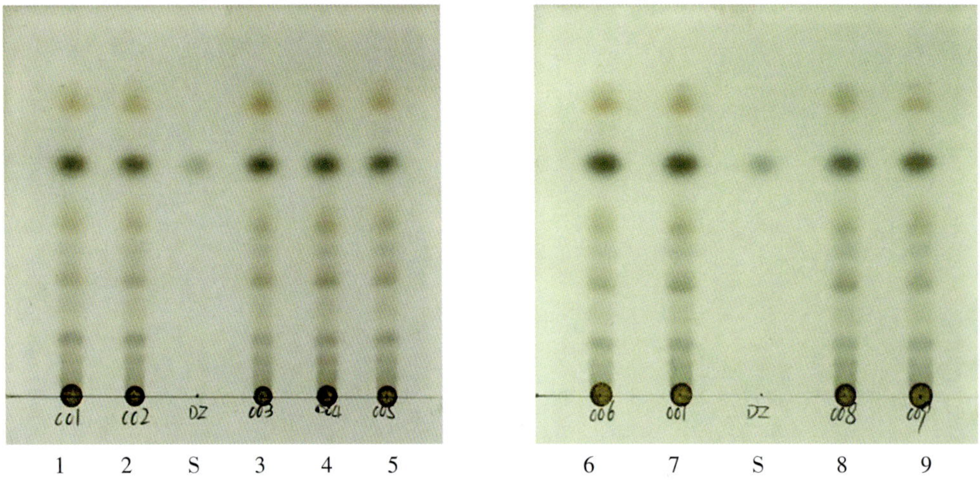

图3 炒苍术薄层色谱图

S：苍术素对照品 1～9 炒苍术(不同批次样品)

【检查】水分 按中国药典通则0832第二法，对19批样品测定水分，根据测定结果，结合以往实验数据，拟定炒苍术、土炒苍术水分不得过13.0%。

总灰分 按中国药典通则2302第二法，对19批样品测定，根据测定结果，结合以往实验数据，拟定炒苍术总灰分不得过8.0%，土炒苍术总灰分不得过10.0%。

【含量测定】避光操作。照高效液相色谱法，参照《中国药典》2020年版苍术项拟定[1]。

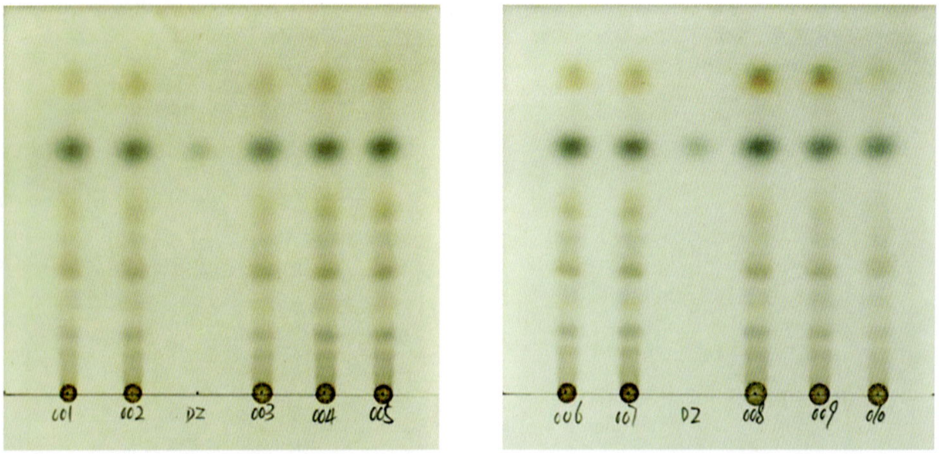

1 2 S 3 4 5 6 7 S 8 9 10

图4 土炒苍术薄层色谱图

S：苍术素对照品 1～10 土炒苍术(不同批次样品)

色谱条件与系统适用性试验 以十八烷基硅烷键合硅胶为填充剂；以甲醇-水（79∶21）为流动相；检测波长为340 nm。理论板数按苍术素峰计算应不低于5000。

对照品溶液的制备 取苍术素对照品适量，精密称定，加甲醇制成每1 ml含20 μg的溶液，即得。

供试品溶液的制备 取本品粉末（过三号筛）约0.2 g，精密称定，置具塞锥形瓶中，精密加入甲醇50 ml，密塞，称定重量，超声处理（功率250 W，频率40 kHz）1小时，放冷，再称定重量，用甲醇补足减失的重量，摇匀，滤过，取续滤液，即得。

测定法 分别精密吸取对照品溶液与供试品溶液各10 μl，注入液相色谱仪，测定，即得。

样品测定 对19批样品中苍术素测定，根据测定结果，结合以往实验数据，拟定本品按干燥品计算，含苍术素（$C_{13}H_{10}O$）不得少于0.20%。

【化学成分】 苍术中的化学成分主要有倍半萜及其苷类、烯炔类、三萜和甾体类、芳香苷类、苍术醇类等[2-5]。

【药理活性】 苍术具有抑制胃酸分泌、促进肠胃运动及胃排空、降血糖、抗菌抗炎、保肝、抗肿瘤、镇痛、抗溃疡和心血管保护和神经系统作用等[4, 6]。

【炮制方法】【性味与归经】【功能与主治】【用法与用量】【处方应付】 及 **【贮藏】** 参照文献[1, 7]综合拟定。

参考文献

[1] 国家药典委员会.中华人民共和国药典(2020年版·一部)[S].北京:中国医药科技出版社,2020:168.
[2] 杨栋,陈悦梅,吴晓磊,等.苍术炮制前后指纹图谱及主要成分含量变化研究[J].中国药师,2020,23(12):2398-2402.

[3] 张如春.HPLC测定苍术中的3种成分研究[J].北方药学,2020,17(9):186-187.
[4] 邓爱平,李颖,吴志涛,等.苍术化学成分和药理的研究进展[J].中国中药杂志,2016,41(21):3904-3913.
[5] 钱士辉,汪六英,段金廒,等.茅苍术化学成分及其生物活性研究进展[J].中国野生植物资源,2006,2:8-11.
[6] 沙多依,杭永付,宋菲,等.北苍术炮制前后挥发油部位保肝作用比较研究[J].现代中药研究与实践,2010,24(4):41-43.
[7] 甘肃省食品药品监督管理局.甘肃省中药炮制规范(2009年版)[S].兰州:甘肃文化出版社,2009:67-68.

草河车

Caoheche

POLYGONI RHIZOMA

【处方用名】草河车。

【名称】甘肃早期民间习称硃砂土[1]或圆穗蓼[2]，形成商品后以拳参或草河车销售[3]，今以草河车为正名，与《中国药典》拳参区别。

【来源】本品为蓼科植物珠芽蓼*Polygonum viviparum* L.为主，尚有圆穗蓼*Polygonum macrophyllum* D.Don的干燥根茎，初春发芽或秋季茎叶枯萎时采挖，洗净泥沙，除去须根，晒干[3]。

药材以粗大、坚硬、断面色浅棕红者为佳。

【性状】呈不规则圆形的薄片。外表面棕褐色，残留少量环节。切面浅紫红色或较暗棕红色，近边缘有15～40个白色维管束排列成断续的环。气微，味苦、涩。见图1。

【鉴别】(1) **显微鉴别** 根据样品并参照文献[5]描述。

本品粉末棕紫色。紫外光灯下显亮蓝色荧光。木栓细胞棕红色，类多角形。草酸钙簇晶较多，直径50～120 μm。网纹导管直径10～25 μm，偶见螺纹导管。见图2。

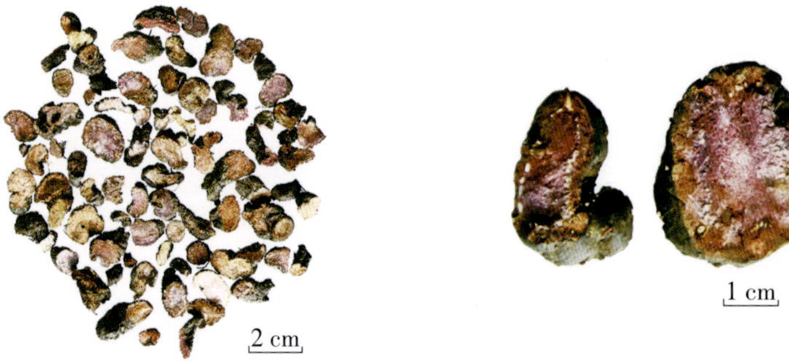

图1 草河车饮片图

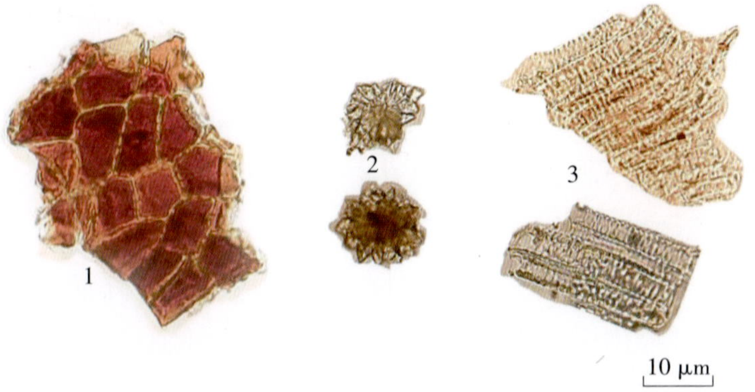

图2 珠芽蓼粉末显微图

1.木栓细胞 2.草酸钙簇晶 3.导管

（2）原标准中鉴别（2）为化学反应，方法不具专属性，故未纳入标准正文。

【检查】 根据对10批样品测定，拟定总灰分和酸不溶性灰分不得过8.0%和不得过2.0%。

【含量测定】 照高效液相色谱法（中国药典通则0512）测定。

色谱条件与系统适用性试验 以十八烷基硅烷键合硅胶为填充剂；以甲醇为流动相A，以0.05%磷酸溶液为流动相B，按下表中的规定进行梯度洗脱；检测波长为272 nm。理论板数按没食子酸峰计算应不低于6000。

时间(分钟)	流动相A(%)	流动相B(%)
0～7	10→5	90→95
7～15	5→18	95→82
15～20	18	82

对照品溶液的制备 取没食子酸对照品适量，精密称定，加30%甲醇制成每1 ml含40 μg的溶液，即得。

供试品溶液的制备 取本品粉末（过三号筛）约0.5 g，精密称定，置具塞锥形瓶中，精密加入30%甲醇25 ml，密塞，称定重量，超声处理（功率250W，频率45 kHz）30分钟，放冷，再称定重量，用30%甲醇补足减失的重量，摇匀，滤过，取续滤液，即得。

测定法 分别精密吸取对照品溶液与供试品溶液各10 μl，注入液相色谱仪，测定，即得。

原标准无含量测定方法，参照文献方法[4]，对其色谱条件进行验证，拟定限度。没食子酸的方法学验证表明，线性回归方程为$C=1.6091\times10^6A-3.1995\times10^5$（$r=0.9999$），在2.29～114.52 μg/ml范围内呈良好的线性关系。精密度试验中RSD为0.73%，稳定性试验中RSD为1.02%，结果在12小时内基本稳定，平均回收率为101.8%，RSD为2.5%。

根据10批样品测定结果，没食子酸含量在0.103%～0.257%之间，参考有关文献的报道[6]，拟订没食子酸含量不得少于0.10%。

【化学成分】蓼属植物所含化学成分有黄酮类、二苯乙烯类、糖酯类、蒽醌及其衍生物、萜类、甾体和挥发油[7, 8]。从珠芽蓼中分离出β-谷甾醇、胡萝卜苷槲皮素、6-O-没食子酰熊果苷、蔗糖、挥发性成分、黄酮类和鞣质等[9]。

【药理作用】珠芽蓼中的鞣酸可以调节胃酸，防止胃溃疡，能有效改善胃环境，还具有治疗和防止胃病及胃癌的功效。多糖具有抗衰老、降血糖、降低血脂中的甘油三脂和抗氧化、抗自由基、抗肿瘤增强免疫的作用。珠芽蓼中含有β-榄香烯、香叶醇和香茅醇类成分具有抗癌活性，它们可能通过抑制蛋白酪氨酸激酶、蛋白激酶C和Ca^{2+}、ATP酶的活性而起到抗肿瘤的作用[8-10]。

【炮制方法】【性味与归经】【功能与主治】【用法与用量】【处方应付】及**【贮藏】**参照文献[1, 2, 4]综合拟定。

参考文献

[1] 甘肃省卫生局.甘肃中草药手册(第一册)[M].兰州:甘肃人民出版社,1970:423.

[2] 甘肃省卫生局.甘肃中草药手册(第三册)[M].兰州:甘肃人民出版社,1973:1619.

[3] 宋平顺,张伯崇,宋玉成,等.甘肃省中药材复杂品种及质量的调查研究(Ⅰ)—地区习用品种的调查[J].中国中药杂志,1996,21(12):717-720.

[4] 甘肃省食品药品监督管理局.甘肃省中药材标准(2009年版)[S].兰州:甘肃文化出版社,2009:99-102.

[5] 卫生部药品生物制品检定所,等.中国民族药志(第一卷)[M].北京:人民卫生出版社,1984:403-405.

[6] 张欣,龙瑞军,淡瑞芳,等.高寒草原3种蓼科植物酚类物质含量及存在状态分析[J].甘肃农业大学学报,2008,1(43):126-129.

[7] 王开金,张颖君,杨崇仁.蓼属植物化学成分研究进展[J].天然产物研究与开发,2006,18:151-164.

[8] 王永超,韦琨,林军.蓼属植物化学成分及药用活性研究新进展[J].广东化工,2012,(39):16-19.

[9] 张彩霞,李玉林,胡凤祖.珠芽蓼全草化学成分研究[J].天然产物研究与开发,2005,17(2):177-178.

[10] 王一峰,杨文玺,王春霞.甘肃野生药用植物珠芽蓼[J].中兽医医药杂志,2005,2:24-26.

赤 芍

Chishao

PAEONIAE RADIX RUBRA

【处方用名】炒赤芍、酒赤芍、麸炒赤芍。

【名称】根据临床使用命名。

【来源】本品为毛茛科植物芍药*Paeonia lactiflora* Pall.或川赤芍*Paeonia veitchii* Lynch

的干燥根。主产于内蒙古、辽宁、河北等地，甘肃亦产。春、秋二季采挖，除去根茎须根及泥沙，晒干[1]。

药材以条粗长、断面色粉白、粉性足者为佳。

【性状】炒赤芍 呈类圆形或不规则形的厚片。表面浅黄色，略具焦斑。木部具放射状纹理，有的具裂隙。气微香，味微苦、涩。见图1。

酒赤芍 形如炒赤芍。表面浅黄色。略具酒香气。见图1。

麸炒赤芍 形如炒赤芍。表面颜色明显较酒赤芍和炒赤芍深，为黄色，微具焦斑。见图1。

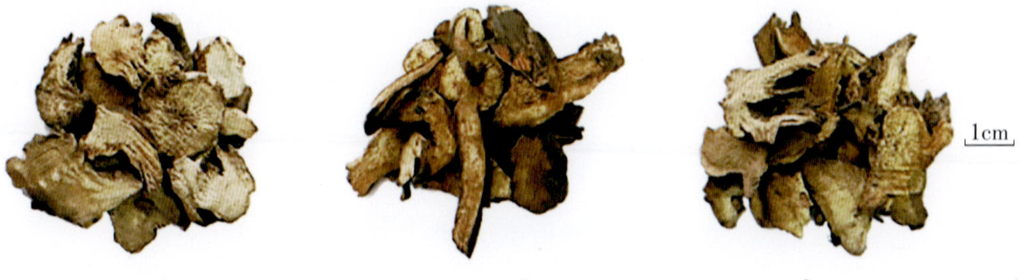

图1 赤芍饮片图

A.炒赤芍 B.酒赤芍 C.麸炒赤芍

【鉴别】（1）**显微鉴别** 本品粉末棕褐色。木栓细胞浅红色、棕色或微显紫色，表面观长条形或长多角形，壁稍厚，有的细胞中充满棕色或红棕色块状物。草酸钙簇晶众多，散在或存在于薄壁细胞中，常数个至数十个纵向排列成行。木纤维较少，几无色，长梭形，成束或单个散在，直径14～38 μm，具大的圆形纹孔。导管多为具缘纹孔导管，直径25～78 μm，另有网纹导管及螺纹导管。淀粉粒较多，单粒卵圆形、长圆形或类圆形，或一端或两端稍尖，直径2～31 μm，脐点及层纹不明显；复粒少见，由2～4分粒组成。[2] 见图2。

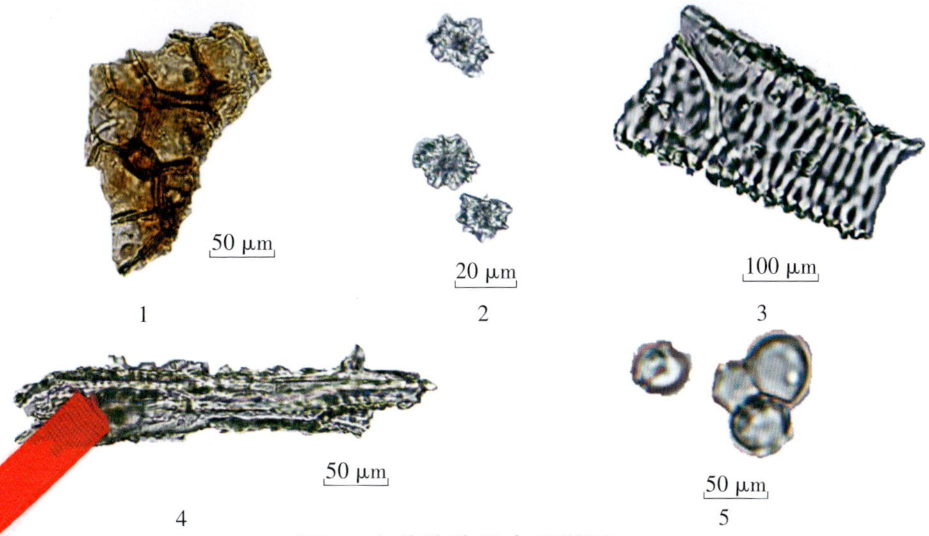

图2 赤芍饮片粉末显微图

1.木栓细胞 2.草酸钙簇晶 3.导管 4.木纤维 5.淀粉粒

（2）**薄层色谱** 取本品粉末0.5 g，加乙醇10 ml，振摇5分钟，滤过，滤液蒸干，残渣加乙醇2 ml使溶解，作为供试品溶液。另取芍药苷对照品，加乙醇制成每1 ml含2 mg的溶液，作为对照品溶液。照薄层色谱法（中国药典通则0502）试验，吸取上述两种溶液各4 μl，分别点于同一硅胶G薄层板上，以三氯甲烷-乙酸乙酯-甲醇-甲酸（40:5:10:0.2）为展开剂，展开，取出，晾干，喷以5%香草醛硫酸溶液，在105 ℃加热至斑点显色清晰。供试品色谱中，在与对照品色谱相应的位置上，显相同颜色的斑点。[3] 见图3、图4、图5。

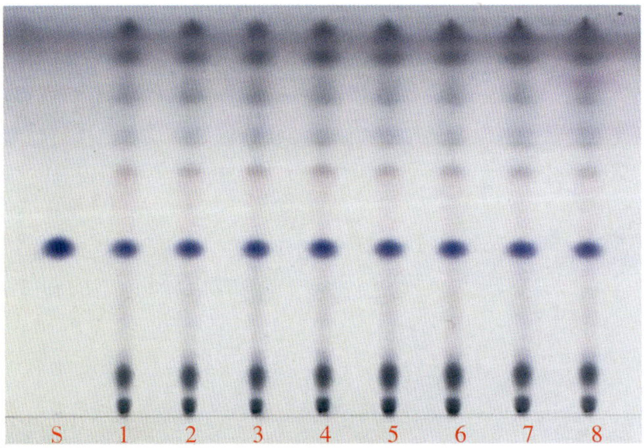

图3 炒赤芍薄层色谱图

S.芍药苷对照品 1～8炒赤芍（不同批次样品）

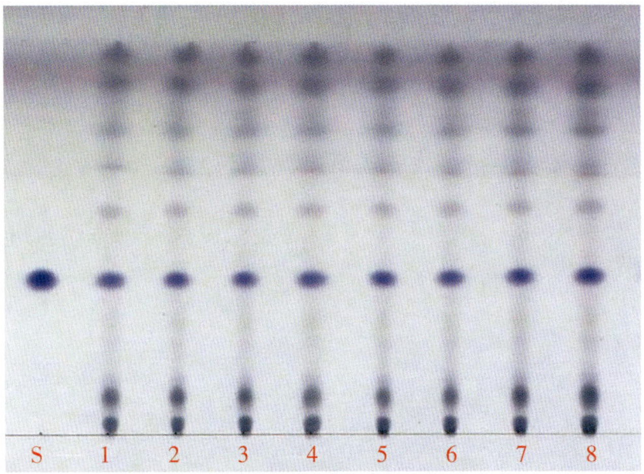

图4 酒赤芍薄层色谱图

S.芍药苷对照品 1～8酒制赤芍（不同批次样品）

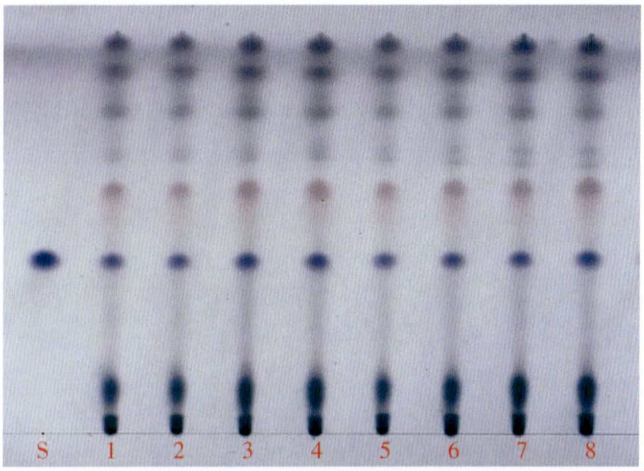

图5 麸炒赤芍薄层色谱图

S.芍药苷对照品 1～8 麸炒赤芍（不同批次样品）

【检查】水分 按中国药典通则0832第二法[3]，对8批炒赤芍、8批酒赤芍和8批麸炒赤芍水分进行测定，根据测定结果，8批炒赤芍水分在4.6%～4.9%之间，8批酒赤芍水分在6.0%～6.3%之间，8批麸炒赤芍水分在4.9%～5.2%之间，拟定炒赤芍、酒赤芍、麸炒赤芍水分限度均不得过9.0%。

灰分 按中国药典通则2302灰分测定法[3]，对8批炒赤芍、8批酒赤芍和8批麸炒赤芍总灰分和酸不溶性灰分进行测定，根据测定结果，8批炒赤芍总灰分在10.3%～11.1%之间，8批酒赤芍总灰分在10.4%～11.0%之间，8批麸炒赤芍总灰分在9.9%～11.0%之间，拟定炒赤芍、酒赤芍、麸炒赤芍总灰分限度均不得过12.0%。8批炒赤芍、8批酒赤芍和8批麸炒赤芍酸不溶性灰分均在0.25%～0.33%之间，数据较稳定，无异常现象，不纳入标准正文。

【浸出物】照中国药典通则2201醇溶性浸出物测定法[3]，对8批炒赤芍、8批酒赤芍和8批麸炒赤芍用热浸法测定，采用70%乙醇作溶剂，根据测定结果，8批炒赤芍浸出物在32.5%～34.2%之间，8批酒赤芍浸出物在32.5%～34.8%之间，8批麸炒赤芍浸出物在33.2%～34.8%之间，拟定炒赤芍、酒赤芍、麸炒赤芍浸出物限度均不得少于20.0%。

【含量测定】参考《中国药典》2020年版一部赤芍项下含量测定方法[3]。

仪器与试药 高效液相色谱仪；AE260万分之一分析天平；芍药苷（批号：110736-201943，供含量测定用，中国食品药品检定研究院提供）；甲醇为色谱纯；水为纯净水；磷酸二氢钾等其余试剂均为分析纯。

色谱条件与系统适用性试验 以十八烷基硅烷键合硅胶为填充剂；以甲醇-0.05 mol/L磷酸二氢钾溶液（30∶70）为流动相；检测波长为230 nm。理论板数按芍药苷峰计算应不低于3000。

色谱柱为Agilent Eclipse Plus C_{18}（250 mm×4.6 mm，5 μm）；流动相为甲醇-0.05 mol/L

磷酸二氢钾溶液（30∶70）[4-6]；检测波长为230 nm；柱温为室温；流速为1.0 ml/min；理论板数按芍药苷峰计算应不低于3000。

对照品溶液的制备 取芍药苷对照品适量，精密称定，加甲醇制成每1 ml含0.3 mg的溶液，即得。

供试品溶液的制备 取本品粗粉约0.5 g，精密称定，置具塞锥形瓶中，精密加入甲醇25 ml，密塞，称定重量，浸泡4小时，超声处理（功率160 W，频率40 kHz）20分钟，放冷，再称定重量，用甲醇补足减失的重量，摇匀，滤过，取续滤液，即得。

样品测定 对8批炒赤芍、8批酒赤芍和8批麸炒赤芍中芍药苷含量进行测定，根据测定结果，8批炒赤芍中芍药苷含量在1.57%～1.81%之间，8批酒赤芍中芍药苷含量在1.76%～1.92%之间，8批麸炒赤芍中芍药苷含量在1.62%～2.09%之间，拟定炒赤芍、酒赤芍、麸炒赤芍芍药苷含量不得少于1.0%，与《甘肃省中药炮制规范》2009年版中赤芍饮片的芍药苷含量规定一致[7]。

【化学成分】赤芍中含有多个化学成分[8, 9, 10]，主要包括萜类及其苷、黄酮及其苷、鞣质类、酚酸及其苷、挥发油类等。萜类及其苷主要有4-乙基苯甲酰芍药苷、表4-乙基苯甲酰芍药苷、芍药苷、氧化芍药苷、苯甲酰芍药苷、白芍苷、芍药吉酮等；黄酮及其苷有二氢槲皮素、二氢山柰酚、二氢芹菜素、山柰酚-3-O-β-D-葡萄糖苷等；鞣质类有3,4'-O-二甲基鞣花酸、3,3'-O-二甲基鞣花酸、3,4,4'-O-三甲基-5-羟基-5'-甲基鞣花酸、3,3',4-O-三甲基鞣花酸等；酚酸及其苷有没食子酸、没食子酸丁酯、1-O-没食子酰葡萄糖、1,2,3,4,6-O-五没食子酰葡萄糖等；挥发油类有n-十六烷酸、(Z,Z)-9,12-十八碳烯酸、油酸、十五烷酸、十六烷酸乙酯、Z-β-松油基苯甲酸脂等，还含有腺苷类、棕榈酸类、氨基酸等其他成分。

【药理作用】赤芍具有广泛的药理作用[8, 10]。(1) 解痉作用；(2) 镇痛、镇静、抗惊厥作用；(3) 保肝作用；(4) 补血、抗血栓作用；(5) 降血糖作用；(6) 抗菌、解热作用；(7) 抗肿瘤作用；(8) 抗氧化作用；(9) 抗内毒素作用；(10) 毒性：赤芍急性毒性实验，给小白鼠灌胃给药40 g/kg，毒性症状明显，且出现死亡，死亡数为1/20[11]。

【炮制方法】【性味与归经】【功能与主治】【用法与用量】【处方应付】【注意】及**【贮藏】**参考有关文献[3, 4, 9]综合拟定。

参考文献

[1] 国家药典委员会.中华人民共和国药典(2020年版·一部)[S].北京:中国医药科技出版社,2020:165-166.

[2] 南京中医药大学.中药大辞典[M].2版.上海:上海科学技术出版社,2006.

[3] 国家药典委员会.中华人民共和国药典(2020年版·四部)[S].北京:中国医药科技出版社,2020.

[4] 马双成,邓少伟.赤芍总苷的生产工艺条件研究[J].中草药,1998,29(10):664.
[5] 王知斌,武立华,刘秀,等.HPLC法测定不同产地赤芍中芍药苷的含量及重金属和残留农药的分析[J].中医药信息,2013,30(5):58.
[6] 滕宇,李正言,李铁铭,等.HPLC法测定抗感片中芍药苷的含量[J].辽宁中医药大学学报,2008(4):140.
[7] 甘肃省食品药品监督管理局.甘肃省中药炮制规范(2009年版)[S].甘肃:甘肃文化出版社,2009:65.
[8] 陆小华,马骁,王建,等.赤芍的化学成分和药理作用研究进展[J].中草药,2015,46(4):595.
[9] 卜璟.赤芍降血糖有效部位化学成分研究[D].北京:中国中医科学院,2013.
[10] 阮金兰,赵钟祥,曾庆忠,等.赤芍化学成分和药理作用的研究进展[J].中国药理学通报,2003(9):965.
[11] 黄秋云,张锦铭,李丹.赤芍急性毒性实验观察[J].海峡药学,2008(10):40.

川　芎

Chuanxiong

CHUANXIONG RHIZOMA

【处方用名】 酒川芎。

【来源】 本品来源于伞形科植物川芎 *Ligusticum chuanxiong* Hort. 的干燥根茎。主产于四川（灌县）、云南、贵州、广西等地，生长于温和的气候环境。夏季茎上的节盘显著突出，并略带紫色时采挖，除去泥沙，晒后烘干，再除去须根。

药材以个大、断面色黄白、质坚实、香气浓、油性大者为佳。

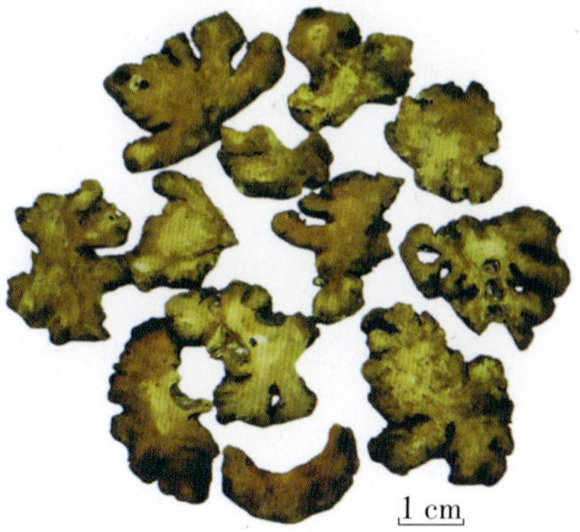

图1　酒川芎饮片图

【性状】 呈不规则厚片。外表面棕褐色，边缘不整齐。切面黄棕色，略具焦斑，有明显的环纹及棕色小油点，髓部色较淡。质坚硬。气浓香，具酒香气，味苦、辛，稍麻舌。见图1。

【鉴别】（1）**显微鉴别**　本品粉末淡黄棕色或灰棕色。淀粉粒较多，单粒椭圆形、长圆形、类圆形、卵圆形或肾形，直径5～16 μm，长约21 μm，脐点点状、长缝状或人字状；偶见复粒，由2～4分粒组成。草酸钙晶体存在于薄壁细胞中，类圆形团块或类簇晶状，直径10～25 μm。木栓细胞深黄棕色，表面观呈多角形，微波状弯曲。油室多已破碎，偶见油室碎片，分泌细胞壁薄，含有较多的油滴。导管主为螺纹导管，亦有网纹导管及梯纹导管，直径14～50 μm。[1] 见图2。

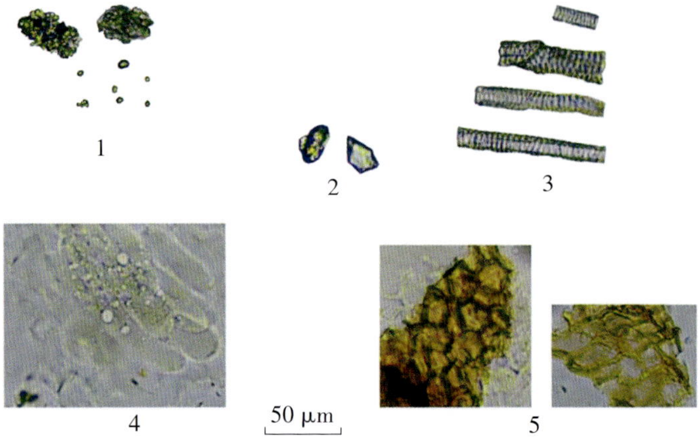

图2　酒川芎粉末显微图

1.淀粉粒　2.草酸钙结晶　3.导管　4.油室碎片　5.木栓细胞

（2）**薄层色谱**　取本品粉末1 g，加乙醚20 ml，加热回流1小时，滤过，滤液挥干，残渣加乙酸乙酯2 ml使溶解，作为供试品溶液。另取川芎对照药材1 g，同法制成对照药材溶液。再取欧当归内酯A对照品，加乙酸乙酯制成每1 ml含0.1 mg的溶液（置棕色量瓶中），作为对照品溶液。照薄层色谱法（中国药典通则0502）试验，吸取上述三种溶液各10 ul，分别点于同一硅胶GF_{254}薄层板上，以正己烷-乙酸乙酯（3∶1）为展开剂，展开，取出，晾干，置紫外光灯（254 nm）下检视。供试品色谱中，在与对照药材色谱和对照品色谱相应的位置上，显相同颜色的荧光斑点。见图3。

【检查】水分　按中国药典通则0832第四法对23批样品测定水分，根据测定结果，并结合以往实验数据，拟定水分限度不得过12.0%。

总灰分　按中国药典通则2302对10批样品测定总灰分，根据测定结果，并结合以往实验数据，拟定总灰分限度不得过6.0%。

酸不溶性灰分　按中国药典通则2302对10批样品测定酸不溶性灰分，根据测定结果，并结合以往实验数据，拟定酸不溶性灰分限度不得过2.0%。

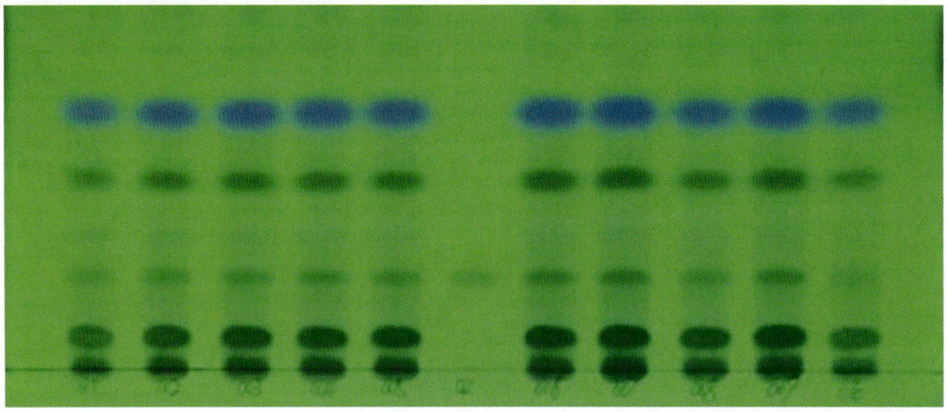

1　2　3　4　5　S1　S2　6　7　8　9

图3　酒川芎薄层色谱图

S1.欧当归内酯A对照品　S2.川芎对照药材　1~9 酒川芎（不同批次样品）

【浸出物】照醇溶性浸出物测定法中国药典通则2201项下的热浸法测定10批样品，用乙醇作溶剂，根据测定结果，并结合以往实验数据，拟定浸出物限度不得少于12.0%。

【含量测定】照高效液相色谱法（中国药典通则0512）测定。

色谱条件与系统适用性试验 以十八烷基硅烷键合硅胶为填充剂；以甲醇-1%醋酸溶液（30:70）为流动相；检测波长为321 nm。理论板数按阿魏酸峰计算应不低于4000。

对照品溶液的制备 取阿魏酸对照品适量，精密称定，置棕色量瓶中，加70%甲醇制成每1 ml含20 μg的溶液，即得。

供试品溶液的制备 取本品粉末（过四号筛）约0.5 g，精密称定，置具塞锥形瓶中，精密加入70%甲醇50 ml，密塞，称定重量，加热回流30分钟，放冷，再称定重量，用70%甲醇补足减失的重量，摇匀，滤过，取续滤液，即得。

测定法 分别精密吸取对照品溶液与供试品溶液各10 μl，注入液相色谱仪，测定，即得。

样品测定 对10批酒川芎中阿魏酸测定，根据测定结果，并结合以往实验数据，拟定为按干燥品计算，含阿魏酸（$C_{10}H_{10}O_4$）不得少于0.10%。

【化学成分】川芎的化学成分主要为挥发油、生物碱、多糖等，包含苯酞及其二聚体、生物碱、有机酸酚、多糖以及脑苷脂和神经酰胺等类化合物[2]，其中川芎药材中阿魏酸、洋川芎内酯I、洋川芎内酯A、藁本内酯含量范围分别为0.17%～0.41%、0.08%～0.21%、0.63%～3.82%、1.02%～2.12%[3]。

【药理作用】对心脑血管系统、肝肾系统、神经系统、呼吸系统等都具有多方面的药理活性，主要表现为镇痛、抗炎、抗氧化、抗肿瘤、抗凝血、抗抑郁、抗衰老、抗动脉粥样硬化、细胞保护、改善心功能等作用[4]。

【炮制方法】【性味与归经】【功能与主治】【用法与用量】【处方应付】及**【贮藏】**参照文献[1-3]综合拟定。

参考文献

[1] 国家药典委员会.中华人民共和国药典(2020年版·一部)[S].北京:中国医药科技出版社,2020:199.

[2] 张晓娟,张燕丽,左冬冬.川芎的化学成分和药理作用研究进展[J].中医药信息,2020,37(06):128-133.

[3] 柳雨影,陈健,胡浩彬,等.指纹图谱结合化学模式识别对川芎药材多成分含量测定研究[J].药物分析杂志,2021,41(04):685-693.

[4] 罗仁书,何治勇.川芎有效成分药理作用的研究进展[J].中国医院用药评价与分析,2018,18(9):1294-1296.

当　归

Danggui

ANGELICAE SINENSIS RADIX

【处方用名】 油当归、土炒当归、当归炭。

【名称】 根据临床使用命名。

【来源】 本品为伞形科植物当归*Angelica sinensis*（Oliv.）Diels的干燥根。主产于甘肃、云南等地。秋末采挖，除去须根及泥沙，待水分稍蒸发后，捆成小把，上棚，用烟火慢慢熏干[1]。

药材以主根粗长、油润、外皮色黄棕、断面色黄白、气味浓厚者为佳。

【性状】油当归　呈圆形、类圆形或不规则形的薄片。表面棕褐色至深褐色，平坦，有裂隙，中间有形成层环，并有多数棕色油点。香气浓郁，味甘、辛，微苦。

土炒当归　形如油当归。表面棕黄色至深黄色。微具焦斑。

当归炭　形如油当归。表面黑褐色，断面棕褐色。质脆。具焦香气。见图1。

【鉴别】（1）**显微鉴别**　油当归和土炒当归粉末黄棕色。韧皮薄壁细胞纺锤形，壁略厚，表面有极微细的斜向交错纹理，有时可见菲薄的横隔。梯纹导管及网纹导管多见，直径约至80 μm。有时可见油室碎片。木栓细胞棕黄色，表面观类方形或多角形，壁稍厚，弯曲或平直，断面观长方形[2, 3]。见图2。

（2）**薄层色谱**　取油当归或土炒当归粉末0.5 g，加乙醚20 ml，超声处理10分钟，滤过，滤液蒸干，残渣加乙醇1 ml使溶解，作为供试品溶液。另取当归对照药材0.5 g，同法制成对照药材溶液。照薄层色谱法（中国药典通则0502）试验，吸取上述两种溶液各10 μl，分别点于同一硅胶G薄层板上，以正己烷-乙酸乙酯（4∶1）为展开剂，展开，取出，晾干，置紫外光灯（365 nm）下检视。供试品色谱中，在与对照药材色谱相应的位置上，显相同颜色的荧光斑点[4]。

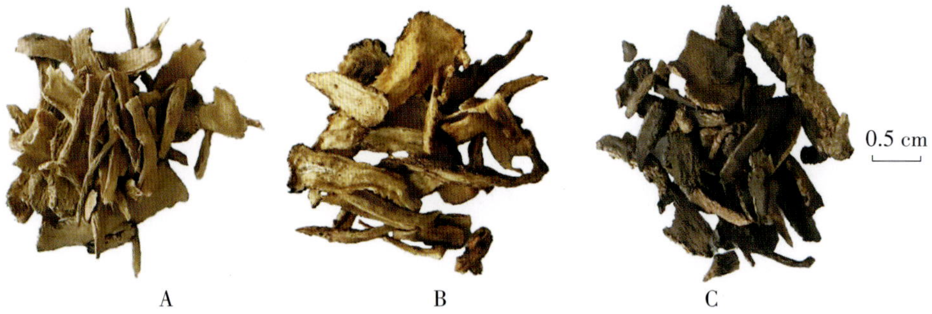

图1　当归饮片图

A. 土炒当归　B. 油当归　C. 当归炭

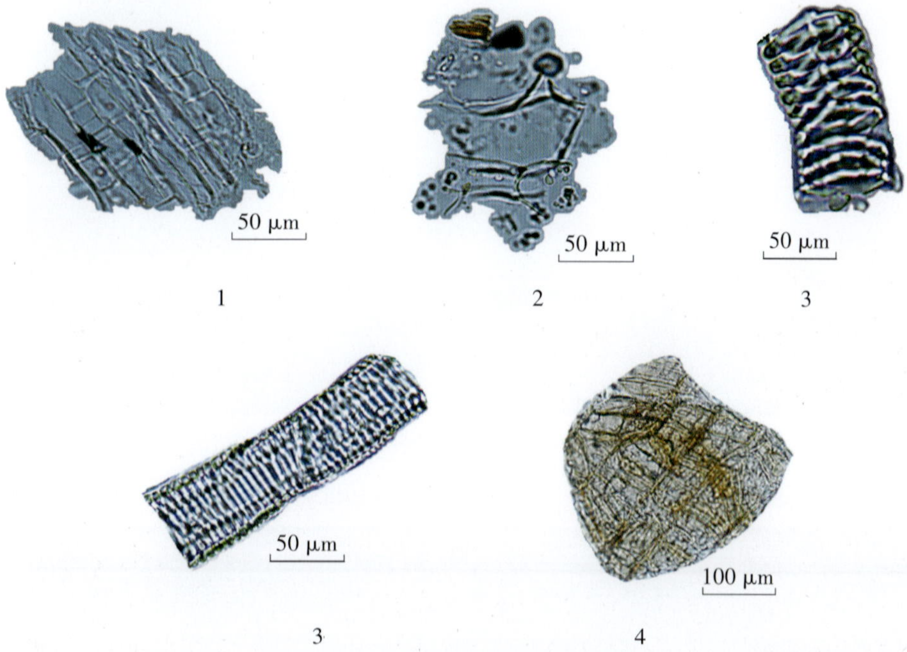

图2 当归饮片粉末显微图

1. 韧皮薄壁细胞 2. 油室 3. 导管 4. 木栓细胞

照《中国药典》2020年版一部当归项下方法[5]，以当归对照药材作为对照品，对8批油当归（见图3）、10批土炒当归（见图4）和11批当归炭（见图5）样品检测，结果重现性好，专属性强，故纳入标准正文。

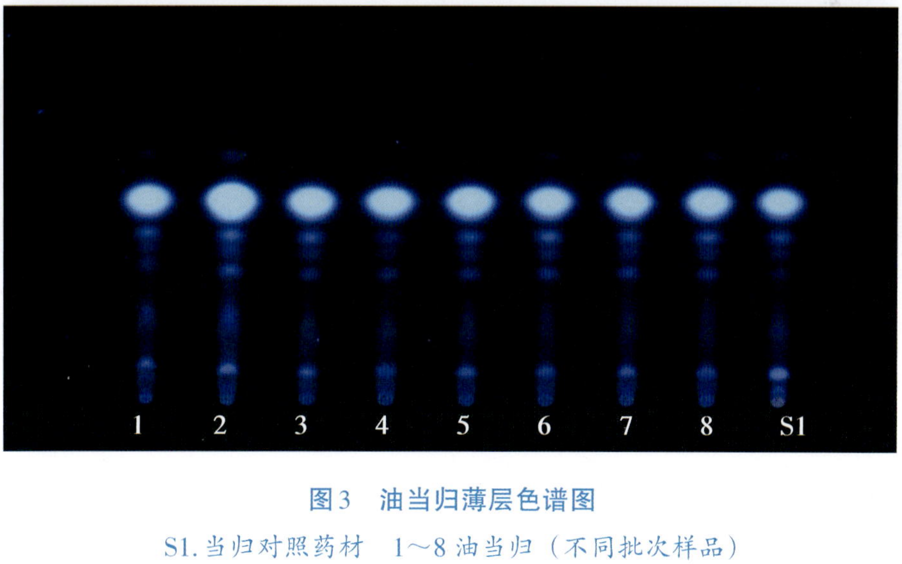

图3 油当归薄层色谱图

S1. 当归对照药材 1～8 油当归（不同批次样品）

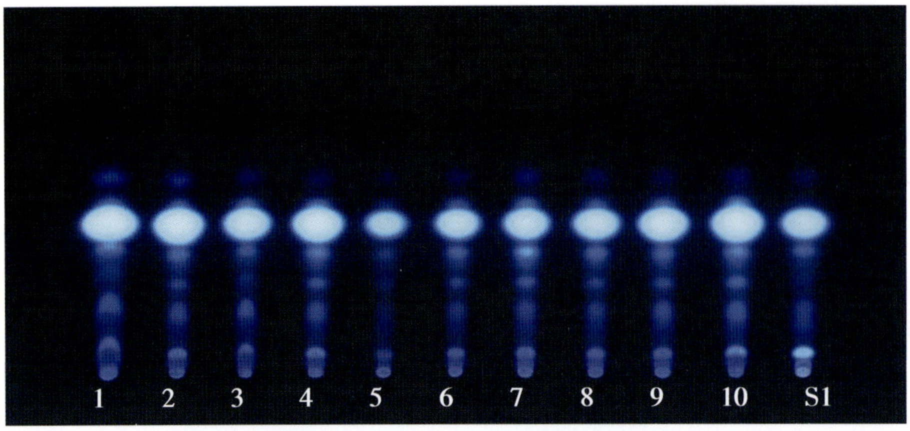

图4　土炒当归薄层色谱图

S1.当归对照药材　1～10 土炒当归（不同批次样品）

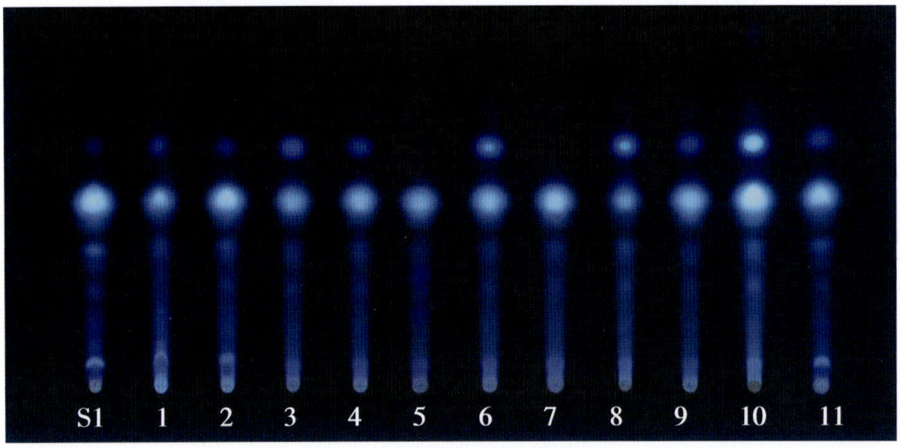

图5　当归炭薄层色谱图

S1.当归对照药材　1～11 当归炭（不同批次样品）

【检查】水分　按中国药典通则0832第二法[5]，对8批油当归、10批土炒当归和11批当归炭水分进行测定，油当归水分在5.1%～5.5%之间、土炒当归水分在4.8%～5.6%之间、当归炭水分在3.7%～3.9%之间；按中国药典通则0832第四法，对8批油当归和10批土炒当归水分进行测定，油当归水分在4.8%～5.4%之间、土炒当归水分在4.7%～5.0%之间。拟定油当归、土炒当归和当归炭水分按中国药典通则0832第四法检验，均不得过10.0%。

灰分　按中国药典通则2302灰分测定法[5]，对8批油当归、10批土炒当归和11批当归碳总灰分和酸不溶性灰分进行测定，根据测定结果，油当归总灰分在5.6%～6.2%之间，酸不溶性灰分在0.70%～1.03%之间；土炒当归总灰分在7.3%～8.1%之间，酸不溶性灰分在1.66%～2.18%之间；当归炭总灰分在6.3%～6.9%之间，酸不溶性灰分在0.93%～1.22%之间。结合测定数据，拟定油当归总灰分限度不得过9.0%，土炒当归总灰分限度不得过11.0%，油当归酸不溶性灰分限度不得过3.0%，土炒当归酸不溶灰分限度不得过5.0%。

【浸出物】按中国药典通则2201醇溶性浸出物测定法[5]，对8批油当归、10批土炒当归和11批当归炭用热浸法测定，采用70%乙醇作溶剂，根据测定结果，油当归浸出物在54.2%～61.7%之间，土炒当归浸出物在60.8%～66.0%之间，当归炭浸出物在30.1%～36.3%之间；拟定油当归和土炒当归浸出物限度不得少于45.0%，当归炭浸出物限度不得少于25.0%。

【含量测定】参考《中国药典》2020年版一部当归项下含量测定方法[4]。

仪器与试药 Waters2695高效液相色谱仪（包括四元泵、Waters2998 PDA检测器、自动进样器及Empower工作站）（美国Waters公司），XSE205DU型十万分之一分析天平（瑞士Mettle Toledo公司），Milli-Q IQ7000超纯水系统（德国默克密理博公司）；阿魏酸（批号：110773-201614，供含量测定用，由中国食品药品检定研究院提供）；甲醇为色谱纯；水为超纯水；磷酸等其余试剂均为分析纯。

色谱条件 色谱柱为CAPCELL PAK-C_{18}（250 mm×4.6 mm，5 μm）；流动相为乙腈-0.085%磷酸溶液（17∶83）；检测波长为316 nm；柱温为35 ℃；流速为1.0ml/min；理论板数按阿魏酸峰计算应不低于5000。

对照品溶液的制备 取阿魏酸对照品适量，精密称定，置棕色量瓶中，加70%甲醇制成每1 ml含12 μg的溶液，即得。

供试品溶液的制备 取本品粉末（过三号筛）约0.2 g，精密称定，置具塞锥形瓶中，精密加入70%甲醇20 ml，密塞，称定重量，加热回流30分钟，放冷，再称定重量，用70%甲醇补足减失的重量，摇匀，滤过，取续滤液，即得。

测定法 分别精密吸取对照品溶液与供试品溶液各10 μl，注入液相色谱仪，测定，即得。

样品测定 对8批油当归和10批土炒当归中阿魏酸含量进行测定，根据测定结果，8批油当归中阿魏酸含量在0.06%～0.07%之间，10批土炒当归中阿魏酸含量在0.04%～0.09%之间，故拟定油当归、土炒当归中阿魏酸含量不得少于0.040%，与《甘肃省中药炮制规范》2009年版中当归饮片的阿魏酸含量规定一致[6]。

【化学成分】当归中含有多种化学成分[7-10]，主要包括挥发油、多糖类、有机酸类、香豆素类、黄酮类化合物以及其他物质。挥发油类是当归的主要有效成分之一，可分为中性油、酚性油和酸性油三种，其中以中性油的占比最高，主要包括藁本内酯、丁烯基酞内酯、洋川芎内酯、亚丁基苯酞以及当归酮等；多糖类是当归中的水溶性有效成分之一，其化学成分主要包括葡萄糖、阿拉伯糖、木糖、鼠李糖、半乳糖及甘露糖等单糖，以及糖醛酸和半乳糖酸等酸性多糖；有机酸化学成分主要包含阿魏酸、丁二酸、棕榈酸、香草酸、烟酸等，其中阿魏酸是当归药材中最早被分离的药效成分，是有机酸类的代表，也是当归质量控制指标之一；香豆素类包括异欧前胡素、香柑内酯、欧前胡素、蛇床子素、前胡素、补骨脂素等；黄酮类化合物包括木犀草素-7-O-β-D葡萄糖苷和木犀草素-

7-O-芦丁糖苷。其它类化合物主要包括多种氨基酸类、维生素和微量元素。

【药理作用】当归的药理作用非常广泛，对心脑血管、消化、呼吸、循环、血液、免疫、神经系统均有作用。主要作用如下：（1）抗凝血作用；（2）抗氧化与衰老作用；（3）抗血栓作用；（4）镇痛抗炎的作用；（5）抗肿瘤作用；（6）免疫促进作用；（7）抗辐射损伤作用；（8）镇静作用；（9）解痉作用；（10）保肝作用[12, 13]。

【炮制方法】【性味与归经】【功能与主治】【用法与用量】【处方应付】及**【贮藏】**参照文献[4, 6]综合拟定。

参考文献

[1] 南京中医药大学.中药大辞典[M].2版.上海:上海科学技术出版社,2006.
[2] 国家药典委员会.中华人民共和国药典中药材显微鉴别彩色图鉴[M].北京:人民卫生出版社,2009:187.
[3] 徐国钧.中药材粉末显微鉴定[M].北京:人民卫生出版社,1998:88.
[4] 国家药典委员会.中华人民共和国药典(2020年版·一部)[S].北京:中国医药科技出版社,2020:139.
[5] 国家药典委员会.中华人民共和国药典(2020年版·四部)[S].北京:中国医药科技出版社,2020.
[6] 甘肃省食品药品监督管理局.甘肃省中药炮制规范(2009年版)[S].兰州:甘肃文化出版社,2009:51.
[7] 宋秋月,付迎波,刘江,等.当归的化学成分研究[J].中草药,2011,42(10):1900-1904.
[8] 丁洁,赵国虎,赵象禄,等.岷县当归挥发油成分产地差异及提取工艺研究[J].甘肃农业大学学报,2011,46(4):139-144.
[9] 曹颜冬.当归化学成分及药理作用的分析[J].世界最新医学信息文摘,2019,19(2):93-95.
[10] 张慧迪,李志孝,陈耀祖.近5年来当归多糖的研究进展[J].湖南中医杂志,2013,29(5):150-152.
[11] 王雪梅,李应东.当归有效成分及其药理作用的研究进展[J].甘肃中医,2009,22(17):50-51.
[12] 赵雪娇,王海峰,赵丹奇,等.当归化学成分的分离与鉴定[J].沈阳药科大学学报,2013,30(3):182-185,221.
[13] 董晴,陈明苍.当归化学成分及药理作用研究进展[J].亚太传统医药,2016,12(2):73-75.

灯 台 七（重楼）

Dengtaiqi（Chonglou）

PARIDIS POLYPHYLLAE RHIZOMA

【处方用名】灯台七、重楼。

【名称】文献[1]以灯台七为正名收载，甘肃产地习称重楼购销（个别称草河车），中医临床配方也常称重楼，今以灯台七为正名，重楼为处方用名列入本标准，以利本品在甘肃的生产应用。

【来源】本品为百合科植物狭叶重楼*Paris polyphylla* Smith.var. *stenophylla* Franch.或宽叶重楼*Paris polyphylla* Smith.var. *latifolia* Wang et Chang的干燥根茎。[2, 3, 4] 主要产于甘肃等地。秋季采挖，洗净，除去须根，晒干。

药材以粗状、质坚实、断面色白、粉性足者为佳。

【性状】呈不规则形的厚片。外表面浅黄棕色或浅棕褐色，可见粗环纹及残留的须根痕，外皮脱落处灰白色。切面类白色或浅棕色，粉性。气微，味微甜，后微苦、麻。见图1。

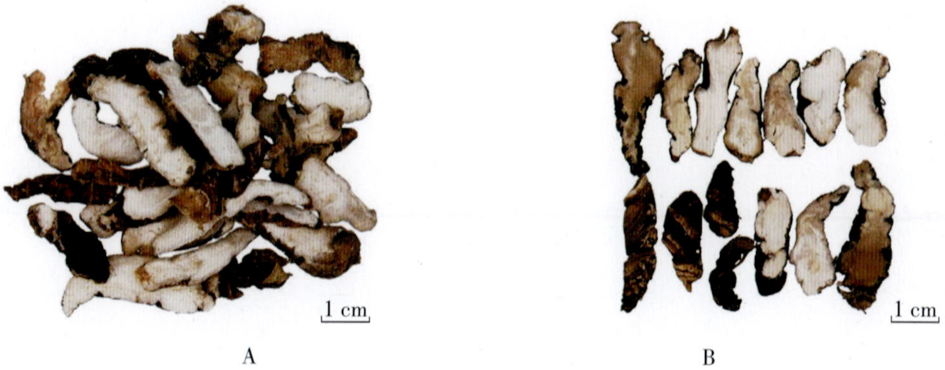

图1　灯台七饮片图

A.狭叶重楼　　B.宽叶重楼

【鉴别】（1）显微鉴别　根据样品及参照文献描述[5]。见图2。

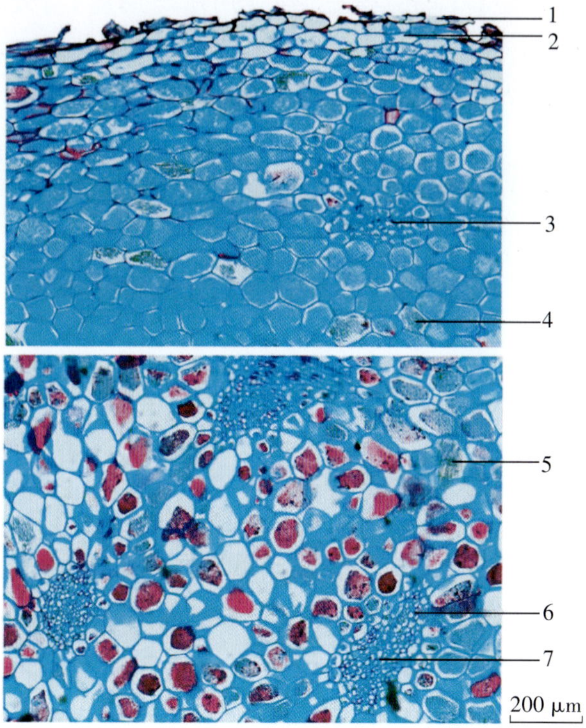

图2　灯台七横切面显微图

1.表皮　2.皮层　3.根迹维管束　4.黏液细胞　5.草酸钙针晶束　6.木质部　7.韧皮部

横切面：表皮细胞1列，类方形，呈浅棕色。皮层宽广，细胞多数径向延长，靠近中柱部位的2～5列皮层细胞多切向延长。黏液细胞众多，类圆形或长圆形，充满草酸钙针晶束。内皮层不明显。可见根迹维管束。中柱维管束周木型，导管类圆形，壁稍厚，连续或断续位于韧皮部外侧，中柱内亦有较多的黏液细胞及针晶束。薄壁细胞中可见淀粉粒。

【检查】总灰分 按中国药典通则2302总灰分测定法对10批样品测定，根据测定结果，拟定总灰分限度不得过10.0%。

【化学成分】重楼属植物根茎中的化合物主要为甾体皂苷、黄酮苷、植物蜕皮激素、多糖及脂肪酸酯、肌酸酐、鞣质、苯丙素类、单宁酸生物碱、氨基酸及微量元素等[6, 7]。

【药理作用】甾体皂苷等成分具有广泛的生理活性[6, 7]。主要作用如下：(1) 抗肿瘤作用；(2) 调节心血管系统作用；(3) 止血作用；(4) 免疫调节作用；(5) 镇静镇痛作用；(6) 抗菌、抗病毒、消炎作用；(7) 抗病毒，止咳平喘，抗早孕杀精，驱除肠虫，保护肾脏、呼吸系统、胃肠道和大脑的作用；(8) 毒性：《本草纲目》中记载"蚤休，根气味苦，微寒，有毒"。皂苷类成分是其主要毒性成分，用量过大可出现肝损伤。大鼠亚急性毒性实验中总皂苷用量为265 $mg \cdot kg^{-1}$时，肝细胞有坏死现象。重楼皂苷的小鼠灌胃给药半数致死量为2.68 $g \cdot kg^{-1}$，具有一定的肝细胞毒作用，对肝线粒体细胞膜有破坏作用。中毒时可见肝组织内有散在组织坏死，周围肝细胞体积增大。

【炮制方法】【性味与归经】【功能与主治】【用法与用量】【处方应付】及**【贮藏】**参照文献[1, 4, 8]综合拟定。

【附注】甘肃民间尚有应用灯台七全草捣烂敷患处防治痈肿疮毒。

参考文献

[1] 甘肃省卫生局.甘肃中草药手册(第二册)[M].兰州:甘肃人民出版社,1971:770.
[2] 李恒.重楼属植物的分类研究[J].植物研究,1986,6(1):101.
[3] 李恒.重楼属植物[M].北京:科学出版社,1998:33.
[4] 徐国钧.常用中药材品种整理和质量研究(第一册)[M].福州:福建科学技术出版社,1994:398.
[5] 王强,徐国钧,李恒,等.中药重楼的显微鉴定研究[J].中国药科大学学报,1989,20(6):330-334.
[6] 陈清,阎姝.重楼的药理作用及其毒性反应的研究进展[J].医药导报,2012,31(07):886-888.
[7] 刘湘丹,王朝晖,徐玉琴,等.中药材重楼研究进展[J].中医药导报,2015,21(15):90-93.
[8] 国家药典委员会.中华人民共和国药典(2020年版·一部)[S].北京:中国医药科技出版社,2020:271-272.

地 黄

Dihuang

REHMANNIAE RADIX

【**处方用名**】生地黄炭、熟地黄炭。

【**名称**】文献和《中国药典》以地黄为正名，故沿用此名。

【**来源**】玄参科植物地黄 *Rehmannia glutinosa* Libosch. 的干燥块根。主产于河 南、山西、陕西、浙江、甘肃等地。秋季采挖，除去芦头、须根及泥沙，缓缓烘焙至约八成干。

药材以块大、体重、断面色乌黑者为佳。[1-5]。

【**性状**】**生地黄炭** 呈类圆形或不规则形的厚片。表面焦黑色，皱缩，中心部棕黑色并有蜂窝状裂隙。质地松泡，外皮焦脆。具焦苦味。

熟地黄炭 形如生地黄炭。色泽加深。见图1。

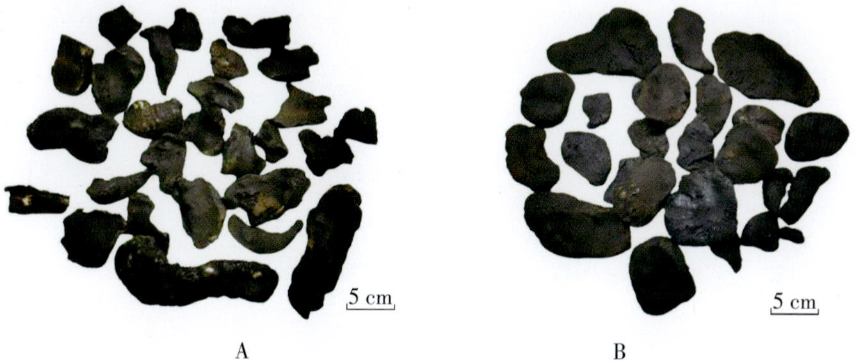

图1 地黄饮片图

A. 生地黄炭 B. 熟地黄炭

【**鉴别**】（1）**显微鉴别** 根据样品及参照文献描述，如图2所示。

粉末深棕色。木栓细胞淡棕色。薄壁细胞类圆形，内含类圆形核状物。分泌细胞形状与一般薄壁细胞相似，内含橙黄色或橙红色油滴状物。导管多为具缘纹孔导管和网纹导管，直径约至92 μm。暂不纳入标准正文。

（2）**薄层色谱**

生地黄炭 取生地黄炭粉末2 g，加甲醇20 ml，加热回流1小时，放冷，滤过，滤液浓缩至5 ml，作为供试品溶液。另取梓醇对照品，加甲醇制成每1 ml含0.5 mg的溶液，作为对照品溶液。照薄层色谱法（中国药典通则0502）试验，吸取上述两种溶液各5 μl，分别点于同一硅胶G薄层板上，以三氯甲烷-甲醇-水（14:6:1）为展开剂，展开，取出，晾干，喷以茴香醛试液，在105 ℃加热至斑点显色清晰。供试品色谱中，在与对照品色谱相应的位置上，显相同颜色的斑点。见图3。

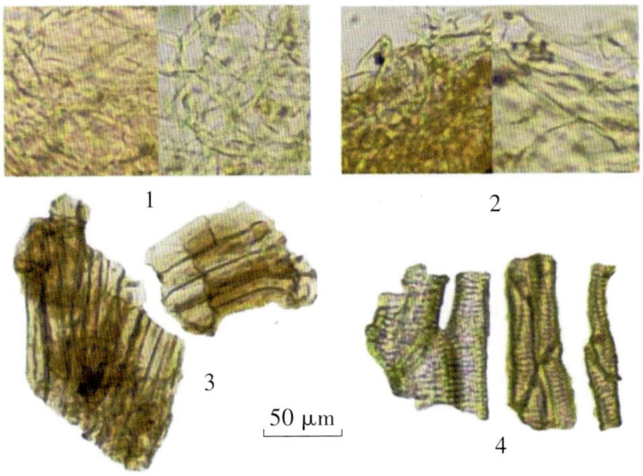

图2 生地黄炭粉末显微图

1.薄壁细胞 2.分泌细胞 3.木栓细胞 4.导管

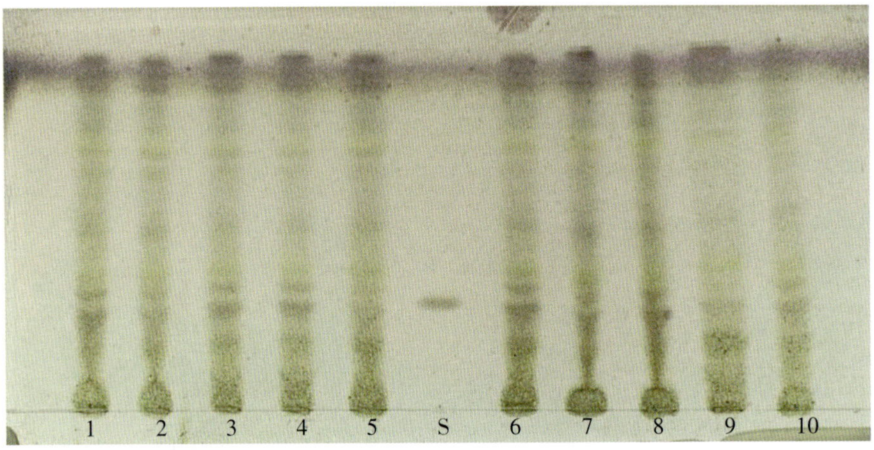

图3 生地黄炭薄层色谱图

S.梓醇对照品 1～10 生地黄炭（不同批次样品）

熟地黄炭 取熟地黄炭粉末1 g，加80%甲醇50 ml，超声处理30分钟，滤过，滤液蒸干，残渣加水5 ml使溶解，用水饱和正丁醇振摇提取4次，每次10 ml，合并正丁醇液，蒸干，残渣加甲醇2 ml使溶解，作为供试品溶液。另取毛蕊花糖苷对照品，加甲醇制成每1 ml含1 mg的溶液，作为对照品溶液。照薄层色谱法（中国药典通则0502）试验，吸取上述供试品溶液5μl、对照品溶液2 μl，分别点于同一硅胶G薄层板上，以乙酸乙酯-甲醇-甲酸（16∶0.5∶2）为展开剂，展开，取出，晾干，用0.1%的2,2-二苯基-1-苦肼基无水乙醇溶液浸板，晾干。供试品色谱中，在与对照品色谱相应的位置上，显相同的颜色斑点。见图4。

【检查】水分 按中国药典通则0832第二法对10批生地黄炭样品测定水分，根据测定结果，结合以往实验数据，拟定生地黄炭、熟地黄炭水分均不得过15.0%。

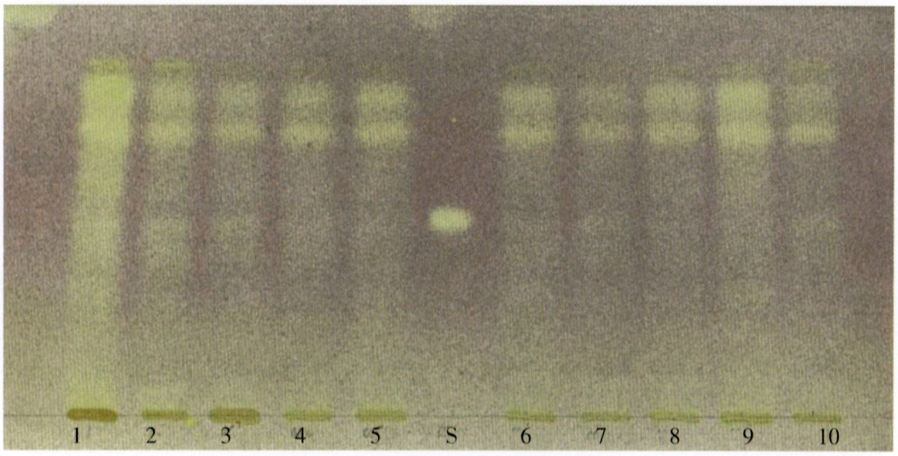

图4 熟地黄炭薄层色谱图

S.毛蕊花糖苷对照品 1～10熟地黄炭（不同批次样品）

总灰分 按中国药典通则2302，对10批生地黄炭样品测定，根据测定结果，结合以往实验数据，拟定生地黄炭、熟地黄炭的总灰分均不得过8.0%。

酸不溶性灰分 按中国药典2302，对10批生地黄炭样品测定，根据测定结果，结合以往数据，拟定生地黄炭、熟地黄炭的酸不溶性灰分均不得过3.0%。

【浸出物】 按水溶性浸出物测定法（中国药典通则2201）项下的冷浸法测定，用水作溶剂，对10批生地黄炭样品测定，根据测定结果，结合以往实验数据，拟定生地黄炭、熟地黄炭的浸出物均不得少于65.0%。

【含量测定】生地黄炭 照高效液相色谱法，参照《中国药典》2020年版一部地黄含量测定项[6]拟定。

仪器与试药 安捷伦1260-G1311B型高效液相色谱仪；OpenLab C.01.05型数据处理仪；G1315D型紫外可见检测器。甲醇为色谱纯，其余试剂为分析纯。地黄苷D（批号：61276-17-3，上海源叶生物科技有限公司）。梓醇对照品（批号：110808-202112，中国食品药品检定研究院提供）。

梓醇色谱条件 色谱柱为大连依利特SinoChrom ODS-BP（5 μm； 4.6 mm×250 mm）；以甲醇-0.1%磷酸溶液（1:99）为流动相；检测波长为210 nm。理论板数按梓醇峰计算应不低于5000。

地黄苷D色谱条件 色谱柱为大连依利特SinoChrom ODS-BP（5 μm；4.6 mm×250 mm）；以甲醇-0.1%磷酸溶液（5:95）为流动相；检测波长为203 nm。理论板数按地黄苷D峰计算应不低于5000。

对照品溶液的制备 取梓醇对照品适量，精密称定，加流动相制成每1 ml含50 μg的溶液，即得。

供试品溶液的制备 取本品粗粉约0.8 g，精密称定，置具塞锥形瓶中，精密加入甲醇50 ml，密塞，称定重量，加热回流1.5小时，放冷，再称定重量，用甲醇补足减失的重量，摇匀，滤过。精密量取续滤液10 ml，浓缩至近干，残渣加流动相使溶解，转移至10 ml量瓶中，加流动相至刻度，摇匀，滤过，取续滤液，即得。

测定法 分别精密吸取对照品溶液与供试品溶液各10 μl，注入液相色谱仪，测定，即得。

样品测定 对10批生地黄炭中梓醇含量进行测定，根据测定结果，生地黄炭梓醇（$C_{15}H_{22}O_{10}$）含量在0.36%～0.90%之间。结合以往实验数据，拟定生地黄炭按干燥品计算，含梓醇（$C_{15}H_{22}O_{10}$）不得少于0.20%。

对10批生地黄炭中地黄苷D含量测定，因地黄苷D含量较低，不纳入标准正文。

熟地黄炭 照高效液相色谱法，参照《中国药典》2020年版一部熟地黄含量测定项拟定。[6]

仪器与试药 安捷伦1260-G1311B型高效液相色谱仪；OpenLab C.01.05型数据处理仪；G1315D型紫外可见检测器。甲醇为色谱纯，其余试剂为分析纯。地黄苷D（批号：61276-17-3，上海源叶生物科技有限公司）。

色谱条件与系统适用性试验 以十八烷基硅烷键合硅胶为填充剂；以甲醇-0.1%磷酸溶液（5∶95）为流动相；检测波长为203 nm。理论板数按地黄苷D峰计算应不低于5000。

对照品溶液的制备 取地黄苷D对照品适量，精密称定，加流动相制成每1 ml含50 μg的溶液，即得。

供试品溶液的制备 取本品粗粉约0.8 g，精密称定，置具塞锥形瓶中，精密加入甲醇50 ml，密塞，称定重量，加热回流1.5小时，放冷，再称定重量，用甲醇补足减失的重量，摇匀，滤过。精密量取续滤液10 ml，浓缩至近干，残渣加流动相使溶解，转移至10 ml量瓶中，加流动相至刻度，摇匀，滤过，取续滤液，即得。

测定法 分别精密吸取对照品溶液与供试品溶液各10 μl，注入液相色谱仪，测定，即得。

样品测定 对10批熟地黄炭中地黄苷D测定，根据测定结果，因熟地黄炭中地黄苷D（$C_{27}H_{42}O_{20}$）含量较低，不纳入标准正文。

【化学成分】地黄的化学成分主要有苷类、糖类、挥发油及氨基酸等，其中环烯醚萜苷类主要有梓醇、二氢梓醇、益母草苷、地黄苷（A、B、C、D）等，以及苯丙素苷类主要有毛蕊花糖苷、肉苁蓉苷、肉苁蓉苷等；糖类主要有地黄多糖、葡萄糖、水苏糖、棉子糖、蔗糖、果糖、甘露三糖等。地黄中含有多种氨基酸，如谷氨酸、精氨酸、天冬氨酸、赖氨酸、亮氨酸等[7, 8, 9]。

【药理作用】增强机体免疫功能；凉血止血的功效；抗肿瘤作用；抗衰老作用；改善记忆力；降血糖作用；保护胃黏膜作用等[9-13]。

【炮制方法】【性味与归经】【功能与主治】【用法与用量】【处方应付】及**【贮藏】**参

照文献[1, 13]综合拟定。

参考文献

[1] 唐慎微.证类本草[M].上海:上海古籍出版社,1991,4:234-236.
[2] 陈修园.神农本草经读[M].福州:福建科学技术出版社,1985.
[3] 李时珍.本草纲目16卷[M].北京:人民卫生出版社,1982,11:1019-1027.
[4] 马新方.地黄的本草考证[J].中医研究,2010,23(07):23-24.
[5] 中国科学院《中国植物志》编辑委员会.中国植物志[M].北京:科学出版社,2004.
[6] 国家药典委员会.中华人民共和国药典(2020年版·一部)[S].北京:中国医药科技出版社,2020:129.
[7] 付国辉,杜鑫.地黄化学成分及药理作用研究进展[J].中国医药科学,2015,5(15):39-41.
[8] 高观祯,周建武,汪惠勤,等.地黄炮制过程氨基酸组分分析[J].氨基酸和生物资源,2010,32(3):52-54.
[9] 王志江,魏国栋,马思缇.地黄多糖的化学和药理作用研究进展[J].中国实验方剂学杂志,2015,21(16):231-235.
[10] 吴明权,彭伟,周许,等.生地黄活血化瘀功效本草考证及临床应用进展[J].中华中医药杂志,2020,35(07):3553-3556.
[11] 王之,简桂花,汪年松.地黄治疗糖尿病肾病的研究进展[J].中国中西医结合肾病杂志,2019,20(4):363-365.
[12] 王佳慧,李婧,李卫民.生地黄清热凉血功效量效关系的实验研究[J].中医临床研究,2019,11(15):140-141,144.
[13] 阮陶仁.生地黄及其主要药效成分梓醇延缓肾纤维化的作用和机制研究[D].西南大学,2020.

地骷髅

Dikulou

RAPHANI RADIX

【处方用名】地骷髅。

【名称】沿用习用名称。

【来源】本品为十字花科植物萝卜 *Raphanus sativus* L.抽薹开花的干燥老根。全国大部分地区有产。夏、秋二季开花结果后采挖，除去茎叶，洗净，晒干。

药材以身干、肉白、体轻者为佳。[1, 2]

【性状】呈类圆形的厚片。外表面黄白色或紫褐色，多具扭曲纵皱纹，有横向皮孔及支根痕。切面淡黄白色，疏松多裂隙。体轻，质较硬脆。气微，味辛。见图1。

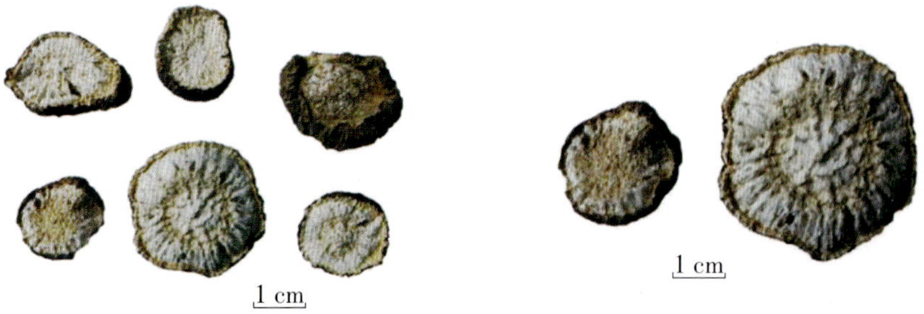

图1 地骷髅饮片图

【鉴别】(1) **显微鉴别** 取地骷髅粉末制片观察。粉末黄白色至浅棕黄色。木栓细胞类多角形，木化。导管多为具缘纹孔导管、网纹导管，纹孔较大较密。木纤维长条形或长梭形，末端较尖，有的一端有分枝。石细胞类圆形或多角形，壁稍厚，纹孔及孔沟稀疏。见图2。

(2) **薄层色谱** 取本品粉末1 g，加乙醇30 ml，加热回流30分钟，滤过，滤液蒸干，残渣加甲醇1 ml使溶解，作为供试品溶液。另取地骷髅对照药材1 g，同法制成对照药材溶液。照薄层色谱法（中国药典通则0502）试验，吸取上述两种溶液各5 μl，分别点于同一硅胶G薄层板上，以三氯甲烷-乙酸乙酯-甲醇-水（20∶40∶22∶10）10 ℃以下放置分层的下层溶液为展开剂，展开，取出，晾干，喷以10%硫酸乙醇溶液，在105 ℃加热至斑点显色清晰，分别置日光及紫外光灯（365 nm）下检视。供试品色谱中，在与对照药材色谱相应的位置上，显相同颜色的斑点或荧光斑点。[3] 见图3、图4。

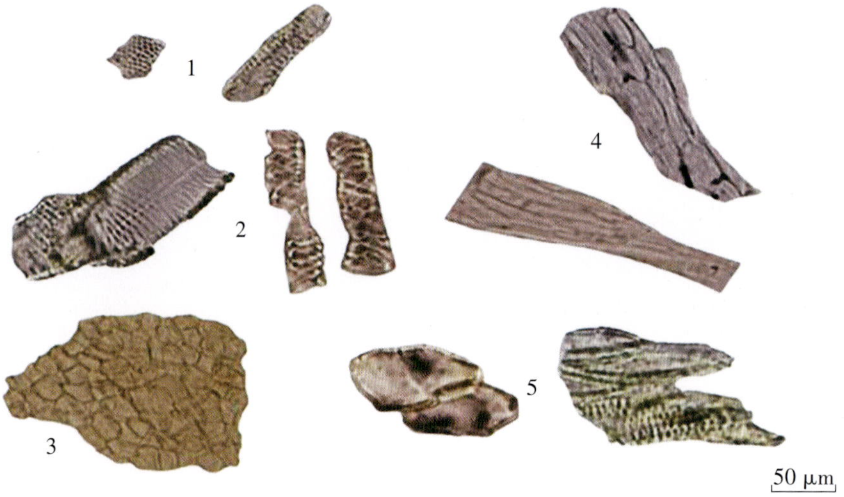

图2 地骷髅粉末显微图

1.具缘纹孔导管 2.网纹导管 3.木栓细胞 4.木纤维 5.石细胞

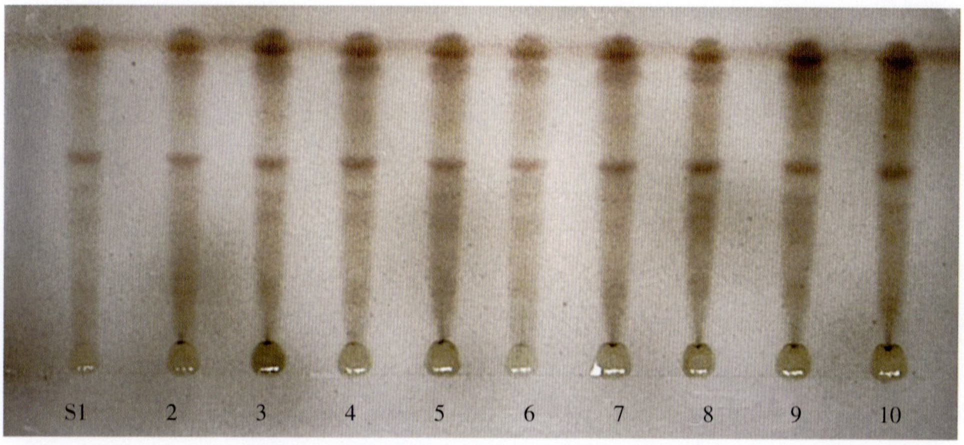

图3 地骷髅饮片薄层色谱图（日光下）

S1.地骷髅对照药材 2～10 地骷髅（不同批次样品）

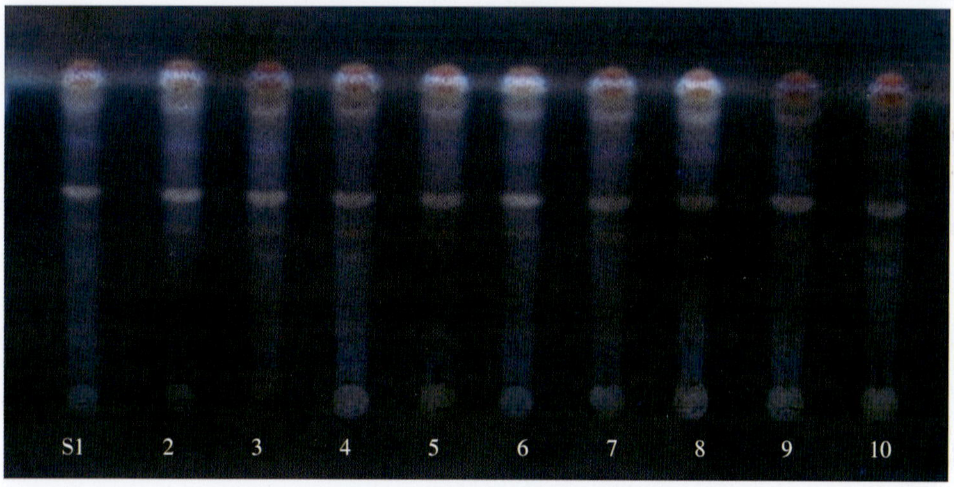

图4 地骷髅饮片薄层色谱图（365 nm 下）

S1.地骷髅对照药材 2～10 地骷髅（不同批次样品）

【检查】水分 按中国药典通则0832第二法对10批样品进行水分测定，结果在6.1%～7.6%之间，故拟定水分限度不得过8.0%。

总灰分 按中国药典通则2302，对地骷髅10批样品进行总灰分测定，结果在18.4%～22.6%之间，不纳入本标准。

酸不溶性灰分 按中国药典通则2302，对地骷髅10批样品进行酸不溶性灰分测定，结果在0.8%～1.5%之间，故拟定酸不溶性灰分限度不得过2.0%。

【浸出物】按中国药典通则2201方法测定，分别采用不同的浸出方法（冷浸法、热浸法），不同的浸出溶剂（水，30%乙醇，稀乙醇，70%乙醇，乙醇）对地骷髅浸出物进行测定，结果是采用热浸法，以水为溶剂的浸出物量最高。因此采用热浸法，以水作溶剂，对10份样品进行浸出物测定，结果在18.5%～25.5%之间，故拟定浸出物限度不得少于18.0%。

【化学成分】本品含有甲硫醇、葫芦巴碱、胆碱、腺嘌呤、精氨酸、半胱氨酸、维生素C及多糖类[4]。

【炮制】【性味与归经】【功能与主治】【用法与用量】【处方应付】及**【贮藏】**参考文献[1]综合拟定。

参考文献

[1] 南京中医药大学.中药大辞典[M].2版.上海:上海科学技术出版社,2006.
[2] 赵学敏.本草纲目拾遗(下册)[M].北京:商务印书馆,1955:381.
[3] 张璐,房克慧.地骷髅药材薄层色谱研究[J].天津药学,2014,26(06):15-17.
[4] 高学敏,钟赣生.中药学[M].北京:人民卫生出版社,2000.

地　榆

Diyu

SANGUISORBAE RADIX

【处方用名】醋地榆。

【名称】文献和《中国药典》以地榆为正名，故沿用此名。

【来源】本品为蔷薇科植物地榆 *Sanguisorba officinalis* L.或长叶地榆 *Sanguisorba officinalis L.var. longifolia*（Bert.）Yü et Li的干燥根。全国大部分地区有产。春季将发芽时或秋季植株枯萎后采挖，除去须根，洗净，干燥；或趁鲜切片，干燥。

药材以条粗长、质坚实、断面粉性足者为佳。[1-4]

【性状】呈不规则或类圆形的厚片。外表面淡褐色或暗紫红色。切面淡黄褐色，略具焦斑，木部略呈放射状排列，有的皮部具绵状纤维。具醋香气，味苦、微酸、微涩。见图1。

【鉴别】根据样品及参照文献描述。

（1）**显微鉴别**　粉末灰黄色至土黄色。草酸钙簇晶众多，棱角较钝，直径18～65 μm。草酸钙方晶直径5～20 μm。淀粉粒，多单粒，长11～25 μm，直径3～9 μm，类圆形、广卵形或不规则形，脐点多为裂缝状，层纹不明显。木栓细胞黄棕色，长方形，有的胞腔内含黄棕色块状物或油滴状物。导管多为网纹导管和具缘纹孔导管，直径13～60 μm。纤维较少，单个散在或成束，细长，直径5～9 μm，非木化，孔沟不明显。见图2。

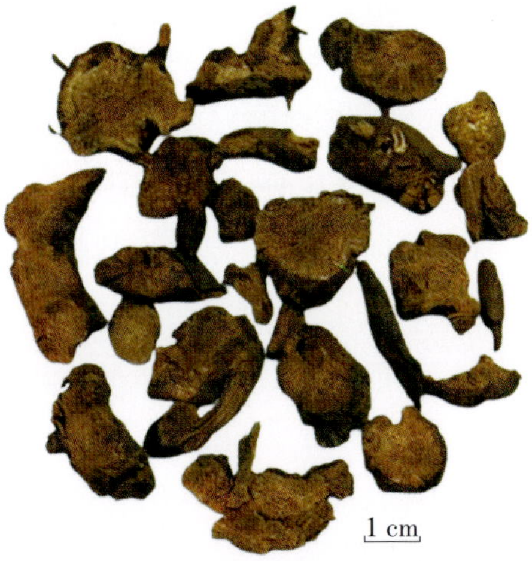

图1　醋地榆饮片图

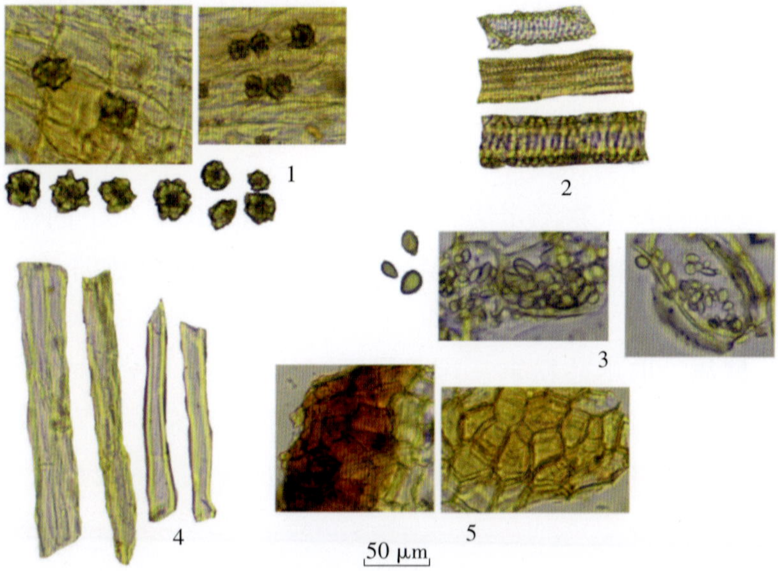

图2 醋地榆粉末显微图

1.草酸钙簇晶 2.导管 3.淀粉粒 4.纤维 5.木栓细胞

（2）**薄层色谱** 取本品粉末2 g，加10%盐酸的50%甲醇溶液50 ml，加热回流2小时，放冷，滤过，滤液用盐酸饱和的乙醚振摇提取2次，每次25 ml，合并乙醚液，挥干，残渣加甲醇1 ml使溶解，作为供试品溶液。另取没食子酸对照品，加甲醇制成每1 ml含0.5 mg的溶液，作为对照品溶液。照薄层色谱法（中国药典通则0502）试验，吸取供试品溶液5～10 μl、对照品溶液5 μl，分别点于同一硅胶G薄层板上，以甲苯（水饱和）-乙酸乙酯-甲酸（6:3:1）为展开剂，展开，取出，晾干，喷以1%三氯化铁乙醇溶液。供试品色谱中，在与对照品色谱相应的位置上，显相同颜色的斑点。见图3。

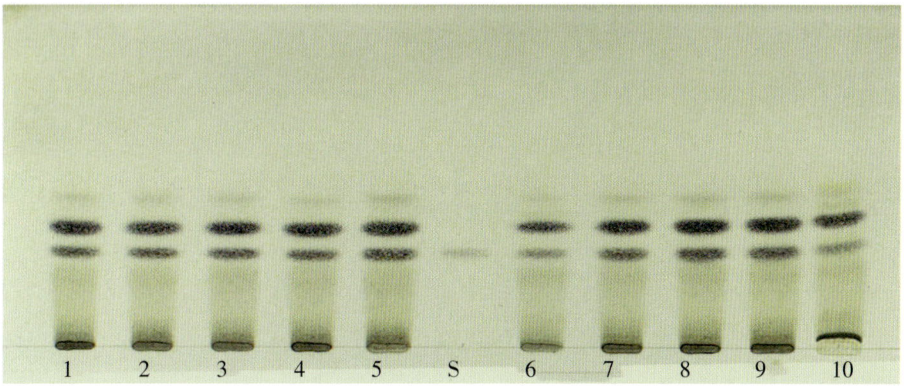

图3 醋地榆薄层色谱图

S.没食子酸对照品 1～10醋地榆（不同批次样品）

【**检查**】**水分** 按中国药典通则0832第二法，对20批样品测定水分，根据测定结果，结合以往实验数据，拟定水分限度不得过12.0%。

总灰分 按中国药典通则2302，对22批样品测定，根据测定结果，结合以往实验数据，拟定总灰分限度不得过10.0%。

酸不溶性灰分 按中国药典通则2302，对22批样品测定，根据测定结果，结合以往实验数据，拟定酸不溶性灰分限度不得过2.0%。

【浸出物】照醇溶性浸出物测定法（中国药典通则2201）项下的热浸法测定，用稀乙醇作溶剂，对22批样品测定，根据测定结果，结合以往实验数据，拟定醋地榆浸出物不得少于23.0%。

【含量测定】鞣质 取本品粉末（过四号筛）约0.4 g，精密称定，照鞣质含量测定法（中国药典通则2202）测定，在“不被吸附的多酚”测定中，同时作空白试验校正，计算。根据测定结果，结合以往实验数据，拟定醋地榆按干燥品计算，含鞣质不得少于8.0%。

没食子酸 照高效液相色谱法，参照《中国药典》2020年版一部含量地榆测定项拟定[5]。

仪器与试药 Waters2695型高效液相色谱仪；2998型二极管阵列检测器。甲醇为色谱纯，其余试剂为分析纯。没食子酸对照品（批号：110831-201906，中国药品生物制品检定所提供）。

色谱条件 色谱柱为大连依利特C18；以甲醇-0.05%磷酸溶液（5∶95）为流动相；检测波长为272 nm。柱温为35 ℃；流速为1.0 ml/min；理论板数按没食子酸峰计算应不低于2000。

对照品溶液的制备 取没食子酸对照品适量，精密称定，加水制成每1 ml含30 μg的溶液，即得。

供试品溶液的制备 取本品粉末（过四号筛）约0.2 g，精密称定，置具塞锥形瓶中，加10%盐酸溶液20 ml，加热回流3小时，放冷，滤过，滤液置100 ml量瓶中，用水适量分次洗涤容器和残渣，洗液滤入同一量瓶中，加水至刻度，摇匀，滤过，取续滤液，即得。

测定法 分别精密吸取对照品溶液与供试品溶液各10 μl，注入液相色谱仪，测定，即得。

样品测定 对22批样品中没食子酸含量进行测定，根据测定结果，结合以往实验数据，拟定醋地榆按干燥品计算，含没食子酸（$C_7H_6O_5$）不得少于1.0%。

【化学成分】现代研究显示，地榆中主要含有鞣质、三萜皂苷、黄酮等多种活性成分，其中鞣质成分含量最高约17%[6]。

【药理作用】药理研究表明，地榆鞣质能对抗前列腺素引起的血管扩张和钙拮抗作用；具有抗炎、抗菌、抗肝癌细胞增殖、保肝、消肿、升高白细胞等作用[7]。

【炮制方法】【性味与归经】【功能与主治】【用法与用量】【处方应付】及**【贮藏】**参

照文献[1-5]综合拟定。

参考文献

[1] 王雪.中药地榆化学成分及质量评价方法研究[D].山东中医药大学,2018.

[2] 马敏象.几种中药材的采收与加工[J].农村实用技术,2007(10):37.

[3] 唐霄铧,李臻,白为,等.地榆研究进展[J].安徽农业科学,2015,43(28):1-3,6.

[4] 万近福,李学芳,王丽,等.紫地榆的生药鉴定[J].中药材,2008(04):496-497.

[5] 国家药典委员会.中华人民共和国药典(2020年版·一部)[S].北京:中国医药科技出版社,2020:105.

[6] 宛春雷,刘栋奇.地榆中活性成分及其抗肿瘤作用研究进展[J].广东蚕业,2020,54(04):71-73.

[7] 杨金辉,杨明,黄晶,等.地榆鞣质的制备及其对环磷酰胺致小鼠白细胞减少症影响的初步研究[J].中国医药生物技术,2013,8(1):41-45.

甘 草

Gancao

GLYCYRRHIZAE RADIX ET RHIZOMA

【处方用名】甘草梢、粉甘草。

【来源】本品为豆科植物甘草 *Glycyrrhiza uralensis* Fisch.、胀果甘草 *Glycyrrhiza inflata* Bat.或光果甘草 *Glycyrrhiza glabra* L.的干燥根和根茎。[1] 主产于甘肃、内蒙古、新疆等地。春、秋二季采挖，除去须根，晒干。

药材以外皮细紧、色红棕、质坚实、粉性足、断面色黄白、味甜浓者为佳。

【性状】甘草梢 呈类圆柱形的段。外表面红棕色或灰棕色，具纵皱纹。切面略显纤维性，中心黄白色，形成层环明显，射线放射状。质坚实，具粉性。气微，味甜而特殊。

粉甘草 呈类圆形或椭圆形的厚片。外表面淡黄色，周边光洁，有的具刀削痕迹。切面略显纤维性，黄白色，形成层环明显，射线放射状。质坚实，具粉性。气微，味甜而特殊。[2] 见图1。

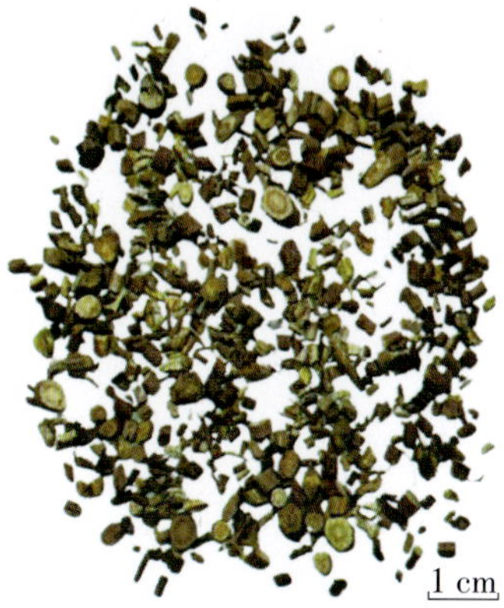

图1 甘草梢饮片图

【鉴别】(1) **显微鉴别** 根据样品及参照文献描述，如图2所示。

粉末特征：粉末淡棕黄色。纤维成束，直径8～14 μm，壁厚，微木化，周围薄壁细胞含草酸钙方晶，形成晶纤维。草酸钙方晶多见。具缘纹孔导管较大，稀有网纹导管。

木栓细胞红棕色，多角形，微木化。[3-6]

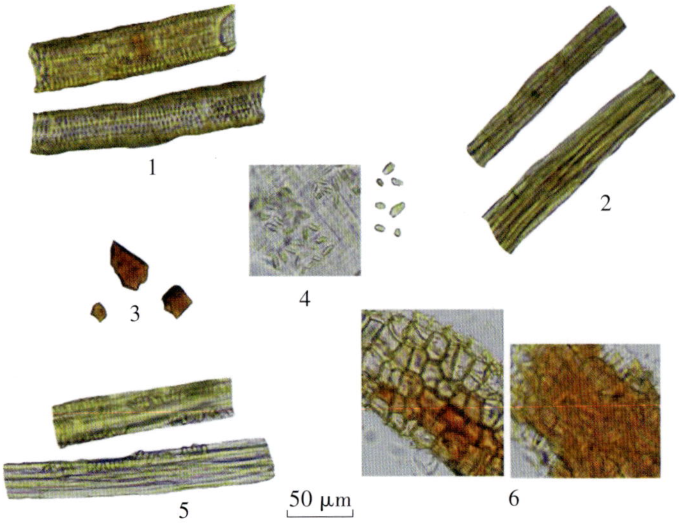

图2 甘草梢粉末显微图

1.导管 2.纤维 3.色素块 4.方晶 5.晶鞘纤维 6.木栓细胞

（2）**薄层色谱** 取本品粉末1 g，加乙醚40 ml，加热回流1小时，滤过，弃去醚液；药渣加甲醇30 ml，加热回流1小时，滤过，滤液蒸干；残渣加水40 ml使溶解，用正丁醇提取3次，每次20 ml，合并正丁醇液，用水洗涤3次，弃去水液，正丁醇液蒸干；残渣加甲醇5 ml使溶解，作为供试品溶液。另取甘草对照药材1 g，同法制成对照药材溶液。再取甘草酸铵对照品，加甲醇制成每1 ml含2 mg的溶液，作为对照品溶液。照薄层色谱法（中国药典通则0502）试验，吸取上述三种溶液各1～2 μl，分别点于同一用1%氢氧化钠溶液制备的硅胶G薄层板上，以乙酸乙酯-甲酸-冰醋酸-水（15∶1∶1∶2）为展开剂，展开，取出，晾干，喷以10%硫酸乙醇溶液，在105 ℃加热至斑点显色清晰，置紫外光灯（365 nm）下检视。供试品色谱中，在与对照药材色谱相应的位置上，显相同颜色的荧光斑点；在与对照品色谱相应的位置上，显相同的橙黄色荧光斑点。见图3。

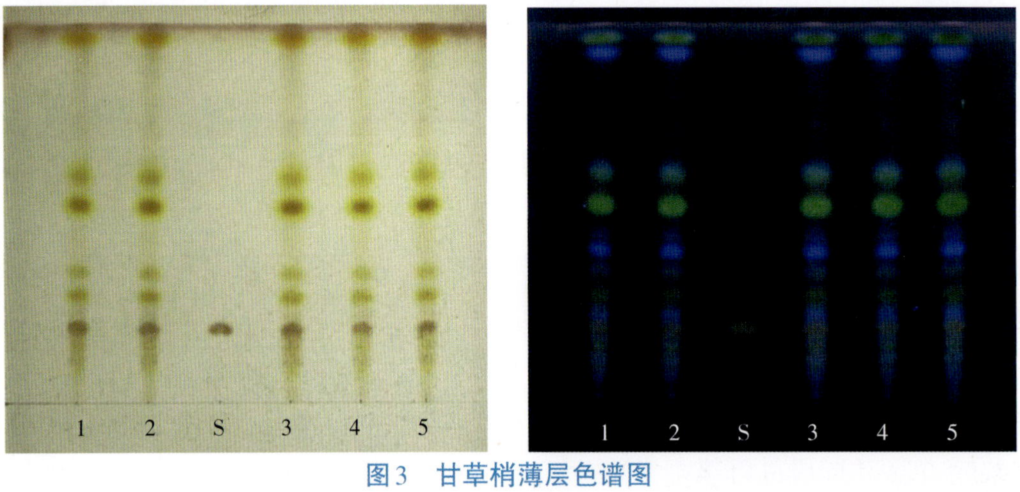

图3 甘草梢薄层色谱图

S.甘草酸铵对照品 1～5 甘草梢（不同批次样品）

【检查】水分 按中国药典通则0832第二法，对5批甘草梢样品测定水分，根据测定结果，结合以往实验数据，拟定水分限度不得过12.0%。

总灰分 按中国药典通则2302，对5批甘草梢样品测定，根据测定结果，结合以往实验数据，拟定总灰分限度不得过7.0%。

【含量测定】照高效液相色谱法，参照《中国药典》2020年版一部甘草含量测定项拟定[1]。

仪器与试药 安捷伦1260-G7111B型高效液相色谱仪；OpenLab CDS acquisition 2.1.1.68型数据处理仪；G7115A型紫外可见检测器。乙腈、甲醇为色谱纯，其余试剂为分析纯。甘草苷对照品（批号：111610-201908，中国食品药品检定研究院提供）；甘草酸铵对照品（批号：RS01671020，上海诗丹德标准技术服务有限公司提供）。

色谱条件 色谱柱为大连依利特Supersil ODS2（5 μm，4.6 mm×250 mm）；以乙腈为流动相A，以0.05%磷酸溶液为流动相B，按下表中的规定进行梯度洗脱；柱温为25 ℃；流速为1.0 ml/min；检测波长为237 nm。理论板数按甘草苷峰计算应不低于5000。

时间(分钟)	流动相A(%)	流动相B(%)
0～8	19	81
8～35	19→50	81→50
35～36	50→100	50→0
36～40	100→19	0→81

对照品溶液的制备 取甘草苷、甘草酸铵对照品适量，精密称定，加70%乙醇制成每1 ml含甘草苷20 μg、甘草酸铵0.2 mg的溶液，即得（甘草酸重量=甘草酸铵重量/1.0207）。

供试品溶液的制备 取本品粉末（过三号筛）约0.2 g，精密称定，置具塞锥形瓶中，精密加入70%乙醇100 ml，密塞，称定重量，超声处理（功率250 W，频率40 kHz）30分钟，放冷，再称定重量，用70%乙醇补足减失的重量，摇匀，滤过，取续滤液，即得。

测定法 分别精密吸取对照品溶液与供试品溶液各10 μl，注入液相色谱仪，测定，即得。

样品测定 对5批甘草梢中甘草苷和甘草酸铵测定，《中国药典》中甘草药材及饮片中分别要求含甘草苷（$C_{21}H_{22}O_9$）不得少于0.50%和0.45%，甘草酸（$C_{42}H_{62}O_{16}$）不得少于2.0%和1.8%。根据测定结果，甘草梢中甘草苷含量在0.81%～0.85%之间；甘草酸含量在2.5%～2.6%之间。结合以往实验数据，拟定为按干燥品计算，含甘草苷（$C_{21}H_{22}O_9$）不得少于0.45%，甘草酸（$C_{42}H_{62}O_{16}$）不得少于1.8%。

【化学成分】甘草的主要化学成分以三萜皂苷类和黄酮类为主，尚有香豆素、生物碱、氨基酸、挥发性成分和多糖等。甘草中三萜类化合物中最主要的是有甜味的皂苷甘草甜素，亦称甘草酸。其黄酮类成份主要是甘草查尔酮甲、甘草苷和异甘草苷等。其含有的香豆素类化合物主要有甘草香豆素、甘草芳香豆素、7,2′,4′-三羟基-5-甲氧基-3-芳香豆素，甘草瑞酮等。甘草中的生物碱化合物大多为四羟喹啉类化合物，挥发性成分以烷烃和芳香烃为主，含量较多的是2-甲基庚烷，其次是2-甲基已烷和辛烷等。甘草中主要含的多糖类成份为葡萄糖、鼠李糖、半乳糖和阿拉伯糖[8]。

【药理作用】主要作用包括：（1）抗菌与抗病毒活性；（2）抗肿瘤活性；（3）抗氧化活性；（4）增强记忆力；（5）保护神经等。[9]

【炮制方法】【性味与归经】【功能与主治】【用法与用量】【处方应付】【注意】及**【贮藏】**参照文献[1、5]综合拟定。

参考文献

[1] 国家药典委员会.中华人民共和国药典(2020年版·一部)[S].北京:中国医药科技出版社,2020:88.
[2] 徐国钧,王强.中草药彩色图谱[M].3版.福州:福建科学技术出版社,2006:44.
[3] 黄璐琦.中草药与民族药药材图谱[M].北京:北京医科大学出版社,2005.
[4] 赵中振.中药显微鉴别图鉴[M].沈阳:辽宁科学技术出版社,2005:224.
[5] 南京中医药大学.中药大辞典[M].2版.上海:上海科学技术出版社,2006.
[6] 徐国均.中药材粉末显微鉴定[M].北京:人民卫生出版社,1986:52.
[7] 孙琛.甘草的化学成分研究进展[J].科技资讯,2020,18(02): 64-65.
[8] 张耀峰.甘草及其活性成分的药理活性研究进展[J].中医临床研究,2019,11(09): 141-142.
[9] 姜雪,孙森凤,王悦,等.甘草药理作用研究进展[J].化工时刊,2017,31(7):25-28.

甘肃白头翁

Gansubaitouweng

ANEMONES RADIX ET RHIZOMA

【处方用名】甘肃白头翁。

【名称】沿用白头翁名称，冠以甘肃以示与《中国药典》品种区别。

【来源】本品为毛茛科植物大火草 *Anemone tomeutosa*（Maxim）Pei.的干燥根及根茎。主产于甘肃、四川、青海等地。春、秋二季采挖，除去泥沙，晒干[1]。

药材以条粗长、表面色棕褐、根头有白色毛茸者为佳。

【性状】呈类圆形的厚片。外表面灰棕色、棕褐色或紫棕色，粗糙，根头部具白色茸毛。切面多裂隙，皮部灰褐色，木质部淡黄色。气特异，味涩而苦。见图1。

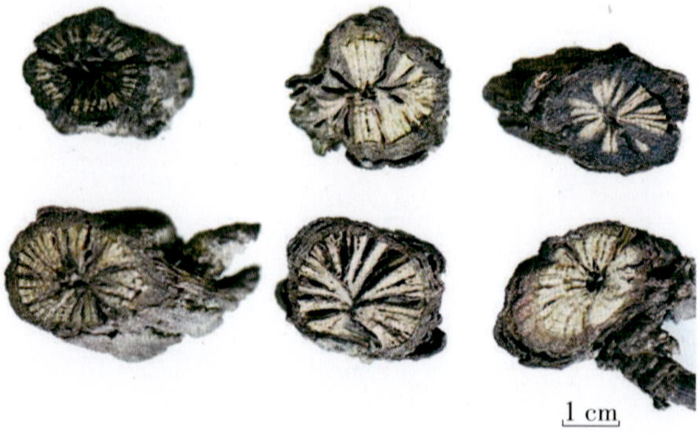

图1 甘肃白头翁饮片图

【鉴别】显微鉴别 对原标准的描述进行文字修改。见图2。

【炮制方法】【性味与归经】【功能与主治】【用法与用量】【处方应付】及**【贮藏】**参照有关文献[2-5]综合拟定。

根横切面：

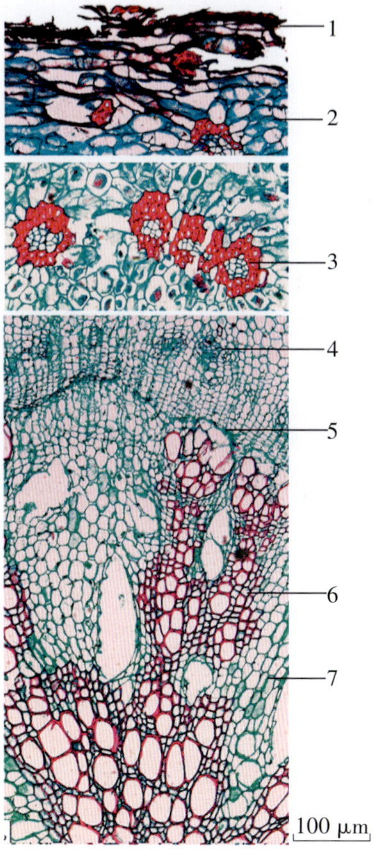

图2 甘肃白头翁根横切显微图

1.皮层 2.韧皮薄壁细胞 3.韧皮纤维 4.韧皮筛管细胞
5.形成层 6.木质部导管 7.木质部射线

【炮制方法】【性味与归经】【功能与主治】【用法与用量】【处方应付】及**【贮藏】**参照有关文献[2-5]综合拟定。

参考文献
[1] 徐国钧,袁昌齐,等.中药白头翁生物学鉴定研究(续)[J].药学学报 1958,6(5):256-272.
[2] 甘肃省卫生局.甘肃中草药手册(第一册)[M].兰州:甘肃人民出版社,1970:438.
[3] 宋平顺,张伯崇,宋玉成,等.甘肃省中药材复杂品种及质量的调查研究(Ⅰ)—地区习用品种的调查[J].中国中药杂志,1996,21(12):717-720.
[4] 甘肃省食品药品监督管理局.甘肃省中药炮制规范(2009年版)[S].兰州:甘肃文化出版社,2009:33.
[5] 中国药品生物制品检定所,等.中药鉴别手册[M].北京:科学出版社,1972:345.

甘肃刺五加

Gansuciwujia

ACANTHOPANACIS RADIX ET RHIZOMA SEU CAULIS

【处方用名】甘肃刺五加。

【来源】本品为五加科植物短柄五加 *Acanthopanax brachypus* Harms或藤五加 *Acanthopanax leucorrhizus*（Oliv.）Harms的干燥根、根茎及茎。主产于甘肃、陕西等地。春、秋二季采挖，除去杂质，晒干。

药材以香气浓者为佳。[1, 2]

【性状】呈圆柱形的段。根和根茎外表面灰黄色或灰棕色，具细密的纵纹及侧根痕，并有微突起的皮孔；茎无刺或有疏短的皮刺。切面黄白色，纤维性。质坚硬。具特异香气，味淡、微辛。

【鉴别】（1）**显微鉴别**　根据平凉（灵台）采集的短柄五加并参照文献[2、3]描述。

根横切面：**短柄五加**　木栓层6～15列细胞。栓内层3～6列细胞，壁略增厚。皮层及韧皮部具分泌道，椭圆形，周围分泌细胞6～7个。薄壁细胞含众多草酸钙簇晶。韧皮纤维较多，单个或数个成群，韧皮射线1～4列。木质部导管较密，散在或数个切向排列，木射线1～3列，木纤维发达。

藤五加　栓内层2～3列细胞。分泌道较少，周围分泌细胞3～7个。韧皮纤维稀少。见图1、图2。

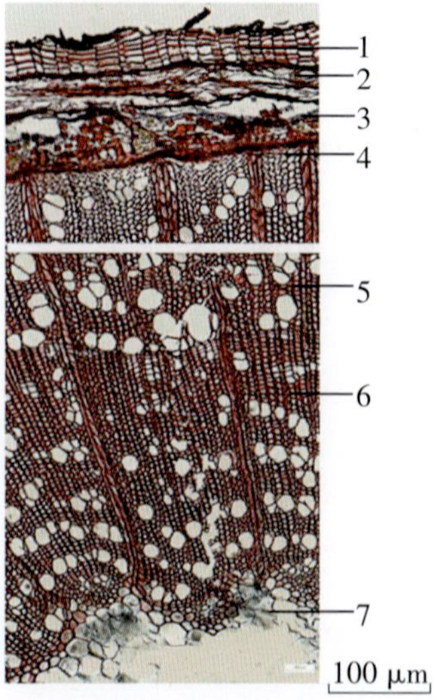

图1　短柄五加根横切显微图

1. 木栓层　2. 草酸钙簇晶　3. 皮层

4. 分泌道　5. 形成层　6. 木质部　7. 木射线

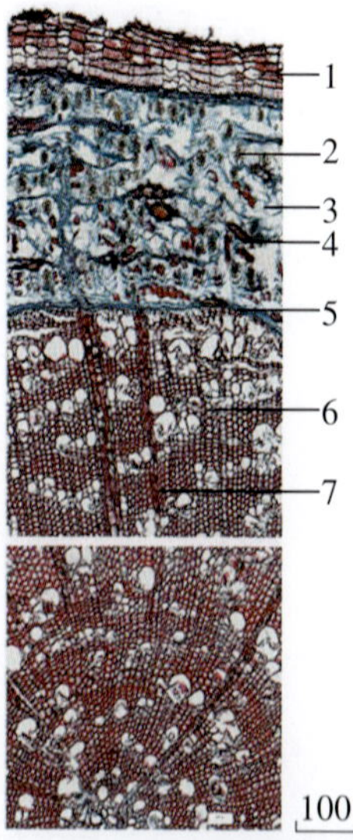

图2　短柄五加茎横切面显微图

1. 木栓层　2. 草酸钙簇晶　3. 皮层

4. 形成层　5. 木质部　6. 木射线　7. 髓部

（2）**薄层色谱**　参照文献拟定[3]，取本品粉末5 g，加甲醇50 ml，超声处理30分钟，滤过，滤液蒸干，残渣加甲醇1 ml使溶解，作为供试品溶液。另取紫丁香苷对照品，加甲醇制成每1 ml含0.2 mg的溶液，作为对照品溶液。照薄层色谱法（中国药典通则0502）试验，吸取上述两种溶液各5 μl，分别点于同一硅胶GF_{254}薄层板上，以三氯甲烷-甲醇-水（10∶6∶2）10 ℃以下放置分层的下层溶液为展开剂，展开，取出，晾干，置紫外光灯（254 nm）下检视。供试品色谱中，在与对照品色谱相应的位置上，显相同颜色的荧光斑点。见图3。

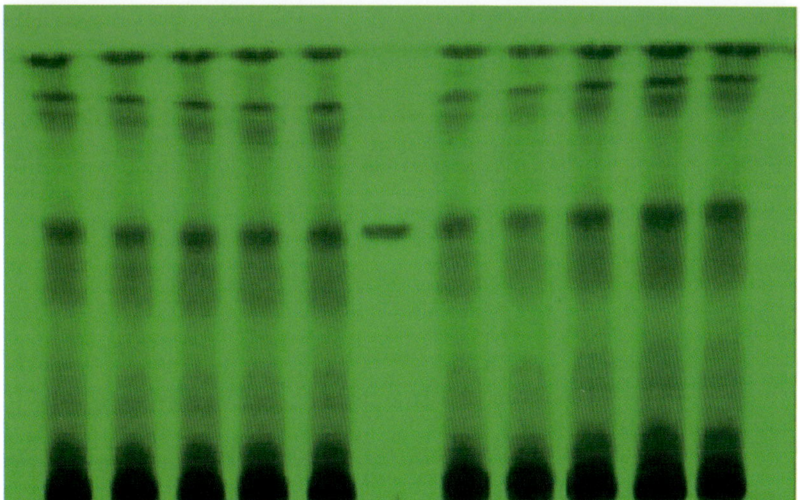

图3　短柄五加薄层色谱图

S1. 紫丁香苷对照品　1～5 短柄五加根（不同批次样品）　6～10. 短柄五加茎（不同批次样品）

【检查】总灰分、酸不溶性灰分 按中国药典通则2302[4]，对10批样品进行测定，结果见表1。

根据测定结果，拟定总灰分限度不得过8.0%，酸不溶性灰分限度不得过1.0%。

表1 10批甘肃刺五加总灰分、酸不溶性灰分测定结果（%）

样品	1	2	3	4	5	6	7	8	9	10
总灰分	4.5	4.3	1.6	5.1	5.8	4.1	3.4	4.2	6.0	6.3
酸不溶性灰分	0.50	0.66	0.03	0.46	0.57	0.34	0.32	0.33	0.38	0.49

【浸出物】 按中国药典通则2201水溶性热浸法[4]，对10批样品测定，结果见表2。

浸出物测定结果在3.1%～7.4%，由于含量较低，暂不纳入标准。

表2 10批甘肃刺五加浸出物测定结果（%）

样品	1	2	3	4	5	6	7	8	9	10
浸出物	5.39	6.11	3.10	5.14	7.42	4.78	4.12	4.97	5.44	3.62

【含量测定】 参考文献[4, 5]，建立甘肃刺五加中紫丁香苷含量的测定方法。

色谱条件与系统适用性试验 以十八烷基硅烷键合硅胶为填充剂；以乙腈-0.5%磷酸溶液（11:89）为流动相；检测波长为265 nm。理论板数按紫丁香苷峰计算应不低于3000。

对照品溶液的制备 取紫丁香苷对照品适量，精密称定，加乙醇制成每1 ml含0.2 mg的溶液，即得。

供试品溶液的制备 取本品粉末（过三号筛）约1 g，精密称定，置具塞锥形瓶中，精密加入甲醇20 ml，密塞，称定重量，放置12小时，超声处理（功率250 W，频率40 kHz）30分钟，放冷，再称定重量，用甲醇补足减失的重量，摇匀，滤过，取续滤液，即得。

测定法 分别精密吸取对照品溶液与供试品溶液各20 μl，注入液相色谱仪，测定，即得。

紫丁香苷的方法学验证表明，线性回归方程 $Y=1.4441\times10^6X-1.1628\times10^5$（$R^2=0.9994$）在0.21～2.94 μg范围内呈良好的线性关系；精密度试验中RSD为0.84%；稳定性试验中RSD为1.05%，结果在12小时内基本稳定；平均回收率为99.78%，RSD为1.33%。

对10批样品进行测定，结果见表3。

根据测定结果，甘肃刺五加中紫丁香苷含量在0.26%～1.10%之间，参考有关文献，拟订按干燥品计算，含紫丁香苷（$C_{17}H_{24}O_9$）的限度不得少于0.20%。

表3　10批甘肃刺五加含量测定结果（%）

样品产地	西峰	正宁	西峰	宁县	市售	宁县	市售	正宁	通渭	通渭
紫丁香苷含量	0.48	0.44	1.10	0.85	0.61	0.80	0.64	1.04	0.45	0.26

【炮制方法】【性味与归经】【功能与主治】【用法与用量】【处方应付】及**【贮藏】**参考文献[1, 2, 4]综合拟定。

参考文献

[1] 甘肃省卫生局.甘肃中草药手册(第二册)[M].兰州:甘肃人民出版社,1971:648.
[2] 甘肃省食品药品监督管理局.甘肃省中药炮制规范(2009年版)[S].兰州:甘肃文化出版社,2009:34-35.
[3] 韦翡翡,吕蓉,晋玲.短柄五加显微及薄层鉴定研究[J].中兽医医药杂志.2019,38(2):43-44.
[4] 国家药典委员会.中华人民共和国药典(2020年版·四部)[S].北京:中国医药科技出版社,2020:234.
[5] 卫平,于高麦.短柄五加化学成分的研究[J].中草药,1989,20(4):8-9.

干　姜

Ganjiang

ZINGIBERIS RHIZOMA

【处方用名】炒干姜。

【名称】文献和《中国药典》以干姜为正名，故沿用此名。

【来源】本品为姜科植物姜 *Zingiber officinale* Rosc.的干燥根茎。主产于四川、贵州、浙江等地，甘肃亦产。冬季采挖，除去须根及泥沙，晒干或低温干燥。

药材以质坚实、断面色黄白、粉性足、气味浓者为佳。[1]

【性状】呈类圆形或不规则形的厚片。外表面灰棕色或黄棕色，有的可见纵皱纹及明显的环节。切面黄色，颗粒性，内皮层环明显，有明显的淡黄色筋脉小点散在，有的可见黄色油点。质地较疏松。气香特异，味辛辣。见图1。

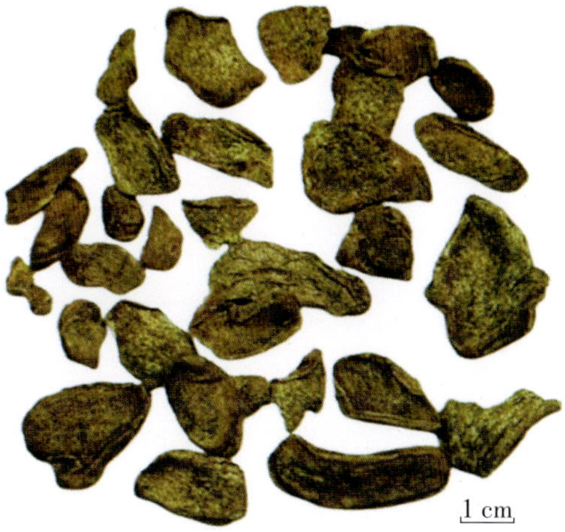

图1　炒干姜饮片图

【鉴别】（1）**显微鉴别**　本品粉末淡黄色。淀粉粒众多，长卵圆形、三角状卵形、椭圆形、类圆形或不规则形，直径5～40 μm，脐点点状或裂缝状，位于较小端，层纹有的明显。油细胞及脂细胞散于薄壁组织中，内含淡黄色油滴或暗红棕色物质。纤维成束或散离，先端钝尖，少数分叉，有的一边呈波状或锯齿状，直径15～40 μm，壁稍厚，非木化，具斜细纹孔，常可见菲薄的隔。梯纹导管、螺纹导管及网纹导管多见，少数为环纹导管，直径15～70 μm。导管或纤维旁有时可见含暗红棕色的管状细胞，直径12～20 μm。见图2。

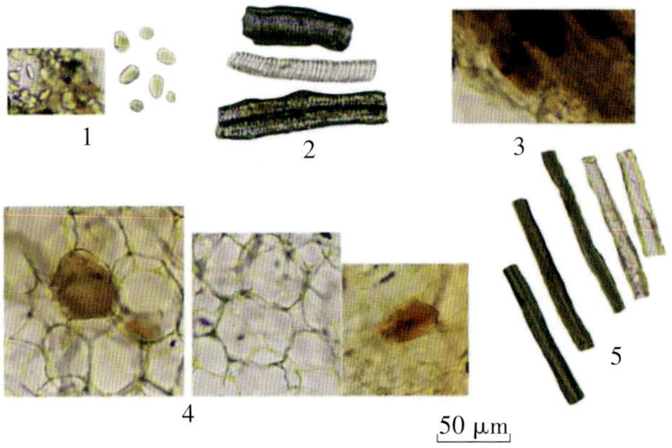

图2 干姜粉末显微图

1.淀粉粒 2.导管 3.管状细胞 4.薄壁细胞 5.纤维

（2）**薄层色谱** 取本品粉末1 g，加乙酸乙酯20 ml，超声处理10分钟，滤过，取滤液作为供试品溶液。另取干姜对照药材1 g，同法制成对照药材溶液。再取6-姜辣素对照品，加乙酸乙酯制成每1 ml含0.5 mg的溶液，作为对照品溶液。照薄层色谱法（中国药典通则0502）试验，吸取上述三种溶液各6 μl，分别点于同一硅胶G薄层板上，以石油醚（60～90 ℃）-三氯甲烷-乙酸乙酯（2∶1∶1）为展开剂，展开，取出，晾干，喷以香草醛硫酸试液，在105 ℃加热至斑点显色清晰。供试品色谱中，在与对照药材色谱和对照品色谱相应的位置上，显相同颜色的斑点。见图3。

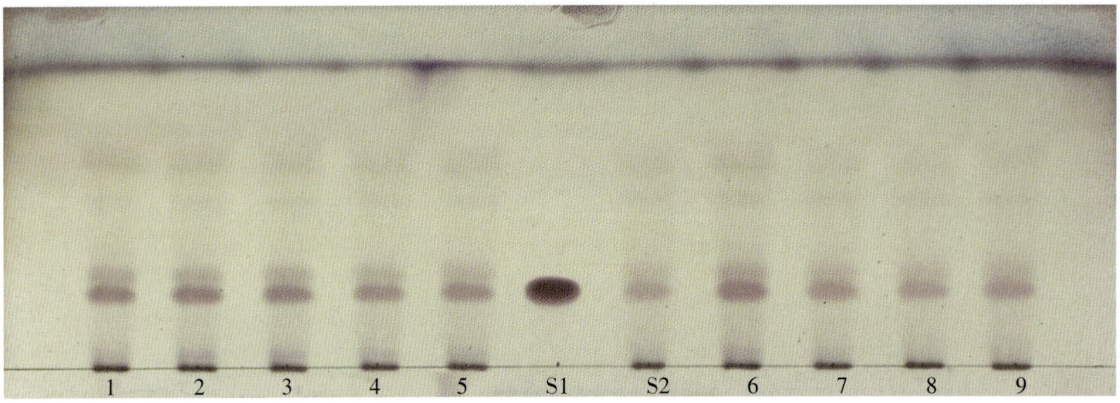

图3 干姜薄层色谱图

S1.6-姜辛辣对照品 S2.干姜对照药材 1～9.炒干姜（不同批次样品）

【检查】水分 按中国药典通则0832第四法，对19批干姜样品测定，根据测定结果，结合以往实验数据，拟定干姜水分限度不得过12.0%。

总灰分 按中国药典通则2302，对19批干姜样品测定，根据测定结果，结合以往实验数据，拟定干姜总灰分限度不得过6.0%。

浸出物 照水溶性浸出物测定（通则2201）项下的热浸法测定，根据测定结果，结合以往实验数据，拟定干姜浸出物限度不得少于20.0%。

【含量测定】照高效液相色谱法，参照《中国药典》2020年版干姜含量测定项拟定。[2]

仪器与试药 安捷伦1260-G7111B型高效液相色谱仪；OpenLab CDS acquisition 2.1.1.68型数据处理仪；G7115A型紫外可见检测器。乙腈、甲醇为色谱纯，其余试剂为分析纯。6-姜辣素对照品（批号：111833-201806，中国食品药品检定研究院提供）。

色谱条件 色谱柱为大连依利特Supersil ODS2（5 μm，4.6 mm×250 mm）；乙腈-甲醇-水（40∶5∶55）为流动相；柱温为25 ℃；检测波长为280 nm；流速为1.0ml/min。理论板数按6-姜辣素峰计算应不低于5000。

对照品溶液的制备 取6-姜辣素对照品适量，精密称定，加甲醇制成每ml含0.1 mg的溶液，即得。

供试品溶液的制备 取本品粉末（过三号筛）约0.25 g，精密称定，置具塞锥形瓶中，精密加入75%甲醇20 ml，密塞，称定重量，超声处理（功率100 W，频率40 kHz）40 min，放冷，再称定重量，用75%甲醇补足减失的重量，摇匀，滤过，取续滤液，即得。

测定法 分别精密吸取对照品溶液与供试品溶液各10 μl，注入液相色谱仪测定，即得。

样品测定 对13批干姜中6-姜辣素含量进行测定。根据测定结果，炒干姜中6-姜辣素含量在0.43%～1.04%之间，拟定按干燥品计算，炒干姜中含6-姜辣素限度不得少于0.30%。

【化学成分】化学成分主要有姜酮、[6]-姜酚、(E)-6-羟基-1-(4-羟基-3-甲氧基苯基)癸-4-烯-3-酮、4-(4-羟基-3-甲氧基苯基)丁-3-烯-2-酮、1-(4-羟基-3-甲氧基苯基)乙酮、环-(色氨酸-缬氨酸)-二肽、异落叶松脂素、[4]-姜酚、二氢阿魏酸乙酯、阿魏酸乙酯、松脂素、8-羟基-1-(4-羟基-3-甲氧基)苯基-1-丙酮、8-羟基-1-(4-羟基)苯基-1-丙酮、4-(1-甲氧基乙基)-苯酚、环(L-亮氨酸-L-脯胺酸)等[3-7]。

【药理作用】有解热、抗炎、抗病原体、保肝利胆、抗肿瘤、抗溃疡、改善局部血液循环等药理作用[8, 9]。

【炮制方法】【性味与归经】【功能与主治】【用法与用量】【处方应付】及**【贮藏】**参照文献[2, 10]综合拟定。

参考文献

[1] 中国科学院《中国植物志》编辑委员会.中国植物志[M].北京：科学出版社，2004.

[2] 国家药典委员会.中华人民共和国药典(2020年版·一部)[S].北京:中国医药科技出版社,2020:15.
[3] 渠柳,杨淑,马开,等.基于脾胃虚寒模型的生姜、干姜、炮姜姜辣素部位组织分布与归经的相关性研究[J].世界中医药,2020,15(21):3199-3222.
[4] 张晓娟,王彦志,李曼倩,等.干姜中五个新的姜辣素类化合物[J].药学学报,2020,55(10):2421-2427.
[5] 孙璐,赵晓燕,朱运平,等.生姜中姜辣素的功能性及其应用研究进展[J].粮油食品科技,2020,28(04):138-144.
[6] 周洪雷,张义虎,魏璐雪.干姜化学成分的研究[J].中医药学报,2001,29(4):33-34.
[7] 崔婉华,王彦志,李泽之.干姜化学成分的分离鉴定[J].中药材,2018(2):334-337.
[8] 亓雪,张颖颖.干姜的化学、药理研究进展[J].山东化工,2018,47(14):41-42.
[9] 李素民,杨秀岭,赵智,等.干姜和生姜药理研究进展[J].中草药,1999,30(6):471.
[10] 甘肃省食品药品监督管理局.甘肃省中药炮制规范(2009年版)[S].兰州:甘肃文化出版社,2009:5-6.

贯 众

Guanzhong

LUNATHYRII SEU ATHYRII RHIZOMA

【处方用名】贯众、贯众炭。

【名称】峨眉蕨、中华蹄盖蕨和中华荚果蕨在甘肃作贯众入药，故沿用此名。

【来源】本品为蹄盖蕨科植物峨眉蕨 *Lunathyrium acrostichoides*（Sw.）Ching、中华蹄盖蕨 *Athyrium sinense* Rupr. 或球子蕨科植物荚果蕨 *Matteuccia struthiopteris*（L.）Todaro 的干燥根茎及叶柄残基。主产于甘肃、陕西等地。春、秋二季采挖，削去叶柄，除去须根及泥土，晒干；或趁鲜切片，晒干。

药材以个大、整齐、须根少、无杂质者为佳。[1-3]

【性状】贯众 呈不规则的段或块状。外表面暗棕色或黑褐色，叶柄边缘具明显的疣状突起，背面隆起，腹面稍向内凹，基部具棱脊。切面两条维管束“八”字形排列，有的中间常呈暗色或已成空洞。质硬而脆，易折断。气微，味涩，后微苦、辛。见图1。

贯众炭 形如贯众。表面焦黑色，内部棕黄色。质脆易碎。见图2。

【检查】水分、总灰分、酸不溶性灰分及浸出物沿用《甘肃省中药炮制规范》（2009年版）贯众项下标准限度[5, 6]。水分限度不得过11.0%；总灰分限度不得过6.0%；酸不溶性灰分限度不得过2.0%；

【化学成分】峨眉蕨含甲氧基荚果蕨素、5,7,3′-三羟基-6,8-二甲基-4′-甲氧基二氢黄酮、豆甾-4-烯-3,6-二酮、坡那甾酮A[7]。中华荚果蕨其根茎含有黄酮类化合物去甲氧基荚果蕨素、甲氧基荚果藏辛、槲皮素、荚果蕨素、荚果蕨黄素、甾萜类化合物（β-谷甾醇）、香豆素类化合物、二苯乙烯类化合物（银松素）、酚酸类化合物（正十六酸，脂肪酸，软脂酸）以及苯酞类化合物[8-11]。中华蹄盖蕨含有总黄酮和总酚酸，还含少量东北贯众素[12]。

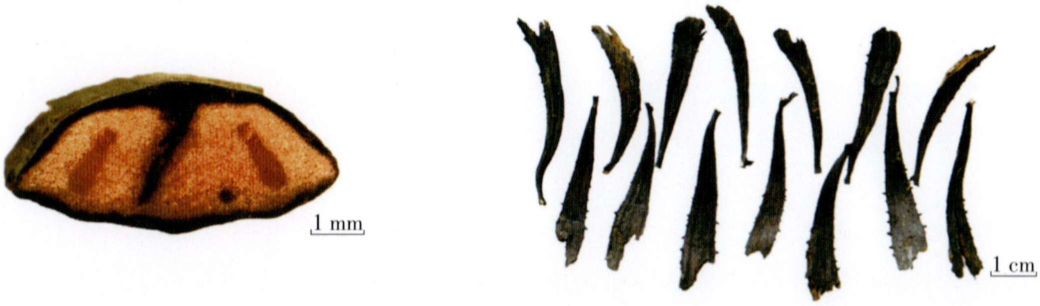

图1　贯众饮片图

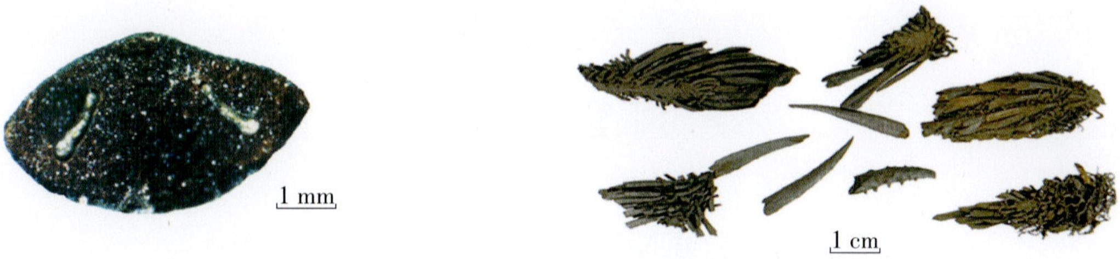

图2　贯众炭饮片图

【药理作用】贯众具有广泛的生理活性[13-17]：（1）抗氧化、抗衰老作用；（2）清热解毒；（3）良好的抗病毒和细胞保护作用；（4）抗菌作用；（5）抗肿瘤作用；（6）促凝血作用，贯众炭止血作用更强；（7）抗寄生虫作用；（8）抗炎镇痛作用；（9）保肝作用；（10）对子宫平滑肌收缩作用；（11）有毒性，孕妇慎用。

【炮制方法】【性味与归经】【功能与主治】【用法与用量】【处方应付】【注意】及**【贮藏】**参照《甘肃省中药炮制规范》（2009年版）综合拟定。[6]

参考文献

[1] 崔月曦，刘合刚.贯众的研究进展[J].中国现代中药，2014，16(12)：1043-1048.
[2] 宋平顺，卫玉玲，陈煜娟，等.甘肃贯众的原植物调查及鉴定[J].中药材，1995，18(10)：506-507.
[3] 中国科学院《中国植物志》编辑委员会.中国植物志[M].北京：科学出版社，2004.
[4] 宋平顺，张伯崇，宋玉成，等.甘肃省中药材复杂品种及质量的调查研究(Ⅰ)—地区习用品种的调查[J].中国中药杂志，1996，21(12)：717-720.
[5] 国家药典委员会.中华人民共和国药典(2020年版·一部)[S].北京：中国医药科技出版社，2020：144.
[6] 甘肃省食品药品监督管理局.甘肃省中药炮制规范(2009年版)[S].兰州：甘肃文化出版社，2009：12.
[7] 柳芳，马秉智，高增平.蛾眉蕨贯众的化学成分研究[J].北京中医药大学学报，2012，35(3)：198-204.
[8] 蒋建勤，周荣汉，王磊，等.中华荚果蕨化学成分研究[J].中国药科大学学报，1994，25(5)：265-266.

[9] 李姝蓓,张东,杨岚,等.荚果蕨属植物的化学成分和药理活性研究概况[J].现代药物临床,2012,27(3):292-296.
[10] 张东,杨岚,傅梅红,等.荚果蕨贯众化学成分研究Ⅲ[J].中国中药杂志,2008,33(14):1703-1705.
[11] 杨岚,赵玉英,屠呦呦,等.荚果蕨贯众化学成分的研究[J].中国中药杂志,2003,28(3):278-279.
[12] 郭春燕,王翔,卢宁,等.山西省三种蹄盖蕨科植物总黄酮提取及抗氧化活性的分析[J].山西科技,2019,34(5): 24-27.
[13] 吴彦.贯众多糖提取及其抗氧化作用[J].光谱实验室,2012,29(2):734-736.
[14] 李义军,胡明月.贯众不同浓度提取液对大鼠体癣治疗作用的研究[J].黑龙江医药,2009,22(6):804-806.
[15] 韦四煌,方鉴,詹皓,等.贯众提取物的保肝降酶作用[J].航空军医,2004,32(30):109-111.
[16] 宋伟.贯众的药理作用[J].黑龙江医药,2010,23(3):429-430.
[17] 陈红云,刘光明,石武祥,等.中药贯众的研究进展[J].大理学院学报(自然科学),2006,5(6):75-77.

河套大黄

Hetaodahuang

RHEI HOTAOENSI RADIX ET RHIZOMA

【处方用名】河套大黄。

【名称】国内文献多以河套大黄为名称记载，故沿用此名[1]。

【来源】本品为蓼科植物河套大黄 *Rheum hotaoense* C. Y. Cheng et Kao 的干燥根及根茎。主产于甘肃、内蒙古、青海、陕西、宁夏等地。秋末茎叶枯萎或初春发芽前采挖，除去细根，刮去外皮，切成瓣，阴干；或直接干燥。

药材以体重、质坚实、断面色黄棕者为佳。不作为大黄入药或代用品入药。[2]

【性状】本品呈类圆形或不规则形的厚片。外表面黄褐色至暗黄棕色，未除外皮者灰褐色，具纵沟纹及横向皮孔。切面淡黄棕色至暗黄棕色，可见稀疏环状纹理。质硬。味苦、微涩。见图1。

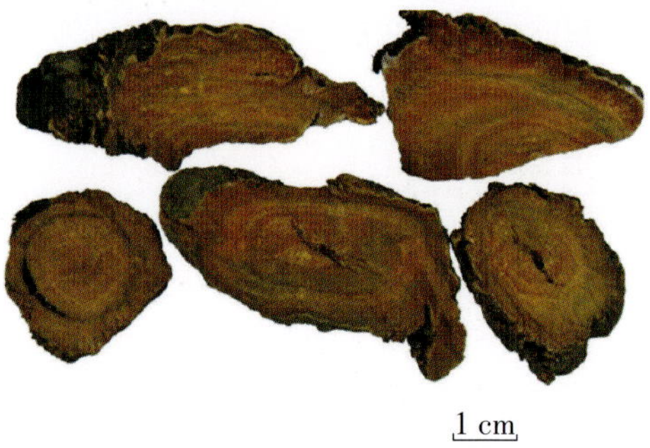

图1　河套大黄饮片图

【鉴别】（1）**蒽醌类成分的微量升华反应**　取本品粉末少量，进行微量升华，可见针状、羽状和不规则结晶。

（2）**紫外特征吸收**　本品所含土大黄苷具有极强的荧光吸收，《中国药典》以此作为与正品大黄的区别点。以河套大黄紫外吸收特征作为鉴别特征，参照文献[3]实验拟定。

不纳入标准正文。

（3）**薄层色谱** 取本品粉末0.5 g，加甲醇10 ml，超声处理30分钟，滤过，滤液作为供试品溶液。另取土大黄苷对照品，加甲醇制成每1 ml含2 mg的溶液，作为对照品溶液。照薄层色谱法（中国药典通则0502）试验，吸取上述两种溶液各5 μl，分别点于同一硅胶G薄层板上，以苯-甲酸乙酯-甲醇-甲酸（30∶10∶15∶0.1）为展开剂，展开，取出，晾干，置紫外光灯（365 nm）下检视。供试品色谱中，在与对照品色谱相应的位置上，显相同颜色的荧光斑点。参照文献[4]拟定，见图2。

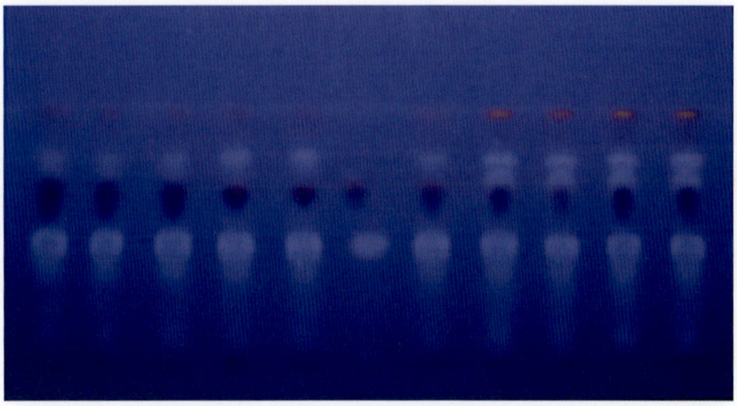

图2 河套大黄薄层色谱图

S1.土大黄苷对照品，1～10.河套大黄（不同批次样品）

【检查】总灰分、酸不溶性灰分 按中国药典通则2302，对10批样品测定，根据测定结果，拟定总灰分限度不得过11.0%，酸不溶性灰分限度不得过4.0%。

【浸出物】 按中国药典通则2201，对10批样品测定，采用冷浸法，用水作溶剂，根据测定结果，拟定河套大黄浸出物限度不得少于35.0%。

【含量测定】 根据河套大黄中含有的土大黄苷成分，建立土大黄苷含量测定的方法。

色谱条件与系统适用性试验 以十八烷基硅烷键合硅胶为填充剂；以甲醇-水（35∶65）为流动相；检测波长为320 nm。理论板数按土大黄苷峰计算应不低于3000。

对照品溶液的制备 取土大黄苷对照品适量，精密称定，加80%乙醇制成每1 ml含0.2 mg的溶液，即得。

供试品溶液的制备 取本品粉末（过三号筛）约0.1 g，精密称定，置具塞锥形瓶中，精密加入80%乙醇25 ml，密塞，称定重量，超声处理（功率300 W，频率40 kHz）30分钟，放冷，再称定重量，用80%乙醇补足减失的重量，摇匀，滤过，取续滤液，即得。

测定法 分别精密吸取对照品溶液与供试品溶液各10 μl，注入液相色谱仪，测定，即得。

土大黄苷的方法学验证表明，线性回归方程$C=3.513\times10^{3}A+70.16$（$r=0.9998$），在

0.206～4.12 μg范围内呈良好的线性关系；精密度试验中RSD为0.54%；稳定性试验中RSD为0.79%，结果在10小时内基本稳定；平均回收率为103.78%，RSD为1.43%。

根据对10批样品的测定结果，河套大黄中土大黄苷含量在2.03%～3.3%之间，参考有关文献的报道[5]，拟定按干燥品计算，含土大黄苷（$C_{21}H_{24}O_9$）限度不得少于1.8%。

【化学成分】含有大黄素、芦荟大黄素、大黄酚等蒽醌类化合物，分离鉴定出8个非蒽醌类化合物[6, 7]，即谷甾醇、没食子酸、土大黄苷（rhapontigenin）、胡萝卜苷、土大黄苷及新化合物叶素（rheumin）、picealannol-3′-O-β-O-glucopyranoside、蔗糖[8]。含有降血脂作用的二苯乙烯苷类化合物土大黄苷（rhaponticin），含量2.03%～3.3%[7-9]。

【药理作用】除致泻作用外，具有类似于大黄的止血、抗菌、消炎等作用。另所含土大黄苷能显著降低血清中总胆固醇、甘油三脂和β-脂蛋白，提高实验性高血症家兔血清中α-脂蛋白和磷脂等，对治疗和预防动脉粥样硬化具有一定的作用[10]。

【炮制方法】【性味与归经】【功能与主治】【用法与用量】【处方应付】及**【贮藏】**参考文献综合拟定[1]。

参考文献

[1] 甘肃省卫生局.甘肃中草药手册(第一册)[M].兰州:甘肃人民出版社,1970:45.

[2] 高作经,诚静容.中国大黄属植物简志[J].植物分类学报,1975,13(3):69-82.

[3] 郑俊华,张立力,楼之岑.大黄属植物化学成分分析·十种大黄属植物的根与根茎中水溶性蒽甙的高效液相色谱法定量分析[J].北京医科大学学报,1991,(1):51-53.

[4] 尚磊.薄层色谱法鉴别大黄饮片真伪[J].食品与药品,2014,16(3):201-203.

[5] 何福江,李成林,潘鑫复.河套大黄化学成分的研究与分离[J].中草药,1990,21(11):5-7.

[6] 李成林,于波.波叶大黄中羟基蒽醌衍生物的提取[J].中国药学杂志,1980,6:1-2

[7] 郑俊华.正品大黄中34种化学成分的高效液相色谱定量分析[J].北京医科大学学报,1989,(21):54-56.

[8] 赵陆华,林似兰,王义明,等.反相HPLC法测定大黄及其中成药中游离蒽醌的含量[J].中国药科大学学报,1988,(4):266-268.

[9] 郑俊华,徐扬,楼之岑.陕西陇县商品大黄中六种蒽甙的HPLC定量分析[J].北京医科大学学报,1987,(06):408-410.

[10] 李成林,叶于薇,刘玉玲,等.河套大黄浸膏的初步药理研究[J].中草药,1989,20(07):21-24.

黑柴胡

Heichaihu

BUPLEURI SMITHII RADIX ET RHIZOMA

【处方用名】黑柴胡、醋黑柴胡。

【名称】黑柴胡在甘肃作柴胡收购、销售和应用，文献均以柴胡为名收载。为了中医临床用药方便，故以黑柴胡做正名，以示与药典柴胡区别。

【来源】本品为伞形科植物黑柴胡 *Bupleurum smithii* Wolff.、小叶黑柴胡 *Bupleurum smithii* Wolff var.*parvifolium* Shan et Y.Li或黄花鸭跖柴胡 *Bupleurum commelynoideum* Boiss. var.*flaviforum* Shan et.Y.Li.的干燥根和根茎。主产于甘肃、青海、四川等地。春、秋二季采挖，除去茎叶及泥沙，晒干。

药材以条粗壮、色黑、苦味浓厚者为佳。

【性状】黑柴胡 呈类圆形的厚片。外表面黑褐色或棕褐色，粗糙，具疣状突起及须根断痕；根茎具芽痕。切面皮部浅棕色，具多数裂隙，木部黄白色，有放射状裂隙。气微香，味微苦。

醋黑柴胡 形如黑柴胡。具醋香气。见图1。

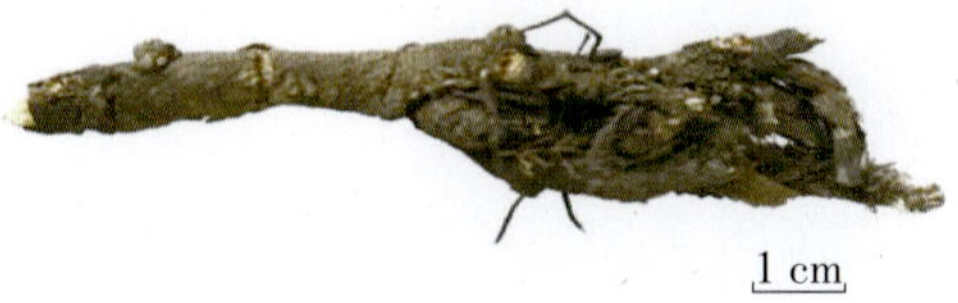

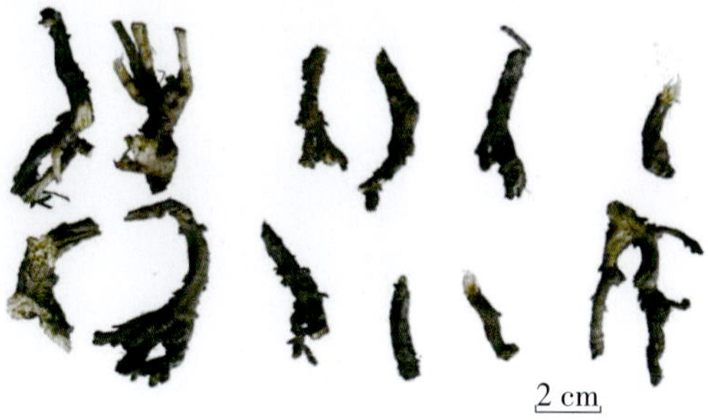

图1 黑柴胡饮片图

【鉴别】（1）**显微鉴别** 根横切面：木栓层8～25列细胞，排列整齐。皮层狭窄，油管10～15个，断续排列成环。韧皮部较窄，常有裂隙，油管多数，1～7环列，形成层成环。木质束呈放射状排列，二歧分枝状。导管大型，常3～5个相聚。木纤维稀少，成群散在或呈1～3个间断的环。见图2。

（2）**薄层色谱** 取本品粉末0.5 g，加甲醇20 ml，超声处理10分钟，滤过，滤液浓缩至约5 ml，作为供试品溶液。另取黑柴胡对照药材0.5 g，同法制成对照药材溶液。再取柴胡皂苷a、柴胡皂苷d对照品，加甲醇制成每1 ml各含0.5 mg的混合溶液，作为对照品溶液。照薄层色谱法（中国药典通则0502）试验，吸取上述三种溶液各5 μl，分别点于同一硅胶G薄层板上，以乙酸乙酯-乙醇-水（8:2:1）为展开剂，展开，取出，晾干，喷以2%对二甲氨基苯甲醛的40%硫酸溶液，在60 ℃加热至斑点显色清晰，分别置于日光及紫外光灯（365 nm）下检视。供试品色谱中，在与对照药材色谱和对照品色谱相应的位置上，显相同颜色的斑点或荧光斑点。见图3。

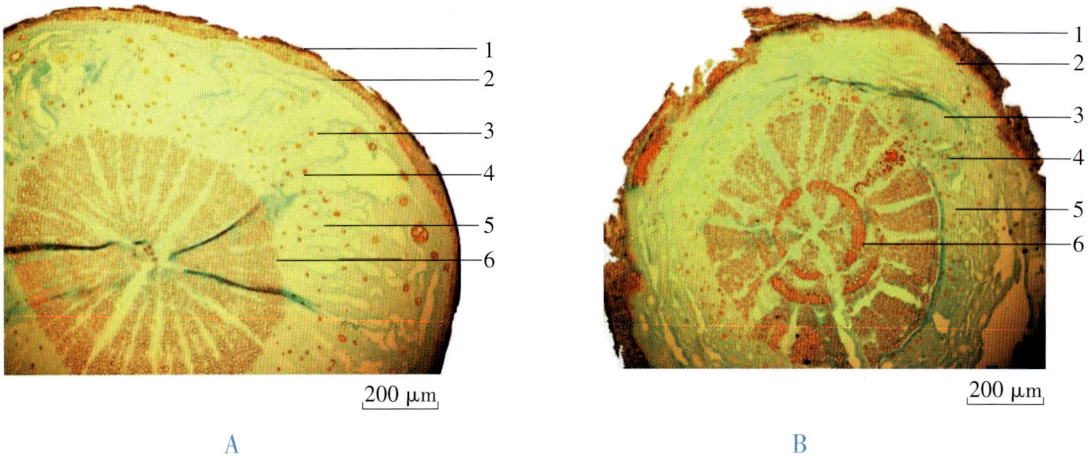

图2　小叶黑柴胡（A）、黄花鸭跖柴胡（B）横切面显微图

1.木栓层　2.皮层　3.韧皮部　4.韧皮部油室　5.木质部薄壁细胞　6.木质部导管

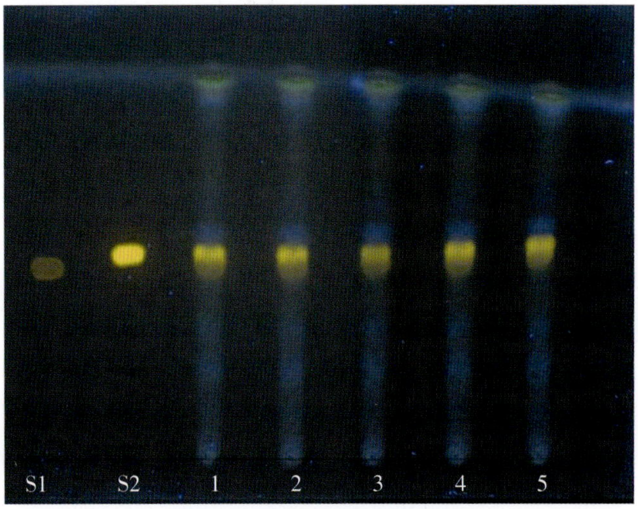

图3　黑柴胡薄层色谱图

S1.柴胡皂苷a对照品　S2.柴胡皂苷d对照品　1～5.黑柴胡（不同批次样品）

【检查】水分　对5批黑柴胡样品的水分进行测定，根据测定结果，保留《甘肃省中药炮制规范》（2009年版）黑柴胡项下水分限度不得过10.0%。

总灰分及酸不溶性灰分　对5批黑柴胡样品的总灰分和酸不溶性灰分进行测定，根据测定结果，保留《甘肃省中药炮制规范》（2009年版）黑柴胡项下总灰分限度不得过8.0%，重新拟定酸不溶性灰分限度不得过2.0%。

【浸出物】分别以25%、50%及95%乙醇作溶剂，采用热浸法，对5批样品进行测定，结果显示，浸出物含量均较低，故不纳入标准正文。

【含量测定】参考《中国药典》（2020年版）柴胡项下含量测定方法拟定。

色谱条件与系统适用性试验 以十八烷基硅烷键合硅胶为填充剂；以乙腈为流动相A，以水为流动相B，按下表中的规定进行梯度洗脱；检测波长为210 nm。理论板数按柴胡皂苷a峰计算应不低于5000。

时间(分钟)	流动相A乙腈	流动相B水
0～50	25→90	75→10
50～55	90	10

对照品溶液的制备 精密称取柴胡皂苷a对照品、柴胡皂苷d对照品适量，加甲醇制成每1 ml含柴胡皂苷a 0.4 mg、柴胡皂苷d 0.5 mg的溶液，摇匀，即得。

供试品溶液的制备 取本品粉末（过三号筛）约0.5 g，精密称定，置具塞锥形瓶中，加入含20%浓氨试液的甲醇溶液25 ml，超声处理（功率250 W，频率40 kHz）60分钟，放冷，滤过，以甲醇10 ml分两次洗涤容器及药渣，洗液和滤液合并，置水浴上浓缩至近干。残渣加甲醇溶解，转移至5 ml量瓶，加甲醇至刻度，摇匀，以微孔滤膜（0.45 μm）滤过，取续滤液，即得。

测定法 分别精密吸取对照品溶液与供试品溶液各20 μl，注入液相色谱仪，测定，即得。

对5批黑柴胡样品进行测定，根据测定结果，按干燥品计算，含柴胡皂苷a（$C_{42}H_{68}O_{13}$）和柴胡皂苷d（$C_{42}H_{68}O_{13}$）的总量不得少于0.20%。

【化学成分】黑柴胡中主要为挥发油成分[1-3]：顺-9,12-十八碳二烯酸、油酸、酞酸二异丁酯、十六烷酸、硬脂酸等；皂苷类成分[4-10]：柴胡皂苷a、b2、b4、d、o、p、q、g，柴胡皂苷元A、D、F、G、Q，柴胡次皂苷H等；黄酮类成分[11-15]：水仙苷、芦丁、异鼠李素、广寄生苷、槲皮素和少量的山柰酚；此外还有甾醇类成分[16, 17]：α-菠甾醇和豆甾-7-烯醇；木质素类成分[18-20]：卡罗菲林；粗多糖等。

【药理作用】具有镇痛、解热、镇咳、抗炎、抗病原体、抗溃疡、保肝、免疫调节、抗肿瘤等药理作用[21, 22]。

【炮制方法】【性味与归经】【功能与主治】【用法与用量】【处方应付】及**【贮藏】**参考文献[23, 24]综合拟定。

参考文献

[1] 邢世瑞,王英华,赵玉珍,等.宁夏柴胡属药用植物资源的研究[J].医学研究通讯,1997,26(11):24.

[2] 王燕萍.甘肃产柴胡挥发性成分的超临界萃取-气相色谱-质谱联用分析[J].兰州大学学报(医学版),2005,31(2):61-64.

[3] 肖蓉,张志斐,韩学静,等.不同产地柴胡药材GC-MS指纹图谱研究[J].中草药,2006,37(8):1248-1252.

[4] 罗何生,赵玉英,马立斌,等.柴胡皂甙q及其甙元的结构鉴定[J].药学学报,1995,30(6):435-439.

[5] 罗何生,赵玉英,乔梁,等.柴胡皂甙p的结构鉴定[J].植物学报,1996,38(11):910-913.
[6] 王英华,邢世瑞,羽野芳生,等.小叶黑柴胡中皂甙成分的研究[J].中国中药杂志,1998,23(2):96-98.
[7] 马立斌,金怡珠,涂光忠,等.一种新的四糖柴胡皂苷结构的NMR研究[J].化学学报,1996,54(12):1200-1208.
[8] 曹纬国,陶燕铎,张有金,等.青海产小叶黑柴胡中皂苷类成分的含量分析[J].中国现代应用药学,2012,29(4):323-326.
[9] 尚明远,袁本香,王英华,等.HPLC法测定宁夏产柴胡中柴胡皂苷a,d的含量[J].西北药学杂志,1998,13(4):153.
[10] 潘瑞乐,陈迪华,陈建民,等.RP-HPLC法测定中柴1号及其他产地柴胡中柴胡皂苷a、d的含量[J].中南药学,2004,2(4):198-200.
[11] 熊晗晖,蔡光明,黄鹤慧,等.藏柴胡地上部分有效成分提取工艺的研究[J].中南药学,2007,5(3):214-216.
[12] 周伟,蔡光明,何桂霞,等.小叶黑柴胡茎叶中的黄酮类成分[J].中国天然药物,2006,4(5):387-389.
[13] 赵晓辉,蒋福全,周剑波,等.HPLC法测定柴胡地上部分的黄酮苷元[J].分析实验室,2007,26(1):46-49.
[14] 汤芳玲,蔡光明,袁波,等.UPLC测定不同产地、不同部位小叶黑柴胡中黄酮含量[J].中国中药杂志,2010,35(21):2874-2876.
[15] 周伟,蔡光明,黄鹤慧,等.高效液相色谱法测定小叶黑柴胡中槲皮素与异鼠李素的含量[J].中国药房,2007,(09):693-695.
[16] 徐秀珍,王英华,伊桂兰.小叶黑柴胡中甾醇类成分的定量分析[J].宁夏医学院学报,2000,22(6):404-406.
[17] 北京医学院,北京中医学院.中草药化学成分[M].北京:人民卫生出版社,1983:5.
[18] 尚明远,赵洁,王英华,等.HPLC法测定宁夏产四种柴胡中KAEROPHYLLIN的含量[J].西北药学杂志,2000,15(4):154-155.
[19] 窦后松,曾素霞,王英华,等.小叶黑柴胡中KAEROPHYLLIN含量测定方法的研究[J].中国中药杂志,2000,25(8):488-489.
[20] 王铮,程小芹,徐晗,等.小叶黑柴胡总多糖对小鼠免疫功能的影响[J].中国临床药学杂志,2009,18(4):200.
[21] 赵玉珍,陶上乘,邢永春,等.小叶黑柴胡的药理作用研究[J].中药材,1995,18(8):405-408.
[22] 赵玉珍,陶上乘,王英华,等.小叶黑柴胡药理作用的进一步研究[J].中药材,1998,21(6):307-309.
[23] 南京中医药大学.中药大辞典[M].2版.上海:上海科学技术出版社,2006.
[24] 国家中医药管理局《中华本草》编委会.中华本草[M].上海:上海科学技术出版社,1999.

红柴胡

Hongchaihu

BUPLEURI YINCHOWENSE RADIX

【处方用名】红柴胡、醋红柴胡。

【名称】红柴胡见《甘肃中药手册》(1959年)[1]，甘肃省东南部作柴胡收购药用，并外销。因本品根浅红棕色，商品常称红柴胡，故以红柴胡为正名。

【来源】本品为银州柴胡*Bupleurum yinchowense* Shan et Y.Li的干燥根。主产于甘肃、宁夏等地。春、秋二季采挖，除去茎叶及泥沙，干燥。

药材以根粗、无茎枝、气味浓者为佳。[2-4]

【性状】红柴胡　呈圆形的厚片。外表面浅棕色或棕黄色。切面皮部浅棕黄色或黄白色，木部黄白色，纤维性。质坚硬。气微香，味微苦。

醋红柴胡　形如红柴胡。颜色加深。有醋香气。见图1。

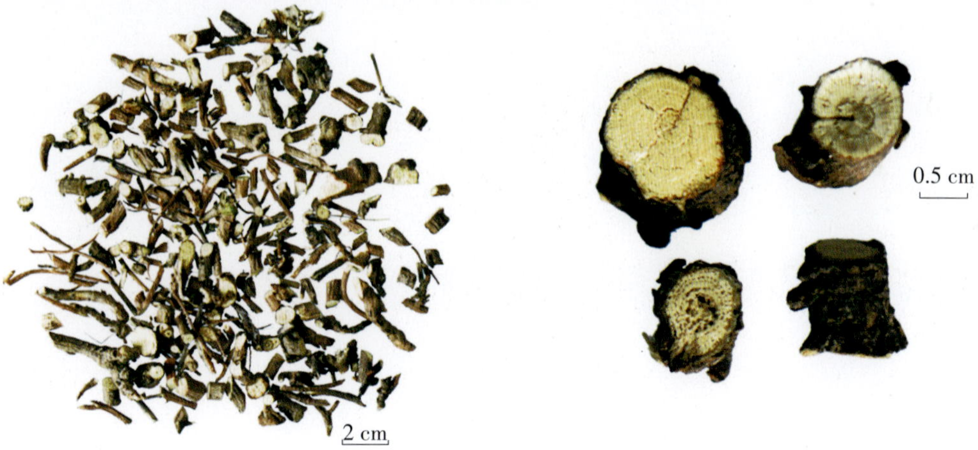

图1　红柴胡饮片图

【鉴别】薄层色谱　照中国药典四部通则0502[5]，在原标准基础上[4]，以柴胡皂苷a、柴胡皂苷d作为对照品，并增加红柴胡对照药材，拟定薄层色谱鉴别方法。

取本品粉末0.5 g，加甲醇20 ml，超声处理10分钟，滤过，滤液浓缩至约5 ml，作为供试品溶液。另取红柴胡对照药材0.5 g，同法制成对照药材溶液。再取柴胡皂苷a、柴胡皂苷d对照品，加甲醇制成每1 ml各含0.5 mg的混合溶液，作为对照品溶液。照薄层色谱法（中国药典通则0502）试验，吸取上述三种溶液各5 μl，分别点于同一硅胶G薄层板上，以乙酸乙酯-乙醇-水（8:2:1）为展开剂，展开，取出，晾干，喷以2%对二甲氨基苯甲醛的40%硫酸溶液，在60 ℃加热至斑点显色清晰，分别置日光及紫外光灯（365 nm）下检视。供试品色谱中，在与对照药材色谱和对照品色谱相应的位置上，显相同颜色的斑点或荧光斑点。见图2、图3。

【检查】总灰分、酸不溶性灰分 照中国药典四部通则2302[5]，对10批红柴胡样品测定，拟定总灰分限度不得过8.0%，酸不溶性灰分限度不得过1.0%。

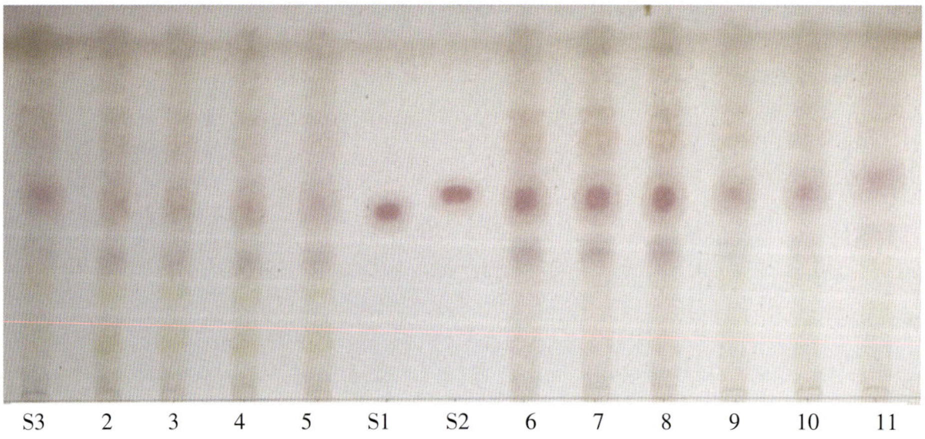

图2 红柴胡薄层色谱图（日光下）

S1.柴胡皂苷a对照品 S2.柴胡皂苷d对照品 S3.红柴胡对照药材

2～11 红柴胡（不同批次样品）

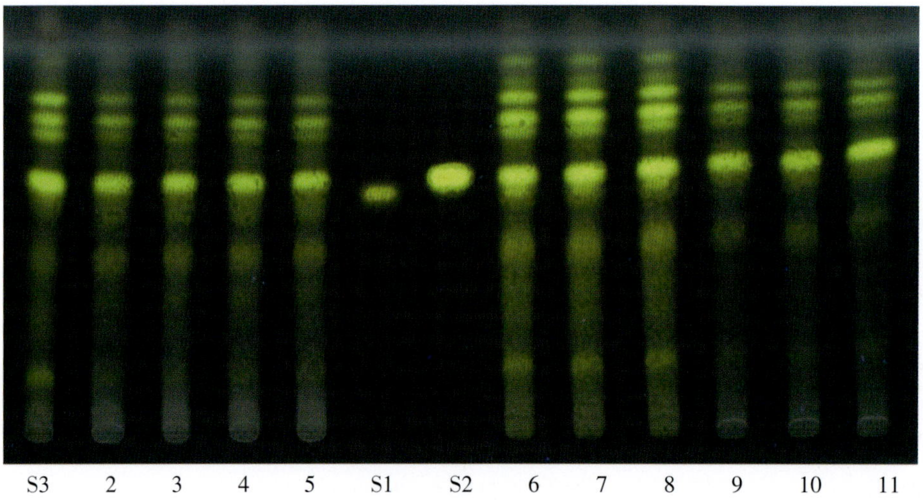

图3 红柴胡薄层色谱图（365 nm）

S1.柴胡皂苷a对照品 S2.柴胡皂苷d对照品 S3.红柴胡对照药材

2～11 红柴胡（不同批次样品）

【含量测定】红柴胡含有皂苷类成分，建立同时测定柴胡皂苷a和柴胡皂苷d含量的方法[4-6]。

色谱条件与系统适用性试验 以十八烷基硅烷键合硅胶为填充剂；以乙腈为流动相A，以水为流动相B，按下表中的规定进行梯度洗脱；检测波长为210 nm。理论板数按柴胡皂苷a峰计算应不低于5000。

时间(分钟)	流动相A(%)	流动相B(%)
0～50	25→90	75→10
50～55	90	10

对照品溶液的制备 取柴胡皂苷a、柴胡皂苷d对照品适量，精密称定，加甲醇制成每1 ml含柴胡皂苷a 0.4 mg、柴胡皂苷d 0.5 mg的溶液，即得。

供试品溶液的制备 取本品粉末（过三号筛）约0.5 g，精密称定，置具塞锥形瓶中，加含5%浓氨试液的甲醇溶液25 ml，超声处理（功率250 W，频率40 kHz）60分钟，放冷，滤过，用甲醇20 ml分2次洗涤容器及药渣，合并洗液和滤液，回收溶剂至干。残渣加甲醇使溶解，转移至5 ml量瓶中，加甲醇至刻度，摇匀，滤过，取续滤液，即得。

测定法 分别精密吸取对照品溶液与供试品溶液各20 μl，注入液相色谱仪，测定，即得。

柴胡皂苷a、柴胡皂苷d的方法学验证表明，线性回归方程分别为：$C=3.053\times10^{-6}A-0.0360$（$r=0.9999$），$C=2.650\times10^{-6}A-0.0979$（$r=0.9999$），柴胡皂苷a在2.76～41.4 μg，柴胡皂苷d在3.32～49.8 μg范围内呈良好的线性关系。精密度试验中RSD分别为0.43%、0.37%；稳定性试验中RSD分别为1.28%、0.61%，结果在10小时内基本稳定；平均回收率分别为101.39%、102.14%，RSD分别为2.71%、2.83%。

对10批红柴胡样品进行测定，根据测定结果，柴胡皂苷a含量在0.101%～1.036%，柴胡皂苷d含量在0.102%～1.027%，柴胡皂苷a和柴胡皂苷d的总量在0.218%～2.063%，参考有关文献的报道[6]，拟订按干燥品计算，含柴胡皂苷a（$C_{42}H_{68}O_{13}$）和柴胡皂苷d（$C_{42}H_{68}O_{13}$）的总量不得少于0.20%。

【化学成分】柴胡属植物中含有皂苷、黄酮、香豆素、挥发油等化学成分[7]。从银州柴胡根中分离出柴胡皂苷a、b、c、d（Saikosaponin a、b、c、d），2″-O-乙酰基柴胡皂苷2″-O-Acetyl-saikosaponinb$_2$和3″-O-乙酰基柴胡皂苷（3″-O-Acelyl-saikosaponinb$_2$）[8]。

从根挥发油中分离鉴定出88个化合物，主要有十六烷酸26.0%、亚麻酸20.9%、十五烷酸2.5%、十二烷酸1.5%和花侧柏烯1.2%等成分[9]。后从根、茎叶中分离鉴定出120余种挥发油成分[10]，从根中分离鉴定出25个化学成分[11]。

【药理作用】有报道柴胡具有较多的药理作用[11]。包括：（1）解热作用，研究发现红柴胡根水煎液和地上部分的水煎液具有一定的解热作用；（2）抗炎作用，在抗炎机制研究中发现，柴胡皂苷a和柴胡皂苷d有明显的抗炎作用；（3）抗病毒作用，研究发现，柴胡皂苷a、b$_2$、c、d有抗病毒活性，其中柴胡皂苷b$_2$的抗病毒活性最高；（4）保肝作用，研究表明，红柴胡中含有的新木脂素化合物和柴胡多糖具有一定的保肝作用；（5）抗肺瘤作用，红柴胡中的木脂素对人体肺癌细胞具有一定的抑制作用；（6）免疫调节作用，柴胡皂苷有抗补体作用，能进行免疫调节；（7）抗抑郁作用，红柴胡的甲醇提取物和水提取液具有一定抗抑郁作用；(8) 其他药理作用，柴胡多糖对动脉血管有舒张作用。

【炮制方法】【性味与归经】【功能与主治】【用法与用量】【处方应付】及**【贮藏】**参照文献[4、7]综合拟定。

【注意】国内曾误将大叶柴胡*Bupleurum longiradiatum* Turcz.及紫花大叶柴胡*Bupleurum longiradi- atum* Turcz.var. *prophyranthum* Shan et Y.Li的根作柴胡药用发生中毒事件，甘肃省大叶柴胡*Bupleurum longiradiatum* Turcz.及紫花大叶柴胡*Bupleurum longiradiatum* Turcz.var. *prophyranthum* Shan et Y.Li均有分布，故特拟定此条，以防误采误用。

参考文献

[1] 甘肃省卫生局.甘肃省中药手册[M].兰州:甘肃人民出版社,1959:36.
[2] 谢宗万.中药材品种论述(上册)[M].上海:上海科技出版社,1990:317.
[3] 宋平顺,朱俊儒,卫玉玲,等.甘肃柴胡属植物资源及中药柴胡的商品调查[J].中草药,2002,33(11):1036-1038.
[4] 甘肃省食品药品监督管理局.甘肃省中药材标准(2009年版)[S].兰州:甘肃文化出版社,2009:82-86.
[5] 国家药典委员会.中华人民共和国药典(2020年版·一部)[S].北京:中国医药科技出版社,2020:280-281.
[6] 马潇,朱俊儒,宋平顺,等.高效液相色谱法测定甘肃产柴胡中柴胡皂苷a和柴胡皂苷d多含量[J].中国医院药学杂志,2006,26(4):384-385.
[7] 史青,聂淑琴,黄璐琦,等.柴胡属植物化学成分及药理研究新进展[J].中国实验方剂学杂志,2002,8(5):53-64.
[8] 贾琦,张如意.柴胡属植物皂甙化学研究进展[J].药学学报,1989,24(12):960-965.
[9] 李映丽,韩强,吕居娴,等.银州柴胡挥发油化学成分的研究[J].中草药,1997,28(11):650-651.
[10] 李颖,彭建和,雷卫莉,等.银州柴胡的化学成分研究[J].中国野生资源植物,1995,(4):1-6.
[11] 马潇,朱俊儒,赵建邦,宋平顺,等.甘肃产银州柴胡挥发性成分的超临界萃取-气相色谱-质谱联用分析[J].西部中医药,2014,26(10):8-9.

红大戟

Hongdaji

KNOXIAE RADIX

【处方用名】醋红大戟。

【名称】沿用传统名称。

【来源】本品为茜草科植物红大戟*Knoxia valerianoides Thorel et* Pitard的干燥块根。主

产于福建、广西、云南、广东等地。秋、冬二季采挖，除去须根，洗净，置沸水中略烫，干燥。

药材以条大、肥壮、色紫红、质坚实者为佳。

【性状】呈不规则形或圆形的厚片。外表面红褐色或棕褐色，周边粗糙。切面红褐色或红棕色。质坚韧。具醋香气。见图1。

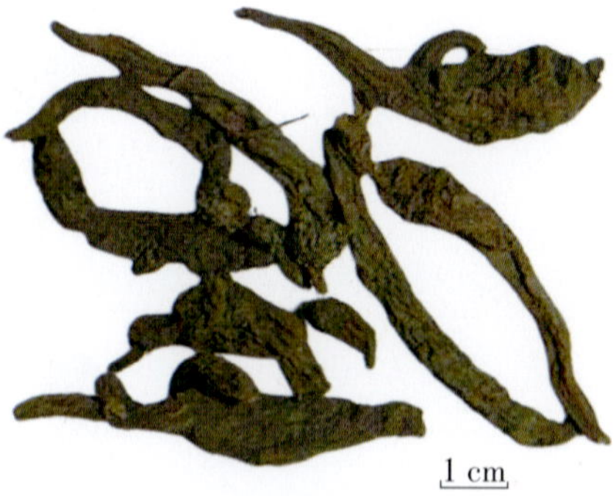

图1 红大戟饮片图

【鉴别】（1）**显微鉴别** 根据样品及参照文献描述[1-7]。

根横切面：木栓细胞数列。韧皮部宽广。形成层成环。木质部导管束断续径向排列，近形成层处由数列导管组成，渐向内呈单列或单个散在，中心可见初生木质部，射线较宽。薄壁组织中散在含草酸钙针晶束的黏液细胞及含红棕色物的分泌细胞[1]。见图2。不纳入标准正文中。

粉末特征：粉末红棕色。草酸钙针晶散在或成束存在于黏液细胞中，长50～153 μm。导管主为具缘纹孔，直径12～74 μm。木纤维多成束，长梭形，直径16～24 μm。纹孔口斜裂缝状或人字状。木栓细胞表面观类长方形或类多角形，微木化，有的细胞中充满红棕色或棕色物。色素块散在，淡黄色、棕黄色或红棕色。见图3。

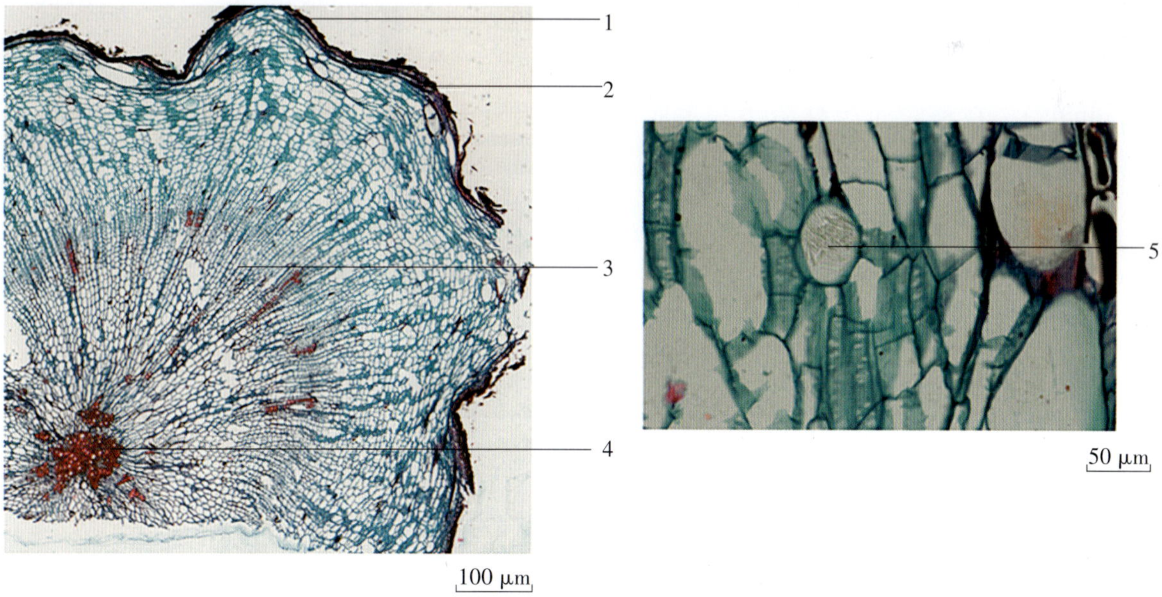

图2 红大戟根横切面显微图

1.木栓层 2.形成层 3.射线 4.木质部 5.草酸钙针晶束

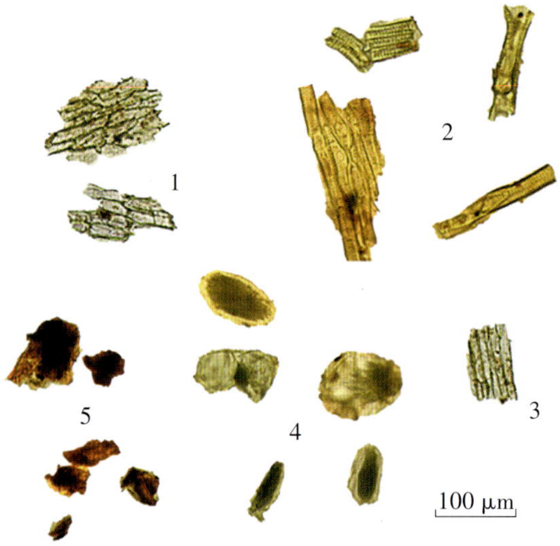

图3 红大戟块根粉末显微图

1.木栓细胞 2.导管 3.木纤维 4.草酸钙针晶 5.色素块

（2）**化学反应** 取本品粉末1 g，置试管中，加水10 ml，煮沸10分钟，滤过，滤液加氢氧化钠试液1滴，显樱红色，再滴加盐酸酸化后，变为橙黄色。

（3）**薄层色谱** 取本品粉末1 g，加甲醇10 ml，超声处理30分钟，滤过，滤液作为供试品溶液。另取红大戟对照药材1 g，同法制成对照药材溶液。再取芦西定对照品，加甲醇制成每1 ml含0.1 mg的溶液，作为对照品溶液。照薄层色谱法（中国药典通则0502）试验，吸取上述三种溶液各5 μl，分别点于同一硅胶G薄层板上，以三氯甲烷-丙酮-甲酸（8:1:0.1）为展开剂，展开，取出，晾干，置紫外光灯（365 nm）下检视。供试品色谱中，在与对照药材色谱和对照品色谱相应的位置上，显相同颜色的荧光斑点；在氢氧化钠试液中快速浸渍后，置日光下检视，显相同颜色的斑点。见图4。

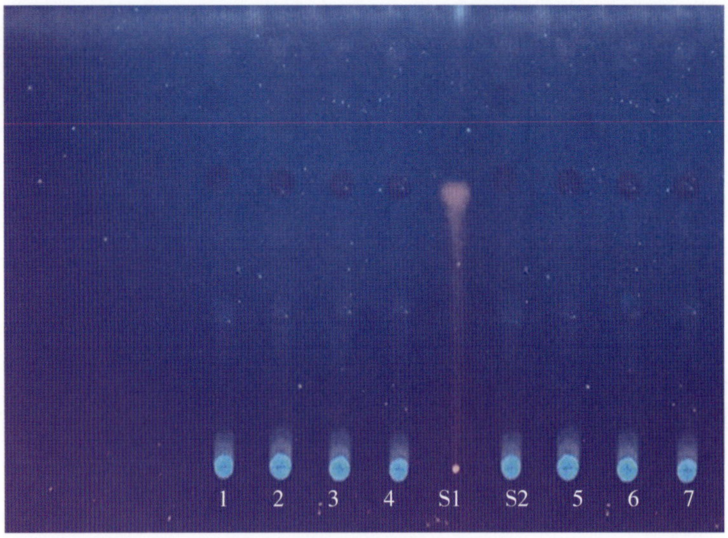

图4 红大戟薄层色谱图

S1 芦西定对照品 S2.红大戟对照药材 1～7.红大戟（不同批次样品）

【检查】水分 按中国药典通则0832第二法，对8批红大戟样品进行测定，根据测定结果，拟定总水分限度不得过11.0%。

总灰分 按中国药典通则2302，对10批红大戟样品进行测定，根据测定结果，拟定总灰分限度不得过15.0%，酸不溶性灰分限度不得过4.0%。

【浸出物】照醇溶性浸出物测定法（中国药典通则2201）项下的冷浸法测定，用乙醇作溶剂，对8批样品进行测定，拟定浸出物限度不得少于7.0%。

【含量测定】参照中国药典通则0512，对8批红大戟中芦西定的含量进行测定。

色谱条件与系统适用性试验 以十八烷基硅烷键合硅胶为填充剂；以甲醇-1%冰醋酸溶液（60∶40）为流动相；检测波长为280 nm。理论板数按芦西定峰计算应不低于3000。

对照品溶液的制备 取芦西定对照品适量，精密称定，加甲醇制成每1 ml含50 μg的溶液，即得。

供试品溶液的制备 取本品粉末（过四号筛）约1 g，精密称定，置具塞锥形瓶中，精密加入甲醇20 ml，密塞，称定重量，超声处理（功率300 W，频率40 kHz）1小时，放冷，再称定重量，用甲醇补足减失的重量，摇匀，滤过，取续滤液，即得。

测定法 分别精密吸取对照品溶液与供试品溶液各20 μl，注入液相色谱仪，测定，即得。

根据测定结果，拟定按干燥品计算，含芦西定（$C_{15}H_{10}O_5$）为0.040%～0.15%。

【化学成分】蒽醌类成分：1,3,5-三羟基-2-甲基-6-甲氧基蒽醌（红大戟素，Ⅰ），1,3,6-三羟基-5-乙氧甲基蒽醌（Ⅱ）及1,3-二羟基-2-甲基蒽醌（甲基异茜草素，Ⅲ）[4]。非蒽醌类成分：（1）乌苏酸，（2）齐墩果酸，（3）3β，19α-二羟基-2-氧-乌苏-12-烯-28-酸，（4）坡模酸，（5）马斯里酸，（6）3β,19α,24-三羟基-乌苏-12-烯-28-酸，（7）委陵菜酸，（8）23-缩丙酮，（9）2α,3β,19α,23-四羟基-齐墩果-12-烯-28-酸，（10）2α,3β,19α,23-四羟基-乌苏-12-烯-28-酸。豆甾酮类成分：（11）（24R）-24-豆甾-4,22-二烯-3-酮，（12）（24R）-24-豆甾-4-烯-3-酮，（13）（24R）-24-豆甾-3β-羟基-5,22-二烯-7-酮，（14）（24R）-24-豆甾-3β-羟基-5-烯-7-酮。木脂素类成分：（15）桉脂素，（16）刺五加酮。香豆素类成分：（17）8-甲氧基异欧前胡素。简单芳香类化合物：（18）5-羟甲基呋喃醛，（19）3-羟基-4-甲氧基苯甲酸，（20）苯甲酸，（21）2-羟基-5-甲氧基-苯丙烯醛[5]。

【药理作用】其药理作用有：（1）抑菌作用；（2）利尿作用；（3）治疗精神分裂症的作用；（4）毒性作用。[6]

【炮制方法】【性味与归经】【功能与主治】【用法与用量】【处方应付】【注意】及**【贮藏】**参照文献综合拟定[1-7]。

参考文献

[1] 顾佳敏,崔亚君,关树宏.京大戟及其混乱品种的生药学研究[C].第三届中国中药商品学术大会暨中药葛根国际产业发展研讨会论文集.2012:123-135.
[2] 何霖,王家葵,范春燕.大戟、京大戟的本草考证[J].中药材,2009,32(05):816-818.
[3] 马立军.京大戟、红大戟、草大戟的鉴别[J].基层中药杂志,2000(05):29.
[4] 袁珊琴,赵毅民.红芽大戟化学成分的研究[J].药学学报,2005(05):432-434.
[5] 赵峰,王素娟,吴秀丽,等.红大戟中的非蒽醌类化学成分[J].中国中药杂志,2012,37(14):2092-2099.
[6] 文学.红大戟研究综述[J].低碳世界,2013,(8):319-320.
[7] 国家药典委员会.中华人民共和国药典(2020年版·一部)[S].北京:中国医药科技出版社,2020:156.

红 药 子

Hongyaozi

RODGERSIAE AESCULIFOLIAE RHIZOMA

【处方用名】红药子。

【名称】文献[1、2]均以索骨丹根为正名。甘肃民间习用名称“作合山”[3]，据调研实为“撮合散”之讹传。20世纪60年代形成商品，药材名称又称为红药子或黄药子，甘肃市场红药子与黄药子来源比较混乱，同名异物和同物异名同时存在[4]。本品断面红棕色，故以红药子为正名。

【来源】本品为虎耳草科植物鬼灯檠 *Rodgersia aesculifolia* Batalin 的干燥根茎。主产于甘肃、陕西等地。秋、冬二季采挖，除去须根及泥土，晒干或直接干燥。

药材以断面色红棕、质硬脆、味苦者为佳。

【性状】根据自采样品和商品药材描述。

呈类圆形的厚片。外表面棕褐色，皱缩，具点状根痕或残留的细须根，偶有黄色鳞毛残存。切面红棕色或暗紫棕色，在阳光下观察，有多数闪光的白色小点。异型维管束点状，数轮作同心环排列。质硬而脆，略显粉性。气微，味涩、苦。见图1。

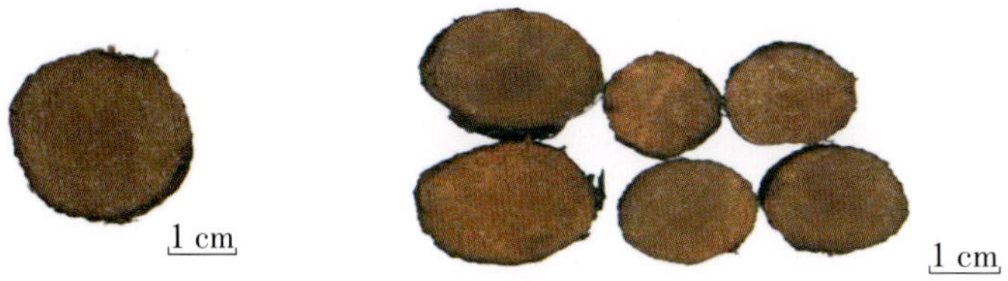

图1 红药子饮片图

【鉴别】(1) **显微鉴别** 根据样品及参照文献描述[2]。见图2。

本品粉末黄棕色。薄壁细胞类圆形，含众多淀粉粒。淀粉粒卵形、类三角形、长圆形，有时微弯，直径2～15 μm，层纹及脐点不明显。有的薄壁细胞中充满棕色物。黏液细胞中含大型针晶束，针晶长约150 μm。偶见不定形块晶。

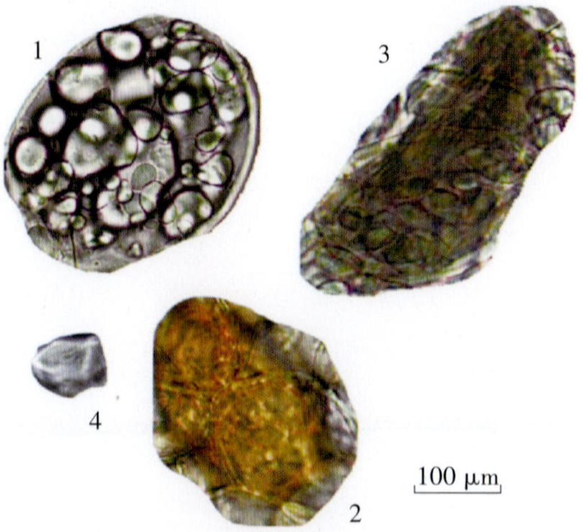

图2 红药子粉末显微图

1.类圆形薄壁细胞及细胞中的淀粉粒 2.薄壁细胞中的棕色物质

3.黏液细胞中的大型草酸钙针晶束 4.不定型草酸钙方晶

【检查】根据对11批红药子样品进行测定，根据测定结果，拟定红药子总灰分限度不得过9.0%。

【化学成分】鬼灯檠根茎中含岩白菜素、7-甲氧基岩白菜素、2,6-二羟基苯乙酸甲酯、没食子酸、(+)-儿茶素、原花色苷元β-2单没食子酸酯；还含有芳樟醇、麦角甾醇、5-豆甾烯-3β-醇、3-O-没食子酰基-(-)-表儿茶素、3-O-没食子酰基-表儿茶素-(4β-8)-(3-O-没食子酰基)-表儿茶素、1,2,4,6-四-O-没食子酰基-β-D-葡萄糖、没食子酰甲酯、丁香酸、熊果苷、槲皮素及β-谷甾醇。根中含挥发油0.02%～0.03%，主要成分有苯酚、左旋芳樟醇、甲苯、间二甲苯、樟脑烯、β-蒎烯、月桂烯、左旋柠檬烯、香荆芥酚、1,3,3-三甲基双环［2,2,1］庚-2-酮、甲基异丁香油酚、牦牛儿醇、丁香油酚、间苯甲酚、邻苯甲酚、茴香脑、苯乙醇、3,5-二羟基甲苯、丁酸、2,3,6-三甲基茴香醚、香茅醛、棕榈酸等。根含淀粉18%、糖类20.1%；又含氨基酸、蒽醌苷、强心苷、鞣质等[5-18]。

【药理作用】(1)抗病毒作用。鬼灯檠乙醇浸膏0.017～0.034 mg/ml，在直接抑制病毒中和试验和间接抑制病毒中不仅能抑灭DNA病毒，而且能抑制RNA病毒；鬼灯檠乙醇浸膏的不同提取部位抑灭病毒试验发现对柯萨奇B组Ⅰ～Ⅵ型病毒、单纯疱疹Ⅰ型病毒效果基本相同。另外其水煎剂对各型病毒均无抑制作用[5]。(2)抗菌作用。鬼灯檠用酸水提取液，对金黄色葡萄球菌、绿脓杆菌、大肠杆菌、弗氏痢疾杆菌均有抑制作用[1、2]。(3)免疫增强作用。研究表明岩白菜素可提高小鼠血清溶血素含量；增强SRBC诱发的小鼠迟发性超敏反应；提高血清溶菌酶含量和全血白细胞的吞噬功能；提高小鼠脾细胞产生白细胞介素-2。尚有环磷酰胺对血清溶血素形成的抑制[15]。所含岩白菜素具镇咳作用[12]。

【炮制方法】【性味与归经】【功能与主治】【用法与用量】【处方应付】及**【贮藏】**均参照文献[1、2、3]综合拟定。

【附注】蓼科植物翼蓼及毛脉蓼的干燥块根本省亦有做红药子入药的，但文献记载【功能与主治】与本品稍异。

参考文献

[1] 南京中医药大学.中药大辞典[M].2版.上海:上海科学技术出版社,2006.
[2] 中国医学科学院药物研究所,等.中药志(第二册)[M].北京:人民卫生出版社,1982:424.
[3] 甘肃省卫生局.甘肃中草药手册(第四册)[M].兰州:甘肃人民出版社,1974:1504.
[4] 刘效栓,宋平顺,卫玉玲,等.甘肃习用药材名实及历史沿革初考[J].中国中药杂志,2001,(11):29-32.
[5] 郑尚珍,沈序维.鬼灯檠化学成分的研究(I)[J].化学通报,1985,(06):20-21.
[6] 付正生,郑尚珍,沈序维.两种异香豆精类化合物的分离和鉴定[J].西北师范大学学报(自然科学版),1986,(01):30-34.
[7] 沈序维,郑尚珍,付正生,等.鬼灯擎化学成分的研究(Ⅳ)中药鬼灯擎根中氨基酸的测定[J].西北师范大学学报(自然科学版),1986,(04): 39-41.
[8] 沈序维,郑尚珍,付正生,等.鬼灯擎化学成份的分离和鉴定[J].高等学校化学学报,1987,(06):528-532.
[9] 郑尚珍,佘建华,沈序维,等.鬼灯擎素的结构分析[J].结构化学,1989,(04): 305-310.
[10] 王俊平,李百华.鬼灯檠中岩白菜素的含量测定[J].中成药,1991,(02):1-32.
[11] 袁珂,刘延泽,王玲,等.鬼灯擎根茎中丹宁及多元酚类化合物的分离与鉴定(I)[J].河南科学,1994,(01): 38-43.
[12] 潘锦堂.鬼灯檠属的系统发育、分类和地理分布[J].植物分类学报,1994,(04):316-327,397-398.
[13] 刘延泽,袁珂,王玲,等.鬼灯擎中丹宁类化合物的分离及结构的核磁共振分析(Ⅱ)[J].天然产物研究与开发,1995,(03):1-7.
[14] 翟文俊,岳红,孔洁,等.草药鬼灯檠鞣质的分离提取与化合物组成的研究[J].陕西教育学院学报,1996(1):77-80.
[15] 阿斯亚·拜山佰,刘发.岩白菜素的免疫增强作用[J].新疆医学院学报,1998,(03):13-17.
[16] 闵红.秦岭岩白菜和七叶鬼灯檠中几种多酚类化合物的HPLC分析[D].陕西师范大学,2007.
[17] ZHANG H S YAN F,WU Z H,et al.Bergenin glycosides from Rodgersia aesculifolia[J].Phytochemistry Letters,2015,13.
[18] 雷燕妮,张小斌,李多伟,等.鬼灯檠中岩白菜素超声提取纯化工艺的优化[J].陕西农业科学,2020,66(1):25-27.

黄 连

Huanglian

COPTIDIS RHIZOMA

【处方用名】 炒黄连、胆制黄连、黄连炭。

【名称】 沿用传统名称。

【来源】 本品为毛茛科植物黄连 *Coptis chinensis* Franch.、三角叶黄连 *Coptis deltoidea* C. Y.Cheng et Hsiao 或云连 *Coptis teeta* Wall.的干燥根茎。主产于四川、湖北、云南、甘肃等地。以上三种分别习称“味连”“雅连”“云连”。秋季采挖，除去须根和泥沙，干燥，撞去残留须根。

药材以条粗壮、质坚实、断面色红黄者为佳。[1-4]

【性状】炒黄连 呈不规则形的薄片或弯曲的段。外表面棕黄色，微具焦斑，有细小的须根。切面或碎断面鲜黄色或红黄色，具放射状纹理。气微，味极苦。

胆制黄连 形如炒黄连。色泽加深。气腥，味极苦。

黄连炭 形如炒黄连。表面焦黑色。见图1。

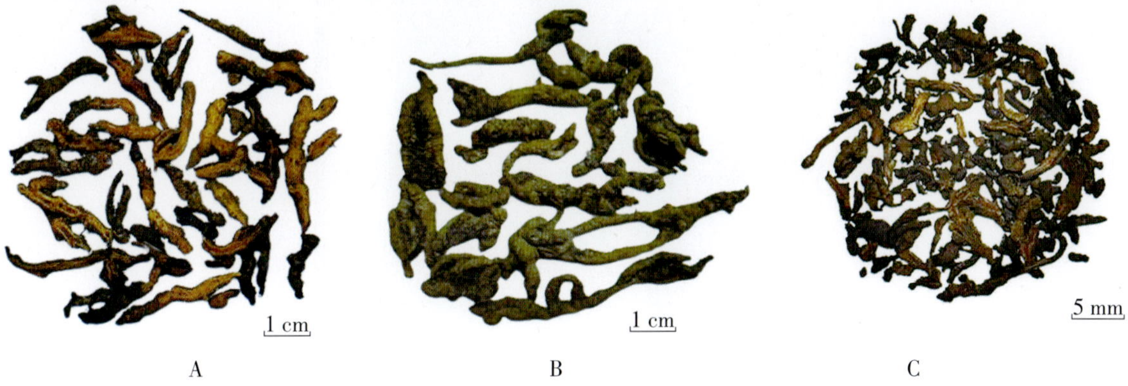

图1 黄连饮片图

A.炒黄连 B.胆制黄连 C.黄连炭

【鉴别】薄层色谱 取本品粉末0.25 g，加甲醇25 ml，超声处理30分钟，滤过，滤液作为供试品溶液。另取黄连对照药材0.25 g，同法制成对照药材溶液。再取盐酸小檗碱对照品，加甲醇制成每1 ml含0.5 mg的溶液，作为对照品溶液。照薄层色谱法（中国药典通则0502）试验，吸取上述三种溶液各1 μl，分别点于同一硅胶G薄层板上，以环己烷-乙酸乙酯-异丙醇-甲醇-水-三乙胺（3∶3.5∶1∶1.5∶0.5∶1）为展开剂，置氨蒸气饱和的展开缸内，展开，取出，晾干，置紫外光灯（365 nm）下检视。供试品色谱中，在与对照药材色谱相应的位置上，显4个以上相同颜色的荧光斑点；在与对照品色谱相应的位置上，显相同颜色的荧光斑点。

薄层色谱鉴别，以盐酸小檗碱作为对照，经对26批样品检测，重现性好，专属性强，收入正文，见图2、图3。

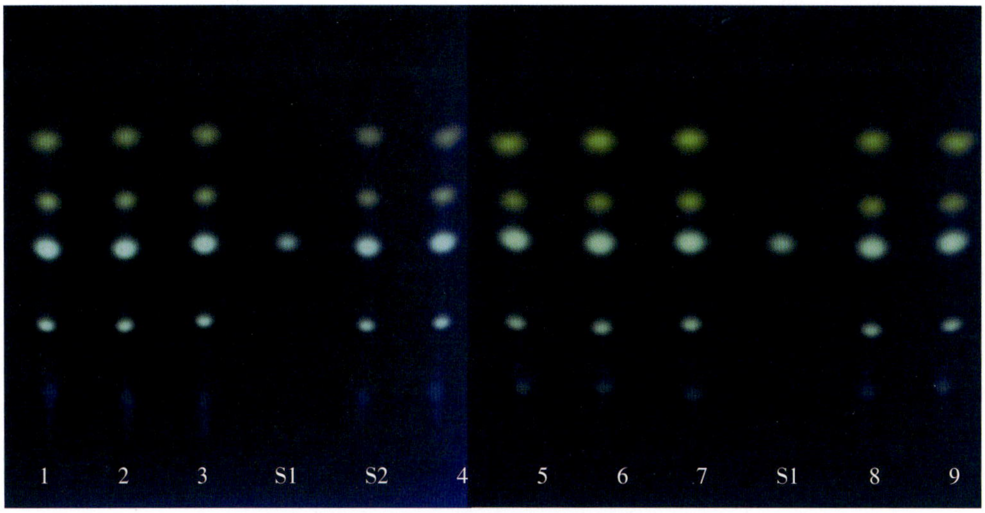

图2 炒黄连薄层色谱图

S1.盐酸小檗碱对照品 S2.黄连对照药材 1～9炒黄连（不同批次样品）

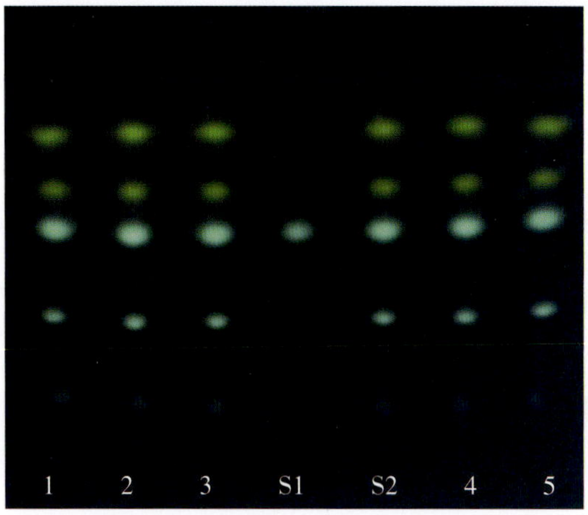

图3 胆制黄连薄层色谱图

S1.盐酸小檗碱对照品 S2.黄连对照药材 1～5胆制黄连（不同批次样品）

【检查】水分 按中国药典通则0832第二法，对26批黄连样品测定水分，根据测定结果，样品所含水分相近，由于水分对黄连饮片质量影响较大，故拟定水分限度不得过12.0%。

总灰分 按中国药典通则2302，对26批黄连样品测定总灰分，根据测定结果，拟定总灰分限度不得过5.0%。

【浸出物】按中国药典通则2201项下的热浸法，用稀乙醇作溶剂，对26批黄连样品测定浸出物，根据测定结果，拟定浸出物限度不得少于15.0%。

【含量测定】照高效液相色谱法，参照《中国药典》2020年版黄连含量测定项拟定。

仪器与试药 Waters2695型高效液相色谱仪；2998型二极管阵列检测器。甲醇为色谱纯，其余试剂为分析纯。盐酸小檗碱对照品（批号：110713-201814，中国药品生物制品检定所提供）。

色谱条件 色谱柱为大连依利特C_{18}；以乙腈-0.05mol/L磷酸二氢钾溶液（50∶50）（每100 ml中加十二烷基硫酸钠0.4 g，再以磷酸调节pH值为4.0）为流动相；检测波长为345 nm。理论板数按盐酸小檗碱峰计算应不低于5000。

对照品溶液的制备 取盐酸小檗碱对照品适量，精密称定，加甲醇制成每1 ml含0.1mg的溶液，即得。

供试品溶液的制备 取本品粉末（过二号筛）约0.2 g，精密称定，置具塞锥形瓶中，精密加入甲醇-盐酸（100∶1）的混合溶液50 ml，密塞，称定重量，超声处理（功率250 W，频率40 kHz）30分钟，放冷，再称定重量，用甲醇补足减失的重量，摇匀，滤过。精密量取续滤液2 ml，置10 ml量瓶中，加甲醇至刻度，摇匀，滤过，取续滤液，即得。

测定法 分别精密吸取对照品溶液与供试品溶液各10 μl，注入液相色谱仪，测定，以盐酸小檗碱对照品的峰面积为对照，分别计算小檗碱、表小檗碱、黄连碱和巴马汀的含量，用待测成分色谱峰与盐酸小檗碱色谱峰的相对保留时间确定。

表小檗碱、黄连碱、巴马汀、小檗碱的峰位，其相对保留时间应在规定值的±5%范围之内。相对保留时间见下表：

待测成分峰	相对保留时间
表小檗碱	0.71
黄连碱	0.78
巴马汀	0.91
小檗碱	1.0

样品测定 对26批黄连饮片中小檗碱等成分测定。根据测定结果，结合以往实验数据，拟定按干燥品计算，以盐酸小檗碱（$C_{20}H_{18}ClNO_4$）计，炒黄连和胆制黄连含小檗碱（$C_{20}H_{17}NO_4$）不得少于5.0%，黄连炭不得少于2.5%；炒黄连和胆制黄连含表小檗碱（$C_{20}H_{17}NO_4$）、黄连碱（$C_{19}H_{13}NO_4$）和巴马汀（$C_{21}H_{21}NO_4$）的总量不得少于3.3%，黄连炭不得少于1.7%。

【化学成分】黄连中含有多种类型的化合物，包括生物碱、木脂素、香豆素、黄酮、萜类、甾体、有机酸、挥发油、多糖等[5-16]。

黄连中生物碱是异喹啉类生物碱，包括原小檗碱类、阿朴菲类、双苄基异喹啉类、苯菲啶类等，其中原小檗碱类又包括有原小檗碱型、甲基原小檗碱型、假原小檗碱型、氧化原小檗碱型和四氢原小檗碱型等，这些大多是季铵型生物碱。原小檗碱类主要有黄连碱、药根碱、小檗碱、巴马汀和表小檗碱等，它们在黄连总生物碱中高达70%～80%等[5-9]。黄连中的木脂素主要为四氢呋喃类、双四氢呋喃类和芳基四氢萘类，新木脂素有苯并呋喃类和苯并二氧六环类；还含有少量的三聚体。黄连中酚酸类主要有东莨菪素、阿魏酸、绿原酸、乳酸、龙胆酸、香草酸等组成。

【药理作用】黄连生物碱、没食子酸等成分具有广泛的生理活性[5, 6, 12, 13, 15, 16]。黄连清热燥湿、泻火解毒功效与其抗内毒素、抗病原体、抗炎、解热、镇静催眠、降血糖、抗溃疡、抗肿瘤等药理作用相关。黄连还具有显著的心血管药理活性，以及抗血小板聚集、抗脑缺血等作用。

【炮制方法】【性味与归经】【功能与主治】【用法与用量】【处方应付】及**【贮藏】**参照文献[1]综合拟定。

参考文献

[1] 国家药典委员会.中华人民共和国药典(2020年版·一部)[S].北京:中国医药科技出版社,2020:316.
[2] 中华人民共和国卫生部药政管理局,中国药品生物制品检定所.中药材手册[M].北京:人民卫生出版社,1998.
[3] 国家中医药管理局《中华本草》编委会.中华本草[M].上海:上海科学技术出版社,1999.
[4] 肖培根.新编中药志(第二卷)[M].北京:化学工业出版社,2002:894.
[5] 盖晓红,刘素香,任涛,等.黄连的化学成分及药理作用研究进展[J].中草药,2018,49(20):4919-4927.
[6] 付琳,付强,李冀,等.黄连的化学成分及药理作用研究进展[J].医药学报,2021,49(20):87-92.
[7] 李雪改,杨立国,陈丽霞,等.黄连水提液化学成分的分离与鉴定[J].沈阳药科大学学报,2012,29(3):193-198,236.
[8] 降雪,张凡,赵佳丽,等.黄连酒炙过程中5种生物碱的变化研究[J].中国中医药信息杂志,2011,18(4):51-53.
[9] 杨念云,张启春,朱华旭,等.黄连生物碱类资源性化学成分研究进展与利用策略[J].中草药,2019,50(20):5080-5087.
[10] 陈亮,王磊,张庆文,等.黄连非生物碱类化学成分研究[J].中国中药杂志,2012,37(9);1241-1244.
[11] 李志峰,王琦,冯育林,等.黄连的化学成分研究[J].中药材,2012,35(9):1438-1441.
[12] 魏华波,董洋,谭兵,等.黄连花薹化学成分和药理作用的研究进展[J].现代生物医学进展,2014,14(27):5342-5344.
[13] 马红梅,陈刚,裴月湖.黄连化学成分的分离鉴定及其药理活性[J].沈阳药科大学学报,2013,30(10):759-763,858.
[14] 马红梅,陈刚,李文,等.黄连化学成分的分离与鉴定[J].沈阳药科大学学报,2011,28(9):695-699.
[15] 邱艳萍.黄连化学成分与药理作用研究进展[J].中医临床研究,2018,10(22):141-143.
[16] 杜庆波.黄连化学成分及药理活性研究概况[J].包头医学院学报,2015,31(5):153-156.

黄　芩

Huangqin

SCUTELLARIAE RADIX

【处方用名】炒黄芩、黄芩炭。

【来源】本品为唇形科植物黄芩 *Scutellaria baicalensis* Georgi 的干燥根。主产于河北、山西、陕西、内蒙古、甘肃等地。春、秋二季采挖，除去地上部分及须根、泥沙，晒干。

药材以条长、质坚实、色黄者为佳。[1-5]

【性状】根据文献及样品描述。见图1。

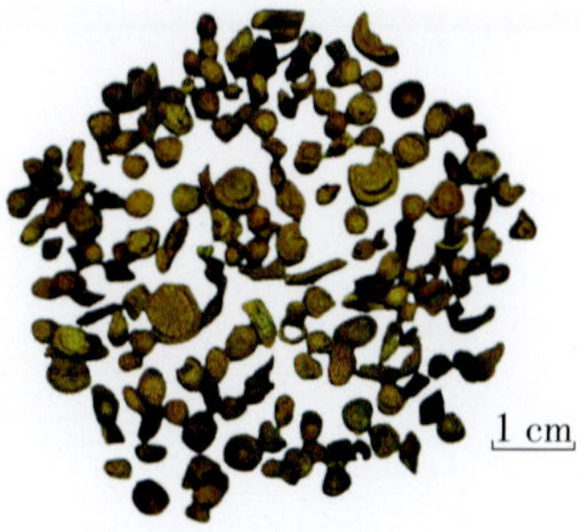

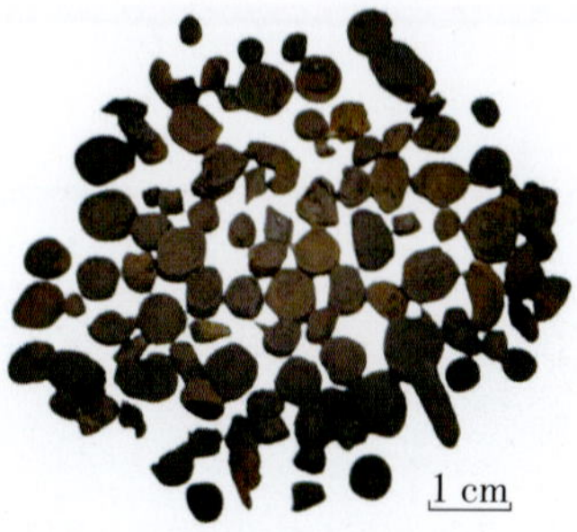

图1　黄芩饮片图

A.炒黄芩　　B.黄芩炭

炒黄芩　呈圆形或类圆形的薄片。表面深黄色，具放射状纹理，微具焦斑。气微，味苦、涩。

黄芩炭　形如炒黄芩。表面黑褐色。

【鉴别】（1）**显微鉴别**　根据样品及参照文献描述[3]。见图2。

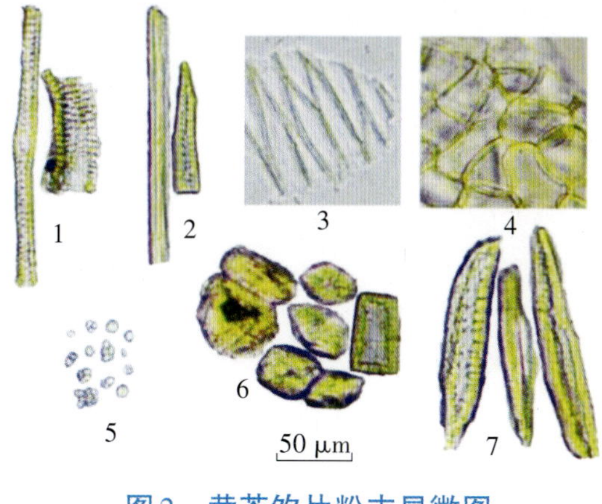

图2　黄芩饮片粉末显微图

1.导管　2.木纤维　3.木薄壁细胞　4.木栓细胞　5.淀粉粒　6.石细胞　7.韧皮纤维

炒黄芩粉末黄色。韧皮纤维单个散在或数个成束，梭形，壁厚，孔沟细。石细胞类圆形、类方形或长方形，壁较厚或甚厚。木栓细胞棕黄色，多角形。网纹导管多见。木纤维多碎断，有稀疏斜纹孔。淀粉粒甚多，单粒类球形，直径2～10 μm，脐点明显；复粒由2～3分粒组成。

（2）**薄层色谱** 取本品粉末1 g，加乙酸乙酯-甲醇（3∶1）的混合溶液30 ml，加热回流30分钟，放冷，滤过，滤液蒸干，残渣加甲醇5 ml使溶解，作为供试品溶液。另取黄芩苷、黄芩素和汉黄芩素对照品，加甲醇分别制成每1 ml含1 mg、0.5 mg、0.5 mg的溶液，作为对照品溶液。照薄层色谱法（中国药典通则0502）试验，吸取上述四种溶液各1 μl，分别点于同一聚酰胺薄膜上，以甲苯-乙酸乙酯-甲醇-甲酸（10∶3∶1∶2）为展开剂，展开，取出，晾干，置紫外光灯（365 nm）下检视。供试品色谱中，在与对照品色谱相应的位置上，显相同颜色的荧光斑点。

经对10批炒黄芩、9批黄芩炭样品检测，重现性好，专属性强，收入正文，见图3、图4。

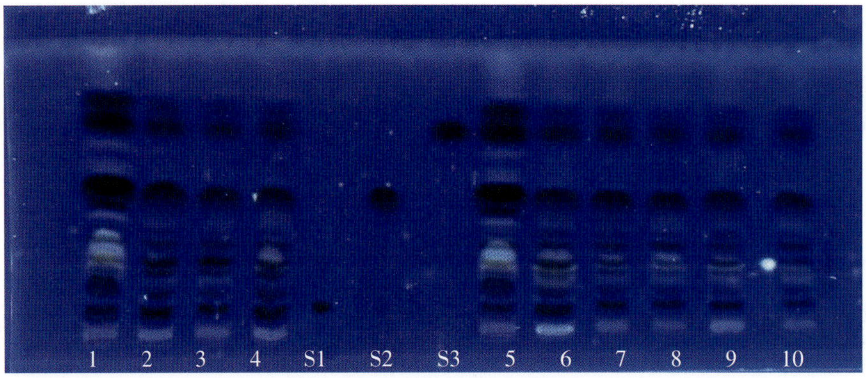

图3 炒黄芩薄层色谱图

S1.黄芩苷对照品 S2.黄芩素对照品 S3.汉黄芩素对照品 1～10 炒黄芩（不同批次样品）

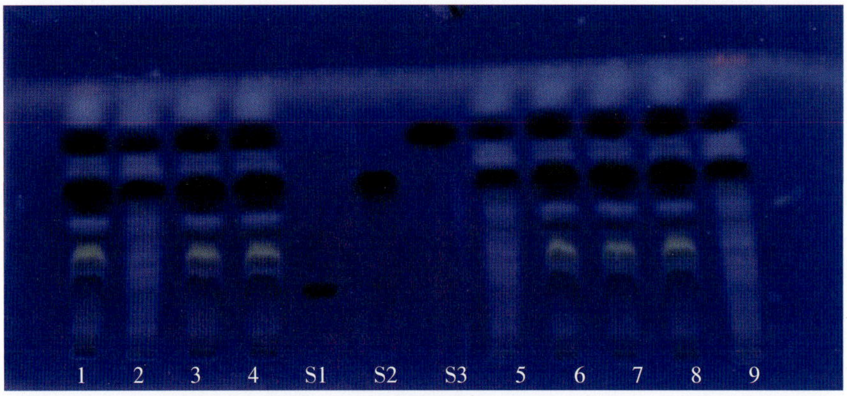

图4 黄芩炭薄层色谱图

S1.黄芩苷对照品 S2.黄芩素对照品 S3.汉黄芩素对照品 1～9 黄芩炭（不同批次样品）

【检查】水分 按中国药典通则0832第二法，对10批炒黄芩和9批黄芩炭样品进行水分测定，根据测定结果，结合以往实验数据，拟定炒黄芩水分限度不得过10.0%，黄芩炭水分限度不得过8.0%。

总灰分 按中国药典通则2302，对10批炒黄芩和9批黄芩炭样品进行总灰分测定，根据测定结果，结合以往实验数据，拟定炒黄芩总灰分限度不得过6.0%，黄芩炭总灰分限度不得过7.0%。

酸不溶性灰分 拟定炒黄芩酸不溶性灰分限度不得过1.0%，黄芩炭酸不溶性灰分限度不得过2.0%。

【浸出物】 照醇溶性浸出物测定法（中国药典通则2201）项下的热浸法，用稀乙醇作溶剂，对10批炒黄芩和9批黄芩炭样品进行浸出物测定，根据测定结果，结合以往实验数据，拟定炒黄芩浸出物限度不得少于40.0%，黄芩炭浸出物测定暂不纳入标准。

【含量测定】 照高效液相色谱法（中国药典通则0512），参照《中国药典》2020年版黄芩含量测定项拟定。

仪器与试药 安捷伦1260-G1311B型高效液相色谱仪；OpenLab C.01.05型数据处理仪；G1315D型紫外可见检测器。甲醇和乙腈为色谱纯，其余试剂为分析纯。黄芩苷对照品（批号：110715-201821，中国食品药品检定研究院提供）。

色谱条件 色谱柱为大连依利特Supersil ODS2（5 μm；4.6 mm×250 mm）；甲醇-水-磷酸（47∶53∶0.2）为流动相；检测波长为280 nm；柱温为25 ℃；流速为1.0 ml/min；理论板数按黄芩苷峰计算应不低于2500[6-7]。

色谱条件与系统适用性试验 以十八烷基硅烷键合硅胶为填充剂；以甲醇-水-磷酸（47∶53∶0.2）为流动相；检测波长为280 nm。理论板数按黄芩苷峰计算应不低于2500。

对照品溶液的制备 取黄芩苷对照品适量，精密称定，加甲醇制成每1 ml含60 μg的溶液，即得。

供试品溶液的制备 取本品中粉约0.3 g，精密称定，加70%乙醇40 ml，加热回流3小时，放冷，滤过，滤液置100 ml量瓶中，用少量70%乙醇分次洗涤容器和残渣，洗液滤入同一量瓶中，加70%乙醇至刻度，摇匀。精密量取1 ml，置10 ml量瓶中，加甲醇至刻度，摇匀，即得。

测定法 分别精密吸取对照品溶液与供试品溶液各10 μl，注入液相色谱仪，测定，即得。

样品测定 对10批炒黄芩和9批黄芩炭样品中黄芩苷的含量进行测定，根据测定结果，结合以往实验数据，拟定按干燥品计算，炒黄芩含黄芩苷（$C_{21}H_{18}O_{11}$）不得少于8.0%。黄芩炭含黄芩苷较低，限度暂不纳入标准正文中。

【化学成分】 黄芩中的有效成分以黄酮类化合物为主，主要包括汉黄芩苷、黄芩苷、汉黄芩素、黄芩素、木蝴蝶素A（千纸层素A）、二氢木蝴蝶素A、白杨素、黄芩黄酮Ⅰ、黄芩黄酮Ⅱ、芹菜素、高车前素、木犀草苷等黄酮类化合物；此外，还含有多倍半萜木脂素苷等二萜类，苯二酸、广藿香烯、异戊二烯等挥发性成分，铁、铜、锰等微量元素，黄芩酶、多糖等[8-10]。

【药理作用】黄芩提取物、黄芩苷、黄芩素等成分具有广泛的生理活性[10-13]。(1)保肝、利胆作用;(2)抗炎、抗变态作用;(3)降压和镇静作用;(4)抗病毒、抗菌作用;(5)解热作用;(6)抗肿瘤作用;(8)降血脂作用;(9)抗氧化作用。

【炮制方法】【性味与归经】【功能与主治】【用法与用量】【处方应付】及【贮藏】参照文献[1、6]综合拟定。

参考文献

[1] 甘肃省食品药品监督管理局.甘肃省中药炮制规范(2009年版)[S].兰州:甘肃文化出版社,2009:94.

[2] 谢景,王文全,侯俊玲,等.黄芩本草溯源及其采收加工研究概况[J].中医药信息,2014,31(4):10-13.

[3] 苏敬.新修本草·辑复本[M].合肥:安徽科学技术出版社,1981:36.

[4] 齐美玲,罗旭,王玺.黄芩品种及代用品的模糊聚类分析[J].沈阳药学院学报,1992,9(2):127-129.

[5] 葛迪,葛秀允.黄芩饮片质量控制方法研究[J].上海中医药杂志,2019,53(2):91-94.

[6] 国家药典委员会.中华人民共和国药典(2020年版·一部)[S].北京:中国医药科技出版社,2020:314.

[7] 吴婷,周军挺,王丽.黄芩炮制前后主要成分的比较研究[J].浙江中医杂志,2015,50(4):303-304.

[8] 王京龙,王秋菊,郑丹丹,等.酒黄芩微波炮制工艺的优化[J].中成药,2018,40(9):2079-2083.

[9] 柴冲冲,曹妍,毛民,等.基于HPLC特征图谱、UPLC-Q-TOF/MS定性及多成分定量的黄芩酒炙前后化学成分变化研究[J].中草药,2020,51(9):2436-2447.

[10] 黄雪雪,陈莉,余丽双.黄芩成分分析及药理作用研究进展[J].贵州中医药大学学报,2020,4(22):79-82.

[11] 王慧,周红潮,张旭,等.黄芩苷药理作用研究进展[J].时珍国医国药,2019,30(4):955-958.

[12] 罗燕子.中药黄芩的化学成分及药理作用的相关研究进展[J].临床合理用药,2018,11(10C):180-181.

[13] 王津燕.中药黄芩药理作用的研究进展[J].内蒙古中医药,2020,39(2):167-168.

鸡头黄精

Jitouhuangjing

POLYGONATI CIRRHIFOLII RHIZOMA

【处方用名】鸡头黄精、酒鸡头黄精。

【名称】甘肃省习用黄精品种之一,以"鸡头黄精"列入标准[1]。

【来源】本品为百合科植物卷叶黄精 *Polygonatum cirrhifolium* (Wall.) Royle的干燥根茎。主产于四川、甘肃等地。春、秋二季采挖,除去茎叶及须根,洗净,晾晒1~2

天，至外部稍干，内部尚软时，用竹筐轻撞一遍，除去外层薄皮及须根，并使其柔软，再边晒边揉，至无硬心为度，待晒干后再撞至光亮柔润即可。

药材以个大、饱满、半透明胶质状、色黄棕者为佳。[2, 3]

【性状】根据样品进行描述。

鸡头黄精 呈不规则形的厚片。表面淡黄色或棕黄色，胶质状，周边偶见盘状茎基。质稍硬而韧，黏性。气微，味甜。

酒鸡头黄精 形如鸡头黄精。表面棕黑色，有光泽，中心深褐色。微具酒香气。

【鉴别】显微鉴别 根据植物标本，结合样品描述。横切面表皮层1列细胞，局部可见数列木栓化细胞。皮层较窄。内皮层不明显。中柱维管束环状或散列，维管束周木型。黏液细胞与薄壁细胞区分不明显，基本组织中有众多黏液细胞，内含草酸钙针晶束。见图1。

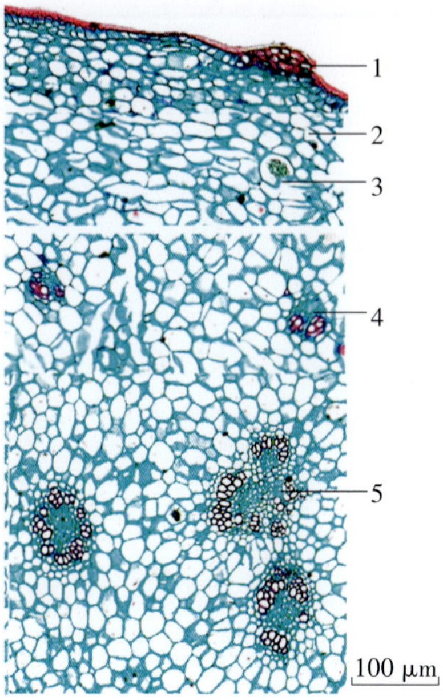

图1 鸡头黄精横切面显微图

1.表皮 2.薄壁组织 3.黏液细胞及针晶束 4.外韧型维管束 5.周木型维管束

本品维管束是周木型，基本组织中有较多大型黏液细胞，内含草酸钙针晶束，可与伪品湖北黄精*Polygonatum zanlanscianense* Pamp.相区别。

【炮制方法】【性味与归经】【功能与主治】【用法与用量】【处方应付】及**【贮藏】**参考文献[4-7]综合拟定。

参考文献

[1] 甘肃省食品药品监督管理局.甘肃省中药炮制规范(2009年版)[S].兰州:甘肃文化出版社,2009:72.
[2] 中国科学院《中国植物志》编辑委员会.中国植物志[M].北京:科学出版社,2004.
[3] 中国医学科学院药物研究所,等.中药志(第一册)[M].北京:人民卫生出版社,1979:57.

[4] 甘肃省卫生局.甘肃中草药手册(第一册)[M].兰州:甘肃人民出版社,1970:408-411.
[5] 丁永辉,赵汝能.甘产黄精类药材原植物调查和鉴定[J].中药材,1991,14(4):18-20.
[6] 赵妆能.甘肃中草药资源志(下册)[M].兰州:甘肃科学技术出版社,2007:464.
[7] 甘肃省卫生厅.甘肃省中药炮制规范[S].兰州:甘肃人民出版社,1980:85.

姜　黄

Jianghuang

CURCUMAE LONGAE RHIZOMA

【处方用名】酒姜黄。

【名称】沿用传统名称。

【来源】本品为姜科植物姜黄 *Curcuma Longa* L.的干燥根茎。主产于四川、福建等地。冬季茎叶枯萎时采挖，洗净，煮或蒸至透心，晒干，除去须根。

药材以质坚实、断面色金黄、气味浓者为佳。[1]

【性状】呈类圆形或不规则形的厚片。外表面棕黄色，具不规则皱纹，有的可见须根痕及残留须根，偶见环节。切面角质状，具散在的筋脉小点，内皮层环纹明显。质坚实。略具酒香气，味苦、辛。[2] 见图1。

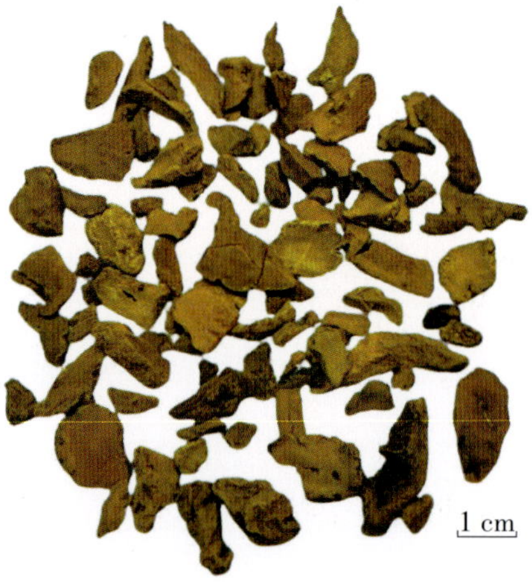

图1　酒姜黄饮片图

【鉴别】薄层色谱　取本品粉末0.2 g，加无水乙醇20 ml，振摇，放置30分钟，滤过，滤液蒸干，残渣加无水乙醇2 ml使溶解，作为供试品溶液。另取姜黄对照药材0.2 g，同法制成对照药材溶液。再取姜黄素对照品，加无水乙醇制成每1 ml含0.5 mg的溶液，作为对照品溶液。照薄层色谱法（中国药典通则0502）试验，吸取上述三种溶液各4 μl，分别点于同一硅胶G薄层板上，以三氯甲烷-甲醇-甲酸（96:4:0.7）为展开剂，展开，取出，晾干，分别置日光及紫外光灯（365 nm）下检视。供试品色谱中，在与对照药材和对照品色谱相应的位置上，显相同颜色的斑点和荧光斑点。见图2、图3。

【检查】水分　按中国药典通则0832，对10批样品进行测定，测定结果较低，暂不纳入标准正文。

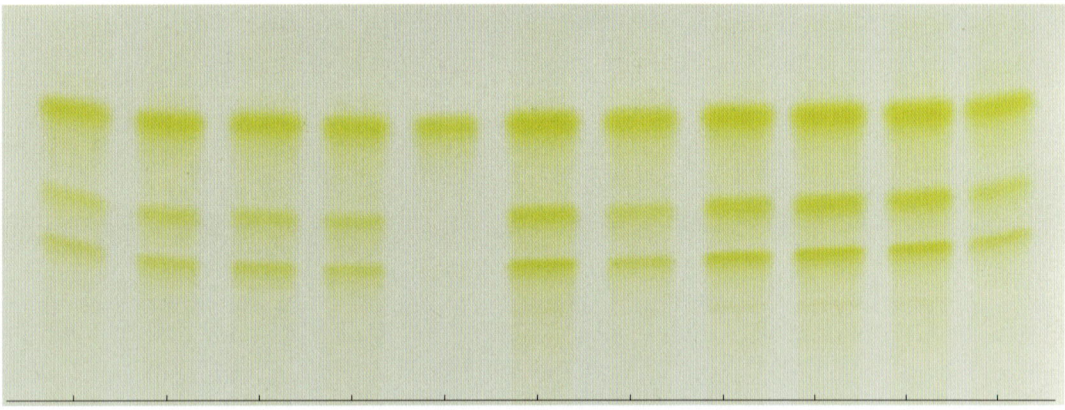

S1 2 3 4 S2 5 6 7 8 9 10

图2 酒姜黄薄层色谱图（日光）

S1.姜黄对照药材 S2.姜黄素对照品 2～10 酒姜黄（不同批次样品）

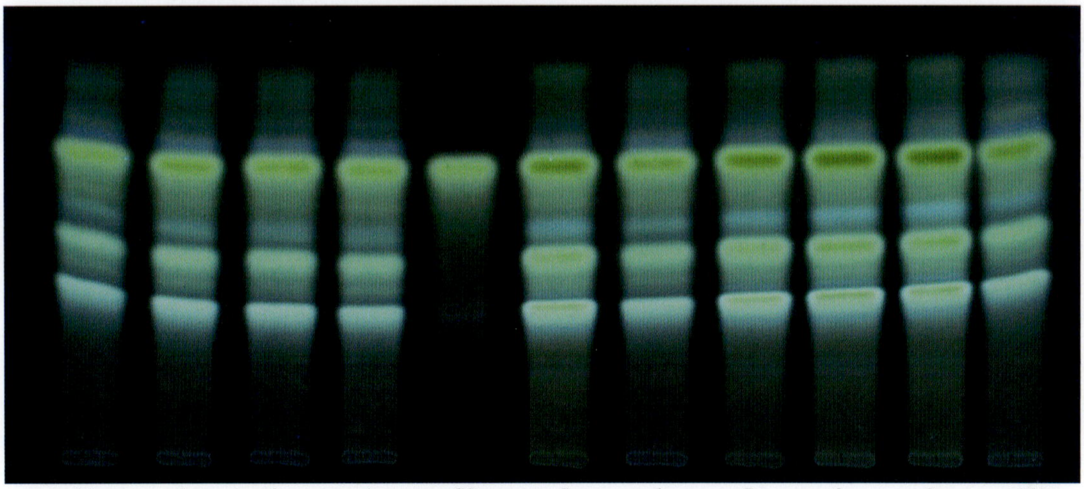

S1 2 3 4 S2 5 6 7 8 9 10

图3 酒姜黄薄层色谱图（365 nm）

S1.姜黄对照药材 S2.姜黄素对照品 2～10 酒姜黄（不同批次样品）

总灰分 按中国药典通则2302，对10批样品进行测定，测定结果较低，暂不纳入标准正文。

【浸出物】 照醇溶性浸出物测定法（中国药典通则2201）项下的热浸法测定，用稀乙醇作溶剂，对10批酒姜黄样品进行测定，根据测定结果，拟定浸出物限度不得少于12.0%。

【含量测定】挥发油 照挥发油测定法（中国药典通则2204）甲法测定。根据测定结果，结合以往实验数据，拟定酒姜黄含挥发油限度不得少于5.0%（ml/g）。

姜黄素 照高效液相色谱法（中国药典通则0512）测定。

仪器与试药 安捷伦1260-G1311B型高效液相色谱仪；OpenLab C.01.05型数据处理仪；G1315D型紫外可见检测器。乙腈为色谱纯，其余试剂为分析纯。姜黄素对照品（批号：110823-201706，中国食品药品检定研究院提供）。

色谱条件 色谱柱为大连依利特SniChrom ODS-BP（5 μm，4.6 mm×250 mm）；乙腈-4%冰醋酸溶液（48∶52）为流动相；柱温为30 ℃；检测波长为430 nm；流速为1.0 ml/min；理论板数按姜黄素峰计算应不低于4000。

色谱条件与系统适用性试验 以十八烷基硅烷键合硅胶为填充剂；以乙腈-4%冰醋酸溶液（48∶52）为流动相；检测波长为430 nm。理论板数按姜黄素峰计算应不低于4000。

对照品溶液的制备 取姜黄素对照品适量，精密称定，加甲醇制成每1 ml含10 μg的溶液，即得。

供试品溶液的制备 取本品细粉约0.2 g，精密称定，置具塞锥形瓶中，精密加入甲醇10 ml，密塞，称定重量，加热回流30分钟，放冷，再称定重量，用甲醇补足减失的重量，摇匀，离心。精密量取上清液1 ml，置20 ml量瓶中，加甲醇至刻度，摇匀，即得。

测定法 分别精密吸取对照品溶液与供试品溶液各10 μl，注入液相色谱仪，测定，即得。

样品测定 对10批酒姜黄中姜黄素的含量进行测定，根据测定结果，姜黄素含量在2.02%～3.70%之间，结合以往实验数据，拟定为限度按干燥品计算，含姜黄素（$C_{21}H_{20}O_6$）不得少于0.90%。

【化学成分】姜黄中的主要化学成分为酚类、萜类、挥发油类及其他成分[4-6]。主要含的酚类化合物有二苯基庚烷和二苯基酮类，如姜黄素，是姜黄中的主要活性物质。另有去甲氧基姜黄素、双去甲氧基姜黄素、四氢姜黄素、环姜黄素等。苯基丙烯和其他酚类化合物包括香草酸、香兰素和6种单体苯基丙烯[7]。干姜黄根茎挥发油中主要含有倍半萜类化合物，如芳姜黄酮、α-姜黄酮、β-姜黄酮，是芳香气味的主要来源，约占挥发油总含量的40%左右。尚含有多种黄酮及其苷类化合物[8]。

【药理作用】现代临床研究表明，姜黄的提取物姜黄素及以姜黄为主要原料药的中成药具有广泛的生理活性[9-11]。（1）调血脂作用；（2）抗炎；（3）抗肿瘤；（4）保肝；（5）免疫促进作用；（6）抗菌；（7）利胆作用；（8）皮肤保护作用。另外，对动脉粥样硬化、高血压、免疫系统疾病及肿瘤具有良好的疗效。

【炮制方法】【性味与归经】【功能与主治】【用法与用量】【处方应付】及**【贮藏】**均参照文献[1-3]综合拟定。

参考文献

[1] 叶定江，原思通.中药炮制学辞典[M].上海：上海科学技术出版社，2005：290-291.
[2] 国家药典委员会.中华人民共和国药典(2020年版·一部)[S].北京：中国医药科技出版社，2020：276.
[3] 黄博.姜黄对照药材标定技术及质量评价研究[D].成都：成都中医药大学，2012.

[4] 韦梿婷，郝二伟，杜正彩，等.基于传统性效及现代研究的姜黄质量标志物分析[J].中草药，2020，51(14)：3830-3839.
[5] 张俊侠，肖云川，刘淼，等.姜黄中倍半萜类化学成分的研究[J].华西药学杂志，2014，29(3)：260-262.
[6] 孙林林，乔利，田振华，等.姜黄化学成分及药理作用研究进展[J].中成药，2019，43(2)：207-212.
[7] LI S Y，YUAN W，DENG G G R，et al.Chemical composition and product quality control of turmeric(Curcuma longa L.)[J].Phytochemistry，2011，5(1)：28-54.
[8] SAHU R，SAXENA J.Isolation of flavonoid derivative from Curcuma longa[J].World Journal of Pharmaceutical Research，2014，3(7)：740-745.
[9] 羊青，晏小霞，王茂媛，等.不同产地姜黄挥发油的化学成分及其抗氧化活性[J].中成药，2016，38(5)：1188-1191.
[10] 孙秀燕，李秀琴，王金辉，等.姜黄挥发油抗癌活性成分研究[J].中草药，2006，37(7)：982-983.
[11] 韩婷，宓鹤鸣.姜黄的化学成分及药理活性研究进展[J].解放军药学学报，2001，17(2)：95-97.

桔　梗

Jiegeng

PLATYCODONIS RADIX

【处方用名】蜜桔梗。

【来源】本品为桔梗科植物桔梗*Platycodon grandiflorum*（Jacq.）A.DC.的干燥根[1-2]。主产于安徽、湖北、河南等地。春、秋二季采挖，洗净，除去须根，趁鲜剥去外皮或不去外皮，干燥。

药材以条肥大、色白、质坚实、味苦者为佳。

【性状】呈圆形的厚片。外表面深黄色。切面皮部黄色，木部黄棕色，偶有裂隙。质坚脆。气微香，味甜后苦。见图1。

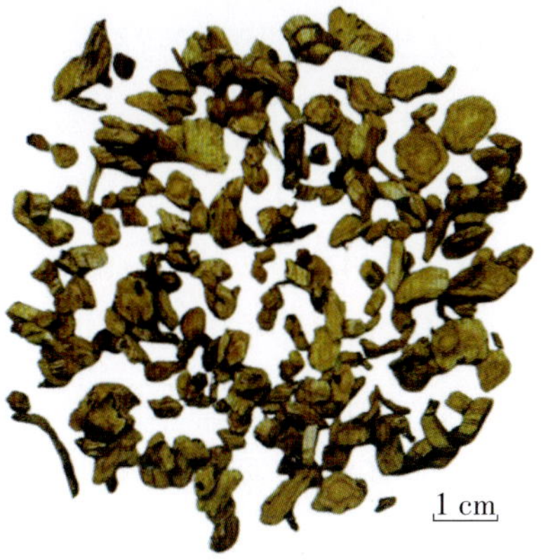

图1　蜜桔梗饮片图

【鉴别】（1）**显微鉴别**　本品粉末黄色。薄壁细胞中菊糖团块扇形。乳汁管壁稍厚，连接成网状，内含细小的淡黄色油滴及颗粒状物，有时可见乳汁管群的横断面碎片。可见梯纹导管、网纹导管及具缘纹孔导管。见图2。

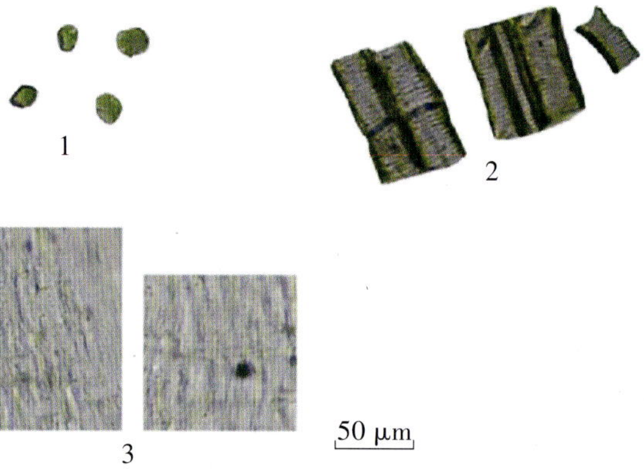

图2 蜜桔梗粉末显微图

1.菊糖 2.导管 3.乳汁管

（2）**薄层色谱** 取本品粉末1 g，加10%硫酸乙醇-水（1∶3）混合溶液20 ml，加热回流3小时，放冷，用三氯甲烷振摇提取2次，每次20 ml，合并三氯甲烷液，用水洗涤2次，每次30 ml，弃去水液，三氯甲烷液用无水硫酸钠脱水，滤过，滤液回收溶剂至干，残渣加甲醇1 ml使溶解，作为供试品溶液。另取桔梗对照药材1 g，同法制成对照药材溶液。照薄层色谱法（中国药典通则0502）试验，吸取上述两种溶液各10 μl，分别点于同一硅胶G薄层板上，以三氯甲烷-乙醚（2∶1）为展开剂，展开，取出，晾干，喷以10%硫酸乙醇溶液，在105 ℃加热至斑点显色清晰。供试品色谱中，在与对照药材色谱相应的位置上，显相同颜色的斑点。

【检查】水分 按中国药典通则0832第二法，对27批样品测定水分，根据测定结果，拟定蜜桔梗水分限度不得过12.0%。

总灰分 按中国药典通则2302，对27批样品进行测定，根据测定结果，结合以往实验数据，拟定蜜桔梗总灰分限度不得过5.0%。

【浸出物】 照醇溶性浸出物测定法（中国药典通则2201）项下的热浸法测定，用乙醇作溶剂，对27批样品进行测定，根据测定结果，拟定蜜桔梗浸出物不得少于17.0%。

【含量测定】 照高效液相色谱法（中国药典通则0512）测定。

仪器与试药 安捷伦1100型高效液相色谱仪，蒸发光散射检测器。乙腈为色谱纯，水为纯化水，甲醇、正丁醇、氨试液均为分析纯；桔梗皂苷D对照品（批号：111851-201708，中国食品药品检定研究院提供）。

色谱条件与系统适用性试验 以十八烷基硅烷键合硅胶为填充剂；YMC-Pack ODS-A（250 mm×4.6 mm，5 μm）色谱柱；以乙腈-水（25∶75）为流动相；蒸发光散射检测器检测；理论板数按桔梗皂苷D峰计算应不低于3000。

对照品溶液的制备 取桔梗皂苷D对照品适量，精密称定，加甲醇制成每1 ml含0.5 mg的溶液，即得。

供试品溶液的制备 取本品粉末（过二号筛）约2 g，精密称定，置具塞锥形瓶中，精密加入50%甲醇50 ml，密塞，称定重量，超声处理（功率250 W，频率40 kHz）30分钟，放冷，再称定重量，用50%甲醇补足减失的重量，摇匀，滤过，精密量取滤液25 ml，蒸干，残渣加水20 ml，微热使溶解，用水饱和的正丁醇振摇提取3次，每次20 ml，合并正丁醇液，用氨试液50 ml洗涤，弃去氨液，再用正丁醇饱和的水50 ml洗涤，弃去水液，正丁醇液回收溶剂至干，残渣加甲醇适量使溶解，转移至5 ml量瓶中，加甲醇至刻度，摇匀，滤过，取滤液，即得。

测定法 分别精密吸取对照品溶液10 μl、20 μl，供试品溶液10～20 μl，注入液相色谱仪，测定，用外标两点法对数方程计算，即得。

根据测定结果，拟定蜜桔梗按干燥品计算，含桔梗皂苷D（$C_{57}H_{92}O_{28}$）不得少于0.10%。

【化学成分】从桔梗中分离得到的化学成分主要以三萜皂苷类、黄酮类为主，还含有多糖、挥发油、甾体、酚类等成分[3]。除此以外还有一些氨基酸、甾醇等。其中三萜皂苷都是齐墩果酸型五环三萜皂苷，以桔梗皂苷D含量为首。

【药理作用】桔梗能治疗咳嗽，抗肿瘤，肝保护，肾保护，抗炎作用，免疫调节和抗氧化效应、降血压、降血糖、降血脂、抗肥胖、及抗溃疡等生物活性[4-8]。

【炮制方法】【性味与归经】【功能与主治】【用法与用量】【处方应付】及**【贮藏】**参照文献[1-2]综合拟定。

参考文献

[1] 甘肃省食品药品监督管理局.甘肃省中药炮制规范(2009年版)[S].兰州:甘肃文化出版社,2009:261.

[2] 国家药典委员会.中华人民共和国药典(2020年版·一部)[S].北京:中国医药科技出版社,2020:289.

[3] 刘振华.桔梗的化学成分研究[D].杭州:浙江大学,2006.

[4] 田雨弘.桔梗的化学成分分析及药理活性研究[D].吉林农业大学,2017.

[5] 许瑞如,张秀玲,李振,等.桔梗根提取物不同溶剂萃取物的抗氧化活性[J].食品研究与开发,2021,42(01):31-36.

[6] 邓亚羚,叶先文,刘敏敏,等.药食同源桔梗和百合配伍治疗肺炎的作用机制研究[J].中国中药杂志:1-13.

[7] 许严伟,耿胜男,王越华,等.桔梗皂苷D对阿霉素治疗小鼠肺癌的导引机制[J].中国中药杂志:1-14.

[8] 王菊,李龙,曾家顺.桔梗皂苷D对MH7A细胞增殖和凋亡的影响及机制[J].贵州医科大学学报,2020,45(10):1149-1155.

九眼独活

Jiuyanduhuo

ARALIAE RADIX ET RHIZOMA

【处方用名】九眼独活。

【名称】本品因根茎上有数个凹窝成串排列，商品习称“九眼独活”，故沿用九眼独活为正名。

【来源】本品为五加科植物食用土当归 *Aralia cordata* Thunb.或甘肃土当归 *Aralia kansuensis* Hoo.的干燥根及根茎。主产于甘肃等地。春、秋二季采挖，除去残茎、须根及泥沙，干燥。

药材以条粗、色棕黄、香气浓者为佳。[1-7]

【性状】根据样品描述。见图1。

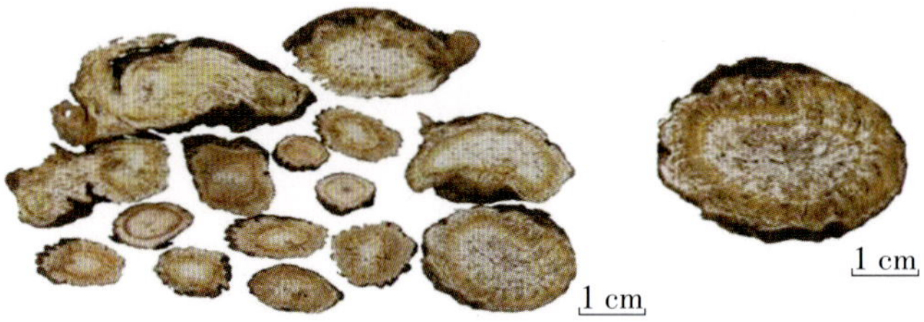

图1　九眼独活饮片图

呈圆形的厚片。外表面灰黄色，粗糙，有纵皱纹。切面周边淡黄棕色，有多数裂隙和油点。质轻，坚脆。气微香，味淡、微辛[8, 9]。

【鉴别】显微鉴别　粉末棕褐色。薄壁细胞近圆形或圆多角形，富含淀粉粒。分泌细胞椭圆形，含浅黄色物。簇晶晶瓣尖锐。淀粉粒多见，单粒较多；复粒由数个或10余个单粒组成。木栓细胞长多角形，排列整齐。导管主为网纹导管。见图2。

【化学成分】主要含齐墩果酸[10]、贝壳杉烯酸[11]、海松酸、α-没药醇、海松醛、α-蒎烯等[12][13]及香豆素[14]等成分。

【药理作用】九眼独活对小鼠急性腹膜炎、小鼠耳胀模型有明显的抗炎作用；对小鼠醋酸扭体镇痛作用明显[15]。九眼独活对抗动脉粥样硬化有作用[16]，对风湿性关节炎具有良好的治疗作用[17]，具有一定的细胞毒性作用[18]，预防或治疗脂质代谢异常有一定作用[19]，具有抗老年痴呆及氧化作用[20]。

【炮制方法】【性味与归经】【功能与主治】【用法与用量】【处方应付】及**【贮藏】**参照文献[5, 6, 8, 9]综合拟定。

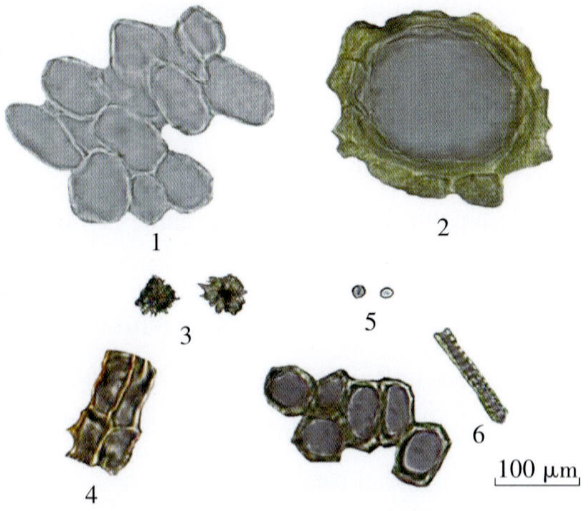

图2 九眼独活粉末显微图

1.薄壁细胞 2.分泌腔及分泌细胞 3.草酸钙簇晶 4.木栓细胞 5.淀粉粒 6.导管

参考文献

[1] 陈嘉谟.本草蒙荃(校点本)[M].北京:人民卫生出版社,1988:55.

[2] 李时珍.本草纲目(校点本,第二册)[M].北京:人民卫生出版社,1977:792.

[3] 汪昂.本草备要[M].北京:商务印书馆,1998:144.

[4] 宋平顺,朱俊儒,马潇,等.甘肃产独活类中药的本草学研究[J].中医药学报,2004,32(4):24-25.

[5] 甘肃省卫生局.甘肃中草药手册(第一册)[M].兰州:甘肃人民出版社,1970:316.

[6] 赵汝能.甘肃中草药资源志(上册)[M].兰州:甘肃科学技术出版社,2004:68.

[7] 宋平顺,张伯崇,宋玉成,等.甘肃省中药材复杂品种及质量的调查研究(Ⅰ)—地区习用品种的调查[J].中国中药杂志,1996,21(12):717-720.

[8] 中国医学科学院药物研究所,等.中药志(二册)[M].北京:人民卫生出版社,1982:453.

[9] 中华人民共和国卫生部药政管理局,中国药品生物制品检定所.中药材手册[M].北京:人民卫生出版社,1998.

[10] SOON O C,JU Y B,JOO Y K,et al.Anti-ischemic Activities of Aralia cordata and its active component,oleanolic acid[J].Archives of Pharmacal Research,2009,32(6):923-933.

[11] 党凯茹,彭腾,杨菁,等.高效液相色谱-二极管阵列检测器法测定食用土当归总有机酸中贝壳杉烯酸及海松酸含量[J].中国药业,2018,027(002):16-19.

[12] 黄蕾蕾,熊世平,周治,等.食用土当归挥发油化学成分的研究[J].中药材,2001(04):43-44.

[13] 杨菁,彭腾,凌智群,等.食用土当归中总有机酸的纯化工艺优选[J].中国实验方剂学杂志,2014,20(8):25-27.

[14] 王博,侯大斌,徐敏,等.川西北野生九眼独活总香豆素的提取条件优化及含量测定[J].西北药学杂志,2010,025(002):107-108.

[15] 宋京都,王巍,姚世霞,等.甘肃三种独活商品镇痛、抗炎作用研究[J].现代中药研究与实践,2006,20(1):33-34.

[16] SUH S J, KWAK C H, CHUNG T W, et al.Pimaric acid from Aralia cordata has an inhibitory effect on TNF-induced MMP-9 production and HASMC migration via down-regu-lated NF-xB and AP-1[J]. Chemico Biological Interactions, 2012, 199(2): 112-119.

[17] DONGS P, JEUNG H, YONG H B, et al.Therapeutic effect of Aralia cordata extracts on cartilage protection in collagenase induced inflammatory arthritis rabbit model[J].Journal of Ethnopharmacology, 2009, 125(2): 207-217.

[18] LEE I, JIN W Y, ZHANG X F, et al.Cytotoxic and COX-2 inhibitory constituents from the aerial parts of Aralia cordata[J].Archives of Pharmacal Research, 2006, 29(7): 528-555.

[19] MUN O K, LEE S H, JEE H S, et al.Aralia cordata inhibits triacylglycerol biosynthesis in HepG2 cells [J].Jour of Medicinal Food, 2013, 16(12): 1108-1114.

[20] HYUN A, LEE E J, JU S K, et al.Cholinesterase and BACE1 Inhibitory Diterpenoids from Aralia cordata [J].Archives of Pharmacal Research, 2009, 32(10): 1399-1408.

菊 三 七

Jusanqi

GYNURAE SEGETI RHIZOMA

【处方用名】菊三七。

【来源】本品为菊科植物菊三七 *Gynura segetum*（Lour.）Merr.的干燥根茎[1]。主产于江苏等地，甘肃亦产。秋季茎叶枯萎时采挖，除去泥沙及须根，干燥。

药材以个大、质坚实、断面角质样者为佳。[2]

【性状】根据样品及参照植物标本描述。

呈不规则形的厚片。外表面灰棕色或棕黄色，具纵皱纹及沟纹。切面黄白色至淡棕色，微角质样，可见异型维管束。气微，味微苦。

【鉴别】化学反应 取本品切片，用70%乙醇浸软后，加5%α-萘酚溶液与硫酸各1滴，即显紫色。

【化学成分】国内外的学者对菊三七地下部分的化学成分进行了研究，从中得到生物碱、黄酮、甾醇、有机酸类等成分[1]。唐世蓉[3]从菊三七根部分离得到菊三七碱（千里光宁碱）。Ruell等从菊三七中提取得到千里光菲灵碱[4]。袁珊琴[5]等从菊三七中得到菊三七碱甲和菊三七碱乙。朱军[6]等从菊三七乙酸乙酯部位中分离得到千里光碱N-氧化物。蒋娟娟等[7]在对菊三七提取分离的过程中，提取出腺苷和尿苷。台湾学者Lin等[8]首次从菊三七中分离得到(-)Gynuranon，经过实验证明其具有抗凝血作用。蒋娟娟等在菊三七根提取得到了槲皮素及金丝桃苷。蒋娟娟等[7]从菊三七根里发现了Seneciphyllic acid(6)以及琥珀酸。Otake[9]等从菊三七中分离得到化合物3-表-塞普屈姆苷元-3-B-

D-吡喃葡萄糖苷和3-表-薯蓣皂苷元-β-D-吡喃葡萄糖苷；台湾学者Lin[8]从菊三七中获得3个甾体化合物。

【药理作用】菊三七具有止血作用、镇痛作用、抗疟作用、局麻作用、阿托品样作用、抗肿瘤作用以及抗凝血作用[1]。此外，菊三七还具有明显的中枢神经系统抑制作用，常表现为催眠、抗惊厥、镇静、安定等。还有报道[10]认为菊三七的水煎剂能用于孕妇堕胎。

【炮制方法】【性味】【功能与主治】【用法与用量】【处方应付】【注意】及**【贮藏】**参照文献[1-10]综合拟定。

参考文献

[1] 肖梦媛.菊三七化学成分及抗肿瘤活性研究[D].湖北:湖北中医药大学,2011.

[2] 中国科学院《中国植物志》编辑委员会.中国植物志[M].北京:科学出版社,2004.

[3] 唐世蓉,吴余芬,方长森.菊叶三七抗疟成分的提取鉴定[J].中草药,1980,11(5):193-195.

[4] MOLYNEUX R J ,ROITMAN J N ,BENSON M ,et al.13C NMR spectroscopy of Pyrrolizidine alkaloids [J].Phytochemistry,1982,21(2):439-443.

[5] 袁珊琴,顾国明,魏同泰.菊叶三七生物碱成分研究[J].药学学报,1990,25(3):191-197.

[6] 朱军,万丽,袁海龙.菊三七止血物质基础与物质控制研究[D].四川:成都中医药大学,2007.

[7] 蒋娟娟,徐德然,濮社班,等.菊三七地下部分的化学成分[J].药学与临床研究,2008,16(3):178-180.

[8] LIN W Y,KUO Y H,TENG C M,et al.Anti-platelet aggregation and chemical constituents from the rhizome of Gynuraj aponica[J].Planta Med,2003,(69):757-764.

[9] 史清水,袁惠南.菊三七研究概况[J].中草药,1991,22(8):377-380.

[10] 余国奠.东非的堕胎和利分娩药用植物[J].中药通报,1982,7(5):6-8.

兰州百合

Lanzhoubaihe

LILII DAVIDII BULBUS

【处方用名】兰州百合、蜜兰州百合。

【名称】因盛产于兰州，品质优良，享有兰州百合之美称，本标准沿用。

【来源】本品为百合科植物兰州百合*Lilium davidii* Duchartre var.*unicolor* Cotton.的干燥肉质鳞叶。主产于甘肃。秋季采挖，洗净，剥取鳞叶，置沸水中略烫，干燥。

药材以肉厚、质硬、色白、味甜者为佳。[1]

【性状】根据样品描述。

兰州百合 呈长椭圆形、卵圆形的片。表面黄白色或略显淡棕黄色，有的微带紫色，有数条纵直平行的维管束。顶端稍尖，基部较宽，边缘薄，微波状，略向内弯曲。质硬而脆。断面较平坦，角质样。气微，味甜。见图1。

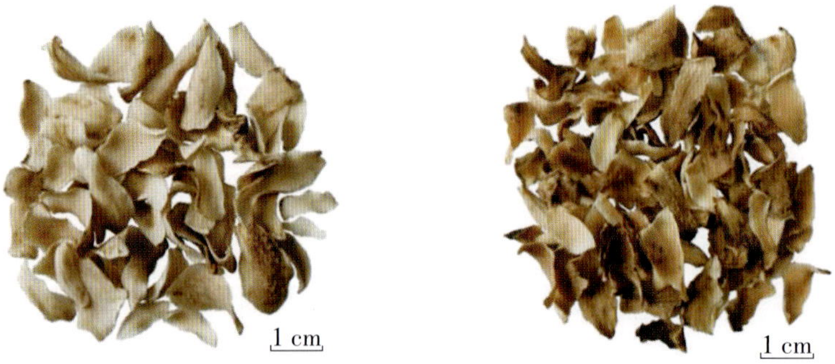

图1 兰州百合饮片图

蜜兰州百合 形如兰州百合。表面浅黄色至棕黄色，略有光泽，具焦斑。具蜜香气，味甜。见图2。

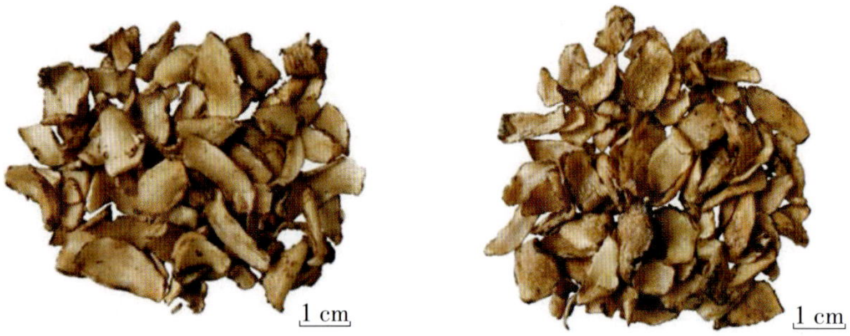

图2 蜜兰州百合饮片图

【鉴别】（1）**显微鉴别** 根据收集的饮片样品描述。

横切面 表皮层1列细胞，略切向延长。薄壁细胞10余列，外侧类方形、类长方形，中间类圆形。散在维管束6～12个，导管数个均匀散在，或排列成“Y”“U”形。有时近皮层或维管束旁可见少量草酸钙小方晶。见图3。

蜜兰州百合因加热及蜜炙使表皮细胞破裂或变形，不易切横切面，同时粉末特征无明显区别组织，故蜜兰州百合显微鉴别不纳入标准正文。

（2）**薄层色谱** 参照《中国药典》2020年版第一增补本百合项下方法制定薄层色谱鉴别方法。取本品粉末1 g，加甲醇10 ml，超声处理20分钟，滤过，滤液浓缩至约1 ml，作为供试品溶液。另取兰州百合对照药材1 g，同法制成对照药材溶液。照薄层色谱法（中国药典通则0502）试验，吸取上述两种溶液各10 μl，分别点于同一硅胶G薄层板上，以石油醚（60～90 ℃）-乙酸乙酯-甲酸（15∶5∶1）的上层溶液为展开剂，展开，取出，晾干，喷以10%磷钼酸乙醇溶液，加热至斑点显色清晰。供试品色谱中，在与对照药材色谱相应的位置上，显相同颜色的斑点。见图4、图5。

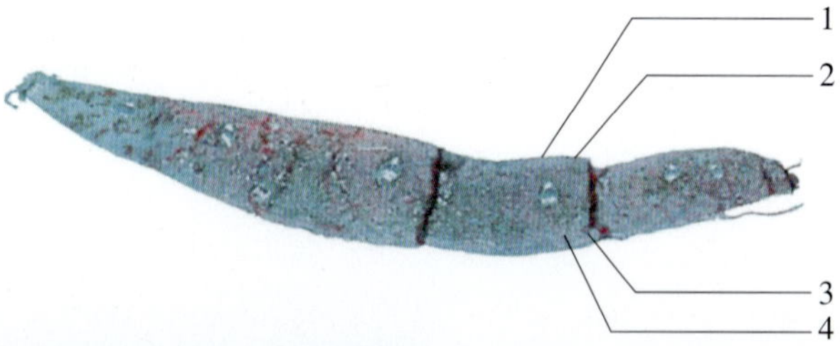

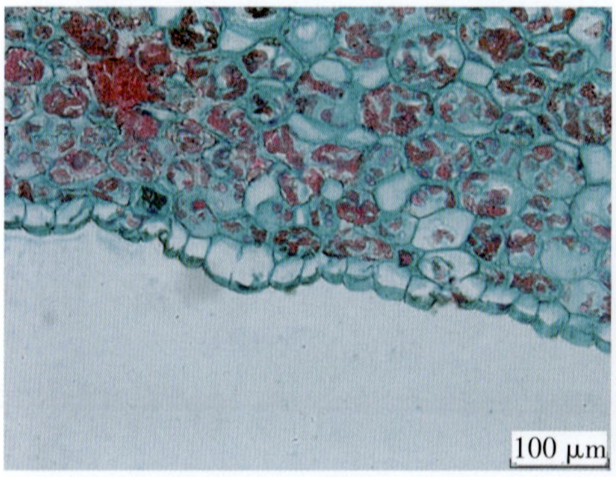

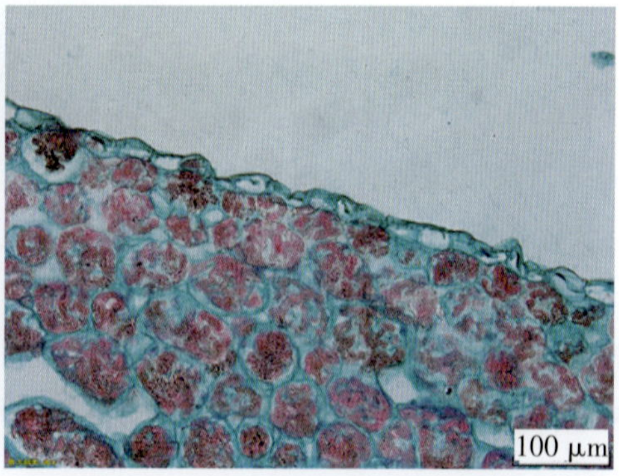

表皮细胞（外侧）　　　　表皮细胞（内侧）

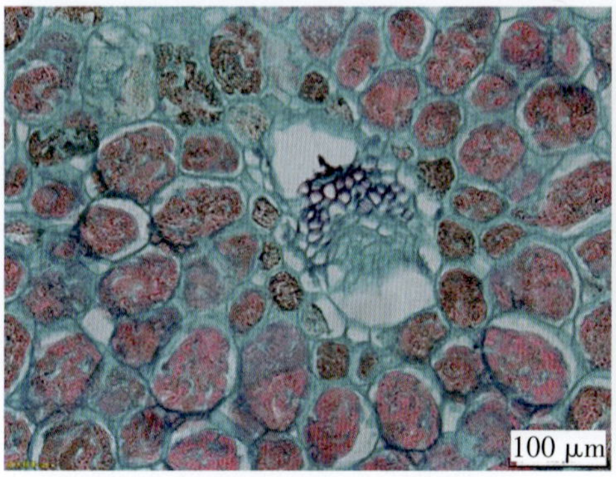

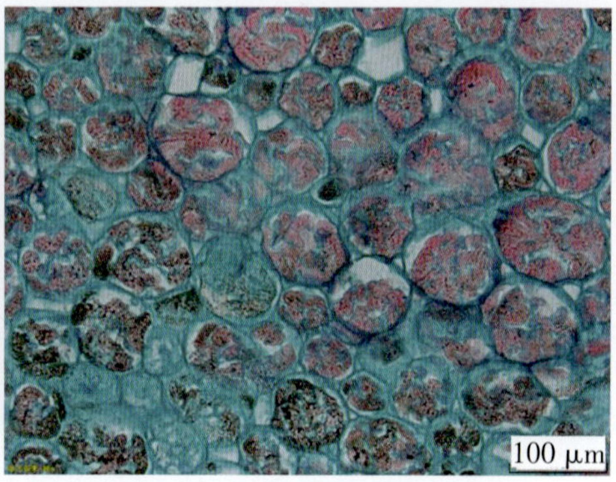

维管束　　　　薄壁细胞

图3　兰州百合横切面图

1.表皮　2.薄壁细胞　3.韧皮部　4.木质部

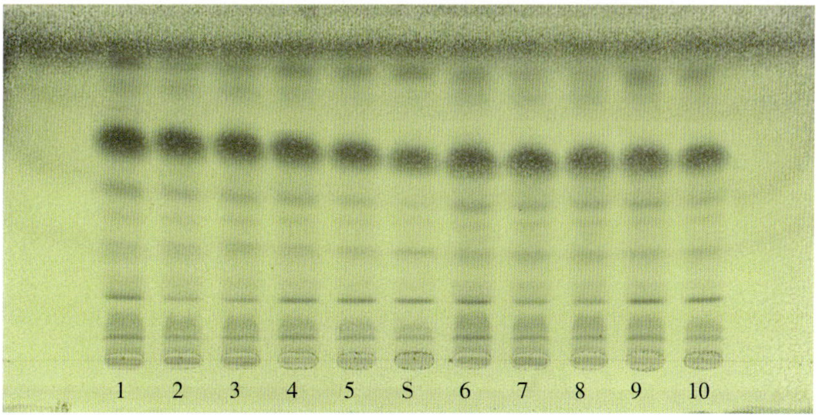

图4　兰州百合薄层色谱图

S.兰州百合对照药材　　1～10 兰州百合（不同批次样品）

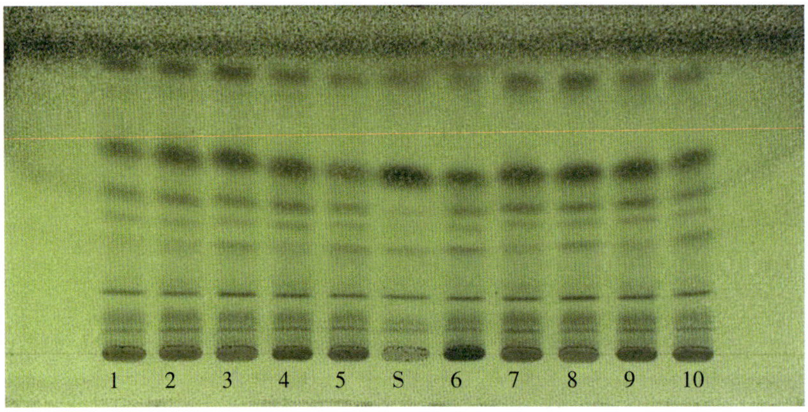

图5 蜜兰州百合薄层色谱图

S.兰州百合对照药材 1～10 蜜兰州百合（不同批次样品）

【检查】水分 按中国药典通则0832第二法，对净制及蜜炙兰州百合各10批样品测定，参考《甘肃省中药炮制规范》2009年版，结合实验数据，拟定兰州百合及蜜兰州百合水分限度不得过10.0%。

总灰分、酸不溶性灰分 按中国药典通则2302，对净制及蜜兰州百合各10批样品测定，两种饮片总灰分测定结果相近，故拟定总灰分限度不得过6.0%，酸不溶性灰分限度不得过1.0%，纳入本标准。

二氧化硫残留量 按《中国药典》2020年版通则2331对净制及蜜炙各10批样品测定，结果均低于10 mg/kg。基于本次所测样品均为原产地采集新鲜药材后，在实验室干燥、炮制成饮片，中间无其他加工环节，出现上述结果属于正常现象。但考虑到兰州百合多年来主要作为食品流通，市场上也出现过硫磺熏蒸的兰州百合，为了保证人民群众的食用和药用安全，规定二氧化硫残留量限度不得过150 mg/kg。

【浸出物】 按水溶性浸出物测定项下的热浸法（中国药典通则2201），分别对兰州百合和蜜兰州百合各10批样品测定。经蜜炙后水溶性浸出物含量降低，参考《甘肃省中药炮制规范》2009年版，规定水溶性浸出物限度不得少于40.0%。

【含量测定】 根据兰州百合含有多糖成分，参照《中国药典》2020年版一部黄精含量测定项方法，建立兰州百合中多糖含量测定方法。

对照品溶液的制备 取经105 ℃干燥至恒重的D-无水葡萄糖对照品适量，精密称定，加水制成每1 ml含0.3 mg的溶液，即得。

供标准曲线的制备 精密量取对照品溶液0.1 ml、0.2 ml、0.3 ml、0.4 ml、0.5 ml、0.6 ml，分别置15 ml具塞刻度试管中，各加水至2.0 ml，摇匀，在冰水浴中缓缓滴加0.2%蒽酮-硫酸溶液8 ml，混匀，放冷后置水浴中保温10分钟，取出，立即置冰水浴中冷却10 min，取出，以相应试剂为空白，照紫外-可见分光光度法（中国药典通则0401），在588 nm波长处测定吸光度，以吸光度为纵坐标，浓度为横坐标，绘制标准曲线。

测定法 取本品细粉约0.25 g，精密称定，置圆底烧瓶中，加80%乙醇150 ml，加热回流1小时，趁热滤过，残渣用80%热乙醇洗涤3次，每次10 ml，将残渣及滤纸置烧瓶中，加水150 ml，加热回流1 h，趁热滤过，残渣及烧瓶用热水洗涤4次，每次10 ml，合并滤液与洗液，放冷，转移至200 ml量瓶中，加水至刻度，摇匀。精密量取1 ml，置15 ml具塞刻度试管中，照标准曲线的制备项下的方法，自“加水至2.0 ml”起，依法测定吸光度，从标准曲线上读出供试品溶液中无水葡萄糖的重量（mg），计算，即得。

兰州百合多糖的方法学验证表明，选取最大吸收波长588 nm作为检测波长，做标准曲线，其线性回归方程为A=0.0038X+0.0471，r=0.9994，无水葡萄糖质量在36.44～218.64 μg，用0.2%蒽酮-硫酸溶液显色后的线性关系良好。精密度试验中RSD为0.0266%。稳定性试验中RSD为0.41%，结果在12小时内基本稳定。平均回收率为93.05%，RSD为0.92%。

对兰州百合和蜜兰州百合各10批样品进行测定，根据20批样品测定结果，兰州百合多糖含量在7.92%～11.48%，蜜兰州百合多糖含量在7.73%～10.53%，不同产地兰州百合净制品经蜜炙后，多糖含量有所下降，但变化范围在±0.6%以内。参考有关文献的报道，拟订按干燥品计算，含兰州百合多糖以D-无水葡萄糖（$C_6H_{12}O_6$）计，不得少于6.0%。

【化学成分】兰州百合中含有多种成分，如生物碱、黄酮及其苷类、多糖及其苷、甾体、萜类、氨基酸、多肽、蛋白质、内酯、香豆素及其苷、皂甙、鞣质等成分[2]。干品含淀粉6.96%、蔗糖9.78%、还原糖0.65%、蛋白质4.39%、果胶4.23%、粗纤维4.10%[3]。从花中分离到β-谷甾醇、豆甾醇和大黄素成分[4]。

【药理作用】兰州百合水提醇沉物对小白鼠SO_2引咳法具明显的镇咳作用；对小白鼠用酚红比色法具明显的祛痰作用[1、4]。兰州百合明显增加戌巴比妥钠的睡眠时间及阈下剂量的睡眠率，具明显的镇静作用。兰州百合明显延长小鼠的游泳时间而具抗疲劳作用；对异丙肾上腺所致心肌耗氧增加，能延长缺氧时间[4]。

【炮制方法】【性味与归经】【功能与主治】【用法与用量】【处方应付】及**【贮藏】**参照《中国药典》2020年版百合项下有关规定[6]及甘肃省民间用药综合拟定。

参考文献

[1] 甘肃省食品药品监督管理局.甘肃省中药材标准(2009年版)[S].兰州:甘肃文化出版社,2009:62.
[2] 马君义,赵小亮,张继,等.兰州百合的研究进展[J].塔里木大学学报,2005(04):53-56,76.
[3] 王延庆,等.甘肃中草药栽培技术[M].兰州:甘肃科学技术出版社,1976:76.
[4] 沈赟.兰州百合花营养成分检测分析[J].江苏预防医学,2008(2):41.
[5] 李卫民,孟宪纾,俞腾飞,等.百合的药理作用[J].中药材,1990,13(6):31-35.
[6] 国家药典委员会.中华人民共和国药典(2020年版·一部)[S].北京:中国医药科技出版社,2020:47-48.

老 虎 姜（甘肃白药子）

Laohujiang（Gansu bai yao zi）

POLYGONATI ZANLANSCIANENSE RHIZOMA

【处方用名】老虎姜、甘肃白药子。

【名称】本品在甘肃民间习称为老虎姜[1]，商品多作白药子销售[2]，原标准以甘肃白药子为名[3]，本次增加老虎姜名称，以利生产销售。

【来源】本品为百合科卷植物湖北黄精 *Polygonatum zanlanscianense* Pamp.[4] 的干燥根茎，主产于甘肃、宁夏等地。春、秋二季采挖，除去茎叶及须根，洗净，切厚片，干燥；或直接晒干。

药材以片大质坚、角质状、色白者为佳。[3-6]

【性状】根据饮片样品描述。呈圆形的厚片或小方块状。外表面淡黄色或黄棕色，具不规则皱纹及疣状突起的须根痕。切面黄白色，角质状，具多数浅色点状或线状维管束。气微，味苦，嚼之有黏性。

【鉴别】显微鉴别 根据饮片样品描述。横切面表皮层1列细胞。基本组织中有少数黏液细胞散在，内含草酸钙针晶束，有时无。维管束散列，除靠外侧少数为外韧型外，多为周木型。

本种维管束多为周木型，含草酸钙针晶束的黏液细胞较少或无，与近缘种可资区别。见图1。

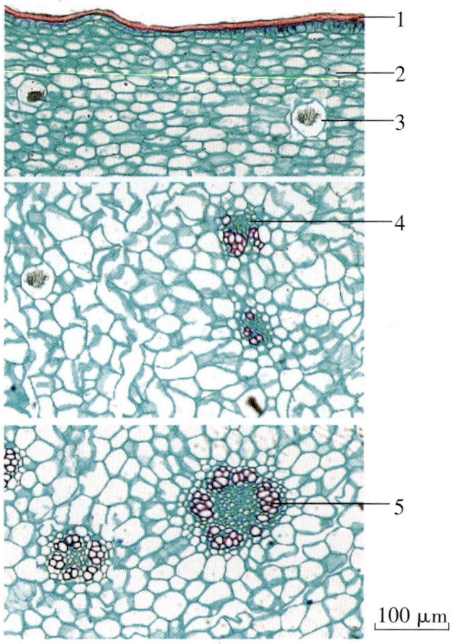

图1 老虎姜横切面显微图

1.表皮 2.皮层 3.草酸钙针晶束 4.外韧型维管束 5.周木型维管束

【炮制方法】【性味与归经】【功能与主治】【用法与用量】【处方应付】及【贮藏】参考文献[1-3]综合拟定。

参考文献

[1] 甘肃省卫生局.甘肃中草药手册(第四册)[M].兰州:甘肃人民出版社,1974:1948-1949.

[2] 宋平顺,张伯崇,宋玉成,等.甘肃省中药材复杂品种及质量的调查研究(Ⅰ)—地区习用品种的调查[J].中国中药杂志,1996,21(12):717-720.

[3] 甘肃省食品药品监督管理局.甘肃省中药炮制规范(2009年版)[S].兰州:甘肃文化出版社,2009:33-34.

[4] 江苏省植物研究所.新华本草纲要(第一册)[M].上海:上海科技出版社,1988:175,514.

[5] 赵汝能.甘肃中草药资源志(上)[M].兰州:甘肃科学技术出版社,2004:849.

[6] 丁永辉,赵汝能.甘产黄精类药材原植物调查和鉴定[J].中药材,1991,14(4):18-20.

雷 公 藤

Leigongteng

TRIPTERYGII RADIX ET RHIZOMA

【处方用名】雷公藤。

【名称】历代本草未见收载"雷公藤"一名，直到《中国药植志》中才将*Tripterygium wilfordii* Hook.f.正名为雷公藤，因其功效与地域差异，雷公藤尚有多种别称：水莽草、黄药、断肠草、水脑子根等[1]。本标准沿用雷公藤之名。

【来源】本品为卫矛科植物雷公藤*Tripterygium wilfordii* Hook.f.的干燥根及根茎[2]。主产于浙江、福建、江西、安徽、湖南、广东、台湾等地。春、夏二季采挖，除去杂质，洗净，切段，晒干。

药材以色土黄、无枯朽者为佳。[2-6]

【性状】根据样品及参照文献描述[7]，见图1、图2。

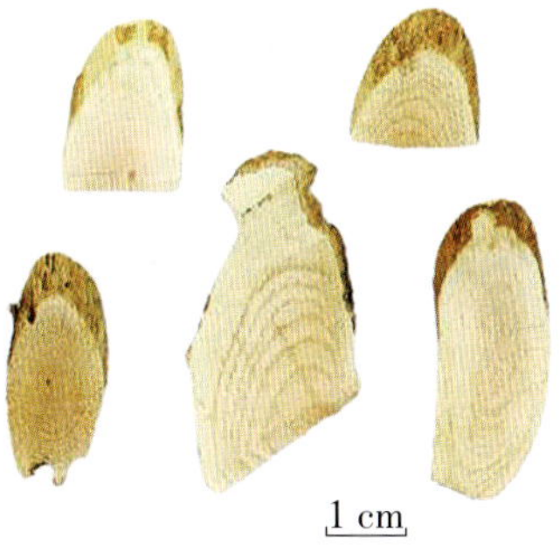

图1　雷公藤饮片图

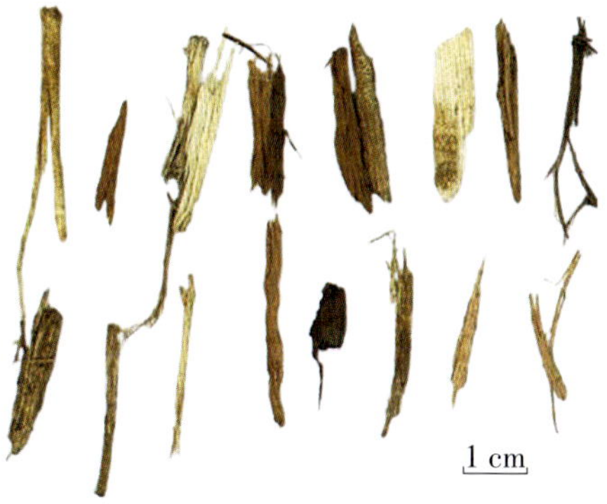

图2　雷公藤局部图

呈类圆形的厚片。外表面土黄色，粗糙，具细密的纵沟纹，栓皮易脱落，脱落处橙黄色。切面纤维性，木栓层层状，橙黄色，皮部红棕色或红褐色，木部黄白色，可见白色或浅红色髓部。气特异，味苦、微辛。

根茎性状与根相似，多平直，有白色或浅红色髓部。气微、特异，味苦微辛。有大毒。

【鉴别】显微鉴别 根横切面：木栓层10余列细胞，含红棕色物。皮层狭窄。韧皮部宽广，含众多分泌细胞，射线外侧加宽呈漏斗状。形成层明显。木质部导管单个径向排列，有木纤维，木射线1～7列细胞。薄壁细胞中含有草酸钙方晶和淀粉粒[2]。见图3。

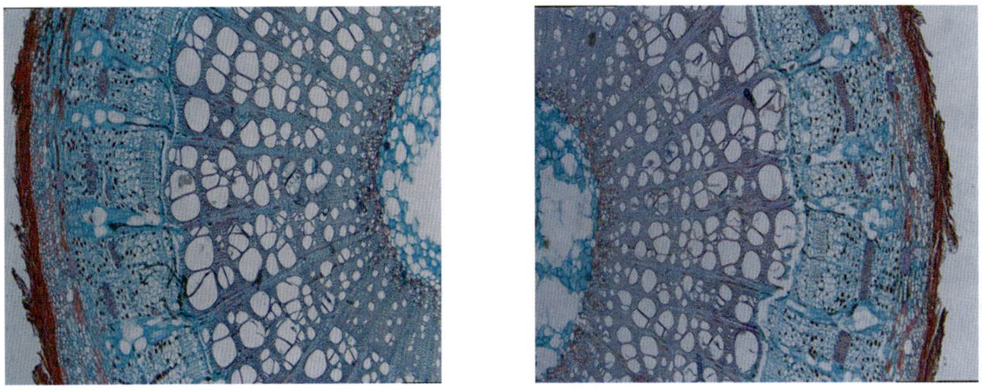

图3 雷公藤根横切面显微图

【化学成分】（1）生物碱类：雷公藤碱（Wilfordine）、雷公藤次碱（Wilforine）和雷公藤宁碱（Wilfornine）等[8]。（2）二萜类化合物：雷公藤甲素（triptolide）、雷公藤乙素（tripdiolide）和雷公藤内酯酮（triptonide）等[9]。（3）三萜类：雷公藤素（南蛇藤醇）、雷公藤内酯甲（Wilfordine A）、雷公藤内酯乙（Wilfordine B）、雷公藤三萜酸ABC（triptolide acd A，B，C）[10]。（4）倍半萜类：α，β-不饱和内酯结构倍半萜单体雷公藤素（Wilfordine）[11]。（5）其它类化合物：蒽醌类化合物、卫矛醇、β-谷甾醇、糖、鞣质、有机酸、色素等[12]。

【药理作用】雷公藤具有较为广泛的生理活性[13-19]。

（1）抗炎作用：具有免疫调节和抗炎作用的雷公藤单体成分有雷公藤新碱、雷公藤春碱、雷公藤碱戊、雷公藤内酯酮、去甲泽拉木醛、雷公藤甲素、雷公藤红素、雷醇内酯等。（2）对免疫的影响作用：雷公藤对免疫的作用主要体现在对细胞免疫、体液免疫的抑制上。（3）抗肿瘤作用。（4）抗生育作用。（5）对肾上腺皮质功能的影响。（6）抗细菌作用。（7）抗动脉粥样硬化作用。

【炮制方法】【性味与归经】【功能与主治】【用法与用量】【处方应付】【注意】及**【贮藏】**参照文献[2]拟定。

参考文献

[1] 高伟,刘梦婷,程琪庆,等.雷公藤的本草考证[J].世界中医药,2012,7(06):560-562.

[2] 甘肃省食品药品监督管理局.甘肃省中药炮制规范(2009年版)[S].兰州:甘肃文化出版社,2009:110.

[3] 赵学敏.本草纲目拾遗[M].北京:商务印书馆,1954,7.

[4] 吴其浚.植物名实图考[M].北京:商务印书馆,1957,24:613.

[5] 中国科学院《中国植物志》编辑委员会.中国植物志[M].北京:科学出版社,2004.

[6] 斯金平,阮秀春,郭宝林,等.雷公藤资源现状及可持续利用的研究[J].中药材,2005,28(1):10-11.

[7] 南京中医药大学.中药大辞典[M].2版.上海:上海科学技术出版社,2006.

[8] 吴大刚,柳林,陈昆昌,等.昆明山海棠的生物碱—雷公藤次碱[J].云南植物研究,1981,3(4):471-473.

[9] 吴大刚,孙西昌,李峰.雷公藤属植物的新二萜内酯山海棠素和雷公藤素丙[J].云南植物研究,1979,1(2):29-35.

[10] 秦国伟,杨学敏,顾文华,等.雷公藤中两种新三萜内酯雷公藤内酯甲和乙的结构[J].化学学报,1982,40(7):637-646.

[11] 陈昆昌,杨仁洲,王传室.湖北产雷公藤的内酯成分[J].中草药,1986,17(6):2-4.

[12] 孙新,张素敏,田春华,等.雷公藤及其安全性[J].中国新药杂志,2001,10(7):539-542.

[13] 钟点,陈渊,赵伟.雷公藤红素抗炎及免疫抑制的研究进展[J].药物生物技术,2018(1):64-69.

[14] 陶玲,管咏梅,陈丽华,等.雷公藤配伍减毒研究进展[J].中国实验方剂学杂志,2018(4):229-234.

[15] Wu J, Hong C, Pan H, et al.Medicinal Compound Celastrol As a Potential Clinical Anticancer Drug: Lessons Learned From Preclinical Studies[J].Clinical Cancer Drugs,2016,27(12):1970-1970.

[16] 贾歌刘畅,庞晶瑶,马致洁,等.雷公藤肝毒性化学成分、毒性机制及减毒方法研究进展[J].中国药房,2016,27(13):1857-1861.

[17] 周广耀.雷公藤的临床生化及生化药理研究进展[J].中国医院药学杂志,1983,3(4):34-36.

[18] 聂型铁.雷公藤的药理研究及其临床应用[J].湖北中医杂志,1988,(5):38-40.

[19] 于海寅.雷公藤的药理及其临床应用[J].中级医刊,1986,21(8):54-57.

马尾连

Maweilian

THALICTRI RADIX ET RHIZOMA

【处方用名】 马尾连、马尾黄连。

【名称】 本品为民间常用草药，曾经黄连资源紧缺时有过代用黄连的历史。根细长，形如马尾，色黄味苦，功效同黄连，简称马尾连，本标准沿用。

【来源】 本品为毛茛科植物贝加尔唐松草 *Thalictrum baicalense* Turcz. 的干燥根及根

茎。主产于甘肃等地。春、秋二季采挖，除去地上茎叶及泥土，剪去地上茎苗，晒干。

药材以断面色鲜黄、味苦者为佳。[1-4]

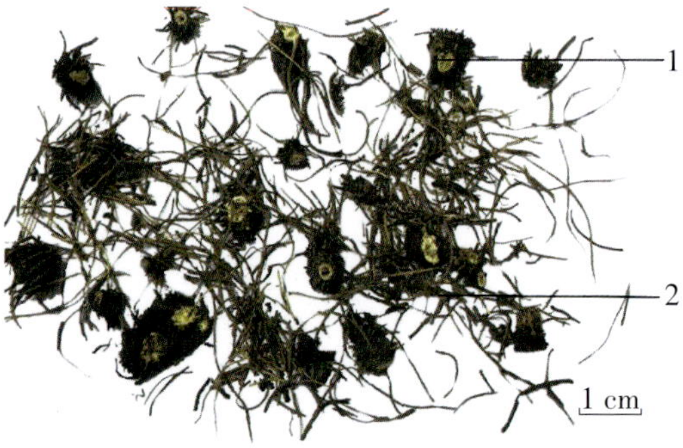

图1 马尾连饮片图

1.根茎厚片 2.细根段

【性状】呈不规则形的厚片或细圆柱形的段。外表面灰棕色至棕褐色，栓皮易脱落，脱落处鲜黄色。切面平坦，黄色。质脆，易折断。气微，味苦。见图1。

【鉴别】（1）**显微鉴别** 根横切面：表皮细胞1列。皮层宽广，有时可见少量石细胞。内皮层1列细胞。韧皮部具3～4个筛管群。束内形成层明显。木质部3～4原型，导管大小悬殊，旁有少量木纤维；中央多为纤维群。见图2。

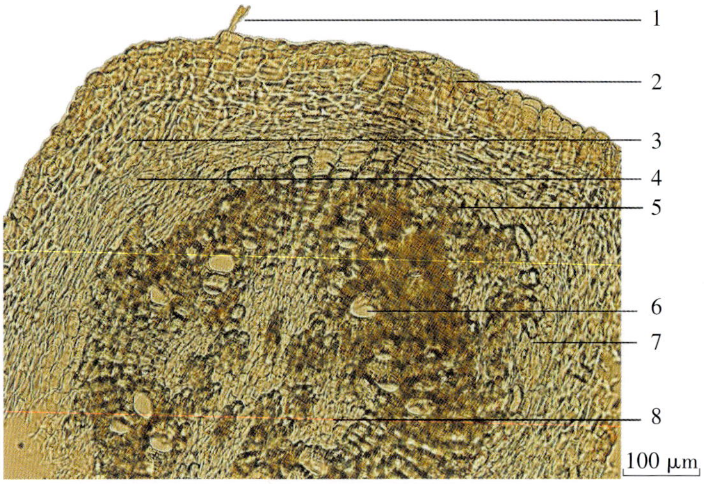

图2 马尾连根横切面显微图

1.毛茸 2.表皮 3.筛管群 4.韧皮部 5.内皮层 6.导管 7.厚壁细胞 8.木纤维

（2）**薄层色谱** 取本品粉末0.2 g，加甲醇10 ml，超声处理15分钟，滤过，滤液蒸干，残渣加甲醇1 ml使溶解，作为供试品溶液。另取盐酸小檗碱对照品，加甲醇制成每1 ml含0.1 mg的溶液，作为对照品溶液。照薄层色谱法（中国药典通则0502）试验，吸取上述两种溶液各2 μl，分别点于同一硅胶G薄层板上，以正丁醇-冰醋酸-水（5∶1∶1）为展开剂，展开，取出，晾干，置紫外光灯（365 nm）下检视。供试品色谱中，在与对照品色谱相应的位置上，显相同颜色的荧光斑点。见图3。

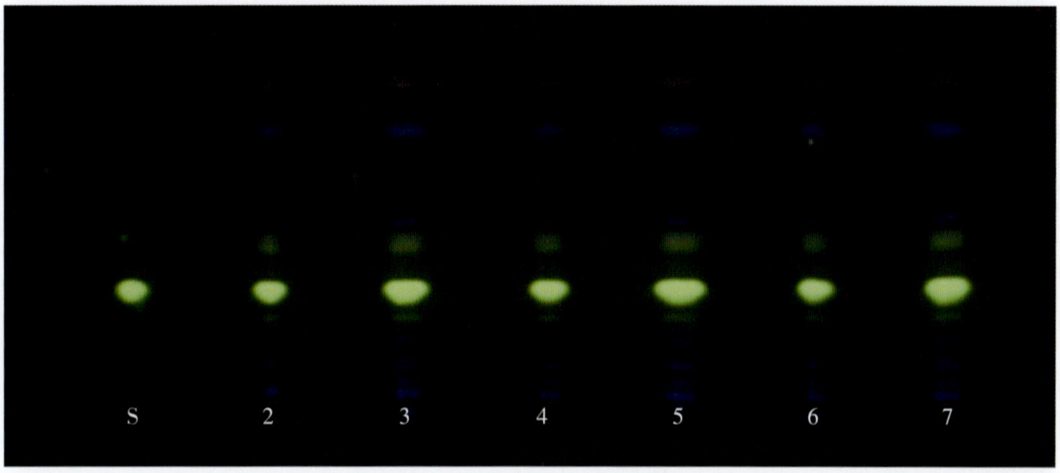

图3 马尾连薄层色谱图

S. 盐酸小檗碱对照品 2～7 马尾连（不同批次样品）

【检查】水分、总灰分 对5批样品进行测定，结果样品水分均在6.1%～7.6%之间，水分限度拟定为不得过10.0%。

总灰分根据实验数据，拟定限度为不得过9.0%。

【含量测定】 马尾连中主要含有苄基异喹啉类季胺和叔胺类生物碱等成分。现代药理学研究表明，马尾连中的生物碱类成分具有显著的药理活性，其中生物碱以盐酸小檗碱为主，故选择盐酸小檗碱作为测定指标进行HPLC含量测定。

照高效液相色谱法（中国药典通则0512）测定。

色谱条件与系统适用性试验 以十八烷基硅烷键合硅胶为填充剂；以乙腈-0.1%磷酸溶液（50∶50）（每100 ml加十二烷基磺酸钠0.1 g）为流动相；检测波长为265 nm。理论板数按盐酸小檗碱峰计算应不低于4000。

对照品溶液的制备 取盐酸小檗碱对照品适量，精密称定，加流动相制成每1 ml含0.1 mg的溶液，即得。

供试品溶液的制备 取本品粉末（过三号筛）约0.2 g，精密称定，置50 ml量瓶中，加流动相40 ml，超声处理（功率250 W，频率40 kHz）40分钟，放冷，加流动相至刻度，摇匀，滤过，取续滤液，即得。

测定法 分别精密吸取对照品溶液与供试品溶各10 μl，注入液相色谱仪，测定，即得。

盐酸小檗碱的方法学验证表明，线性回归方程为$Y=4.32\times10^{4}X-1.23\times10^{5}$（$r=0.9999$），在14.14～141.40 μg·ml^{-1}范围内呈良好的线性关系。精密度试验中RSD为0.51%。稳定性试验中RSD为0.45%，结果在24小时内基本稳定。平均回收率为101.11%，RSD为1.52%。

依法测定6批样品，结果在0.425%～0.850%之间。鉴于马尾连饮片仅是将药材进行净制后，切断，且测定成分盐酸小檗碱的性质相对稳定，故建议，饮片的限度与其药材的限度保持一致，为按干燥品计算，含小檗碱以盐酸小檗碱（$C_{20}H_{17}NO_4 \cdot HCl$）计，不得少于0.30%。

【化学成分】唐松草属植物普遍含有生物碱、黄酮及其苷类化合物[5]。从贝加尔唐松草中已分离到小檗碱、木兰花碱、贝加尔灵、贝加尔唐松定、海罂粟碱和贝加尔定[6]等化合物，江志波[7]从山西晋中采集的贝加尔唐松草中分离鉴定出Thalilignan A、Thalilignan B、Thalilignan C、syringaresinol、Thalictricoside等38个化合物，分别属于木脂素、黄铜及其苷、生物碱、苯丙素类化合物。

【药理作用】本种的总生物碱对肿瘤细胞有明显抑制作用，从中分离出两种双苄基异喹啉类生物碱，即N-去甲唐松草替林和5-O-去甲唐松草替林。近年研究发现本属植物不但具有抗菌、消炎的作用，还有抗癌、降压、利尿、抗心律失常的作用，不仅在民间作药用，还具有进一步开发利用的价值。

【炮制方法】【性味与归经】【功能与主治】【用法与用量】【处方应付】及**【贮藏】**参照文献综合拟定。

参考文献

[1] 中国科学院《中国植物志》编辑委员会.中国植物志[M].北京:科学出版社,2004.
[2] 甘肃省食品药品监督管理局.甘肃省中药炮制规范(2009年版)[S].兰州:甘肃文化出版社,2009:28.
[3] 张彩霞,李运,邱国玉,等.贝加尔唐松草生药学鉴别研究[J].甘肃科技,2019,35(15):61-63.
[4] 张永红,赵汝能.甘肃马尾连生药学研究[J].兰州医学院学报,1991(2):82-87.
[5] 南京中医药大学.中药大辞典[M].2版.上海:上海科学技术出版社,2006.
[6] 国家中医药管理局《中华本草》编委会.中华本草[M].上海:上海科学技术出版社,1999.
[7] 江志波.贝加尔唐松草和大叶龙胆化学成分研究[D].兰州,兰州大学,2009.

猫人参

Maorenshen

ACTINIDIAE VALVATAE RADIX ET CAULIS

【处方用名】猫人参

【名称】习称猫气藤、痈草、沙梨藤、糯米饭藤[1]，今以猫人参为标准名。

【来源】本品为猕猴桃科植物对萼猕猴桃*Actinidia valvata* Dunn的干燥根及茎[2]。夏、秋二季采挖，洗净，除去须根，晒干。

药材以粗大、质坚硬者为佳。[2]

【性状】呈类圆形或不规则形的厚片。外表面黄棕色或灰褐色，粗糙，有纵裂纹。切面皮部菲薄，黄白色或棕褐色，木部宽广，黄白色或淡棕色，有众多导管小孔，髓部类白色。质坚硬。气微，味微辛、微苦。见图1。

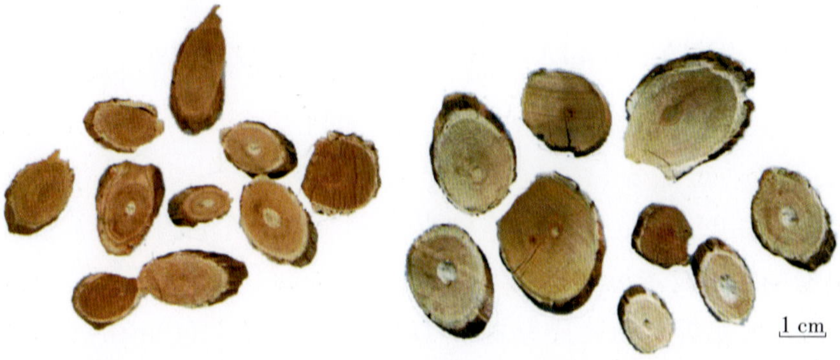

图1　猫人参饮片图

【检查】总灰分　对收集的10批样品进行测定，测定结果在2.05%～5.75%，拟定猫人参总灰分限度不得过7.0%。

酸不溶性灰分　对10批样品进行测定，测定结果在0.12%～0.61%，故拟定猫人参酸不溶性灰分限度不得过1.0%。

【化学成分】含有皂苷、木脂素、黄酮类、蒽醌类和氨基酸等成分[1-5]。

【药理作用】猫人参注射液在体外对人肝癌BEL-7402细胞和小鼠肝癌H22细胞具有较强的抑制作用；猫人参多糖对四氯化碳诱导急性肝损伤的保护作用；猫人参含药血清能抑制胃癌细胞SGC7901的增殖；猫人参醇提取物对胃癌细胞7901增殖具有抑制作用；猫人参提取物还有降低不典型增生、胃癌的发生率的趋势[1-5]。

【炮制】【性味与归经】【功能与主治】【用法与用量】【处方应付】及【贮藏】依据参考文献[1, 2]综合拟定。

参考文献

[1] 南京中医药大学.中药大辞典[M].2版.上海:上海科学技术出版社,2006.
[2] 浙江省药品监督管理局.浙江省中药材标准(2017年版)[S].杭州:浙江科学技术出版社,2017:48.
[3] 中国科学院《中国植物志》编辑委员会.中国植物志[M].北京:科学出版社,2004.
[4] 国家药典委员会.中华人民共和国药典(2020年版·四部)[S].北京:中国医药科技出版社,2020:31-32.
[5] 张婷婷,贾敏,蒋益萍,等.猕猴桃属植物化学成分及药理作用研究概述[J].时珍国医国药,2019,30(09):2229-2232.

毛 姜

Maojiang

DRYNARIAE BARONII RHIZOMA

【处方用名】 毛姜、烫毛姜。

【名称】 本品在甘肃历史上作为骨碎补药用[1]，为与《中国药典》2020年版一部之骨碎补区别，原炮制规范及本标准均以毛姜为名[2]。

【来源】 本品为水龙骨科植物中华槲蕨 *Drynaria baronii*（Christ.）Diels. 的干燥根茎或鲜品。主产于甘肃等地。全年均可采挖，鲜用者去净泥土，除去茸毛（鳞片）；干用者去净泥土，除去杂质，晒干，燎去茸毛。

药材以色棕褐、条粗大者为佳。[3]

【性状】 **毛姜** 呈不规则形的厚片。外表面暗棕色或棕褐色，残留小鳞片黄棕色，易脱落。切面棕黄色、灰白色，点状中柱成环排列。质较硬。气微，味微涩。

烫毛姜形如毛姜。外表面棕褐色或黑褐色，鼓起。切面焦黄色。质松脆。

【鉴别】（1）**显微鉴别** 横切面：表皮层1列细胞，鳞片基部脱落处呈外突状。皮层外侧数列细胞壁较厚，稍弯曲，较小，其余薄壁细胞壁浅波状弯曲，浅黄色、浅黄棕色，含少数淀粉粒。内皮层细胞1列。维管束周韧型，17～25个散列成环状。中柱鞘细胞多边形。木质部管胞多角形，众多，（10～）20～60个均匀散在。韧皮部有黄棕色填充物。见图1。

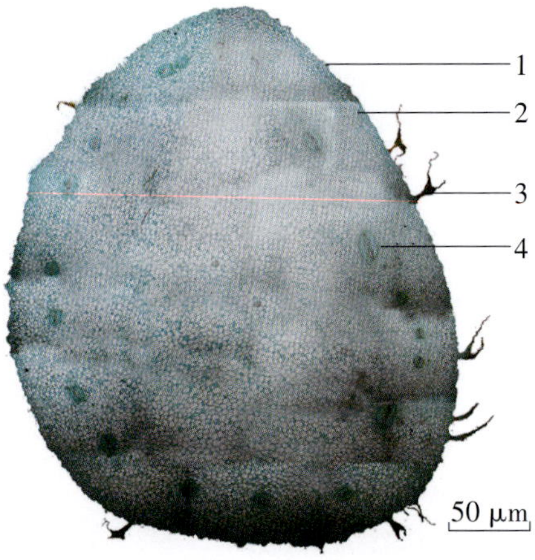

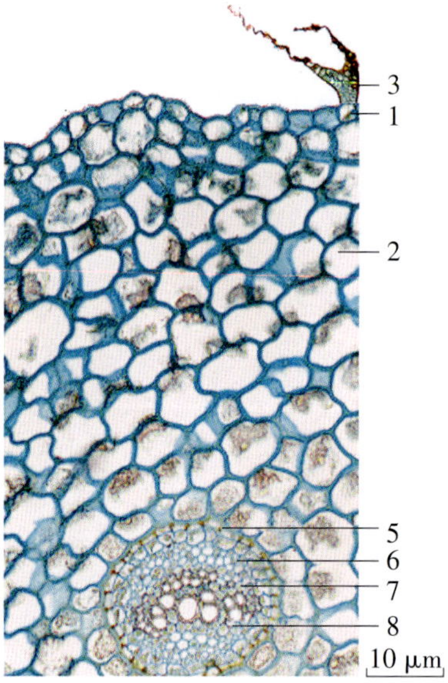

图1 毛姜横切面显微图

1.表皮 2.薄壁细胞 3.鳞叶 4.维管束 5.内皮层 6.中柱鞘 7.韧皮部 8.木质部

（2）**薄层色谱** 取本品粉末0.5 g，加甲醇30 ml，加热回流1 h，放冷，滤过，滤液蒸干，残渣加甲醇1 ml使溶解，作为供试品溶液。另取毛姜对照药材0.5 g，同法制成对照药材溶液。照薄层色谱法（中国药典通则0502）试验，吸取上述两种溶液各4 μl，分别点于同一硅胶G薄层板上，以甲苯-乙酸乙酯-甲酸-水（1:12:2.5:3）的上层溶液为展开剂，展开，取出，晾干，喷以三氯化铝试液，置紫外光灯（365 nm）下检视。供试品色谱中，在与对照药材色谱相应的位置上，显相同颜色的荧光斑点。见图2。

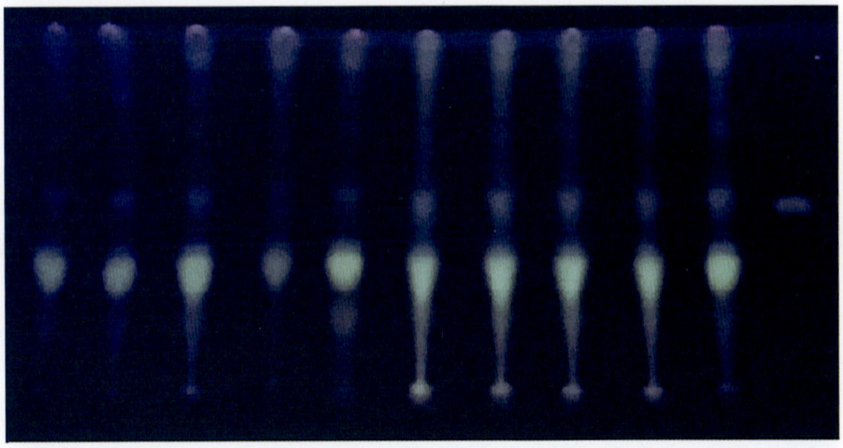

图2 毛姜薄层色谱图

S.柚皮苷对照品 1～10毛姜（不同批次样品）

【检查】水分、总灰分 分别按中国药典通则0832第二法、2302[4]，对10批样品测定，结果见表1。根据测定结果，拟定毛姜水分限度不得过12.0%，总灰分限度不得过8.0%。

表1 10批毛姜样品水分、总灰分测定结果（%）

样品	1	2	3	4	5	6	7	8	9	10
水分	10.5	10.4	13.4	11.0	11.0	11.0	11.0	11.0	10.4	10.5
总灰分	5.8	6.0	4.8	6.8	6.4	6.8	6.7	6.0	8.5	5.8

【炮制】【性味与归经】【功能与主治】【用法与用量】【处方应付】及**【贮藏】**依据参考文献[1-4]综合拟定。

参考文献

[1] 甘肃省卫生局.甘肃中草药手册(第一册)[M].兰州:甘肃人民出版社,1970:388.
[2] 甘肃省食品药品监督管理局.甘肃省中药炮制规范(2009年版)[S].兰州:甘肃文化出版社,2009:24-25.
[3] 宋平顺,张伯崇,宋玉成,等.甘肃省中药材复杂品种及质量的调查研究(Ⅰ)—地区习用品种的调查

[J].中国中药杂志,1996,21(12):717-720.
[4] 国家药典委员会.中华人民共和国药典(2020年版·四部)[S].北京:中国医药科技出版社,2020:114-115.

毛叶赤芍

Maoyechishao

PAEONIAE RADIX ET RHIZOMA

【处方用名】毛叶赤芍、酒毛叶赤芍。

【名称】本品种在甘肃产地多以赤芍购销，有时称川赤芍[1-2]，本标准以毛叶赤芍为正名，与《中国药典》2020年版一部收载赤芍区别。[3]

【来源】本品为毛茛科植物毛叶川赤芍 *Paeonia veitchii* Lynch var. *woodwardii*（Stap ex Cox）Stern. 及毛叶草芍药 *Paeonia obovata* Maxim.var. *willmottiae*（Stapf）Stern. 的干燥根及根茎。主产于甘肃、四川等地。春、秋二季采挖，除去地上茎叶、须根及泥沙，晒干。

药材以条粗长、断面色粉白、粉性足者为佳。

【性状】毛叶赤芍 本品呈圆形或类圆形的厚片。外表面棕褐色或棕红色。切面白色或局部浅紫红色，皮部狭窄，木质部较宽广，可见放射状纹理，有些具裂隙。质较硬而脆。气微香，味微苦、涩。

酒毛叶赤芍 形如毛叶赤芍。色泽加深，微具焦斑。微具酒香气。见图1。

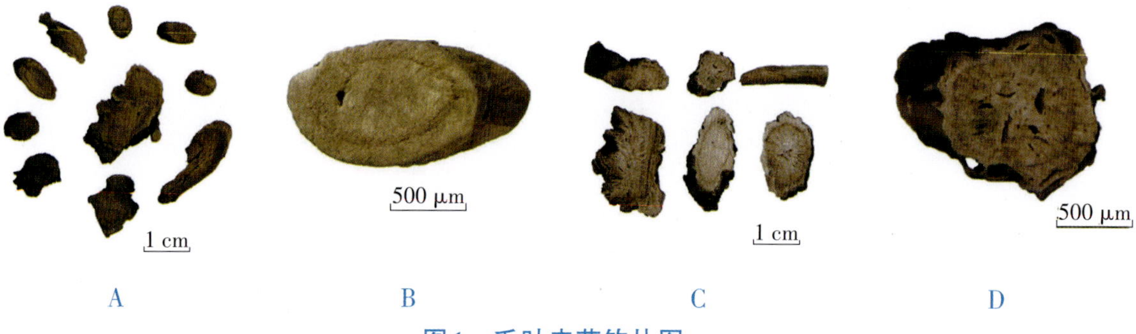

图1 毛叶赤芍饮片图

A、B 毛叶赤芍　C、D 酒毛叶赤芍

【鉴别】（1）**显微鉴别** 根横切面：木栓层3～11列细胞，栓内层1～2列细胞。皮层4～8列细胞。韧皮部较窄。形成层类圆环状。木质部宽广，木射线8～11列或30～35（～50）列；外侧导管常3～4个成群，略切向排列，余处导管均匀散在；木纤维较少，壁较薄；初生木质部不明显。薄壁细胞含草酸钙簇晶和淀粉粒。见图2、图3。

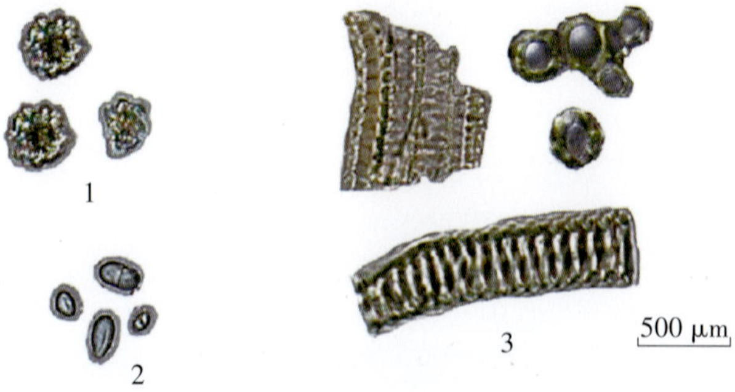

图2 毛叶赤芍粉末显微图

1.草酸钙簇晶 2.淀粉粒 3.导管

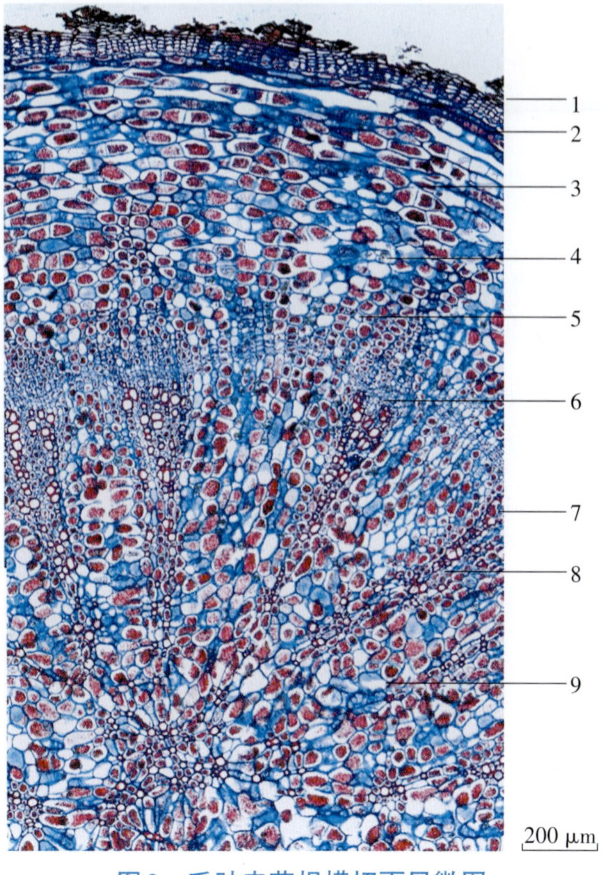

图3 毛叶赤芍根横切面显微图

1.木栓层 2.栓内层 3.皮层 4.薄壁细胞 5.韧皮部
6.形成层 7.导管 8.木射线 9.木质部

（2）**薄层色谱** 取本品粉末0.5 g，加乙醇10 ml，振摇10分钟，滤过，滤液蒸干，残渣加乙醇2 ml使溶解，作为供试品溶液。另取芍药苷对照品，加乙醇制成每1 ml含2 mg的溶液，作为对照品溶液。照薄层色谱法（中国药典通则0502）试验，吸取上述两种溶液各4 μl，分别点于同一硅胶G薄层板上，以三氯甲烷-乙酸乙酯-甲醇-甲酸（40:5:10:0.2）为展开剂，展开，取出，晾干，喷以5%香草醛硫酸溶液，加热至斑点显色清晰。供试品色谱中，在与对照品色谱相应的位置上，显相同颜色的斑点。见图4。

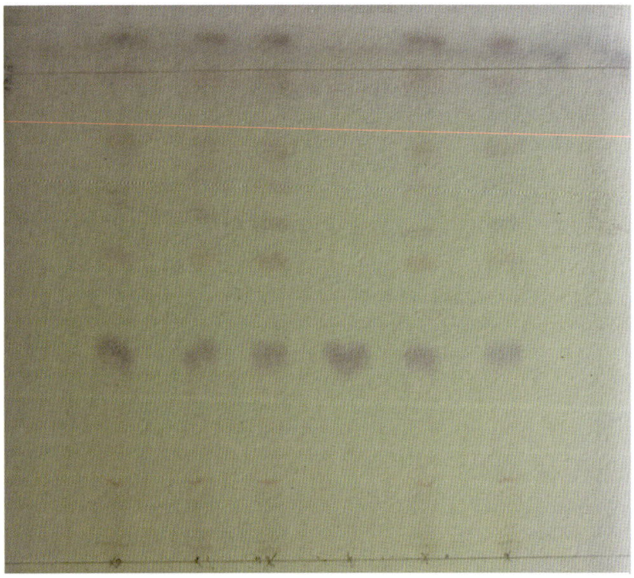

图4 毛叶赤芍薄层色谱图

S.芍药苷对照品 1～5毛叶赤芍（不同批次样品）

【检查】水分 按中国药典2020版通则0832第二法对10批样品进行测定，根据测定结果，拟定毛叶赤芍水分限度不超过9.0%。

总灰分 按中国药典通则2302，对10批样品总灰分进行测定，根据测定结果，拟定毛叶赤芍总灰分限度不超过9.0%。

【含量测定】 照高效液相色谱法（中国药典通则0512）测定。

色谱条件与系统适用性试验 以十八烷基硅烷键合硅胶为填充剂；以甲醇-0.05 mol/L磷酸二氢钾溶液（35∶65）为流动相；检测波长为230 nm。理论板数按芍药苷峰计算应不低于3000。

对照品溶液的制备 取芍药苷对照品适量，精密称定，加甲醇制成每1 ml含0.5 mg溶液，即得。

供试品溶液的制备 取本品粗粉约0.5 g，精密称定，置具塞锥形瓶中，精密加入甲醇25 ml，密塞，称定重量，浸泡4小时，超声处理（功率250 W，频率40 kHz）20分钟，放冷，再称定重量，用甲醇补足减失的重量，摇匀，滤过，取续滤液，即得。

测定法 分别精密吸取对照品溶液与供试品溶液各10 μl，注入液相色谱仪，测定，即得。

样品测定 对10批样品中芍药苷的含量进行测定，根据测定结果，结合以往实验数据，拟定毛叶赤芍按干燥品计算，含芍药苷（$C_{23}H_{28}O_{11}$）不得少于1.0%。

【化学成分】 赤芍属植物根中含有萜类及其苷类、鞣质类、酚酸及其苷类、黄酮及其苷类、挥发油类等，此外还有多糖类、生物碱、氨基酸、蛋白质、脂肪油、树脂、黏液质、生物碱、色素及微量元素等[4-9]。主要化学成分包括芍药苷、芍药内酯苷、羟基芍药苷、苯甲酰芍药苷、异芍药苷、异苯甲酰芍药苷、熊果苷、胡萝卜苷、没食子酰芍药苷、芍药碱、苯甲酸没食子酸、没食子酸甲酯、没食子酸乙酯、芍药醇、儿茶素、β-谷甾醇、α-葡萄糖苷、芍药吉酮、山柰酚等[4-9]。

【药理作用】本品所含赤芍总苷具广泛的药理作用[10]。（1）心血管系统的作用。（2）解痉作用。（3）镇痛镇静与抗惊厥作用。（4）免疫、抗炎作用。（5）保肝作用：白芍总苷对实验性肝炎有保护作用。（6）抗缺氧、抗疲劳、强壮作用。（7）降血脂作用。（8）其他：芍药苷对发热小鼠有解热作用；对小白鼠应激性胃溃疡有抑制作用；此外，芍药的水或70%乙醇提取液有一定抗肿瘤作用。研究认为芍药苷为主要有效成分之一[11-19]。

【炮制方法】【性味与归经】【功能与主治】【用法与用量】【处方应付】【注意】及**【贮藏】**参照文献[1-13]综合拟定。

【附注】甘肃陇南（文县）民间有将美丽芍药*Paeonia mariei*作芍药使用习惯。

参考文献

[1] 宋平顺，张伯崇，宋玉成，等.甘肃省中药材复杂品种及质量的调查研究（Ⅰ）—地区习用品种的调查[J].中国中药杂志，1996，21(12)：717-720.

[2] 甘肃省卫生局.甘肃中草药手册(第一册)[M].甘肃：甘肃人民出版社，1970：228.

[3] 国家药典委员会.中华人民共和国药典(2020年版·一部)[S].北京：中国医药科技出版社，2020：165.

[4] 刘杰，陈琳，范彩荣，等.基于HPLC-DAD-Q-TOF-MS/MS的白芍和赤芍主要成分定性定量研究[J].中国中药杂志，2015，40(9)：1762.

[5] 王化，何丹娆，朱良玉，等.HPLC法同时测定赤芍中9个活性成分的含量[J].中草药，2018，49(3)：708-711.

[6] 孔德平，姚兰，陈盛君，等.不同产地野生赤芍无机元素分析及其质量评价研究[J].中国中医药现代远程教育，2016，14(7)：136-140.

[7] 陆小华，马骁，王建，等.赤芍的化学成分和药理作用研究进展[J].中草药，2015，46(4)：595-602.

[8] 王凤红，王丽，侯慧卿，等.赤芍药化学成分及抗肿瘤活性研究进展[J].河北中医，2015，37(4)：614-618.

[9] 李瑞，李彦程，武玉卓，等.赤芍的化学成分研究[J].中国中药杂志，2018，43(14)：2956-2963.

[10] 祝之友.赤芍、白芍古今应用探究[J].中国中医药现代远程教育，2016，14(12)：142-142.

[11] 倪春红，任婕，程井军，等.赤芍承气汤联合多头耳穴电脉冲刺激治疗慢性肝衰竭的疗效观察[J].湖北中医药大学学报，2016，18(6)：82-84.

[12] 龚艳桥，黄丽，姜锦林.赤芍解毒汤保留灌肠联合常规综合治疗慢加急性肝衰竭34例[J].中医研究，2018，31(3)：17-19.

[13] 陈焱.赤芍提取物对早期糖尿病肾病大鼠血糖、血脂及肾功能的影响[J].中华中医药学刊，2017，35(1)：205-208.

[14] 郭丛丛，姚金铭，孙洁，等.赤芍治疗糖尿病肾病的网络药理学研究[J].中华中医药学刊，2018，36

(10):2420-2423.
[15] 林忠伟,王卓,喻婵,等.赤芍总苷对高血压大鼠血管重构基质金属蛋白酶9、金属蛋白酶组织抑制因子1和血管壁氧化应激的干预作用[J].中国动脉硬化杂志,2018,26(8):774-778.
[16] 谌新兴,李艳,杜紫阳,等.赤芍总苷抗肿瘤作用机制的研究进展[J].内蒙古中医药,2017,36(18):125-126.
[17] 张荣臻,毛德文,李东发,等.大黄、赤芍及其复方拮抗肝衰竭研究进展[J].辽宁中医杂志,2013,40(2):355-356.
[18] 骆莹滨,吴建春,方志红,等.赤芍水提物对肺癌细胞的抑制效应研究[J].中国医药导报,2014,11(36):21-24.
[19] 刘相文,侯林,张成华,等.赤芍乙醇提取物和水提取物抗病毒研究[J].中国医药导报,2017,14(16):4-7.

墓头回

Mutouhui

PATRINIAE RADIX ET RHIZOMA

【处方用名】 墓头回。

【名称】 本品国内现代文献大多以墓头回为名称记载，故沿用此名。

【来源】 本品为败酱科植物糙叶败酱 *Patrinia scabra* Bunge或异叶败酱 *Patrinia heterophylla* Bunge的干燥根及根茎。主产于甘肃、四川等地。秋季采挖，除去残茎及泥土，干燥。药材以条长、肥实、色棕褐者为佳[1-3]。

【性状】糙叶败酱 呈不规则形的厚片。外表面灰褐色或黑褐色，粗糙，皱缩，栓皮剥落处棕黄色。切面纤维性，具放射状裂隙。体轻，质松。具特异臭气，味微苦。

异叶败酱 形如糙叶败酱。外表面黄褐色，有的具瘤状突起。质硬。见图1。

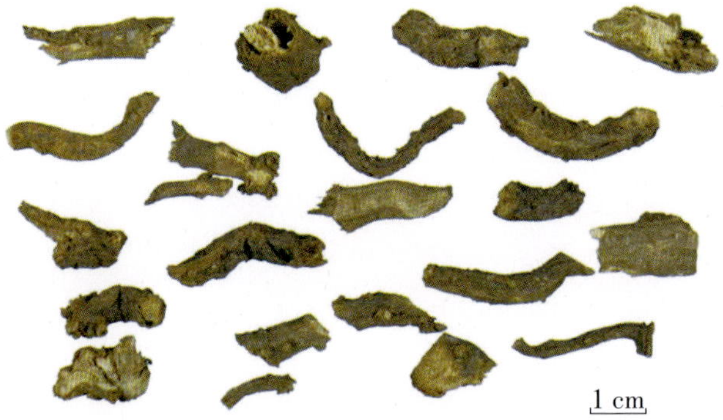

图1 墓头回饮片图

【鉴别】显微鉴别 根横切面：糙叶败酱木栓层数列至10余列细胞，长方形，浅棕色。栓内层为2～3列狭长方形细胞。皮层数列类圆形至椭圆形薄壁细胞。韧皮部狭窄。木质部环10余列细胞，纤维全部木化，导管较稀少，多位于内侧，单个散在或数个相聚，可见部分木质部6～9原型。中央为髓，薄壁细胞含草酸钙簇晶。见图2。

异叶败酱 韧皮部细胞呈压缩的颓废状。木质部7～8型。

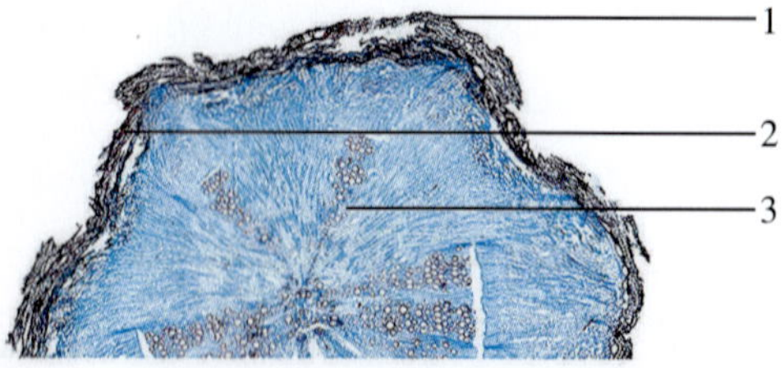

图2 墓头回根横切面显微图

1.木栓层 2.韧皮部 3.木射线

【检查】对10批墓头回样品的水分、总灰分、酸不溶性灰分进行测定。

水分 按中国药典通则0832第二法烘干法进行测定，根据实验结果，拟定墓头回中水分限度不得过10.0%。

总灰分 拟定总灰分限度不得过12.0%

酸不溶性灰分 拟定酸不溶性灰分限度不得过3.0%

【浸出物】照醇溶性浸出物测定法（中国药典通则2201）项下的热浸法测定，用乙醇作溶剂，对10批样品测定，根据测定结果，拟定浸出物限度不得少于11.0%。

【化学成分】本品含有以下主要化学成分。三萜类及苷类：迄今已在败酱属植物中发现了数十种三萜及其苷类成分。苷元的类型主要有五环三萜类的齐墩果酸皂苷元、常春藤皂苷元、乌苏酸皂苷元等，还有少数木栓烷型皂苷元、羊毛脂烷型皂苷元；糖基主要有木糖、鼠李糖、阿拉伯糖、葡萄糖等。环烯醚萜类：1-异戊酰氧基-13,8-二甲氧基-4-(3-甲基-丁酰氧甲基)-8-羟甲基-环戊醇-4,6-二烯［c］吡喃 patriscadoid Ⅰ[4]。挥发油类：糙叶败酱根及根茎含挥发油，其中鉴定出主要成分β-丁香烯a-律草烯、8-荜澄茄醇、β-芹子烯等26种。另报道分离鉴定出45个化合物，主要有反式-石竹烯、石竹烯氧化物、a-律草烯、a-松油醇等。异叶败酱根含挥发油0.63%，主要成分为异戊酸，还含有倍半萜烯类、倍半萜醇类和醛、酮、醇等含氧化合物及萜烯类[1]。

【药理作用】（1）抗氧化作用[5]。（2）抗肿瘤作用[6-7]。（3）抗炎作用[8]。（4）抗病毒作用[9]。

【炮制方法】【性味与归经】【功能与主治】【用法与用量】【处方应付】及**【贮藏】**参照有关文献[1, 2, 3]综合拟定。

参考文献

[1] 国家中医药管理局《中华本草》编委会.中华本草[M].上海:上海科学技术出版社,1999.

[2] 甘肃省卫生局.甘肃中草药手册(第二册)[M].兰州:甘肃人民出版社,1971:1037.

[3] 南京中医药大学.中药大辞典[M].2版.上海:上海科学技术出版社,2006.

[4] Eun J C, Liu Q H, Jin Q, et al.New Iridoid Esters from the Roots of Patrinia scabiosaefolia[J].Bulletin of the Korean Chemical Society, 2009, 30(6): 1407-1409.

[5] Li S, Li S K, Gan R Y, et al Antioxidant capacities and total phenolic contents of infusions from223 medicinal plants[J].Industrial Crops and Products, 2013, 51:289-298.

[6] 宋婷,孙晖,路娟,等.白花败酱草体外抗肿瘤活性部位筛选[J].时珍国医国药,2012,23(10):2410-2412.

[7] 仇凤梅,杨波,李娜,等.异叶败酱有效部位PHEB抗肿瘤作用研究[J].亚太传统医药,2011,7(7):5-6.

[8] EU J C, JI S S, YOUNG S N, et al.Anti-inflammatory effects of methanol extract of Patrinia scabiosaefolia in mice with ulcerative colitis[J].Journal of ethnopharmacology, 2011, 136(3):428-435.

[9] XU H X, WAN M, BOON N L, et al. Screening of Traditional Medicines for their Inhibitory Activity Against HIV-1 Protease[J].Phytotherapy Research, 1996, (10):207-210.

南沙参

Nanshashen

ADENOPHORAE RADIX

【处方用名】 蜜南沙参。

【名称】 文献和《中国药典》以南沙参为正名，故沿用此名。

【来源】 本品为桔梗科植物轮叶沙参*Adenophora tetraphylla*（Thunb.）Fisch或沙参*Adenophora stricta* Miq.的干燥根。主产于贵州、安徽、浙江、云南、四川等地。春、秋二季采挖，除去须根，洗后趁鲜刮去粗皮，洗净，干燥。

药材以条粗长、色黄白者为佳。[1-4]

【性状】 呈类圆形或不规则形的厚片。外表面黄色或棕黄色，凹陷处常有残留粗皮。切面棕黄色，有不规则裂隙。气微，味甜、微苦。见图1。

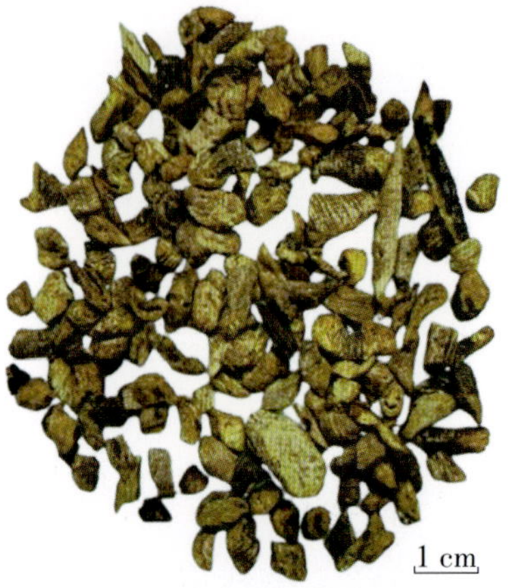

图1　蜜南沙参饮片图

【鉴别】（1）**显微鉴别**　本品粉末灰黄色。木栓石细胞类长方形、长条形、类椭圆形、类多边形，长18～155 μm，宽18～61 μm，有的垂周壁连珠状增厚。有节乳管常连接成网状。菊糖结晶扇形、类圆形或不规则形。见图2。

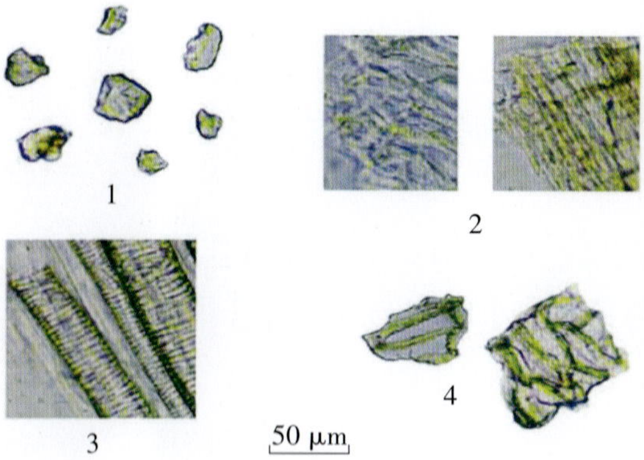

图2 南沙参粉末显微图

1.菊糖 2.乳汁管 3.导管 4.木栓石细胞

（2）**薄层色谱** 取本品粉末2 g，加二氯甲烷60 ml，超声处理30分钟，滤过，滤液蒸干，残渣加二氯甲烷1 ml使溶解，作为供试品溶液。另取南沙参对照药材2 g，同法制成对照药材溶液。再取蒲公英萜酮对照品，加二氯甲烷制成每1 ml含0.2 mg的溶液，作为对照品溶液。照薄层色谱法（中国药典通则0502）试验，吸取上述三种溶液各5 μl，分别点于同一硅胶G薄层板上，以正己烷-丙酮-甲酸（25∶1∶0.05）为展开剂，展开，取出，晾干，喷以2%香草醛硫酸溶液，在105 ℃加热至斑点显色清晰。供试品色谱中，在与对照药材色谱和对照品色谱相应的位置上，显相同颜色的斑点。见图3。

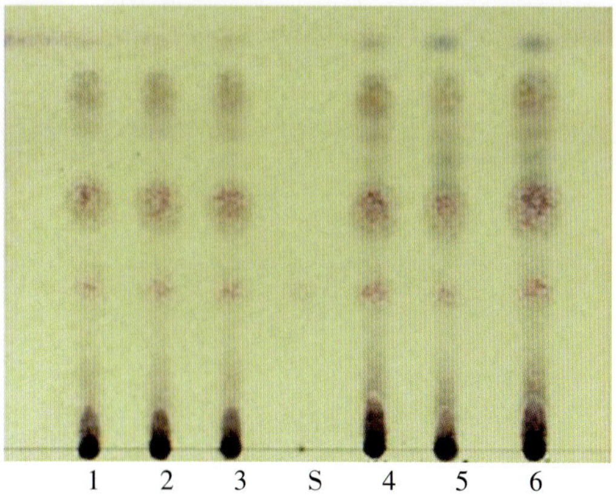

图3 南沙参薄层色谱图

S.蒲公英萜酮对照品 1～6 南沙参（不同批次样品）

【检查】水分 按中国药典通则0832第二法，对6批样品测定水分，根据测定结果，结合以往实验数据，拟定水分限度不超过15.0%。

总灰分 按中国药典通则2302，对6批样品测定，根据测定结果，结合以往实验数据，拟定总灰分限度不得过6.0%。

酸不溶性灰分 拟定酸不溶性灰分限度不得过2.0%。

【浸出物】 照醇溶性浸出物测定法（中国药典通则2201）项下的热浸法测定，用稀乙醇作溶剂，根据测定结果，结合以往实验数据，拟定浸出物限度不得少于30.0%。

【化学成分】 南沙参中的化学成分主要有β-谷甾醇，三萜类、胡萝卜甙、蒲公英萜酮、二十八烷酸、挥发油等[5-6]。

【药理作用】 有调节免疫、抗辐射、抗肿瘤等作用[7-9]。

【炮制方法】【性味与归经】【功能与主治】【用法与用量】【处方应付】【注意】 及 **【贮藏】** 参照文献[2, 10]综合拟定。

参考文献

[1] 中国科学院《中国植物志》编辑委员会.中国植物志[M].北京:科学出版社,2004.

[2] 国家药典委员会.中华人民共和国药典(2020年版·一部)[S].北京:中国医药科技出版社,2020:255-256.

[3] 查孝柱,王德群.南北沙参差异及使用建议[J].安徽中医药大学学报,2020,39(4):82-85.

[4] 吕蓉,韦翡翡,何微微,等.南沙参的本草考证与研究新进展[J].中兽医医药杂志,2020,39(1):28-31.

[5] 马莹慧,刘雪,王艺璇,等.南沙参主要化学成分及药理活性研究进展[J].吉林医药学院学报,2019,40(5):357-359.

[6] 满茹.识别真伪南沙参[J].开卷有益—求医问药,2018(6):45.

[7] 周坤,江汉美,许家琦,等.基于主成分分析与聚类分析比较研究南沙参挥发性成分[J].天然产物研究与开发,2018,30(9):1543-1547.

[8] 江佩芬,高增平.南沙参化学成分的研究[J].中国中药杂志,1990,15(8):38-39.

[9] 魏巍,吴疆,郭章华.南沙参的化学成分和药理作用研究进展[J].药物评价研究,2011,34(4):298-300.

[10] 甘肃省食品药品监督管理局.甘肃省中药炮制规范(2009年版)[S].兰州:甘肃文化出版社,2009:78.

牛蒡根

Niubanggen

ARCTII RADIX

【处方用名】 牛蒡根。

【名称】 沿用传统名称。

【来源】 本品为菊科植物牛蒡 *Arctium lappa* L.的干燥根。主产于甘肃等地。秋季采挖，洗净，晒干；或趁鲜加工成厚片。

药材以肥厚、色黄褐、味甜者为佳。[1]

【性状】 呈圆形的厚片。外表面灰黄色至黄褐色，具纵向沟纹和横向突起的皮孔。切面黄白色。质坚韧，肉质。气微，味甜。见图1。

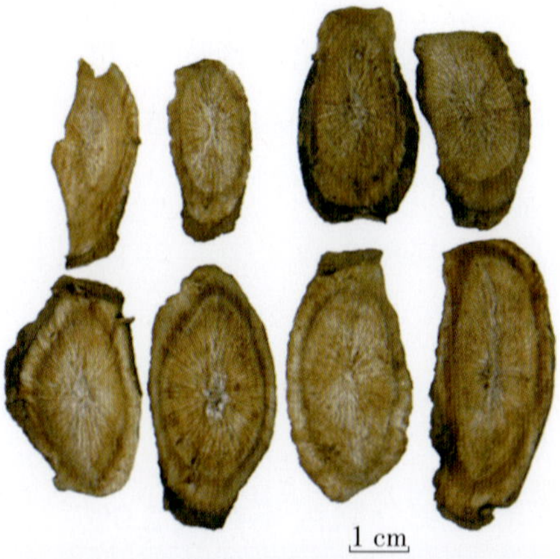

图1　牛蒡根饮片图

【鉴别】（1）**显微鉴别**　横切面：木栓层数列细胞。皮层宽广。韧皮部较窄。形成层环状。木质部宽广，导管略呈三角状排列，向内渐少；木射线由 9～17列薄壁细胞组成。见图2。

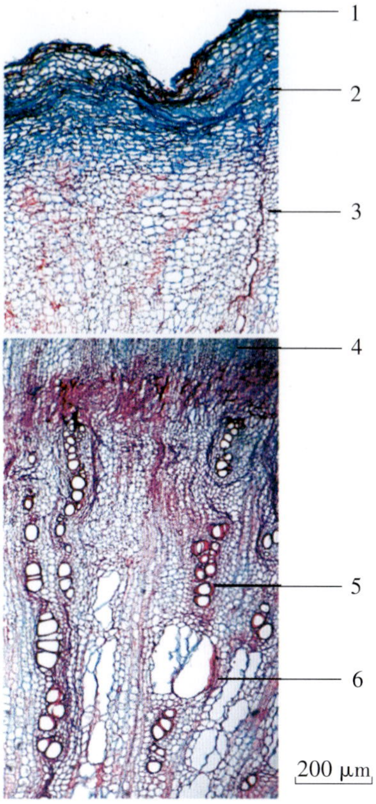

图2　牛蒡根横切面显微图

1. 木栓层　2. 皮层　3. 韧皮部　4. 形成层　5. 木质部　6. 木射线

（2）**薄层色谱** 取本品粉末0.5 g，加80%甲醇15 ml，超声处理30分钟，滤过，滤液蒸干，残渣加甲醇1 ml使溶解，作为供试品溶液。另取牛蒡根对照药材0.5 g，同法制成对照药材溶液。照薄层色谱法（中国药典通则0502）试验，吸取上述两种溶液各5 μl，分别点于同一聚酰胺薄膜上，以甲醇-冰醋酸-水（4:1:5）为展开剂，展开，取出，晾干，喷以2%三氯化铝乙醇溶液，置紫外光灯（365 nm）下检视。供试品色谱中，在与对照药材色谱相应的位置上，显相同颜色的荧光斑点。

【检查】水分 按中国药典通则0832第二法，对10批样品进行测定，根据测定结果，拟定水分限度不得过10.0%。

总灰分 按中国药典通则2302，对10批样品进行测定，根据测定结果，拟定总灰分限度不得过7.0%。

酸不溶性灰分 拟定酸不溶性灰分限度不得过2.0%。

【浸出物】照水溶性浸出物测定法（中国药典通则2201）项下的热浸法测定，对10批样品进行测定，根据测定结果，拟定浸出物限度不得少于28.0%。

【炮制方法】【性味与归经】【功能与主治】【用法与用量】【处方应付】【注意】及**【贮藏】**参照文献[2]综合拟定。

参考文献

[1] 甘肃省食品药品监督管理局.甘肃省中药炮制规范(2009年版)[S].兰州:甘肃文化出版社,2009:22-23.

[2] 国家中医药管理局《中华本草》编委会.中华本草[M].上海:上海科学技术出版社,1999.

牛尾独活

Niuweiduhuo

HERACLEI RADIX

【处方用名】牛尾独活。

【名称】沿用本省习用名称[1]。

【来源】本品为伞形科植物短毛独活 *Heracleum moellendorffii* Hance或牛尾独活 *Heracleum hemsleyanium* Diels的干燥根。主产于甘肃、四川等地。初春苗刚发芽或秋末茎叶枯萎时采挖，除去须根及泥沙，晒干。

药材以质坚实、油性足、香气浓者为佳。[1, 2]

【性状】短毛独活 本品呈圆形或类圆形的厚片。外表面棕褐色。切面可见多数黄棕色或棕色油点，中心灰黄至黄棕色，具棕色环纹，周边灰褐色至棕褐色。具特异香气，味苦、辛，微有麻舌感。

牛尾独活 切面黄白色，多裂隙，油点众多，橙黄色。气微香，味稍甜而辛辣。

【鉴别】显微鉴别 横切面 短毛独活 木栓层4～8列细胞。皮层油室稀少，长椭圆形，周围分泌细胞5～8个。韧皮部约占根的2/3；散在数列径油室，周围分泌细胞7～12个，内含黄色油滴。形成层成环。木质部略偏心形，木射线由2～6列细胞组成。导管放射状排列；木纤维群由数个纤维组成，壁较厚，胞腔小。

牛尾独活 皮层油室7～9个，周围分泌细胞6～10个。韧皮部约占根的1/2。木质部微偏心形，木射线宽1～2列细胞；导管多单个散在或2～3个相聚；木纤维发达。薄壁细胞中含淀粉粒。见图1。

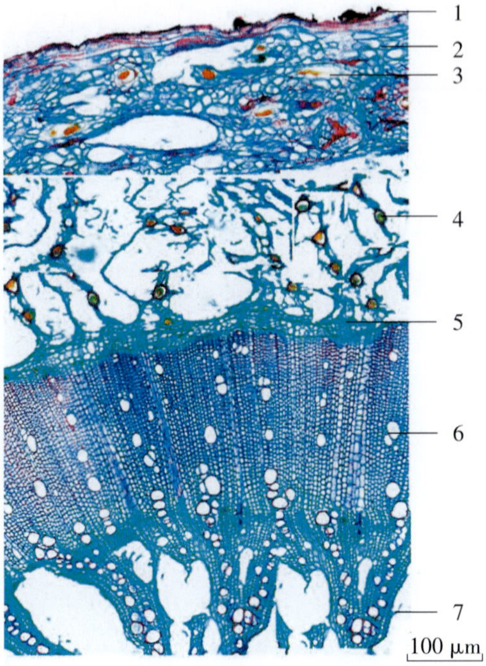

图1 牛尾独活根横切面显微图

1.木栓层 2.皮层 3.皮层油室 4.韧皮部油室 5.形成层 6.木质部 7.木射线

【检查】总灰分 按中国药典通则2302，对10批样品进行测定，结果见下表。根据测定结果，拟定牛尾独活总灰分限度不得过9.0%。

表 10批牛尾独活总灰分测定结果（%）

样品	1	2	3	4	5	6	7	8	9	10
总灰分	8.9	8.1	7.9	6.7	5.3	7.8	81	7.6	7.8	8.6

【炮制方法】【性味与归经】【功能与主治】【用法与用量】【处方应付】及**【贮藏】**参照文献[3、4]综合拟定。

参考文献

[1] 甘肃省食品药品监督管理局.甘肃省中药炮制规范(2009年版)[S].兰州:甘肃文化出版社,2009:21-22.

[2] 宋平顺,朱俊儒,马潇,等.甘肃产独活类中药的本草学研究[J].中医药学报,2004,32(4):24-25.

[3] 甘肃省卫生局.甘肃中草药手册(第一册)[M].兰州:甘肃人民出版社,1970:316.

[4] 宋平顺,张伯崇,宋玉成,等.甘肃省中药材复杂品种及质量的调查研究(Ⅰ)—地区习用品种的调查[J].中国中药杂志,1996,21(12):717-720.

泡沙参

Paoshashen

ADENOPHORAE RADIX

【处方用名】泡沙参、蜜泡沙参。

【名称】"泡参"始载于光绪《文县新志》。甘肃医药部门长期以泡沙参为名收购使用，部分地方尚称泡参购销，本标准以泡沙参为正名，以示与《中国药典》2020年版一部收载沙参区别[1]。

【来源】本品为桔梗科植物泡沙参 *Adenophora potaninii* Korsh.或无柄沙参 *Adenophora stricta* Mia.subsp. *sessilifolia* Hang.的干燥根。主产于甘肃等地。春、秋二季采挖，除去须根，洗净泥土，干燥。

药材以质松泡、断面色黄白者为佳。[2-5]

【性状】泡沙参　呈圆形的厚片。外表面灰黄色至黄棕色，部分有横向环纹或有稀疏的纵沟纹，粗糙，外皮易脱落。切面黄白色，多裂隙。体轻，质松泡。气微，味微甜、微苦。

蜜泡沙参　形如泡沙参。切面焦黄色。味甜。

【鉴别】薄层色谱　取本品粉末2 g，加二氯甲烷60 ml，超声处理30分钟，滤过，滤液蒸干，残渣加二氯甲烷1 ml使溶解，作为供试品溶液。另取泡沙参对照药材2 g，同法制成对照药材溶液。照薄层色谱法（中国药典通则0502）试验，吸取上述两种溶液各5 μl，分别点于同一硅胶G薄层板上，以正己烷-丙酮-甲酸（25:1:0.05）为展开剂，展开，取出，晾干，喷以2%香草醛硫酸溶液，在105 ℃加热至斑点显色清晰。供试品色谱中，在与对照药材色谱相应的位置上，显相同颜色的斑点。见图1。

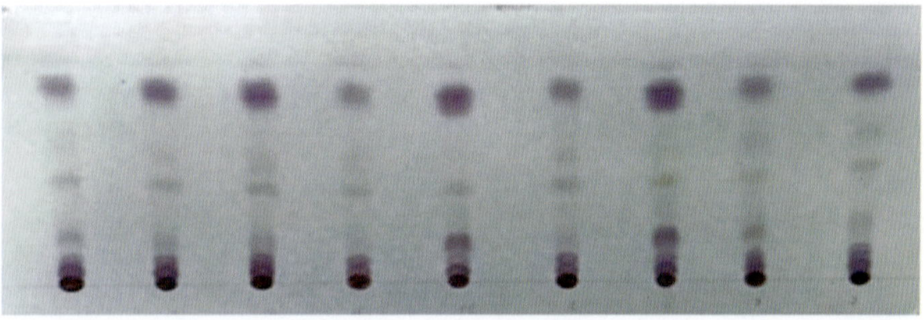

1 2 3 4 S 5 6 7 8

图1 泡沙参薄层色谱图

S.泡沙参对照药材 1～8 泡沙参（不同批次样品）

【检查】总灰分 按中国药典通则2302对样品进行测定，根据测定结果，拟定泡沙参总灰分限度不得过7.0%。

酸不溶性灰分 拟定酸不溶性灰分限度不得过1.5%。

【浸出物】照醇溶性浸出物测定法（中国药典通则2201）项下的热浸法测定，以稀乙醇为溶剂，对10批泡沙参样品进行测定，根据测定结果，拟定浸出物限度不得少于25.0%。

【炮制方法】【性味与归经】【功能与主治】【用法与用量】【处方应付】【注意】及**【贮藏】**参照文献[1、2、6]综合拟定。

参考文献

[1] 甘肃省食品药品监督管理局.甘肃省中药炮制规范(2009年版)[S].兰州:甘肃文化出版社,2009:78.

[2] 屠鹏飞.中药沙参类商品药材调查[J].中国中药杂志,1994,19(11):646-647.

[3] 甘肃省卫生局.甘肃中草药手册(第二册)[M].兰州:甘肃人民出版社,1971:967.

[4] 周印锁,丁义兰.甘肃省中药南沙参资源调查[J].中国中药杂志,1994,19(1):61-62.

[5] 宋平顺,张伯崇,宋玉成,等.甘肃省中药材复杂品种及质量的调查研究(Ⅰ)—地区习用品种的调查[J].中国中药杂志,1996,21(12):717-720.

[6] 国家药典委员会.中华人民共和国药典(2020年版·一部)[S].北京:中国医药科技出版社,2020:244.

秦 艽

Qinjiao

GENTIANAE MACROPHYLLAE RADIX

【处方用名】酒秦艽[1]。

【名称】文献和《中国药典》以秦艽为正名，故沿用此名[2]。

【来源】本品为龙胆科植物秦艽 *Gentiana macrophylla* Pall.、粗茎秦艽 *Gentiana crassi-*

caulis Duthie ex Burk.、麻花秦艽 *Gentiana straminea* Maxim. 或小秦艽 *Gentiana dahurica* Fisch. 的干燥根。前三种按形状不同分别习称“秦艽”和“麻花艽”，后一种习称“小秦艽”。主产于甘肃、青海等地。春、秋二季采挖，除去泥沙，秦艽和麻花艽晒软，堆置“发汗”至表面红黄色或灰黄色时，摊开晒干，或不经“发汗”直接晒干；小秦艽趁鲜搓去黑皮，晒干。

药材以粗大、质坚实、色棕黄、气味浓厚者为佳。

【性状】呈类圆形的厚片或圆柱形的段。外表面黄棕色至棕褐色，可见扭曲的纵皱纹或网状沟槽。切面皮部黄色至棕黄色，木部黄色。质硬而脆。气特异，具酒香气，味苦、微涩。见图1。

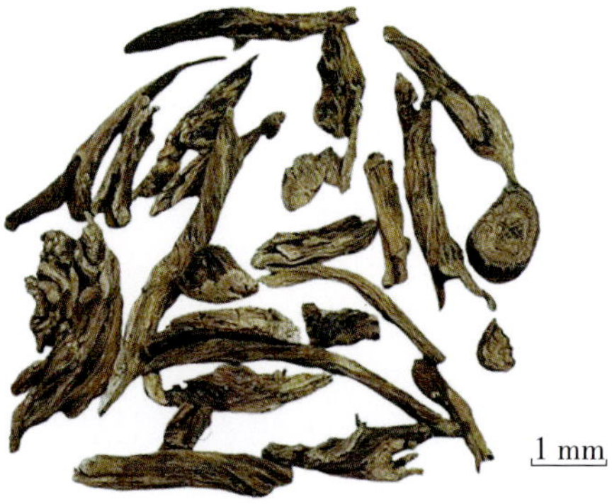

图1　酒秦艽饮片图

【鉴别】（1）**薄层色谱**　取本品粉末0.5 g，加甲醇10 ml，超声处理15分钟，滤过，滤液作为供试品溶液。另取龙胆苦苷对照品，加甲醇制成每1 ml含1 mg的溶液，作为对照品溶液。照薄层色谱法（中国药典通则0502）试验，吸取供试品溶液5 μl、对照品溶液1 μl，分别点于同一硅胶GF_{254}薄层板上，以乙酸乙酯-甲醇-水（10∶2∶1）为展开剂，展开，取出，晾干，置紫外光灯（254 nm）下检视。供试品色谱，在与对照品色谱相应的位置上，显相同颜色的荧光斑点。见图2。

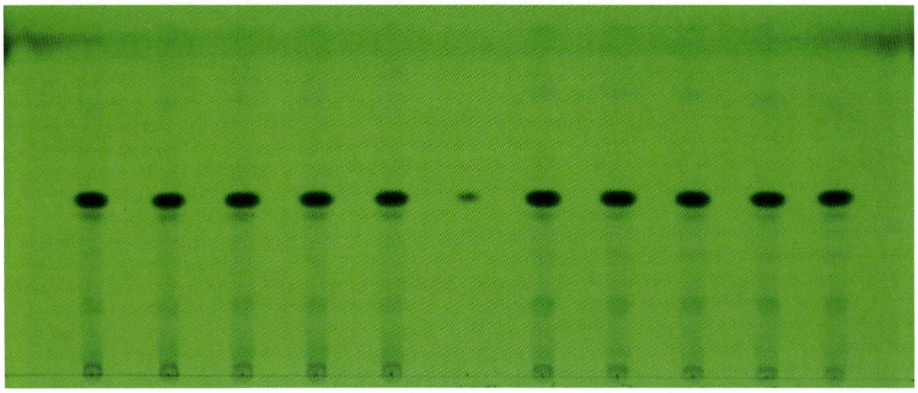

1　2　3　4　5　S　6　7　8　9　10

图2　酒秦艽薄层色谱图

S. 龙胆苦苷对照品　1～10 酒秦艽（不同批次样品）

（2）**薄层色谱** 取栎瘿酸对照品，加三氯甲烷制成每1 ml含0.5 mg的溶液，作为对照品溶液。照薄层色谱法（中国药典通则0502）试验，吸取〔鉴别〕（1）项下的供试品溶液5 μl和上述对照品溶液1 μl，分别点于同一硅胶G薄层板上，以三氯甲烷-甲醇-甲酸（50∶1∶0.5）为展开剂，展开，取出，晾干，喷以10%硫酸乙醇溶液，在105 ℃加热至斑点显色清晰。供试品色谱中，在与对照品色谱相应的位置上，显相同颜色的斑点。见图3。

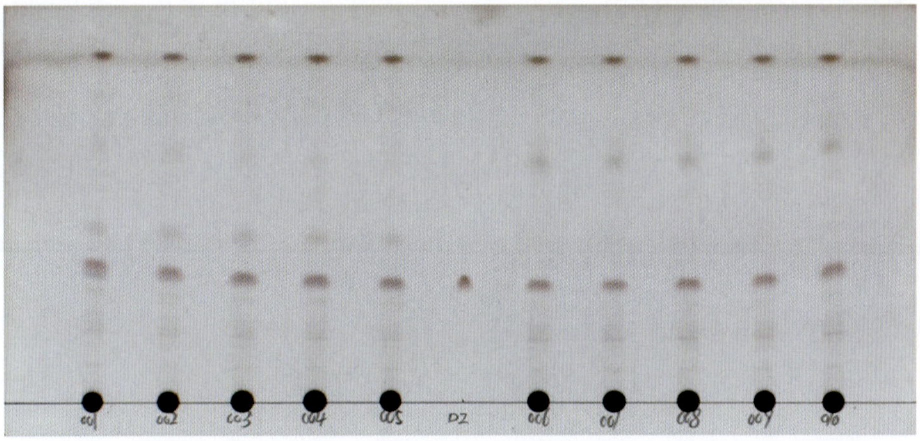

图3 酒秦艽薄层色谱图

S.栎瘿酸对照品 1～10 酒秦艽（不同批次样品）

【检查】水分 按中国药典通则0832第二法，对9批样品测定水分，根据测定结果，结合以往实验数据，拟定酒秦艽水分限度为不得过9.0%。

总灰分 按中国药典通则2302，对10批样品测定，根据测定结果，结合以往实验数据，拟定酒秦艽总灰分限度为不得过8.0%。

酸不溶性灰分 按中国药典通则2302，对10批样品测定，根据测定结果，结合以往实验数据，拟定酒秦艽酸不溶性灰分限度为不得过3.0%。

【浸出物】 照醇溶性浸出物测定法（中国药典通则2201）项下的热浸法测定，用乙醇作溶剂，根据测定结果，结合以往实验数据，拟定酒秦艽浸出物限度不得少于20.0%。

【含量测定】 照高效液相色谱法（中国药典通则0512）测定。

色谱条件条件与系统适用性试验 以十八烷基硅烷键合硅胶为填充剂；以乙腈-0.1%醋酸溶液（9∶91）为流动相；检测波长为254 nm。理论板数按龙胆苦苷峰计算应不低于3000。

对照品溶液的制备 取龙胆苦苷、马钱苷酸对照品适量，精密称定，加甲醇制成每1 ml含龙胆苦苷0.5 mg、马钱苷酸0.3 mg的溶液，即得。

供试品溶液的制备 取本品粉末（过三号筛）约0.5 g，精密称定，置具塞锥形瓶中，精密加入甲醇20 ml，密塞，称定重量，超声处理（功率500 W，频率40 kHz）30分钟，放冷，再称定重量，用甲醇补足减失的重量，摇匀，滤过，取续滤液，即得。

测定法 分别精密吸取对照品溶液与供试品溶液各10 μl，注入液相色谱仪，测定，即得。

对10批样品进行测定，根据测定结果，结合以往实验数据，拟定酒秦艽按干燥品计算，含龙胆苦苷（$C_{16}H_{20}O_9$）和马钱苷酸（$C_{16}H_{24}O_{10}$）的总量不得少于2.5%。

【化学成分】本品含秦艽碱甲、乙、丙，龙胆苦苷，当药苦苷，褐煤酸，褐煤酸甲酯，栎瘿酸，α-香树脂醇，β-谷甾醇等[3-4]。

【药理作用】秦艽对中枢神经系统有影响，具有镇静、镇痛作用，大剂量有兴奋中枢作用[5]；同时可以降压、减慢心率；秦艽抑制毛细血管通透性的增加，兴奋下丘脑-垂体，促进肾上腺皮质激素分泌，对过敏性休克有保护作用；对病毒、细菌、真菌皆有一定的抑制作用；秦艽还有一定的升高血糖、抑杀疟原虫、促进胃液及盐酸的分泌、利尿、退热、拮抗组织胺和乙酰胆碱对肠管的收缩作用[6]。

【炮制方法】【性味与归经】【功能与主治】【用法与用量】【处方应付】【注意】及**【贮藏】**参照文献[2]综合拟定。

参考文献

[1] 甘肃省食品药品监督管理局.甘肃省中药炮制规范(2009年版)[S].兰州:甘肃文化出版社,2009:89.

[2] 国家药典委员会.中华人民共和国药典(2020年版·一部)[S].北京:中国医药科技出版社,2020:282.

[3] 杨飞霞,王玉,夏鹏飞,等.秦艽化学成分和药理作用研究进展及质量标志物(Q-marker)的预测分析[J].中草药,2020,51(10):2718-2731.

[4] 李源,高元平,罗昊,等.粗茎秦艽醇提物体内外经皮渗透性研究[J].中草药,2019,50(12):2856-2861.

[5] 聂安政,林志健,王雨,等.秦艽化学成分及药理作用研究进展[J].中草药,2017,48(03):597-608.

[6] HUANG R,HU W Y, HOU S B,et al.The chemical constituents of Gentiana macrophylla pall.under acidic condition using gentiopicroside-rich secoiridoids extract[J].Phytochemistry Letters,2020,39.

人 参 须

Renshenxu

GINSENG FIBRILIUM

【处方用名】 人参须、白参须、红参须。

【名称】《中药大辞典》称人参须，现代商品常用之，故本标准沿用此名称。

【来源】 本品为五加科植物人参 *Panax ginseng* C.A.Mey.的干燥支根及须根。主产于吉林、辽宁、黑龙江等地。秋季采挖加工人参时，掰下支根或须根，洗净，晒干或烘干，称白参须；蒸制后干燥，称红参须。

药材以气香、质硬脆者为佳。[1, 2]

【性状】白参须 呈圆柱形的段。外表面淡黄白色，上端有横纹及槽纹，有细纵纹，须根上偶有珍珠点。切面白色。质坚而脆。气微香，味微苦、微甘。

红参须 形如白参须。外表面黄棕色至红棕色，微透明，角质状。切面黄棕色。见图1。

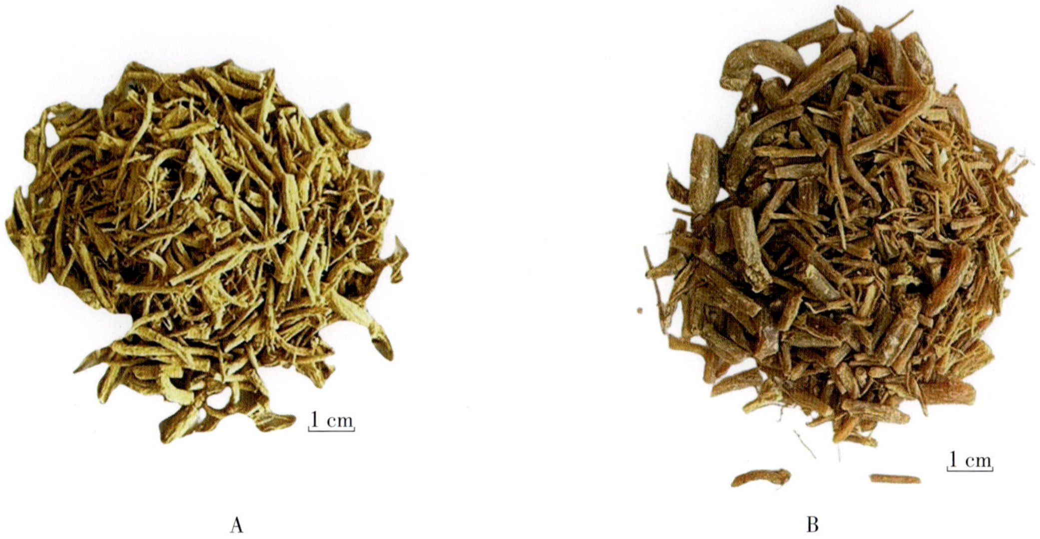

图1 人参须饮片图

A.白参须 B.红参须

【鉴别】（1）**显微鉴别 白参须** 粉末淡黄白色。树脂道碎片易见，含黄色块状分泌物。草酸钙簇晶较小，棱角锐尖。木栓细胞类方形或多角形，壁薄，细波状弯曲。网纹导管及梯纹导管多见。淀粉粒甚多，单粒类球形，脐点点状、裂隙状或三叉状；复粒由2～6分粒组成。见图2。

红参须 粉末淡黄棕色。淀粉粒糊化，轮廓模糊。见图3。

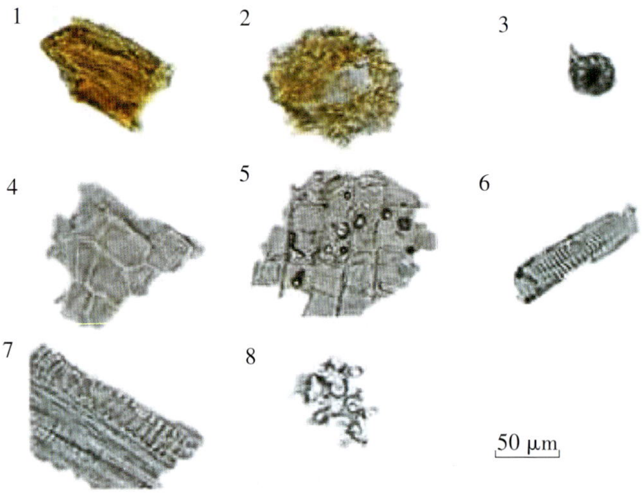

图2　白参须粉末显微图

1.树脂道　2.树脂道碎片　3.草酸钙族晶
4，5.木栓细胞　6，7.导管　8.淀粉粒

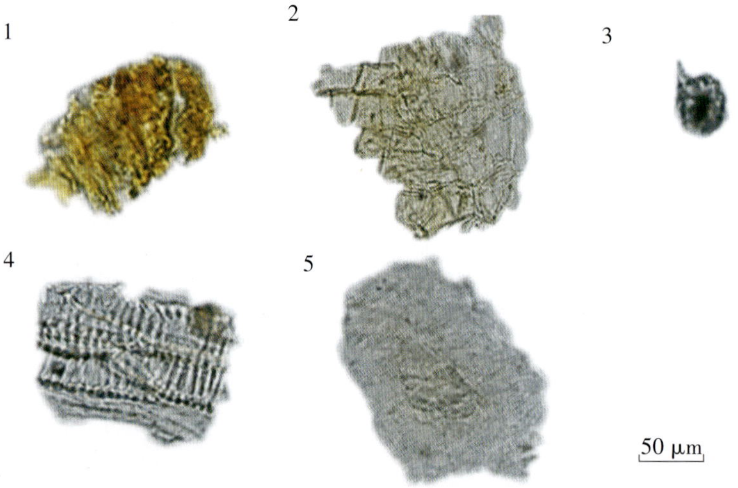

图3　红参须粉末显微图

1.树脂道碎片　2.木栓细胞　3.草酸钙簇晶　4.导管　5.淀粉粒糊化

（2）**薄层色谱**　取本品粉末1 g，加三氯甲烷40 m1，加热回流1小时，弃去三氯甲烷液，药渣挥干溶剂，加水1 ml，搅拌湿润，加水饱和的正丁醇10 m1，超声处理30分钟，吸取上清液加3倍量氨试液，摇匀，放置分层，取上清液蒸干，残渣加甲醇1 ml使溶解，作为供试品溶液。另取人参皂苷Rg_1、人参皂苷Re、人参皂苷Rb_1和人参皂苷Rf对照品，加甲醇制成每1 ml各含0.5 mg的混合溶液，作为对照品溶液。照薄层色谱法（中国药典通则0502）试验，吸取上述两种溶液各4～8 μl，分别点于同一硅胶G薄层板上，以三氯甲烷-正丁醇-甲醇-水（8:8:6:5）（用甲酸调节pH值至5.0）的下层溶液为展开剂，展开，取出，晾干，喷以10%硫酸乙醇溶液，在105 ℃加热至斑点显色清晰，分别置日光及紫外光灯（365 nm）下检视。供试品色谱中，在与对照品色谱相应位置上，

显相同颜色的斑点或荧光斑点。见图4，图5。

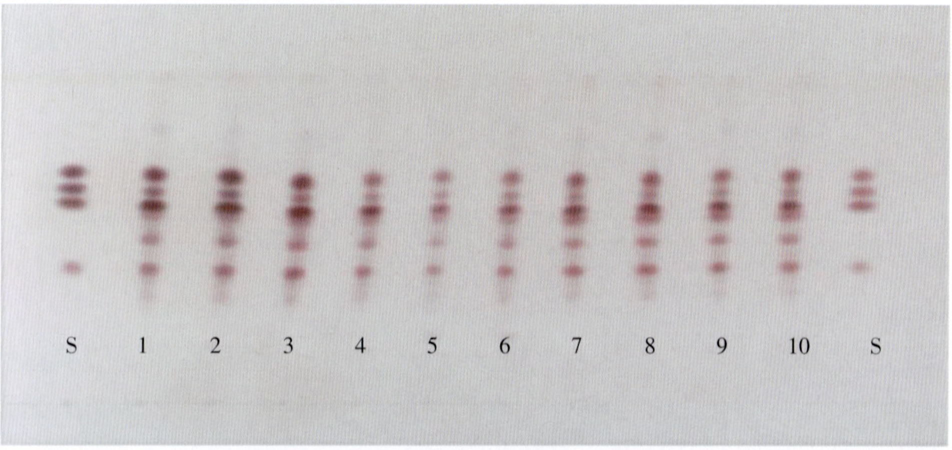

图4　人参须薄层色谱图（日光下）

S.混合对照品　1～10.人参须（不同批次样品）

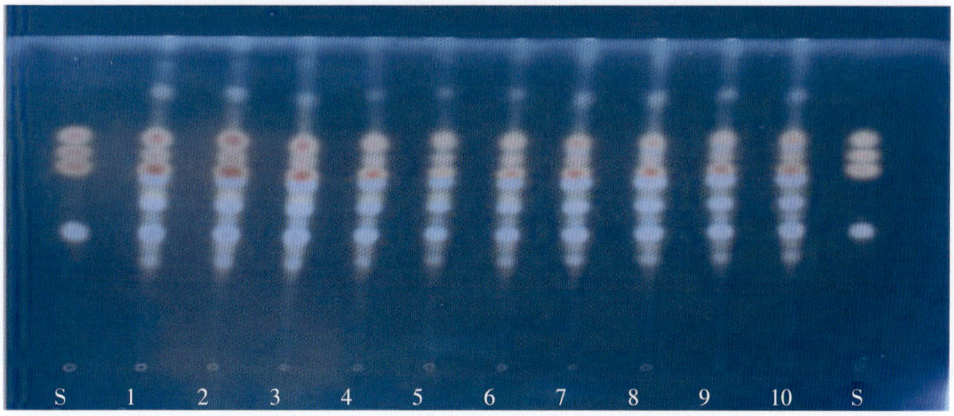

图5　人参须薄层色谱图（紫外365 nm）

S.混合对照品　1～10.人参须（不同批次样品）

【检查】杂质　按中国药典通则2301进行检查，根据测定结果，拟定杂质限度不得过5.0%。

水分　按中国药典通则0832第二法进行检查，根据测定结果，拟定水分限度不得过12.0%。

总灰分　按中国药典通则2302进行检查，根据测定结果，拟定总灰分限度不得过8.0%。

酸不溶性灰分　按中国药典通则2302进行检查，拟定酸不溶性灰分限度不得过3.0%。

【含量测定】根据人参须含有皂苷类成分，建立测定人参皂苷Rb_1（$C_{54}H_{92}O_{23}$）含量的高效液相色谱法（中国药典通则0512）方法。

色谱条件与系统适用性试验　以十八烷基硅烷键合硅胶为填充剂；以水为流动相A，以乙腈为流动相B，按下表中的规定进行梯度洗脱；检测波长为203 nm。理论板数按人参皂苷Rb_1峰计算应不低于5000。

时间(分钟)	流动相A(%)	流动相B(%)
0～40	72→70	28→30
40～70	70	30

对照品溶液的制备 取人参皂苷Rb_1对照品适量，精密称定，加甲醇制成每1 ml含0.4 mg的溶液，即得。

供试品溶液的制备 取本品粉末（过四号筛）约1 g，精密称定，置具塞锥形瓶中，精密加入甲醇25 ml，密塞，称定重量，超声处理（功率600 W，频率40 kHz）1小时，放冷，再称定重量，用甲醇补足减失的重量，摇匀，滤过，取续滤液，即得。

测定法 分别精密吸取对照品溶液与供试品溶液各10 μl，注入液相色谱仪，测定，即得。

人参皂苷Rb_1的方法学验证表明，线性回归方程为：C=0.0004A−18.741（r=0.9991）。

人参皂苷Rb_1在54.404 μg～777.2 μg范围内呈良好的线性关系；精密度试验中RSD为0.29%；稳定性试验中RSD为1.06%，结果在24小时内基本稳定；平均回收率为100.30%，RSD为2.47%。

根据对20批样品的测定结果，人参皂苷Rb_1含量在0.4612%～1.0598%，拟定人参须按干燥品计算，含人参皂苷Rb_1（$C_{54}H_{92}O_{23}$）不得少于0.30%。

【化学成分】 人参须含总皂苷8.3%～13.6%，挥发油约0.06%，以及糖类、多种氨基酸和微量元素。总皂苷是多种皂苷的混合物，分别为人参皂苷Ro、Ra、Rb_1、Rb_2、Rc、Rd、Re、Rf、Rg_1、Rg_2、Rg_3、Rh等。挥发油中主要成分为β-榄香烯、人参炔醇等。糖类主要有葡萄糖、果糖、蔗糖、麦芽糖、三聚糖等。脂肪酸有软酯酸、硬酯酸、亚麻仁油酸等，β-谷甾醇、胆碱、维生素B、B_2、C等。微量元素有铁、锌、铜、钼、镉、铅、镁、钙、锶、铬、硒、硅、氟、镓等[4, 6]。

【药理作用】 关于人参须的功效，现代部分文献记载与人参相同。本草中论述人参须的功效[6]，清朝吴仪洛的《本草从新》谓："参须，其性与参条同，而力尤薄。要知参须、参条，不过得参之余气，危险之证，断难倚仗。"清朝张山雷的《本草正义》谓："参须为参之余体，力量薄弱。惟生津止渴，微有养液之用耳。惟潜阳降火，尤为相益。"清《本经逢原》谓："参须，治胃虚呕逆，咳嗽失血等证，亦能获效。"现代药理研究表明人参须具有抗肿瘤、调节老年人免疫功能、治疗慢性咽炎等临床疗效[5, 6]。

【炮制方法】【性味与归经】【功能与主治】【用法与用量】【处方应付】【注意】 及 **【贮藏】** 参考文献[3-6]综合拟定。

参考文献

[1] 谢宗万.中药材品种论述(上册)[M].上海:上海科学技术出版社,1993:55.

[2] 李向高.提高人参加工炮制质量的探讨[J].中成药研究,1982,9:18-21.

[3] 甘肃省食品药品监督管理局.甘肃省中药炮制规范(2009年版)[S].兰州:甘肃文化出版社,2009:12.

[4] 朱圣和.中国药材商品学[M].北京:人民卫生出版社,1989:92.

[5] 国家药典委员会.中华人民共和国药典(2020年版·一部)[S].北京:中国医药科技出版社,2020:8.

[6] 国家中医药管理局《中华本草》编委会.中华本草[M].上海:上海科学技术出版社,1999.

瑞香狼毒

Ruixianglangdu

STELLERAE RADIX

【处方用名】 瑞香狼毒、醋瑞香狼毒。

【名称】 甘肃民间及商品习称狼毒[1]，今以瑞香狼毒为正名，与大戟科狼毒等相区别。

【来源】 本品为瑞香科植物狼毒 *Stellera chamaejasme* L.的干燥根。主产于甘肃、陕西、青海、宁夏等地。春、秋二季采挖，除去杂质及泥土，晒干。

药材以条粗、质松而韧者为佳。[2, 3]

【性状】瑞香狼毒 呈类圆形的厚片。外表面紫棕色或棕褐色。切面皮部类白色或微黄色，木部浅黄色。质韧，具纤维性。气微，味微甘而麻舌。

醋瑞香狼毒 形如瑞香狼毒。切面黄色。具醋香气。见图1。

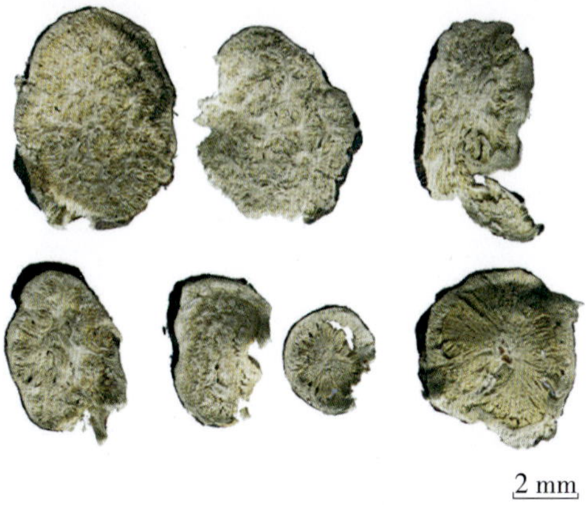

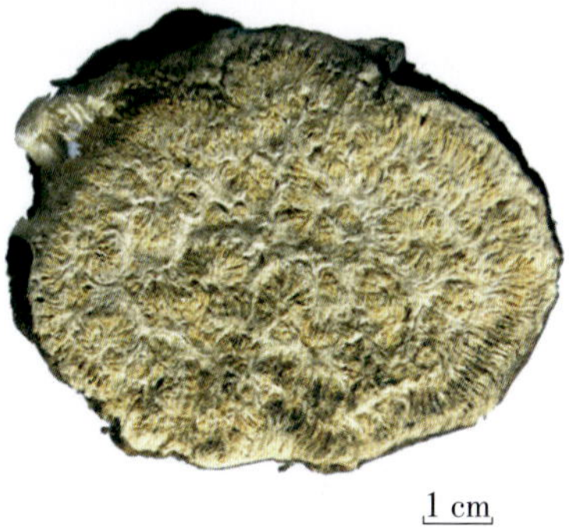

图1 瑞香狼毒饮片图

【鉴别】（1）**显微鉴别** 横切面：木栓层由数列木栓细胞组成。皮层窄，外侧有少量纤维群。韧皮部宽广，射线2～3列细胞，略弯曲；纤维成束散在。形成层环状。木质部环状，内侧有1～2环异型维管束，偶见放射束状。薄壁细胞含淀粉粒。见图2。

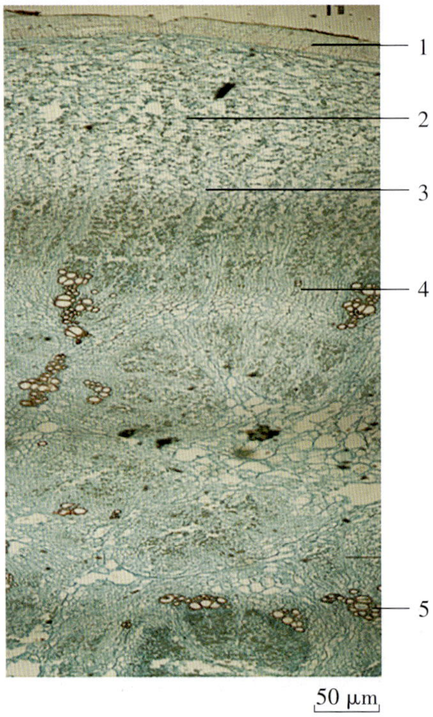

图2 瑞香狼毒根横切面显微图

1.木栓层 2.皮层 3.韧皮部 4.木质部 5.髓部（异型维管束）

（2）**薄层色谱** 取本品粉末1g，加乙醇25 ml，超声处理30分钟，滤过，滤液蒸干，残渣加乙醇2 ml使溶解，作为供试品溶液。另取瑞香狼毒对照药材1 g，同法制成对照药材溶液。照薄层色谱法（中国药典通则0502）试验，吸取上述两种溶液各5～10 μl，分别点于同一硅胶G薄层板上，以石油醚（30～60 ℃）-乙酸乙酯-丙酮（6:2:1）为展开剂，展开，取出，晾干，置紫外光灯（365 nm）下检视。供试品色谱中，在与对照药材色谱相应的位置上，显相同颜色的荧光斑点。见图3。

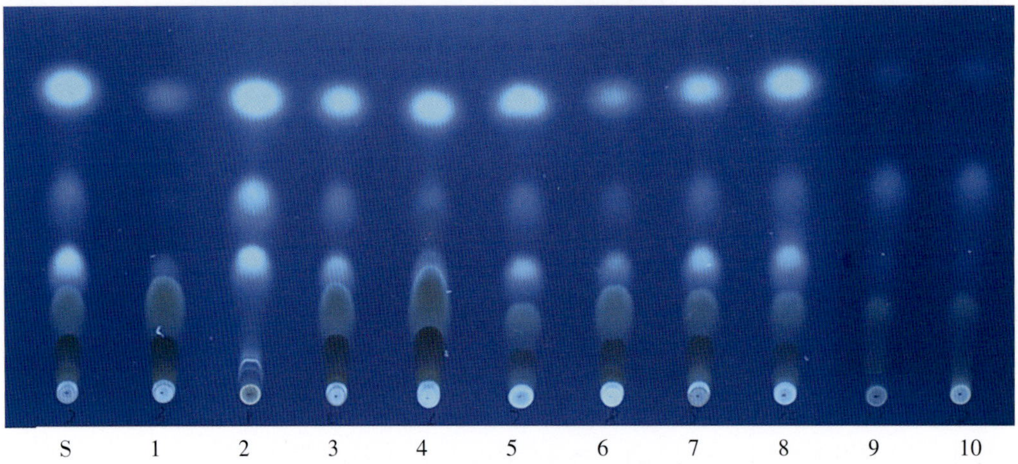

图3 瑞香狼毒薄层色谱图

S.瑞香狼毒对照药材 1～10.瑞香狼毒（不同批次样品）

【检查】水分　按中国药典通则0832第二法[4]，对10批样品进行测定，根据测定结果，拟定水分限度不得过12.0%。

总灰分　按中国药典通则2302，对10批样品进行测定，根据测定结果，拟定总灰分限度不得过7.0%。

酸不溶性灰分　按中国药典通则2302，对10批样品进行测定，根据测定结果，拟定酸不溶性灰分限度不得过3.0%。

【浸出物】照醇溶性浸出物测定法（中国药典通则2201）项下的热浸法测定，用乙醇作溶剂，根据中国药典通则2201，拟定浸出物限度不得少于16.0%。

【化学成份】瑞香狼毒含有香豆素类、黄酮类、二萜类和木脂素类等成分。香豆素类是瑞香科植物的特征性成分，分离出牛防风素（又名6-甲氧基白芷素）、异佛手柑内酯、虎耳草素、异虎耳草素、伞形花内酯和瑞香内酯、东莨菪素、香豆素糖苷，伞形花内酯、7-羟基香豆素、7,8-二羟基香豆素、新瑞香素、西瑞香素、异西瑞香素B、黄酮类分离出狼毒素、7－甲氧基狼毒素等、瑞香狼毒根具有27种挥发性成分。[5-7]

【药理作用】瑞香狼毒具有广泛的生理活性[8、9]。(1) 抗菌抗病毒作用：从根中提取的狼毒苷（原称川狼毒素）为抗菌成分；新狼毒素B和狼毒色原酮具有光谱性杀植物源性病菌的作用。(2) 镇痛作用：本品煎剂灌服0.6 g/kg，可提高小鼠痛阈20%～50%。(3) 抗肿瘤作用：本品醇提物和水提物，腹腔注射对Lewis肺癌的抑癌率分别为70.2%和59.91%；水提物1.5 g/kg腹腔注射对肝癌的抑癌率为36.77%，对子宫颈癌U_{14}的抑癌率为50.5%。(4) 抗惊厥抗癫痫作用：瑞香狼毒多种粗提物对多种动物惊厥模型均有不同程度的抗惊厥作用。(5) 抗氧化作用：狼毒总黄酮有显著的体外清除超氧阴离子自由基、羟基自由基的作用。(6) 毒性作用：水提取物及狼毒素的LD_{50}分别为184.3±12.1和8.22±1.32 g/kg。

【功能与主治】参考文献[1]及兰州市榆中等地中医临床经验拟定。

【炮制方法】【性味与归经】【用法与用量】【处方应付】【注意】及【贮藏】参照文献[1、3]综合拟定。

参考文献

[1] 甘肃省卫生局.甘肃中草药手册(第二册)[M].甘肃:甘肃人民出版社,1971:1044.

[2] 宋平顺,张伯崇,宋玉成,等.甘肃省中药材复杂品种及质量的调查研究(Ⅰ)—地区习用品种的调查[J].中国中药杂志,1996,21(12):717-720.

[3] 甘肃省食品药品监督管理局.甘肃省中药炮制规范(2009年版)[S].兰州:甘肃文化出版社,2009:139-141.

[4] 国家药典委员会.中华人民共和国药典(2020年版·四部)[S].北京:中国医药科技出版社,2020.

[5] 武雪,张平,张明童,等.HPLC同时测定瑞香狼毒中瑞香素、伞形花内酯和东莨菪内酯的含量[J].中

国现代应用药学,2017,34(8):1171-1174.

[6] 沈佳钰.瑞香狼毒药理活性研究进展[J].内蒙古中医药,2017,(8):79-82.

[7] 郭鸿儒,燕志强,金辉,等.甘肃瑞香狼毒叶面挥发性成分的HS-SPME-GC/MS测定[J].时珍国医国药,2016,(4):1147-1152.

[8] 叶云云,韩璐,魏萍,等.狼毒属植物化学成分及药理活性研究进展[J].中国中药杂志,2015,(22):1279-1282.

[9] 南京中医药大学.中药大辞典[M].2版.上海:上海科学技术出版社,2006.

水　根

Shuigen

RHEI RADIX

【处方用名】水根、水根大黄、酒水根、醋水根。

【名称】沿用本省传统名称。

【来源】本品为蓼科植物掌叶大黄 *Rheum palmatum* L.或唐古特大黄 *Rheum tanguticum* Maxim.ex Balf. 的干燥支根。主产于甘肃、青海、四川等地。秋末茎叶枯萎或次春发芽前采挖，加工等级大黄时挑选其侧根、主根尾端部分，除去细根及泥土，直接干燥，称“水根”或“水根大黄”。

药材以气清香、味苦而微涩、嚼之发黏者为佳。[1]

【性状】水根　呈不规则形的厚片或方块状。外表面棕褐色。切面黄棕色或淡红棕色，具锦纹。质坚实。气清香，味苦而微涩。嚼之黏牙，有沙粒感。

酒水根形如水根。表面色泽加深，具焦斑。略具酒香气。

醋水根形如水根。表面色泽加深，具焦斑。略具醋香气。见图1～图4。

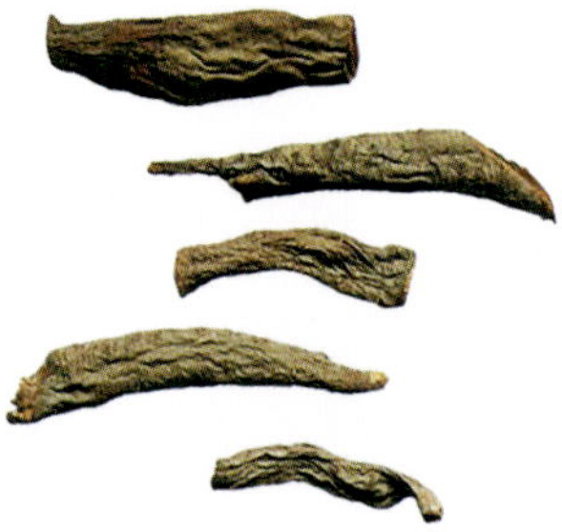

图1　水根药材图

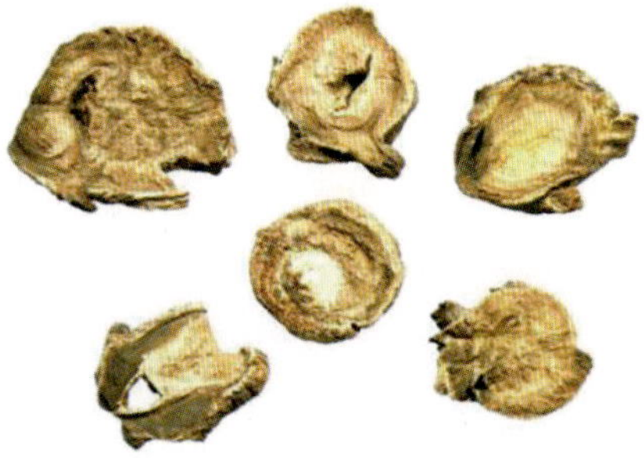

图2　水根饮片图

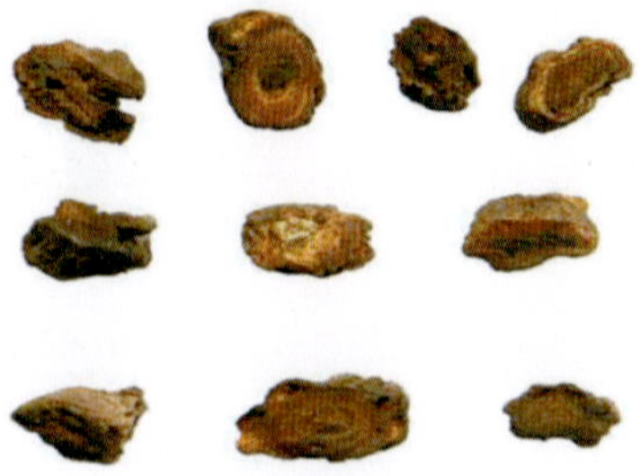

图3　酒水根饮片图

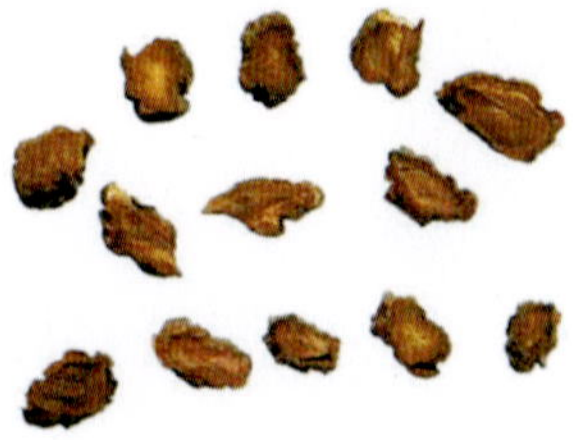

图4　醋水根饮片图

【**鉴别**】（1）**显微鉴别**　横切面：木栓层由7～15列细胞组成。皮层数列细胞。韧皮部筛管群明显，射线宽广。形成层成环。木质部射线较密，宽2～4列细胞，内含棕色物；导管常1至数个相聚，稀疏呈放射状排列。薄壁细胞含草酸钙簇晶，并含多数淀粉粒。见图5。

粉末黄棕色。草酸钙簇晶直径20～160 μm。具缘纹孔导管、网纹导管、螺纹导管及环纹导管较多。淀粉粒甚多，单粒类球形或多角形，直径3～45 μm，脐点星状；复粒由2～8分粒组成。见图6。

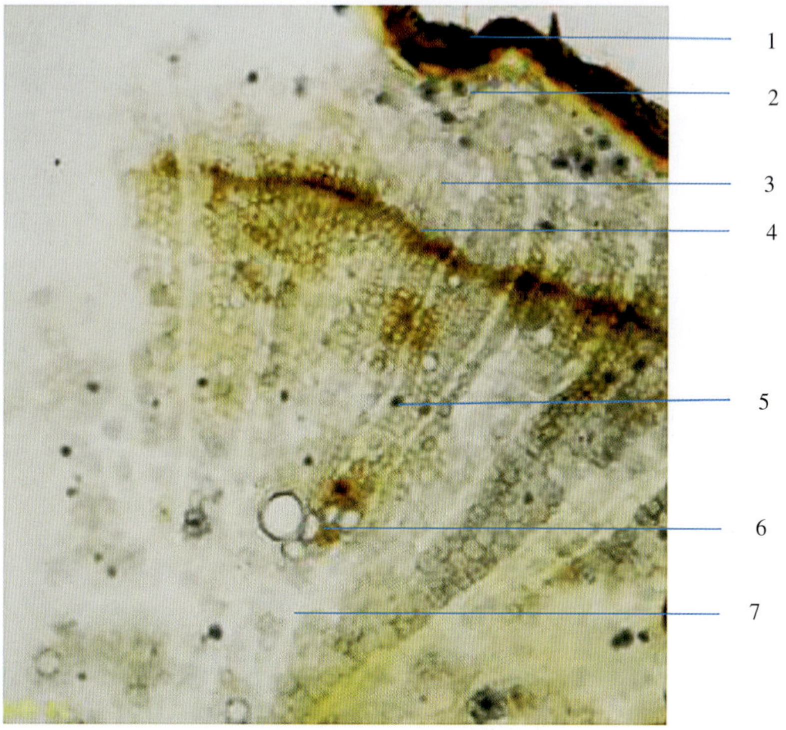

图5　水根横切面显微图

1.木栓层　2.皮层　3.韧皮部　4.形成层　5.草酸钙簇晶　6.导管　7.髓部

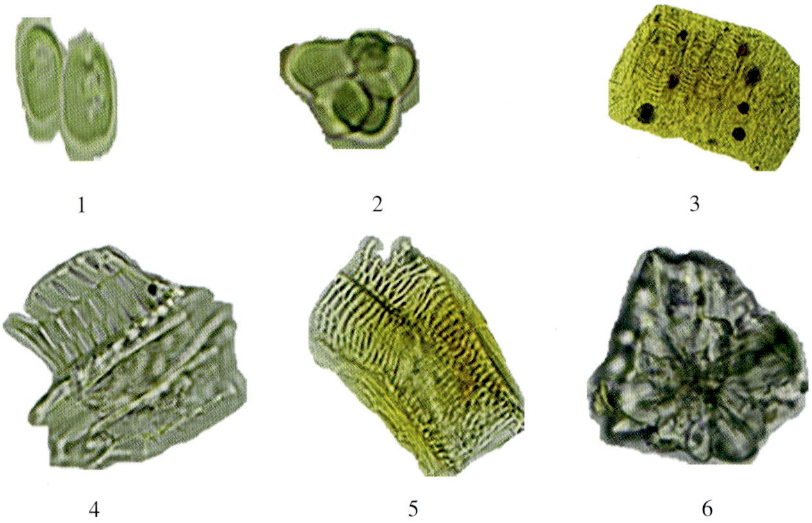

图6　水根粉末图

1.淀粉粒　2.淀粉粒复粒　3.环纹导管　4.具缘纹孔导管　5.网纹导管　6.草酸钙簇晶

（2）**薄层色谱**　取本品粉末0.5 g，加甲醇20 ml，浸渍1小时，滤过，取滤液5 ml，蒸干，残渣加水10 ml使溶解，再加盐酸1 ml，水浴加热30分钟，立即冷却，用乙醚分2次提取，每次20 ml，合并乙醚液，蒸干，残渣加三氯甲烷1 ml使溶解，作为供试品溶液。另取大黄酸、大黄酚和大黄素对照品，加甲醇制成每1 ml各含1 mg的混合溶液，作为对照品溶液。照薄层色谱法（中国药典通则0502）试验，吸取上述两种溶液各4 μl，分别点于同一硅胶H薄层板上，以石油醚（30～60 ℃）-甲酸乙酯-甲酸（15∶5∶1）的上层溶液为展开剂，展开，取出，晾干，置紫外光灯（365 nm）下检视。供试品色谱中，在与对照品色谱相应的位置上，显相同的橙黄色荧光斑点。置氨蒸气中熏后，斑点变为红色。见图7、图8。

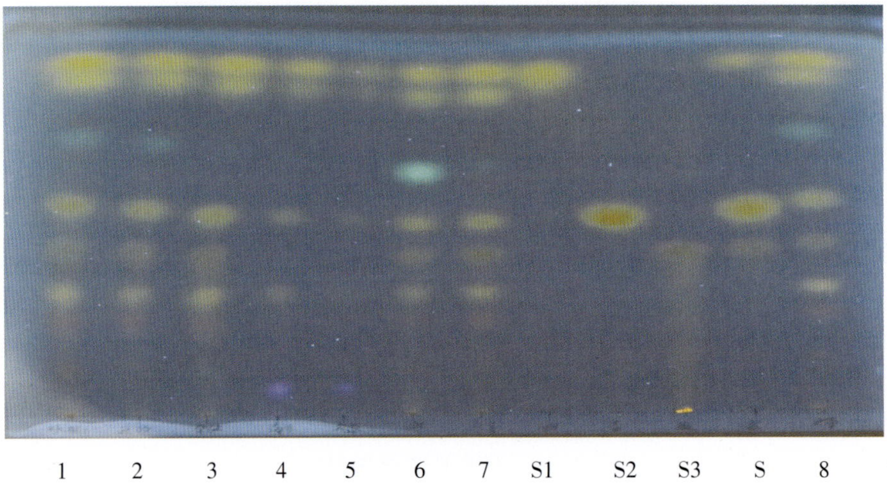

图7　醋水根薄层色谱图（365 nm）

S.混合对照品（大黄酚、大黄素、大黄酸）　S1.大黄酚　S2.大黄素　S3.大黄酸

1～8 醋根酸（不同批次样品）

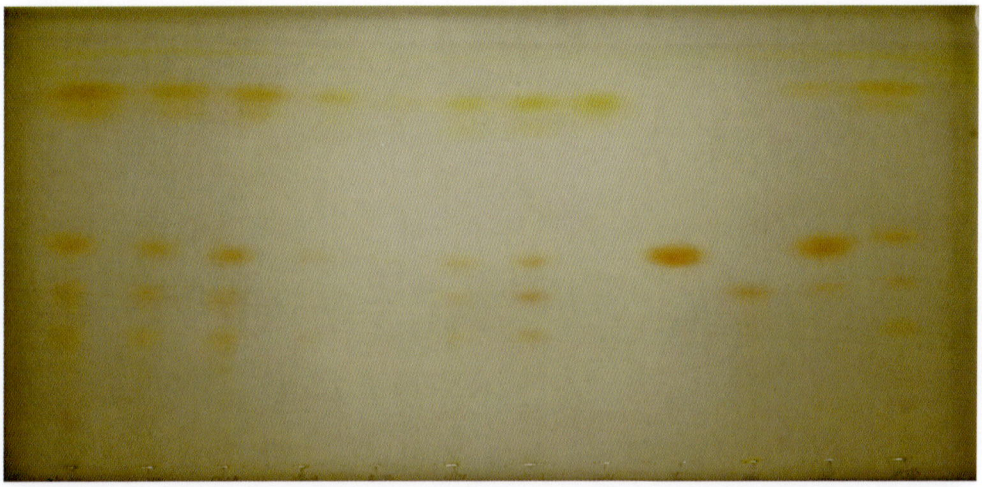

图8 醋水根薄层色谱图（氨气熏日光）

S.混合对照品（大黄酚、大黄素、大黄酸） S1.大黄酚 S2.大黄素 S3.大黄酸
1～8 醋根酸（不同批次样品）

土大黄苷 取本品粉末0.1 g，加甲醇10 ml，超声处理20分钟，滤过，取滤液1 ml，加甲醇至10 ml，作为供试品溶液。另取土大黄苷对照品，加甲醇制成每1 ml含10 μg的溶液，作为对照品溶液（临用新制）。照薄层色谱法（中国药典通则0502）试验，吸取上述两种溶液各5 μl，分别点于同一聚酰胺薄膜上，以甲苯-甲酸乙酯-丙酮-甲醇-甲酸（30∶5∶5∶20∶0.1）为展开剂，展开，取出，晾干，置紫外光灯（365 nm）下检视。供试品色谱中，在与对照品色谱相应的位置上，不得显相同的亮蓝色荧光斑点。见图9。

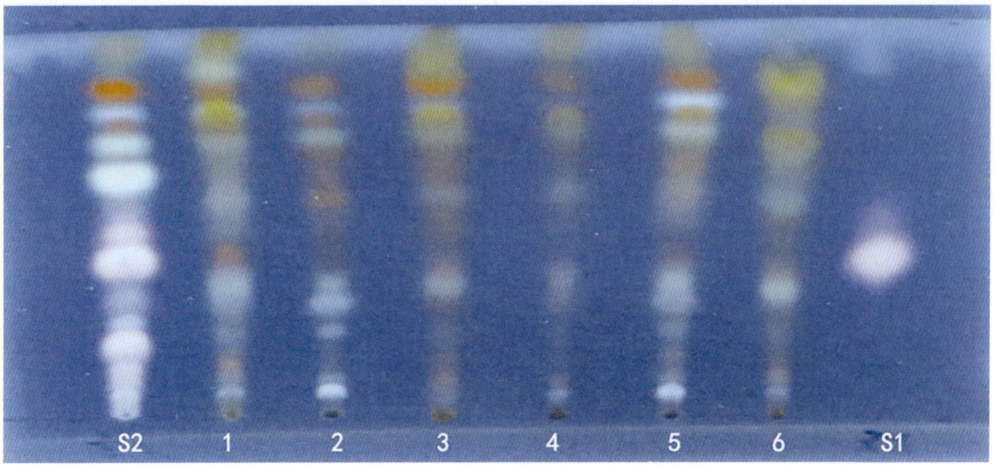

图9 土大黄苷薄层色谱图

S1.土大黄苷对照品 S2.华北大黄 1～6 水根（不同批次样品）

【检查】水分 按中国药典通则0831第二法，对12批样品进行测定，根据测定结果，拟定水根、酒水根及醋水根水分限度均不得过15.0%。

总灰分 按中国药典通则2302，对12批样品进行测定，根据测定结果，拟定水根、酒水根及醋水根总灰分限度均不得过15.0%。

【浸出物】照水溶性浸出物测定法（中国药典通则2201）项下的热浸法测定，对12批样品进行测定，根据测定结果，拟定水根、酒水根及醋水根浸出物限度均不得少于20.0%。

【含量测定】水根的来源为大黄的支根，大黄含有蒽醌类成分，建立同时测定结合态蒽醌和游离态蒽醌的含量方法[3、4]。

照高效液相色谱法（中国药典通则0512）测定。

色谱条件与系统适用性试验 以十八烷基硅烷键合硅胶为填充剂；以甲醇-0.1%磷酸溶液（85:15）为流动相；检测波长为254 nm。理论板数按大黄素计算应不低于3000。

对照品溶液的制备 取芦荟大黄素、大黄酸、大黄素、大黄酚、大黄素甲醚对照品适量，精密称定，加甲醇制成每1 ml各含芦荟大黄素、大黄酸、大黄素、大黄酚80 μg，大黄素甲醚40 μg的溶液；精密量取上述对照品溶液各2 ml，混匀，即得（每1 ml中含芦荟大黄素、大黄酸、大黄素、大黄酚各16 μg，大黄素甲醚8 μg）。

供试品溶液的制备 取本品粉末（过四号筛）约0.15 g，精密称定，置具塞锥形瓶中，精密加入甲醇25 ml，密塞，称定重量，加热回流1小时，放冷，再称定重量，用甲醇补足减失的重量，摇匀，滤过。精密量取续滤液5 ml，置烧瓶中，挥去溶剂，加8%盐酸溶液10 ml，超声处理2分钟，再加三氯甲烷10 ml，加热回流1小时，放冷，置分液漏斗中，用少量三氯甲烷洗涤容器，并入分液漏斗中，分取三氯甲烷液，酸液再用三氯甲烷提取3次，每次10 ml，合并三氯甲烷液，减压回收溶剂至干，残渣加甲醇使溶解，转移至10 ml量瓶中，加甲醇至刻度，摇匀，滤过，取续滤液，即得。

测定法 分别精密吸取对照品溶液与供试品溶液各10 μl，注入液相色谱仪，测定，即得。

根据测定结果，结合以往实验数据，12批总蒽醌含量大于1.60%，拟定本品按干燥品计算，含总蒽醌以芦荟大黄素（$C_{15}H_{10}O_5$）、大黄酸（$C_{15}H_8O_6$）、大黄素（$C_{15}H_{10}O_5$）、大黄酚（$C_{15}H_{10}O_4$）和大黄素甲醚（$C_{16}H_{12}O_5$）的总量计，水根、酒水根、醋水根均不得少于1.0%。

【化学成分】三种正品大黄在化学成分上有许多共性：根茎中含总蒽醌，其中以结合状态为主，游离状态占小部分，含有致泻的主要有效成分为番泻苷[5]。

蒽醌类：游离型蒽醌包括大黄酚、大黄素、大黄素甲醚、芦荟大黄素及大黄酸。结合型蒽醌包括主要致泻活性成分番泻苷A、B、C、D、E、F；另一类结合型蒽醌包括游离蒽醌苷元的许多单糖苷或双糖苷，例如：大黄酚-1-葡葡萄糖苷、大黄酚8-O-β-D-葡萄糖苷、大黄素-1-O-β-D-葡萄萄糖苷、大黄素-8-O-β-D-葡萄糖苷、大黄素甲醚-8-O-β-D-葡萄糖苷、大黄素甲醚-8-O-β-D-龙胆二糖糖苷、芦荟大黄素-8-O-β-D-葡萄糖苷、大黄酸-8-O-β-D-葡萄糖苷、大黄素双葡萄糖苷、芦荟大黄素双葡萄糖苷等，以及具有泻下作用的4种碳苷类成分大黄苷A、B、C、D[5]。

【炮制方法】【性味与归经】【功能与主治】【用法与用量】【处方应付】【注意】及**【贮藏】**参照文献[1-3]和实际应用综合拟定。

参考文献

[1] 甘肃省食品药品监督管理局.甘肃省中药材标准(2009年版)[S].兰州:甘肃文化出版社,2009:51.
[2] 甘肃省食品药品监督管理局.甘肃省中药炮制规范(2009年版)[S].兰州:甘肃文化出版社,2009:28.
[3] 国家药典委员会.中华人民共和国药典(2020年版·一部)[S].北京:中国医药科技出版社,2020:23.
[4] 冯素香,王哲,郝蕊,等.HPLC法同时测定不同产地掌叶大黄中10个蒽醌类化合物[J].药物分析杂志,2017,37(5):783-788.
[5] 肖培根.新编中药志[M].北京:化学工业出版社,2002:66.

桃儿七

Tao'erqi

SINOPODOPHYLLI RADIX ET RHIZOMA

【处方用名】桃儿七。

【名称】本品在西北地区多称桃儿七，本标准沿用。近代文献常将本品误作鬼臼，应予纠正。

【来源】本品为小檗科植物桃儿七 *Sinopodophyllum hexandrum*（Royle）Ying的干燥根及根茎。主产于西藏、甘肃、青海、四川等地。春、秋二季采挖，洗净泥土，晒干。

药材以色棕褐、断面色白、粉性足者为佳。

【性状】呈圆柱形的段。根茎外表面淡黄色或暗灰棕色；根外表面棕褐色或棕黄色，具纵皱纹及支根痕。切面类白色或黄白色，木部淡黄色。粉性。气微，味苦、微辛。见图1。

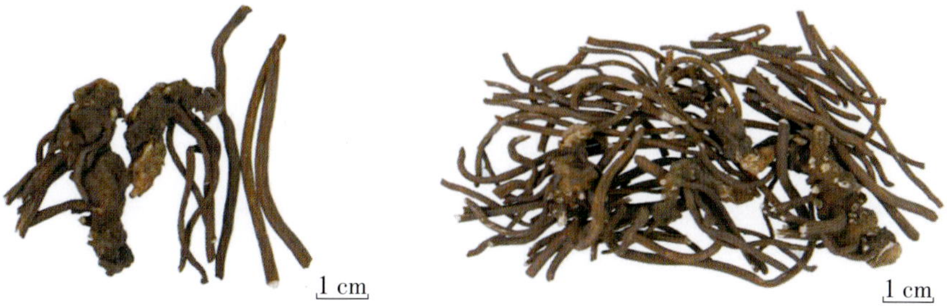

图1 桃儿七饮片图

【鉴别】显微鉴别 根横切面：表皮层细胞1列，类多角形，壁增厚。下表皮细胞1列，壁稍增厚。皮层宽广，内皮层明显。初生木质部5原型，与韧皮部相间排列。见图2。

【检查】水分 按中国药典通则0832第二法，对样品进行测定，根据测定结果，拟定水分限度不得过9.0%。

总灰分 按中国药典通则2302，对样品进行测定，根据测定结果，拟定总灰分限度不得过5.0%。

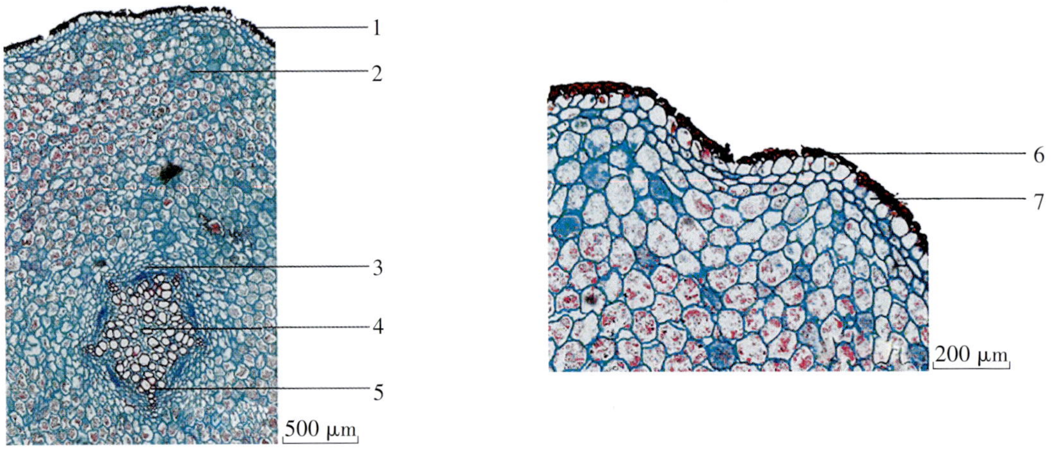

图2 桃儿七根横切面图

1.表皮 2.皮层 3.内皮层 4.韧皮部 5.木质部 6.表皮细胞 7.下皮细胞

酸不溶性灰分 按中国药典通则2302，对样品进行测定，根据测定结果，拟定酸不溶性灰分限度不得过1.0%。

【化学成分】本品含有多种化学成分，包括木脂素、皂苷、黄酮、鞣质、多糖等。发挥主要药理药效作用的是鬼臼类木脂素，主要有鬼臼毒素、去甲基鬼臼毒素、盾叶鬼臼素、苦鬼臼毒素、异苦鬼臼毒酮、去氧鬼臼毒素等。鬼臼毒素作为主要药理成分，在不同营养器官中含量不同，根中含量最高，种子次之，茎叶最低。

【药理作用】本品具有缓泻作用、抗肿瘤作用，呼吸及心血管兴奋或抑制作用。研究表明鬼臼毒素对动物肿瘤的抑制作用非常明显，外用可抑制人乳头瘤病毒细胞分裂，可用于治疗尖锐湿疣。鬼臼毒素类物质对菜青虫、小菜虫有很强的毒杀性，并能表现出拒食活性。大鼠和豚鼠腹腔注射实验表明，它们阻止器官有丝分裂的毒性作用葡萄糖苷较苷元小。但大剂量亦可产生腹泻、呕吐和唾液分泌过多，猫对上述作用最敏感，注射氯丙嗪可降低敏感度，起保护作用，大鼠、豚鼠和狗较耐受。本品发掘于民间药，起初用于治疗慢性气管炎，疗效较好，但病人服后有胃部不适、腹泻等副作用，经分离成分，认为主要是鬼臼脂素所致。

【炮制方法】【性味与归经】【功能与主治】【用法与用量】【处方应付】【注意】及**【贮藏】**参照文献[1-7]综合拟定。

参考文献

[1] 刘艳杰,王健,刘丽歌.桃儿七化学成分和药理作用研究进展[J].北方药学,2016,13(04):105-106.

[2] 郭生虎,朱永兴,关雅静.濒危中药材桃儿七的研究进展[J].宁夏农林科技,2015,56(11):77-79.

[3] 区智,屈燕.桃儿七国内外研究进展[J].北方园艺,2013(18):183-185.

[4] 陈洁君,赵长琦.鬼臼毒素药源植物及其资源[J].生物学通报,2013,48(05):3-7,63.

[5] 孙彦君,李占林,陈虹,等.桃儿七化学成分研究[J].中药材,2012,35(10):1607-609.

[6] 陈有根,张丽芳,刘育辰,等.桃儿七化学成分和细胞毒性研究[J].中草药,2010,41(10):1619-1622.

[7] 秦杨.桃儿七化学成分的研究[D].吉林大学,2009.

天 冬

Tiandong

ASPARAGI RADIX

【处方用名】炒天冬、蜜天冬。

【来源】本品为百合科植物天门冬*Asparagus cochinchinensis*（Lour.）Merr.的干燥块根。主产于贵州、四川、浙江等地。秋、冬二季采挖，洗净，剪去须根，置沸水中煮或蒸至透心，趁热剥去外皮，用水漂洗，干燥。[1-2]

药材以肥满、色黄白、半透明者为佳。

【性状】炒天冬 本品呈类圆形或不规则形的薄片。外表面黄色或黄棕色，外皮起泡，微具焦斑。切面角质样，半透明，中心黄色。气微，味甘、微苦。见图1。

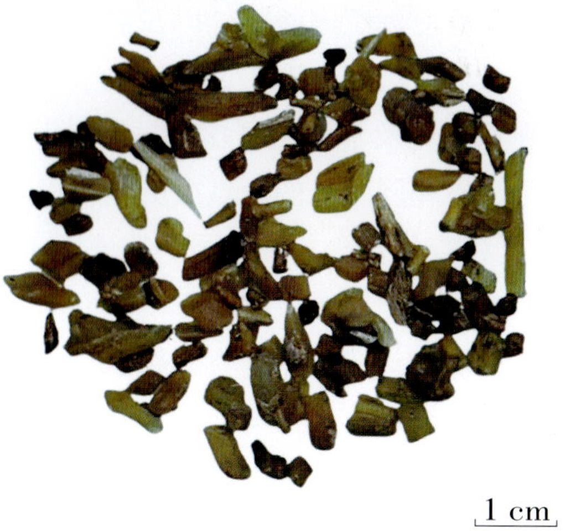

图1 炒天冬饮片图

蜜天冬 形如炒天冬。具蜜香气，味微甜。

【鉴别】(1) **显微鉴别** 本品粉末黄棕色。石细胞浅黄棕色或近无色，长条形、长椭圆形或类圆形，直径32～110 μm，壁厚，纹孔和孔沟极细密。黏液细胞散在，草酸钙针晶多成束存在于椭圆形黏液细胞中，针晶长40～99 μm。纤维管胞较长，末端稍倾斜或斜尖，壁稍厚，具缘纹孔明显，纹孔长裂纹状，超出纹孔缘。[3-6] 见图2。

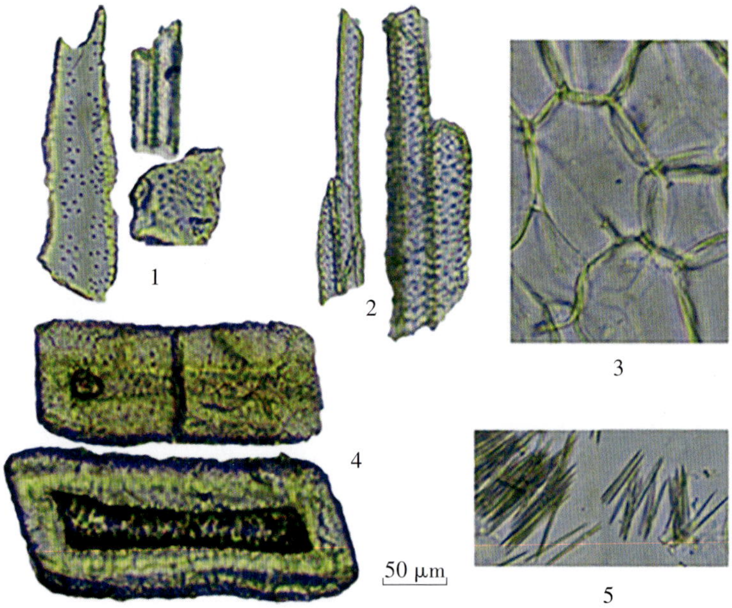

图2 天冬粉末显微图

1.木薄壁细胞 2.纤维管胞 3.薄壁细胞 4.石细胞 5.草酸钙针晶

（2）**薄层色谱** 取本品粉末1 g，加甲醇25 ml，超声处理30分钟，滤过，滤液蒸干，残渣加水5 ml使溶解，通过已处理好的C_{18}固相萃取柱（1.0 g，6 ml，依次用甲醇与水各6 ml预洗），依次用水、10%甲醇、甲醇各10 ml洗脱，收集甲醇洗脱液，蒸干，残渣加甲醇1 ml使溶解，作为供试品溶液。另取天冬对照药材1 g，同法制成对照药材溶液。照薄层色谱法（中国药典通则0502）试验，吸取上述两种溶液各6 μl，分别点于同一硅胶G薄层板上，使成条状，以三氯甲烷-甲醇-水（13∶7∶2）10 ℃以下放置分层的下层溶液为展开剂，展开，取出，晾干，喷以10%硫酸乙醇溶液，在105 ℃加热至斑点显色清晰，分别置日光及紫外光灯（365 nm）下检视。供试品色谱中，在与对照药材色谱相应的位置上，显相同颜色的斑点或荧光斑点。

【检查】水分 按中国药典通则0832第二法，对17批样品测定水分，根据测定结果，拟定水分限度不得过16.0%。

总灰分 按中国药典通则2302，对17批样品测定，根据测定结果，拟定总灰分限度不得过5.0%。

二氧化硫残留量 照二氧化硫残留量测定法（中国药典通则2331）测定，拟定二氧化硫不得过400 mg/kg。

【浸出物】照醇溶性浸出物测定法（中国药典通则2201）项下的热浸法测定，用稀乙醇作溶剂，对8批样品测定，根据测定结果，拟定浸出物限度不得少于80.0%。

【化学成分】含多种螺旋甾苷类化合物天冬苷Ⅳ～Ⅶ、天冬酰胺、瓜氨酸、丝氨酸等近20种氨基酸以及低聚糖Ⅰ～Ⅶ，并含有5-甲氧基-甲基糠醛。[2、7]

【药理作用】80%乙醇沉淀物对小鼠肉瘤S_{180}的抑制效果明显，抑瘤率可达35%～

45%；天冬煎剂用平板挖沟法试验，对炭疽杆菌、链球菌、金黄色葡萄球菌、白喉杆菌、枯草杆菌等均有抑制作用。除此之外，天冬还具有镇咳、祛痰、平喘作用，抗炎免疫作用等[8、9、10]。

【炮制方法】【性味与归经】【功能与主治】【用法与用量】【处方应付】及**【贮藏】**参照文献[1、5]综合拟定。

参考文献

[1] 国家药典委员会.中华人民共和国药典(2020年版·一部)[S].北京:中国医药科技出版社,2020:56.
[2] 徐国钧,王强.中草药彩色图谱[M].3版.福州:福建科学技术出版社,2006:22.
[3] 黄璐琦.中草药与民族药材图谱[M].北京:北京医科大学出版社,2005:19.
[4] 赵中振.中药显微鉴别图鉴[M].沈阳:辽宁科学技术出版社,2005:179.
[5] 王国强.全国中草药汇编[M].北京:人民卫生出版社,2014.
[6] 徐国均.中药材粉末显微鉴定[M].北京:人民卫生出版社,1986:28.
[7] 徐从立,陈海生,谭兴起,等.中药天冬的化学成分研究[J].天然产物研究与开发,2005,17(2):128-130.
[8] 张明发,沈雅琴.天冬药理作用研究进展[J].上海医药,2007,28(6):266-269.
[9] 李武,倪敏.药用植物天门冬的药理活性研究进展[J].农技服务,2017,34(06):3-4.
[10] 欧立军,叶威,白成,等.天门冬药理与临床应用研究进展[J].怀化学院学报,2010,29(02):69-71.

铁 棒 锤

Tiebangchui

ACONITI FLAVI ET PENDULI RADIX

【处方用名】铁棒锤、制铁棒锤。

【名称】本品为甘肃省民间药，《甘肃中草药手册》称铁棒锤[1]。《中药志》收载于“雪上一支蒿”条下，今按商品及西北地区习用名称及药用习惯，以铁棒锤为正名收入本标准。

【来源】本品为毛茛科植物伏毛铁棒锤 *Aconitum flavum* Hand.-Mazz.或铁棒锤 *Aconitum pendulum* Busch的干燥块根。主产于甘肃、宁夏、陕西等地。秋末冬初采挖，除去残茎及须根，晒干。[2]

药材以质坚实、断面色黄白者为佳。

【性状】铁棒锤　本品呈不规则形的厚片。外表面灰褐色，有稍扭曲的纵沟纹，有时粗皮脱落露出浅黄色内皮，顶端有茎痕及侧根痕。切面黄白色，可见类圆形或多角形的环纹。气微，味苦而麻舌。见图1。

制铁棒锤 形如铁棒锤。切面微角质样。

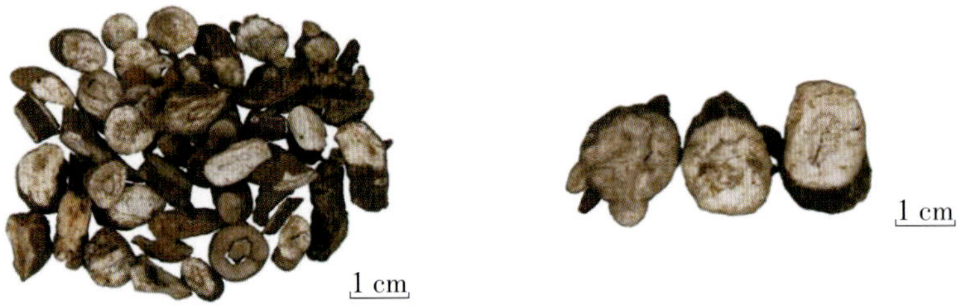

图1 铁棒锤饮片图

【鉴别】（1）**显微鉴别** 子根横切面：**伏毛铁棒锤** 后生皮层1列细胞，形状不规则，栓化，壁略厚，向内为4～6列类长方形薄壁细胞，切向延伸。内皮层1列细胞，凯氏点明显。韧皮部宽广，占根的2/3，有少数细小筛管组成筛管群，略呈放射状排列。形成层环圆形或多角形。髓部细胞类圆形，含众多淀粉粒。

母根横切面：后生皮层2～8列细胞，有时脱落，只剩内皮层，其内侧有时可见散在石细胞。韧皮部筛管群周围常伴有纤维，偶有石细胞。形成层环状，通常根顶部类圆形，中部和下部多角形。木质部近形成层射线木化较强。近髓部常有石细胞存在。

铁棒锤 子根形成层环通常圆形。韧皮部有石细胞。母根形成层5～6边形。韧皮部有少量石细胞或无。见图2。

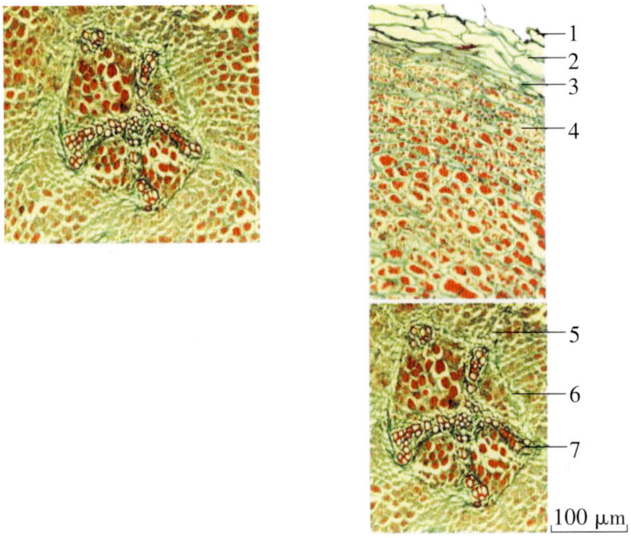

图2 铁棒锤根横切面显微图

1.后生皮层 2.皮层 3.内皮层 4.筛管群 5.韧皮部 6.形成层 7.木质部

（2）**薄层色谱** 取本品粉末2 g，加氨试液2 ml，润湿，加乙醚20 ml，超声处理30分钟，滤过，滤液挥干，残渣加二氯甲烷1 ml使溶解，作为供试品溶液。另取铁棒锤对照药材2 g，同法制成对照药材溶液。照薄层色谱法（中国药典通则0502）试验，吸取上述两种溶液各15 μl，分别点于同一硅胶G薄层板上，以正己烷-乙酸乙酯-甲醇（6.4∶3.6∶1）为展开剂，置氨蒸气饱和20分钟的展开缸内，展开，取出，晾干，喷以碘化铋钾试液。

供试品色谱中，在与对照药材色谱相应的位置上，显相同颜色的斑点。见图3。

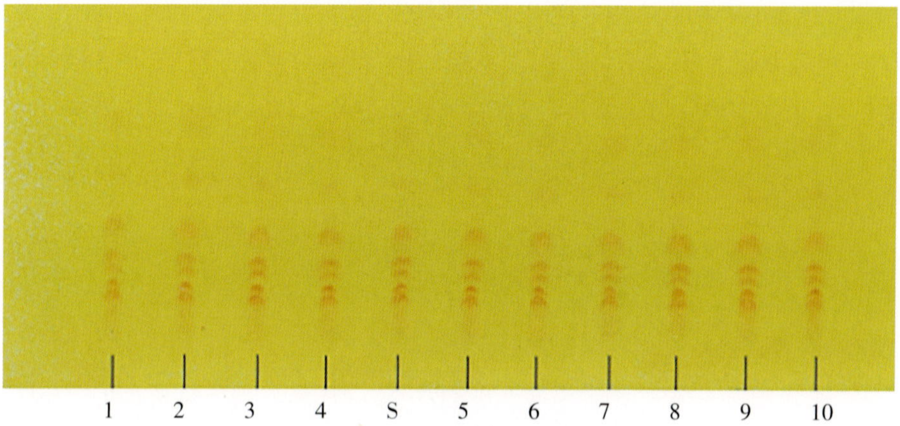

图3 铁棒锤薄层色谱图

S.铁棒锤对照药材 1～10铁棒锤（不同批次样品）

【化学成分】伏毛铁棒锤 含乌头碱、3-乙酰乌头碱、欧乌头碱、伏毛铁棒锤碱、3-脱氧乌头碱、去氢欧乌头碱、1-表欧乌头碱、12-表欧乌头碱、12-乙酰光泽乌头碱、1-去甲基次乌头碱、光泽乌头碱、苯甲酰乌原碱、新乌宁碱、伏毛铁棒锤菲碱乙酸酯、伏毛铁棒锤菲碱、伏毛铁棒锤啶、N-乙酰伏毛铁棒锤碱、伏毛铁棒锤精。

铁棒锤 含雪乌碱、次乌头碱、3-乙酰乌头碱、乌头碱[3、4]。

【药理作用】伏毛铁棒锤总生物碱具有较强的镇痛作用，为同条件吗啡的43.7倍，毒性为其200倍[5]。3-乙酰乌头碱、去氧乌头碱镇痛强度比总碱高[6]；3-乙酰乌头碱对小鼠和大鼠动物致痛模型四种测痛方法（扭体、热板、甲醛致痛和光热-甩尾法），其镇痛作用远比吗啡和阿司匹林强[7]。总生物碱、乌头碱、3-乙酰乌头碱均有较强的抗炎作用[6]。3-乙酰乌头碱及去氧乌头碱具解热作用[6]。伏毛铁棒锤总碱还具表面麻醉及湿润麻醉作用[5]。

【炮制方法】本品有大毒，通常采用浸漂去毒。

铁棒锤 取原药材，除去须根及残茎，洗净，润透，切厚片，晒干。

制铁棒锤 取净生铁棒锤片，用清水浸漂7日，每日换水两次，待中心软透后，置蒸笼中蒸2～4 h，取出，晒干，加熟猪油拌匀，置锅内，用文火加热，炒干，出锅，放凉。

每净生铁棒锤100 kg，用熟猪油50 kg。

【性味】【功能与主治】【用法与用量】【处方应付】及**【贮藏】**参照文献[1、2]综合拟定。

【注意】本品应在医师指导下使用，孕妇、心脏病患者、溃疡病患者及小儿忌用[1、2]。

参考文献
[1] 甘肃省卫生局.甘肃中草药手册(第二册)[M].兰州:甘肃人民出版社,1971:1035.
[2] 中国医学科学院药物研究所,等.中药志(第一册)[M].北京:人民卫生出版社,1979:142.
[3] 刘玉卿,常贵桃.伏毛铁棒锤化学成分的研究[J].中国药学杂志,1982,17(4):243-243.
[4] 刘力敏,王洪诚,朱元龙.中国乌头之研究 Ⅹ、Ⅸ—四川雪上一枝蒿中生物碱及其结构[J].药学学报,1983,(1):39-44.
[5] 陆满文,韩生银,陈德昌,等.伏毛铁棒锤药理研究 Ⅲ 乌头碱和3-乙酰乌头碱之抗炎作用(初步报告)[J].宁夏医学院学报,1983,(Z1):3-4.
[6] 宋东江.乌头碱类化合物毒理学研究概况[J].中国药理学通报,1989,(05):272-274.
[7] 郭新,唐希灿.利血平及5-羟色胺对刺乌头碱和N-脱乙酰刺乌头碱镇痛作用的影响[J].中国药理学报,1990,11(1):14-18.

铁丝威灵仙

Tiesiweilingxian

SMILACIS RADIX ET RHIZOMA

【处方用名】铁丝威灵仙。

【名称】本品根细长，坚韧如铁，在北方省区代用威灵仙，故名铁丝威灵仙，本标准沿用[1]。

【来源】本品为百合科植物鞘柄菝葜 *Smilax stans* Maxim.或黑叶菝葜 *Smilax nigrescens* Wang et Tang ex P. Y. Li的干燥根及根茎。主产于甘肃、陕西、河北、河南、山西等地。春、秋二季采挖，除去杂质，洗净泥土，晒干。

药材以根细长、质坚韧者为佳。[2-5]。

【性状】根呈圆柱形的段；外表面灰黑色、灰褐色或灰棕色；切面类白色，外围具棕色环。根茎呈不规则形的厚片；具须根痕或刺状突起。质坚韧，难折断。气微，味淡。见图1。

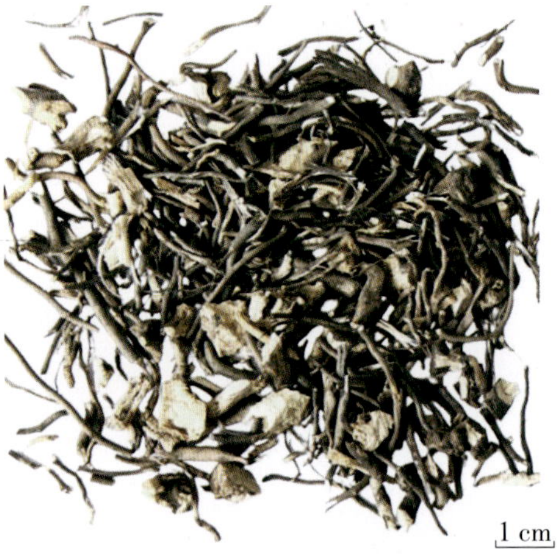

图1 铁丝威灵仙饮片图

【鉴别】显微鉴别 横切面：**鞘柄菝葜** 内皮层外侧的组织多已脱落，有的可见残存的皮层细胞。内皮层为1列含有棕色色素的石细胞环，排列紧密，内壁及侧壁三面显著增厚，胞腔狭细，层纹和孔沟明显。中柱鞘为4～7列厚壁细胞，约占横切面半径的1/2。韧皮束与木质部相间排列，辐射状，木质部导管多为1个，少数为2个。髓部约占横切面半径的1/2。

黑叶菝葜 外层为5～6层含棕色色素的石细胞层，外侧组织多已脱落，石细胞多角形或类圆形，壁增厚，胞腔小，孔沟明显。内皮层为1列含淡黄色色素的石细胞环，排列紧密，内壁及侧壁三面显著增厚，胞腔狭细，层纹和孔沟明显。中柱鞘为4～6列厚壁细胞。韧皮束与木质部相间排列，辐射状，木质部导管1～2个。髓部宽大，约占横切半径的2/3，大多数细胞壁上可见细小的单纹孔。见图2。

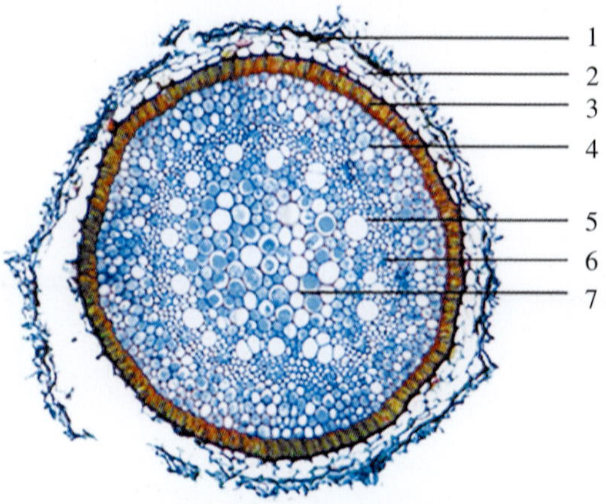

图2 鞘柄菝葜根横切面显微图

1.外皮层 2.皮层 3.内皮层 4.中柱鞘 5.木质部 6.韧皮部 7.髓

【检查】水分 按中国药典通则0832第二法进行测定，根据测定结果，拟定水分限度不得过11.0%。

总灰分 按中国药典通则2302进行测定，根据测定结果，拟定总灰分限度不得过10.0%。

酸不溶性灰分 按中国药典通则2302进行测定，根据测定结果，拟定限度不得过3.0%。

【浸出物】 照醇溶性浸出物测定法（中国药典通则2201）项下的热浸法测定[6]，以无水乙醇为溶剂，对10批样品测定，根据测定结果，拟定浸出物限度不得少于7.0%。

【化学成分】 鞘柄菝葜根中含有木醛酮、薯蓣皂苷元、3,5,4-三羟基苯、3,5,3′,4′-四羟基苯、正丁基-O-β-D果糖苷、胡萝卜苷、薯蓣皂苷、甲基原薯蓣皂苷、伪原薯预皂苷、β-谷甾醇、3,5,4-三羟基均二苯乙烯、正丁基-β-D-果糖苷[7]；黑叶菝葜根中含有熊果苷、胡萝卜苷、薯蓣皂苷及薯蓣皂苷元-3-O-［2-L-鼠李吡喃糖糖基（1-4）］-β-D-葡萄吡喃糖基等几种甾体苷[8]。后分离到木栓酮、伪薯皂苷元、甲基原薯蓣皂苷元等9种化合物[9]。

【炮制方法】【性味】【功能与主治】【用法与用量】【处方应付】 及 **【贮藏】** 参照文献[1-3]综合拟定。

参考文献

[1] 甘肃省食品药品监督管理局.甘肃省中药材标准(2009年版)[S].兰州:甘肃文化出版社,2009:110-113.

[2] 谢宗万.中药材品种论述(上册)[M].上海:上海科技出版社,1990:233.

[3] 甘省卫生局.甘肃中草药手册(第一册)[M].兰州:甘人民出版社,1970:308.

[4] 宋平顺,张伯崇,宋玉成,等.甘肃省中药材复杂品种及质量的调查研究(Ⅰ)—地区习用品种的调查[J].中国中药杂志,1996,21(12):717-720.

[5] 杨贵元,丁永辉,宋平顺,等.甘肃省威灵仙药用植物及商品调查[J].中药材,2001,24(1):20-21.

[6] 国家药典委员会.中华人民共和国药典(2020年版·四部)[S].北京:中国医药科技出版社,2020:250.

[7] 孙学军,李长正,朱振富,等.鞘柄菝葜化学成分研究[J].中草药,1994(3):283-286.

[8] 巨勇,彭海若,贾忠建,等.黑叶菝葜中甾体皂苷成分研究[J].兰州大学学报(自然科学版),1994(1):64-67.

[9] 孙学军,巨勇,杜牧,等.鞘柄菝葜化学成分研究[J].中草药,1995,26(8):395-396.

乌 药

Wuyao

LINDERAE RADIX

【处方用名】酒乌药。

【名称】文献和《中国药典》以乌药为正名，故沿用此名。

【来源】本品为樟科植物乌药*Lindera aggregata*（Sims）Kosterm.的干燥块根。主产于浙江、湖南等地。全年均可采挖，除去细根，洗净，趁鲜切片，晒干，或直接晒干[1]。

药材以连珠状、质嫩、粉性大、断面色浅棕者为佳。

【性状】呈类圆形的薄片。外表面黄棕色或黄褐色。切面黄色或黄棕色，射线放射状，可见年轮环纹，中心颜色较深。具酒香气，味微苦、辛，有清凉感[1, 2]。见图1。

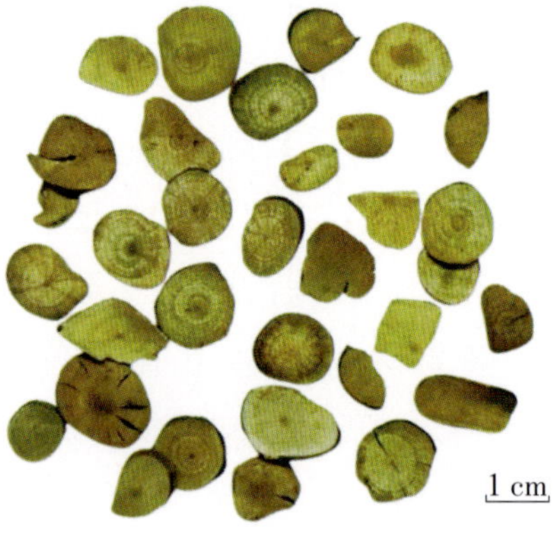

图1 酒乌药饮片图

【鉴别】（1）**显微鉴别** 本品粉末黄色。淀粉粒甚多，单粒类球形、长圆形或卵圆形，直径4～39 μm，脐点叉状、人字状或裂缝状；复粒由2～4分粒组成。木纤维淡黄色，多成束，直径20～30 μm，壁厚约5 μm，有单纹孔，胞腔含淀粉粒。韧皮纤维近无色，长梭形，多单个散在，直径15～17 μm，壁极厚，孔沟不明显。具缘纹孔导管直径约至68 μm，具缘纹孔排列紧密。木射线细胞壁稍增厚，纹孔较密。油细胞长圆形，含棕色分泌物。见图2。

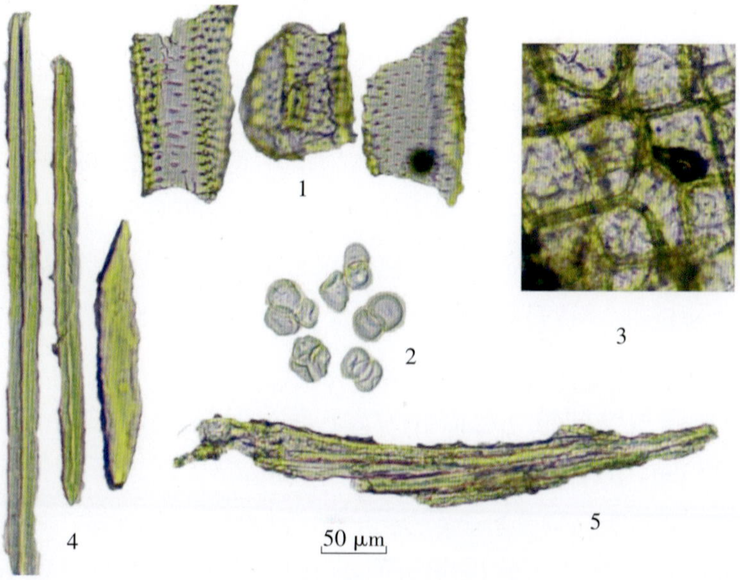

图2 酒乌药粉末显微图

1. 具缘纹孔导管 2. 淀粉粒 3. 木射线细胞 4. 韧皮纤维 5. 木纤维

（2）**薄层色谱** 取本品粉末1 g，加石油醚（30～60 ℃）30 ml，放置30分钟，超声处理（保持水温低于30 ℃）10分钟，滤过，滤液挥干，残渣加乙酸乙酯1 ml使溶解，作为供试品溶液。另取乌药对照药材1 g，同法制成对照药材溶液。再取乌药醚内酯对照品，加乙酸乙酯制成每1 ml含0.75 mg的溶液，作为对照品溶液。照薄层色谱法（中国药典通则0502）试验，吸取上述三种溶液各4 μl，分别点于同一硅胶H薄层板上，以甲苯-乙酸乙酯（15∶1）为展开剂，展开，取出，晾干，喷以1%香草醛硫酸溶液。供试品色谱中，在与对照药材色谱和对照品色谱相应的位置上，显相同颜色的斑点。见图3。

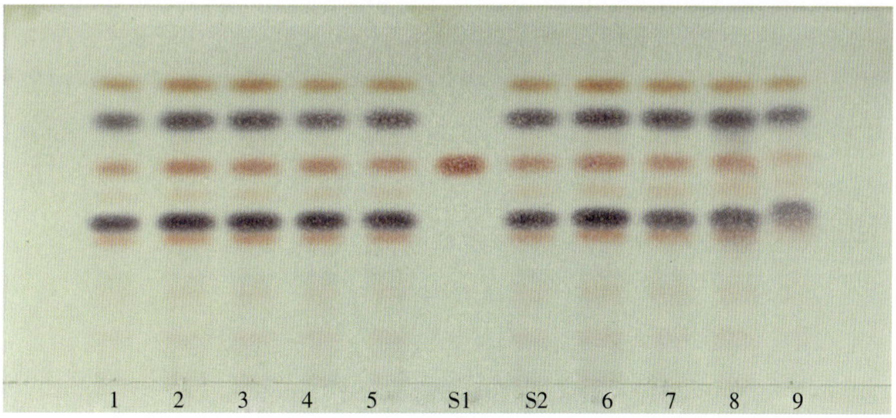

图3 酒乌药薄层色谱图

S1. 乌药醚内酯对照品 S2. 乌药对照药材 1～9. 酒乌药（不同批次样品）

【检查】水分 按中国药典通则0832第二法测定，根据测定结果，拟定水分限度不得过11.0%。

总灰分 按中国药典通则2302测定，根据测定结果，拟定总灰分限度不得过4.0%。

酸不溶性灰分 按中国药典通则2302测定，根据测定结果，拟定酸不溶性灰分限度不得过2.0%。

【浸出物】 照醇溶性浸出物测定法（中国药典通则2201）项下的热浸法测定，用70%乙醇作溶剂，根据测定结果，拟定浸出物限度不得少于12.0%。

【含量测定】乌药醚内酯 照高效液相色谱法（中国药典通则0512）测定。

仪器与试药 Waters2695型高效液相色谱仪；2998型二极管阵列检测器。乙腈为色谱纯，其余试剂为分析纯。乌药醚内酯对照品（110568-201906，中国药品生物制品鉴定所提供）。

色谱条件与系统适用性试验 色谱柱为大连依利特C_{18}；以乙腈-水（56∶44）为流动相；检测波长为235 nm。柱温为30 ℃；流速为1 ml/min；理论板数按乌药醚内酯计算应不低于2000。

对照品溶液的制备 取乌药醚内酯对照品10 mg，精密称定，置100 ml量瓶中，用甲醇溶解并稀释至刻度，摇匀，精密量取10 ml，置25 ml量瓶中，加甲醇至刻度，摇匀，即得（每1 ml中含乌药醚内酯40 μg）。

供试品溶液的制备 取本品粗粉约1 g，精密称定，置索氏提取器中，加乙醚50 ml，提取4小时，提取液挥干，残渣用甲醇分次溶解.转移至50 ml量瓶中，加甲醇至刻度，摇匀，滤过，取续滤液，即得。

测定法 分别精密吸取对照品溶液与供试品溶液各10 μl，注入液相色谱仪，测定，即得。

样品测定 对11批酒乌药中乌药醚内酯测定。

根据测定结果，拟定本品按干燥品计算，含乌药醚内酯（$C_{15}H_{16}O_4$）不得少于0.030%。

去甲异波尔定 照高效液相色谱法（中国药典通则0512）测定。

色谱条件与系统适用性试验 以十八烷基硅烷键合硅胶为填充剂；以乙腈为流动相A，以含0.5%甲酸的0.1%三乙胺溶液为流动相B，按下表中的规定进行梯度洗脱；检测波长为280 nm。理论板数按去甲异波尔定峰计算应不低于5000。

时间(分钟)	流动相A(%)	流动相B(%)
0～13	10→22	90→78
13～22	22	78

对照品溶液的制备 取去甲异波尔定对照品适量，精密称定，加甲醇-盐酸溶液（0.5→100）（2∶1）的混合溶液制成每1 ml含0.2 mg的溶液，即得。

供试品溶液的制备 取本品粉末（过三号筛）约0.5 g，精密称定，置圆底烧瓶中，精密加入甲醇-盐酸溶液（0.5→100）（2∶1）的混合溶液25 ml，密塞，称定重量，加热回流1小时，放冷，再称定重量，用甲醇-盐酸溶液（0.5→100）（2∶1）的混合溶液补足减失的重量，摇匀，滤过，取续滤液，即得。

测定法 分别精密吸取对照品溶液与供试品溶液各10 μl，注入液相色谱仪，测定，即得。

根据测定结果，拟定本品按干燥品计算，含去甲异波尔定（$C_{18}H_{19}NO_4$）不得少于0.40%。

【化学成分】含呋喃倍半萜及内酯、挥发油、黄酮、异喹啉生物碱等[3-6]。

【药理作用】有抗菌、抗病毒、抗炎镇痛、抗肿瘤、抗氧化、抗抑郁的作用。对消化系统、心血管系统、内分泌系统（糖尿病）、肾脏系统、肝脏以及中枢神经系统等方面有显著的调节作用和保护作用[6-8]。

【炮制方法】【性味与归经】【功能与主治】【用法与用量】【处方应付】及**【贮藏】**参照文献[1, 9]综合拟定。

参考文献

[1] 国家药典委员会.中华人民共和国药典(2020年版·一部)[S].北京:中国医药科技出版社,2020:163.
[2] 中国科学院《中国植物志》编辑委员会.中国植物志[M].北京:科学出版社,2004.
[3] 王颖,张勇,张萍,等.超高效液相色谱—电化学检测测定莲子中的去甲乌药碱[J].分析试验室,2020,39(11):1276-1280.
[4] 杨建宇,祝庆明,李杨,等.中国道地药材研究近况系列(20)道地药材台乌药的研究近况[J].光明中医,2020,35(16):2596-2599.
[5] 王晗,汤一铸,赵晓亚,等.QuEChERS与液相色谱—串联质谱联用检测中药、调味品及外敷药物中去甲乌药碱的含量[J].色谱,2019,37(10):1036-1041.
[6] 邢梦雨,田崇梅,夏道宗.乌药化学成分及药理作用研究进展[J].天然产物研究与开发,2017,29(12):153-157.
[7] 叶合,俞静静,刘慧芳,等.乌药对高脂饮食诱导的高脂血症金黄地鼠的作用[J].中国临床药理学杂志,2020,36(8):959-962.
[8] 赖慧敏,黄敏聪,楼招欢,等.天台乌药对tnbs诱导的溃疡性结肠炎模型大鼠的抗炎作用研究[J].中国比较医学杂志,2021,31(2):37-44.
[9] 甘肃省食品药品监督管理局.甘肃省中药炮制规范(2009年版)[S].兰州:甘肃文化出版社,2009:25-26.

西　芎（川芎）

Xixiog（chuanxiong）

CHUANXIONG RHIZOMA

【处方用名】西芎、酒西芎

【名称】本品系甘肃省引种川芎，原植物与四川之川芎相同，而药材形状与四川之川芎差别明显。今考证，历史上，甘肃、陕西一带所产芎䓖，又称西芎，今以西芎为正名收入本标准，保留川芎副名，以利生产和临床使用。

【来源】本品为伞形科植物川芎 *Ligusticum chuanxiong* Hort.甘肃引种的干燥根茎。主产于甘肃。夏季根茎的节盘显著膨大，并略带紫色时采挖，除净泥沙，晒后烘干，撞去须根。

药材以个大、断面色黄白、质坚实、香气浓者为佳。[1]

【性状】西芎　呈不规则的厚片。外表面棕褐色，具纵向纹理，边缘不整齐。切面黄白色，有明显的环纹及棕色小油点，髓部色较淡。质坚硬。气浓香，味苦，辛，稍麻舌。

酒西芎　形如西芎，切面黄棕色，微具焦斑。具酒香气。见图1、图2。

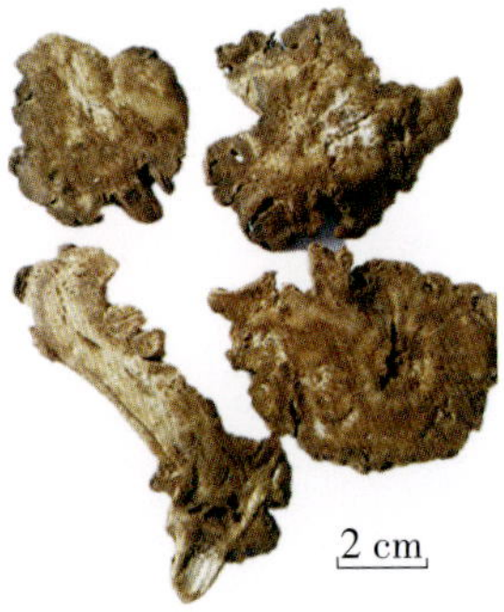

图1　西芎饮片图

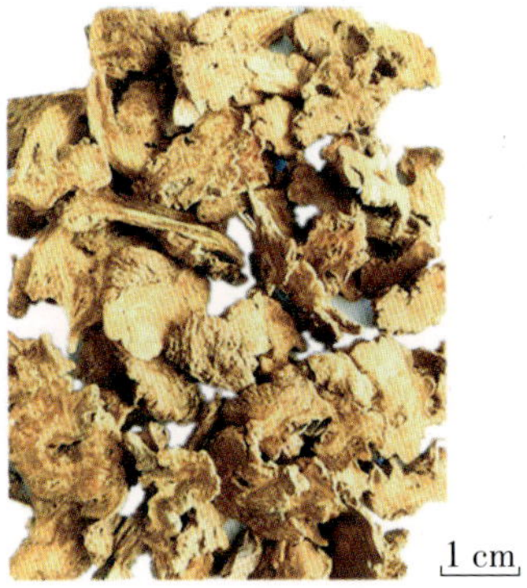

图2　酒西芎饮片图

【鉴别】（1）**显微鉴别**　本品粉末灰黄色至灰棕色。淀粉粒众多，单粒类圆形、长圆形及肾形，脐点明显，叉状或裂缝状，层纹不明显；复粒少数，由2～4个单粒复合而成。有时可见方晶或簇晶。木栓细胞棕黄色，多角形或类长方形，壁较厚。油室多已破碎，可见散在的淡黄色油滴。导管主为网纹导管，也有螺纹及梯纹导管。木纤维成束，淡黄色，长梭形。见图3。

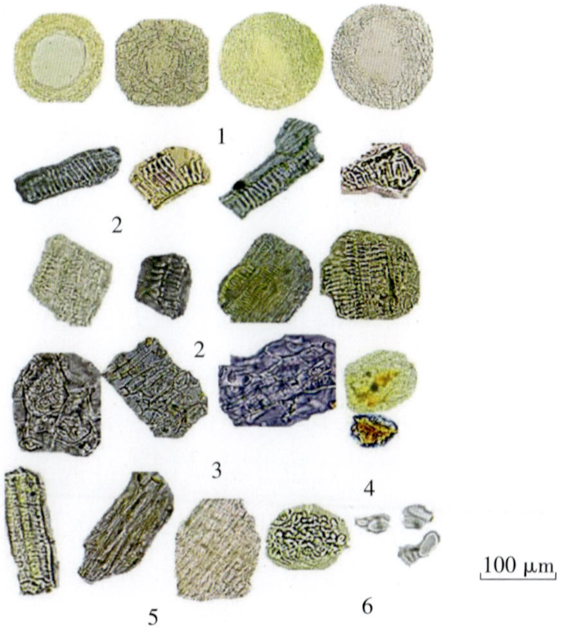

图3 西芎粉末显微图

1.油室 2.导管 3.薄壁细胞 4.色素块 5纤维 6.淀粉粒

（2）**薄层色谱** 取本品粉末1 g，加乙醚40 ml，超声处理30分钟，过滤，滤液挥干，残渣加乙酸乙酯2 ml使溶解，作为供试品溶液。另取西芎对照药材1 g，同法制成对照药材溶液。再取欧当归内酯A对照品，加乙酸乙酯制成每1 ml含0.5 mg的溶液（置棕色瓶中），作为对照品溶液。照薄层色谱法（中国药典通则0502）试验，吸取上述三种溶液各5 μl，分别点于同一硅胶GF_{254}薄层板上，以正己烷-乙酸乙酯（3∶1）为展开剂，展开，取出，晾干，置紫外光灯（254 nm）下检视。供试品色谱中，在与对照药材色谱和对照品色谱相应的位置上，显相同颜色的荧光斑点。见图4。

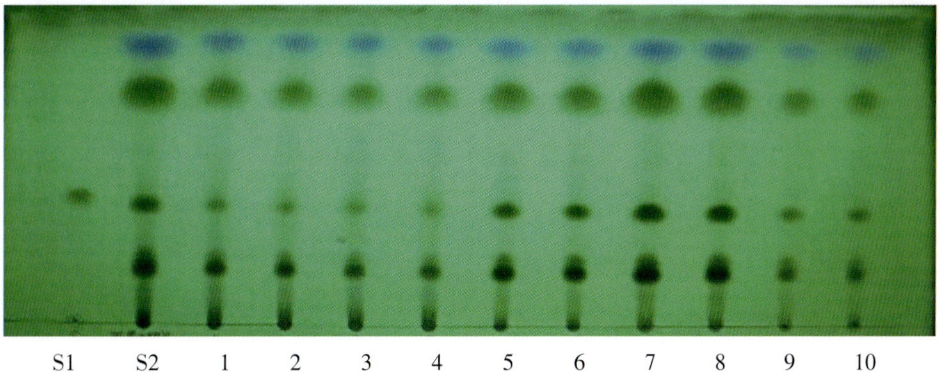

图4 西芎薄层色谱图

S1.欧当归内酯 S2.西芎对照药材 1～10西芎（不同批次样品）

【检查】水分 按中国药典通则0832第四法测定，根据测定结果，拟定水分限度不得过12.0%。

总灰分 按中国药典通则2302测定，根据测定结果，拟定总灰分限度不得过7.0%。

酸不溶性灰分 按中国药典通则2302测定，根据测定结果，拟定酸不溶性灰分限度不得过2.0%。

【浸出物】照醇溶性浸出物测定法（中国药典通则2201）项下的热浸法测定，用乙醇做溶剂，根据测定结果，拟定浸出物限度不得少于14.0%。

【含量测定】照高效液相色谱法（中国药典通则0512）测定。

仪器与试药 LC-20ADXR型高效液相色谱仪；LC-20ADXR型数据处理仪；LC-20ADXR型紫外可见检测器。甲醇为色谱纯，其余试剂为分析纯。阿魏酸对照品（批号：1135-24-6，宝鸡市辰光生物科技有限公司）。

色谱条件与系统适用性试验 以十八烷基硅烷键合硅胶为填充剂；以甲醇-0.5%冰醋酸溶液（30∶70）为流动相；检测波长为316 nm。理论板数按阿魏酸峰计算应不低于4000。

对照品溶液的制备 精密称取阿魏酸对照品适量，加70%甲醇制成每1 ml含20 μg的溶液，即得。

供试品溶液的制备 取本品粉末（过三号筛）约0.2 g，精密称定，置具塞锥形瓶中，精密加入70%甲醇50 ml，密塞，称定重量，加热回流30分钟，放冷，再称定重量，用70%甲醇补足减失的重量，摇匀，滤过，取续滤液，即得。

测定法 分别精密吸取对照品溶液与供试品溶液各10μl，注入液相色谱仪，测定，即得。

根据测定结果，结合以往实验数据，拟定西芎及酒西芎按干燥品计算，含阿魏酸（$C_{10}H_{10}O_4$）不得少于0.030%。

【炮制方法】【性味与归经】【功能与主治】【用法与用量】【处方应付】【注意】及**【贮藏】**参照文献[1-3]综合拟定。

参考文献

[1] 宋平顺，马潇，张伯崇，等.川芎的本草考证及历史演变[J].中国中药杂志，2000，25(7)：434-435.

[2] 甘肃省食品药品监督管理局.甘肃省中药炮制规范(2009年版)[S].兰州：甘肃文化出版社，2009：49-50.

[3] 国家药典委员会.中华人民共和国药典(2020年版·一部)[S].北京：中国医药科技出版社，2020：42-43.

狭叶红景天

Xiayehongjingtian

RHODIOLAE KIRILOWII RADIX ET RHIZOMA

【处方用名】狭叶红景天。

【名称】沿用甘肃习用名称[1]。

【来源】本品为景天科植物狭叶红景天 *Rhodiola kirilowii*（Regel）Maxim.的干燥根及根茎。主产于西藏、甘肃、青海、四川等地。秋季采挖，洗净泥土，除去残叶、须根及粗皮，晒干。[2-4]

【性状】呈不规则形的厚片。外表面灰棕色至暗棕色，残留栓皮，偶有侧根痕。切面浅棕色。气清香，味苦涩。

【鉴别】（1）**显微鉴别**　根横切面：木栓层4～9列细胞。皮层宽广，细胞多数皱缩破裂，不规则形。韧皮部细胞较小，皱缩。外部木质部导管较密集，环状排列，内部导管放射状，有薄壁细胞。见图1。

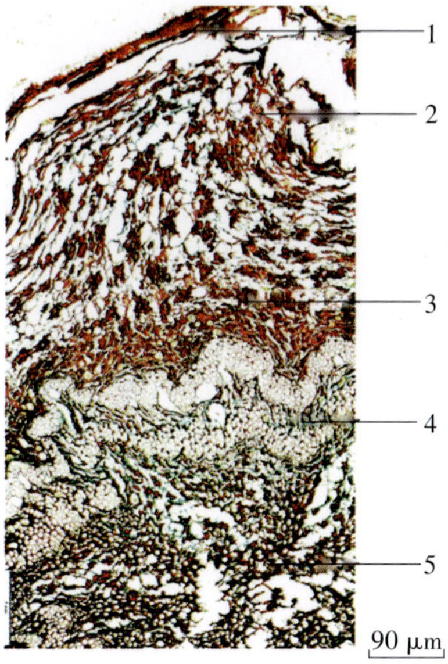

图1　狭叶红景天根横切面显微图

1.木栓层　2.皮层　3.韧皮部　4.木质部（导管环列）　5.木质部（导管放射状）

（2）**薄层色谱**　取本品粉末0.5 g，加甲醇10 ml，超声处理30分钟，滤过，滤液作为供试品溶液。另取狭叶红景天对照药材0.5 g，同法制成对照药材溶液。再取红景天苷对照品，加甲醇制成每1 ml含0.5 mg的溶液，作为对照品溶液。照薄层色谱法（中国药典通则0502）试验，吸取上述三种溶液各10 μl，分别点于同一硅胶G薄层板上，以三氯甲烷-甲醇-丙酮-水（6∶3∶1∶1）的下层溶液为展开剂，展开，取出，晾干，置碘蒸气中熏至斑点显色清晰。供试品色谱中，在与对照药材色谱和对照品色谱相应的位置上，显相同颜色的斑点。见图2。

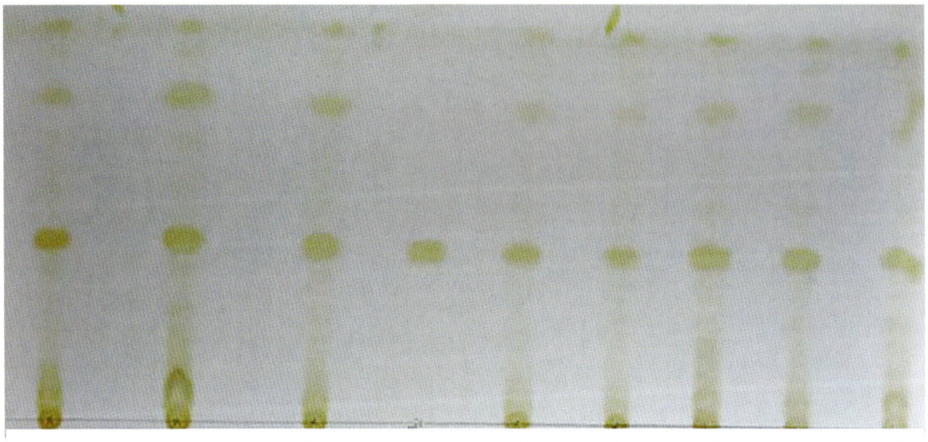

1　2　3　S1　S2　4　5　6　7

图2　狭叶红景天薄层色谱图

S1.红景天苷　S2.狭叶红景天对照药材　1～7 狭叶红景天饮片

【检查】水分　按中国药典通则0832第二法测定，根据测定结果，拟定水分限度不得过12.0%。

总灰分　按中国药典通则2302测定，根据测定结果，拟定总灰分限度不得过9.0%。

酸不溶性灰分　按中国药典通则2302测定，根据测定结果，拟定酸不溶性灰分限度不得过2.0%。

【含量测定】红景天苷是红景天类药材主要的质量控制成分[5、6]。

照高效液相色谱法（中国药典通则0512）测定。

色谱条件与系统适用性试验　以十八烷基硅烷键合硅胶为填充剂；以甲醇-水（15∶85）为流动相；检测波长为275 nm。理论板数按红景天苷峰计算应不低于2000。

对照品溶液的制备　取红景天苷对照品适量，精密称定，加甲醇制成每1 ml含0.2 mg的溶液，即得。

供试品溶液的制备　取本品粉末（过三号筛）0.5 g，精密称定，置具塞锥形瓶中，精密加入甲醇10 ml，密塞，称定重量，超声处理（功率250 W，频率40 kHz）60分钟，放冷，再称定重量，用甲醇补足减失的重量，摇匀，滤过，取续滤液，即得。

测定法　分别精密吸取对照品溶液与供试品溶液各10 μl，注入液相色谱仪，测定，即得。

测定了12批狭叶红景天饮片中红景天苷的含量，根据测定结果，拟定按干燥品计算，含红景天苷（$C_7H_5O_5$）不得少于0.20%。

【炮制方法】【性味与归经】【功能与主治】【用法与用量】【处方应付】【注意】及【贮藏】参照文献[1、4]综合拟定。

参考文献

[1] 甘肃省卫生局.甘肃中草药手册(第四册)[M].兰州:甘肃人民出版社,1974:2044.
[2] 宇妥·元丹贡布.四部医典[M].李永年,译注.北京:人民卫生出版社,1983:54.
[3] 罗达尚.中华藏本草[M].北京:民族出版社,1997:111.
[4] 甘肃省食品药品监督管理局.甘肃省中药炮制规范(2009年版)[S].兰州:甘肃文化出版社,2009:82-83.
[5] 马潇,谢楠.HPLC法测定大花红景天中红景天苷及没食子酸的含量[J].药物分析杂志,2005,25(1):58-60.
[6] 国家药典委员会.中华人民共和国药典(2020年版·一部)[S].北京:中国医药科技出版社,2020:161-162.

小 白 及

Xiaobaiji

BLETILLAE OCHRACOAE RHIZOMA

【处方用名】小白及。

【名称】黄花白及 *Bletilla ochracea* Schttr. 的块茎较《中国药典》2020年版一部收载的白及 *Bletilla striata* Hetil个小，在文献[1]及目前商品中常以小白及称之，故本标准以小白及为正名。

【来源】本品为兰科植物黄花白及 *Bletilla ochracea* Schltr. 的干燥块茎。主产于甘肃、贵州、四川、浙江、湖南等地。秋末春初采挖，除去鳞叶、残茎及须根，置沸水中蒸至无白心，晒至半干，撞去外皮，晒干；或趁鲜切纵片，晒干。[2]

药材以个大肥厚、色白、半透明、质坚实者为佳。[3、4]

【性状】呈不规则形的薄片，常有1～2个爪状分枝。外表面浅棕黄色或白色，有数个环节和点状须根痕。切面有点状或短线状维管束。质坚硬，角质样。气微，味淡而微苦，嚼之有黏性。

【鉴别】（1）**显微鉴别**　粉末淡黄白色。表皮细胞垂周壁波状弯曲，略增厚，木化，孔沟明显。下皮细胞多边形，可见纹孔。草酸钙针晶束存在于类圆形黏液细胞中，或散在。纤维成束，壁木化，具人字形或椭圆形纹孔，旁边薄壁细胞含硅质块。螺纹导管及梯纹导管多见。糊化淀粉粒团块无色。见图1。

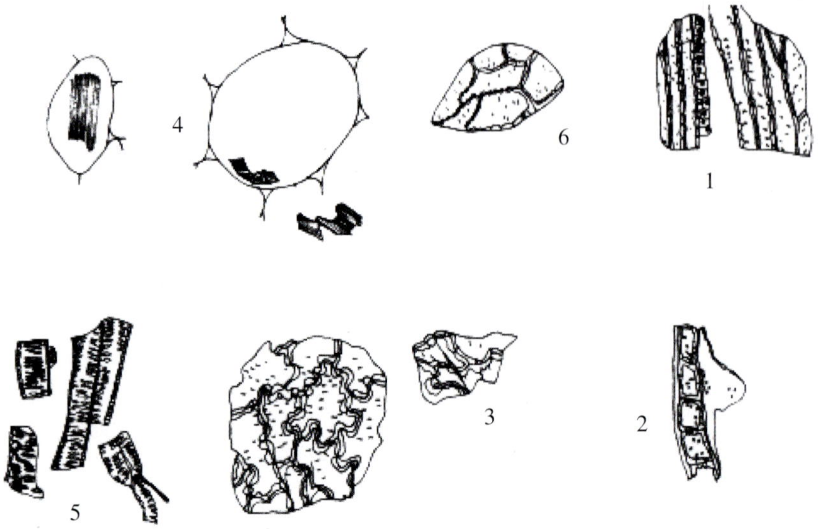

图1　黄花白及粉末显微图

1.纤维　2.表皮细胞断面观　3.表皮细胞表面观

4.黏液细胞及草酸钙针晶束　5.导管　6.下皮细胞

（2）**化学反应**　取本品粉末2 g，加水20 ml，置水浴中热浸30分钟，滤过。取滤液1 ml，置试管中，加碱性酒石酸铜试液（临用新配）5～6滴，加热5分钟，产生棕红色沉淀；另取滤液1 ml，置试管中，加5%α-萘酚乙醇溶液3滴，摇匀，沿试管壁缓缓加入浓硫酸0.5 ml，两液接面处形成紫红色环。

【检查】总灰分　按中国药典通则2302测定，根据测定结果，拟定总灰分限度不得过7.0%。

酸不溶性灰分　按中国药典通则2302测定，根据测定结果，拟定酸不溶性灰分限度不得过2.0%。

【浸出物】根据对10批样品测定，规定水溶性浸出物不得少于20.0%。

【化学成分】经预试黄花白及与药典正品白及化学成分相似，均含有挥发油、淀粉、多糖及白及胶质（黏液质）[1、2]。

【炮制方法】【性味与归经】【功能与主治】【用法与用量】【处方应付】【注意事项】及**【贮藏】**参照文献[3、6-10]综合拟定。

参考文献

[1] 中国医学科学院药物研究所.中药志(第一册)[M].北京:人民卫生出版,1979:382.
[2]甘肃省卫生局.甘肃中草药手册(第一册)[M].兰州:甘肃人民出版社,1971:144.
[3] 宋平顺,卫玉玲,朱俊儒,等.甘肃药用植物补遗(Ⅱ)[J].中药材,2001,(3)163-164.
[4] 宋平顺,张伯崇,宋玉成,等.甘肃省中药材复杂品种及质量的调查研究(Ⅰ)—地区习用品种的调查[J].中国中药杂志,1996,21(12):717-720.

[5] 国家药典委员会.中华人民共和国药典(2020年版·一部)[S].北京:中国医药科技出版社,2020:106.
[6] 四川省卫生厅.四川省中药材标准[S].成都:四川人民出版社,1987:7l.
[7] 于江泳,张村.全国中药饮片炮制规范辑要(2016版)[M].北京:人民卫生出版社,2016:780.
[8] 曹晖,付静.全国中药炮制经验与规范集成[M].北京:北京科学技术出版社,2017:111.
[9]《中华本草》编委会.中华本草(第七册)[M].上海:上海科学技术出版社,1999:7083.

小防风

Xiaofangfeng

CARI RADIX

【处方用名】小防风。

【名称】葛缕子在甘肃民间习称马缨子，医药部门统称防风收购，亦称小防风，本标准以小防风为正名，与《中国药典》2020年版一部收载防风相区别。

【来源】本品为伞形科植物葛缕子 *Carum carvi* L.的干燥根。主产于甘肃、青海、宁夏等地。春、秋二季采挖，洗净泥沙，除去残茎及枯叶，晒干。[1]

【性状】野生品　呈类圆形的厚片。外表面黄褐色至浅棕褐色，根头部具密集环纹，具纵沟纹，部分可见横长皮孔样突起及点状须根痕。切面皮部淡黄棕色，木部淡黄色至黄棕色，具放射状纹理，多具裂隙，部分中空。质坚脆。气微，味微甘。[2-5]

栽培品　外表面灰黄色或黄棕色。切面皮部类白色，木部淡黄色或黄棕色。见图1。

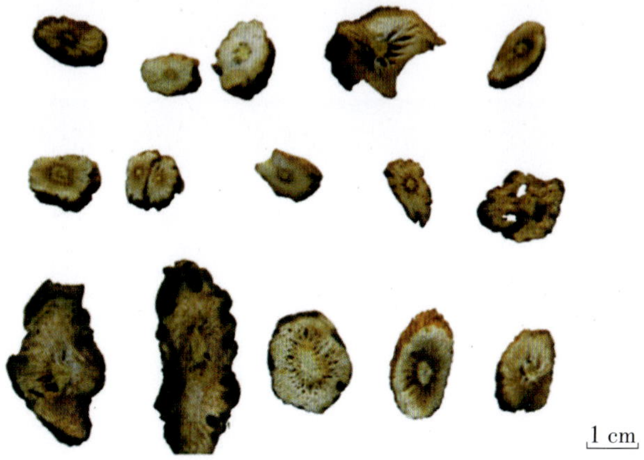

图1　小防风饮片图

【鉴别】（1）**显微鉴别**　本品粉末淡黄棕色或淡棕黄色。木栓细胞近方形或多角形。油管碎片多见，直径13～35 μm，内含黄色分泌物。网纹导管、螺纹导管和梯纹导管多见，具缘纹孔导管少见，直径9～93 μm。薄壁细胞纺锤形镶嵌排列。淀粉粒单粒或复粒，单粒直径1～11 μm。木纤维长梭形，具纹孔，较少。栽培品中无纤维或纤维少见。见图2。

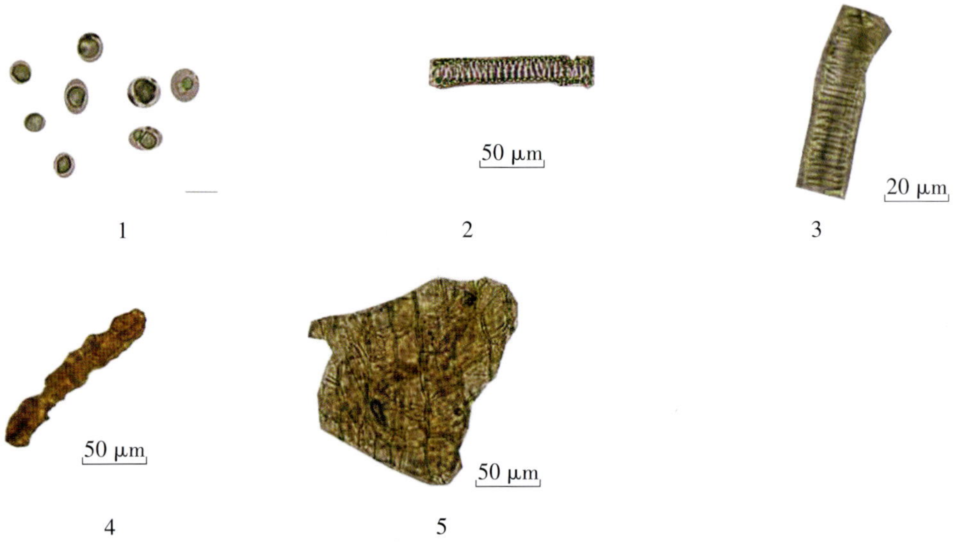

图2　小防风粉末显微图

1.淀粉粒　2.螺纹导管　3.网纹导管　4.油管　5.木栓细胞表面观

（2）**薄层色谱**　取本品粉末5 g，加甲醇50 ml，超声处理20分钟，滤过，滤液蒸干，残渣加甲醇5 ml使溶解，作为供试品溶液。另取小防风对照药材5 g，同法制成对照药材溶液。照薄层色谱法（中国药典通则0502）试验，吸取上述两种溶液各5～10 μl，分别点于同一硅胶G薄层板上，以甲苯-甲酸乙酯-甲酸（3∶4∶1）为展开剂，展开，取出，晾干，置紫外光灯（365 nm）下检视。供试品色谱中，在与对照药材色谱相应的位置上，显相同颜色的荧光主斑点。见图3。

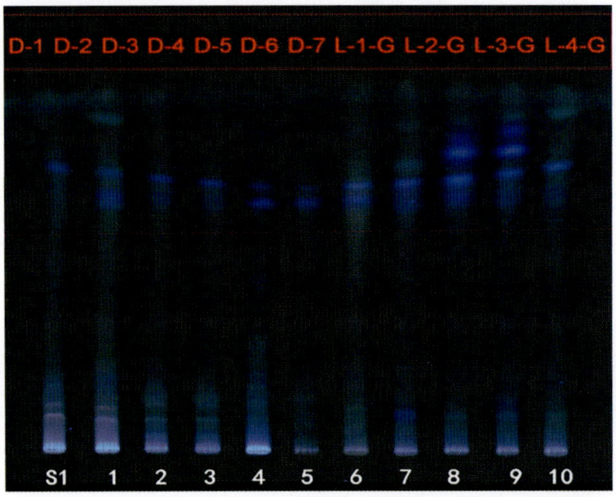

图3　小防风薄层色谱图

S1.小防风对照药材　1～10.小防风（不同批次样品）

【检查】水分 按中国药典通则0832第二法，对10批样品测定，根据测定结果，拟定水分限度不得过13.0%。

总灰分 按中国药典通则2302，对10批样品测定，根据测定结果，拟定总灰分限度不得超过10.0%

酸不溶性灰分 按中国药典通则2302，对10批样品测定，根据测定结果，拟定酸不溶性灰分限度不得过2.0%。

【浸出物】 照醇溶性浸出物测定法（中国药典通则2201）项下的热浸法测定，用75%乙醇作溶剂，对10批样品检查，根据测定结果，拟定浸出物限度不得少于15.0%。

【化学成分】 主要化学成分有二丁基邻苯二甲酸酯、十八烷酸甲酯、二十烷酸甲酯、二十一烷酸甲酯等[6]。

【药理作用】 具解热、镇痛和抗炎等作用[6]。

【炮制方法】【性味与归经】【功能与主治】【用法与用量】【处方应付】 及 **【贮藏】** 参照文献[2-6]综合拟定。

参考文献

[1] 宋平顺，宋玉成，卫玉玲，等.甘肃产防风的原植物调查与鉴定[J].中药材，1996，19(07)：338-339.
[2] 国家药典委员会.中华人民共和国药典(2020年版·一部)[S].北京：中国医药科技出版社，2020：156.
[3] 高岭.甘肃地区用药小防风[J].甘肃中医学院学报，1987，03：28.
[4] 周印锁，马志刚，郭庆芳，等.甘肃小防风植物的来源和鉴定研究[J].兰州医学院学报，1981，01.1-3.
[5] 赵汝能.甘肃中草药资源志(上册)[M].兰州：甘肃科学技术出版社，2004：343.
[6] 侯凤飞，杜树山，尹伟，等.青海防风脂肪油成分分析[J].北京中医药大学学报，2007，30(11)：784-786.

小 黄 芩

Xiaohuangqin

SCUTELLARIAE REHDERIANAE RADIX ET RHIZOMA

【处方用名】 小黄芩、酒小黄芩、小黄芩炭。

【名称】 甘肃黄芩在甘肃作黄芩入药，根较细小，商品有称小黄芩，故本标准沿用此名。

【来源】 本品为唇形科植物甘肃黄芩 *Scutellaria rehderiana* Diels的干燥根和根茎。主产于甘肃、宁夏等地。春、秋二季采挖，除去地上茎叶及泥沙，晒干。[1-3]

药材以条长、质坚实、色黄者为佳。[1、2]

【性状】小黄芩 取原药材，除去杂质，置沸水中略烫，取出，闷透，切厚片，干燥；或蒸透，切厚片，干燥。

酒小黄芩 取净小黄芩片，加黄酒拌匀，闷润至透，置锅内，用文火加热，炒至表面深黄色，出锅，放凉。

每净小黄芩100 kg，用黄酒10 kg。

小黄芩炭 取净小黄芩片，置锅内，用武火加热，炒至表面黑褐色，喷淋清水少许，灭尽火星，出锅，放凉。见图1。

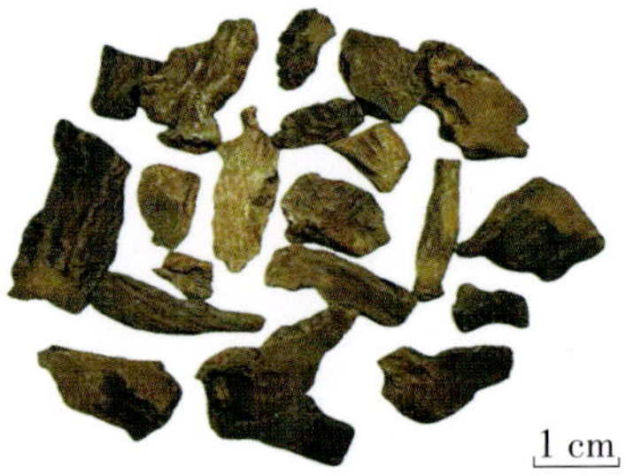

小黄芩饮片图

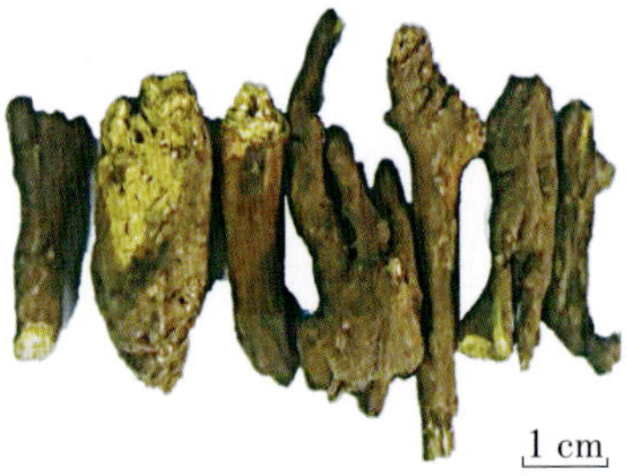

小黄芩切面图

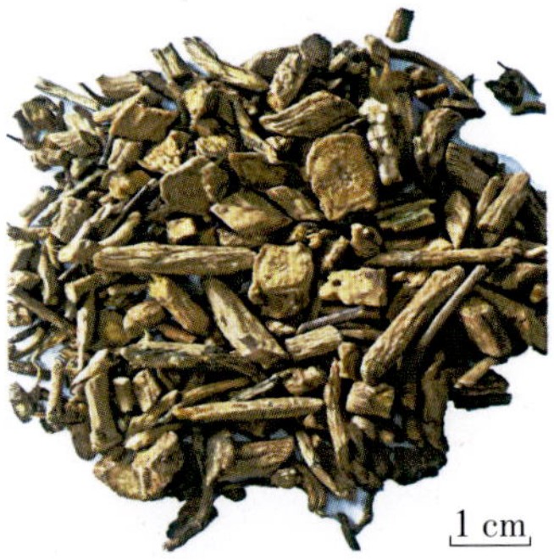

酒小黄芩饮片图

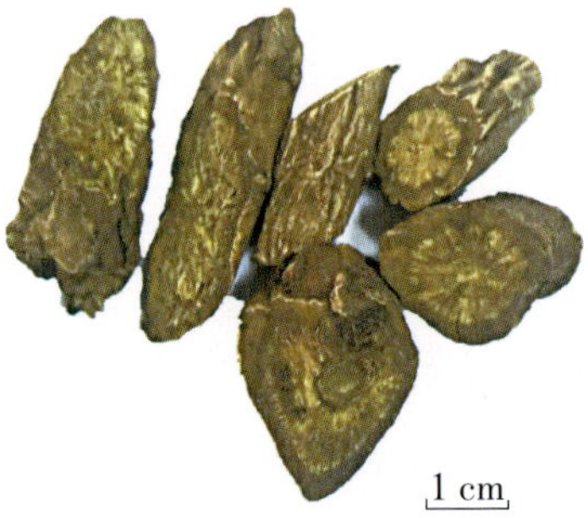

酒小黄芩切面图

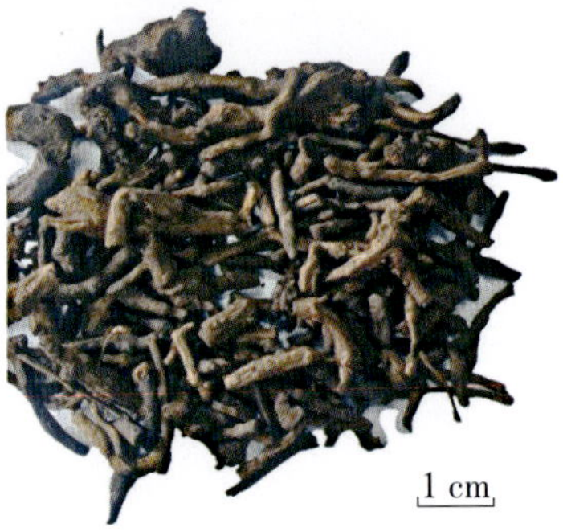

小黄芩炭饮片图

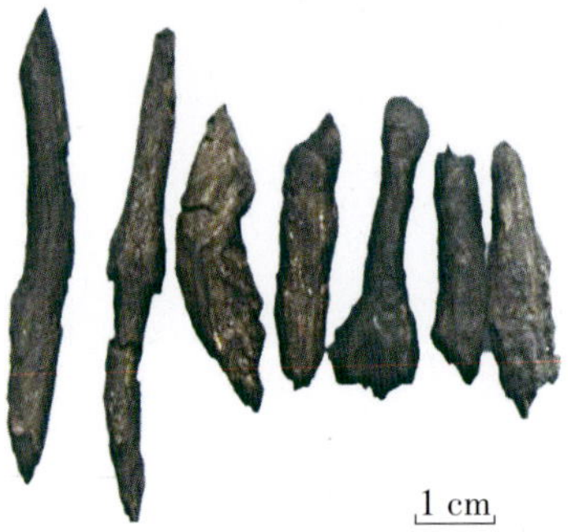

小黄芩炭切面图

图1 小黄芩饮片图

【鉴别】（1）**显微鉴别** 小黄芩、酒小黄芩根横切面：木栓层9～16列细胞，黄色或黄棕色。皮层薄壁细胞椭圆形至不规则形，多具1～3条径向横隔。纤维多单个散在，壁厚。石细胞类圆形或类方形，孔沟明显。韧皮部狭窄。木质束被薄壁组织分割成束，略显放射状；导管类圆形至多边形；木纤维类圆形至多边形。薄壁细胞中充满淀粉粒。见图2。

根茎横切面：木质部发达，木质束2～4束。中央有髓，髓细胞多具径向隔。

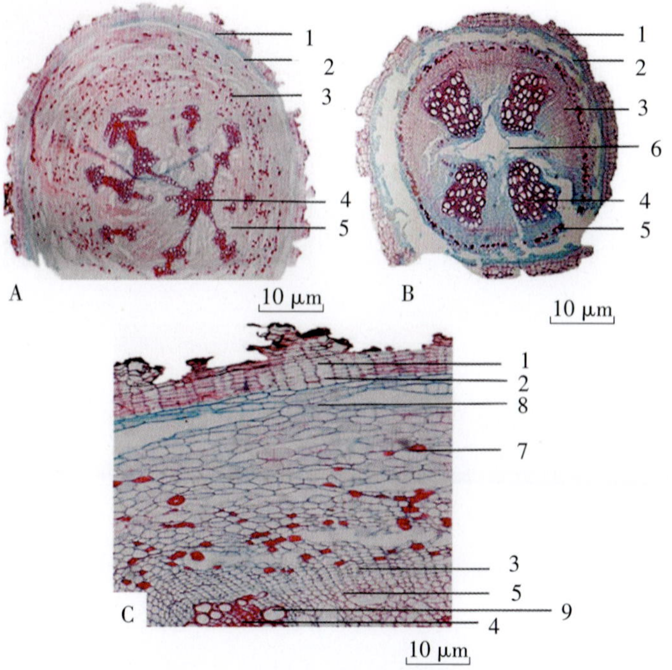

图2　小黄芩根横切面图

A 根横切面概形图　B 根茎横切面概形图　C 根横切面组织详图

1. 木栓层　2. 皮层　3. 韧皮部　4. 木质部　5. 形成层　6. 髓　7. 薄壁细胞　8. 石细胞　9. 导管

（2）**薄层色谱**　取本品粉末1 g，加甲醇20 ml，超声处理20分钟，滤过，滤液蒸干，残渣加甲醇2 ml使溶解，作为供试品溶液。另取小黄芩对照药材1 g，同法制成对照药材溶液。再取黄芩苷、汉黄芩苷和汉黄芩素对照品，加甲醇制成每1 ml各含1 mg的混合溶液，作为对照品溶液。照薄层色谱法（中国药典通则0502）试验，吸取上述三种溶液各3 μl，分别点于同一含4%醋酸钠的硅胶G薄层板上，以乙酸乙酯-丁酮-甲酸-水（5∶3∶1∶1）为展开剂，展开，取出，晾干，喷以1%三氯化铁乙醇溶液。供试品色谱中，在与对照药材色谱和对照品色谱相应的位置上，显相同颜色的斑点。见图3、图4。

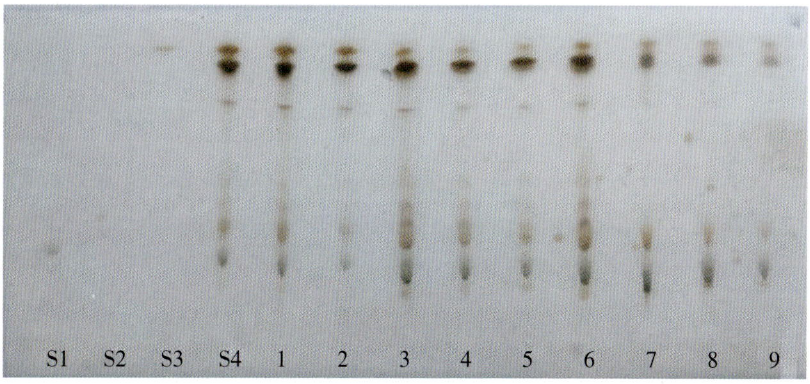

图3　小黄芩薄层色谱图

S1. 黄芩苷对照品　S2. 汉黄芩苷对照品　S3. 汉黄芩素对照品　S4. 小黄芩对照药材

1～6 小黄芩（不同批次样品）　7～9 酒小黄芩（不同批次样品）

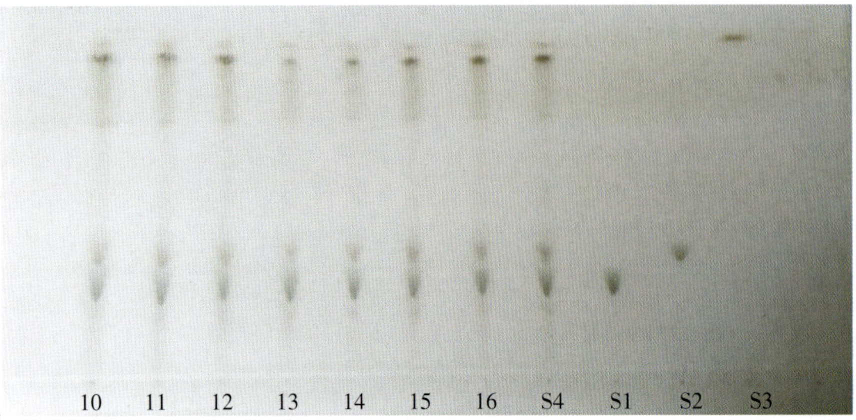

图4 小黄芩炭薄层色谱图

S1 黄芩苷对照品 S2 汉黄芩苷对照品 S3 汉黄芩素对照品 S4 小黄芩对照药材
10～16 小黄芩炭（不同批次样品）

【检查】水分 按中国药典通则0832第二法，对15批样品进行测定，根据测定结果，拟定小黄芩、酒小黄芩水分限度不得过10.0%，小黄芩炭不得过8.0%。

总灰分 按中国药典通则2302，对15批样品进行测定，根据测定结果，拟定小黄芩、酒小黄芩总灰分限度不得过7.0%，小黄芩炭不得过8.0%。

【含量测定】 根据小黄芩含有苷类成分，采用高效液相色谱法，照中国药典2020年版一部黄芩下含测测定项，测定黄芩苷（$C_{21}H_{18}O_{11}$）的含量方法。

照高效液相色谱法（中国药典通则0512）测定。

色谱条件与系统适用性试验 以十八烷基硅烷键合硅胶为填充剂；以甲醇-0.3%磷酸溶液（47:53）为流动相；检测波长为280 nm。理论板数按黄芩苷峰计算应不低于2500。

对照品溶液的制备 取黄芩苷对照品适量，精密称定，加甲醇制成每1 ml含40 μg的溶液，即得。

供试品溶液的制备 取本品中粉约0.3 g，精密称定，加70%乙醇60 ml，加热回流3小时，放冷，滤过，滤液置100 ml量瓶中，用少量70%乙醇分次洗涤容器和残渣，洗液滤入同一量瓶中，加70%乙醇至刻度，摇匀。精密量取1 ml，置10 ml量瓶中，加甲醇至刻度，摇匀，即得。

测定法 分别精密吸取对照品溶液与供试品溶液各10 μl，注入液相色谱仪，测定，即得。

根据15批小黄芩饮片测定结果，结合以往实验数据，拟定按干燥品计算含黄芩苷（$C_{21}H_{18}O_{11}$），小黄芩不得少于6.0%，酒小黄芩不得少于5.0%，小黄芩炭不得少于1.5%

【化学成分】 小黄芩从根中分离出黄芩苷、黄芩黄素、汉黄芩苷、汉黄芩素；并分离到一种新黄酮，结构为5,7,3′,6′-四羟基-8,2′-二甲氧基黄酮，命名为甘肃黄芩苷[4]；

初期分离到一种新黄酮苷元，结构为5,2′,4′-三羟基-6，8-二甲氧基黄酮，命名为甘肃黄芩素Ⅰ[5]，后又将该化合物结构修正为5,2′,5′-三羟基-2,8-二甲氧基黄酮[6]。尚含有粘毛黄芩素Ⅲ[7]。

【药理作用】黄芩苷、黄芩素等成分具有广泛的生理活性[8、9、10]。(1) 保肝、利胆作用。(2) 抗炎抗变态作用。(3) 降压和镇静作用。(4) 解痉作用。(5) 解热作用。(6) 黄芩苷、黄芩素有抗肿瘤活性，并有降血脂作用。(7) 毒性：黄芩苷小鼠腹腔注射总黄芩苷 LD_{50} 为3.0g/kg，总静脉注射黄芩苷15mg/kg出现呼吸急促、不安，一小时后有显著镇静催眠作用，所试4只兔皆于48小时内死亡。

【炮制方法】【性味与归经】【功能与主治】【用法与用量】【处方应付】及**【贮藏】**参照文献[1、11]综合拟定。

参考文献

[1] 甘肃省食品药品监督管理局.甘肃省中药材标准(2009年版)[S].兰州:甘肃文化出版社,2009:23-27.

[2] 甘肃省卫生局.甘肃省中草药手册(第一册)[M].兰州:甘肃人民出版社,1970:400.

[3] 蒲训,吴敏.甘肃省黄芩属植物的分类与分布[J].甘肃科学学报,1993,5(4):51-53.

[4] 宋平顺,张伯崇,宋玉成,等.甘肃省中药材复杂品种及质量的调查研究(Ⅰ)—地区习用品种的调查[J].中国中药杂志,1996,21(12):717-720.

[5] 宋平顺,丁永辉,刘涵芳.甘肃黄芩的生药学研究[J].中药材,1990,13(6):13-15.

[6] 刘美兰,李曼玲,林秀云,等.药用黄芩中黄酮类成分的研究[J].中草药,1986,17(10):6-8.

[7] 刘美兰,梁晓天,饭沼宗和,等.甘肃黄芩素Ⅰ结构修正[J].药学学报,1986,2(9):6-8.

[8] 苏亚伦,黄聿,陈振宇.甘肃黄芩抗氧化有效成分的分离鉴定[J].中国中药杂志,2004,(9):1271-1273.

[9] 周金黄.中药药理学[M].上海:上海科学技术出版社,1986:98.

[10] 孙向阳,罗小明,王琳萍.甘肃不同产地甘肃黄芩解热、抗炎的研究[J].中医研究,2018,(7):6-8.

[11] 国家药典委员会.中华人民共和国药典(2020年版·一部)[S].北京:中国医药科技出版社,2020:314-315.

小茜草

Xiaoqiancao

RUBIAE ALATAE RADⅨ ET RHIZOMA

【处方用名】小茜草、小茜草炭。

【名称】金剑草*Rubia alata* Roxb.与卵叶茜草*Rubia ovatifolia* Z. Y. Zhang在甘肃医药部门与正品茜草*Rubia cordifolia* Linn. 同等收购，为与《中国药典》茜草*Rubia cordifolia* Linn. 相区别，故本标准以小茜草为名收载[1]。

【来源】本品为茜草科植物金剑草*Rubia alata* Roxb.或卵叶茜草*Rubia ovatifolia* Z.R. Zhang的干燥根和根茎。主产于甘肃等地。春、秋二季采挖，除去地上部分，除去泥沙，干燥。

药材以外皮色红棕、断面色黄红者为佳。[2-5]

【性状】小茜草 根呈圆柱形的段。外表面红棕色或棕褐色，略有纵皱纹。切面皮部菲薄，木质部约占横断面的1/2，浅红色或黄红色。根茎呈不规则形的厚片。质较硬而脆。气弱，味淡，久嚼麻舌。

小茜草炭 形如小茜草。表面焦黑色，内部棕褐色。见图1、图2。

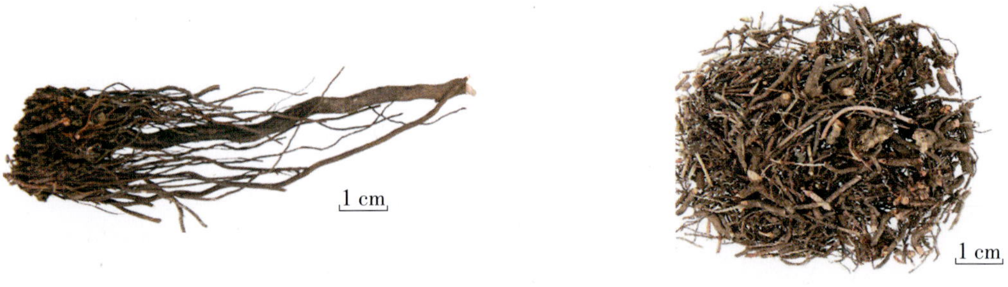

A B

图1 金剑草药材与饮片图

A.金剑草药材 B.金剑草饮片

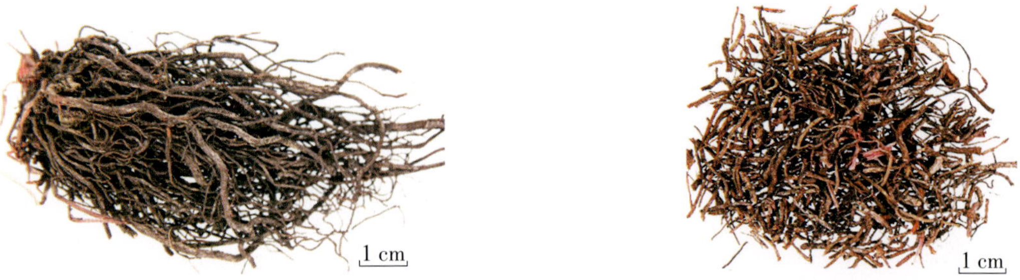

A B

图2 卵叶茜草药材与饮片图

A.卵叶茜草药材 B.卵叶茜草饮片

【鉴别】（1）**显微鉴别** 根横切面：**金剑草** 木栓层4～8列细胞，排列不甚整齐，呈切向延长的长方形或径向延长的正方形。栓内层2～3列细胞。皮层细胞多切向延长呈多边形，散有少数草酸钙针晶束，与长轴垂直。形成层不明显。木质部导管常单个；木纤维众多，全部木化，木射线不明显。

卵叶茜草 表皮层1列细胞，棕色。皮层8～10列细胞，壁薄而平直，散在草酸钙针晶束，与长轴平行。内皮层1列细胞。韧皮部狭窄，有少数针晶束，与长轴平行。中柱鞘数列细胞。木质部导管较少；木纤维少，木射线不明显。见图3、图4。

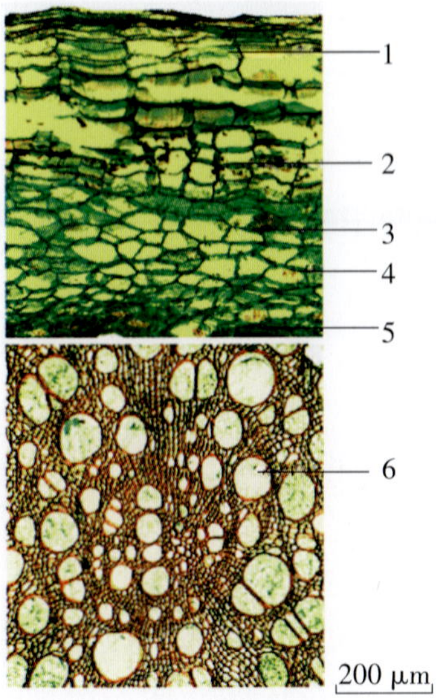

图3 金剑草根横切面显微图

1.木栓层 2.栓内层 3.针晶束
4.皮层 5.韧皮部 6.木质部

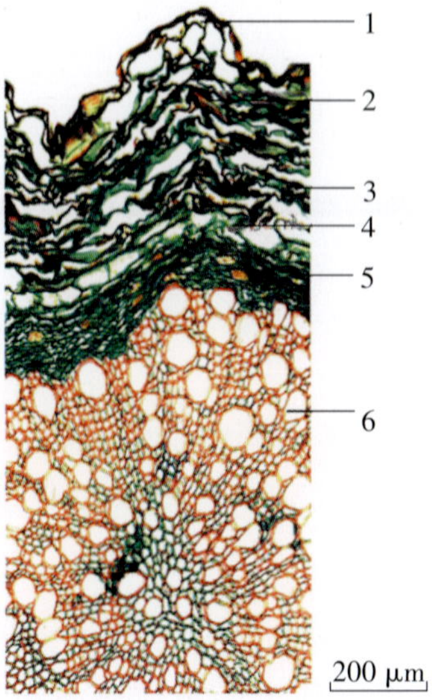

图4 卵叶茜草根横切面显微图

1.表皮层 2.针晶束 3.皮层
4.内皮层 5.韧皮部 6.木质部

（2）**化学反应** 取本品粉末0.5 g，加甲醇10 ml，浸渍30分钟，滤过，取滤液5 ml，挥去甲醇，加水20 ml，稀盐酸2滴，水浴加热数分钟，冷却，再加乙醚2 ml，振摇，置紫外光灯（365 nm）下检视。金剑草乙醚层显浅黄色荧光；卵叶茜草乙醚层显蓝色荧光。

【化学成分】茜草属含有醌类、环己肽类、萜类、甾体、香豆素、多糖类等成分[6]。

【药理作用】小茜草所含化学成分具有抗菌、抗真菌、抗癌、抗心肌梗死、抗凝血、解痉、加强子宫收缩和降血糖作用[7]。

【炮制方法】【性味与归经】【功能与主治】【用法与用量】【处方应付】及**【贮藏】**参照文献[1, 2, 6]综合拟定。

参考文献

[1] 甘肃省食品药品监督管理局.甘肃省中药材标准(2009年版)[S].兰州:甘肃文化出版社,2009:20-21.

[2] 国家药典委员会.中华人民共和国药典(2020年版·一部)[S].北京:中国医药科技出版社,2020:234.

[3] 甘肃省卫生局.甘肃中草药手册(第一册)[S].兰州:甘肃人民出版社,1970:340.
[4] 宋平顺,张伯崇,宋玉成,等.甘肃省中药材复杂品种及质量的调查研究(Ⅰ)—地区习用品种的调查[J].中国中药杂志,1996,21(12):717-720.
[5] 宋平顺,常克俭,丁永辉.五种茜草的生药鉴别[J].中药材,1991,14(3):22-24.
[6] 中科院西北植物研究所.秦岭植物志[M].北京:科学出版社,1985,(5):14.
[7] 王晓建,黄胜阳.茜草属植物化学成分及其药理作用研究进展[J].中国中医药信息杂志,2012,19(2):109-112.

缬 草

Xiecao

VALERIANAE RADIX ET RHIZOMA

【处方用名】缬草。

【名称】本品国内现代文献大多以缬草为名称记载，故本标准沿用此名。

【来源】本品为败酱科植物缬草 *Valeriana pseudofficinalis* C.Y. Cheng et H.B.Chen 的干燥根及根茎。主产于甘肃等地。夏、秋二季采挖，除去茎叶及泥土，晒干。[1, 2]

【性状】呈类圆柱形的段。根外表面黄棕色至灰棕色，有纵皱纹及细支根，具须根及须根痕。根茎外表面黄棕色或灰褐色，上端常残留茎基和叶柄。切面皮部浅棕色，木部黄白色，角质。质硬。气香特异，味先甜后稍苦、辣。见图1。

【鉴别】显微鉴别 根横切面：表皮为1列类圆形或类长方形细胞，细胞较大，多切向延长，排列紧密，壁木栓化。下皮细胞1～2层。皮层较宽，细胞内含有众多淀粉粒，油细胞散在。内皮层细胞1层，细胞切向排列。中柱鞘细胞1～2层，切向排列。韧皮部狭窄。形成层不明显。木质部排列成环状，导管类圆形或多角形。中部有髓。见图2。

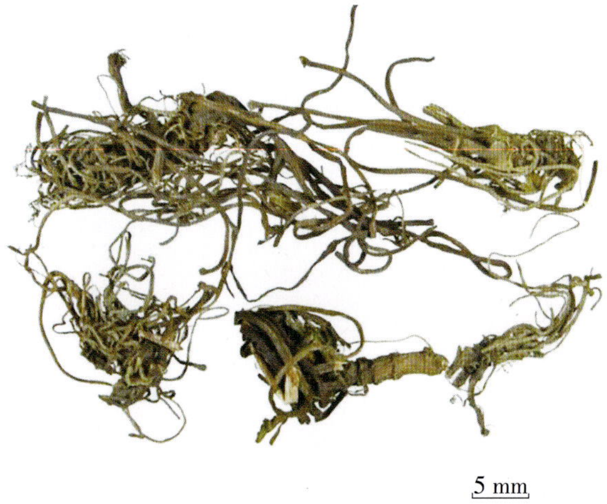

图1 缬草饮片图

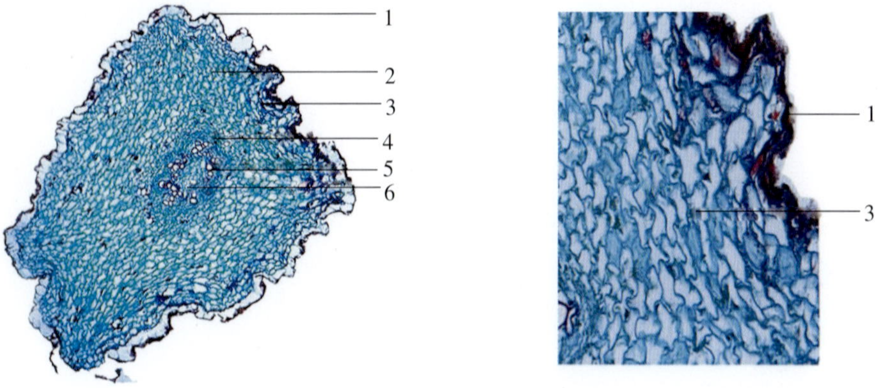

图2 缬草根横切显微图

1.表皮 2.内皮层 3.簇晶 4.韧皮部 5.木质部 6.髓

【检查】水分按中国药典通则0832第二法进行测定，根据测定结果，拟定缬草的水分不得超过9.0%

总灰分按中国药典通则2302，对10批样品进行测定，根据测定结果，拟定总灰分限度不得过16.0%

酸不溶性灰分 按中国药典通则2302，对10批样品进行测定，根据测定结果，拟定酸不溶性灰分限度不得过4.0%。

【浸出物】照醇溶性浸出物测定法（中国药典通则2201）项下的热浸法测定，用无水乙醇作溶剂，对10批样品进行测定，根据测定结果，拟定浸出物限度不得少于8.0%。

【化学成分】（1）挥发油类：主要为单萜和倍半萜类挥发油，其中单萜主要是龙脑及其醋酸酯和异戊酸酯；倍半萜种类超过30种，含量相对较低，主要为愈创木烷型倍半萜和缬草烷型倍半萜，其他成分还有l-莰烯、l-柠檬烯、α-蒎烯、水芹烯、α松油醇、龙脑、α-葑烯等。（2）环烯醚萜类：缬草主要含二氢缬草醚酯和缬草三酯，缬草含有的缬草三酯类是环烯醚萜类成分的混合物。从缬草中分离得到30多种环烯醚萜，多数为酯化的苷元，少数为苷，分为双烯和单烯2种类型[3]。（3）生物碱类：缬草主要含单萜生物碱和阿卟菲型生物碱，包括鬃草宁碱、缬草碱、8-甲氧猕猴桃碱、猕猴桃碱、异缬草酰胺碱、valeriane等生物碱和缬草胺碱。（4）木脂素类：国外报道缬草中木脂素均为双环氧型或7,9′-单环氧型木脂素及其苷。Anna Lisa Piccinelli 等[4]从石楠缬草中分得2个新木脂素苷：fraxireslnol-4′-Oβ -D-glucopyranoside和prinsepiol-4-Oβ -D-glucopyranoside，后者有较强血管舒张活性。（5）黄酮类：从缬草中分得黄酮类化合物约10余种，大多来源于缬草花与叶，包括香叶木素、槲皮素、芹菜素、金合欢素、莰菲醇、藤黄菌素等成分。（6）其他类：利用色谱柱法对缬草的氯仿、正丁醇萃取部位进行了系统的化学成分研究，从中分得11个化合物，包括落叶松脂醇-4,4′-0-β-D-双葡萄糖苷、橄榄树脂素-4-0-β-D-葡萄糖苷、松脂素-8-0-β-D-葡萄糖苷、落叶松脂醇-4-0-β-D-葡萄糖苷、松脂素、8,9′-二羟基-松脂素-4′-0β-D-葡萄糖苷、香草醛、缬草苷A等成分。

【药理作用】(1)对神经系统有镇静、催眠和抗惊厥作用[5]。(2)具有调节循环系统、增加心肾微循环血流量、改善微循环和抗心律失常的作用[6]。(3)缬草环烯醚萜类成分具有较强的细胞毒作用和抗癌活性[7,8]。(4)对脏器有保护作用[9,10]。(5)抗氧化作用[11]。

【炮制方法】【性味与归经】【功能与主治】【用法与用量】【处方应付】及**【贮藏】**参照文献[1]综合拟定。

参考文献

[1] 王国强.全国中草药汇编[M].北京:人民卫生出版社,2014.

[2] 国家中医药管理局《中华本草》编委会.中华本草[M].上海:上海科学技术出版社,1999.

[3] NOURIM H K, ABADA N A.Gabaergic system role in aqueous extract of Valeriana officinalis L.root on PTZ induced clonic seizure threshold in mice[J].Afr J Pharm Pharmaco,2011,5(9):1212.

[4] REZVANI M E, ROOHBAKHSH A, ALLAHTAVAKOLI M, et al.Anticonvul sant effect of aqueous extract of Valeriana officinalis in amygdalakindled rats: possible involvement of adenosine[J].Ethnopharmacol, 2010,127(2):313.

[5] 王延丽,石晋丽,郭建友,等.缬草素抗焦虑活性研究[J].中国实验方剂学杂志,2011,17(6):126.

[6] ESTRADA S S, RIVERA L J, RAMIREZ E J J, et al.Vasorelaxant effect of Valeriana edulis ssp.procera (Valerianaceae)and its mode of action as calcium channel blocker[J].J Pharm Pharmacol,2010,62(9): 1167.

[7] 张书勤,薛存宽,何学斌,等.缬草环烯醚萜酯抗小鼠移植肿瘤的作用[J].中国医院药学杂志,2010,(12):1008.

[8] 张书勤,薛存宽,何学斌,等.缬草环烯醚萜酯体外抗肿瘤作用的实验研究[J].医药导报,2008,27(1):27.

[9] 徐沙丽,李中明,李哈妮,等.缬草提取物对胆汁酸代谢及肝损伤影响的实验研究[J].医药导报,2011,30(3):298.

[10] 叶建明,薛存宽,钱俊方,等.缬草提取物对胆囊结石治疗作用与肝、胆囊组织内TNF及IL—1水平的关系[J].临床消化病杂志,2001,13(1):6.

[11] ADEL P S, PRAKASH J.Evaluation of nutritional composition and antioxidant activity of Borage(Echium amoenum)and Valerian(Valerian officinalis)[J].J Food Sci,2014,51(5):845.

续 断

Xuduan

DIPSACI RADIX

【处方用名】续断炭[1]。

【名称】文献和《中国药典》以续断为正名，故本标准沿用此名。

【来源】本品为川续断科植物川续断*Dipsacus asper* Wall.ex Henry的干燥根。主产于四川、湖北等地。秋季采挖，除去根头及须根，用微火烘至半干，堆置“发汗”至内部变绿色，再晒干。

药材以条粗、质坚、断面色墨绿者为佳。[2-5]

【性状】呈类圆形的厚片。外表面焦黑色，具明显扭曲的纵皱及沟纹。切面焦褐色。质松脆。具焦香气，味苦。

【鉴别】（1）**显微鉴别** 粉末黑褐色。草酸钙簇晶甚多，直径15～50 μm，散在或存在于皱缩的薄壁细胞中，有时数个排列成紧密的条状。纺锤形薄壁细胞壁稍厚，有斜向交错的细纹理。具缘纹孔导管和网纹导管直径约至72（～90）μm。木栓细胞淡棕色，表面观类长方形、类方形、多角形或长多角形，壁薄。见图1。

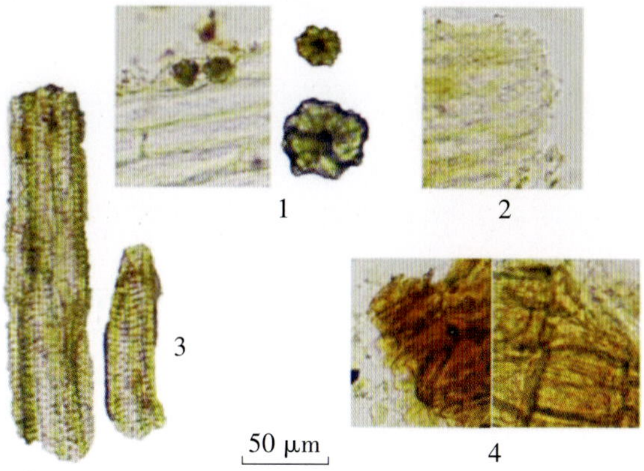

图1 续断炭粉末显微图

1.簇晶 2.薄壁细胞 3.导管 4.木栓细胞

（2）**薄层鉴别** 取本品粉末0.2 g，加甲醇15 ml，超声处理30分钟，滤过，滤液蒸干，残渣加甲醇2 ml使溶解，作为供试品溶液。另取川续断皂苷Ⅵ对照品，加甲醇制成每1 ml含1 mg的溶液，作为对照品溶液。照薄层色谱法（中国药典2020年版通则0502）试验，吸取上述两种溶液各5 μl，分别点于同一硅胶G薄层板上，以正丁醇-醋酸-水（4:1:5）的上层溶液为展开剂，展开，取出，晾干，喷以10%硫酸乙醇溶液，在105 ℃加热至斑点显色清晰。供试品色谱中，在与对照品色谱相应的位置上，显相同颜色的斑点。见图2。

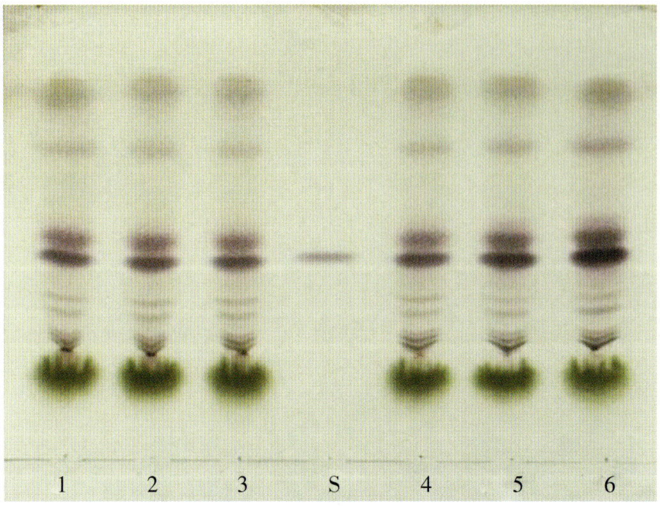

图2 续断炭薄层色谱图

S.川续断皂苷Ⅵ 1～6.续断炭（不同批次样品）

【检查】水分 按中国药典通则0832第二法，对16批样品进行测定，根据测定结果，拟定水分限度不得过10.0%。

总灰分 按中国药典通则2302，对16批样品进行测定，根据测定结果，拟定总灰分限度不得过12.0%。

酸不溶性灰分 按中国药典通则2302，对16批样品进行测定，根据测定结果，拟定酸不溶性灰分限度不得过4.0%。

【浸出物】照水溶性浸出物测定法（中国药典2020年版通则2201）项下的热浸法测定，根据测定结果，拟定浸出物限度不得少于40.0%。

【含量测定】参照《中国药典》2020年版一部续断含量测定项拟定。[6]

照高效液相色谱法（中国药典通则0512）测定。

色谱条件与系统适用性试验 以十八烷基硅烷键合硅胶为填充剂；以乙腈-水（30:70）为流动相；检测波长为212 nm。理论板数按川续断皂苷Ⅵ峰计算应不低于3000。

对照品溶液的制备 取川续断皂苷Ⅵ对照品适量，精密称定，加甲醇制成每1 ml含0.15 mg的溶液，即得。

供试品溶液的制备 取本品细粉约0.5g，精密称定，置具塞锥形瓶中，精密加入甲醇25ml，密塞，称定重量，超声处理（功率100W，频率40 kHz）30min，放冷，再称 定重量，用甲醇补足减失的重量，摇匀，滤过。精密量取续滤液5ml，置50ml量瓶中，加流动相至刻度，摇匀，即得。

测定法 分别精密吸取对照品溶液与供试品溶液各20μl，注入液相色谱仪，测定，即得。

对16批样品进行测定，根据测定结果，续断炭中川续断皂苷Ⅵ在3.9%～5.5%之间，结合以往实验数据，拟定按干燥品计算，含川续断皂苷Ⅵ（$C_{47}H_{76}O_{18}$）不得少于1.5%。

【化学成分】主要含有三萜皂苷类、环烯醚萜苷类、酚酸类、生物碱类、挥发油类等化合物[7]。

【药理作用】续断具有类雌激素和孕激素的作用，具有降低骨激活频率和抑制骨吸收、促进骨愈合、抑制巨噬细胞的吞噬、正性肌力、清除自由基和抗Cu^{2+}引导的低密度脂蛋白氧化等作用，具有补肝肾，强筋骨，续折伤，止崩漏的功效[7, 8]。

【炮制方法】【性味与归经】【功能与主治】【用法与用量】【处方应付】及**【贮藏】**参照文献[1, 6]综合拟定。

参考文献

[1] 甘肃省食品药品监督管理局.甘肃省中药炮制规范(2009年版)[S].兰州:甘肃文化出版社,2009:136-137.

[2] 中国科学院《中国植物志》编辑委员会.中国植物志[M].北京:科学出版社,2004.

[3] 陈大霞.川续断属药用植物亲缘关系研究与川续断种质资源的综合评价[D].重庆:重庆大学,2014.

[4] 陈大霞,张雪,李隆云.川续断种质资源研究进展[J].中华中医药杂志,2019,34(11):5300-5304.

[5] 陶益,季德,蔡宝昌,等.续断炮制工艺和炮制机制的研究进展[J].中国药房,2014,25(39):3735-3738.

[6] 国家药典委员会.中华人民共和国药典(2020年版·一部)[S].北京:中国医药科技出版社,2020:343-344.

[7] 刘京晶.续断生药学研究[D].北京:北京协和医学院,2011.

[8] 陈旭,张先洪,陆兔林.炮制对续断药理作用影响[J].中成药,2001,(11):21-23.

硬 前 胡

Yingqianhu

PEUCEDANI RADIX

【处方用名】硬前胡、蜜硬前胡。

【名称】本品根质地坚硬，甘肃产地有称硬前胡购销，今以硬前胡为正名列入本标准，与《中国药典》2020版一部收载前胡区别。

【来源】本品为伞形科植物华北前胡 *Peucedanum harry-smithii* Fedde ex Wolff或少毛北前胡 *Peucedanum harry-smithii* Fedde ex Wolff var.*subglabrum* Shan et Sheh的干燥根。主产于甘肃等地。冬季茎叶枯萎或春季未抽花茎时采挖，除去茎叶及须根，洗净，晒干。[1-3]

【性状】硬前胡 呈类圆形的厚片。外表面棕褐色、黄棕色或灰色，少数可见稀疏的环纹。切面皮部较薄，木部黄白色或浅黄色。质坚硬。气微香，味淡，久嚼微苦辛。

蜜硬前胡 形如硬前胡。色变深。具蜜香气。

【鉴别】显微鉴别 横切面：木栓层10～20列细胞。皮层10余列细胞，散在油室。韧皮部散有疏密不等的纤维群；油室众多，成环排列，周围分泌细胞5～9个。木质部由有导管、木纤维及少量薄壁细胞组成；导管成群；纤维发达，几乎无薄壁细胞或中央可见少量薄壁细胞；木射线1～3列，壁厚。近根头处可见宽广的髓，其中央细胞厚化，有纹孔及孔沟或不明显；薄壁细胞中散在油室，或为大型溶生分泌腔，直径86～288 μm。见图1。

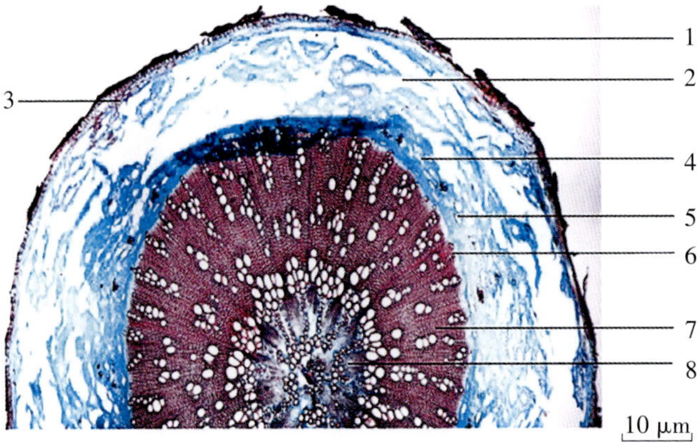

图1 硬前胡横切面显微图

1.木栓层 2.皮层 3.纤维 4.油室 5.韧皮部 6.形成层 7.次生木质部 8.初生木质部

【检查】水分 按中国药典通则0832第二法，对10批样品进行测定，根据测定结果，拟定水分限度不得过11.0%。[4]

总灰分 按中国药典通则2302，对10批样品进行测定，根据测定结果，拟定总灰分限度不得过9.0%。

酸不溶性灰分 按中国药典通则2302，对10批样品进行测定，根据测定结果，拟定酸不溶性灰分限度不得过2.5%。见表1。

表1 10批硬前胡测定结果（n=3）

样品	1	2	3	4	5	6	7	8	9	10
水分	8.01	7.92	6.53	10.32	7.68	8.62	6.96	6.92	9.63	7.22
总灰分	7.31	7.09	8.02	7.98	7.84	6.59	7.87	6.88	8.16	8.39
酸不溶性灰分	2.05	1.94	2.38	2.22	1.97	1.26	2.24	1.36	2.32	2.39

【浸出物】 照醇溶性浸出物测定法（中国药典通则2201）项下的冷浸法测定，用

50% 乙醇作溶剂，对10批样品进行测定，根据测定结果，拟定浸出物限度不得少于9.0%。

【炮制方法】【性味与归经】【功能与主治】【用法用量】【处方应付】及**【贮藏】**参照文献[1, 3]综合拟定。

参考文献

[1] 甘肃省卫生局.甘肃中草药手册(第一册)[M].兰州:甘肃人民出版社,1970:339.
[2] 宋平顺,丁永辉,张伯崇,等.甘肃地产前胡的商品调查和原植物鉴定[J].中药材,1994(7):13-14.
[3] 甘肃省食品药品监督管理局.甘肃省中药炮制规范(2009年版)[S].兰州:甘肃文化出版社,2009:103.
[4] 国家药典委员会.中华人民共和国药典(2020年版·四部)[S].北京:中国医药科技出版社,2020:234.

玉 竹

Yuzhu

POLYGONATI ODORATI RHIZOMA

【处方用名】蜜玉竹。

【名称】文献和《中国药典》以玉竹为正名[1]，故本标准沿用此名。

【来源】本品为百合科植物玉竹 *Polygonatum odoratum*（Mill.）Druce的干燥根茎。主产于辽宁、河北、江苏、湖南、浙江等地，甘肃亦产。秋季采挖，除去须根，洗净，晒至柔软后，反复揉搓、晾晒至无硬心，晒干；或蒸透后，揉至半透明，晒干。

药材以条长、肉肥、色黄白、光泽柔润者为佳。[1-6]。

【性状】呈不规则形的厚片或圆柱形的段。外表面黄棕色，具纵皱纹及微隆起的环节。切面黄白色或棕黄色，颗粒性或角质样，可见散在筋脉小点。质硬而脆或稍 软。具蜜香气，味甜，嚼之发黏。见图1。

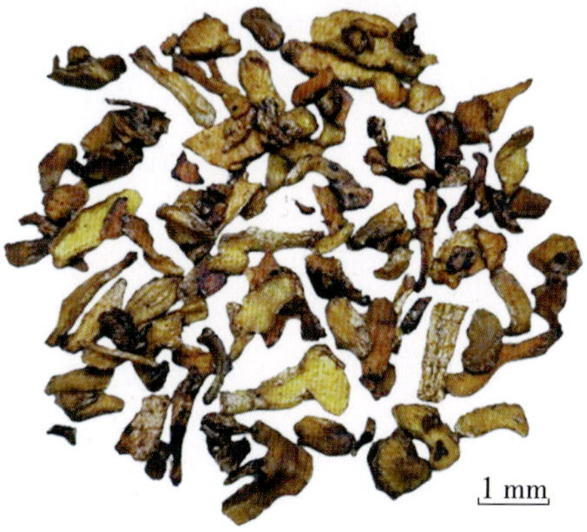

图1　蜜玉竹性状图

【鉴别】显微鉴别　横切面：表皮细胞扁圆形或扁长方形，外壁稍厚，角质化。薄壁组织中散有多数黏液细胞，直径80～140 μm，内含草酸钙针晶束。维管束外韧型，稀有周木型，散列。

粉末浅黄色。表皮细胞连珠状增厚。薄壁细胞众多。气孔不定式。黏液细胞内含草酸钙针晶束。草酸钙针晶随处散在。可见螺纹、梯纹、网纹及具缘纹孔导管。见图2。

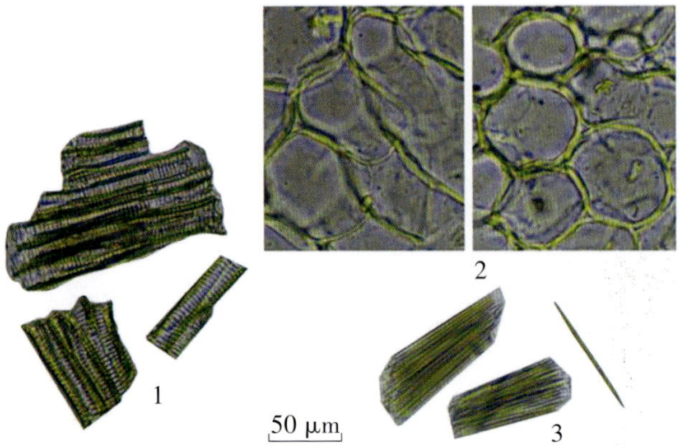

图2 蜜玉竹粉末显微图

1.导管 2.表皮细胞 3.针晶

【检查】水分 按中国药典通则0832第二法，对20批蜜玉竹样品测定，根据测定结果，拟定蜜玉竹水分限度不得过16.0%。

总灰分 按中国药典通则2302，对20批蜜玉竹样品测定，根据测定结果，拟定蜜玉竹总灰分限度不得过3.0%。

【浸出物】照醇溶性浸出物测定法（中国药典通则2201）项下的冷浸法测定，用70%乙醇作溶剂，根据测定结果，拟定蜜玉竹浸出物含量限度不得少于50.0%。

【含量测定】参照《中国药典》2020年版一部玉竹下含量测定项拟定。

对照品溶液的制备 取无水葡萄糖对照品适量，精密称定，加水制成每1 ml含无水葡萄糖0.6 mg的溶液，即得。

标准曲线的制备 精密量取对照品溶液1.0 ml、2.0 ml、4.0 ml、6.0 ml、8.0 ml，分别置50 ml量瓶中，加水至刻度，摇匀。精密量取上述各溶液2 ml，置具塞试管中，分别加4%苯酚溶液1 ml，混匀，迅速加入硫酸7.0 ml，摇匀，于40 ℃水浴中保温30分钟，取出，置冰水浴中5分钟，取出。以相应试剂为空白，照紫外-可见分光光度法（中国药典通则0401），在490 nm的波长处测定吸光度，以吸光度为纵坐标，浓度为横坐标，绘制标准曲线。

测定法 取本品粗粉约1 g，精密称定，置圆底烧瓶中，加水100 ml，加热回流1小时，用脱脂棉滤过，如上重复提取1次，合并两次滤液，浓缩至适量，转移至100 mL量瓶中，加水至刻度，摇匀。精密量取2 ml，加无水乙醇10 ml，搅拌，离心，取沉淀加水溶解，置50 ml量瓶中，加水至刻度，摇匀，精密置取2 mL，照标准曲线的制备项下的方法，自“加4%苯酚溶液1 ml”起，依法测定吸光度，从标准曲线上读出供试品溶液中无水葡萄糖的重量（mg），计算，即得。

根据测定结果，结合以往实验数据，拟定按干燥品计算，含玉竹多糖以葡萄糖（$C_6H_{12}O_6$）计，不得少于6.0%。

【化学成分】 主要含有甾体皂苷类、高异黄酮类、多糖及挥发油等化学成分[7]。甾体皂苷类主要为螺甾烷醇类甾体皂苷和呋甾烷醇类甾体皂苷，如3β,14α-二羟基-（25S）-螺甾烷醇-5烯；3β,14α-二羟基-（25R）-螺甾烷醇-5烯；3β-羟基-（25S）-螺甾-1-O-α-L-吡喃鼠李糖基（1→2）-α-L-吡喃阿拉伯糖苷等。高异黄酮类化合物主要有5,7-二羟基-8-甲氧基-3-（2′-羟基-4′-甲氧基苄基）-色烷-4-酮（29）；（3S）-3,5,7-三羟基-6-甲基-8-甲氧基-3-（4′-羟基苄基）-色烷-4-酮（30）等。玉竹多糖在玉竹中含量最高，可分为中性多糖、水溶性多糖及酸性多糖。玉竹挥发油成分主要有十六酸、（E）-9-烯基十八酸、9,12-二烯十八酸、正己醛、雪松醇等。

【药理作用】 玉竹药理作用广泛[8-9]，主要包括：（1）抗氧化作用；（2）降血糖作用；（3）抗肿瘤作用；（4）免疫调节作用；（5）抑菌作用；（6）其他作用，玉竹多糖可诱导免疫应答，对被致死量同源病毒攻击的小鼠有显著保护作用。还具有抑制或减缓肥胖生成，调节脂质代谢紊乱的作用。

【炮制方法】【性味与归经】【功能与主治】【用法与用量】【处方应付】【注意】 及 **【贮藏】** 参照文献[1]综合拟定。

参考文献

[1] 国家药典委员会.中华人民共和国药典(2020年版·一部)[S].北京:中国医药科技出版社,2020:86.
[2] 赵容,许亮,谢明,等.中药玉竹的本草考证[J].中国实验方剂学杂志,2017,23(15):227-234.
[3] 王冬梅,吕振江,王永红,等.多指标综合评价玉竹蜜蒸炮制工艺研究[J].中草药,2012,43(10):1934-1938.
[4] 周小祝,田强,石坤连,等.不同炮制方法对玉竹成分的影响[J].中国医药导报,2020,17(7):19-22.
[5] 商国懋,王文颖.玉竹的来源与生产加工[J].传统中医药,2014,(9):44.
[6] 王志伟,施大文,李自力,等.中药玉竹及其混淆品的性状和显微鉴别[J].上海医科大学学报,1993,20(4):294-300.
[7] 李妙然,秦灵灵,魏颖,等.玉竹化学成分与药理作用研究进展[J].中华中医药学刊,2015,33(8):1939-1943.
[8] 罗纯清,王兴.玉竹药理作用研究进展[J].亚太传统医药,2018,14(7):95-97.
[9] 梁海霞,李焕德.玉竹的药理活性研究进展[J].中南药学,2008,6(3):342-344.

郁 金

Yujin

CURCUMAE RADIX

【处方用名】醋郁金。

【名称】沿用传统名称。

【来源】本品为姜科植物温郁金 *Curcuma wenyujin* Y. H. Chen et C. Ling、姜黄 *Curcuma longa* L.、广西莪术 *Curcuma kwangsiensis* S.G.Lee et C.F.Liang或蓬莪术 *Curcuma phaeocaulis* Val.的干燥块根。主产于四川、广西、福建、浙江等地。前两者分别习称“温郁金”和“黄丝郁金”，其余按性状不同习称“桂郁金”或“绿丝郁金”。冬季茎叶枯萎后采挖，除去泥沙和细根，蒸或煮至透心，干燥。

药材以质坚实、外皮皱纹细、断面色黄者为佳。[1]

【性状】呈不规则形的薄片或碎块状，切面或断面黄褐色或棕黄色，具焦斑，角质样，中部有明显环纹。质坚实。有醋香气。

【鉴别】薄层色谱 取本品粉末2 g，加无水乙醇25 ml，超声处理30分钟，滤过，滤液蒸干，残渣加乙醇1 ml使溶解，作为供试品溶液。另取郁金对照药材2 g，同法制成对照药材溶液。照薄层色谱法（中国药典通则0502）试验，吸取上述两种溶液各5 μl，分别点于同一硅胶G薄层板上，以正己烷-乙酸乙酯（17∶3）为展开剂，展开，取出，晾干，喷以10%硫酸乙醇溶液，在105 ℃加热至斑点显色清晰，分别置日光及紫外光灯（365 nm）下检视。供试品色谱中，在与对照药材色谱相应的位置上，显相同颜色的主斑点或荧光主斑点。见图1。

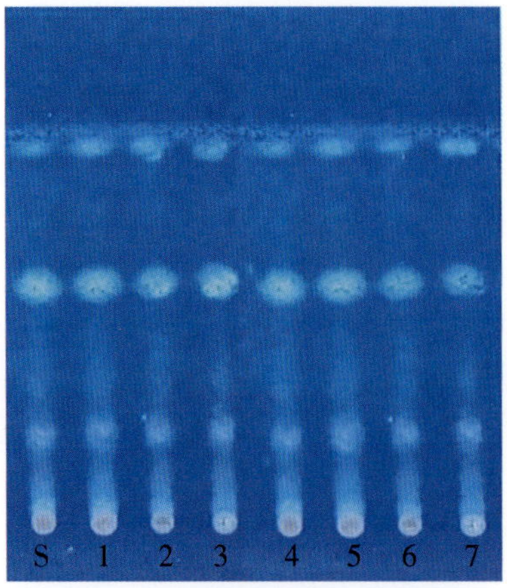

图1 郁金薄层色谱图

S.郁金对照药材 1～7.郁金（不同批次样品）

【检查】水分 按中国药典通则0832第四法，对12批样品进行测定，根据测定结果，拟定水分限度不得过15.0%。

总灰分 按中国药典通则2302，对25批样品进行测定，根据测定结果，拟定总灰分限度不得过9.0%。

【化学成分】 根据文献描述[2-7]，郁金含有：①姜黄素类；②挥发油；③多糖；④微量元素；⑤挥发性成分主要有萜类化合物、芳香族化合物、脂肪族化合物等，以倍半萜类化合物为主；⑥其他成分。

【药理作用】 根据文献描述[2-7]，其药理作用有：①抗癌作用；②保肝作用；③降血脂作用；④抑菌、抗炎作用；⑤中枢作用；⑥免疫活性；⑦其他作用。

【炮制方法】【性味与归经】【功能与主治】【用法与用量】【处方应付】【注意】 及 **【贮藏】** 参照文献[7]综合拟定。

参考文献

[1] 肖小河，赵祥军，赵庆国，等．郁金类中药材的显微鉴别[J]．解放军药学学报，2004，20(2)：84-87.

[2] 袁晓旭，杨明明，赵桂琴．郁金化学成分及药理作用研究进展[J]．承德医学院学报，2016，33(6)：487-489.

[3] 王晓华，朱华，陈旭，等．郁金化学成分及其质量控制研究进展[J]．安徽农业科学，2012，40(10)：5873-5875.

[4] 王蕾，梁从莲，徐江，等．郁金本草考证及其无公害病虫害防治技术探讨[J]．世界科学技术—中医药现代化，2018，20(07)：1157-1164.

[5] 李敏，唐远，付福友，等．郁金的研究进展[J]．世界科学技术-中医药现代化，2004，6(2)：35-39.

[6] 王忠亮．郁金香及其栽培技术要点[J]．现代园艺，2020，43(19)：90-91.

[7] 王琦．郁金的品种品质研究[D]．四川：成都中医药大学，2005.

远　志

Yuanzhi

POLYGALAE RADIX

【处方用名】 炒远志、蜜远志、朱远志。

【来源】 本品为远志科植物远志 *Polygala tenuifolia* Willd.或卵叶远志 *Polygala sibirica* L.的干燥根。主产于山西、陕西、河南、甘肃等地。春、秋二季采挖，除去须根和泥沙，晒干或抽去木心晒干。

药材以条粗、皮厚者为佳。[1-4]

【性状】炒远志 呈圆柱形的段。外表面棕黄色，有横皱纹，略具焦斑。切面棕黄色，中空。气微，味苦、微辛，嚼之有刺喉感。

蜜远志 形如炒远志。外表面红棕色。具蜜香气。见图1。

朱远志 形如炒远志。外被朱砂细粉。[2]

【鉴别】（1）**显微鉴别** 粉末黄棕色至红棕色。草酸钙簇晶存在于薄壁细胞中或散在，直径14～55 μm，棱角较宽而薄，先端大多较平截。草酸钙结晶为不规则圆形，存在于薄壁细胞中。木栓细胞表面观多角形、类方形或类长方形，垂周壁较薄，有微孔，断续状。见图2。

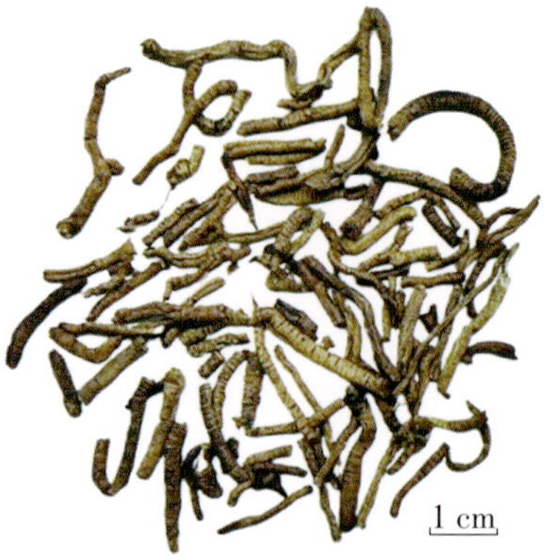

图1 蜜远志饮片图

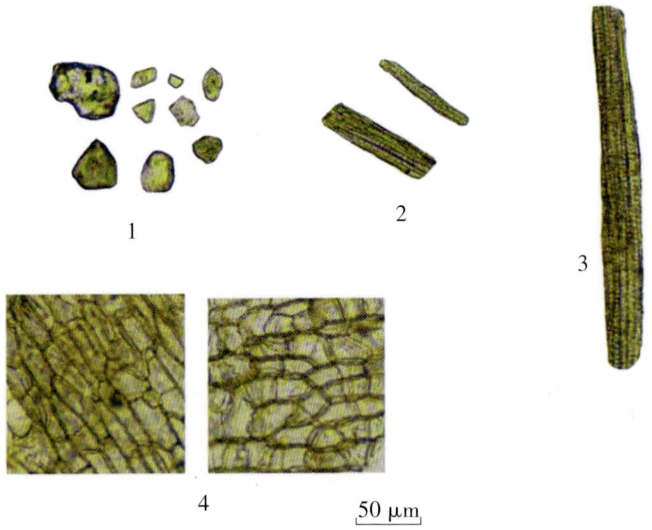

图2 蜜远志粉末显微图

1.草酸钙结晶 2.纤维管胞 3.导管 4.木栓细胞

（2）**薄层色谱** 取本品粉末0.5 g，加70%乙醇5 ml，超声处理15分钟，滤过，滤液作为供试品溶液。另取远志对照药材0.5 g，同法制成对照药材溶液。照薄层色谱法（中国药典通则0502）试验，吸取上述两种溶液各2 μl，分别点于同一硅胶G薄层板上，以乙酸乙酯-冰醋酸-水（55∶13∶13）为展开剂，展开，取出，晾干，置紫外光灯（365 nm）下检视。供试品色谱中，在与对照药材色谱相应的位置上，显相同颜色的荧光斑点。

（3）**薄层色谱** 吸取细叶远志皂苷【含量测定】项下的供试品溶液20 μl和对照品溶液4 μl，分别点于同一硅胶G薄层板上，以三氯甲烷-甲醇-水（6∶3∶0.5）为展开剂，展开，取出，晾干，喷以10%硫酸乙醇溶液，在105 ℃加热至斑点显色清晰。供试品色谱中，在与对照品色谱相应的位置上，显相同颜色的斑点。见图3。

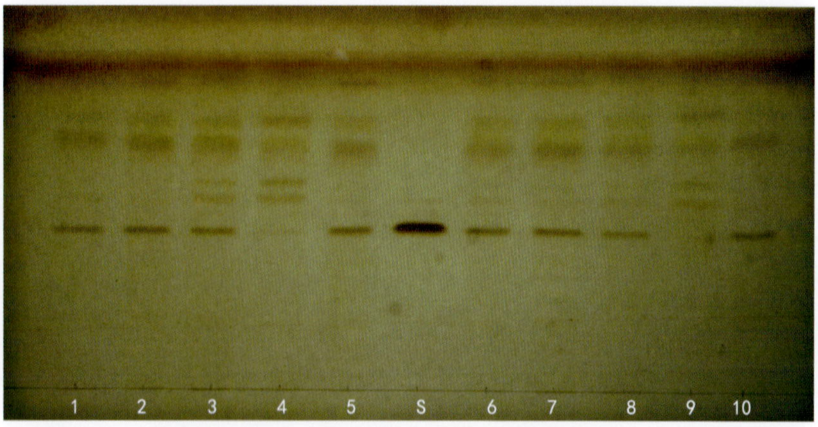

图3 蜜远志薄层色谱图

S.细叶远志皂苷对照品 1～10.蜜远志（不同批次样品）

【检查】水分 按中国药典通则0832第二法，对20批样品进行测定，根据测定结果，拟定水分限度不得过12.0%。

总灰分 按中国药典通则2302，对20批样品进行测定，根据测定结果，拟定总灰分限度不得过6.0%。

【浸出物】 照醇溶性浸出物测定法（中国药典通则2201）项下的热浸法测定，用70%乙醇作溶剂，对20批样品进行测定，根据测定结果，拟定浸出物限度不得少于30.0%。

【含量测定】 细叶远志皂苷照高效液相色谱法（中国药典通则0512）拟定。

色谱条件与系统适用性试验 以十八烷基硅烷键合硅胶为填充剂；以甲醇-0.05%磷酸溶液（70∶30）为流动相；检测波长为210 nm。理论板数按细叶远志皂苷峰计算应不低于3000。

对照品溶液的制备 取细叶远志皂苷对照品适量，精密称定，加甲醇制成每1 ml含1 mg的溶液，即得。

供试品溶液的制备 取本品粉末（过三号筛）约1g，精密称定，置具塞锥形瓶中，精密加入70%甲醇50ml，密塞，称定重量，超声处理（功率400W，频率40 kHz）1小时，放冷，再称定重量，用70%甲醇补足减失的重量，摇匀，滤过。精密量取续滤液25ml，置圆底烧瓶中，蒸干，残渣加10%氢氧化钠溶液50 ml，加热回流2小时，放冷，用盐酸调节pH值为4～5，用水饱和的正丁醇振摇提取3次，每次50 ml，合并正丁醇液，回收溶剂至干，残渣加甲醇适量使溶解，转移至25 ml量瓶中，加甲醇至刻度，摇匀，滤过，取续滤液，即得。

测定法 分别精密吸取对照品溶液与供试品溶液各10 μl，注入液相色谱仪，测定，即得。

根据测定结果，结合以往实验数据，拟定为按干燥品计算，蜜远志和朱远志含细叶远志皂苷（$C_{36}H_{56}O_{12}$）不得少于2.0%。

远志呫酮Ⅲ和3,6'-二芥子酰基蔗糖 照高效液相色谱法（中国药典通则0512）测定。

色谱条件与系统适用性试验 以十八烷基硅烷键合硅胶为填充剂；以乙腈-0.05%磷酸溶液（18:82）为流动相；检测波长为320 nm。理论板数按3,6′-二芥子酰基蔗糖峰计算应不低于3000。

对照品溶液的制备 取远志呫酮Ⅲ、3,6′-二芥子酰基蔗糖对照品适量，精密称定，加甲醇制成每1ml含远志呫酮Ⅲ 0.15 mg、3,6′-二芥子酰基蔗糖 0.2 mg的混合溶液，即得。

供试品溶液的制备 取本品粉末（过三号筛）约1g，精密称定，置具塞锥形瓶中，精密加入70%甲醇25 ml，密塞，称定重量，加热回流1.5小时，放冷，再称定重量，用70%甲醇补足减失的重量，摇匀，滤过，取续滤液，即得。

测定法 分别精密吸取对照品溶液与供试品溶液各10 μl，注入液相色谱仪，测定，即得。

根据测定结果，拟定按干燥品计算，蜜远志和朱远志含远志呫酮Ⅲ（$C_{25}H_{28}O_{15}$）不得少于0.10%，含3,6′-二芥子酰基蔗糖（$C_{34}H_{42}O_{19}$）不得少于0.30%。

【化学成分】远志中主要有三萜皂苷类、叶呫酮类、寡糖酯类以及生物碱类、香豆素、木质素、黄酮类等化学成分。其中最主要的药效成分为三萜皂苷类、叶呫酮类以及寡糖酯类，占所分离得到化合物总数的80%以上，寡糖酯类中sibiricose A5、sibiricose A6以及叶呫酮类成分是远志的特征性成分[5]。

目前从远志属植物中已分离得到100多种皂苷类成份，其基本母核均为齐墩果酸型[6]。大多数的远志皂苷性质不稳定，遇酸易水解生成远志酸、远志皂苷元以及羟基远志皂苷元，且远志地下部分皂苷含量较茎叶部分高[7]。远志中叶呫酮类化合物可分为简单叶呫酮、叶呫酮氧苷、叶呫酮碳苷以及双叶呫酮，其中简单叶呫酮类所占比例最多[8]。目前已从远志属植物中提取分离到了共100多种寡糖酯类成分，其母核结构主要为蔗糖，再以糖苷键的形式与鼠李糖或葡萄糖连接形成寡糖，最后与有机酸类缩合形成糖酯，其中三糖以上的寡糖酯只存在于远志属植物中[9]。

【药理作用】（1）镇静催眠。（2）抗抑郁。（3）益智。（4）祛痰止咳。（5）抗衰老。（6）抗炎。（7）神经保护。（8）保护心血管。（9）抗肿瘤。（10）调节免疫功能等作用[10, 11, 12]。

【炮制方法】【性味与归经】【功能与主治】【用法与用量】【处方应付】及**【贮藏】**参照文献[1-12]综合拟定。

参考文献

[1] 冯佳鑫，葛珈铭，赵容，等.远志的本草考证[J].中国民族民间医药，2019，28(11)：35-39.

[2] 翁倩倩，赵佳琛，张悦，等.经典名方中远志的本草考证[J].中国现代中药，2020，22(08)：1238-1244.

[3] 国家药典委员会.中华人民共和国药典(2020年版·一部)[S].北京：中国医药科技出版社，2020：163.

[4] 中国科学院《中国植物志》编辑委员会.中国植物志[M].北京：科学出版社，2004.

[5] 柴士伟，杨帆，于卉娟，等.UPLC/ESI-Q-TOF MS法分析远志中的化学成分[J].天津中医药，2018，35(1)：60-64.

[6] 朱璋佩，王建，黄立华，等.远志皂苷类成分及其在动物体内代谢过程的研究进展[J].中药与临床，2016，7(4)：61-65.

[7] 张陶珍，荣巍巍，李清，等.远志的研究进展[J].中草药，2016，47(13)：2381-2389.

[8] 刘超，马海英.传统中药远志研究概述[J].河北农业科学，2014，18(5)：75-81.

[9] 桑旭星，杨依，方芳.远志寡糖酯类化合物药理活性研究进展[J].中国药学杂志，2017，52(18)：1576-1579.

[10] 李颖，马洪伟，付秀美，等.远志对DPN大鼠背根节神经元损伤的预防保护作用[J].承德医学院学报，2019，36(04)：274-277.

[11] 王永艳，蔡小艳，刘彦刚，等.卵叶远志的研究进展[J].中国医药导报，2016，13(08)：33-35+39.

[12] 王小雨，刘传鑫，周佳丽，等.中药远志的化学成分和药理作用研究进展及其潜在质量标志物预测分析[J].国际药学研究杂志，2020，47(07)：483-495+513.

知　母

Zhimu

ANEMARRHENAE RHIZOMA

【处方用名】 炒知母[1, 2]。

【来源】 本品为百合科植物知母 *Anemarrhena asphodeloides* Bge.的干燥根茎。主产于河北、山西等地。春、秋二季采挖，除去须根和泥沙，晒干，习称“毛知母”；或除去外皮，晒干，习称“知母肉”。

药材以条粗、肉厚、质硬、断面色黄白者为佳。[3]

【性状】 呈类圆形或长圆形的厚片。外表面深黄色，一侧有凹沟，可见环节，具点状须根痕。切面黄色，微具焦斑。气微，味微甜、微苦，嚼之黏牙。见图1。

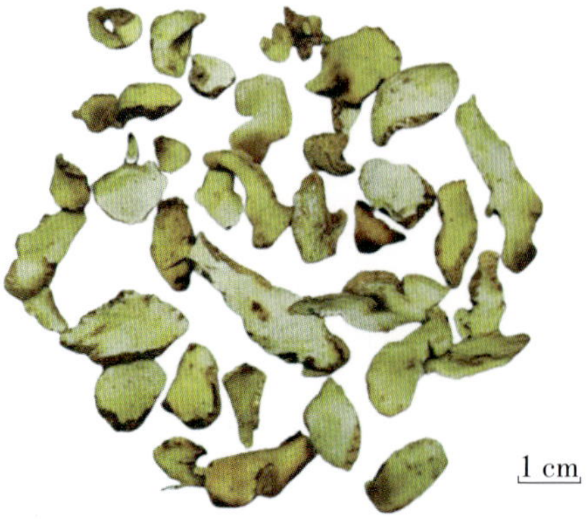

图1　炒知母饮片图

【鉴别】（1）**显微鉴别**　本品粉末黄白色。黏液细胞，类圆形、椭圆形或梭形，直径53～247 μm，胞腔内含草酸钙针晶束。草酸钙针晶成束或散在，长26～110 μm，见图2。

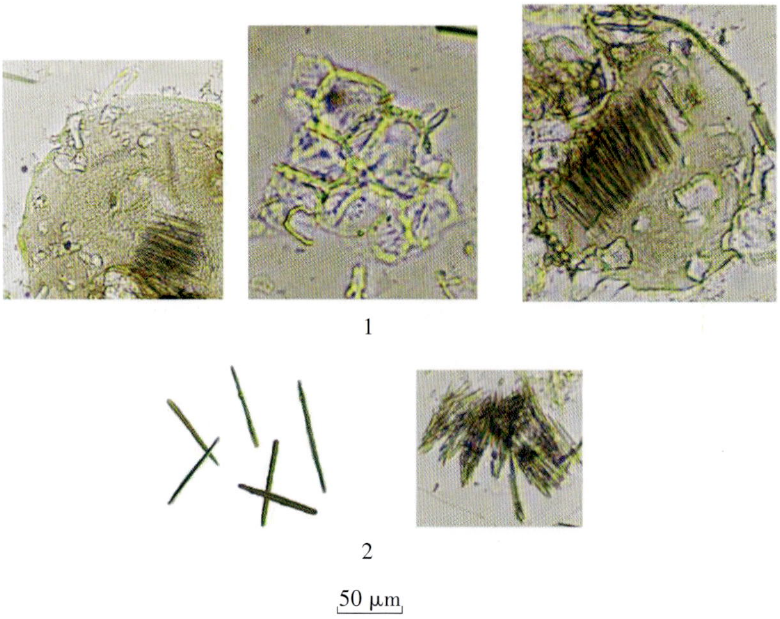

图2　知母粉末显微图

1. 黏液细胞　2. 草酸钙针晶

（2）**薄层色谱**　取本品粉末0.5 g，加稀乙醇10 ml，超声处理20分钟，取上清液作为供试品溶液。另取芒果苷对照品，加稀乙醇制成每1 ml含0.5 mg的溶液，作为对照品溶液。照薄层色谱法（中国药典通则0502）试验，吸取上述两种溶液各4 μl，分别点于同一聚酰胺薄膜上，以乙醇-水（1∶1）为展开剂，展开，取出，晾干，置紫外光灯（365 nm）下检视。供试品色谱中，在与对照品色谱相应的位置上，显相同颜色的荧光斑点，见图3。

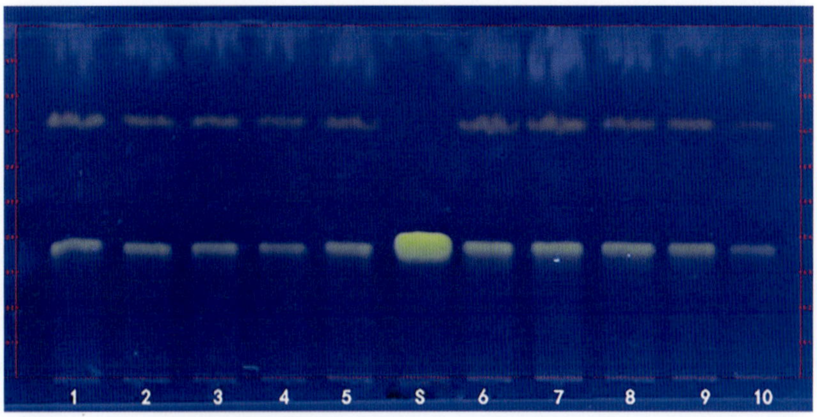

图3 炒知母薄层色谱图

S.芒果苷对照品 1～10.炒知母（不同批次样品）

（3）**薄层鉴别** 取本品粉末0.2 g，加30%丙酮10 ml，超声处理20分钟，取上清液作为供试品溶液。另取知母皂苷BⅡ对照品，加30%丙酮制成每1 ml含1 mg的溶液，作为对照品溶液。照薄层色谱法（中国药典通则0502）试验，吸取上述两种溶液各4 μl，分别点于同一硅胶G薄层板上，以正丁醇-冰醋酸-水（4∶1∶5）的上层溶液为展开剂，展开，取出，晾干，喷以香草醛硫酸试液，在105 ℃加热至斑点显色清晰。供试品色谱中，在与对照品色谱相应的位置上，显相同颜色的斑点，见图4。

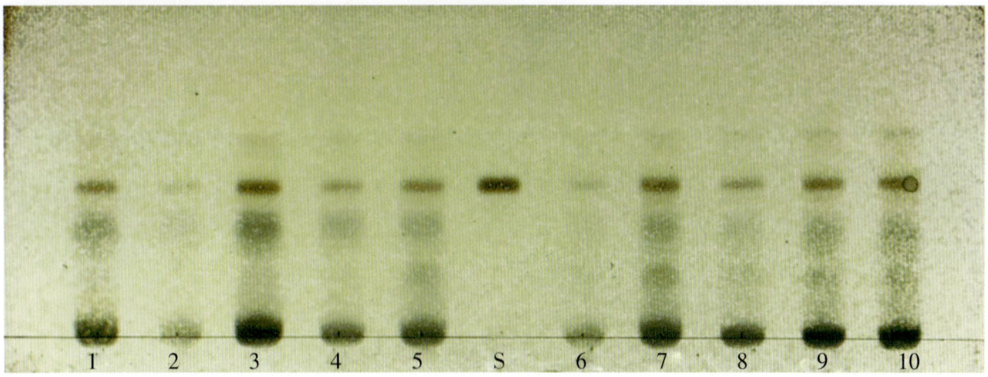

图4 炒知母薄层色谱图

S.知母皂苷BⅡ对照品 1～10 炒知母（不同批次样品）

【检查】水分 按中国药典通则0832第二法，对10批样品进行测定，根据测定结果，拟定水分限度不得过12.0%。

总灰分 按中国药典通则2302，对10批样品进行测定，根据测定结果，拟定总灰分限度不得过9.0%。

酸不溶性灰分 按中国药典通则2302，对10批样品进行测定，根据测定结果，拟定酸不溶性灰分限度不得过2.0%。

【含量测定】芒果苷 照高效液相色谱法（中国药典通则0512）测定。

色谱条件与系统适用性试验 以十八烷基硅烷键合硅胶为填充剂；以乙腈-0.2%冰

醋酸溶液（15∶85）为流动相；检测波长为258 nm。理论板数按芒果苷峰计算应不低于6000。

对照品溶液的制备 取芒果苷对照品适量，精密称定，加稀乙醇制成每1 ml含50 μg的溶液，即得。

供试品溶液的制备 取本品粉末（过三号筛）约0.1 g，精密称定，置具塞锥形瓶中，精密加入稀乙醇25 ml，密塞，称定重量，超声处理（功率400 W，频率40 kHz）30分钟，放冷，再称定重量，用稀乙醇补足减失的重量，摇匀，滤过，取续滤液，即得。

测定法 分别精密吸取对照品溶液和供试品溶液各10 μl，注入液相色谱仪，测定，即得。

对10批炒知母中芒果苷含量进行测定，含量在0.776%～1.077%之间，根据测定结果，拟定按干燥品计算，含芒果苷（$C_{19}H_{18}O_{11}$）不得少于0.40%。

知母皂苷BⅡ 照高效液相色谱法（中国药典通则0512）测定。

色谱条件与系统适用性试验 以辛烷基硅烷键合硅胶为填充剂；以乙腈-水（25∶75）为流动相；蒸发光散射检测器检测。理论板数按知母皂苷BⅡ峰计算应不低于10000。

对照品溶液的制备 取知母皂苷BⅡ对照品适量，精密称定，加30%丙酮制成每1 ml含0.5 mg的溶液，即得。

供试品溶液的制备 取本品粉末（过三号筛）约0.15 g，精密称定，置具塞锥形瓶中，精密加入30%丙酮25 ml，密塞，称定重量，超声处理（功率400 W，频率40 kHz）30分钟，放冷，再称定重量，用30%丙酮补足减失的重量，摇匀，滤过，取续滤液，即得。

测定法 分别精密吸取对照品溶液5 μl、10 μl，供试品溶液各5～10 μl，注入液相色谱仪，测定，用外标两点法对数方程计算，即得。

对10批炒知母中知母皂苷BⅡ含量进行测定，含量在3.085～4.214%之间，根据测定结果，拟定按干燥品计算，含知母皂苷BⅡ（$C_{45}H_{76}O_{19}$）不得少于2.0%。

【化学成分】知母主要含有甾体皂苷、双苯吡酮类、木脂素类、黄酮类、多糖类及有机酸类等，其中甾体皂苷为主要活性成分[4]。知母中甾体皂苷化合物主要有菝葜皂苷、知母皂苷AⅢ、知母皂苷BⅠ、知母皂苷BⅡ、知母皂苷BⅢ等；双苯吡酮类化合物主要有芒果苷、新芒果苷和异芒果苷等；木脂素类主要有顺-扁柏树脂酚、单甲基-顺-扁柏树脂酚等。从知母中还获得知母多糖（anemaran）A、B、C、D。黄酮类物质有宝藿苷Ⅰ、淫羊藿苷Ⅰ等[5]。

【药理作用】现代药理学研究表明知母具有抗肿瘤、抗炎、抗凝血、抗抑郁、改善老年痴呆、改善骨质疏松、抗病毒等作用[6]。

【炮制方法】【性味与归经】【功能与主治】【用法与用量】【处方应付】【注意】及

【贮藏】 参照文献[2, 3]综合拟定。

参考文献

[1] 南京中医药大学.中药大辞典[M].2版.上海:上海科学技术出版社,2006.
[2] 甘肃省食品药品监督管理局.甘肃省中药炮制规范(2009年版)[S].兰州:甘肃文化出版社,2009:75.
[3] 国家药典委员会.中华人民共和国药典(2020年版·一部)[S].北京:中国医药科技出版社,2020:222.
[4] 甘肃省卫生局.甘肃中草药手册(第一册)[M].兰州:甘肃人民出版社,1970:400.
[5] 张宇伟,赵云芳,商婷婷,等.中药知母化学成分研究[J].亚太传统医药,2017,11(13):16-18.
[6] 王颖异,郭宝林,张立军.知母化学成分的药理研究进展[J].科技导报,2010,28(12):110-115.

竹叶柴胡

Zhuyechaihu

BUPLEURI MARGINATI RADIX

【处方用名】 竹叶柴胡。

【名称】 竹叶柴胡见《湖南省中药材标准》(2009年版)、《四川省中药材标准》(2010年版),本标准沿用竹叶柴胡为正名[1, 2]。

【来源】 本品为伞形科植物竹叶柴胡 *Bupleurum marginatum* Wall. ex DC. 的干燥根。主产于四川等地。夏、秋二季花初开时采收,除去茎叶和泥沙,干燥。

药材以条粗长、无茎枝者为佳。[3-5]。

【性状】 呈类圆形的厚片或圆柱形的段。外表面棕褐色或黄棕色,具纵皱纹及稀疏皮孔样突起。切面黄白色,纤维性。质硬。气微香,味微苦。见图1。

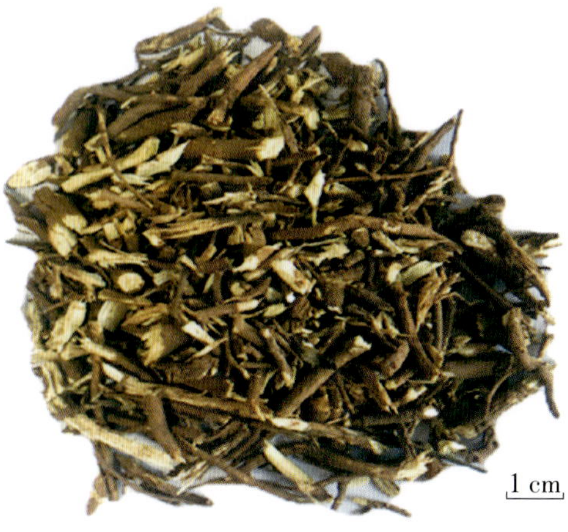

图1 竹叶柴胡饮片图

【鉴别】（1）**显微鉴别** 本品横切面，木栓层由7～8列细胞组成，韧皮部外侧有油室7～8个，周围有分泌细胞8～10个。韧皮部发达，木质部导管群呈两个扇形，木纤维和木薄壁细胞连成环。见图2。

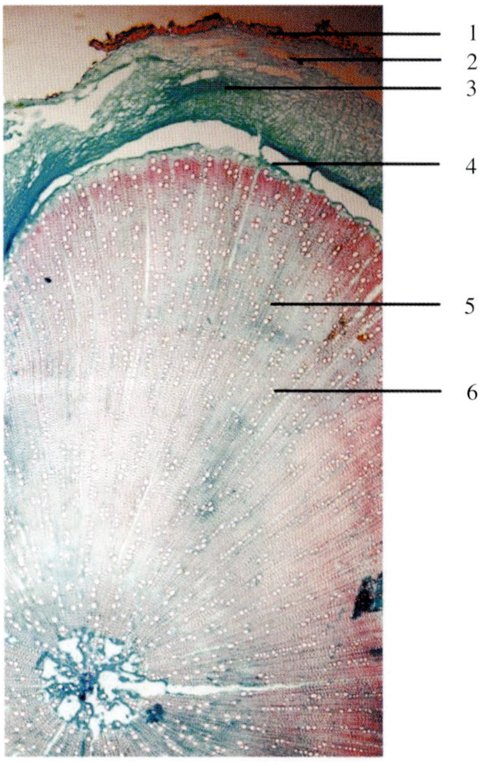

图2 竹叶柴胡横切面显微图

1.木栓层 2.油室 3.韧皮部 4.形成层 5.木质部 6.导管

（2）**薄层色谱** 取本品粉末0.5 g，加甲醇20 ml，超声处理10分钟，滤过，滤液浓缩至约2 ml，作为供试品溶液。另取柴胡皂苷a对照品、柴胡皂苷d对照品，加甲醇制成每1 ml各含0.5 mg的混合溶液，作为对照品溶液。照薄层色谱法（中国药典通则0502）试验，吸取上述两种溶液各5 µl，分别点于同一硅胶G薄层板上，以乙酸乙酯-乙醇-水（8∶2∶1）为展开剂，展开，取出，晾干，喷以2%对二甲氨基苯甲醛的40%硫酸溶液，在60℃加热至斑点显色清晰，分别置日光及紫外光灯（365 nm）下检视。供试品色谱中，在与对照品色谱相应的位置上，显相同颜色的斑点或荧光斑点。见图3、图4。

【检查】杂质 商品时常残留地上茎及枯叶，特此制订本条。按中国药典通则2301，对10批样品进行测定，根据测定结果，拟定杂质限度不得过3%。

水分、总灰分、酸不溶性灰分 按中国药典通则0832第二法、通则2302，对10批样品进行测定，根据测定结果，拟定水分限度不得过10.0%，总灰分限度不得过8.0%，酸不溶性灰分限度不得过3.0%。

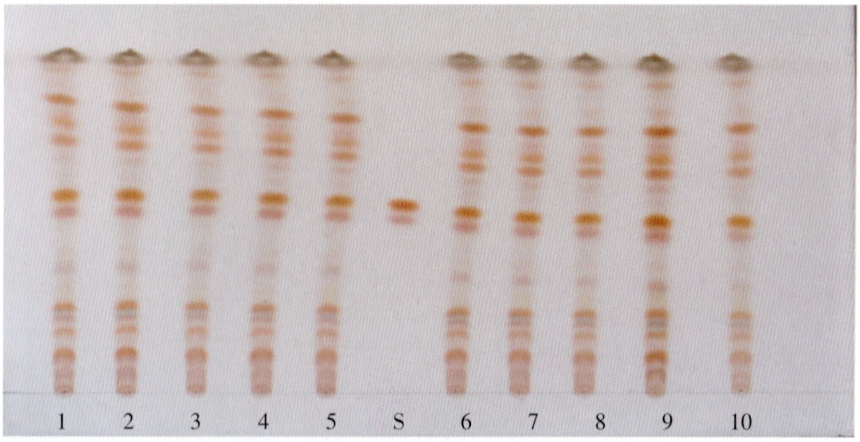

图3 竹叶柴胡薄层色谱图(日光下)

S.柴胡皂苷a、柴胡皂苷d混合对照品 1～10 竹叶柴胡（不同批次样品）

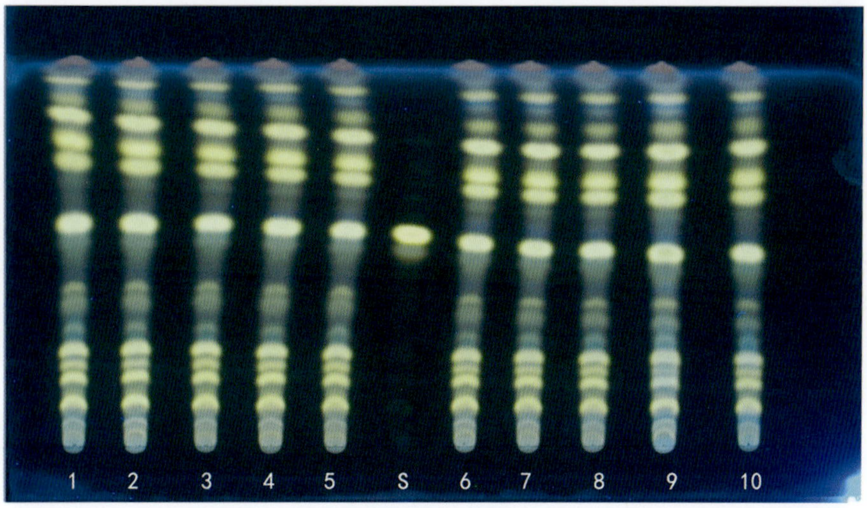

图4 竹叶柴胡薄层色谱图（365nm）

S.柴胡皂苷a、柴胡皂苷d混合对照品 1～10 竹叶柴胡（不同批次样品）

【化学成分】柴胡属植物中含有皂苷、黄酮、香豆素、挥发油、多糖类等化学成分[6]。从竹叶柴胡中分离出柴胡皂苷a、柴胡皂苷d、柴胡皂苷c、柴胡皂苷f、柴胡皂苷e以及互为同分异构体的3′-O-乙酰基柴胡皂苷a和6′-O-乙酰基柴胡皂苷a。

地上与地下部分含黄酮类成分。但地上部分的产量要比地下大很多，且总黄酮在地上部分的含量明显高于地下部分[7]。

从根挥发油中分离鉴定出48个化合物，主要为烃类、醛类、酯类、酸类和苯环衍生物类，分别占总挥发油的1.05%、3.00%、42.55%、32.30%和4.46%。挥发油中主要成分为n-十六酸（19.13%）、十六酸乙酯（10.21%）、亚油酸甲酯（11.59%）、油酸乙酯（13.09%）和9,12-十八碳二烯酸（3.18%）等[8]。

【注意】国内曾误将大叶柴胡*Bupleurum longiradiatum* Turcz. 根作柴胡药用发生中毒事件，甘肃省大叶柴胡*Bupleurum longiradiatum* Turcz. 及紫花大叶柴胡*Bupleurum lon-*

giradiatum Turcz. var. *prophyranthum* Shan et Y.Li 均有分布，故特拟定此条，以防误采误用。

【炮制方法】【性味与归经】【功能与主治】【用法与用量】【处方应付】及**【贮藏】**参照文献[1, 2, 4]综合拟定。

参考文献

[1] 湖南省食品药品监督管理局.湖南省中药材标准(2009版)[S].长沙:湖南科学技术出版社,2010:373.
[2] 四川省食品药品监督管理局.四川省中药材标准(2010年版)[S].成都:四川科学技术出版社,2010:250.
[3] 中国科学院《中国植物志》编辑委员会.中国植物志[M].北京:科学出版社,2004.
[4] 国家药典委员会.中国药典(2020年版一部、四部)[S].北京:中国医药科技出版社,2020:280-281;2020:29-30,204.
[5] 马潇,朱俊儒,宋平顺,等.高效液相色谱法测定甘肃产柴胡中柴胡皂苷a和柴胡皂苷d多含量[J].中国医院药学杂志,2006,26(4):384-385.
[6] 卢伟,杨光义,杜士明,等.竹叶柴胡化学成分和药理作用研究进展[J].医药导报,2016,35(2):164-168.
[7] 杜士明.鄂西北地区柴胡与北柴胡的品质比较研究[D].武汉:湖北中医药大学,2013:49-50.
[8] 王砚.竹叶柴胡和北柴胡品质比较研究[D].四川:成都中医药大学,2014.

竹 叶 椒

Zhuyejiao

ZANTHOXYLI RADIX ET CAULIS

【处方用名】竹叶椒。

【名称】沿用传统名称。

【来源】本品为芸香科植物竹叶椒 *Zanthoxylum armatum* DC.的干燥根及地上茎。主产于甘肃、四川等地。全年均可采收，除去叶，晒干；或切片晒干。[1-3]

【性状】呈类圆形的厚片或不规则的块片状。根外表面棕绿色至棕褐色，有的显红棕色，可见较密的浅纵沟；切面栓皮灰黄色，皮部淡棕色，木部黄白色。茎外表面暗灰色至灰黄色，有白色小斑点；切面黄白色，具髓。质坚硬而轻。气微，味微苦。见图1。

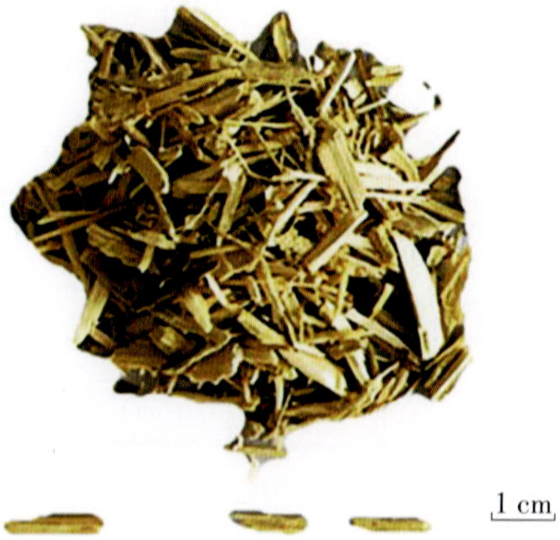

图1　竹叶椒饮片图

【鉴别】（1）**显微鉴别**　根横切面：外为落皮层。韧皮部外侧石细胞数个成群散在，纤维数个至20余个成群，排成数层，外侧稀疏，内侧断续成环。木质部导管单个或2～4个相连，多数径向排列。

茎横切面：木栓层为15～45列类长方形细胞，细胞壁增厚，内含棕色物。皮层外侧可见石细胞群及纤维群。韧皮部宽广，纤维群切向排列，3～9列断续成环。形成层明显。木质部发达，木质射线多为1列细胞，导管单个或2～3个成群散在，近髓部可见石细胞环带。皮层及韧皮部薄壁细胞中含油室。可见草酸钙方晶，偶见草酸钙簇晶。见图2、图3。

（2）**化学反应**　取本品粉末1.5 g，加水10 ml，水浴加热20 min，滤过，滤液加三硝基苯酚试液，产生黄色沉淀。

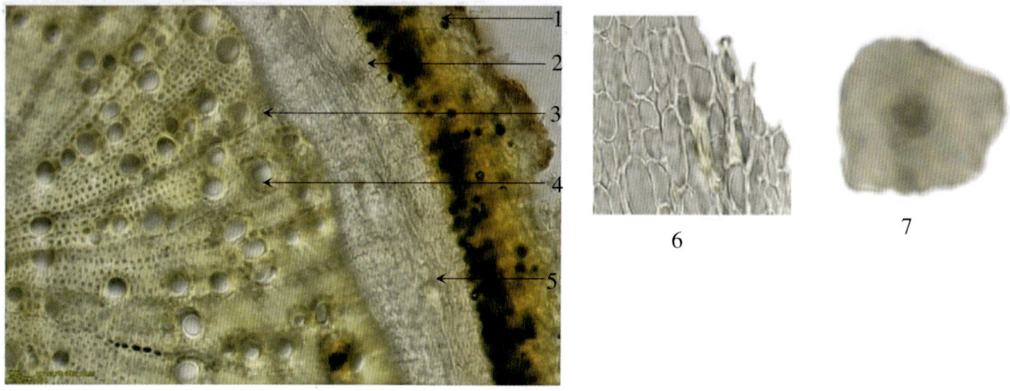

图2　竹叶椒根显微图

1.落皮层　2.韧皮部　3.木质部　4.导管　5.石细胞　6.石细胞群　7.油室

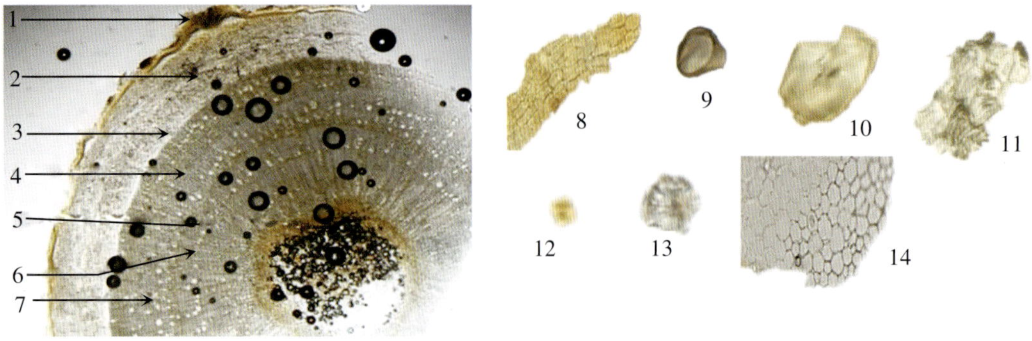

图3 竹叶椒茎显微图

1. 木栓层 2. 韧皮部 3. 形成层 4. 木质部 5. 髓部 6. 射线 7. 导管 8. 木栓层类长方形细胞 9. 油室 10. 石细胞 11. 纤维束群 12. 草酸钙方晶 13. 草酸钙簇晶 14. 近髓部石细胞环

【含量测定】 取本品粗粉约1.5 g，精密称定，置具塞锥形瓶中，加乙醚适量，振摇，静置30分钟，弃去乙醚液，残渣挥干乙醚，精密加入硫酸滴定液（0.01 mol/L）20 ml，加热回流30分钟，静置3小时，滤过，滤器及滤纸用水分次洗涤至中性，合并滤液，加甲基红-溴甲酚绿指示液2～3滴，用氢氧化钠滴定液（0.02 mol/L）滴定。每1 ml的硫酸滴定液（0.01 mol/L）相当于6.85 mg的木兰碱。

根据测定结果，拟定本品按干燥品计算，含生物碱以木兰碱（$C_{20}H_{24}NO_4$）计，不得少于2.2%。

【化学成分】 竹叶椒根含崖椒碱、木兰花碱、竹叶椒碱。根皮含白鲜碱、茵芋碱、木兰花碱、花椒根碱、左旋细辛素、左旋竹叶椒脂素、β-香树脂醇、β-谷甾醇、6-羟基十九-（4z）-烯酸、8-羟基十五-（4z）-烯酸、7-羟基-7-乙烯基十六-（4z）-烯酸、十六-（4z）-烯酸、顺-10-十八烯酸、沉香醇、柠檬烯、肉桂酸甲酯、L-芝麻素、香草酸、β-胡萝卜苷等。茎中尚含β-胡萝卜苷、香草酸、β-谷甾醇等[4-7]。

【药理作用】 竹叶椒浸膏具抗菌作用、免疫调节作用，具抑制血小板活化因子（PAE）的活性作用，水提物对小鼠有镇静作用[5、8、9]。

竹叶椒片小鼠一次灌胃LD_{50}为45.4 g/kg；小白鼠肌注LD_{50}1.40 g/kg[5、8、9]。

1. 抗炎镇痛作用

对竹叶椒的镇痛作用研究表明其有很好的镇痛活性，通过活性跟踪，其镇痛活性是多组分的协同作用。竹叶椒镇痛作用的机制主要是抗炎镇痛作用，至少有部分阿片受体参与的中枢镇痛。2000年，兰州大学对竹叶椒片的抗炎镇痛毒性等进行研究，结果显示竹叶椒片能明显抑制醋酸引起的小鼠扭体次数、提高小鼠热板反应的痛阈值；同时对小鼠的急性和亚急性炎症均有明显的抑制作用。近5年来，对竹叶椒进行的基础研究工作表明，竹叶椒乙醇提取及其活性部位乙酸乙酯具有显著的抗炎镇痛作用，这种活性与所含木脂素和生物碱类成分密切相关。[10]

2.解痉作用

Gilani S N等[11,12]研究竹叶椒乙醇提取物对K^+（80 mmol/L）诱导的离体兔空肠收缩的作用，结果发现提取物浓度依赖地对离体兔空肠的收缩产生明显的舒张作用；在300～1000 mg/kg时，抑制蓖麻油引起的小鼠腹泻；同时提取物对福林（1 μmol/L）和K^+引起的血管收缩有扩张作用；在豚鼠心房测试时，提取物对心房力和自发性收缩率都有抑制作用，与维拉帕米的作用类似。且认为竹叶椒的解痉作用可能与钙离子拮抗机制有关。

【炮制方法】【性味与归经】【功能与主治】【用法与用量】【处方应付】及**【贮藏】**参照文献[3,7]综合拟定。

参考文献

[1] 郭涛,孙莉,黄艳,等.药食两用植物竹叶椒近五年药理活性研究进展[J].中国现代中药,2013,15(2):109-111.

[2] 黄成就.中国芸香科植物初步研究(一)[J].植物分类学报,1957,6(1):1.

[3] 南京中医药大学.中药大辞典[M].2版.上海:上海科学技术出版社,2006.

[4] 洪美芳,潘竟先.竹叶椒抑制血小板活化因子(PAF)的活性成分[J].植物资源与环境学报,1993,2(2):25-27.

[5] 陈谨,耿桂兰,叶光华,等.竹叶椒化学成分的研究[J].药学学报,1998,23(6):422.

[6] 李晓蒙,李贞,郑庆安,等.竹叶花椒化学成分研究[D].天然产物研究与开发,1996,9(4):24.

[7] 王国强.全国中草药汇编[M].北京:人民卫生出版社,2014.

[8] 郭涛.竹叶椒和簕欓的化学成分及竹叶椒镇痛抗炎活性研究[D].上海:复旦大学,2011.

[9] 杨军英,程体娟,于颖,等.竹叶椒片的镇痛、抗炎作用[J].中药药理与临床,2003,19(3):36-37.

[10] 程体娟,田金徽.竹叶椒片的急性毒性和抗菌作用研究[J].中药药理与临床,2003,19(1):44-45.

[11] GUO T,DENG Y X,XIE H,et al.Antinociceptive and antiinflammatory activities of ethyl acetate fraction from Zanthoxylum armatum in mice[J].Fitoterapia,2010,82(3):347-351.

[12] GILANI S N,KHAN A,GILANI AH.Pharmacological Basis for the Medicinal Use of Zanthoxylum armatum in Gut,Airways and Cardiovascular Disorders[J].Phytotherapy Resrarch,2010,24(4):553-558.

紫丹参

Zidanshen

SALVIAE PRZEWALSKII RADIX

【处方用名】 紫丹参、酒紫丹参。

【名称】 本品为甘肃地产丹参，历史曾经以“甘肃丹参”称之，在西北、西南等省区作为丹参的地方代用品，今以紫丹参为正名收入本标准，与《中国药典》2020年版一部收载丹参相区别。

【来源】 本品为唇形科植物甘西鼠尾草 *Salvia przewalskii* Maxim.或褐毛甘西鼠尾草 *Salvia przewalskii* Maxim. var. *mandarinorum*（Diels）Stib.的干燥根。主产于甘肃、云南、四川等地。春、秋二季采挖，除去地上部分及泥沙，干燥。

药材以条粗壮、色紫红者为佳。[1]

【性状】紫丹参　呈不规则形的厚片。外表面棕褐色或红棕色。切面皮部棕褐色或棕色，木质部黄白色。体轻。气微，味微苦涩。

酒紫丹参　形如紫丹参。木质部微带棕红色。具酒香气。见图1、图2。

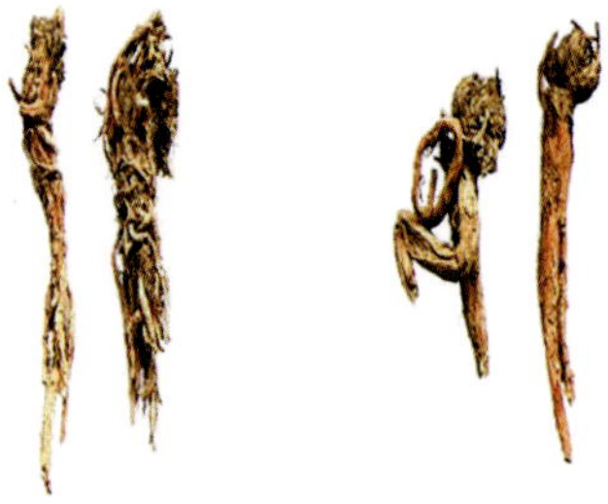

图1　紫丹参药材图

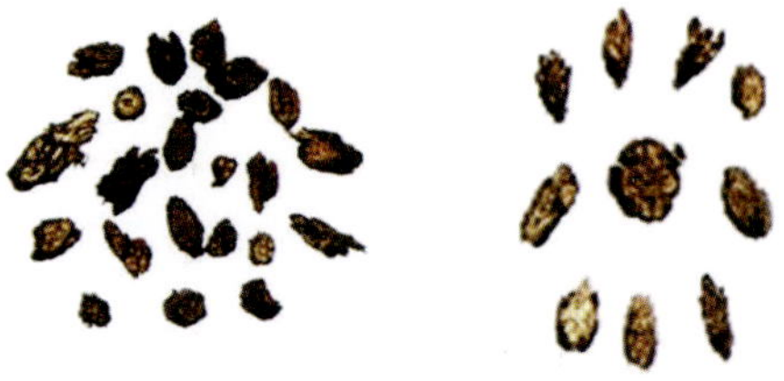

图2　紫丹参饮片图

【鉴别】（1）**显微鉴别**　横切面：外皮层有时残留。木栓层为2层至多层细胞。皮部宽广，有裂隙，束间形成层明显，维管束稍偏于一侧。韧皮部位于维管束外侧。木质部导管散在或3～4列略放射状排列，木纤维包围于导管周围，维管束木质部部分中空。

粉末棕褐色或暗棕色。导管主为网纹导管，直径12～90 μm，具缘纹孔导管纹孔类圆形，有的具网状三生增厚，偶见螺纹导管。纤维管胞长梭形，末端钝尖或稍平截，有的偏斜。[2] 见图3、图4。

（2）**薄层色谱**　取本品粉末1 g，加乙醇5 ml，超声处理15分钟，上清液作为供试品溶液。另取紫丹参对照药材1 g，同法制成对照药材溶液。再取丹参酮$Ⅱ_A$、丹酚酸B对照品，加乙醇制成每1 ml各含0.5 mg、1.5 mg的混合溶液，作为对照品溶液。照薄层色谱法（中国药典通则0502）试验，吸取上述三种溶液各5 μl，分别点于同一硅胶G薄层板上，使成条状，以三氯甲烷-甲苯-乙酸乙酯-甲醇-甲酸（6:4:8:1:4）为展开剂，展开，展至约4 cm，取出，晾干，再以石油醚（60～90 ℃）-乙酸乙酯（4:1）为展开剂，展开，展至约8 cm，取出，晾干，分别置日光及紫外光灯（365 nm）下检视。供试品色谱中，在与对照药材色谱和对照品色谱相应的位置上，显相同颜色的斑点或荧光斑点。见图5、图6。

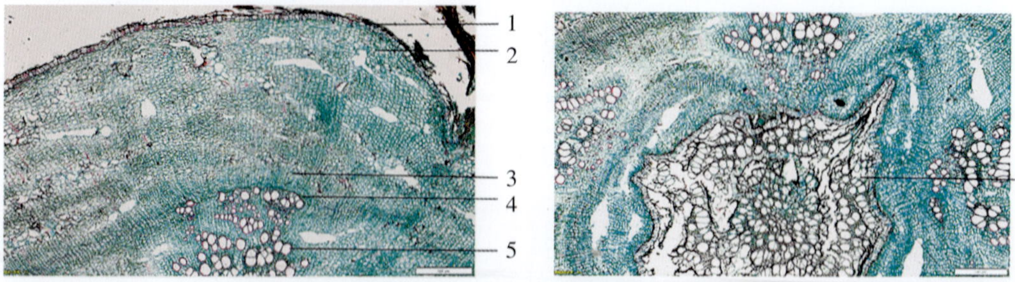

图3 紫丹参横切面显微图

1. 木栓层 2. 皮层 3. 韧皮部 4. 形成层 5. 木质部 6. 髓部

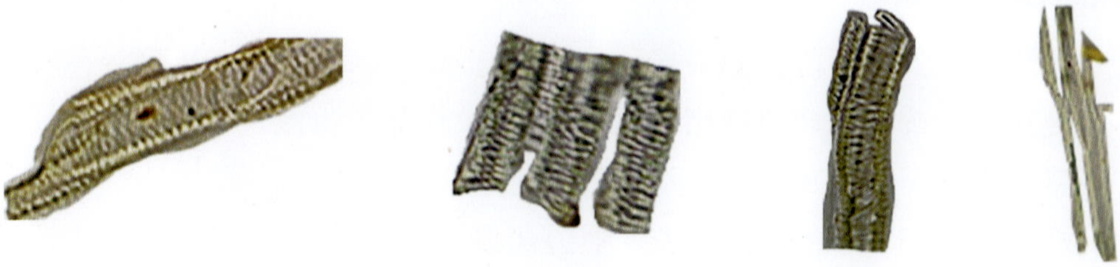

图4 紫丹参粉末显微图

1. 网纹导管 2. 螺纹导管 3. 具缘纹孔导管 4. 管胞

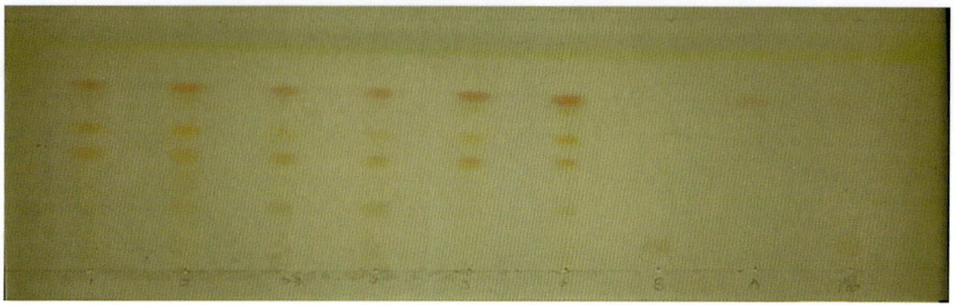

图5 紫丹参薄层色谱图（日光）

S1. 紫丹参对照药材 S2. 丹酚酸B对照品 S3. 丹参酮Ⅱ$_A$对照品
S4. 丹酚酸B和丹参酮Ⅱ$_A$混合对照品 1～5. 紫丹参(不同批次样品)

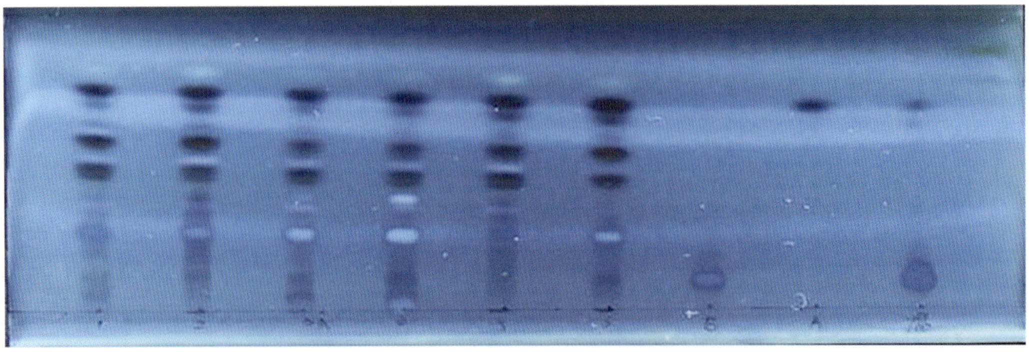

1 2 3 4 5 S1 S2 S3 S4

图6 紫丹参薄层色谱图（365 nm）

S1.紫丹参对照药材 S2.丹酚酸B对照品 S3.丹参酮Ⅱ$_A$对照品

S4.丹酚酸B和丹参酮Ⅱ$_A$混合对照品 1～5.紫丹参(不同批次样品)

【检查】水分 按中国药典通则0832第二法，对11批样品进行测定，根据测定结果，拟定紫丹参、酒紫丹参水分限度不得过13.0%。

总灰分 按中国药典通则2302，对11批样品进行测定，根据测定结果，拟定紫丹参、酒紫丹参总灰分限度不得过11.0%。

酸不溶性灰分 按中国药典通则2302，对11批样品进行测定，根据测定结果，拟定紫丹参、酒紫丹参酸不溶性灰分限度不得过2.0%。

【浸出物】 照醇溶性浸出物测定法（中国药典通则2201）项下的热浸法，用45%乙醇作溶剂，对11批样品进行测定，根据测定结果，拟定紫丹参、酒紫丹参浸出物限度不得少于10.0%。

【含量测定】 照高效液相色谱法，参照《中国药典》2020年一部丹参下含量测定项拟定。

色谱条件与系统适用性试验 以十八烷基硅烷键合硅胶为填充剂；以甲醇–水（75:25）为流动相；检测波长为270 nm。理论板数按丹参酮Ⅱ$_A$峰计算应不低于2000。

对照品溶液的制备 取丹参酮Ⅱ$_A$对照品适量，精密称定，加甲醇制成每1 ml含16 μg的溶液，即得。

供试品溶液的制备 取本品粉末（过三号筛）约0.3 g，精密称定，置具塞锥形瓶中，精密加入甲醇50 ml，密塞，称定重量，加热回流1小时，放冷，再称定重量，用甲醇补足减失的重量，摇匀，滤过，取续滤液，即得。

测定法 分别精密吸取对照品溶液与供试品溶液各10 μl，注入液相色谱仪，测定，即得。

对11批紫丹参饮片中丹参酮Ⅱ$_A$进行含量测定，根据测定结果，结合以往实验数据，10批含量大于0.20%，一批含量小于0.20%，因此拟定为按干燥品计算，紫丹参、酒紫丹参含丹参酮Ⅱ$_A$（$C_{19}H_{18}O_3$）不得少于0.20%。

【化学成分】甘西鼠尾草所含二萜醌类成分与丹参基本相同，现已从中分得丹参酮II_A、丹参酮I、丹参酸甲酯、羟基丹参酮、隐丹参酮、紫丹参甲素、紫丹参乙素、次甲基丹参醌、1,2-二氢丹参醌、丹参新醌乙、丹参内酯、去甲丹参酮、二氢丹参酮、丹参酮II_B、丹参螺旋缩酮内酯、柳杉酚、丹参新醌甲、4-羟基-3-甲氧基苯甲酸。尚分离到三萜甾类等成分，齐墩果酸、原儿茶醛和异阿魏酸、β-谷甾醇及12,13-环-蒲公英烷-14-酸衍生物、酚酸类化合物等。

甘西鼠尾草所测两类组分10种成分中主要成分均高于丹参，特别是总丹参酮、丹参酮II_A、隐丹参酮和原儿茶醛及原儿茶酸等活性成分均较丹参为高。显示甘西鼠尾草为中药丹参优质品种资源。另据测定，不同产地野生及栽培的紫丹参中丹酚酸在2.42%～3.48%[2]。

【药理作用】14种鼠尾草属植物的乙醚浸液于抗菌纸上，做抗金葡209P的体外抗菌试验，表明甘西鼠尾草、褐毛甘西鼠尾草的抗菌作用比丹参略强或相近[2]。

【炮制方法】【性味与归经】【功能与主治】【用法与用量】【处方应付】及**【注意】**参照《中国药典》2020年版一部丹参及文献[3]综合拟定。

【贮藏】丹参及甘西鼠尾药材久晒或置光照条件下久贮，会变色。红色褪去，是因丹参酮见光分解所致。说明丹参宜避光贮存，故应置干燥避光处。

参考文献

[1] 甘肃省食品药品监督管理局.甘肃省中药材标准(2009年版)[S].兰州:甘肃文化出版社,2009:51.
[2] 肖培根.新编中药志[M].北京:化学工业出版社,2002:66.
[3] 国家药典委员会.中华人民共和国药典(2020年版·一部)[S].北京:中国医药科技出版社,2020:23.

二、种子果实类

白扁豆

Baibiandou

LABLAB SEMEN ALBUM

【处方用名】白扁豆仁、炒白扁豆仁[1]。

【名称】本标准沿用传统名称。

【来源】本品为豆科植物扁豆 *Dolichos lablab* L.的干燥成熟种子。主产于安徽、陕西、湖南、河南、山西等地，甘肃亦产。秋、冬二季采收成熟果实，晒干，取出种子，除去杂质，晒干。

药材以粒大、饱满、色白者为佳。[2]

【性状】白扁豆仁　为除去种皮后的子叶。一面微圆，内面较平，黄白色。气微，味淡，嚼之有豆腥气。

炒白扁豆仁　形如白扁豆仁。表面微黄色，偶见焦斑。见图1、图2。

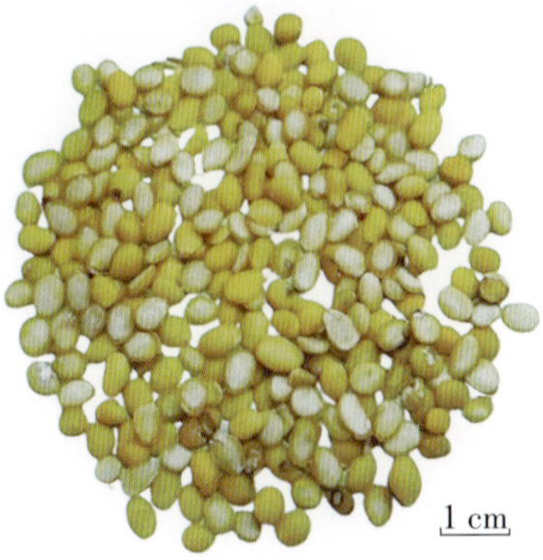

图1　白扁豆仁饮片图

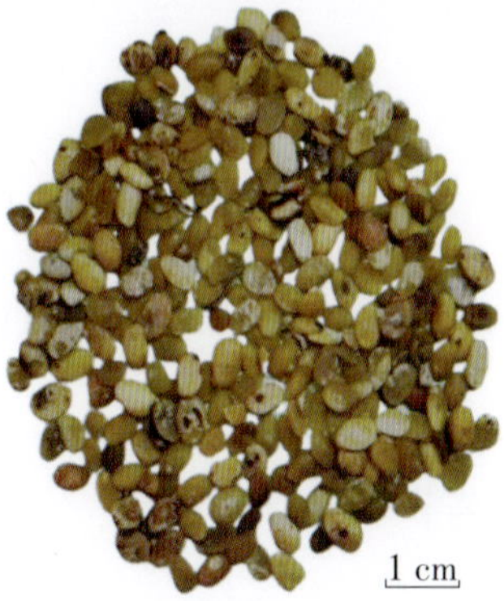

图2　炒白扁豆仁饮片图

【检查】水分　按中国药典通则0832第二法，对10批样品进行测定，根据测定结果，拟定水分限度不得过14.0%[3]。

【化学成分】白扁豆的营养成份较丰富，含有糖类、蛋白质、脂肪、多糖、钙、铁、磷、维生素等营养物质[4~7]。

【药理作用】白扁豆含有丰富的营养物质，具有广泛的药理活性。抗菌、抗病毒作用、抗氧化、对神经细胞缺氧性凋亡坏死的保护、防治酒精肝病（alcoholic liver disease，ALD）等作用[8~12]。

【炮制方法】【性味与归经】【功能与主治】【用法与用量】【处方应付】及**【贮藏】**参照文献[1、3]综合拟定。

参考文献

[1] 甘肃省食品药品监督管理局.甘肃省中药炮制规范(2009年版)[S].兰州:甘肃文化出版社,2009:156.
[2] 国家中医药管理局《中华本草》编委会.中华本草[M].上海:上海科学技术出版社,1999.
[3] 国家药典委员会.中华人民共和国药典(2020年版·一部)[S].北京:中国医药科技出版社,2020:114.
[4] 刘振启,刘杰.白扁豆的鉴别与药食研究[J].首都食品与医药,2014,(5):48.
[5] 李安智,傅翠真.食用豆类标准物质的研制及优质源标准的制定[J].中国粮油学报,1992(1):16-18.
[6] 郑家龙.扁豆的药理作用与临床应用[J].时珍国医国药,1997,8(4):45-46.
[7] 丛登立,张静敏,徐景达.扁豆不同生育期锌含量对比分析[J].人参研究,2000,12(4):29-30.
[8] 李海洋,李若存,陈丹,等.白扁豆研究进展[J].中医药导报,2018,24(10):117-120.
[9] 刘有能.浅析白扁豆的加工炮制[J].中医药学报,1989,17(1):40.
[10] 胡国柱,姚于飞,文珠,等.白扁豆多糖对神经细胞缺氧性凋亡的保护[J].中药药理与临床,2012,28(1):91-94.
[11] 姚于飞,胡国柱,高幼奇,等.白扁豆多糖抗神经细胞缺氧性坏死与凋亡[J].中药药理与临床,2012,28(3):58-62.
[12] 陈志飘.白扁豆多糖防治酒精性脂肪肝的实验研究[D].湖北:湖北民族学院,2007.

白苣胜

Baijusheng

LACTUCAE FRUCTUS

【处方用名】白苣胜。

【名称】沿用传统名称。

【来源】本品为菊科植物莴苣 *Lactuca sativa* L.的干燥成熟果实。主产于浙江、陕西等地，甘肃亦产。夏、秋二季果实成熟时采割，晒干，打落种子，除去杂质，晒干。

药材以粒大、饱满、色黄白、富油性、无杂质者为佳。

【性状】呈长卵形，略扁，长3～4 mm，宽1～2 mm。表面灰白色或黄白色，少有棕褐色，有光泽，两面具突起的弧形棱线7～8条。质坚硬。断面白色，富油性。气微，味淡。见图1。

【鉴别】（1）**显微鉴别**　本品粉末棕黄色。子叶细胞众多，大小不等，类圆形。种皮细胞表面观长条形。果皮细胞淡黄色，长条形，细胞壁连珠状增厚。油滴散在。见图2。

（2）**特征鉴别**　取本品，用水浸泡约1小时后用手捻之，果皮与种皮即分离。种子被一薄膜包围。子叶两枚，胚乳不发达。见图3。

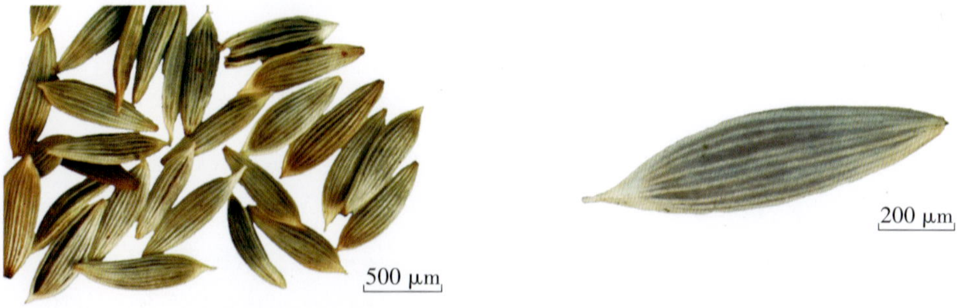

图1　白苣胜饮片图

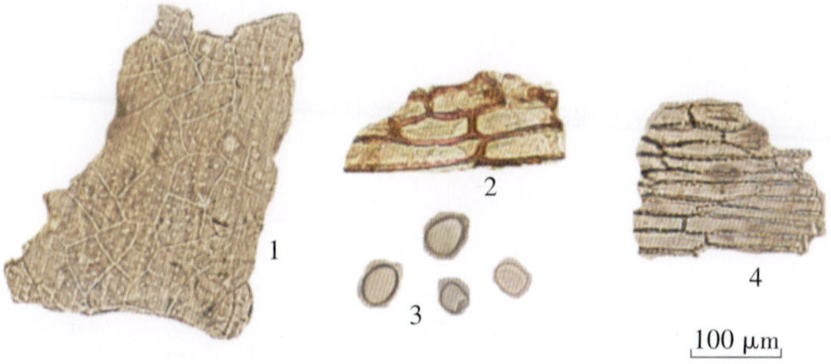

图2　白苣胜粉末显微图

1.子叶细胞　2.种皮细胞　3.油滴　4.果皮细胞

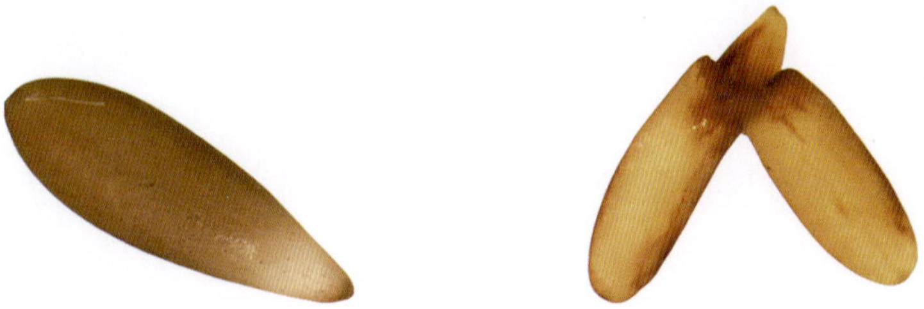

图3　白苣胜特征鉴别图

【化学成分】白苣胜中含有黄酮类、有机酸、酚类、甾体、油脂等成分[1-3]。从莴苣子挥发油中分离了71个化合物，鉴定了其中62个化合物，主要成分有正己醇（36.31%）、正己醛（13.71%）、反式-2-辛烯-1-醇（8.09%）、2-正戊基呋喃（4.41%）、反式-2-庚烯-1-醇（3.01%）、顺式-4-癸烯醛（2.95%）、正戊醇（2.70%），化合物类型以醇、醛、烯醇、烯醛等为主[4、5]。

【药理作用】中医中记载莴苣子味苦，性寒，入胃、膀胱二经，功能通乳、利小便，用于小便不通、阴囊肿大、产妇乳汁不通。现代研究表明莴苣子具有降压、利尿、抗氧化、镇痛、抗炎、抗癌、镇静、催眠等作用[6-8]。

【炮制方法】【性味与归经】【功能与主治】【用法与用量】【处方应付】及**【贮藏】**参照文献[2、4、5]综合拟定。

参考文献

[1] 徐芳,王强,阿吉艾克拜尔·艾萨.新疆莴苣子挥发油成分气相色谱质谱法分析[J].中药材,2011,12(34):1887-1891.

[2] 中国科学院《中国植物志》编辑委员会.中国植物志[M].北京:科学出版社,2004.

[3] 徐芳,谭为,刘君琳,等.维吾尔药莴苣子中总黄酮含量的测定[J].新疆中医药,2010,28(4):45-48.

[4] 国家中医药管理局《中华本草》编委会.中华本草[M].上海:上海科学技术出版社,1999.

[5] 刘勇民.维吾尔药志[M].乌鲁木齐:新疆科技卫生出版社,1999: 648-652.

[6] 梁颂名,张桂英,梁思潜.高血压病与中药治疗[J].中药材,1999,22(2):96-98.

[7] CHISARI M,TODARO A,BARBAGALLO R N,et al.Salinity effectson enzymatic browning and antioxidant capacity of fresh-cut baby Romaine lettuce(Lactuca sativa L.cv.Duende)[J].Food Chem,2010,119(4):1502-1506.

[8] 齐志敏,边学义,由丽华,等.莴笋提取液对镇静催眠等作用的实验研究[J].锦州医学院学报,1989,10(1):15-17.

白 平 子

Baipingzi

CARTHAMI FRUCTUS

【处方用名】白平子。

【名称】因其色白面平滑，现代商品习称白平子，故本标准沿用。

【来源】本品为菊科植物红花 *Carthamus tinctorius* L.的干燥成熟果实。主产于甘肃、河北等地。秋季果实成熟时割取地上部分，打下果实，除去杂质，晒干。药材以粒大、饱满、色白者为佳。

【性状】呈倒卵形或椭圆形，长5～9 mm，直径3～5 mm。表面类白色，光滑，具4条纵棱，顶端平截，四角鼓起，中央微凸，有圆点状花柱残基，基部稍狭呈楔形，侧面有一凹点的果柄痕，四条纵棱相交于此凹点。果皮坚硬，内表面灰绿色至棕绿色，微带光泽。种子1枚，卵圆形，种皮菲薄，外表面淡灰黄色至浅棕色，有光泽。子叶2，黄白色，富油性。气微，味微苦、略辛。[1-3] 见图1。

【鉴别】(1) **显微鉴别** 本品粉末淡棕色。外果皮细胞长多边形，纹孔密集。中果皮石细胞类长方形、多边形或类圆形，层纹较密，平直或波状弯曲。纤维成束或散在，梭形，先端尖或钝圆，壁厚，纹孔点状。内果皮厚壁细胞长梭形、分枝状、椭圆形或不规则形，细胞壁多波状弯曲，壁较厚，纹孔点状。色素块红棕色。种皮细胞黄棕色，栅栏状。子叶细胞多角形，含大量浅黄色脂肪油滴。见图2。

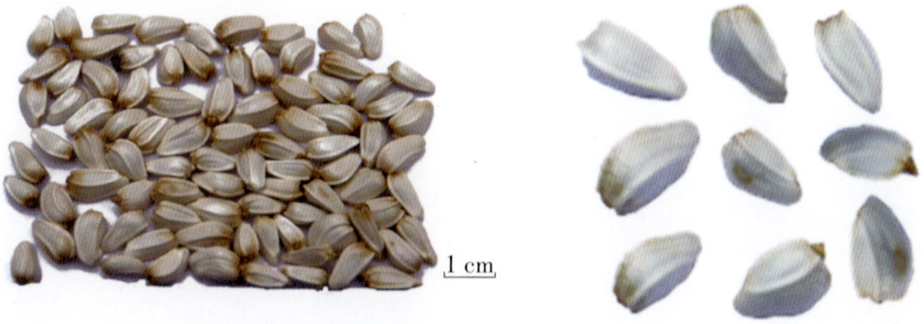

图1 白平子饮片图

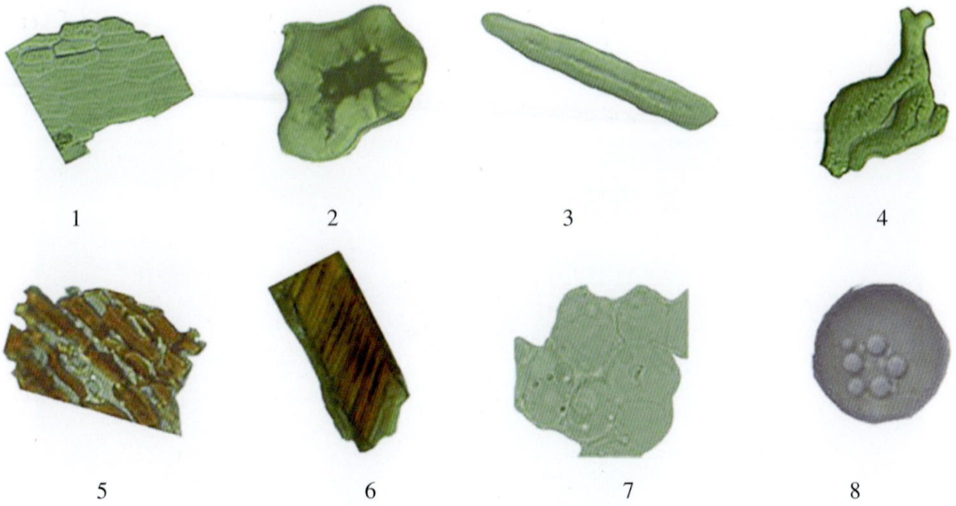

图2 白平子粉末显微图

1.外果皮细胞 2.中果皮石细胞 3.纤维 4.内果皮厚壁细胞
5.色块 6.种皮细胞 7.子叶薄壁细胞 8.油滴

（2）**薄层色谱** 取本品粉末2.5 g，加80%乙醇溶液20 ml，超声处理30分钟，滤过，滤液蒸干，残渣加乙醇2 ml使溶解，作为供试品溶液。另取牛蒡子苷对照品，加乙醇制成每1 ml含5 mg的溶液，作为对照品溶液。照薄层色谱法（中国药典通则0502）试验，吸取上述两种溶液各5 μl，分别点于同一硅胶GF_{254}薄层板上，以三氯甲烷–甲醇–水（40∶8∶1）为展开剂，展开，取出，晾干，喷以10%硫酸乙醇溶液，在105 ℃加热至斑点显色清晰，分别置日光及紫外光灯（254 nm）下检视。供试品色谱中，在与对照品色谱相应的位置上，显相同颜色的斑点或荧光斑点。

薄层色谱鉴别，参考有关文献[4]拟定，以牛蒡子苷作为对照，经对10批样品检测，重现性好，专属性强，图谱斑点清晰。见图3、图4。

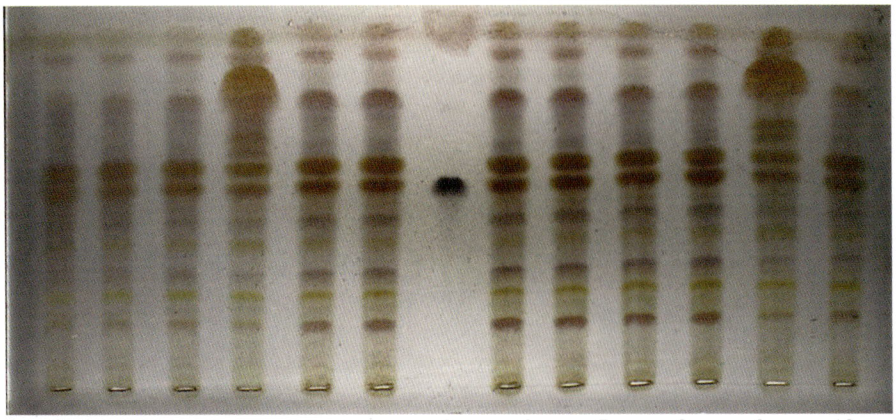

图3 白平子薄层色谱图（日光下）

S.牛蒡子苷对照品 1～10 白平子（不同批次样品）

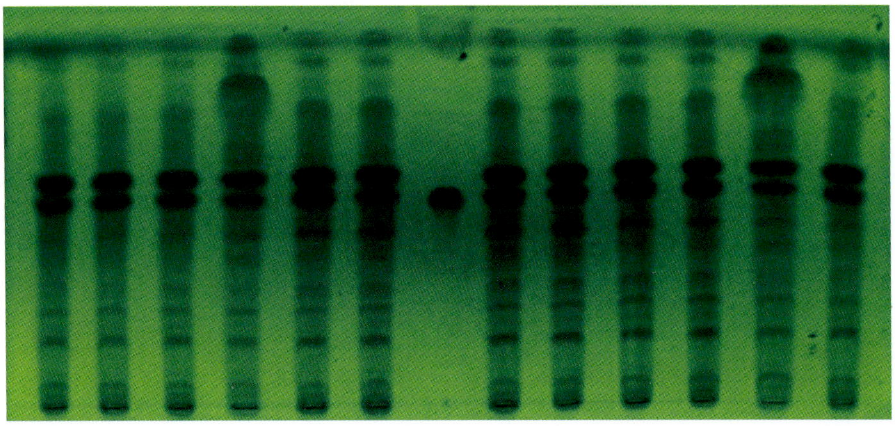

图4 白平子薄层色谱图（254 nm）

S.牛蒡子苷对照品 1～10 白平子（不同批次样品）

【检查】水分按中国药典通则0832第二法，对10批样品进行测定，结果表明，所有样品水分均在5.0%以下，故拟定水分限度不得过5.0%。

总灰分 按中国药典通则2302，对10批样品进行测定，结果表明，所有样品总灰分均在4.0%以下，故拟定总灰分限度不得过4.0%。

【浸出物】照醇溶性浸出物测定法（中国药典通则2201）项下的热浸法测定，用乙醇作溶剂，对10批白平子样品进行测定，结果表明，浸出物在19.54%～25.42%之间，故拟定浸出物限度不得少于16.0%。

【化学成分】白平子含油30.2%，种仁含油45%～49%。脂肪酸平均含量为22.16～27.23 mg/100 g，亚油酸平均含量为78.54%～82.45%，油酸平均含量12.0%～15.2%，还含有肉豆蔻酸、棕榈酸、硬脂酸、棕榈油酸、二十四烷酸、二十碳一烯酸、花生酸、黄酮和甾醇等[5]。去油的种仁含蛋白质61.5～63.4%。

【药理作用】白平子中的亚油酸能够降低血液胆固醇，预防动脉粥样硬化及促进微循环等作用。现代药理学实验表明，白平子还具有较强的抗炎抗血栓作用，对宫颈糜烂大鼠免疫功能的调节作用和活血化瘀作用[6-8]。

【炮制方法】【性味与归经】【功能与主治】【用法与用量】【处方应付】及**【贮藏】**参照文献[3]综合拟定。

参考文献

[1] 南京中医药大学.中药大辞典[M].2版.上海:上海科学技术出版社,1977:1002.

[2] 吴应祥,等.红花[M].中国农业出版社,1982:51,56,94.

[3] 高学敏,钟赣生.中药学[M].北京:人民卫生出版社,2000.

[4] 张有理,郑一敏,胥秀英,等.HPLC法测定红花籽中牛蒡子苷的含量[J].天然产物研究与开发,2007,(19):87-89.

[5] 海丽娜,陈业高,廖兴荣.不同产地红花籽油中的脂肪酸的比较[J].云南师范大学学报,2004,24(1):53-54.

[6] 侯冬岩,回瑞华,李铁纯,等.红花籽油脂肪酸的分析.中国化学会—中国化学会第六届有机化学学术会议论文集[C].陕西:陕西师范大学,2009,265.

[7] 唐文娟.白平子抗炎栓及其拆方对宫颈糜烂大鼠血清IL-1、TNF-α含量的影响[J].青海医学院学报,2008,(1):43-45.

[8] 周冰,魏全嘉.白平子对血瘀模型大鼠血流变学的实验研究[J].青海医学院学报,2007,(4):259-261.

瘪 桃 干

Bietaogan

PRUNI PERSICAE FRUCTUS

【处方用名】瘪桃干、桃奴。

【名称】本品为未成熟、干瘪的毛桃，现代商品称瘪桃干，故本标准沿用。

【来源】本品为蔷薇科植物桃 *Prunus persica*（L.）Batsch.或山桃 *Prunus davidiana*（Carr.）Franch.的干燥未成熟果实。主产于甘肃、江苏、浙江等地。4至6月采收，或拾取自落的未成熟果实，除去杂质，晒干。核已硬化者习称“瘪桃干”，核未硬化者习称“桃奴”。[1, 2]

【性状】瘪桃干 本品呈扁卵形或扁椭圆形，长2～4 cm，直径2～3 cm，厚1～2 cm。表面黄绿色或棕黄色，具网状皱缩纹理，被黄白色绒毛，先端渐尖，鸟喙状，中部膨大，基部不对称，有的残留棕色果柄。质坚硬，不易破开。断面内果皮厚而硬化，含未成熟种子1枚。气微，味微酸涩。

桃奴 呈扁卵形，长1～2 cm，宽1～1.5 cm，厚0.4～0.8 cm。表面绒毛更明显。质软，断面内果皮较薄，未硬化。见图1。

【鉴别】（1）**显微鉴别** 本品粉末棕黄色。非腺毛众多，单细胞，淡黄色，多自基部断离，纤维状，微弯，长33～612（～2700）μm，直径17～40 μm，壁厚，表面有螺纹状角质纹理。内果皮石细胞成片，类圆形、类方形或不规则形，直径14～45 μm，壁较薄，微木化，纹孔、孔沟细密，明显。草酸钙簇晶直径7～21 μm。见图2。

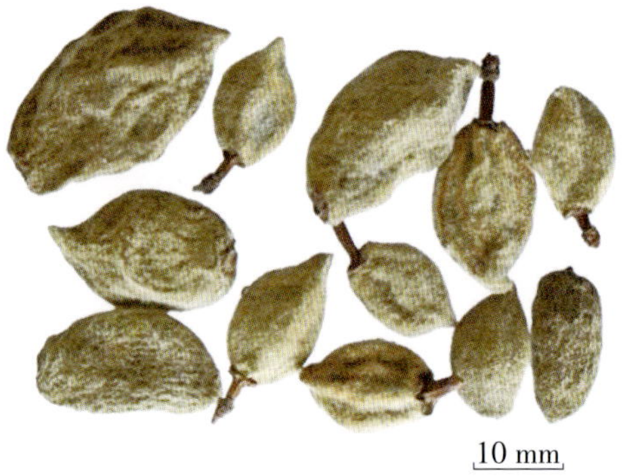

图1 瘪桃干饮片图

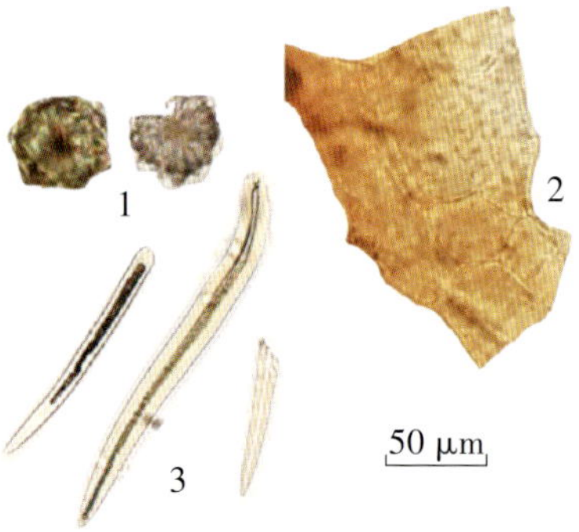

图2 瘪桃干粉末显微图

1.草酸钙簇晶 2.内果皮石细胞 3.非腺毛

（2）原炮制规范中理化鉴别反应，前者为有机酸反应，后者为酚性反应，无专属性，故不再纳入本标准中。

【化学成分】 主要有黄酮及其苷类、甾体和萜类、酚酸类、类胡萝卜素类、赤霉素类和糖类化合物[3]及有机酸和酚性成分[4]；成熟果实的果肉中含桃苷、山茶精、奎宁酸、肌醇等，还含紫云英苷、柚皮素等[5]；种子中含苦杏仁苷、苦杏仁酶等。

【药理作用】（1）敛汗涩精作用。（2）行气止痛作用。（3）截疟作用。（4）止血作用。（5）治疗儿童营养性贫血[6]。（6）有机酸类成分具有抗炎症反应、抑制血小板聚集、抗血栓、抗氧化及诱导肿瘤细胞凋亡等药理作用[7]。（7）酚性成分具有抗氧化、抗癌、抗炎、预防心血管疾病等生理功效[4]。

【炮制方法】【性味与归经】【功能与主治】【用法与用量】【处方应付】及**【贮藏】**参照文献[8]综合拟定。

参考文献

[1] 李时珍.本草纲目(校点本下册)[M].北京:人民卫生出版社,1985:1745.
[2] 南京中医药大学.中药大辞典[M].2版.上海:上海科学技术出版社,2006.
[3] 陈晓燕.桃仁、桑叶化学成分及生物活性研究[D].北京:北京协和医学院,2014.
[4] 刘慧.桃果实酚类物质及其抗氧化功能研究[D].北京:中国农业大学,2015.
[5] 中国中医研究院.中医大辞典[M].2版.北京:人民卫生出版社,2004:1879.
[6] 张红为,赵令时,刘雪君,等.瘪桃干对儿童营养性贫血的疗效观察[J].潍坊医学院学报,1994,16:

185-189.
[7] 汤喜兰.广枣抗心肌缺血再灌注损伤的物质基础及作用机制研究[D].北京:北京中医药大学,2013.
[8] 甘肃省食品药品监督管理局.甘肃省中药炮制规范(2009年版)[S].兰州:甘肃文化出版社.2009:187.

槟 榔

Binglang

ARECAE SEMEN

【处方用名】 酒槟榔。

【名称】 沿用传统名称。

【来源】 本品为棕榈科植物槟榔 *Areca catechu* L.的干燥成熟种子。主产于广东、海南、云南、台湾等地。春末至秋初采收成熟果实，用水煮后，干燥，除去果皮，取出种子，干燥。

药材以个大、体重、坚实、断面色鲜艳、无裂者为佳。[1-7]

【性状】 呈类圆形的薄片。表面棕褐色，可见种皮与胚乳相间的大理石样花纹。质坚脆，易碎。具酒香气，味涩、微苦。见图1。

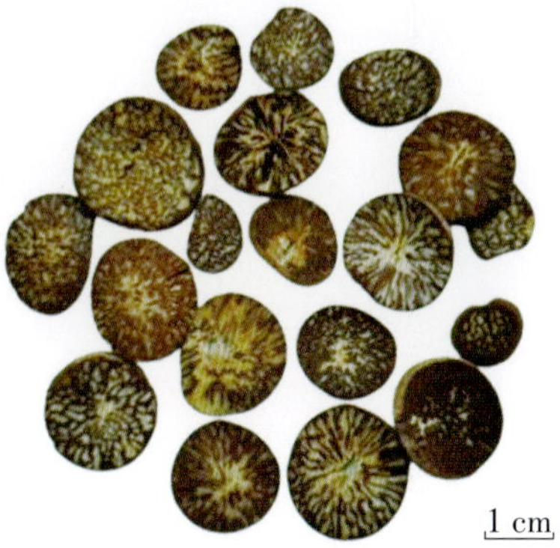

图1 酒槟榔饮片图

【鉴别】（1）**显微鉴别** 本品粉末红棕色至棕色。内胚乳细胞极多，多破碎，完整者呈不规则多角形或类方形，直径56～112 μm，纹孔较多，甚大，类圆形或矩圆形。外胚乳细胞类方形、类多角形或作长条状，胞腔内大多数充满红棕色至深棕色物。种皮石细胞纺锤形多角形或长条形，淡黄棕色，纹孔少数，裂缝状，有的胞腔内充满红棕色物。[1] 见图2。

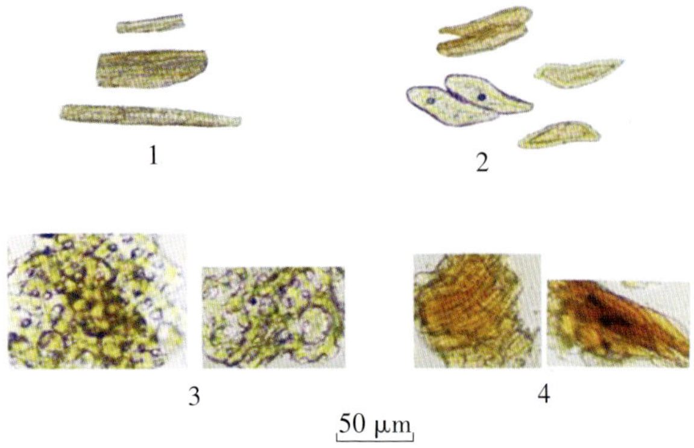

图2　槟榔粉末显微图

1.导管　2.种皮石细胞　3.内胚乳细胞　4.外胚乳细胞

（2）**薄层色谱**　取本品粉末1 g，加乙醚50 ml，再加碳酸盐缓冲液（取碳酸钠1.91 g和碳酸氢钠0.56 g，加水使溶解成100 ml，即得）5 ml，放置30分钟，时时振摇，加热回流30 min，分取乙醚液，挥干，残渣加甲醇1 ml使溶解，置具塞离心管中，静置1小时，离心，上清液作为供试品溶液。另取槟榔对照药材1 g，同法制成对照药材溶液。再取氢溴酸槟榔碱对照品，加甲醇制成每1 ml含1.5 mg的溶液，作为对照品溶液。照薄层色谱法（中国药典通则0502）试验，吸取上述三种溶液各5 μl，分别点于同一硅胶G薄层板上，以环己烷-乙酸乙酯-浓氨试液（7.5∶7.5∶0.2）为展开剂，置氨蒸气饱和的展开缸内，展开，取出，晾干，置碘蒸气中熏至斑点显色清晰。供试品色谱中，在与对照药材色谱和对照品色谱相应的位置上，显相同颜色的斑点。见图3。

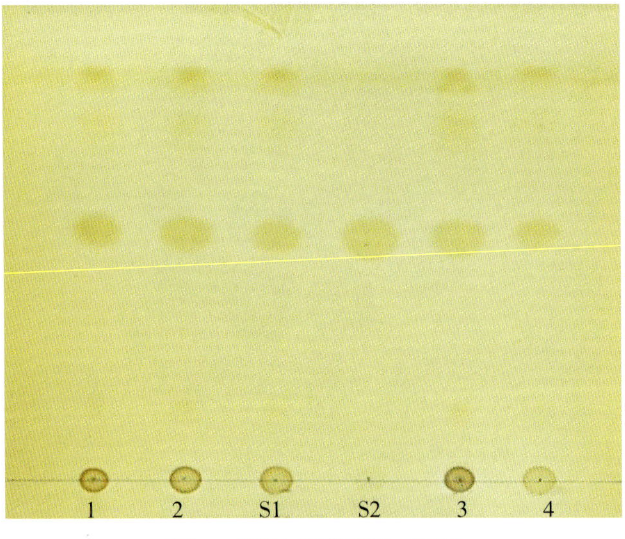

图3　酒槟榔薄层色谱图

S1.槟榔对照药材　S2.氢溴酸槟榔碱　1～4 酒槟榔（不同批次样品）

【检查】水分　按中国药典通则0832第二法，对15批样品测定水分，根据测定结果，拟定为水分限度不得过10.0%。

【含量测定】照高效液相色谱法（中国药典通则0512）测定。

色谱条件与系统适用性试验 以强阳离子交换键合硅胶为填充剂（SCX-强阳离子交换树脂柱）；以乙腈-磷酸溶液（2→1000，浓氨试液调节pH值至3.8）（55∶45）为流动相；检测波长为215 nm。理论板数按槟榔碱峰计算应不低于3000。

对照品溶液的制备 取氢溴酸槟榔碱对照品适量，精密称定，加流动相制成每1 ml含0.1 mg的溶液，即得（槟榔碱重量=氢溴酸槟榔碱重量/1.5214）。

供试品溶液的制备 取本品粉末（过五号筛）约0.3 g，精密称定，置具塞锥形瓶中，加乙醚50 ml，再加碳酸盐缓冲液（取碳酸钠1.91 g和碳酸氢钠0.56 g，加水使溶解成100 ml，即得）3 ml，放置30分钟，时时振摇，加热回流30分钟，分取乙醚液，置盛有磷酸溶液（5→1000）1 ml的蒸发皿中；残渣再加乙醚加热回流提取2次（30 ml、20 ml），每次15分钟，合并乙醚液，置同一蒸发皿中，挥去乙醚，残渣加50%乙腈使溶解，转移至25 ml量瓶中，加50%乙腈至刻度，摇匀，滤过，取续滤液，即得。

测定法 分别精密吸取对照品溶液与供试品溶液各10 μl，注入液相色谱仪，测定，即得。

样品测定 对15批酒槟榔中槟榔碱测定，根据测定结果，结合以往实验数据，拟定为按干燥品计算，酒槟榔含槟榔碱（$C_8H_{13}NO_2$）不得少于0.20%。

【化学成分】 槟榔主要含有生物碱、黄酮、鞣质、脂肪酸、萜类和甾体等多种化学成分[8-14]。其中脂肪酸和鞣质的含量较高，而生物碱作为槟榔中主要的生物活性成分报道较多。槟榔中生物碱类主要有：槟榔碱、槟榔次碱、去甲槟榔碱、去甲槟榔次碱、尼古丁、异去甲槟榔次碱、槟榔副碱、烟酸甲酯、烟酸乙酯等。槟榔果实中黄酮类化合物有：异鼠李素、金圣草素、木犀草素、槲皮素、甘草素等。槟榔中鞣质含量较高，主要有：儿茶素、表儿茶素、原花青素A_1、原花青素B_1、原花青素B_2、epicatechin-（4β→8）-epicatechin-（4β→8）-catechin、epicatechin-（4β→6）-epicatechin-（4β→8）-catechin、原花青素B_7等。槟榔果皮中三萜类化合物有乔木萜醇、乔木萜醇甲醚、羊齿烯醇和芦竹素。槟榔种子中分离到1个三萜类化合物环阿尔廷醇和2个甾体类化合物过氧麦角甾醇、豆甾-4-烯-3-酮。从槟榔中鉴定出的脂肪酸包括月桂酸、肉豆蔻酸、棕榈酸、棕榈油酸、硬脂酸、油酸、亚油酸、亚麻酸、癸酸、辛酸和十七碳酸等。

【药理作用】 现代研究表明，槟榔[10-14]的药理作用十分广泛，具有降血压、促消化、抗抑郁、抗氧化、杀虫灭螺等作用，对人体的消化系统、神经系统、心血管系统、内分泌系统均有一定影响。除此之外，槟榔也具有一定的毒性，如诱发口腔癌。

（1）对消化系统的作用；（2）对心血管系统的作用；（3）对内分泌系统的作用；（4）对神经系统的影响；（5）抗炎与抗过敏作用；（6）抗菌作用；（7）驱虫与灭螺作用；（8）抗氧化作用；（9）毒副作用；（10）抗抑郁作用；（11）对口腔黏膜下纤维性变的作用；（12）对骨髓细胞的作用；（13）对泌尿生殖系统的作用。

【炮制方法】【性味与归经】【功能与主治】【用法与用量】【处方应付】 及 **【贮藏】** 参

照文献[1, 5]综合拟定。

参考文献

[1] 国家药典委员会.中华人民共和国药典(2020年版·一部)[S].北京:中国医药科技出版社,2020:365.
[2] 中华人民共和国卫生部药政管理局,中国药品生物制品检定所.中药材手册[M].北京:人民卫生出版社,1998.
[3] 李时珍.本草纲目(校点本,下册)[M].北京:人民卫生出版社,2004:1829-1830.
[4] 宋立人.现代中药学大辞典[M].北京:人民卫生出版社,2001:2305-2306.
[5] 甘肃省食品药品监督管理局.甘肃省中药炮制规范(2009年版)[S].兰州:甘肃文化出版社,2009:185.
[6] 肖培根.新编中药志(第二卷)[M].北京:化学工业出版社,2002:643.
[7] 国家中医药管理局《中华本草》编委会.中华本草[M].上海:上海科学技术出版社,1999.
[8] 牟肖男,杨文强,王文婧,等.槟榔的化学成分[J].暨南大学学报(自然科学与医学版),2014,35(1):56-60.
[9] 杨文强,王红程,王文婧.槟榔化学成分研究[J].中药材,2012,35(3):400-403.
[10] 易攀,汤嫣然,周芳,等.槟榔的化学成分和药理活性研究进展[J].中草药,2019,50(10):2498-2504.
[11] 申秀丽,段亮亮.槟榔的化学成分及药理研究进展[J].宜春学院学报,2009,31(2):96-97.
[12] 杨雅蛟,孔维军,孙兰,等.槟榔化学成分和药理作用及临床应用研究进展[J].世界科学技术—中医药现代化,2019,21(12):2583-2591.
[13] 蒋志,陈其城,曹立幸,等.槟榔及其活性物质的研究进展[J].中国中药杂志,2013,38(11):1684-1687.
[14] 李连闯,赵玺,代立梅,等.槟榔的研究进展[J].科技创新与应用,2016,24:64.

菠 菜 子

Bocaizi

SPINACIAE FRUCTUS

【处方用名】菠菜子。

【名称】入药部位为果实,《中华本草》称菠菜子,商品常用之,故本标准沿用。

【来源】本品为藜科植物菠菜 *Spinacia oleracea* L.的干燥成熟果实。全国大部分地区有产。果实成熟时采收地上部分,晒干或低温干燥,打下果实,除去杂质。

药材以纯净、色灰绿者为佳。[1-5]

【性状】呈类卵圆形或扁圆形。表面灰绿色至灰褐色,一端略尖或具1～4刺。质硬。

种皮红褐色至棕褐色，不易剥离。种子卵圆或类圆形，种脐位于狭端，稍突出，两侧具凹陷纵沟。子叶2。气微，味微涩。[6] 见图1、图2。

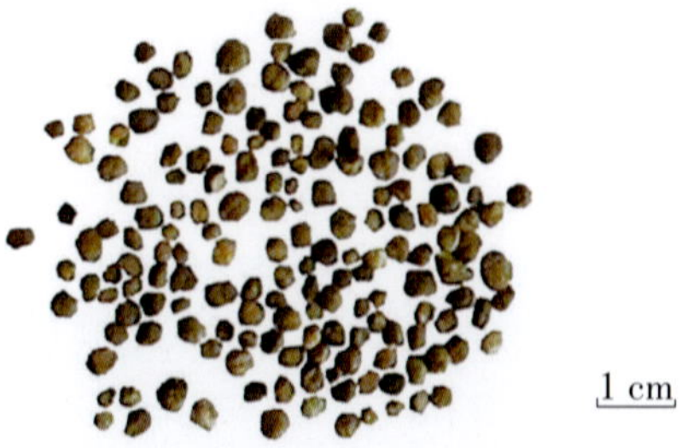

图1　菠菜子饮片图（无刺）

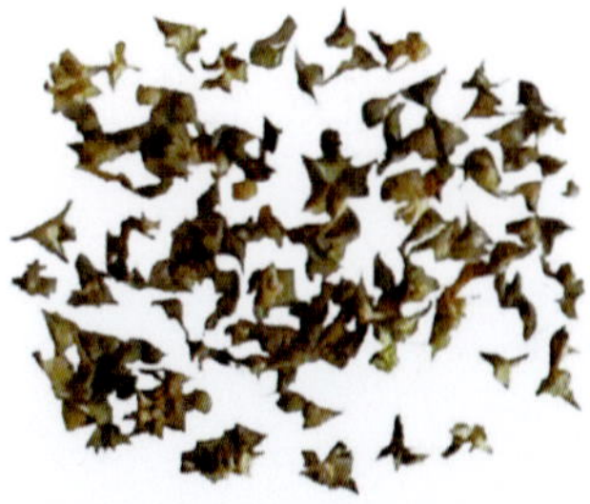

图2　菠菜子饮片图（有刺）

【鉴别】（1）**显微鉴别**　本品粉末灰白色至灰褐色。淀粉粒众多。石细胞类圆形、多角形或长多角形，壁厚，孔沟明显，偶见含晶石细胞。螺纹导管、网纹导管多见，直径6～15 μm。纤维大多成束，直径9～31 μm，壁微木化。种皮细胞栅状成片，黄色至棕褐色，表面观类多角形，壁增厚。见图3。

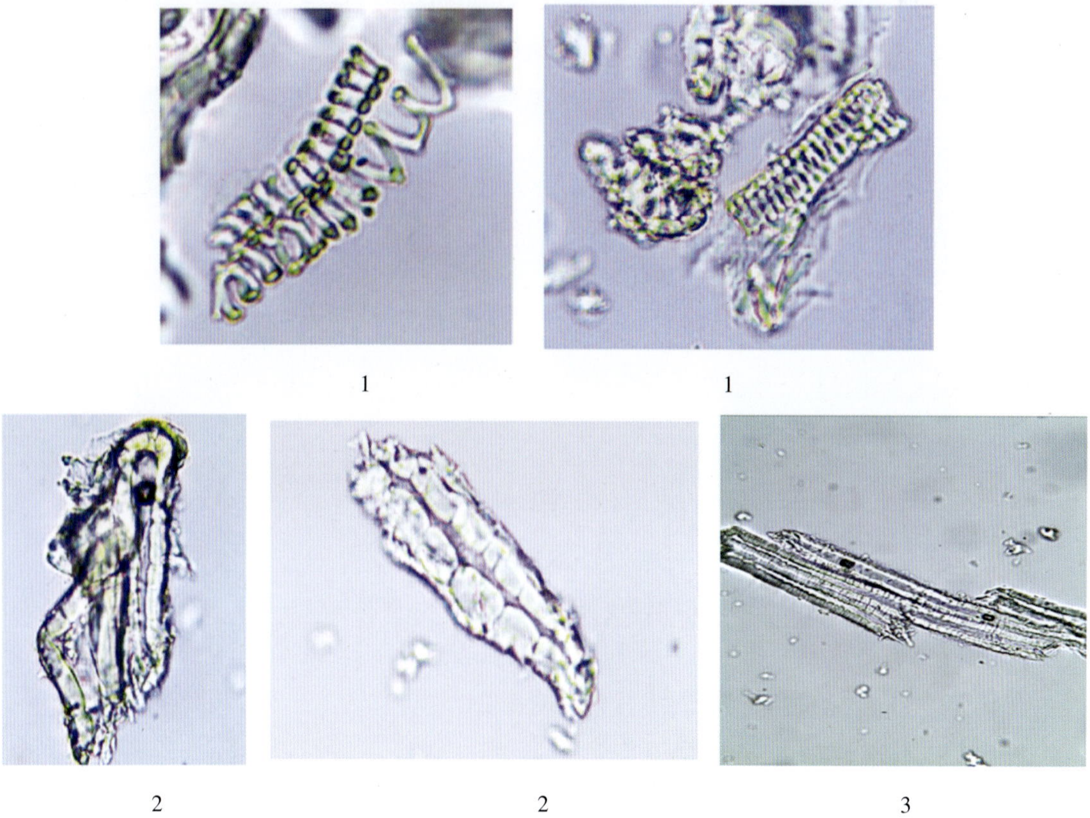

图3　菠菜子粉末显微图

1.导管　2.石细胞　3.纤维

（2）**薄层色谱**　取本品粉末2.5 g，加甲醇25 ml，超声处理30分钟，滤过，滤液蒸干，残渣加甲醇1 ml使溶解（于-20 ℃放置2h），作为供试品溶液。另取β-蜕皮甾酮对照品，加甲醇制成每1 ml含0.1mg的溶液，作为对照品溶液。照薄层色谱法（中国药典通则0502）试验，吸取上述两种溶液各10～20 μl，分别点于同一硅胶G薄层板上，以三氯甲烷-甲醇（8∶2）为展开剂，展开，取出，晾干，喷以10%硫酸乙醇溶液，在105 ℃加热至斑点显 色清晰，置紫外光灯（365 nm）下检视。供试品色谱中，在与对照品色谱相应的位置上，显相同颜色的荧光斑点。见图4、图5。

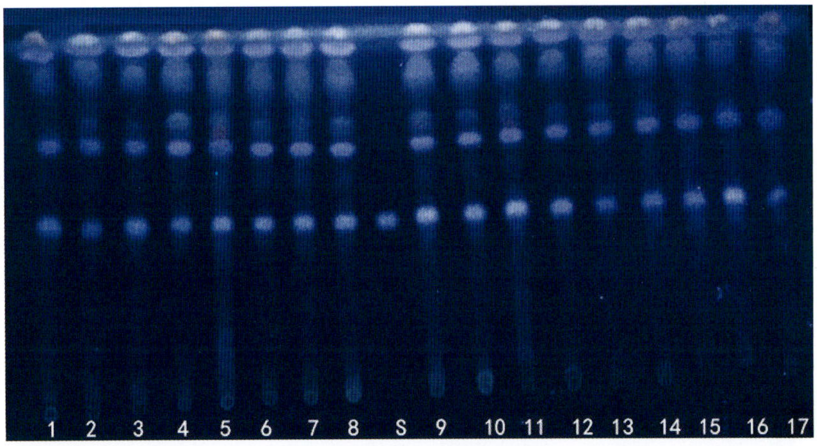

图4 菠菜薄层色谱图

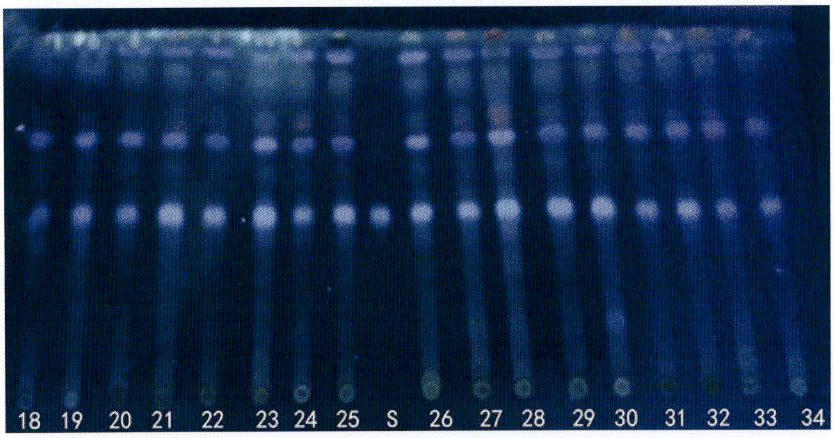

图5 菠菜薄层色谱图

S.β-蜕皮甾酮对照品 1～34 菠菜子（不同批次样品）

【检查】水分 按中国药典通则0832第二法，对15批样品进行测定，水分在7.53%～9.10%之间，故拟定水分限度不得过10.0%。

总灰分、酸不溶性灰分 按中国药典通则2302，对15批菠菜子样品进行测定，总灰分和酸不溶性灰分分别在4.09%～12.06%和0.04%～1.36%之间，故拟定总灰分限度不得过7.0%，酸不溶性灰分暂不纳入标准。

【浸出物】照中国药典通则2201浸出物测定法项下的热浸法，测定水溶性浸出物和醇溶性浸出物，测定菠菜子样品浸出物含量，结果发现水溶性浸出物含量高于醇溶性浸出物含量，因此，采用水溶性浸出物的热浸法测定15批菠菜子样品，浸出物含量在

8.33%～14.65%之间，因此，拟定水溶性浸出物限度为不得少于8.0%。

【**含量测定**】照高效液相色谱法（中国药典通则0512）测定。

色谱条件与系统适用性试验

仪器与试药 分析天平（上海精密科学仪器有限公司，型号：FA2004B）、超声波清洗仪（昆山禾创超声仪器有限公司，型号：KH-500）、高效液相色谱仪（美国Waters，型号：E2695）；β-蜕皮激素（纯度：99.40%（HPLC），购自北京北纳联创生物技术研究院，批号：171120209）；乙腈（天津大茂化学试剂厂，AR）、甲醇（天津大茂化学试剂厂，AR）、纯化水。

供试品溶液的制备 取本品粉末2.5 g，加甲醇25 ml，超声处理30分钟，滤过，滤液蒸干，残渣加甲醇1 ml使溶解（于-20 ℃放置2h），作为供试品溶液。

标准曲线的制备 取β-蜕皮激素对照品适量，精密称定，加甲醇制成每1 ml含8.5 mg的溶液，摇匀，作为储备液。分别精密吸取上述储备溶液1 μl、3 μl、6 μl、10 μl、20 μl、40 μl、100 μl置5 ml容量瓶中，用甲醇稀释至刻度，微孔滤膜滤过，取续滤液，各进样20 μl，测定峰面积，以对照品峰面积为纵坐标（Y），浓度为横坐标（X）进行线性回归，得回归方程$Y= 2\times10^7\ X+ 32572$（$r = 0.9994$），线性范围为0.034～3.4 μg。

精密度试验 精密吸取同一对照品溶液20 μl，连续进样5次，测定色谱峰的峰面积，β-蜕皮激素的RSD为0.71%，结果表明，精密度良好。

稳定性试验 精密吸取同一对照品溶液20 μl，分别于0、2、4、6、12 h进样，测定色谱峰的峰面积，得β-蜕皮激素峰面积的RSD值为0.86%，结果表明在0～12小时内稳定性良好。

重复性试验 取同一样品5份，按照样品制备方法进行样品处理，分别进样测定，得到β-蜕皮激素的RSD为1.49%，结果表明该方法重现性较好。

回收率试验 取已知含量的同一份药材样品粉末约1.25 g，精密称定，加入一定量的β-蜕皮激素，依法测定，根据色谱峰面积值，计算回收率，得到回收率为98.25%，RSD为1.20%。结果表明，本法回收率好。

样品测定 取34份样品，按方法制备供试品溶液，精密吸取20 μl进样，按上述色谱条件测定β-蜕皮激素的含量，结果在0.0601～0.2551 mg/g之间，暂不纳入标准。

【**化学成分**】菠菜子含有小龙骨素B、蜕皮甾酮、α-菠菜甾醇、豆甾烯醇、豆甾烷醇等，还含有棕榈酸、亚油酸、油酸等十三种脂肪酸，菠菜子经提取、分离、纯化后还可得到胰蛋白酶抑制剂[4、6]。

【**性味与归经**】根据《滇南本草》菠菜项下记载，“务本作菠菜子，又名刺蒺藜，味微辛、甜，性微温，入脾肺二经”[7]。《滇南本草》传世版本较多，有版本认为“务本”菠菜子之名显系菠菜之误[7]，但由于“务本”菠菜子又名刺蒺藜，其名与药材性状相似，与《本草纲目》菠菜果实描述一致，故本标准采用《滇南本草》“务本”记载。

【炮制方法】【功能与主治】【用法与用量】【处方应付】及【贮藏】参照文献[2]综合拟定。

参考文献

[1] 李时珍.本草纲目(校点本,下册)[M].北京:人民卫生出版社,1982:1654.
[2] 国家中医药管理局《中华本草》编委会.中华本草[M].上海:上海科学技术出版社,1999.
[3]《浙江药用植物志》编写组.浙江药用植物志(上册)[M].杭州:浙江科学技术出版社,1980:261.
[4] 李波,张馨元,刘鸿雁,等.菠菜、菠菜子的本草考证[J].中国中医药信息杂志,2020,27(1)76.
[5] 孟淑春.菠菜果实和种子形态比较及遗传多样性研究[D].北京:中国农业大学,2017.
[6] 中国科学院《中国植物志》编辑委员会.中国植物志[M].北京:科学出版社,2004.
[7] 兰茂.滇南本草(第二卷)[M].昆明:云南人民出版社,1977:87-89.

陈　皮

Chenpi

CITRI RETICULATAE PERICARPIUM

【处方用名】蜜陈皮、盐陈皮、陈皮炭。

【名称】沿用传统名称。

【来源】本品为芸香科植物橘 *Citrus reticulata* Blanco 及其栽培变种的干燥成熟果皮。主产于广东、福建、四川、浙江、江西等地。药材分为"陈皮"和"广陈皮"。采摘成熟果实,剥取果皮,晒干或低温干燥。

药材以瓣大、整齐、色鲜艳、质柔软、香气浓者为佳。[1-5]

【性状】蜜陈皮　呈不规则形的丝条状。外表面红黄色或桔红色,有凹下的点状油室,内表面黄色或黄白色。质稍硬而脆。气香,味甜、辛。见图1。

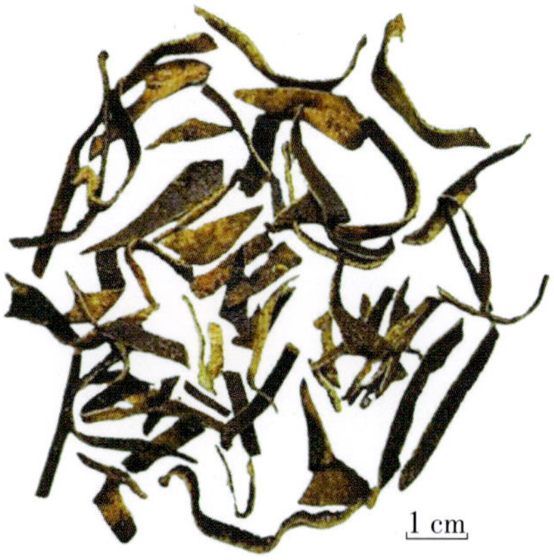

图1　蜜陈皮饮片图

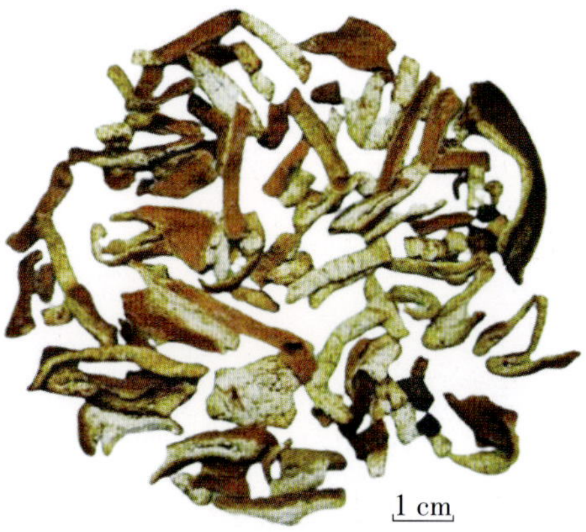

图2　盐陈皮饮片图

盐陈皮 形如蜜陈皮。味咸、辛。见图2。

陈皮炭 形如蜜陈皮。表面焦褐色至黑色。质松脆。

【鉴别】（1）**显微鉴别** 蜜陈皮、盐陈皮粉末黄白色至黄棕色。中果皮薄壁组织众多，细胞形状不规则，壁不均匀增厚，有的呈连珠状。果皮表皮细胞表面观多角形、类方形或长方形，垂周壁稍厚，气孔类圆形，直径18～26 μm，副卫细胞不清晰；侧面观外被角质层，靠外方的径向壁增厚。草酸钙方晶成片存在于中果皮薄壁细胞中，多面体形、菱形或双锥形，直径3～34 μm，长5～53 μm，有的一个细胞内含有由两个多面体构成的平行双晶或3～5个方晶。橙皮苷结晶大多存在于薄壁细胞中，黄色或无色，呈圆形或无定形团块，有的可见放射状条纹。可见螺纹导管、孔纹导管和网纹导管及较小的管胞。见图3。

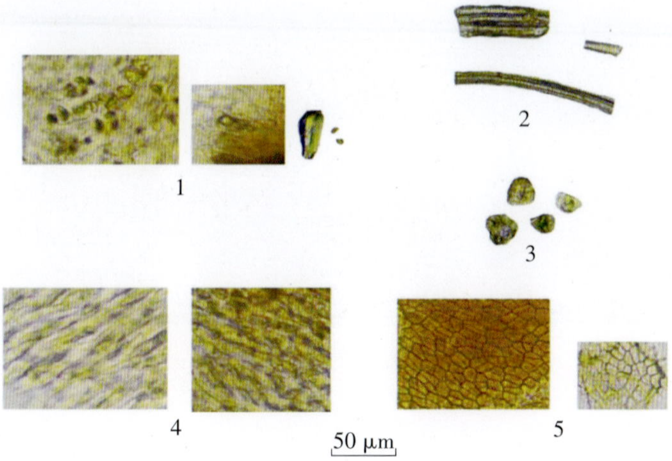

图3 陈皮粉末显微图

1.草酸钙方晶 2.导管 3.橙皮苷结晶 4.中果皮细胞 5.外果皮细胞

（2）**薄层色谱** 取本品粉末0.3g，加甲醇10 ml，超声处理20分钟，滤过，取滤液5 ml，浓缩至1 ml，作为供试品溶液。另取橙皮苷对照品，加甲醇制成饱和溶液，作为对照品溶液。照薄层色谱法（中国药典通则0502）试验，吸取上述两种溶液各2 μl，分别点于同一用0.5%氢氧化钠溶液制备的硅胶G薄层板上，以乙酸乙酯-甲醇-水（100∶17∶13）为展开剂，展至约3 cm，取出，晾干，再以甲苯-乙酸乙酯-甲酸-水（20∶10∶1∶1）的上层溶液为展开剂，展至约8 cm，取出，晾干，喷以三氯化铝试液，置紫外光灯（365 nm）下检视。供试品色谱中，在与对照品色谱相应的位置上，显相同颜色的荧光斑点。见图4、图5。

【检查】水分 按中国药典通则0832第二法，对23批样品测定水分，根据测定结果，拟定水分限度不得过13.0%。

【含量测定】照高效液相色谱法，参照《中国药典》2020年版一部陈皮下含量测定项拟定。

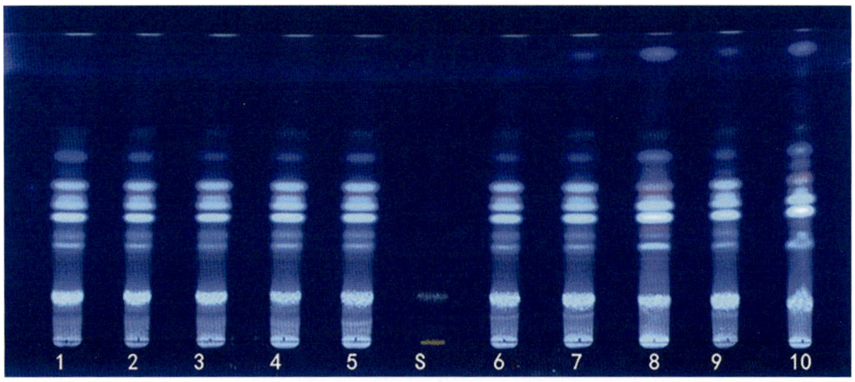

图4 蜜陈皮薄层色谱图

S.橙皮苷对照品 1～10 蜜陈皮（不同批次样品）

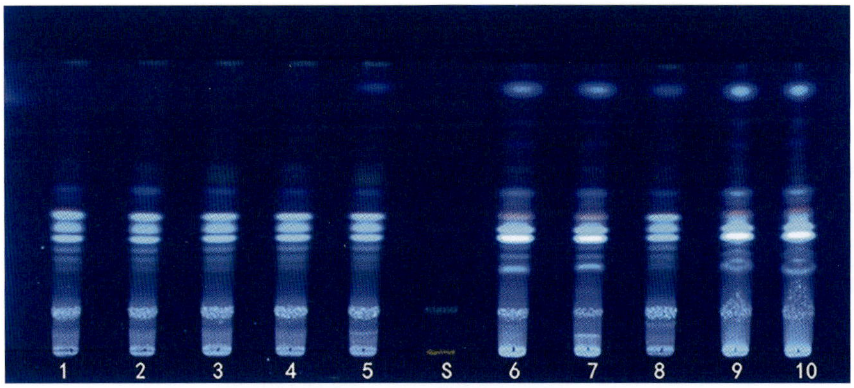

图5 盐陈皮薄层色谱图

S.橙皮苷对照品 1～10 盐陈皮（不同批次样品）

色谱条件与系统适用性试验 以十八烷基硅烷键合硅胶为填充剂；以乙腈-水（22∶78）为流动相；检测波长为283 nm。理论板数按橙皮苷峰计算应不低于2000。

对照品溶液的制备 取橙皮苷对照品适量，精密称定，加甲醇制成每1 mL含0.4 mg的溶液，即得。

供试品溶液的制备 取本品粗粉（过二号筛）约0.2 g，精密称定，置具塞锥形瓶中，精密加入甲醇25 ml，密塞，称定重量，超声处理（功率300 W，频率40 kHz）45 min，放冷，再称定重量，用甲醇补足减失的重量，摇匀，滤过，取续滤液，即得。

测定法 分别精密吸取对照品溶液与供试品溶液各5 μl，注入液相色谱仪，测定，即得。

样品测定 对23批陈皮饮片中橙皮苷含量进行测定，根据测定结果，结合以往实验数据，拟定为按干燥品计算，蜜陈皮和盐陈皮含橙皮苷（$C_{28}H_{34}O_{15}$）不得少于2.0%。

【化学成分】陈皮主要含有挥发油、黄酮类、有机胺类及微量元素等成分[6-12]。

（1）**挥发油** 陈皮含挥发油约占2%-4%。龚范等[8]从陈皮挥发油中共分离出53个组分，鉴定了其中34个组分，约占其挥发油总量的96.08%；挥发油中相对含量大于1%的成分依次为：D-柠檬烯、β-松油烯、β-月桂烯、间-伞花烯和β-蒎烯等。

（2）**黄酮类** 钱士辉[9]从陈皮的乙醇提取物的乙酸乙酯萃取部位分离得到3种黄酮类成分，分别鉴定为Natsudaidai、NO-biletin和3，5，6，7，8，3′，4′-heptametho nyflavone。顾国明等[10]将川桔粉碎后用石油醚提取物作硅胶柱层析，从中分离到3种黄酮类化合物。

（3）**微量元素** 林广云等[11]用原子吸收分光光度法测得陈皮样品中含有钾、钠、钙、镁、铜、锌、铁、锶和锰等微量元素。

（4）**其它成分** 顾国明等[10]从橘皮中首次分离得到麝香草酚和β-谷甾醇。

【药理作用】陈皮主要含挥发油、黄酮类、生物碱、肌醇等成分，挥发油中主要含柠檬烯，黄酮类主要为橙皮苷[6, 12, 13]，具有广泛的药理活性：（1）对消化系统作用：对胃肠平滑肌的作用、对消化酶的影响、利胆作用；（2）对心血管系统作用：强心作用、对血压和血管的作用；（3）抗氧化作用；（4）抗菌作用；（5）平喘作用；（6）抗肿瘤作用；（7）对免疫系统作用；（8）抗过敏作用。

【炮制方法】【性味与归经】【功能与主治】【用法与用量】【处方应付】【注意】【贮藏】及**【附注】**参照文献[1, 14]综合拟定。

参考文献

[1] 国家药典委员会.中华人民共和国药典(2020年版·一部)[S].北京:中国医药科技出版社,2020:199.
[2] 顾观光.神农本草经[M].哈尔滨:哈尔滨出版社,2007:71-72.
[3] 陶弘景.本草经集注[M].昆明:群联出版社,1955:360-362.
[4] 国家中医药管理局《中华本草》编委会.中华本草[M].上海:上海科学技术出版社,1999.
[5] 中华人民共和国卫生部药政管理局,中国药品生物制品检定所.中药材手册[M].北京:人民卫生出版社,1998.
[6] 张志海,王彩云,杨天鸣,等.陈皮的化学成分及药理作用研究进展[J].西北药学杂志,2005,20(1):47-48.
[7] 严寒静,房志坚,黄宁,等,中药陈皮挥发油的成分分析[J].广东药学,2002,11(1):17-18.
[8] 龚范,梁逸曾,宋又群,等.陈皮挥发油的气相色谱/质谱分析[J].分析化学,2000,28(7):860-864.
[9] 钱士辉,陈廉.陈皮中黄酮类成分的研究[J].中药材,1998,21(6):301-302.
[10] 顾国明,冯淑珍,王小燕.柑桔皮杀虫有效成分的研究[J].中草药,1956,17(12):26.
[11] 林广云,陈红英,蔡葵花,等.火焰原子吸收分光光度法测定陈皮中微量元素[J].中国卫生检验杂志,2002,12(3):270-271.
[12] 欧立娟,刘启德.陈皮药理作用研究进展[J].中国药房,2006,17(10):787-789.
[13] 吴惠君,欧金龙,池晓玲,等.陈皮药理作用研究概述[J].实用中医内科杂志,2013,27(9):91-92.
[14] 甘肃省卫生局.甘肃中草药手册(第一册)[M].兰州:甘肃人民出版社,1970:400.

大　枣
Dazao
JUJUBAE FRUCTUS

【处方用名】焦大枣。

【来源】本品为鼠李科植物枣 *Ziziphus jujuba* Mill.的干燥成熟果实。主产于甘肃、河北、河南、山东、新疆等地。秋季果实成熟时采收，晒干[1]。

药材以个大、色紫红、核小、质油润、完整者为佳。[2, 3]

【性状】呈椭圆形或球形。表面焦黑色，有不规则皱纹。基部凹陷，有短果梗。外果皮薄，中果皮黄棕色至棕色。果核纺锤形，两端锐尖，质坚硬。具焦香气，味香甜。见图1。

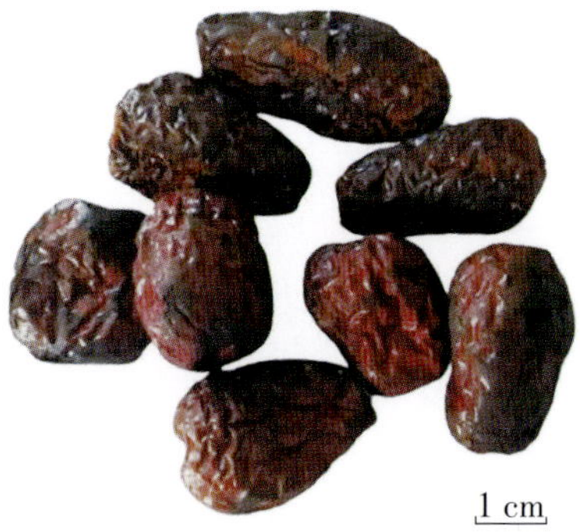

图1　焦大枣饮片图

【鉴别】（1）**显微鉴别**　本品粉末棕色。表皮细胞断面观类方形、多角形或长方形，外被较厚角质层，胞腔内充满棕红色物。表皮下细胞黄色或黄棕色，类多角形，壁稍厚。草酸钙结晶（有的碎为砂晶）或方晶较小，存在于中果皮薄壁细胞中。果核石细胞淡黄棕色，类多角形，层纹明显，孔沟细密，胞腔内含黄棕色物[4]。见图2。

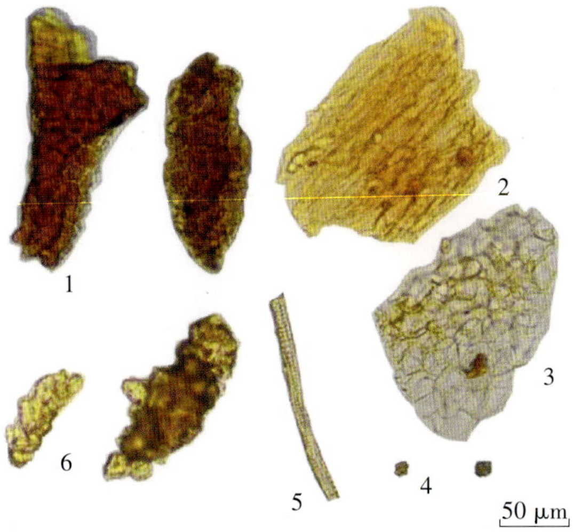

图2　焦大枣粉末显微图

1.表皮细胞　2.表皮下细胞　3.薄壁细胞　4.草酸钙簇晶　5.导管　6.果核石细胞

（2）**薄层色谱**　取本品粉末2 g，加石油醚（60～90 ℃）10 ml，浸泡10分钟，超声处理10 min，滤过，弃去石油醚，药渣加乙醚20 ml，浸泡1 h，超声处理15分钟，滤过，滤液浓缩至2 ml，作为供试品溶液。另取大枣对照药材2 g，同法制成对照药材溶液。再取齐墩果酸、白桦脂酸对照品，加乙醇分别制成每1 ml各含1 mg的溶液，作为对照品溶液。照薄层色谱法（中国药典通则0502）试验，吸取供试品溶液和对照药材溶液各10 μl、对照品溶液各4 μl，分别点于同一硅胶G薄层板上，以甲苯-乙酸乙酯-冰醋酸（14∶4∶0.5）为展开剂，展开，取出，晾干，喷以10%硫酸乙醇溶液，在105 ℃加热至斑点显色清晰，分别置日光及紫外光灯（365 nm）下检视。供试品色谱中，在与对照药材色谱和对照品色谱相应的位置上，显相同颜色的斑点或荧光斑点。见图3、图4。

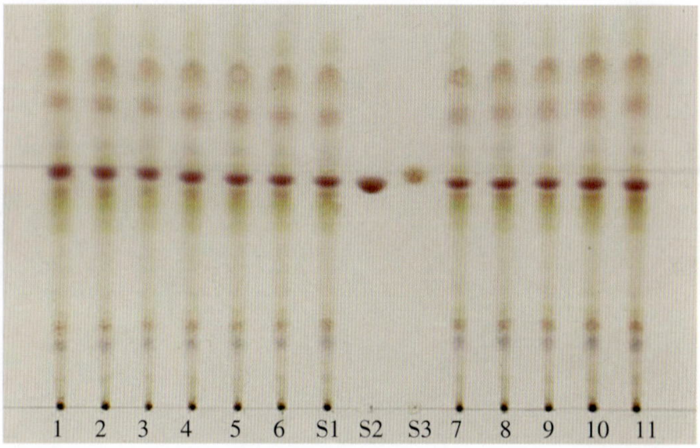

图3　焦大枣薄层色谱图（日光）

S1. 大枣对照药材　S2. 齐墩果酸对照品　S3. 白桦脂酸对照品　1～11. 焦大枣（不同批次样品）

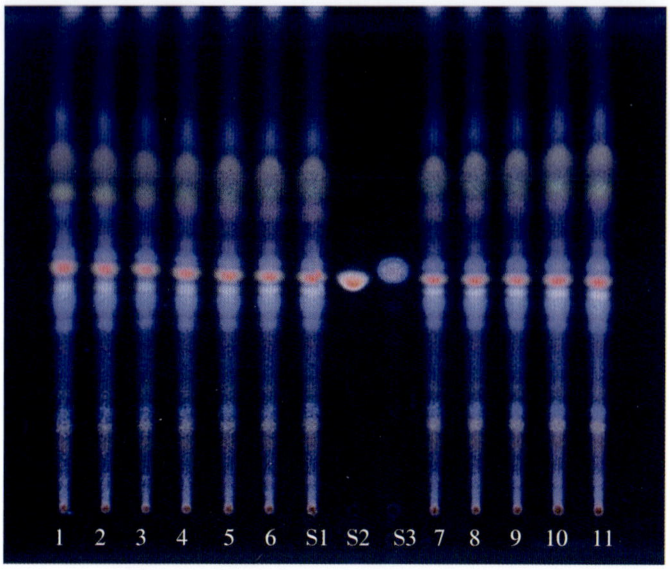

图4　焦大枣薄层色谱图（365 nm）

S1. 大枣对照药材　S2. 齐墩果酸对照品　S3. 白桦脂酸对照品　1～11. 焦大枣（不同批次样品）

【检查】总灰分　按中国药典通则2302[5]，对11批焦大枣的总灰分进行测定，根据测定结果，11批焦大枣的总灰分在2.1%～2.5%之间，故拟定焦大枣总灰分不得过5.0%，较《甘肃省中药炮制规范》2009年版中焦大枣总灰分限度有所提高[3]。

黄曲霉毒素 按《中国药典》2020年版一部大枣项下要求，照真菌毒素测定法（中国药典通则2351）测定。本品每1000 g含黄曲霉毒素B_1不得过5 μg，黄曲霉毒素G_2、黄曲霉毒素G_1、黄曲霉毒素B_2和黄曲霉毒素B_1的总量不得过10 μg。

【化学成分】大枣含有多种的化学物质[6]，主要包含糖类物质，有机酸及其脂类物质，皂苷类物质，生物碱类物质，黄酮类物质等。

糖类物质主要有葡萄糖果糖和低聚糖，低聚糖有阿拉伯糖、鼠李糖、核糖、甘露糖、半乳糖和葡萄糖。有机酸及其酯类物质有桦木酸，桦木酮酸，齐墩果酸；皂苷类成分主要以达玛烷型三萜皂苷为主。生物碱主要为环肽类和异喹啉类。黄酮类成分数量不多，但其总黄酮含量较高，主要为芦丁和黄酮碳苷。

【药理作用】大枣具有广泛的药理作用[7-9]：（1）护肝作用；（2）抗氧化，抗衰老作用；（3）抗疲劳作用；（4）降血脂作用；（5）调节血糖作用；（6）抗炎作用；（7）提高免疫力；（8）抗肿瘤作用等。

【炮制方法】【性味与归经】【功能与主治】【用法与用量】【处方应付】及**【贮藏】**参照文献[1、3]综合拟定。

参考文献

[1] 国家药典委员会. 中华人民共和国药典(2020年版·一部)[S]. 北京：中国医药科技出版社，2020：23-24.

[2] 中国科学院《中国植物志》编辑委员会. 中国植物志[M]. 北京：科学出版社，2004.

[3] 甘肃省食品药品监督管理局. 甘肃省中药炮制规范(2009年版)[S]. 兰州：甘肃文化出版社，2009：112.

[4] 李佳，刘红燕，程书华，等. 大枣果实与叶片生药学研究[J]. 现代中药研究与实践，2013，27(03)：14-16.

[5] 国家药典委员会. 中华人民共和国药典(2020年版·四部)[S]. 北京：中国医药科技出版社，2020：59，234.

[6] 李佳，张永清. 大枣化学成分研究概况[J]. 中国现代中药，2011，13(11)：49-51.

[7] 代琪，白苑丁，叶俏波，等. 不同产地大枣化学成分及其药理作用研究进展[J]. 中国药物评价，2023，40(06)：506-511.

[8] 王荣刚. 大枣多糖生物学活性的研究进展[J]. 兽医导刊，2015，(14)：18.

[9] 裘淼，熊中奎，吕梦宇. 大枣多糖的药理作用研究进展[J]. 中国现代医生，2018(2)：161-164.

刀 豆

Daodou

CANAVALIAE SEMEN

【处方用名】 焦刀豆。

【名称】 沿用传统名称。

【来源】 本品为豆科植物刀豆 *Canavalia gladiata*（Jacq.）DC. 的干燥成熟种子。主产于江苏、湖北、安徽等地，甘肃亦产。秋季采收成熟果实，剥取种子，晒干。

药材以粒大、饱满、色红者为佳。[1-3]

【性状】 呈扁卵形或扁肾形，长 2～3.5 cm，宽 1～2 cm，厚 0.5～1.2 cm。表面焦褐色，微皱缩。边缘具眉状黑色种脐，长约 2 cm，上有白色细纹 3 条。子叶 2，棕褐色。具焦香气，嚼之有豆腥气。见图1。

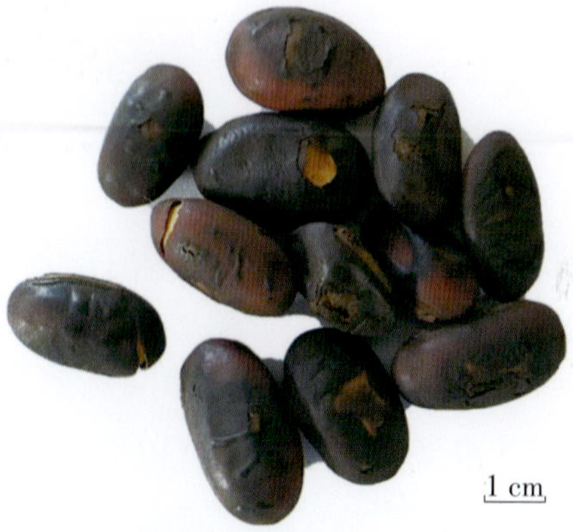

图1　焦刀豆饮片图

【鉴别】显微鉴别　本品粉末棕褐色。栅格细胞外被角质层，光辉带明显。支持细胞哑铃状。薄壁细胞切向延长，内侧细胞颓废状。子叶细胞含众多淀粉粒。见图2。

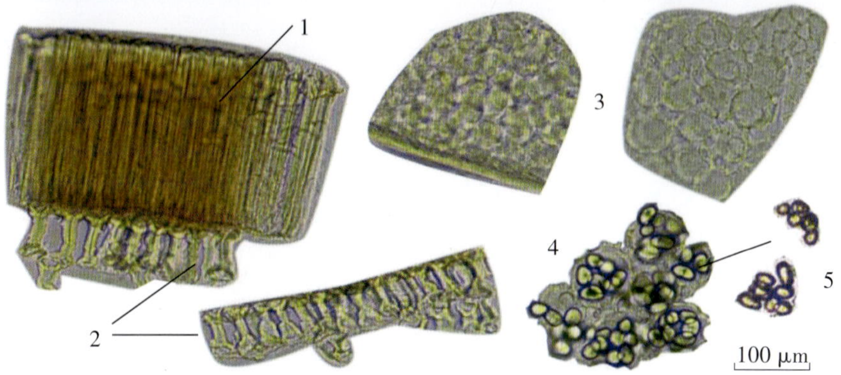

图2　刀豆粉末显微图

1.栅栏细胞　2.支持细胞　3.薄壁细胞　4.子叶细胞　5.淀粉粒

【化学成分】 已经从刀豆中分离出来并确定结构的化合物没食子酸甲酯、1,6-二没食子酰基-β-D-吡喃葡萄糖苷、β-谷甾醇、羽扇豆醇、δ-生育酚。[4]

【药理作用】 温中，下气，止呃。用于虚寒呃逆，呕吐[2]。

【炮制方法】【性味与归经】【功能与主治】【用法与用量】【处方应付】 及 **【贮藏】** 参

照文献[2、3]综合拟定。

参考文献

[1] 中国科学院《中国植物志》编辑委员会.中国植物志[M].北京:科学出版社,2004.

[2] 甘肃省食品药品监督管理局.甘肃省中药炮制规范(2009年版)[S].兰州:甘肃文化出版社,2009:65.

[3] 国家药典委员会.中华人民共和国药典(2020年版·一部)[S].北京:中国医药科技出版社,2020:12.

[4] 李宁,李铣,冯志国,等.刀豆的化学成分[J].沈阳药科大学学报,2001,11:676-678.

地肤子

Difuzi

KOCHIAE FRUCTUS

【处方用名】炒地肤子[1]。

【名称】文献和《中国药典》以地肤子为正名，故本标准沿用此名[2]。

【来源】本品为藜科植物地肤 *Kochia scoparia*（L.）Schrad.的干燥成熟果实。主产于河北、山西、山东、河南、浙江等地，甘肃亦产。秋季果实成熟时采收植株，晒干，打下果实，除去杂质。[3]

药材以颗粒饱满、色灰绿者为佳。

【性状】炒地肤子 呈扁球状五角星形，直径1～3 mm。外被宿存花被，表面棕黄色，周围具膜质小翅5枚，背面中心有微突起的点状果梗痕及放射状脉纹5～10条；剥离花被，可见膜质果皮，半透明。种子扁卵形，长约1 mm，黑色。气微，具焦香气，味微苦[1]。见图1。

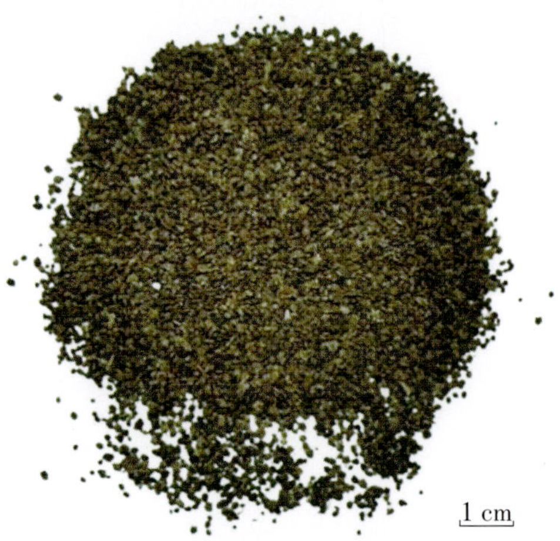

图1 炒地肤子饮片图

【鉴别】(1) **显微鉴别** 本品粉末棕褐色。花被表皮细胞多角形，气孔不定式，薄壁细胞中含草酸钙簇晶。果皮细胞呈类长方形或多边形，壁薄，波状弯曲，含众多草酸钙小方晶。种皮细胞棕褐色，呈多角形或类方形，多皱缩。见图2。

（2）**薄层色谱** 取本品粉末1 g，加甲醇10 ml，超声处理30分钟，滤过，滤液作为供试品溶液。另取地肤子皂苷Ic对照品，加甲醇制成每1 ml含0.5 mg的溶液，作为对照品溶液。照薄层色谱法（中国药典通则0502）试验，吸取上述两种溶液各5 μl，分别点于同一硅胶G薄层板上，以三氯甲烷-甲醇-水（16:9:2）为展开剂，展开，取出，晾干，喷以10%硫酸乙醇溶液，在105 ℃加热至斑点显色清晰。供试品色谱中，在与对照品色谱相应的位置上，显相同颜色的斑点。见图3。

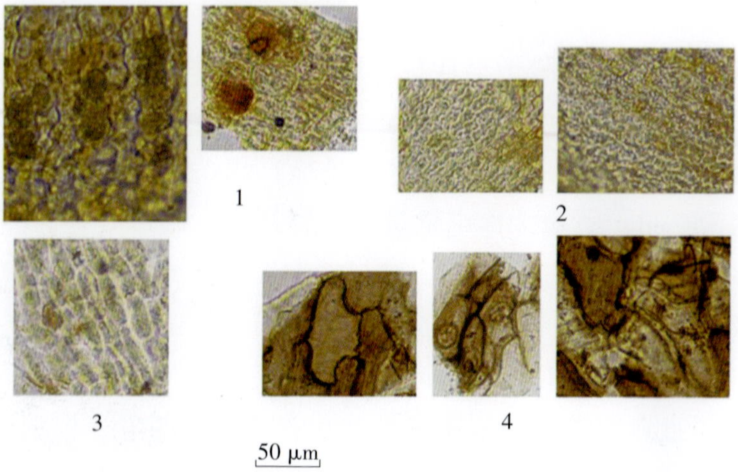

图2　炒地肤子粉末显微图

1.薄壁细胞　2.果皮细胞　3.花被表皮细胞　4.种皮细胞

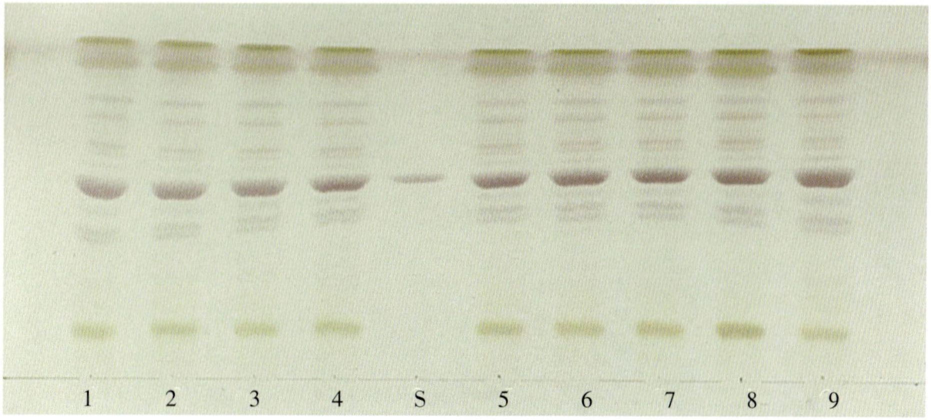

图3　炒地肤子薄层色谱图

S.地肤子皂苷Ⅰc对照品　1～9.炒地肤子（不同批次样品）

【**检查**】**水分**　按中国药典通则0832第二法，对9批样品测定水分，根据测定结果，结合以往实验数据，拟定水分限度不得过14.0%。

总灰分　按中国药典通则2302，对9批样品测定，根据测定结果，结合以往实验数据，拟定总灰分限度不得过10.0%。

酸不溶性灰分 按中国药典通则2302，对9批样品测定，根据测定结果，结合以往实验数据，拟定酸不溶性灰分限度不得过3.0%。

【含量测定】照高效液相色谱法（中国药典通则0512）测定。

仪器与试药 1100高效液相色谱仪；AE260万分之一分析天平；地肤子皂苷Ⅰc（批号：111721-201702，供含量测定用，由中国食品药品检定研究院提供）；甲醇、冰醋酸为色谱纯；水为娃哈哈纯净水。色谱柱为XSelect CSH C18（250 mm×4.6 mm，5 μm）。

色谱条件与系统适用性试验 以十八烷基硅烷键合硅胶为填充剂；以甲醇-水-冰醋酸（85∶15∶0.2）为流动相；蒸发光散射检测器检测。理论板数按地肤子皂苷Ic峰计算应不低于3000。

对照品溶液的制备 取地肤子皂苷Ic对照品适量，精密称定，加甲醇制成每1 ml含0.5 mg的溶液，即得。

供试品溶液的制备 取本品粉末（过三号筛）约0.5 g，精密称定，置具塞锥形瓶中，精密加入甲醇50 ml，密塞，称定重量，放置过夜，超声处理30分钟，放冷，再称定重量，用甲醇补足减失的重量，摇匀，滤过，取续滤液，即得。

测定法 分别精密吸取对照品溶液10 μl、20 μl，供试品溶液10～20 μl，注入液相色谱仪，测定，以外标两点法对数方程计算，即得。

样品测定 对9批炒地肤子中地肤子皂苷Ic含量进行测定，根据测定结果，结合以往实验数据，拟定按干燥品计算，含地肤子皂苷Ic（$C_{41}H_{64}O_{13}$）不得少于1.0%。

【化学成分】地肤子中三萜皂苷类成分较丰富，还含有甾类、挥发油、生物碱、黄酮类化合物及微量元素等成分[4]。

【药理作用】现代药理研究发现地肤子具有抑菌、抗炎抗过敏、降糖等作用[5]。

【炮制方法】【性味与归经】【功能与主治】【用法与用量】【处方应付】及**【贮藏】**参照文献[1, 2]综合拟定。

参考文献

[1] 甘肃省食品药品监督管理局.甘肃省中药炮制规范(2009年版)[S].兰州:甘肃文化出版社,2009:138-139.

[2] 国家药典委员会.中华人民共和国药典(2020年版·一部)[S].北京:中国医药科技出版社,2020:128.

[3] 中国科学院《中国植物志》编辑委员会.中国植物志[M].北京:科学出版社,2004.

[4] 韩璐.地肤子抑菌成分的提取分离及抑菌作用研究[D].吉林:吉林农业大学,2015.

[5] 赵佳.地肤子外洗治疗足癣的临床研究[D].北京:北京中医药大学,2012.

凤 眼 草

Fengyancao

AILANTHI FRUCTUS

【处方用名】 凤眼草。

【名称】 凤眼草为明《本草品汇精要》所用的名称，现代商品常用之，故沿用此名称[1]。

【来源】 本品为苦木科植物臭椿（樗）*Ailanthus altissima*（Mill.）Swingle的干燥成熟果实。全国大部分地区有产。秋季果实成熟时采收，除去杂质，晒干。

药材以纯净、饱满者为佳。[2]

【性状】 呈长矩圆形，扁平，两端稍有卷曲，长25～40 mm，宽10～12 mm。表面黄褐色，膜质，有细密的脉纹，中央突起呈扁球形，内含种子1枚。种子扁圆形，种皮黄褐色。子叶2，富油性。气微，味苦。

【鉴别】化学反应 为内酯类成分的化学反应，参照文献[3]拟定。

取本品粉末2 g，加无水乙醇20 ml，加热回流30分钟，滤过。取滤液1～2滴点于滤纸上，置紫外光灯（365 nm）下检视，显浅蓝紫色荧光；另取滤液2 ml，加70%盐酸羟胺甲醇溶液2～3滴，加10%氢氧化钠溶液2～3滴，置水浴上加热，放冷后用稀盐酸调pH值为3～4，加1%三氯化铁乙醇溶液1～2滴，溶液显浅紫红色。

【含量测定】 照高效液相色谱法（中国药典通则0512）测定。根据凤眼草含有黄酮类成分，建立同时测定其槲皮素和山柰素含量的方法。

色谱条件与系统适用性试验 以十八烷基硅烷键合硅胶为填充剂；以甲醇为流动相A，以0.4%磷酸溶液为流动相B，按下表中的规定进行梯度洗脱；检测波长为360 nm。理论板数按槲皮素峰计算应不低于3000。

时间(分钟)	流动相A(%)	流动相B(%)
0～15	20→55	80→45
15～35	55→80	45→20
35～35	80→40	20→80

对照品溶液的制备取槲皮素、山柰素对照品适量，精密称定，加80%甲醇制成每1 ml含槲皮素0.2 mg、山柰素80 μg的溶液，即得。

供试品溶液的制备 取本品粉末（过三号筛）约1.5 g，精密称定，置具塞锥形瓶中，精密加入80%甲醇50 ml，密塞，称定重量，加热回流1小时，放冷，再称定重量，用80%甲醇补足减失的重量，摇匀，滤过。精密量取续滤液25 ml，加盐酸5 ml，加热回流1 h，放冷，转移至50 ml量瓶中，加80%乙醇至刻度，摇匀，即得。

测定法 分别精密吸取对照品溶液与供试品溶液各20 μl，注入液相色谱仪，测定，即得。

方法学表明，槲皮素在0.0437～0.655 μg、山柰素在0.0168～0.251 μg范围内呈良好线性关系。槲皮素、山柰素平均回收率分别为104.27%、95.83%，RSD分别为2.18%、2.76%。

10批凤眼草样品测定结果，槲皮素和山柰素的含量在0.014%～0.317 %之间，检测发现，在秋季果实成熟期含量高，而冬季明显下降。结合测定结果，拟定按干燥品计算，含槲皮素（$C_{15}H_{10}O_7$）和山柰素（$C_{15}H_{10}O_6$）的总量不得少于0.40%。

【炮制方法】【性味与归经】【功能与主治】【用法与用量】【处方应付】【注意】及**【贮藏】**参照文献[2、4]综合拟订。

参考文献

[1] 甘肃省食品药品监督管理局.甘肃省中药炮制规范(2009年版)[S].兰州:甘肃文化出版社,2009:148-149.

[2] 李时珍.本草纲目(校点本,下册)[M] .北京:人民卫生出版社,1982:1987.

[3] 林启寿,中草药成分化学[M].北京:科学出版社,1977:636.

[4] 南京中医药大学.中药大辞典[M].2版.上海:上海科学技术出版社,2006.

浮小麦

Fuxiaomai

TRITICI LEVIS FRUCIUS

【处方用名】浮小麦、炒浮小麦。

【名称】浮小麦收载于《中国药典》1963年版[1]，故本标准沿用浮小麦之名称。

【来源】本品为禾本科植物小麦 *Triticum aestivum* L.的干燥轻浮瘪瘦的果实。全国大部分地区有产。采收成熟果实以后，取瘪瘦轻浮者，筛去灰屑，洗净，晒干。

药材以颗粒均匀、轻浮、无杂质者为佳。[2, 3] 见图1。

【性状】浮小麦 呈长圆形，长5～8 mm，直径2～3 cm。表面浅黄棕色或深黄色，稍皱缩，腹面中央有一深陷的纵沟，顶端具黄白色柔毛。体轻，质硬。断面白 色或淡黄色，粉性。气微，味淡。[4-7]

炒浮小麦形如浮小麦。表面棕黄色。微具香气。

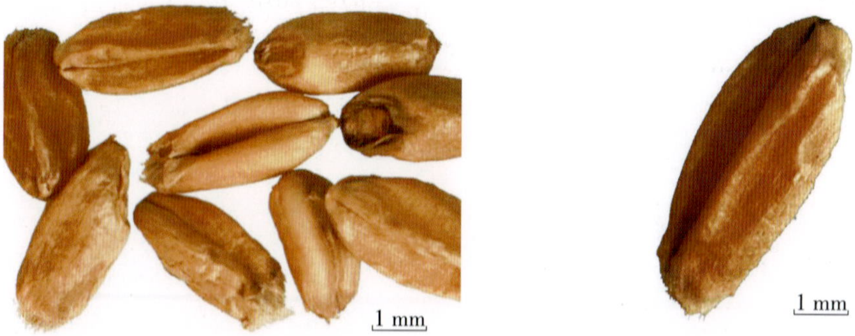

图1　浮小麦饮片图

【检查】水分　按中国药典通则0832第二法，对10批样品测定水分，根据测定结果，拟定水分限度不得过14.0%。

【化学成分】浮小麦化学成分报道较少，有报道从浮小麦中分离得到5-二十一烷基间苯二酚和亚油酸[8]。普通小麦含淀粉、蛋白质、糖类（蔗糖、葡萄糖、棉籽糖、果糖、麦芽糖、蜜二糖）、糊精和脂肪油等，尚含少量谷甾醇、卵磷脂、尿囊素、氨基酸类、维生素B，E等[9]。

【药理作用】浮小麦的主要药理作用为止汗作用，因此主要功效为“益气除热，止自汗盗汗，骨蒸虚热，妇人劳热”，可用于汗证患者的治疗[8, 9]。

【炮制方法】【性味与归经】【功能与主治】【用法与用量】【处方应付】及**【贮藏】**参照文献[1, 7]综合拟定。

参考文献

[1] 国家药典委员会.中华人民共和国药典(1963年版·一部)[S].北京:人民卫生出版社,1963:215.
[2] 河南省卫生厅.河南省中药材标准(1991年版)[S].郑州:中原农民出版社,1991:75-76.
[3] 中国医学科学研究院药物研究所,等.中药志(第三册)[M].北京:人民卫生出版社,1984:552.
[4] 王国强.全国中草药汇编[M].北京:人民卫生出版社,2014.
[5] 中华人民共和国香港特别行政区卫生署.香港中药材标准(第五期)[S].香港:中华人民共和国香港特别行政区卫生署,2005:432-441.
[6] 贵州省药品监督管理局.贵州省中药材民族药材质量标准(2003年版)[S].贵阳:贵州科技出版社,2003:314.
[7] 高明菊,毕丹,孟霜,等.HPLC法同时测定浮小麦中5-二十一烷基间苯二酚和亚油酸的含量[J].中国药房,2017,24(3):244-246.
[8] 陈小红.浮小麦质量控制探讨[J].中国药品标准,2014,15(1):30-34.
[9] 蚁淳,陈佩仪,卢咏梅,等.浮小麦水煎液擦浴治疗社区汗症患儿的效果评价[J].护理研究,2018,32(7):1137-1139.

光皮木瓜

Guangpimugua

CHAENOMELIS SINENSIS FRUCTUS

【处方用名】光皮木瓜。

【名称】因本品表面平滑不皱，商品习称“光皮木瓜”，为与《中国药典》收载的木瓜相区别，本标准以光皮木瓜收载。

【来源】本品为蔷薇科植物榠楂 *Chaenomeles sinensis*（Thouin）Koehne的干燥近成熟果实。主产于甘肃、陕西、山东等地。夏、秋二季果实绿黄色时采摘，纵剖成二至四瓣，置沸水中烫后，晒干。

药材以色红棕、有光泽、肉厚、味酸者为佳。[1-6]

【性状】呈不规则形的厚片或瓣状。外表面红棕色或棕褐色，平滑或稍具不规则浅皱纹。切面果肉黄棕色，颗粒状。质坚硬。种子扁平三角形，多脱落。气微，味微酸涩，嚼之有沙粒感。见图1。

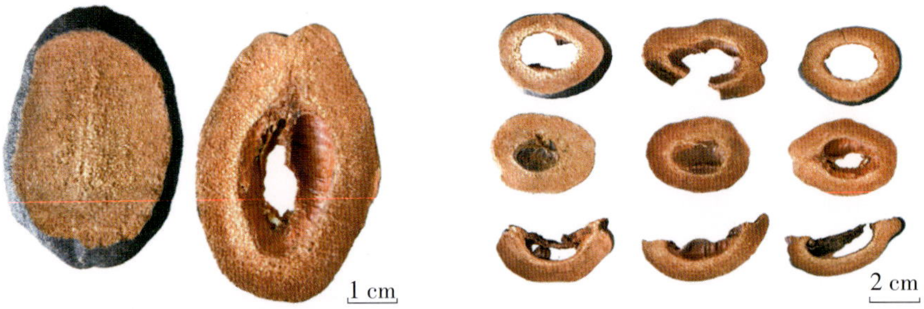

图1 光皮木瓜饮片图

【鉴别】（1）显微鉴别 木瓜属植物来源复杂，横切面的显微特征，见图2。不纳入标准正文。

（2）薄层色谱 取本品粉末1 g，加三氯甲烷10 ml，超声处理30分钟，滤过，滤液蒸干，残渣加甲醇-三氯甲烷（1:3）混合溶液2 ml使溶解，作为供试品溶液。另取光皮木瓜对照药材1 g，同法制成对照药材溶液。再取熊果酸对照品，加甲醇制成每1 ml含0.5 mg的溶液，作为对照品溶液。照薄层色谱法（中国药典通则0502）试验，吸取上述三种溶液各1～2 μl，分别点于同一硅胶G薄层板上，以环己烷-乙酸乙酯-丙酮-甲酸（6:0.5:1:0.1）为展开剂，展开，取出，晾干，喷以10%硫酸乙醇溶液，在105 ℃加热至斑点显色清晰，分别置日光及紫外光灯（365 nm）下检视。供试品色谱中，在与对照药材色谱和对照品色谱相应的位置上，显相同颜色的斑点或荧光斑点。见图3、图4。

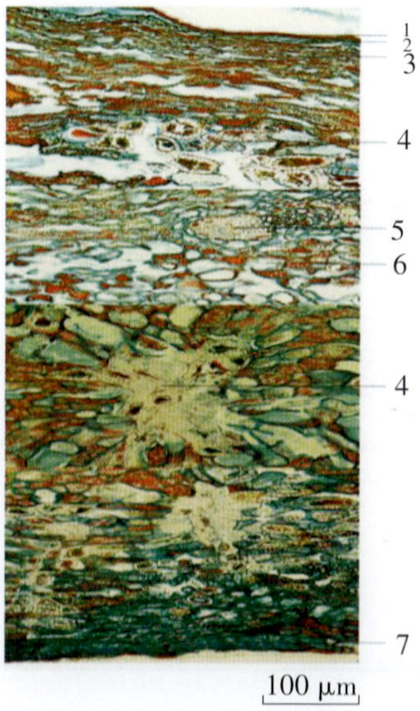

图2　光皮木瓜显微图

1.角质层　2.花托表皮细胞　3.花托外侧细胞　4.石细胞群
5.花托薄壁细胞　6.维管束　7.果皮

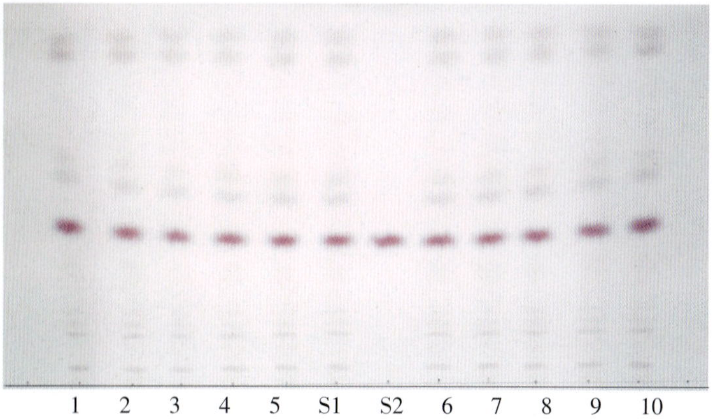

图3　光皮木瓜薄层色谱图（日光下）

S1.光皮木瓜对照药材　S2.熊果酸对照品　1～10.光皮木瓜（不同批次样品）

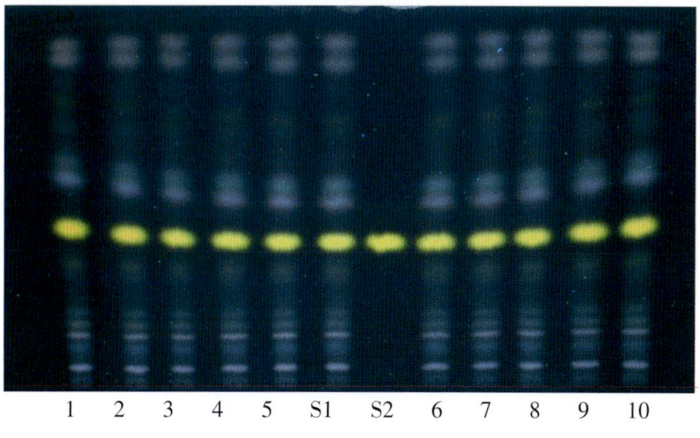

图4　光皮木瓜薄层色谱图（365 nm）

S1.光皮木瓜对照药材　S2.熊果酸对照品　1～10.光皮木瓜（不同批次样品）

【含量测定】根据相关文献[7, 8]，建立测定光皮木瓜中齐墩果酸（$C_{30}H_{48}O_3$）和熊果酸（$C_{30}H_{48}O_3$）的含量方法。照高效液相色谱法（中国药典通则0512）测定。

色谱条件与系统适用性试验 以十八烷基硅烷键合硅胶为填充剂；以甲醇-水-冰醋酸-三乙胺（265∶35∶0.1∶0.05）为流动相；检测波长为210 nm。理论板数按熊果酸峰计算应不低于5000。

对照品溶液的制备 取齐墩果酸、熊果酸对照品适量，精密称定，加甲醇制成每1 ml各含50 μg的溶液，即得。

供试品溶液的制备 取本品粉末（过三号筛）约0.5 g，精密称定，置具塞锥形瓶中，精密加入甲醇25 ml，密塞，称定重量，超声处理（功率250 W，频率40 kHz）20分钟，放冷，再称定重量，用甲醇补足减失的重量，摇匀，滤过，取续滤液，即得。

测定法 分别精密吸取对照品溶液与供试品溶液各20 μl，注入液相色谱仪，测定，即得。

齐墩果酸、熊果酸的方法学验证表明，齐墩果酸在8.766～483.3 μg/ml，熊果酸在9.260～463.0 μg/ml范围内呈良好的线性关系；精密度试验中RSD分别为0.84%、0.75%；稳定性试验中RSD分别为1.57%、0.98%，结果在10小时内基本稳定；平均回收率分别为101.83%、100.04%，RSD分别为2.61%、1.48%。

对10批光皮木瓜样品测定，根据测定结果，齐墩果酸含量在0.010%～0.026%，熊果酸含量在0.121%～0.260%。因齐墩果酸含量较低，不纳入标准正文。参考有关文献的报道，拟订按干燥品计算，含熊果酸（$C_{30}H_{48}O_3$）不得少于0.10%。

【化学成分】光皮木瓜含还原糖、蔗糖、苹果酸、果胶、抗坏血酸、鞣质、枸橼酸、酒石酸、黄酮类及皂苷；种子含氰氢酸[2、9]；光皮木瓜还含有香气成分及有机酸类化合物[10-12]；黄酮类和多酚类[13-14]；木脂素苷类、联苯类[15-16]、三萜类、甾体类[17]。

【药理作用】果实煎剂35 g/kg给小鼠灌胃，对蛋清性关节炎有消肿作用，光皮木瓜中提取的绿原酸提取液对志贺氏痢疾杆菌和金黄色葡萄球菌均具有明显的抗菌活性[18]，还具有降血糖、抗癌活性、抗流感病毒、抗过敏反应的作用[19-21]；光皮木瓜叶水提取物和乙醇提取物具抗氧化作用[22]。

【炮制方法】【性味与归经】【功能与主治】【用法与用量】【处方应付】及**【贮藏】**参照文献[1、2、3]综合拟定。

参考文献

[1] 李时珍.本草纲目(校点本,下册)[M].北京:人民卫生出版社,1982:1047.
[2] 中国医学科学院药物研究所,等.中药志(第三册)[M].北京:人民卫生出版社,1984:213.
[3] 国家药典委员会.中华人民共和国药典(1977年版·一部)[S].北京:人民卫生出版社,1977:82.
[4] 甘肃省卫生局.甘肃中草药手册(第一册)[M].兰州:甘肃人民出版社,1970:84.

[5] 宋平顺,张伯崇,宋玉成,等.甘肃省中药材复杂品种及质量的调查研究(Ⅰ)—地区习用品种的调查[J].中国中药杂志,1996,21(12):717-720.
[6] 国家药典委员会.中华人民共和国药典(2020年版·一部、四部)[S].北京:中国医药科技出版社,2015.
[7] 翟树林,温学森,马丽虹.光皮木瓜质量标准研究与不同产地药材的质量评价[J].齐鲁药事,2012,31(09):514-515.
[8] 杨昌林,陈鸿平,靳波,等.光皮木瓜药材质量标准研究[J].现代中药研究与实践,2010,24(06):75-78.
[9] 南京中医药大学.中药大辞典[M].2版.上海:上海科学技术出版社,2006.
[10] 王健美,冯蕾.顶空固相微萃取与气质联用分析光皮木瓜果实中的挥发性成分[J].精细化工,2007,24(12):1215-1217.
[11] 周广芳,赵峰,孙岩,等.光皮木瓜果实中香气成分的GC-MS分析[J].分析试验室,2008,27(8):25-28.
[12] 张玲,徐国兵,彭华胜,等.木瓜类药材挥发油化学成分的GC-MS比较[J].中药材,2009,32(4):535-538.
[13] 王晓丽.光皮木瓜黄酮类物质的提取及抗氧化性研究[D].泰安:山东农业大学,2014.
[14] 张婷,糜漫天,唐勇,等.光皮木瓜多酚类的提取和清除DPPH的抗氧化活性[J].营养学报,2007,29(5):485-489.
[15] KIM C S,SUBEDI L,KIM S Y,et al.Lignan glycosides from the twigs of Chaenomeles sinensis and their-biological activities[J].J Nat Prod,2015,78(5):1174-1178.
[16] KIM C S,KWON O W,KIM S Y,et al.Five new oxylipins from Chaenomeles sinensis[J].Lipids,2014,49(11):1151-1159.
[17] 郭庆丰,陈林,张伟,等.光皮木瓜叶化学成分[J].中国实验方剂学杂志,2016,22(22):195-198.
[18] 张婷,糜漫天,唐勇,等.光皮木瓜多酚类的提取和清除DPPH的抗氧化活性[J].营养学报,2007,29(5):485-489.
[19] SANCHETI S,SANCHETI S,SEO S Y.Chaenomeles sinensis:a potent α-and β-glucosidase inhibitor[J].Am J Pharm Toxicol,2009,4(1):8-11.
[20] JUNG M H,SONG K S,SEONG Y H.Inhibitory effect of Chaenomeles sinensis fruit on amyloid β protein (25-35)-induced neurotoxicity in cultured neurons and memory impairment in mice[J].Korean J Med Crop Sci,2012,20(1):8-15.
[21] SAWAI R,KURODA K,SHIBATA T,et al. Anti-influenza virus activity of Chaenomeles sinensis[J].JEthnopharmacol,2008,118(1):108-112.
[22] 胡仲秋,洪小迪,岳田利.光皮木瓜绿原酸的提取及抗菌活性测定[J].食品科学,2010,31(24):8-12.

诃　子

Hezi

CHEBULAE FRUCTUS

【处方用名】炒诃子肉、诃子炭。

【名称】文献和《中国药典》以诃子为正名，故本标准沿用此名。

【来源】本品为使君子科植物诃子 *Terminalia chebula* Retz.或绒毛诃子 *Terminalia chebula* Retz. var. *tomentella* Kurt.的干燥成熟果实。主产于云南、广东、广西等地。秋、冬二季果实成熟时采收，除去杂质，晒干。[1、2]

药材以粒大、质坚实、肉厚、外皮色黄棕、有光泽者为佳。

【性状】**炒诃子肉**　呈不规则的碎块状。表面深褐色，微具焦斑，可见不规则的皱纹及纵棱线。断面黄褐色。质坚脆易碎。气微香，味微酸、涩后甜。

诃子炭　形如炒诃子肉。表面焦黑色。见图1、图2。

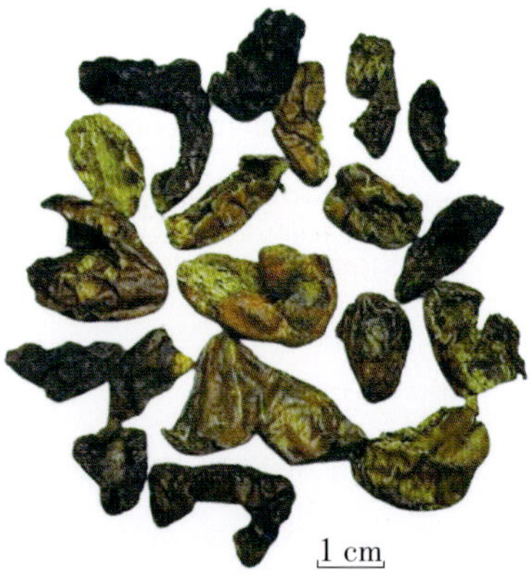

图1　炒诃子肉饮片图

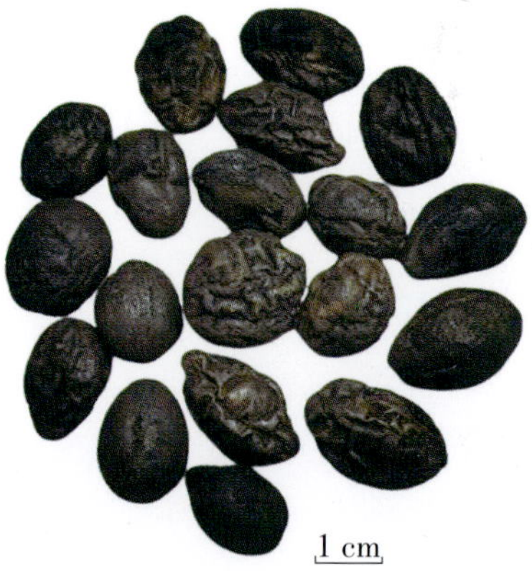

图2　诃子炭饮片图

【鉴别】（1）**显微鉴别**　根据样品及参照药典描述[2]。

本品粉末黄白色或黄褐色。纤维淡黄色，成束，纵横交错排列或与石细胞、木化厚壁细胞相连结。石细胞类方形、类多角形或呈纤维状，壁厚，孔沟细密；胞腔内偶见草酸钙方晶和砂晶。木化厚壁细胞淡黄色或无色，呈长方形、多角形或不规则形，有的一端膨大成靴状；细胞壁上纹孔密集；有的含草酸钙簇晶或砂晶。单个散在或成行排列于细胞中。见图3。暂不纳入标准正文。

（2）**薄层色谱**　取炒诃子肉粉末3 g，加乙醇10 ml，超声提取20分钟，上清液作为供试品溶液。另取没食子酸对照品，加乙醇制成每1 ml含0.5 mg的溶液，作为对照品溶液。照薄层色谱法（中国药典通则0502）试验，吸取上述两种溶液各3 μl，分别点于同一硅胶G薄层板上，以三氯甲烷-乙酸乙酯-甲酸（6:4:1）为展开剂，展开，取出，晾干，喷以2%三氯化铁乙醇溶液。供试品色谱中，在对照品色谱相应的位置上，显相同颜色的斑点。

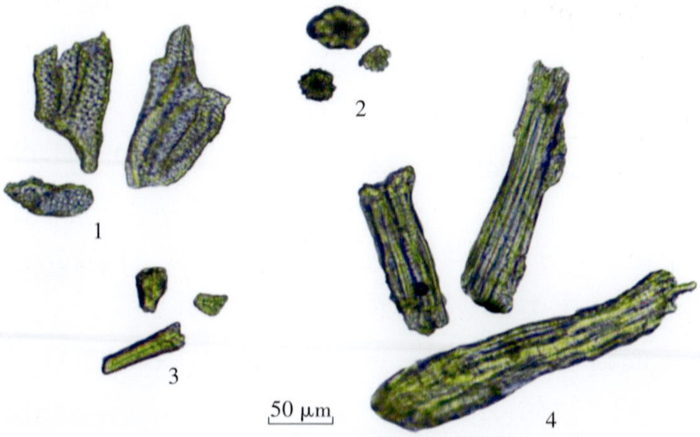

图3 炒诃子肉粉末显微图

1.木化厚壁细胞 2.草酸钙簇晶 3.石细胞 4.纤维

【检查】水分 按中国药典通则0832第二法，对13批样品测定水分，根据实验测定结果，结合以往实验数据，拟定水分限度不得过13.0%。

总灰分 按中国药典通则2302，对13批样品进行测定，根据测定结果，拟定总灰分限度不得过5.0%。

【浸出物】照水溶性浸出物测定法（中国药典通则2201）项下的冷浸法测定，对13批样品测定，根据测定结果，拟定浸出物限度不得少于30.0%。

【含量测定】照高效液相色谱法（中国药典通则0512）测定。

色谱条件与系统适用性试验 以十八烷基硅烷键合硅胶为填充剂；以甲醇-0.04%磷酸溶液（5:95）为流动相；检测波长为272 nm。理论板数按没食子酸峰计算应不低于2000。

对照品溶液的制备 取没食子酸对照品适量，精密称定，加水制成每1 ml含30 μg的溶液，即得。

供试品溶液的制备 取本品粉末（过三号筛）约0.2 g，精密称定，置具塞锥形瓶中，加甲醇40 ml，回流提取两次，每次30分钟，滤过，合并滤液，置100 ml量瓶中，加甲醇至刻度，摇匀。精密量取5 ml，置具塞锥形瓶中，蒸干，残渣加盐酸溶液（1→10）5 ml，加热水解4小时，迅速冷却至室温，转移至25 ml量瓶中，加水至刻度，摇匀，滤过，取续滤液，即得。

测定法 分别精密吸取对照品溶液与供试品溶液各10 μl，注入液相色谱仪，测定，即得。

仪器与试药 Waterse 2695型高效液相色谱仪；G1315D型紫外可见检测器。甲醇为色谱纯，其余试剂为分析纯。没食子酸对照品（110831-201906，中国食品药品检定研究院提供）。

色谱条件 色谱柱为大连依利特 SinoChrom ODS-BP（5 μm，4.6 mm×250 mm）；甲醇-0.04%磷酸溶液（5∶95）为流动相；检测波长为272 nm；柱温为30 ℃；流速为1.0 mL/min；理论板数按没食子酸峰计算应不低于2000。

样品测定 对13批诃子饮片中没食子酸的含量进行测定，根据测定结果，结合以往实验数据，拟定按干燥品计算，炒诃子肉含没食子酸（$C_7H_6O_5$）不得少于4.5%，诃子炭含没食子酸不得少于4.0%。

【化学成分】 诃子化学成分主要为鞣质[3, 4]，含诃子酸、鞣花酸、诃子次酸等。另含酚酸类以没食子酸为主，黄酮类，萜类以及含挥发油和氨基酸。

【药理作用】 诃子的药理作用广泛，主要具有抑菌，收缩血管，保护肝脏，保护心肌，抑制肠道运动，抗癌，抗病毒等作用[5-11]。

【炮制方法】【性味与归经】【功能与主治】【用法与用量】【处方应付】 及 **【贮藏】** 参照文献[1, 2]综合拟定。

参考文献

[1] 甘肃省食品药品监督管理局.甘肃省中药炮制规范(2009年版)[S].兰州:甘肃文化出版社,2009:261.

[2] 国家药典委员会.中华人民共和国药典(2020年版·一部)[S].北京:中国医药科技出版社,2020:194.

[3] 张媛媛,曾慧婷,袁源见,等.藏药诃子的化学成分和药理作用研究进展[J].中国药房,2018,29(14):2002-2006.

[4] 周坤,简平,梁文仪,等.基于UPLC-Q-Exactive Orbitrap-MS分析藏药诃子与毛诃子化学成分[J].质谱学报,2020,41(03):254-267.

[5] 刘伟,唐金花,周丽威,等.中药诃子的抑菌作用及超微结构[J].江苏农业科学,2014,42(06):281-283.

[6] 杨盛春,赖泳,杜月,等.微毛诃子对家兔胸主动脉环的作用及其机制[J].中国实验方剂学杂志,2014,20(13):134-137.

[7] 于亚杰.诃子提取液对小鼠胃肠运动的影响[J].中国现代药物应用,2013,7(15):228-229.

[8] 潘燕,张述禹,李峰,等.诃子对乌头碱致大鼠心肌细胞损伤模型的保护作用[J].中国民族医药杂志,2011,17(01):43-46.

[9] 韩志强,额尔顿.蒙药金色诃子炮制品对α-萘异硫氰酸酯致大鼠肝损伤的保护作用及其急性毒性研究[J].中国中医药科技,2014,21(03):267-268.

[10] WANG M,LI Y,Hu X.Chebulinic acid derived from triphala is a promising antitumour agent in human colorectal carcinoma cell lines.BMC Complement Altern Med,2018,18(1):342.

[11] KESHARWANI A,Polachria S K,Nair R,et al .Anti-HSV-2 activity of Terminalia chebula Retz extract and its constituents,chebulagic and chebulinic acids.BMC Complement Altern Med,2017,17(1):110.

核 桃 仁

Hetaoren

JUGLANDIS SEMEN

【处方用名】蜜核桃仁。

【名称】沿用药典名称。

【来源】本品为胡桃科植物胡桃 *Juglans regia* L. 的干燥成熟种子。主产于河北、山西、山东、甘肃等地。秋季果实成熟时采收，除去肉质果皮，晒干，再除去核壳和木质隔膜。

药材以个大、饱满、种仁断面色白者为佳。[1-3]

【性状】多破碎成碎块状，完整者呈类球形。表面黄棕色至棕褐色，微具光泽。破碎面类白色，富油性。气微，味甜。种皮味涩，微苦。见图1。

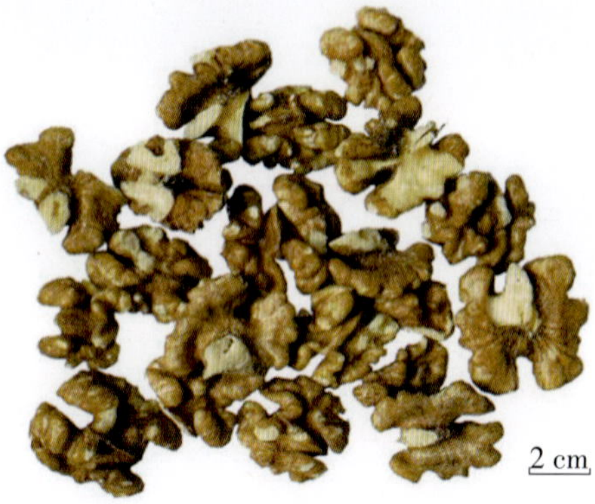

图1 蜜核桃仁饮片图

【检查】水分 按中国药典通则0832第二法，对10批样品测定，根据测定结果，结合以往实验数据，拟定水分限度不得过7.0%。

酸败度 照酸败度测定法（中国药典通则2303），对10批样品测定，根据测定结果，结合以往实验数据，拟定酸值限度不得过10.0，羰基值限度不得过10.0，过氧化值限度不得过0.10。

【化学成分】（1）脂肪：包括脂肪酸和磷脂，其中脂肪酸的含量可达60%以上；（2）蛋白质：含粗蛋白22.18%，其中可溶性蛋白的组成以谷氨酸为主[4]，其次为精氨酸和天冬氨酸。粗脂类64.23%，其中中性脂类占93.05%；总脂和中性脂类中脂肪酸组成主要为亚油酸和油酸；尚含多种甾醇类；含多种游离的必需氨基酸：异亮氨酸，亮氨酸，色氨酸，其含量为总氨基酸的47.50%[5]；（3）酚类：研究表明核桃仁中含有鞣花酸单体，缩合鞣花单宁和其他的酚酸类物质，如黄酮、酚酸、苯醌、没食子酸、绿原酸、对羟基苯甲酸、槲皮素等，多酚类物质有鞣花酰基葡萄糖4种异构体、橡惋酰基葡萄糖2种异构体、二鞣花酰基葡萄糖2种异构体和二没食子酰基葡萄糖2种异构体[6]；（4）其他类：除上述成分外，核桃仁中还含有有机酸、醌类、维生素A、维生素B_1、维生素B_2、盐酸、尼克酸、钙、磷、铁、钾等。

【药理作用】（1）抗氧化作用。（2）抗癌作用。（3）提高免疫力。（4）改善学习记忆能力。（5）治疗急性肝损伤。（6）抗衰作用。（7）补肾壮阳作用[9]。

【炮制方法】【性味与归经】【功能与主治】【用法与用量】【处方应付】【注意】及**【贮藏】**参照文献[1, 7, 8, 10]综合拟定。

参考文献

[1] 沈保安,刘荣禄.现代中药鉴定手册[M].北京:中国中医药出版社,2006:34.
[2] 李葆莉.本草纲目彩色图鉴(下)[M].北京:中国古籍出版社,2018:312.
[3] 赵中振,陈虎彪.中药材鉴定图典[M].2版.福州:福建科学技术出版社,2018:367.
[6] 李照,孙磊,高飞,等.核桃仁营养成分及活性研究进展[J].药物生物技术,2016,23(05):467-470.
[7] 毛晓英,吴庆智,田洪磊,等.核桃仁抗氧化作用研究进展[J].中国油脂,2017,42(08):82-85.
[8] 史金凤,林玉萍,陈朝银,等.核桃仁酚性成分及其生物活性研究进展[J].中成药,2018,40(06):1360-1364.
[9] 顾成鹏,徐霞,潘科,等.核桃仁的功能特性及其药理研究进展[J].农产品加工,2009,(09):53-54+57.
[10] 国家药典委员会.中华人民共和国药典(2020年版·一部)[S].北京:中国医药科技出版社,2020:291.

黑　豆

Heidou

SOJAE SEMEN NIGRUM

【处方用名】炒黑豆。

【名称】沿用传统名称。

【来源】本品为豆科植物大豆 *Glycine max*（L.）Merr. 种皮黑色的成熟种子。全国大部分地区有产。果实成熟时，割取地上部分，晒干，打落种子，除去杂质。

药材以籽粒饱满、种皮色黑油亮、豆腥气浓者为佳。[1, 2]

【性状】呈椭圆形而略扁，长0.6～1 cm，直径5～9 mm。表面黑色，一侧边缘具长椭圆形种脐。种皮破裂，稍皱曲，内表面灰黄色。子叶2，黄绿色，肥厚。质坚硬。具豆腥气。见图1。

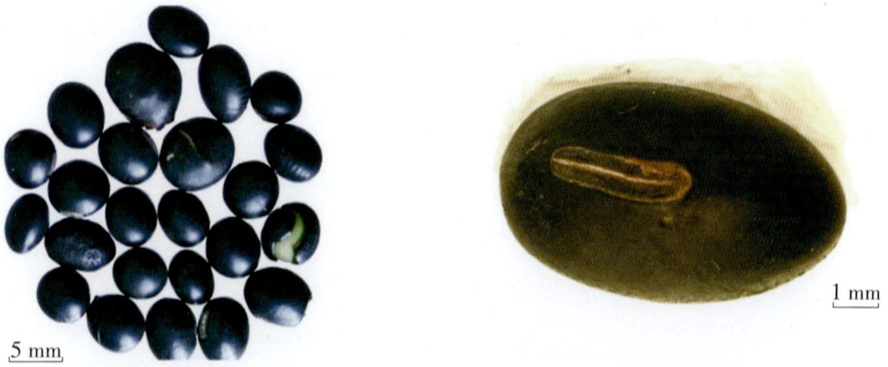

图1 炒黑豆饮片图

【鉴别】（1）**显微鉴别** 本品粉末黄绿色。种皮栅状细胞紫红色，侧面观细胞1列，长50～80 μm，壁厚，具光辉带；表面观多角形或长多角形，直径约至18 μm。种皮支持细胞1列，侧面观哑铃状或骨状，长26～185 μm；表面观类圆形或扁圆形，直径10～28 μm，可见两个同心圆圈。子叶细胞含糊粉粒和脂肪油滴。草酸钙结晶存在于子叶细胞中，柱状、双锥形或方形，长3～33 μm，直径3～10 μm。见图2。

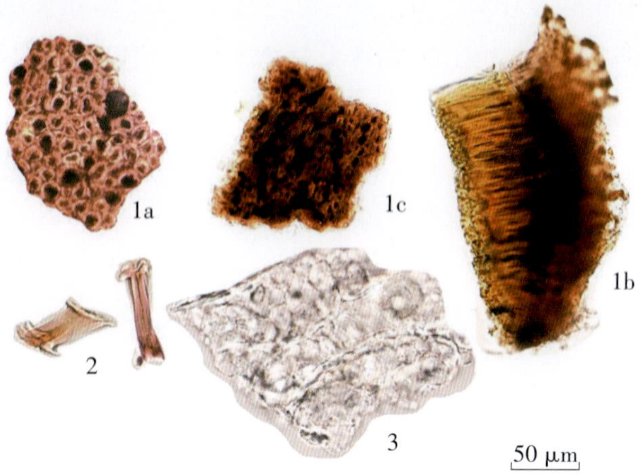

图2 炒黑豆粉末显微图

1a.种皮细胞顶面观 1b.种皮细胞断面观 1c.种皮细胞底面观 2.种皮支持细胞 3.子叶细胞

（2）**薄层色谱** 取本品粉末2 g，加甲醇20 ml，超声处理30分钟，滤过，滤液蒸干，残渣加甲醇1 ml使溶解，作为供试品溶液。另取黑豆对照药材2 g，同法制成对照药材溶液。再取大豆苷、大豆苷元对照品，加甲醇分别制成每1 ml各含1 mg的溶液，作为对照品溶液。照薄层色谱法（中国药典通则0502）试验，吸取上述四种溶液各5 μl，分别点于同一硅胶G薄层板上，以甲苯-甲醇-甲酸（14∶6∶0.1）为展开剂，展开，取出，晾干，置紫外光灯（254 nm）下检视。供试品色谱中，在与对照药材色谱和对照品色谱相应的位置上，显相同颜色的荧光斑点。见图3。

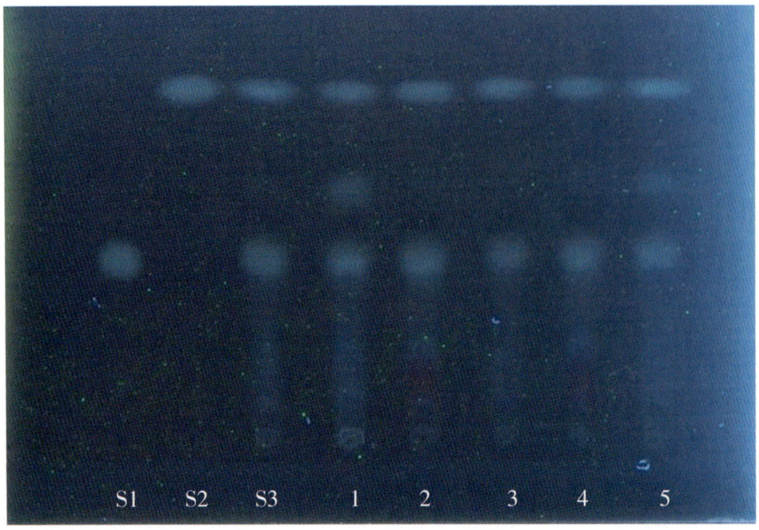

图3　炒黑豆薄层色谱图

S1.大豆苷对照品　S2.大豆苷元对照品　S3.黑豆对照药材　1～5 炒黑豆（不同批次样品）

【检查】水分　按中国药典通则0832第二法，对5批样品测定水分，根据测定结果，拟定炒黑豆水分限度不得过9.0%。

总灰分　按中国药典通则2302，对5批样品测定，根据测定结果，拟定炒黑豆总灰分限度不得过7.0%。

【化学成分】含较丰富的蛋白质、脂肪和碳水化合物，以及胡萝卜素、维生素B_1、B_2、烟酸等；并含下列成分：1.异黄酮类，有大豆黄酮甙和染料木甙。前者含量为0.007%，水解后得大豆黄酮和葡萄糖；后者含量为0.01～0.15%，水解后得染料木素和葡萄糖。2.皂甙，有大豆皂醇A、B、C、D、E甙元，与甙元结合的糖有葡萄糖、木糖、半乳糖、阿拉伯糖、鼠李糖和葡萄糖醛酸，甙元与糖的比例为1∶1。在脱脂的大豆粉中，皂甙的含量约0.60%。此外，尚含胆碱2.06～2.90毫克/克，叶酸2.30微克/克，亚叶酸0.74微克/克，泛酸13毫克/公斤左右，生物素750毫微克/克，维生素B_{12} 0.008微克/克，唾液酸0.04%左右。大豆的水解产物中含乙酰丙酸0.971～3.559%[3-6]。

【药理作用】1.雌激素样作用：大豆黄酮给小鼠口服2.5克/天，6天后测子宫重量，雌激素样作用相当于二乙基己烯雌酚的10倍；大豆的一种成分为染料木素，其雌激素作用强度大于大豆黄酮。

2.解痉作用：每天给小鼠口服大豆黄酮2.5克有解痉作用，其效力为罂粟碱的1/37[7]。

【炮制方法】【性味与归经】【功能与主治】【用法与用量】【处方应付】及**【贮藏】**参照文献[1、2、8]综合拟定。

参考文献

[1] 国家药典委员会.中华人民共和国药典(2020年版·一部)[S].北京:中国医药科技出版社,2020:359-360.

[2] 甘肃省食品药品监督管理局.甘肃省中药炮制规范(2009年版)[S].兰州:甘肃文化出版社,2009:181-182.

[3] 徐飞,葛阳阳,刘新春,等.黑豆营养成分及生物活性的研究进展[J].中国食物与营养,2019,25(09):55-61.

[4] 刘秀玉,王利丽,左瑞庭,等.药用黑豆的研究进展[J].亚太传统医药,2017,13(20):82-85.

[5] 刘仙俊,张慧珍,王潇潇,等.5种豆类中总多酚、总黄酮含量及抗氧化活性比较研究[J].食品研究与开发,2020,41(07):52-57.

[6] 刘杰,张英蕾,张守文.黑豆多酚类物质研究进展[J].中国食品添加剂,2016,3(7):207-208.

[7] 秦琦,张英蕾,张守文.黑豆的营养保健价值及研究进展[J].中国食品添加剂,2015,3(7):145-149.

[8]《全国中草药汇编》编写组.全国中草药汇编[M].北京:人民卫生出版社,2014:394.

黑 豆 衣

Heidouyi

GLYCINES TESTA

【处方用名】黑豆衣。

【名称】沿用传统名称。

【来源】本品为豆科植物大豆 *Glycine max*（L.）Merr. 黑色种子的种皮。全国大部分地 区有产。取净黑大豆在沸水中略焯，取出，搓取种皮，晒干。

药材以纯净、色黑者为佳。[1] 见图1。

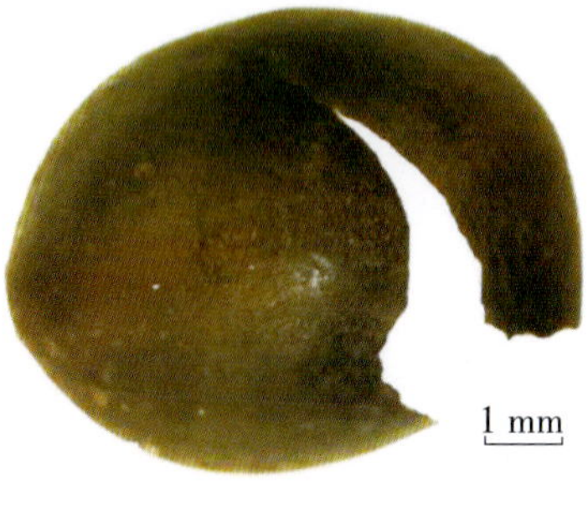

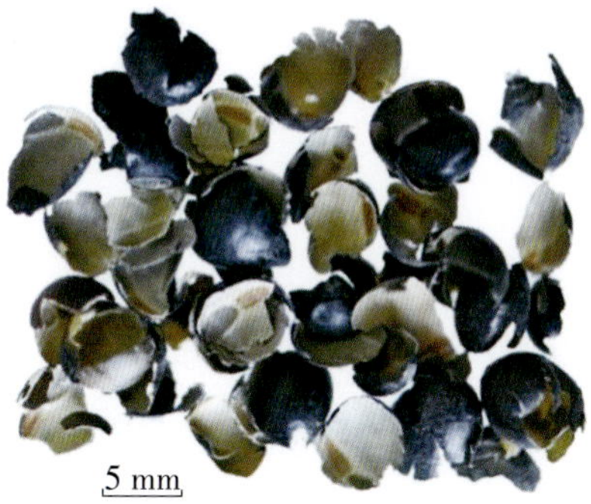

图1 黑豆衣饮片图

【性状】多卷缩成不规则形的碎片。表面黑色，内面暗灰色，可见长椭圆形种脐。气微，味淡。[2]

【化学成分】主要含大豆苷、大豆苷元、矢车菊素-3-O-葡萄糖苷等[3]。

【炮制方法】取原药材，除去种仁及异物，筛去屑。

【性味与归经】甘，凉。归肾、肝经。

【功能与主治】养阴平肝，祛风解表；用于血虚眩晕，头痛，自汗，盗汗，风痹，湿毒[2]。《本草纲目》：“生用：疗痘疮目翳。嚼烂，敷小儿尿灰疮。”《随息居饮食谱》：“止盗汗。”《饮片新参》：“清脑，疏风热，治头痛。”《现代实用中药》：“为清凉性滋养强壮药，有解毒利尿作用。”《安徽中草药》：“养阴，祛风明目。”

【用法与用量】3～9 g。

【处方应付】写黑豆衣付黑豆衣。

【贮藏】置通风干燥处。

参考文献

[1] 南京中医药大学.中药大辞典[M].2版.上海:上海科学技术出版社,2006.

[2] 甘肃省食品药品监督管理局.甘肃省中药炮制规范(2009年版)[S].兰州:甘肃文化出版社,2009:182.

[3] 李保军,王鸿昌,黄月.黑豆衣定性定量研究[J].中南药学,2017,15(07):975-978.

胡芦巴

Huluba

TRIGONELLAE SEMEN

【处方用名】酒胡芦巴[1-4]。

【名称】文献和《中国药典》以胡芦巴为正名，故本标准沿用此名。

【来源】本品为豆科植物胡芦巴 *Trigonella foenum-graecum* L.的干燥成熟种子。主产于贵州、河南、四川、甘肃等地。秋季采收近成熟果荚，晒干，打落种子，除去杂质。[2]

药材以粒大、饱满、坚实者为佳。

【性状】略呈斜方形，长3～4 mm，宽2～3 mm。表面黄棕色，微鼓起，两侧各具深斜沟1条，相交处有点状种脐。质坚硬。种皮薄，胚乳半透明状，具黏性；子叶2，淡黄色，胚根弯曲。微具酒香气，味微苦。见图1。

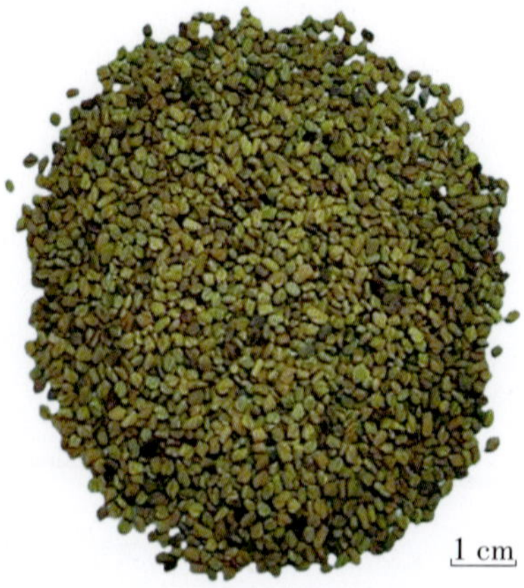

图1 酒胡芦巴饮片图

【鉴别】（1）**显微鉴别** 本品粉末棕黄色。表皮栅状细胞1列，外壁和侧壁上部较厚，有细密纵沟纹，下部胞腔较大，具光辉带；表面观类多角形，壁较厚，胞腔较小。支持细胞1列，略呈哑铃状，上端稍窄，下端较宽，垂周壁显条状纹理；底面观呈类圆形或六角形，有密集的放射状条纹增厚，似菊花纹状，胞腔明显。子叶细胞含糊粉粒和脂肪油滴。见图2。

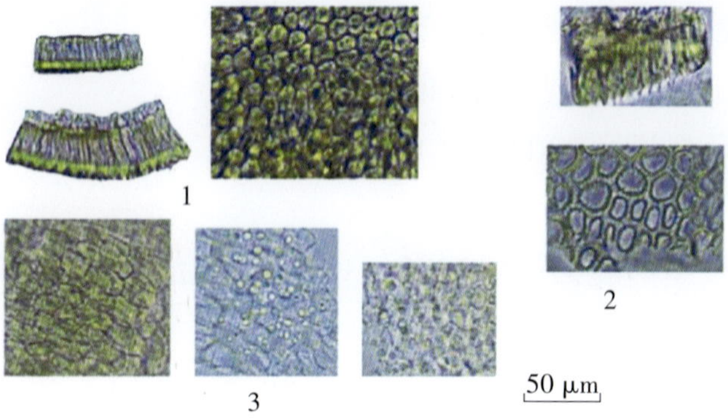

图2 酒胡芦巴粉末显微图

1.表皮栅状细胞 2.支持细胞 3.子叶细胞

（2）**薄层色谱** 取本品粉末1 g，加石油醚（30～60 ℃）30 ml，超声处理30分钟，静置，弃去上清液，残渣挥干，加甲醇30 ml，超声处理30分钟，滤过，滤液蒸干，残渣加甲醇1 ml使溶解，作为供试品溶液。另取胡芦巴碱对照品，加甲醇制成每1 ml含2 mg的溶液，作为对照品溶液。照薄层色谱法（中国药典通则0502）试验，吸取上述两种溶液各1 μl，分别点于同一硅胶G薄层板上，以正丁醇-盐酸-乙酸乙酯（8∶3∶1）为展开剂，展开，取出，晾干，在105 ℃加热1小时，放冷，喷以稀碘化铋钾试液-三氯化铁试液（2∶1）混合溶液。供试品色谱中，在与对照品色谱相应的位置上，显相同颜色的斑点。见图3。

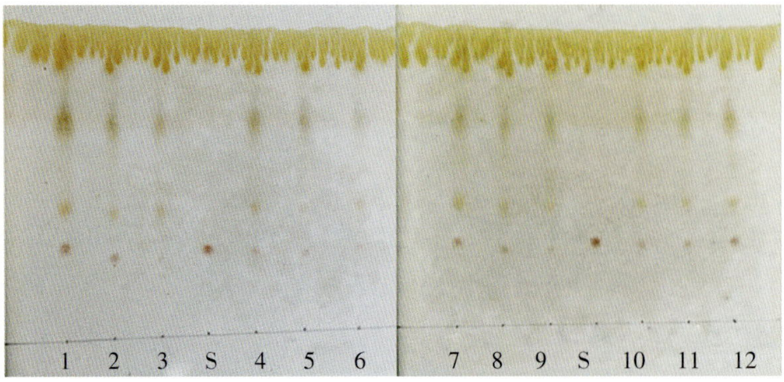

图3 酒胡芦巴薄层色谱图

S.胡芦巴碱对照品 1～12.酒胡芦巴（不同批次样品）

（3）**薄层色谱** 取【鉴别】（2）项下的供试品溶液，加甲醇稀释至10 ml，作为供试品溶液。另取胡芦巴对照药材0.1 g，按【鉴别】（2）供试品溶液制备方法，制成对照药材溶液。照薄层色谱法（中国药典通则0502）试验，吸取上述两种溶液各1 μl，分别点于同一聚酰胺薄膜上，以乙醇-丁酮-乙酰丙酮-水（3∶3∶1∶13）为展开剂，展开，取出，晾干，喷以三氯化铝试液，加热5分钟，置紫外光灯（365 nm）下检视。供试品色谱中，在与对照药材色谱相应的位置上，显相同颜色的荧光斑点。

【检查】水分 按中国药典通则0832第二法，对19批样品测定水分，根据测定结果，结合以往实验数据，拟定水分限度不得过11.0%。

总灰分 按中国药典通则2302，对19批样品测定，根据测定结果，结合以往实验数据，拟定总灰分限度不得过5.0%。

酸不溶性灰分 按中国药典通则2302，对19批样品测定，测定结果均较低，故不纳入标准正文。

【浸出物】照醇溶性浸出物测定法（中国药典通则2201）项下的热浸法测定，用稀乙醇作溶剂，对19批样品进行测定，根据测定结果，结合以往实验数据，拟定酒胡芦巴浸出物限度不得少于18.0%。

【含量测定】照高效液相色谱法（中国药典通则0512），参照《中国药典》2020年版一部胡芦巴下含量测定项拟定。

色谱条件与系统适用性试验 以十八烷基硅烷键合硅胶为填充剂；以甲醇-0.05%十二烷基磺酸钠溶液-冰醋酸（20∶80∶0.1）为流动相；检测波长为265 nm。理论板数按胡芦巴碱峰计算应不低于4000。

对照品溶液的制备 取胡芦巴碱对照品适量，精密称定，加50%甲醇制成每1 ml含60 μg的溶液，即得。

供试品溶液的制备 取本品粉末（过三号筛）约0.5 g，精密称定，精密加入50%甲醇50 ml，密塞，称定重量，放置1 h，超声处理（功率300W，频率50kHz）45分钟，放冷，再称定重量，用50%甲醇补足减失的重量，摇匀，滤过，取续滤液，即得。

测定法 分别精密吸取对照品溶液与供试品溶液各10 μl，注入液相色谱仪，测定，即得。

仪器与试药 1260-G1311B型高效液相色谱仪；OpenLab C.01.05型数据处理仪；G1315D型紫外可见检测器。甲醇为色谱醇纯，其余试剂为分析纯。胡芦巴碱对照品（批号：110883-201604，中国食品药品检定研究院提供）。

色谱条件 色谱柱为大连依利特Supersil ODS2（5 μm，4.6 mm×250 mm）；甲醇-0.05%十二烷基磺酸钠溶液-冰醋酸（20∶80∶0.1）为流动相；柱温为25 ℃；检测波长为265 nm；流速为1.0 ml/min；理论板数按胡芦巴碱峰计算应不低于4000。

样品测定 对19批酒胡芦巴中的胡芦巴碱含量测定，根据测定结果，酒葫芦巴中胡芦巴碱含量在0.49%～0.66%之间。结合以往实验数据，拟定为按干燥品计算，含胡芦巴碱（$C_7H_7NO_2$）不得少于0.45%。

【化学成分】胡芦巴主要化学成分为甾体皂苷类、黄酮类、生物碱类等[3-7]。

【药理作用】现代药理研究发现胡芦巴具有广泛的降血糖、降血脂、抗癌等作用[3, 7]。

【炮制方法】【性味与归经】【功能与主治】【用法与用量】【处方应付】【注意】及**【贮藏】**参照文献[2, 8]综合拟定。

参考文献

[1] 中国科学院《中国植物志》编辑委员会.中国植物志[M].北京:科学出版社,2004.
[2] 甘肃省食品药品监督管理局.甘肃省中药炮制规范(2009年版)[S].兰州:甘肃文化出版社,2009:136-137.
[3] 唐璇.胡芦巴渣中有效成分提取工艺及其应用研究[D].陕西:西北大学,2008.
[4] 尚明英,蔡少青,林文翰,等.胡芦巴的化学成分研究[J].中国中药杂志,2002,27(04):277-279.
[5] 杨云,闫红敏,孙维英.胡芦巴不同炮制品质量研究[J].时珍国医国药,2006,17(08):1503-1504.
[6] 李秀茹,但小梅,戴宇,等.胡芦巴化学成分研究[J].中国实验方剂学杂志,2013,19(24):148-151.
[7] 荆宇,赵余庆.胡芦巴化学成分和药理作用研究进展[J].中草药,2003,34(12):1146-1149.
[8] 国家药典委员会.中华人民共和国药典(2020年版·一部)[S].北京:中国医药科技出版社,2020:253.

槐　角

Huaijiao

SOPHORAE FRUCTUS

【处方用名】炒槐角、槐角炭。

【名称】文献和《中国药典》以槐角为正名[1-2]，故本标准沿用此名。

【来源】本品为豆科植物槐 *Sophora japonica* L.的干燥成熟果实。全国大部分地区有产。冬季采收，除去杂质，干燥。

药材以饱满、色黄绿、质柔润者为佳。

【性状】**炒槐角**　呈连珠状，长1～6 cm，直径0.6～1 cm。表面黄褐色至棕褐色，偶具焦斑，皱缩而粗糙，背缝线一侧深黄色。易在收缩处折断，断面黄棕色，有黏性。种子1～6粒，肾形，长约8 mm，表面光滑，棕黑色，一侧有灰白色圆形种脐，质坚硬。子叶2，黄绿色。果肉气微，味苦，种子嚼之有豆腥气。见图1。

槐角炭　形如炒槐角。表面焦黑色，内部深褐色。[2] 见图2。

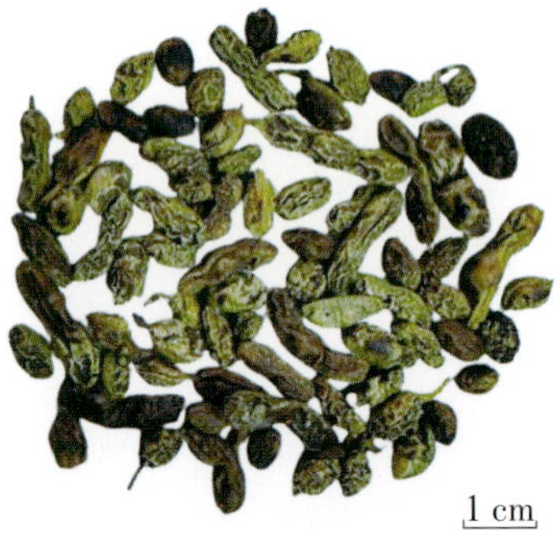

图1　炒槐角饮片图

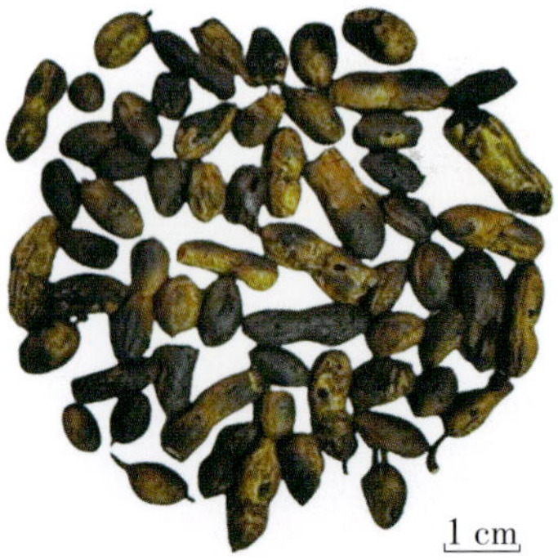

图2　槐角炭饮片图

【鉴别】(1) **显微鉴别**　本品粉末深灰棕色。果皮表皮细胞表面观多角形，可见环式气孔。种皮栅状细胞侧面观柱状，壁较厚；顶面观多角形，壁紧密连珠状增厚；底面观类圆形。种皮支持细胞侧面观哑铃状。草酸钙方晶菱形或棱柱形。石细胞类长方形、类圆形、类三角形或贝壳形，孔沟明显。见图3。

(2) **液相色谱**　取本品，照【含量测定】项下的方法试验，供试品色谱中应呈现与对照品色谱峰保留时间相一致的色谱峰。

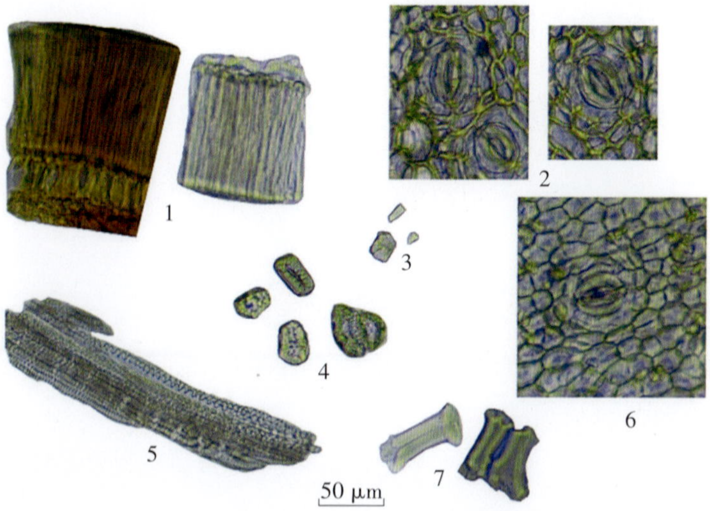

图3 炒槐角粉末显微图

1.表皮栅状细胞 2.表皮果皮细胞 3.草酸钙方晶 4.石细胞
5.导管 6.果皮表皮细胞和方晶 7.种皮支持细胞

【检查】水分 按中国药典通则0832第二法，对样品测定水分，根据测定结果，结合以往实验数据，拟定炒槐角限度不得过10.0%，槐角炭限度不得过8.0%。

【含量测定】照高效液相色谱法（中国药典通则0512）测定。

色谱条件与系统适用性试验 以十八烷基硅烷键合硅胶为填充剂；以甲醇-乙腈-0.07%磷酸溶液（12:20:68）为流动相；检测波长为260 nm。理论板数按槐角苷峰计算应不低于3000。

对照品溶液的制备 取槐角苷对照品适量，精密称定，加甲醇制成每1 ml含40 μg的溶液，即得。

供试品溶液的制备 取本品粉末（过三号筛）约2 g，精密称定，置具塞锥形瓶中，精密加入70%乙醇50 ml，密塞，称定重量，超声处理（功率300 W，频率25 kHz）45分钟，放冷，再称定重量，用70%乙醇补足减失的重量，摇匀，滤过。精密量取续滤液0.5 ml，置20 ml量瓶中，加甲醇至刻度，摇匀，即得。

测定法 分别精密吸取对照品溶液与供试品溶液各10 μl，注入液相色谱仪，测定，即得。

对16批槐角炮制品中槐角苷含量测定，根据测定结果，结合以往实验数据，拟定按干燥品计算，炒槐角含槐角苷（$C_{21}H_{20}O_{10}$）不得少于3.0%，槐角炭不得少于1.0%。

【化学成分】槐角主含黄酮类、皂苷类、生物碱类、氨基酸和磷酯类成分，如槲皮素、染料木素、山萘酚和异鼠李素的黄酮糖苷类，槐花皂苷Ⅰ、Ⅱ、Ⅲ，大豆皂苷Ⅰ、Ⅲ等皂苷类，以及金雀花碱、N-甲基金雀花碱、槐根碱、苦参碱等生物碱类。还含赖氨酸、天冬酸胺、精氨酸等氨基酸和油酸、亚油酸、亚麻酸等[3-7]。

【药理作用】槐角具有多种生物活性，包括止血、抗氧化、抗骨质疏松、降血糖、抗肿瘤、神经保护和抗炎等作用[7-12]。

【炮制方法】【性味与归经】【功能与主治】【用法与用量】【处方应付】及**【贮藏】**参照文献[1-2]综合拟定。

参考文献

[1] 国家药典委员会.中华人民共和国药典(2020年版·一部)[S].北京:中国医药科技出版社,2020:371.
[2] 甘肃省食品药品监督管理局.甘肃省中药炮制规范(2009年版)[S].兰州:甘肃文化出版社,2009:184.
[3] 王笑,王雨,张冰,等.槐不同药用部位本草学、化学成分和药理作用研究进展[J].中草药,2018,49(18):4461-4467.
[4] 孙国东,霍金海,潘五九,等.基于UPLC-Q-TOF/MS技术的槐角药材化学成分分析[J].中草药,2019,50(16):3774-3783.
[5] 王志玲,勾凌燕,刘景东,等.槐角不同部位中主要黄酮苷元成分的比较[J].时珍国医国药,2012,23(03):594-596.
[6] 唐于平,楼凤昌,马雯,等.槐果皮中的异黄酮甙类成分[J].中国药科大学学报,2001(03):29-31.
[7] 李文涛,任伟光,黄林芳.基于UPLC-Q-TOF/MS技术的槐角蜜炙前后化学成分变化研究[J].辽宁中医药大学学报,2014,16(10):59-62.
[8] 韦华梅,王剑波.中药槐角的研究进展[J].亚太传统医药,2010,6(03):115-119.
[9] 王景华,唐于平,楼凤昌.槐角化学成分与药理作用[J].国外医药(植物药分册),2002(02):58-60.
[10] 房敏峰,曲欢欢,文颂华,等.槐角不同炮制品中槐角苷的含量测定[J].中药材,2007(01):24-25.
[11] 张庆贺,柏金辰,孙冰雪,等.槐角化学成分及其抗骨质疏松作用研究[J].天然产物研究与开发,2017,29(09):1517-1522.
[12] 李晓霞,瞿璐,刘丽丽,等.国槐化学成分与药理作用的研究进展[J].天津中医药大学学报,2016,35(03):211-216.

椒　目

jiaomu

ZANTHOXYLI SEMEN

【处方用名】椒目、炒椒目。

【名称】本标准沿用历代习用名称。

【来源】本品为芸香科植物花椒*Zanthoxylum bungeanum* Maxim.的干燥成熟种子。主产于甘肃、四川等地。立秋前后采收成熟果实，取出种子，除去果壳及杂质，干燥。

药材以色黑、光亮、饱满、气味浓郁者为佳。[1-2]

【性状】椒目 呈类圆球形、半球形或卵形，种脐斜平，直径3～4 mm。表面黑色，具光泽，表皮脱落部分露出黑色网状纹理。质坚硬。剖开可见淡黄白色的胚乳及子叶2枚，显油性。气芳香，味辛麻。

炒椒目 形如椒目。种皮破裂。香气浓烈。见图1。

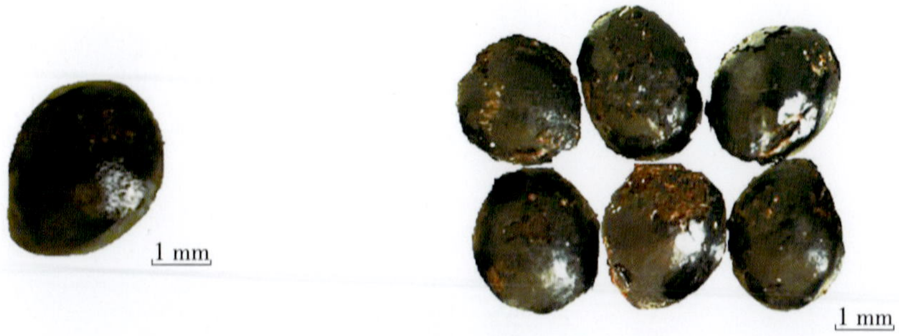

图1 炒椒目饮片图

【鉴别】显微鉴别 本品粉末红棕色。种皮表皮细胞多角形，壁连珠状增厚，红棕色或棕黑色。种皮下皮细胞多角形，壁木质化，具明显的网状纹理，淡黄色。胚乳细胞多角形，内含糊粉粒及油滴，油滴淡黄色。石细胞成群或散在，方形、类圆形或多角形，直径 10～82μm，孔沟及纹孔明显。可见细小的草酸钙砂晶。见图2。

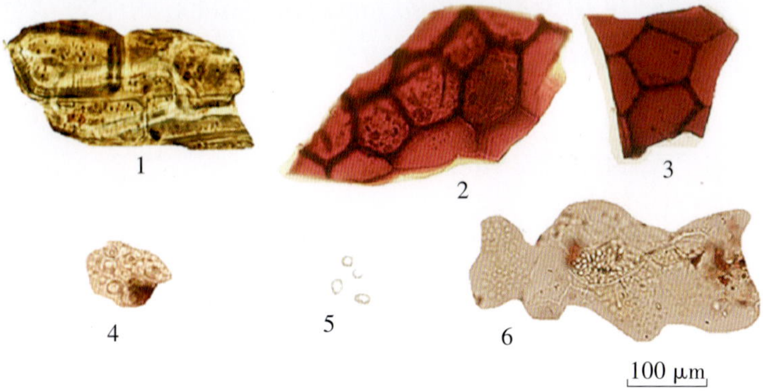

图2 椒目粉末显微图

1.石细胞 2.下皮细胞 3.胚乳细胞 4.表皮细胞 5.油滴 6.草酸钙沙晶

【化学成分】 椒目中主要为不饱和脂肪酸：棕榈酸、硬脂酸、棕榈烯酸、油酸、亚油酸、亚麻酸；此外还包括金丝桃苷、槲皮素[3]、异欧前胡素、异茴芹素、硬脂酸、β-谷甾醇、胡萝卜苷等[4]。

【药理作用】 具有抗血栓形成、调血脂、祛痰、平喘镇咳及抗炎等药理作用[5]。

【炮制方法】【性味与归经】【功能与主治】【用法与用量】【处方应付】【注意】 及 **【贮藏】** 参照文献[] 综合拟定。

参考文献

[1] 王少苹.椒目质量标准研究及椒目脂肪酸SFODLPME-GC测定方法的建立[D].山西医科大学,2017.

[2] 甘肃省食品药品监督管理局.甘肃省中药材标准(2009年版)[S].兰州:甘肃文化出版社,2009:184-185.

[3] 王少苹,孙欢欢,张沙沙,等.不同产地椒目药材的质量评价[J].山西医科大学学报,2017(05):45-50.

[4] 王文泽,赵燕燕,李铣,等.椒目化学成分研究[J].中草药,2008,(02):184-186.

[5] 李卿,秦剑,欧燕.椒目化学成分及药理作用研究进展[J].中国中医急症,2012,21(5):762-764.

金 樱 子

Jinyingzi

ROSAE LAEVIGATAE FRUCTUS

【处方用名】盐金樱子、蜜金樱子[1]。

【名称】《中国药典》以金樱子为正名，故本标准沿用此名。

【来源】本品为蔷薇科植物金樱子 *Rosa laevigata* Michx. 的干燥成熟果实。主产于广东、湖南、浙江、江西等地。10～11月果实成熟变红时采收，干燥，除去毛刺。

药材以个大、色红者为佳。[2]

【性状】盐金樱子 呈倒卵形的纵剖瓣。表面暗棕色，有突起的棕色小点。顶端有花萼残基，下部渐尖。花托壁厚 1～2 mm，内面淡黄色，残存淡黄色绒毛。气微，味微咸。

蜜金樱子 形如盐金樱子。味甜，具蜜香气。见图1、图2。

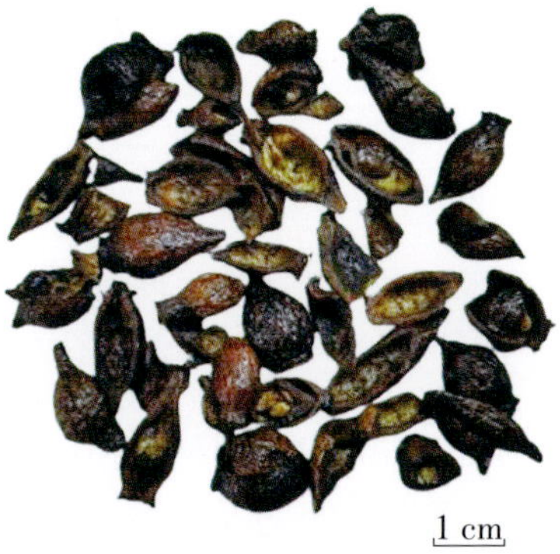

图1 蜜金樱子饮片图

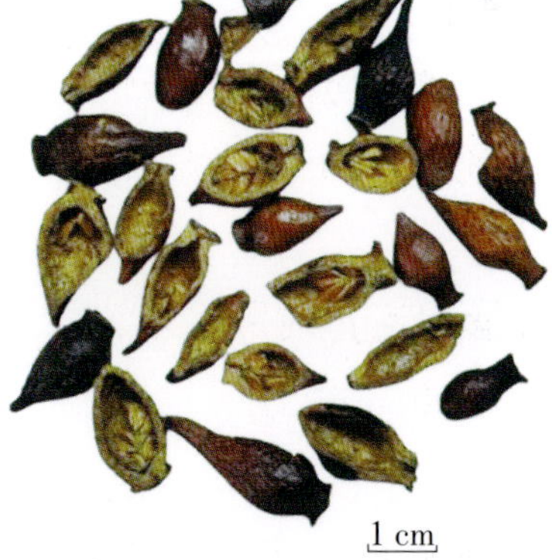

图2 盐金樱子饮片图

【鉴别】显微鉴别　本品花托壁横切面：外表皮细胞类方形或略径向延长，外壁及侧壁增厚，角质化；表皮上的刺痕纵切面细胞径向延长。皮层薄壁细胞壁稍厚，纹孔明显，含油滴及橙黄色物，有的含草酸钙方晶及簇晶。纤维束散生于近皮层外侧。维管束多存在于皮层中部及内侧，外韧型，韧皮部外侧有纤维束，导管散在或放射状排列。内表皮细胞长方形，内壁增厚，角质化；有木化的非腺毛或其残基。

粉末淡肉红色。非腺毛单细胞或多细胞，长505～1836 μm，直径16～31 μm，壁木化或微木化，表面常有螺旋状条纹，胞腔内含黄棕色物。表皮细胞多角形，壁厚，内含黄棕色物。草酸钙方晶多见，长方形或不规则形，直径16～39 μm；簇晶少见，直径27～66 μm。螺纹导管、网纹导管、环纹导管及具缘纹孔导管直径8～20 μm。薄壁细胞多角形，木化，具纹孔，含黄棕色物。纤维梭形或条形，黄色，长至1071 μm，直径16～20 μm，壁木化。树脂块不规则形，黄棕色，半透明。[3] 见图3。

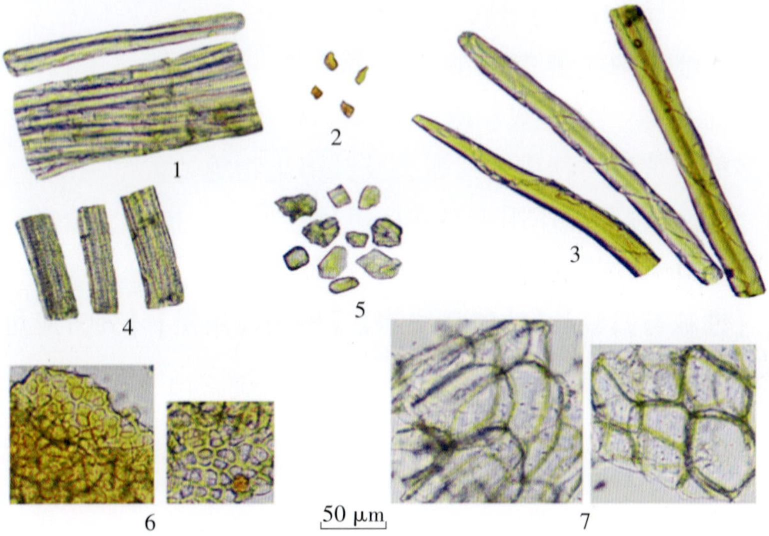

图3　金樱子饮片粉末显微图

1. 纤维　2. 树脂块　3. 非腺毛　4. 导管　5. 草酸钙方晶　6. 外表皮细胞　7. 薄壁细胞

【检查】水分　按中国药典通则0832第二法，对15批样品测定水分，根据测定结果，结合以往实验数据，拟定水分限度不得过18.0%。

总灰分　按中国药典通则2302，对15批样品测定，根据测定结果，拟定总灰分限度不得过5.0%。

【含量测定】对照品溶液的制备　取经105 ℃干燥至恒重的无水葡萄糖60 mg，精密称定，置100 ml量瓶中，加水溶解并稀释至刻度，摇匀，即得（每1 ml中含无水葡萄糖0.6 mg）。

标准曲线的制备　精密量取对照品溶液0.5ml、1.0 ml、1.5ml、2.0 ml、2.5 ml，分别置50 ml量瓶中，各加水至刻度，摇匀。分别精密量取上述溶液各2 ml，置具塞试管中，各精密加4%苯酚溶液1 ml，混匀，迅速精密加入硫酸7 ml，摇匀，置40 ℃水浴中保温30分钟，取出，置冰水浴中放置5分钟，取出，以相应试剂为空白，照紫外-可见分光光度法（中国药典通则0401），在490 nm的波长处测定吸光度，以吸光度为纵坐标，浓度为横坐标，绘制标准曲线。

测定法 取本品粗粉约0.5 g，精密称定，置具塞锥形瓶中，精密加水50 ml，称定重量，静置1小时，加热回流1小时，放冷，再称定重量，用水补足减失的重量，摇匀，滤过，精密量取续滤液1 ml，置100 ml量瓶中，加水至刻度，摇匀，精密量取25 ml，置50 ml量瓶中，加水至刻度，摇匀，精密量取2 ml，置具塞试管中，照标准曲线的制备项下的方法，自“各精密加4%苯酚溶液1 ml”起，依法测定吸光度，从标准曲线上读出供试品溶液中金樱子多糖的重量（mg），计算，即得[3]。

根据测定结果，结合以往实验数据，拟定盐金樱子、蜜金樱子按干燥品计算，含金樱子多糖以无水葡萄糖（$C_6H_{12}O_6$）计，不得少于25.0%。

【化学成分】金樱子中主要有酚酸类、甾体类、三萜类、苯丙素类等多种化学成分[4]，此外，还有维生素、氨基酸、胡萝卜素、无机盐、微量元素及鞣质类等成分，其主要活性成分是多糖、黄酮类物质、三萜类及其衍生物等[5]。

【药理作用】金樱子的药理作用主要有抗氧化、抑菌、抗炎、镇痛、抗肝损伤、改善肾功能、提高机体免疫力、降血糖、降血脂、抗肿瘤等[4, 5, 6]。

【炮制方法】【性味与归经】【功能与主治】【用法与用量】【处方应付】及**【贮藏】**参照文献[1, 2, 3]综合拟定。

参考文献

[1] 甘肃省食品药品监督管理局.甘肃省中药炮制规范(2009年版)[S].兰州:甘肃文化出版社,2009:156.
[2] 中国科学院《中国植物志》编辑委员会.中国植物志[M].北京:科学出版社,2004.
[3] 国家药典委员会.中华人民共和国药典(2020年版·一部)[S].北京:中国医药科技出版社,2020:232.
[4] 陈倩,李娜,张雨林,等.金樱子的研究进展[J].中医药导报,2018,24(19):106-110.
[5] 闵俊,李燕燕,余华.金樱子的化学成分、药理作用及临床应用研究进展[J].环球中医药,2008(2):16-18.
[6] 黄海婷.中药金樱子的研究现状及综合利用[J].中国医药指南,2014,(028):76-78.

苦豆子

Kudouzi

SOPHORAE ALOPECUROIDES SEMEN

【处方用名】 苦豆子。

【名称】 苦豆子名出《新疆中草药手册》，按药用部位称谓，其根和根茎称苦豆根；地上全称苦豆草，本标准收载其种子，故以苦豆子为正名。

【来源】 本品为豆科植物苦豆子 *Sophora alopecuroides* L.的干燥成熟种子。主产于甘肃、内蒙古、新疆、青海、河北等地。秋季果实成熟后收取果序，晒干，打下种子，除去杂质。

药材以色黄亮、饱满、味苦者为佳。[1, 2]

【性状】 呈卵圆形或两端平截，略扁，长0.3～0.4 cm，直径约0.2 cm。表面黄色或淡棕黄色，光滑，具蜡样光泽，一侧有棕色条形种脐，较宽的一端可见圆形凹陷的珠孔。质坚硬，不易破碎。种皮革质，子叶2，黄色。气微，味苦。[2] 见图1。

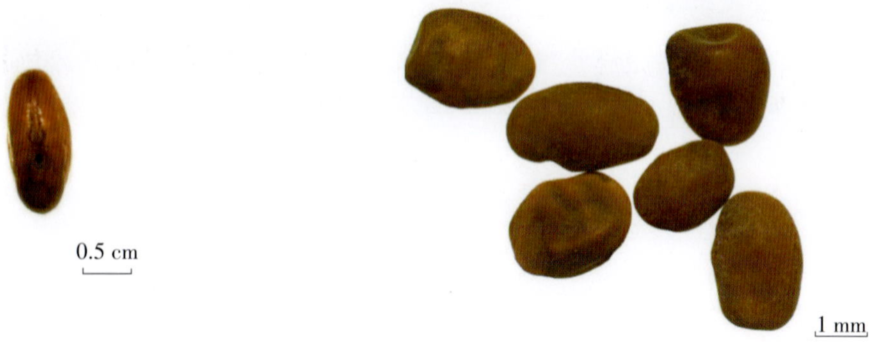

图1 苦豆子饮片图

【鉴别】化学反应 为苦豆子生物碱反应。取本品粗粉5 g，加0.5%硫酸乙醇液50 ml，加热回流10分钟，趁热滤过，取滤液10 ml，加氨试液使成中性，置水浴上蒸干，加5%硫酸溶液3 ml使溶解，滤过。取滤液1 ml，加碘化汞钾试液1滴，即产生白色沉淀；另取滤液1 ml，加碘化铋钾试液1滴，产生橙黄色沉淀。

【化学成分】 苦豆子与苦豆草的成分基本一致。全草中含有二十二种生物碱[3-5]，其中有十二种已确定结构：槐定碱0.88%、金雀花碱、脱氢苦参碱0.025%，3-a-羟基槐啶、磨靛叶碱、苦豆碱0.026%、氧化苦参碱0.416%、氧化槐果碱0.389%和新槐安等。

【药理作用】（1）苦豆子干浸膏有抗炎作用，对痢疾杆菌有抗菌作用，并可抑制结核杆菌。（2）槐果碱有平喘、镇咳作用，并能抑制多种动物肿瘤。（3）苦参碱对小鼠有明显的镇痛作用。(4)苦豆子总碱有对抗β受体的作用。(5)苦豆子总黄酮有抗心律失常的作用。(6)毒性反应以循环系统和神经系统较为显著[1、5-9]。

【炮制方法】【性味】【功能与主治】【用法与用量】【处方应付】【注意】及**【贮藏】**同《甘肃省中药炮制规范》2009年版。

参考文献

[1] 史芳芸,邱明宁,李国中等.苦豆子资源现状、化学成分、毒性及其开发利用研究进展[J].黑龙江畜牧兽医,2019,(13):34-38.

[2] 王瑗,郁万文,周凯,等.苦豆子表型性状多样性分析及综合评价[J].广西植物,2019,39(09):1147-1158.

[3] 宋丽军,梁丽萍,赵淑敏,等.一测多评法测定苦豆子总生物碱中6种成分的含量[J].中药材,2017,40(06):1380-1383.

[4] 陈丽.苦豆子植物资源化学研究[D].银川:宁夏医科大学,2017.

[5] 郝伟亮,孟根达来,解红霞.苦豆子的化学成分及药理作用研究进展[J].中国药房,2016,27(13):1848-1850.

[6] 吐尔孙阿衣·克力木,努尔麦麦提·如则,阿依努尔·阿不来提.维药苦豆子研究近况[J].中国民族医药杂志,2016,22(05):66-68.

[7] 段龙,李学钊,田启会.苦豆子生物碱药理学研究现状[J].畜牧兽医杂志,2015,34(04):38-39.

[8] 盖丽,盖静,王俊丽,等.甘肃省金塔县苦豆子资源调查[J].中兽医医药杂志,2014,33(06):53-54.

[9] 何子清,冯志军,漆燕玲.苦豆子种子品质检验及质量标准研究[J].中国种业,2015(02):38-40.

苦　瓜

Kugua

MOMORDICAE CHARANTIAE FRUCTUS

【处方用名】苦瓜。

【名称】苦瓜在我国主要作为蔬菜食用，沿用通用名称。

【来源】本品为葫芦科植物苦瓜 *Momordica charantia* L.的干燥近成熟果实。全国大部分地区有产。夏、秋二季选取绿色近成熟果实，纵剖两瓣，除去瓤和种子后，横切成片，晒干。

药材以外表色灰绿、肉质、子少者为佳。[1、2]

【性状】呈不规则形的厚片。皱缩不平，弯曲，边缘向外略卷曲。外表面灰 绿色或浅黄棕色，有皱缩的瘤状突起及深沟纹。内表面黄白色，可见种子脱落后残留的浅黄色孔痕。切面外层灰绿色或浅黄棕色，内层黄白色。质硬脆。气微香，味苦。[3-6] 见图1。

【鉴别】（1）**显微鉴别** 本品粉末黄白色至黄绿色。外果皮细胞侧面观扁长方形，表面观类多角形。中果皮厚角组织细胞类圆形、类椭圆形、类多角形，壁波浪状或串珠状不均匀增厚；中果皮薄壁细胞侧面观长椭圆形、椭圆形或扁长方形。导管主为螺纹，直径5～20μm。纤维单个散在或成束。薄壁细胞中可见细小草酸钙簇晶及方晶。淀粉粒少见，单粒类圆形，直径3～6 μm，脐点点状、狭缝状，层纹不明显。见图2。

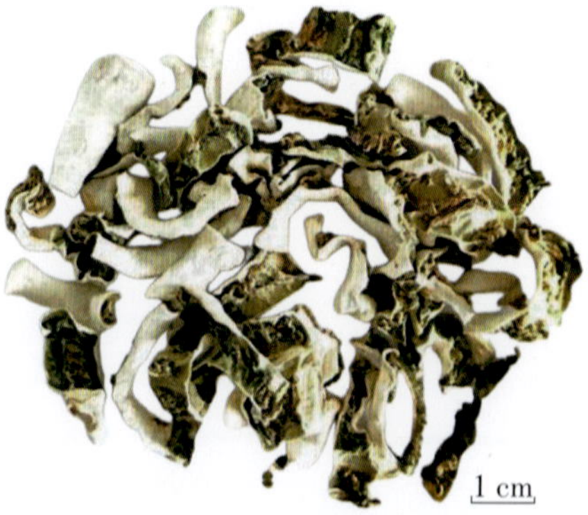

图1　苦瓜饮片图

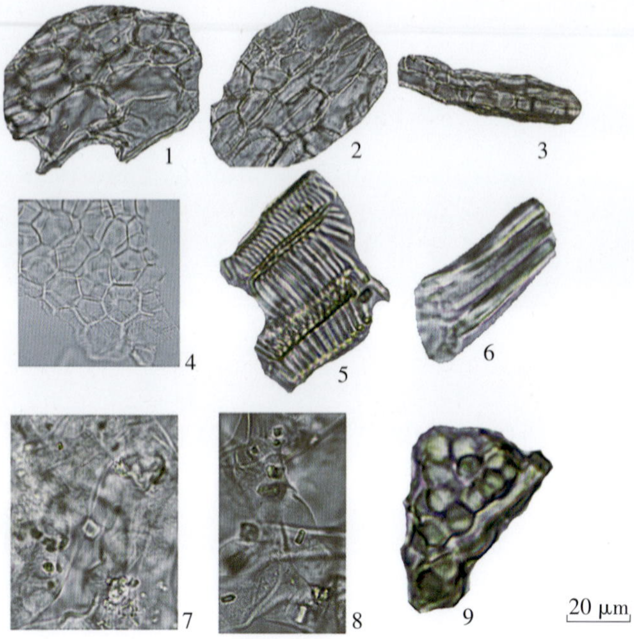

图2　苦瓜粉末显微图

1. 中果皮厚角细胞　2. 中果皮薄壁细胞　3. 外果皮细胞（侧面观）
4. 外果皮细胞（表面观）5. 导管　6. 纤维　7. 草酸钙簇晶　8. 草酸钙方晶　9. 淀粉粒

（2）**薄层色谱** 取本品粉末1 g，加75%乙醇30 ml，加热回流1小时，放冷，滤过，滤液蒸干，残渣加甲醇1 ml使溶解，作为供试品溶液。另取苦瓜对照药材1 g，同法制成对照药材溶液。照薄层色谱法（中国药典通则0502）试验，吸取上述两种溶液各2～5 μl，分别点于同一硅胶G薄层板上，以三氯甲烷-丙酮-甲醇（10∶1∶0.5）为展开剂，展开，取出，晾干，喷以10%硫酸乙醇溶液，在105 ℃加热至斑点显色清晰，分别置日光及紫外光灯（365 nm）下检视。供试品色谱中，在与对照药材色谱相应的位置上，显相同颜色的斑点或荧光斑点。见图3、图4。

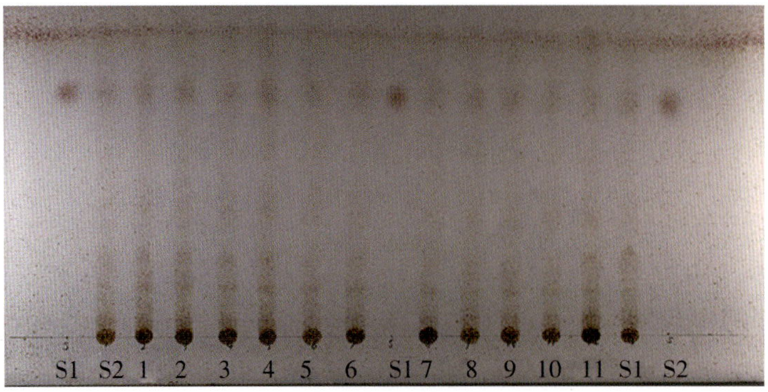

图3 苦瓜薄层色谱图（日光下）

S1.β-谷甾醇对照品 S2.苦瓜对照药材 1～11.苦瓜（不同批次样品）

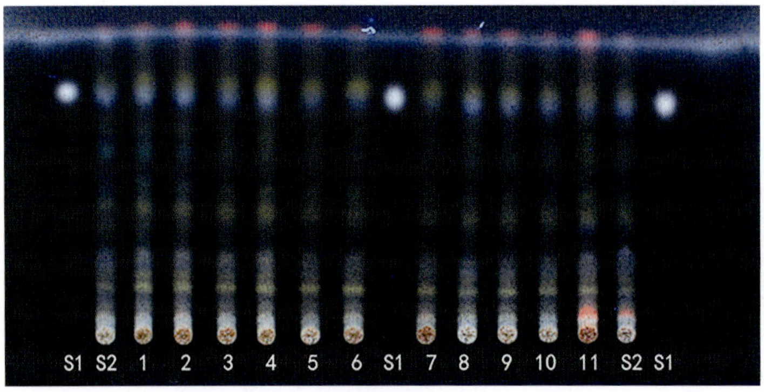

图4 苦瓜薄层色谱图（365 nm）

S1.β-谷甾醇对照品 S2.苦瓜对照药材 1～11.苦瓜（不同批次样品）

【检查】水分 按中国药典通则0832第二法，对11批苦瓜样品进行测定，根据测定结果，拟定水分限度不得过13.0%。

总灰分、酸不溶性灰分 按中国药典通则2302，对11批苦瓜样品进行测定，根据测定结果，拟定总灰分限度不得过12.0%，酸不溶性灰分限度不得过1.0%。

【浸出物】照醇溶性浸出物测定法（中国药典通则2201）项下的热浸法[7]，用75%的乙醇作溶剂，对11批苦瓜样品进行测定，根据测定结果，拟定浸出物限度不得少于30.0%。

【化学成分】未成熟果实苦瓜含三萜类有：苦瓜皂苷A、B、C、D、E、G、F_1、F_2、I、K、L，蚕豆苷，苦瓜素苷F_1、G、I，苦瓜苷A，日耳曼醇乙酸酯，苦瓜皂苷元F_1、I、L，苦瓜内酯，苦瓜酚苷A；含甾体类有：胡萝卜甾醇，5,25-豆甾二烯醇，β-谷甾醇，苦瓜苷；含其他类为：苦瓜脑苷，大豆脑苷I，尿嘧啶，腺苷，核黄素，苯丙氨酸，甘露醇，对羟基苯甲酸酯，二氢菜豆酸3-O-β-D-吡喃葡萄糖苷，鸟苷，胞嘧啶，苦瓜二醇A，柚皮苷，5-羟色胺，多种氨基酸，微量元素如Fe、Zn、Mg、Mn、Cu、Pb等，半乳糖醛酸，果胶等。还含α-苦瓜籽蛋白，β-苦瓜素及种子蛋白等蛋白类化合物。另外种子尚含苦瓜子苷A、B，蚕豆苷，海藻糖等[8-17]。

【药理作用】（1）降低血糖作用：降血糖是苦瓜的主要药理作用，研究表明苦瓜提取物对高血糖小鼠具有明显的改善糖耐量和降低血糖作用，苦瓜提取物Ⅱ降低血糖的效果比传统降糖药物格列吡嗪好[17]。苦瓜果实中提取物15 mg/kg静脉注射，可使饥饿兔血糖降低，5 mg/kg静脉注射，使麻醉猫血糖下降[4]。苦瓜碱提多糖（MCB）和水提多糖（MCW）都可以降低链脲佐菌素STZ诱导的糖尿病小鼠空腹血糖，且MCB组分的降血糖效果最好，500 mg/kg剂量的MCW降低糖尿病小鼠血糖效果超过D860[17]。（2）抗癌作用：苦瓜水提取物25～400 μl/ml大鼠前列腺未分化腺癌细胞有抑制生长的作用，400 μl/ml可完全抑制癌细胞生长。苦瓜种子中成分Momordin 50 μl/ml对小艾氏腹水癌有完全抑制作其生长的作用[4]。苦瓜汁可抑制杂环胺类物质的致突变和致癌[17]。（3）抗病毒作用：苦瓜提取液可以通过抑制病毒培植和直接灭活两种方式来发挥抗腺病毒作用。苦瓜素可以明显降低柯萨奇B3病毒（CVB3）感染小鼠的死亡率，能提高其生存率[17]。（4）抗衰老氧化作用：研究发现苦瓜皂苷可以明显提高衰老小鼠肝脏、脑组织和血清中的GSH-PX、SOD的活性，降低衰老小鼠肝脏、脑组织和血清中MDA的含量[17]。（5）抗生育作用：α-苦瓜籽蛋白8 mg/kg腹腔注射，于小鼠受孕第1～3天给药，50%小鼠不能成孕。实验表明，α-苦瓜籽蛋白具有直接损伤滋养层细胞以及毒害蜕膜细胞而达到早孕的作用。苦瓜浸膏1.75 g，连服60天，可引起犬睾丸功能损害，精子发生减少，睾丸核糖核酸及蛋白质含量均减少[4]。（6）其他作用：苦瓜凝聚素可以凝集人的O型红细胞；苦瓜籽蛋白有免疫抑制作用。对革兰氏阳性球菌、革兰氏阳性杆菌和革兰氏阴性杆菌抗菌作用[4]。苦瓜皂苷可以通过调节雌激素受体表达及ACTH的分泌来改善衰老机体的分泌能力。苦瓜果肉还有一定的抗动脉粥样硬化作用[17]。

【毒理】据有关文献报道，妊娠大鼠灌服苦瓜汁6 ml/kg体重，引起子宫出血，并在数小时内死亡。正常的患四氧嘧啶性糖尿病的大鼠每日灌服6 ml/kg体重，80%～90%在5～23天死亡。大鼠腹腔注射苦瓜汁15～40 ml/kg体重，6～18小时死亡。患四氧嘧啶性糖尿病的家兔，每天灌服苦瓜浆汁10 ml/kg体重，对大多数动物均表现毒性[4]。

【炮制方法】【性味与归经】【功能与主治】【用法与用量】【处方应付】【注意】及【贮藏】参照文献[4]综合拟定。

参考文献

[1] 李时珍.本草纲目(校点本,下册)[M].北京:人民卫生出版社,1982:1705.

[2] 南京中医药大学.中药大辞典[M].2版.上海:上海科学技术出版社,2006.

[3] 国家中医药管理局《中华本草》编委会.中华本草[M].上海:上海科学技术出版社,1999.

[4] 甘甘肃省食品药品监督管理局.甘肃省中药材标准(2009年版)[S].兰州:甘肃文化出版社,2009:170-172.

[5] 广东省食品药品监督管理局.广东省中药材标准(第一册)[S].广州:广东科技出版社,2004:126-

128.
[6] 湖南省食品药品监督管理局.湖南省中药材标准(2009年版)[M].长沙:湖南科学技术出版社,2009:156.
[7] 国家药典委员会.中华人民共和国药典(2020年版·四部)[S].北京:中国医药科技出版社,2020:59、114、234、232.
[8] 常风岗.苦瓜化学成分研究(Ⅱ)[J].中草药,1995,26(10):507-510.
[9] 肖志艳,陈迪华,斯建勇.苦瓜化学成分的研究[J].中草药,2000,31(8):571-572.
[10] 田宝泉,杨益平,何直升,等.苦瓜水溶性部位化学成分的研究[J].中药,2005,36(5):657-658.
[11] 向亚林,凌冰,张茂新.苦瓜化学成分和生物活性的研究进展[J].天然产物研究与开发,2005,17(2):242-246.
[12] 潘辉,赵余庆.苦瓜化学成分的研究[J].中草药,2007,38(1):9-10.
[13] 关健,赵余庆.苦瓜化学成分的研究[J].中草药,2007,38(12):1777-1778.
[14] 李清艳,梁鸿.苦瓜的化学成分研究[J].药学学报,2009,44(9):1014-1018.
[15] 王虎,李吉来,李佳伟,等.苦瓜化学成分研究[J].中国实验方剂学,2011,17(16):54-56.
[16] 冯航.苦瓜化学成分研究进展[J].西安文理学院学报(自然科学版),2013,16(4):22-24.
[17] 金灵玲,唐婷,邢旺兴.苦瓜化学成分及其药理作用[J].健康研究,2015,35(1):23-24.

苦 楝 子

Kulianzi

AZEDARACH FRUCTUS

【处方用名】苦楝子、盐苦楝子。

【来源】本品为楝科植物楝 *Melia azedarach* L.的干燥成熟果实。主产于四川、云南贵州、湖南、湖北、河南、甘肃等地。冬季果实成熟时采收，除去杂质，干燥。

药材以个大、饱满、外皮色黄、果肉色黄白者为佳。[1, 2]

【性状】苦楝子 呈长椭圆形，长1.5～2 cm，直径1～1.5 cm。表面淡黄棕色至棕黄色，微有光泽，多皱缩，具深棕色小点，顶端钝圆，微下陷，有花柱残痕，基部凹陷，具果梗痕。外果皮革质。果肉松软，淡黄色，具黏性。果核圆形，一端平截，一端尖，有5～6条纵棱，内分5～6室，每室含1粒黑褐色扁椭圆形种子。质坚硬。气特异，味酸、苦。[3] 见图1。

盐苦楝子 呈不规则的碎块状。表面焦黄色。味稍咸、酸、苦。

【化学成分】果实中含有苦楝子酮，苦楝子醇，苦楝子内酯，7-二十三醇，儿茶素，羽扇豆醇，β-谷甾醇，β-谷甾醇-3-O-葡萄糖苷，香草醛，肉桂酸，印楝子素，1-桂皮酰苦楝子醇酮，苦楝子二醇，苦楝新醇。种子中含6-乙酰氧基-11α-羟基-7-氧代-14β，15β-环氧苦楝子新素-1,5-二烯-3-O-α-L-吡喃鼠李糖苷，印楝沙兰林，印楝德林，6-乙酰氧基-7-酮基-14β，15β-环氧苦楝子素-1,5-烯-3-O-β-D-吡喃糖苷，6,11-二乙酰氧基-7-氧代-14β，15β-环氧苦楝子新素-1,5-二烯-3-O-β-吡喃葡萄糖苷。种子油含多种脂肪酸，其中不饱和酸约占85%，主要成分为亚油酸，油酸；果实油含肉豆蔻酸，亚油酸，油酸，棕榈酸，棕榈油酸[4-6]。

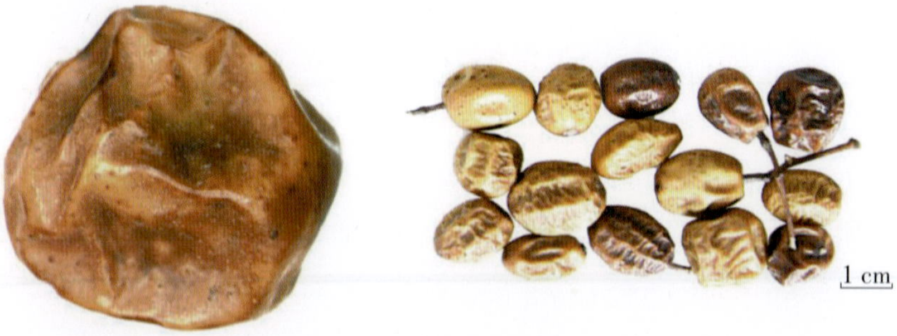

图1　苦楝子饮片图

【药理作用】苦楝子的乙醇浸液、水浸液及煎液的抗真菌实验证明，乙醇浸液抗真菌作用最强，10%苦楝子乙醇浸液即有明显的抑菌作用，尤其对白念珠菌、新生隐球菌作用较强，而水浸液和煎液的抑菌作用较差[4]。

【炮制方法】【性味与归经】【功能与主治】【用法与用量】【处方应付】【注意】及**【贮藏】**同《甘肃省中药炮制规范》2009年版。

参考文献

[1] 国家中医药管理局《中华本草》编委会.中华本草[M].上海:上海科学技术出版社,1999.

[2] 南京中医药大学.中药大辞典[M].2版.上海:上海科学技术出版社,2006.

[3] 康新莉,李登芳.苦楝子与川楝子的比较鉴别[J].中医药学报,2019,47(05):59-62.

[4] 潘文昭.苦楝子的药用[J].农村新技术,2014(10):64.

[5] 种小桃,时岩鹏,程战立,等.苦楝子的化学成分研究(Ⅱ)[J].中草药,2011,42(02):244-246.

[6] 周鹏,周琦,陈磊.苦楝子中三萜成分的研究[J].黑龙江医药,2011,24(03):381-382.

苦 杏 仁

Kuxingren

ARMENIACAE SEMEN AMARUM

【处方用名】 蜜苦杏仁[1]。

【名称】 文献和《中国药典》以苦杏仁为正名，故本标准沿用此名。

【来源】 本品为蔷薇科植物山杏 *Prunus armeniaca* L. var. *ansu* Maxim.西伯利亚杏 *Prunus sibirica* L.、东北杏 *Prunus mandshurica*（Maxim.）Koehne或杏 *Prunus armeniaca* L.的干燥成熟苦味种子。主产于我国北方各地。夏季采收成熟果实，除去果肉和核壳，取出 种子，晒干[1-3]。

药材以颗粒均匀、饱满、完整、味苦者为佳。

【性状】 呈扁心形，或分离为单瓣。表面棕黄色，顶端尖，底部钝圆肥厚，左右不对称。富油性。具蜜香气，味苦。

【鉴别】薄层色谱 取本品粉末2 g，置索氏提取器中，加二氯甲烷适量，加热回流2小时，弃去二氯甲烷液，药渣挥干，加甲醇30 ml，加热回流30分钟，放冷，滤过，滤液作为供试品溶液。另取苦杏仁苷对照品，加甲醇制成每1 ml含2 mg的溶液，作为对照品溶液。照薄层色谱法（中国药典通则0502）试验，吸取上述两种溶液各3 μl，分别点于同一硅胶G薄层板上，以三氯甲烷-乙酸乙酯-甲醇-水（15∶40∶22∶10）5～10 ℃放置分层的下层溶液为展开剂，展开，取出，喷以0.8%磷钼酸的15%硫酸乙醇溶液，在105 ℃加热至斑点显色清晰。供试品色谱中，在与对照品色谱相应的位置上，显相同颜色的斑点。见图1。

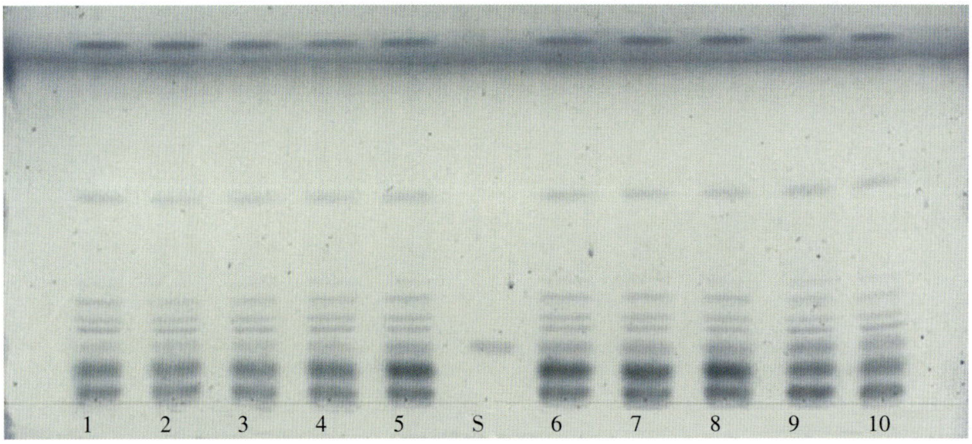

图1　蜜苦杏仁薄层色谱图

S.苦杏仁苷对照品　1～10 蜜苦杏仁（不同批次样品）

【检查】水分 按中国药典通则0832第四法，对10批样品测定水分，根据测定结果，拟定水分限度不得过7.0%。

过氧化值 照酸败度检查法（中国药典通则2303）测定，根据测定结果，结合以往实验数据，拟定过氧化值限度不得过0.11。

【含量测定】照高效液相色谱法，参照《中国药典》2020年版一部苦杏仁下含量测定项拟定。

色谱条件与系统适用性试验 以十八烷基硅烷键合硅胶为填充剂；以乙腈-0.1%磷酸溶液（8∶92）为流动相；检测波长为207 nm。理论板数按苦杏仁苷峰计算应不低于7000。

对照品溶液的制备 取苦杏仁苷对照品适量，精密称定，加甲醇制成每1 ml含40 μg的溶液，即得。

供试品溶液的制备 取本品粉末（过二号筛）约0.25 g，精密称定，置具塞锥形瓶中，精密加入甲醇25 ml，密塞，称定重量，超声处理（功率250 W，频率50 kHz）30分钟，放冷，再称定重量，用甲醇补足减失的重量，摇匀，滤过。精密量取续滤液5 ml，置50 ml量瓶中，加50%甲醇至刻度，摇匀，滤过，取续滤液，即得。

测定法 分别精密吸取对照品溶液与供试品溶液各10～20 μl，注入液相色谱仪，测定，即得。

仪器与试药 1260-G1311B型高效液相色谱仪；OpenLab C.01.05型数据处理仪；G1315D型紫外可见检测器。乙腈为色谱纯，其余试剂为分析纯。苦杏仁苷对照品（批号：110820-201607，中国食品药品检定研究院提供）。

色谱条件 色谱柱为大连依利特SinoChrom ODS-BP（5 μm，4.6 mm×250 mm）；以乙腈-0.1%磷酸溶液（8∶92）为流动相；检测波长为207 nm。柱温为40 ℃；流速为1.0 ml/min；理论板数按苦杏仁苷峰计算应不低于7000[4]。

样品测定 对12批蜜苦杏仁中苦杏仁苷进行测定，根据测定结果，结合以往实验数据，拟定按干燥品计算，含苦杏仁苷（$C_{20}H_{27}NO_{11}$）不得少于2.4%。

【化学成分】苦杏仁中含有丰富的脂肪、蛋白质、多种微量元素和维生素，其中不饱和脂肪酸的含量很高，氨基酸种类齐全，钾、钙、铁、镁、锌和维生素E的含量高，不同产地苦杏仁的化学成分具有明显的差异[5]。

【药理作用】苦杏仁为常用止咳平喘药，有小毒，归肺、大肠经[6]。临床上通常采用炮制、炒制或霜制等炮制方法，不仅起到增效减毒的目的，而且不同规格其功效也有所侧重，如苦杏仁炒制后长于温肺散寒，而霜制后可避免滑肠，功专降气止咳平喘[7]。

【炮制方法】【性味与归经】【功能与主治】【用法与用量】【处方应付】【注意】及**【贮藏】**参照文献[1, 2]综合拟定。

参考文献

[1] 甘肃省食品药品监督管理局.甘肃省中药炮制规范(2009年版)[S].兰州:甘肃文化出版社,2009:152-154.

[2] 国家药典委员会.中华人民共和国药典(2020年版·一部)[S].北京:中国医药科技出版社,2020:210-211.

[3] 中国科学院《中国植物志》编辑委员会.中国植物志[M].北京:科学出版社,2004.

[4] 王均秀,张学兰,王秋红,等.苦杏仁不同炮制品HPLC指纹图谱的比较[J].中国实验方剂学杂志,2017,23(06):32-34.

[6] 张慧,沈潇薇,姜慧洁,等.燀苦杏仁标准汤剂质量与其饮片指标成分苦杏仁苷的相关性探讨[J].中草药,2018,49(09):2063-2069.

[7] 房敏峰,付志玲,王启林等.炮制对苦杏仁中苦杏仁苷在大鼠体内代谢的影响[J].中国中药杂志,2010,35(20):2684-2688.

李　仁

Liren

PRUNI SALICINAE SEMEN

【处方用名】李仁、炒李仁。

【名称】沿用甘肃习用名称。

【来源】本品为蔷薇科植物李*Prunus salicina* Lindl.的干燥成熟种子。主产于甘肃、陕西等地。秋季果实成熟时采收，除去果肉，洗净，砸破果壳取其种子，晒干。

药材以粒大、饱满、味苦者为佳。[1-3]

【性状】李仁　呈长椭圆形、卵圆形，长0.5～0.8 cm，宽0.3～0.7 cm。表面黄棕色至深棕色，上部尖端及基部合点常偏向一侧，合点圆形，其外缘散出多数维管束纹理。种皮薄，子叶2，乳白色，富油性。气微，味苦。见图1。

炒李仁　形如李仁。表面深黄棕色或棕褐色。[4, 5] 见图2。

【鉴别】显微鉴别　本品粉末黄棕色。种皮外表皮细胞黄棕色，类多角形。石细胞侧面观卵圆形、长圆拱形、高盔帽形或马蹄形，突出于表皮层部分壁厚，层纹不明显，胞腔小，孔沟可见；表面观圆形、椭圆形，有的两端稍尖，壁均匀增厚，孔沟较稀疏，层纹较少。导管为螺纹导管。见图3。

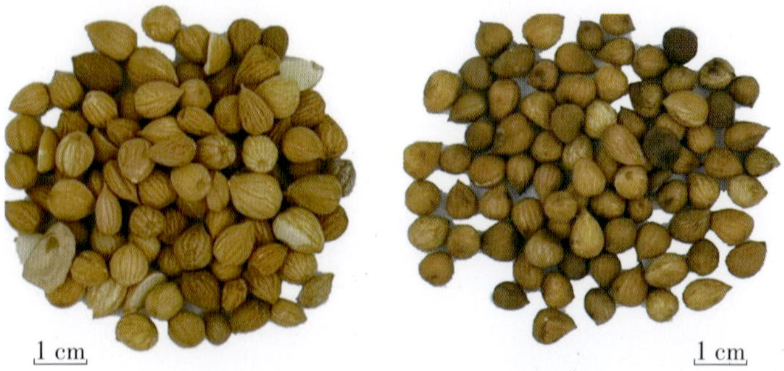

图1 李仁饮片图

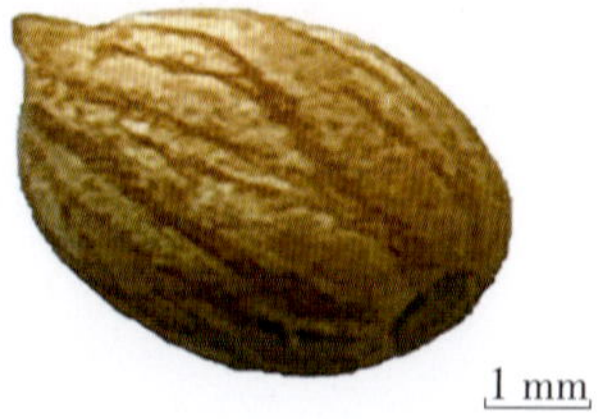

图2 炒李仁饮片图

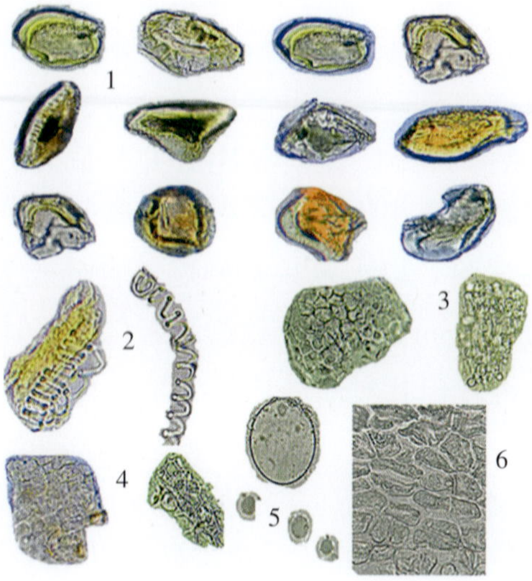

图3 李仁、炒李仁粉末显微图

1.石细胞 2.螺纹导管 3.胚乳细胞 4.薄壁细胞 5.油细胞 6.种皮表皮细胞

参照文献[4, 5]进行横切面显微描述：种皮表皮为1列薄壁细胞，散有黄色石细胞；石细胞上半部分露出，壁较厚，具层纹，下半部嵌在薄壁细胞间，壁较薄，具孔沟及纹孔；种皮薄壁细胞多皱缩，细胞界限不清楚，薄壁组织中可见导管；内表皮细胞1列，为压扁的椭圆形。外胚乳层细胞呈多边形；内胚乳细胞在种子腹缝处为1列，逐渐扩展至种子背面为12列；其内侧为子叶，胞类多角形。不列入标准正文，仅供参考。见图4。

【检查】酸败度 李仁在贮藏期间保存条件不当，容易出现虫蛀、走油，酸败变质，为保证质量，原标准对市售6批合格李仁的酸值、羰基值和过氧化值进行测定（中国药典通则2303），结果分别在2.5～7.8、0.9～2.4和0.015～0.046之间，根据测定结果，拟定酸值不得过10.0；羰基值不得过3.0；过氧化值不得过0.050。

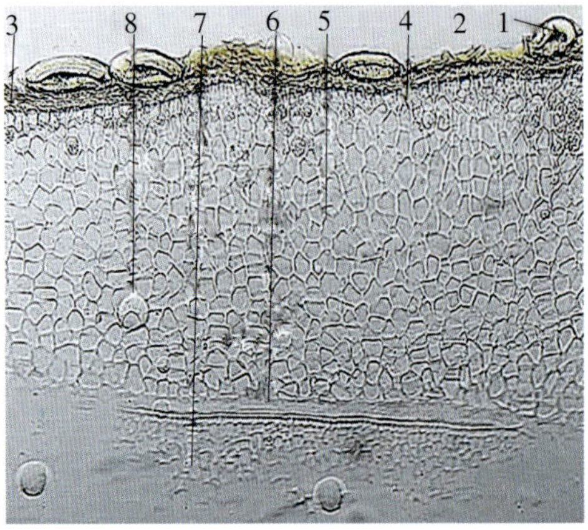

图4　李仁种子背面横切面显微图

1.石细胞　2.种皮表皮细胞　3.种皮薄壁细胞　4.种皮内表皮细胞　5.外胚乳层
6.内胚乳层　7.子叶细胞　8.油细胞

【含量测定】 根据李仁含有苦杏仁苷（$C_{20}H_{27}NO_{11}$）成分，原标准已建立含量测定方法，以控制药材质量[1]。照高效液相色谱法（中国药典通则0512）测定。

色谱条件与系统适用性试验　以十八烷基硅烷键合硅胶为填充剂；以甲醇-水（30∶70）为流动相；检测波长为210 nm。理论板数按苦杏仁苷峰计算应不低于3000。

对照品溶液的制备　取苦杏仁苷对照品适量，精密称定，加甲醇制成每1 ml含80 μg的溶液，即得。

供试品溶液的制备　取本品粉末（过二号筛）约0.3 g，精密称定，置具塞锥形瓶中，精密加入甲醇50 ml，密塞，称定重量，超声处理（功率250 W，频率50 kHz）30分钟，放冷，再称定重量，用甲醇补足减失的重量，摇匀，滤过，取续滤液，即得。

测定法　分别精密吸取对照品溶液与供试品溶液各10 μl，注入液相色谱仪，测定，即得。

方法与验证　以苦杏仁苷对照品量为横坐标，峰面积（A）为纵坐标，进行回归，得到回归方程：$C=7.6440\times10^{-7}A+5.1343\times10^{-3}$，$r=0.9999$，表明苦杏仁苷在0.081～3.24 μg围内呈良好的线性关系。精密度试验、重复性试验的RSD分别为1.43%、1.37%；样品中苦杏仁苷在12小时内基本稳定，RSD为2.39%；加样平均回收率为103.0%，RSD为2.11%，均符合要求。

对9批样品测定，根据测定结果，拟定按干燥品计算，李仁含苦杏仁苷（$C_{20}H_{27}NO_{11}$）不得少于1.6%；炒李仁含苦杏仁苷（$C_{20}H_{27}NO_{11}$）不得少于1.2%。

【化学成分】 含苦杏仁苷，脂肪油，挥发性有机酸，皂苷，植物甾醇等[6-8]。

【药理作用】 具润滑性缓泻作用，并对实验动物有显著降压作用。

【炮制方法】【性味与归经】【功能与主治】【用法与用量】【处方应付】【注意】 及 **【贮藏】** 参照文献[2, 3]综合拟定。

参考文献

[1] 甘肃省食品药品监督管理局.甘肃省中药材标准(2009年版)[S].兰州:甘肃文化出版社,2009:161-164.

[2] 中国医学科学院药物研究所,中药志(第四册)[M].北京:人民卫生出版,1993:80.

[3] 甘肃省卫生局.甘肃中草药手册(第一册)[M].兰州:甘肃人民出版社,1970:310.

[4] 宋平顺,张伯崇,宋玉成,等.甘肃省中药材复杂品种及质量的调查研究(Ⅰ)—地区习用品种的调查[J].中国中药杂志,1996,21(12):717-720.

[5] 国家药典委员会.中华人民共和国药典(2020年版·一部)[S].北京:中国医药科技出版社,2020:216.

[6] 张志,李听弦,朱倩倩,等.炒郁李仁质量标准研究[J].湖北中医药大学学报,2018,20(01):46-48.

[7] 刘星劼,张永清,李佳.中药郁李仁本草考证及化学成分研究[J].辽宁中医药大学学报,2017,19(12):100-103.

[8] 谢婧,张志,李听弦,等.郁李仁不同炮制品及其水煎液中苦杏仁苷的含量比较[J].中国医院药学杂志,2018,38(19):2031-2033.

绿 豆

Lüdou

VIGNAE RADIATAE SEMEN

【处方用名】绿豆。

【来源】本品为豆科植物绿豆 *Vigna radiata*（L.）Wilczek的干燥成熟种子。全国大部分地区有产。秋季荚果成熟时采收全株，打下种子，除去杂质，晒干。

药材以粒大、饱满、色绿者为佳。[1]

【性状】呈短矩圆形，长4～6 mm，直径3～4 mm。表面绿色或绿褐色，具光泽。种脐白色，纵向线形，位于一侧，长约为种子的1/3。质坚硬。种皮薄而韧，剥离后露出淡黄色或黄白色的种仁，子叶2，肥厚。无臭，味淡，嚼之有豆腥气。见图1。

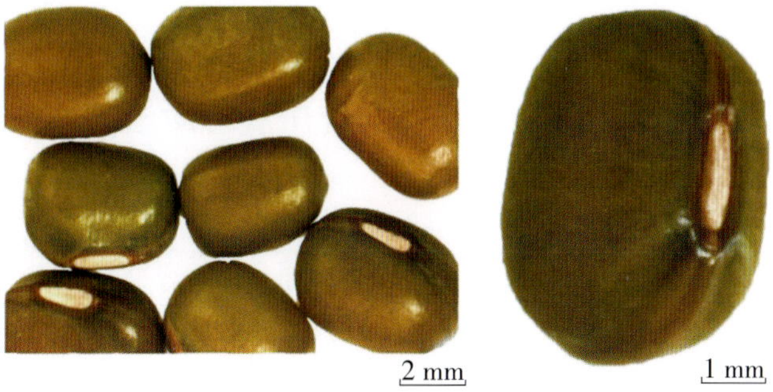

图1 绿豆饮片图

【鉴别】显微鉴别 本品粉末浅黄白色或灰白色。淀粉粒甚多，单粒肾形、类圆形、圆三角形或不规则形，脐点点状、星状或裂缝状。种皮栅状细胞横断面细胞1列，外壁增厚，光辉带不明显。种皮支持细胞侧面观哑铃状，可见环状增厚壁。导管多为螺纹导管及环纹导管。

【浸出物】参照文献拟定[2]。照水溶性浸出物测定法（中国药典通则2201）项下的热浸法测定，根据测定结果，拟定浸出物不得少于14.0%。

【化学成分】主要含有异黄酮：黄豆苷、染料木苷、黄豆苷原、染料木黄酮及鹰嘴豆芽素A、7-羟基-4′-甲氧异黄酮、红车轴草素。[3]

【药理作用】（1）抗氧化、抗炎及抗过敏作用。对绿豆种皮的甲醇提取物进行抗氧化活性研究，发现浓度为100 ppm的提取物比相同浓度的生育酚或丁醇化的羟基苯甲醚抗亚油酸的过氧化显示出了更强大的活性。同时，提取物能降低豆油早期和中期氧化产物的形成，并大大减少和清除自由基。从几种豆类的芳香提取物中检测其抗氧化特性，发现所有豆类芳香提取物都可抑制己醛的氧化，绿豆和黄豆提取物还可抑制鱼肝油中的丙醛合成。对豆类食品进行了抗氧化活性的评价，发现所有豆的热水提取物都能显著抑制$FeCl_2$-抗坏血酸引起的老鼠肝脏（匀浆）脂肪过氧化，而且绿豆显示了最强的抗脂肪过氧化活性和最高的清除阴离子超氧化活性。（2）雌激素活性作用。对绿豆的甲醇提取物作了雌激素效应的评估，发现提取物比用雌二醇使雌激素依赖的MCF-7胸腺细胞增殖更高，并且发现活性成分是异黄酮。（3）低血脂活性作用。有研究将绿豆水醇提取物拌入饲料喂养动物，证实对正常小鼠（生药100 g/kg/d）和正常大鼠（生药16 g/kg/d）血清胆固醇有明显降低作用。用绿豆粉或发芽绿豆粉混于饲料中喂兔，结果发现对实验性高脂血症兔血脂（总胆固醇β-脂蛋白）的升高有预防及治疗作用，进而明显减轻冠状动脉病变。（4）抗白血病作用。（5）抗细菌、抗真菌作用。从绿豆的水提物中分离出一种新颖的植物溶菌霉，能有效抵抗葡萄球菌和镰刀霉等真菌。（6）抗肿瘤作用。绿豆对吗啡+亚硝酸钠诱发小鼠肺癌与肝癌有一定的预防作用。（7）抗突变作用。研究发现含10%绿豆的饲料能显著抑制环磷酰胺引起的小鼠骨髓PCE的微核率和骨髓细胞染色体畸变率，使其微核率从32.38±3.34‰降至9.00±1.85‰（$P<0.001$），畸变率从26.38±3.02‰降至13.50±1.93‰（$P<0.001$），说明绿豆具有抗突变作用。[4]

【炮制方法】【性味与归经】【功能与主治】【用法与用量【处方应付】及**【贮藏】**参照文献[2]综合拟定。

参考文献

[1] 王国强.全国中草药汇编[M].北京:人民卫生出版社,2014.
[2] 甘肃省食品药品监督管理局.甘肃省中药材标准(2009年版)[S].兰州:甘肃文化出版社,2009:182.
[3] 李艳荣,邹萍萍,姜勇,等.绿豆药材质量标准研究[J].中国中药杂志,2014,39(1):94-98.

[4] 刘定梅,张玉梅,谭宁华.绿豆化学成分及其生物活性研究进展[J].黔南民族医专学报,2012,25(3):163-170.

绿豆衣

Lüdouyi

VIGNAE RADIATAE TESTA

【处方用名】 绿豆衣。

【来源】 本品为豆科植物绿豆 *Vigna radiata*（L.）Wilczek的干燥种皮。全国大部分地区有产。将绿豆用水浸泡，搓取种皮；或取绿豆发芽后残留的种皮，除去杂质，晒干。

药材以纯净、色不变红者为佳。

【性状】 呈不规则的囊状，均自裂口处向内侧反卷。外表面暗绿色至暗棕色，具致密的纹理。种脐长圆形槽状，常有残留的黄白色珠柄。内表面光滑，淡棕色。质硬而脆。气微，味淡。见图1。

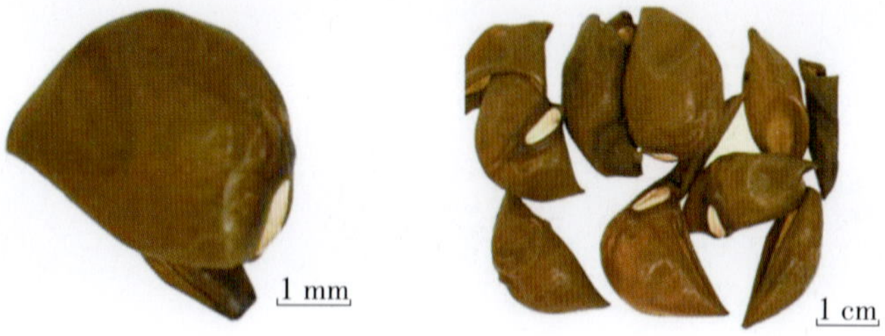

图1 绿豆衣饮片图

【化学成分】 主要含黄酮类化合物，牡荆素和异牡荆素等。[1-3]

【药理作用】 绿豆的抗氧化能力通常被认为是种皮中的多酚类物质提供的，而酚类物质主要来源于绿豆皮中，其抗氧化成分占到整个绿豆的87%，牡荆素和异牡荆素是绿豆皮中主要的黄酮类物质，分别占绿豆皮总黄酮的51.99%和45.42%，并被认为是主要的抗氧化剂成分，有研究发现从绿豆皮干粉中提取的黄酮的自由基清除率与VC相当，研究表明高温处理后灌胃绿豆皮水提液对大鼠血清抗氧化能力提高效果明显；研究发现绿豆皮能够明显改善Ⅱ型糖尿病小鼠的高血糖和抗氧化状态。[3] 绿豆壳中提取物能够降低血糖、血清C-肽、胰高血糖素、总胆固醇、甘油三酯和血尿素氮水平，改善葡萄糖耐受，增加胰岛素反应水平[2]。

【炮制方法】 取原药材，除去杂质。

【性味与归经】 味甘，性寒。归心、胃经。

【功能与主治】 清热解毒，明目退翳。用于暑热疖肿、目赤翳障，药物、食物中毒。

【用法与用量】 4.5～9 g。

【处方应付】 写绿豆衣付绿豆衣。

【贮藏】 置通风干燥处，防虫蛀，防霉变。

参考文献

[1] 廉雪,张耀文.不同种皮色绿豆黄酮类含量的初步研究[J].山西农业科学,2020,48(01):55-57.

[2] 滕聪,么杨,任贵兴.绿豆功能活性及应用研究进展[J].食品安全质量检测学报,2018,9(13):3286-3291.

[3] 罗磊,姬青华,马丽苹,等.绿豆皮黄酮对H_2O_2诱导人脐静脉血管内皮细胞损伤的保护作用[J].中国食品学报,2020,20(02):35-41.

马 蔺 子

Malinzi

IRIDIS SEMEN

【处方用名】 马蔺子、炒马蔺子。

【名称】 马蔺子历代本草均有记载，本标准沿用。

【来源】 本品为鸢尾科植物马蔺 *Iris lactea* Pall.var.*chinensis*（Fisch.）Koidz.的干燥成熟种子。主产于江苏、辽宁、河南、河北、甘肃等地。秋季果实成熟时割取果实，晒干，打下种子，除去杂质，干燥。

药材以色赤褐、饱满、纯净者为佳。[1]

【性状】马蔺子 呈不规则形的多面体，长4～5 mm，宽3～4 mm。表面红棕色至黑棕色，基部有棕黄色或淡黄色种脐，顶端有合点略突起。质坚硬。断面胚乳肥厚，灰白色，角质样。气微，味淡。

炒马蔺子 形如马蔺子。表面微鼓起。见图1。

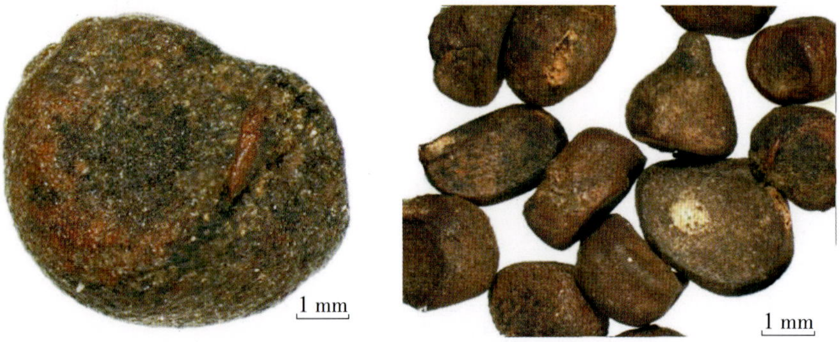

图1 炒马蔺子饮片图

【鉴别】化学反应 参照文献[1]，取本品种皮粉末1 g，加10%硫酸溶液20 ml，置水浴上加热10分钟，滤过，滤液加乙醚2 ml，振摇，静置后，分取醚层，加5%氢氧化钠溶液3 ml，水层显粉红色。暂不纳入标准正文。

【检查】 总灰分不得过15.0%（中国药典通则2302）。

酸不溶性灰分不得过2.0%（中国药典通则2302）。

【化学成分】 种皮含马蔺子甲、乙、丙素，羽扁豆烯-3-酮，白桦脂醇，β-谷甾醇及植物蜡。种仁油含脂肪酸：亚油酸，油酸，硬脂酸，软脂酸，肉豆蔻酸，月桂酸，癸酸[2]。

【药理作用】（1）避孕作用：小鼠口服马蔺子醇浸膏具有抗生育、抗着床作用。种皮有效，种仁则无作用。家兔连续服用5天，并无抗排卵作用；幼兔连续腹腔注射7天，无黄体酮样作用，幼兔子宫内膜处于增殖期。（2）马蔺子甲素5 mg/kg腹腔注射，对正常小鼠或荷瘤（U14）小鼠DNCB致敏引起的迟发型超敏反应，均有促进作用[3-9]。

【功能与主治】 参照文献[3-6]拟定。马蔺子清热利湿，止血解毒；用于治疗黄疸、泻痢、小便不利、吐血、衄血、血崩、便血、喉痹痛肿、疝气、疮肿、烫伤等。炒马蔺子增强清热利湿，止血解毒功效。

【炮制方法】【性味与归经】【用法与用量】【处方应付】【注意】 及 **【贮藏】** 参照文献[3-6]综合拟定。

参考文献

[1] 甘肃省食品药品监督管理局.甘肃省中药炮制规范(2009年版)[S].兰州:甘肃文化出版社,2009:204.

[2] 李时珍.本草纲目(校点本,上册)[M] .北京:人民卫生出版社,1985:989.

[3] 高学敏,钟赣生.中药学[M].北京:人民卫生出版社,2000.

[4] 湖南省食品药品监督管理局.湖南省中药材标准(2009年版)[S].湖南:湖南科学技术出版社.2009:193

[5] 南京中医药大学.中药大辞典[M].2版.上海:上海科学技术出版社,2006.

[6] 国家中医药管理局.中华本草(第七册)[M].上海:科学技术出版社,1999:7084.

[7] 李雅静,张富赓.马蔺子素在抗肿瘤方面的研究现状[J].中国临床药理学杂志,2017,33(08):757-759.

[8] 王寒蕾.肿节风和马蔺子素对大鼠放射性肺损伤的防护研究[D].广西医科大学,2016.

[9] 侯微.马蔺子中天然化合物的分离鉴定及其活性研究[D].辽宁师范大学,2012.

马 钱 子

Maqianzi

STRYCHNI SEMEN

【处方用名】 绿豆制马钱子、油制马钱子。

【名称】 以炮制方法命名。《中国药典》2020年版仅收载马钱子粉及油制马钱子的炮制[1-2]，故将油制马钱子炮制规范纳入本标准规范。

【来源】 本品为马钱科植物马钱 *Strychnos nux-vomica* L.的干燥成熟种子。主产于云南、广东、西藏等地。冬季采收成熟果实，取出种子，晒干。

药材以个大、饱满、表面色灰棕微带绿色、质坚实者为佳。

【性状】 呈扁椭圆形、扁圆形或纽扣圆板形，直径1.2～3.5 cm，厚0.3～1 cm。表面黄棕色至深棕色，中间略鼓。质酥脆。断面深棕色，中间有裂缝。微有香气，味苦。见图1。

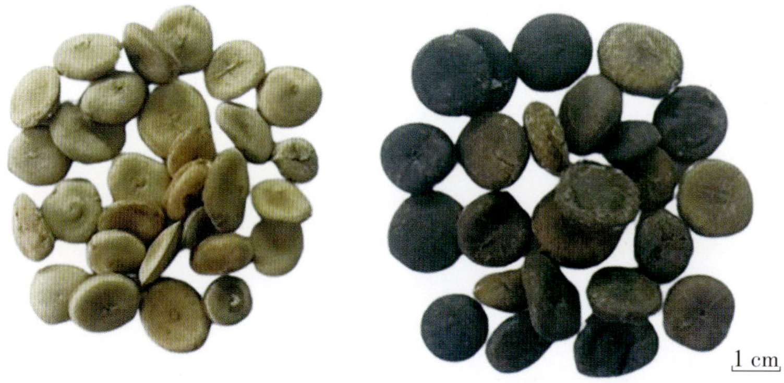

A B

图1 马钱子饮片图

A.绿豆制马钱子 B.油制马钱子

【鉴别】（1）**显微鉴别** 不同马钱子炮制品粉末显微特征相同，主要有：非腺毛（a.上部，b.基部），胚乳细胞。见图2。不纳入本标准。

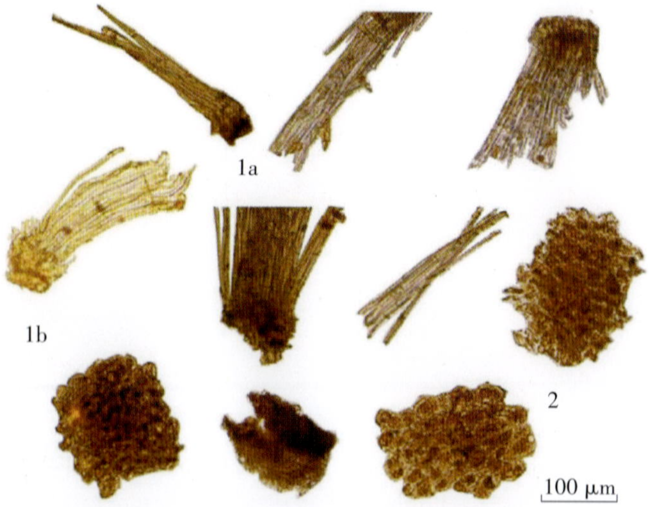

图2 马钱子饮片粉末显微图

1.非腺毛（a.上部，b.基部） 2.胚乳细胞

（2）**薄层色谱** 取本品粉末0.5 g，加三氯甲烷-乙醇（10∶1）混合溶液5 ml与浓氨试液0.5 ml，密塞，振摇5分钟，放置2小时，滤过，滤液作为供试品溶液。另取士的宁、马钱子碱对照品，加三氯甲烷制成每1 ml各含1 mg的混合溶液，作为对照品溶液。照薄层色谱法（中国药典通则0502）试验，吸取上述两种溶液各10 μl，分别点于同一硅胶G薄层板上，以甲苯-丙酮-乙醇-浓氨试液（4∶5∶0.6∶0.4）为展开剂，展开，取出，晾干，喷以稀碘化铋钾试液。供试品色谱中，在与对照品色谱相应的位置上，显相同颜色的斑点。见图3、图4。

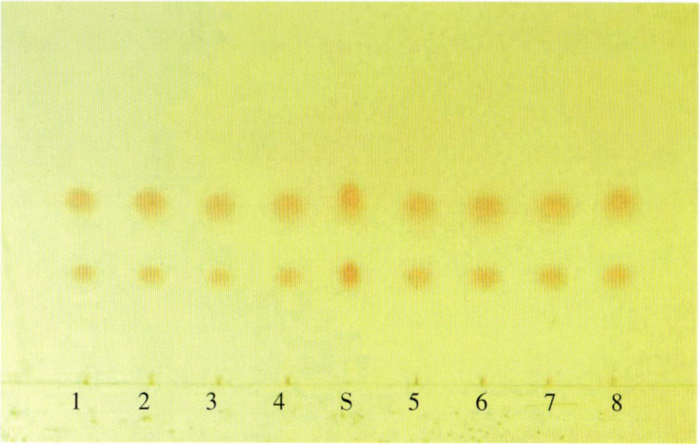

图3 绿豆制马钱子薄层色谱图

S.士的宁、马钱子碱混合对照品 1～8.绿豆制马钱子（不同批次样品）

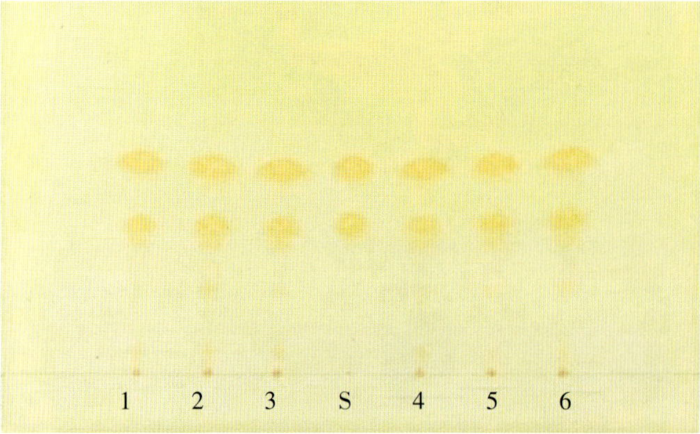

图4 油制马钱子薄层色谱图

S.士的宁、马钱子碱混合对照品 1～6.油制马钱子（不同批次样品）

【检查】水分 照中国药典通则0832第二法[3]，对8批绿豆制马钱子和6批油制马钱子水分进行测定，根据测定结果，8批绿豆制马钱子水分在9.27%～9.93%之间，6批油制马钱子水分在6.68%～7.24%之间，经实验上述2种炮制品水分差距较小，结合中药材容易发霉，故拟定马钱子水分限度不得过13.0%。

总灰分 照中国药典通则2302灰分测定法[4]，对8批绿豆制马钱子和6批油制马钱子总灰分进行测定，根据测定结果，8批绿豆制马钱子总灰分在1.09%～1.27%之间，6批油制马钱子总灰分在0.79%～0.88%之间，经实验上述2种炮制品总灰分差距较小，故拟定马钱子的总灰分限度不得过2.0%。

【含量测定】参考《中国药典》2020年版一部马钱子项下含量测定方法[2]。照高效液相色谱法（中国药典通则0512）测定。

色谱条件与系统适用性试验 以十八烷基硅烷键合硅胶为填充剂；以乙腈-0.01 mol/L庚烷磺酸钠与0.02 mol/L磷酸二氢钾等量混合溶液（用10%磷酸溶液调节pH值至2.8）(21∶79）为流动相；检测波长为260 nm。理论板数按士的宁峰计算应不低于5000。

对照品溶液的制备 取士的宁、马钱子碱对照品适量，精密称定，加三氯甲烷制成每1 ml各含0.1 mg的混合溶液，即得。

供试品溶液的制备 取本品粉末（过三号筛）约0.6 g，精密称定，置具塞锥形瓶中，加氢氧化钠试液3 ml，混匀，放置30分钟，精密加入三氯甲烷20 ml，密塞，称定重量，加热回流2小时，放冷，再称定重量，用三氯甲烷补足减失的重量，摇匀，分取三氯甲烷液，用铺有少量无水硫酸钠的滤纸滤过。精密量取续滤液3 ml，置10 ml量瓶中，加甲醇至刻度，摇匀，即得。

测定法 分别精密吸取对照品溶液与供试品溶液各10 μl，注入液相色谱仪，测定，即得。

仪器与试药 Waters 2695型高效液相色谱仪；Waters 2996型二极管阵列检测器(DAD)；Millenium 32色谱管理站；T17自动进样器；万分之一分析天平（德国Sartorius

公司)；十万分之一分析天平BS-2211D（德国Sartorius公司)；KQ-3200DB型超声波清洗器（昆山市超声仪器有限公司)；马钱子总生物碱对照提取物（批号：112030-201601，马钱子碱含量为45.40%，士的宁含量为49.90%，供含量测定用，购自中国食品药品检定研究院)；无水甲醇为AR级（天津市大茂化学试剂厂)；色谱纯甲醇（美国，迈瑞达)；水为娃哈哈纯净水。

色谱条件 色谱柱为SupersiLODS2 C18（250 mm ×4.6 mm，5 μm)；以乙腈-0.01 mol/L庚烷磺酸钠与0.02 mol/L磷酸二氢钾等量混合溶液（用10%磷酸调节pH值至2.8)（21:79）为流动相；检测波长为260 nm。理论板数按士的宁峰计算应不低于5000。

样品测定 对8批绿豆制马钱子和6批油制马钱子中马钱子碱和士的宁含量进行测定，根据测定结果，14批马钱子炮制品中马钱子碱含量在0.6152%～1.0882%之间，士的宁含量在1.2628%～2.0501%之间，故拟定按干燥品计算，含士的宁（$C_{21}H_{22}N_2O_2$）应为1.20%～2.20%，马钱子碱（$C_{23}H_{26}N_2O_4$）不得少于0.80%。

【化学成分】现代研究表明马钱子含有多种生物碱，主要成分为士的宁（即番木鳖碱）和马钱子碱，其中士的宁为本品的主要成分，占总生物碱的30%～50%，其次还含有少量番木鳖碱氮氧化物、马钱子碱氮氧化物、β-可鲁勃宁、16-羟基-α-可鲁勃宁、伪番木鳖碱、伪马钱子碱、异番木鳖碱、异马钱子碱、异马钱子碱氮氧化物、异番木鳖碱氮氧化物、2-羟基-3-甲氧基番木鳖碱等，其中后4种生物碱成分是在炮制过程中转化而来。其他非生物碱类成分有双吲哚类、β-卡波林类、萜类、甾体及其苷类以及有机酸类等，豆甾醇-3-O-葡萄糖苷、包括马钱苷、5，6-羊齿烯醇、熊果酸、绿原酸等，此外还含有脂肪油和蛋白质等[6, 7]。

【药理作用】马钱子具有广泛的药理作用[8, 9]：（1）抗肿瘤作用；（2）调节免疫和抗炎作用；（3）促进神经功能恢复的作用；（4）镇痛作用；（5）促进骨骼愈合作用；（6）修复软骨损伤作用；（7）改善酒精依赖作用；（8）调节肠运动作用。

【炮制方法】【性味与归经】【功能与主治】【用法与用量】【处方应付】【注意】及**【贮藏】**参照文献[5]综合拟定。

参考文献

[1] 刘玉杰，吴伯英，徐颖，等.马钱子本草考证与炮制沿革研究[J].中药与临床，2014，(02)：90-92.
[2] 国家药典委员会.中华人民共和国药典(2020年版·一部)[S].北京：中国医药科技出版社，2020：52-53.
[3] 国家药典委员会.中华人民共和国药典(2020年版·四部)[S].北京：中国医药科技出版社，2020：114.
[4] 国家药典委员会.中华人民共和国药典(2020年版·四部)[S].北京：中国医药科技出版社，2020：234.
[5] 甘肃省食品药品监督管理局.甘肃省中药炮制规范(2009年版)[S].兰州：甘肃文化出版社，2009：120-121.

[6] 解宝仙,唐文照,王晓静.马钱子的化学成分和药理作用研究进展[J].药学研究,2014,32(10):603-606.

[7] 郭盼,李新悦,张兵,等.马钱子毒性及制剂技术减毒增效方法研究进展[J].天津中医药大学学报,2018,37(03):192-197.

[8] 李晓宇,祁冬冬,谢立科,等.马钱子临床应用探讨[J].辽宁中医杂志,2019,46(02):263-265.

[9] 陆燕华,高宁阳.马钱子药理作用及减毒增效方法研究进展[J].上海中医药杂志,2019,53(05):93-97.

木 瓜

Mugua

CHAENOMELIS FRUCTUS

【处方用名】酒木瓜。

【名称】本标准沿用传统名称。

【来源】本品为蔷薇科植物贴梗海棠 *Chaenomeles speciosa*（Sweet）Nakai的干燥近成熟果实。主产于安徽、湖北、四川、山东等地。夏、秋二季果实绿黄时采收，置沸水中烫至外皮灰白色，对半纵剖，晒干。[1, 2]

【性状】呈类月牙形的薄片。外表面紫红色或红棕色，具不规则的深皱纹。切面棕红色。微具酒香气，味酸。见图1。

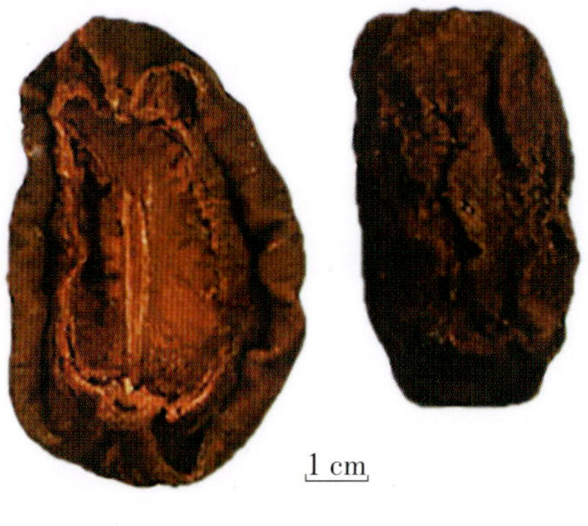

图1 酒木瓜饮片图

【鉴别】（1）**显微鉴别** 本品粉末黄棕色至棕红色。石细胞较多，成群或散在，无色、淡黄色或橙黄色，圆形、长圆形或类多角形，直径20～82 μm，层纹明显，孔沟细，胞腔含棕色或橙红色物。外果皮细胞多角形或类多角形，直径10～35 μm，胞腔内含棕色或红棕色物。中果皮薄壁细胞淡黄色或浅棕色，类圆形，皱缩，偶含细小草酸钙方晶。见图2。

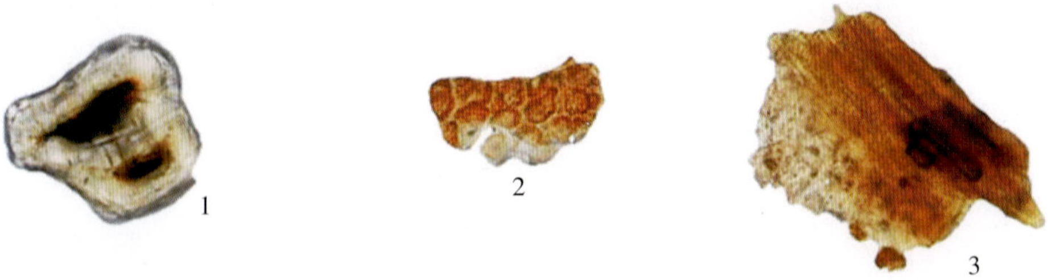

图2 酒木瓜显微图

1. 石细胞 2. 中果皮薄壁细胞 3. 外果皮细胞

（2）**薄层色谱** 取本品粉末1 g，加三氯甲烷10 ml，超声处理30分钟，滤过，滤液蒸干，残渣加甲醇-三氯甲烷（1:3）混合溶液2 ml使溶解，作为供试品溶液。另取木瓜对照药材1 g，同法制成对照药材溶液。再取熊果酸对照品，加甲醇制成每1 ml含0.5 mg的溶液，作为对照品溶液。照薄层色谱法（中国药典通则0502）试验，吸取上述三种溶液各1～2μl，分别点于同一硅胶G薄层板上，以环己烷-乙酸乙酯-丙酮-甲酸（6:0.5:1:0.1）为展开剂，展开，取出，晾干，喷以10%硫酸乙醇溶液，在105 ℃加热至斑点显色清晰，分别置日光及紫外光灯（365 nm）下检视。供试品色谱中，在与对照药材色谱和对照品色谱相应的位置上，显相同颜色的斑点或荧光斑点。[3] 见图3、图4。

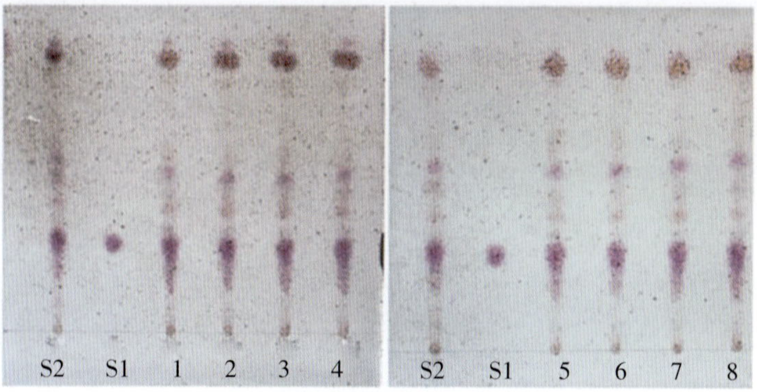

图3 酒木瓜薄层色谱图（日光下）

S1. 熊果酸对照品 S2. 木瓜对照药材 1～8. 酒木瓜（不同批次样品）

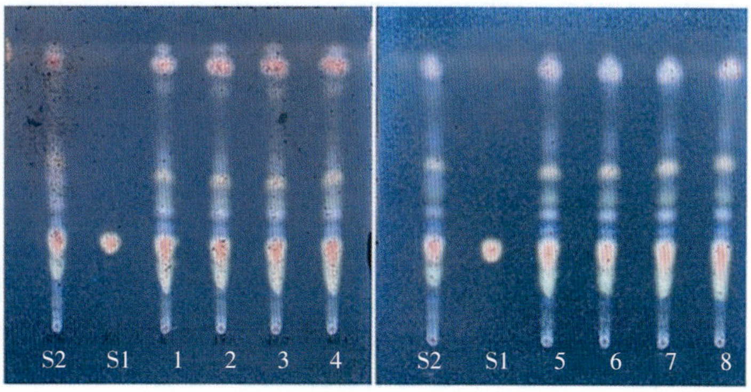

图4 酒木瓜薄层色谱图（365nm）

S1. 熊果酸对照品 S2. 木瓜对照药材 1～8. 酒木瓜（不同批次样品）

【检查】水分 按中国药典通则0832水分测定法第二法，对10批样品测定，结果在6.4%～10.1%之间，拟定水分限度不得过15.0%。

总灰分 按中国药典通则2302，对10批样品测定，结果在2.7%～3.2%之间，拟定总灰分限度不得过5.0%。

酸度 取本品粉末5g，加水50 ml，振摇，放置1小时，滤过，照pH值测定法（中国药典通则0631）测定，结果在3.6～3.9之间，拟定pH值应为3.0～4.0。

【浸出物】照醇溶性浸出物测定法（中国药典通则2201）项下的热浸法测定，用乙醇作溶剂，结果在24.7%～31.9%之间，拟定浸出物限度为不得少于15.0%。

【化学成分】果实含苹果酸、酒石酸、枸橼酸和皂苷，还含齐墩果酸。

【药理作用】木瓜具有广泛的生理活性[4]。(1）保肝作用：以四氯化碳造成大鼠肝损伤，自造型之日起，以10%木瓜混悬液按每日300 mg/100 g体重，给大鼠灌胃，连续10天，同对照组比较，给药组肝细胞坏死和脂变较轻；可防止肝细胞肿胀，气球样变，并促进肝细胞修复，显著降低血清丙氨酸转氨酶水平。(2）抗菌作用：抗菌药物筛选发现木瓜有较强抗菌作用。新鲜木瓜汁（每1 ml滤液含生药1 g）和木瓜煎剂（1 g/ml）对肠道菌和葡萄球菌有较明显抑菌作用，抑菌圈直径在18～35 mm；对肺炎链球菌抑菌作用较差，抑菌圈直径8～12 mm。较敏感细菌有志贺痢疾杆菌、福氏痢疾杆菌、宋内痢疾杆菌及其变种、致病性大肠杆菌、普通大肠杆菌、变形杆菌、肠炎杆菌、白色葡萄球菌、金黄色葡萄球菌、绿脓杆菌、甲型溶血性链球菌等。木瓜注射液（去鞣质）浓度1 g/ml，仍有相似强度的抗菌活性。0.1 mol/l氢氧化钠调木瓜汁pH为3、4、5、6、6.5、7.5进行抑菌试验，结果随pH提高木瓜抗菌作用减弱。以木瓜水溶性部分中分离提取木瓜酚经体外抑菌试验证明，其抑菌作用明显，对各型痢疾杆菌抑菌圈为19～28.6 mm。(3）其他作用：曾发现木瓜提取物对小鼠艾腹水癌有抑制作用，该提取物为熔点177～178 ℃的结晶。木瓜提取液85 mg/d腹腔注射，共7天，对小鼠腹腔巨噬细胞吞噬呈抑制作用。(4）毒性：用体重18～25 g小鼠25只，每1 ml含0.5 g生药的木瓜注射液进行尾静脉注射，每次0.2 ml，分别以3小时、8小时、20小时进行毒性试验，结果均未见动物死亡。

【处方应付】参考《甘肃省中药饮片炮制规范》2009年版拟定。

【炮制方法】【性味与归经】【功能与主治】【用法与用量】及**【贮藏】**参照文献[1、4]综合拟定。

参考文献

[1] 雷敩.雷公炮炙论[M].江苏:江苏科技出版社,1985.
[2] 南京中医药大学.中药大辞典[M].2版.上海:上海科学技术出版社,2006.
[3] 国家药典委员会.中华人民共和国药典(2020年版·一部)[S].北京:中国医药科技出版社,2020:

336-337.

[4] 国家中医药管理局《中华本草》编委会. 中华本草[M]. 上海:上海科学技术出版社,1999.

南瓜子

Nanguazi

CUCURBITAE SEMEN

【处方用名】南瓜子、炒南瓜子。

【名称】本标准沿用传统名称。

【来源】本品为葫芦科植物南瓜 *Cucurbita moschata*（Duch.ex Lam.）Duch.ex Poirte.的干燥成熟种子。全国大部分地区有产。收集成熟种子，除去瓤膜，洗净，晒干。

药材以干燥、籽粒饱满完整、色黄白者为佳。

【性状】南瓜子 呈扁椭圆形，一端略尖，长1.2～2.0 cm，宽0.7～1.5 cm。表面白色、灰白色、淡黄白色至淡黄色，光滑或粗糙，两面平坦而微隆起，边缘稍有棱，一端略尖，先端有珠孔，种脐位于尖的一端，稍突起或不明显。种皮薄或稍厚。除去种皮，可见绿色薄膜状的胚乳，子叶2，黄色，肥厚，富油性。气微香，味微甘。

炒南瓜子 形如南瓜子。表面黄色，略具焦斑。见图1。

【检查】水分 按中国药典通则0832第二法，对10批样品进行水分测定，结果在3.9%～5.6%之间，故拟定水分限度不得过6.0%。

总灰分 按中国药典通则2302，对10批样品进行总灰分测定，结果在3.5%～4.5%之间，故拟定总灰分限度不得过5.0%。

酸不溶性灰分 按中国药典通则2302，对10批样品进行酸不溶性灰分测定，结果在0.5%～1.4%之间，故拟定酸不溶性灰分限度不得过1.5%。

【浸出物】按中国药典通则2201测定法，分别采用不同的浸出方法（冷浸法、热浸法），不同的浸出溶剂（水，30%乙醇，稀乙醇，70%乙醇，乙醇）对南瓜子浸出物进行测定，结果是采用热浸法，以乙醇为溶剂的浸出物量最高。因此以乙醇为溶剂采用热浸法对10份样品进行测定，结果在16.8%～24.0%之间，故拟定浸出物限度不得少于16.0%。

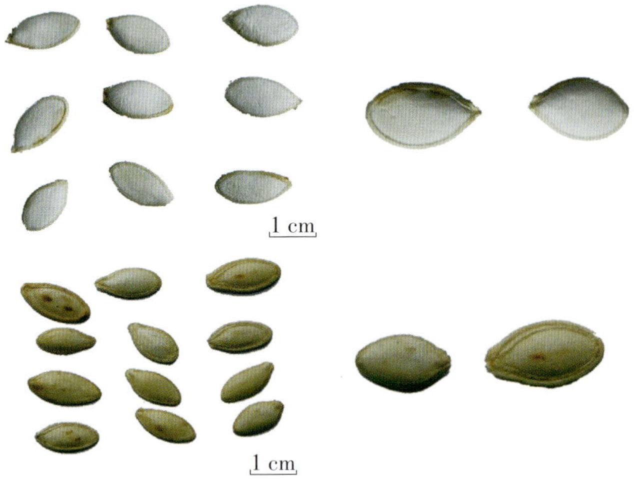

图1 南瓜子及炒南瓜子饮片图

【化学成分】南瓜子油中含脂肪酸，主要为亚油酸、油酸、棕榈酸及硬脂酸，还有亚麻酸、肉豆蔻酸；脂类成分有三酰甘油、二酰甘油、单酰甘油、甾醇、甾醇酯，以及磷脂酰胆碱、磷酯酰乙醇胺、磷脂酰丝氨酸、脑苷脂[2]等。南瓜子中含南瓜子氨酸约0.15%；蛋白质及维生素B_1、B_2、C；19种类胡萝卜素，其中胡萝卜素占74%；以及维生素原A[3]。南瓜子中还含有28种微量元素，其中K、Ca、Mg、P、S、Zn含量较高[4]。

【药理作用】（1）驱虫作用：南瓜子仁体外对牛肉绦虫或猪肉绦虫均有麻痹作用。南瓜子氨酸使体外犬绦虫明显兴奋，甚至挛缩，对水泡绦虫、豆状绦虫和曼氏裂头绦虫均有驱虫作用[2]。（2）抗血吸虫作用：小鼠感染血吸虫尾蚴当日开始，每日每鼠灌服南瓜子1～3 g，连续28d，能显著降低血吸虫童虫的成长率，剂量愈大，疗效愈佳。南瓜子或南瓜子氨酸均不能杀灭血吸虫成虫，而大剂量可使虫体萎缩、生殖器官退化、子宫内虫卵减少、变性和消失[2]。（3）对前列腺细胞增殖的影响：SD大鼠去势7天后皮下注射睾酮4 mg/kg；腹腔注射南瓜子油乳5 mg/kg。于给药10d、20d、30d时处死大鼠，观察前列腺重量和前列腺组织细胞结构的变化，通过免疫组化法检测PCNA和bcl-2蛋白表达的改变。结果显示：南瓜子组的前列腺重量、光镜下改变、PCPA指数和bcl-2蛋白表达与睾酮组无明显差异[1]。（4）改善尿流动力学作用：南瓜子提取物能显著降低兔子膀胱的压力，增加膀胱的顺应性，减少尿道的压力[1]。（5）抗炎作用：用Freumd,s完全佐剂诱导老鼠产生关节炎，给造模老鼠富含抗氧化剂成分的南瓜子油，结果表明南瓜子油如同经典的抗炎剂消炎痛一样有效。大多数因受炎症影响而被改变的参数，如血浆多种酶的水平和活性以及肝脏谷胱甘肽与脂质过氧化物的水平受到调节，特别在慢性阶段[1]。（6）其他作用：家兔静注南瓜子氨酸出现血压升高与呼吸加深加快；南瓜子氨酸可使豚鼠或兔的离体回肠肌收缩受到明显抑制[2]。（7）毒性：小鼠灌服南瓜子氨酸过氯酸盐与盐酸盐的LD50分别为1.25 g/kg与1.10 g/kg。小鼠腹腔注射南瓜子氨酸过氯酸盐1.2～2.0 g/kg，30分钟后，出现体态不稳，对外界刺激反应敏感，其中1.6～2.0 mg/kg剂量组于给药后4～5小时可致兴奋狂躁，阵发性痉挛，抽搐死亡，未死者均于停药后1星期左右恢复正常。从病理检查表明：南瓜子与南瓜子氨酸对正常小鼠的肝、肺、肾、十二指肠等可出现暂时性病理损伤，肝糖原减少与脂肪增加，停药后可迅速恢复正常[2]。

【性味与归经】 参照文献[2]拟定为：甘，平。归大肠经。《甘肃中草药手册》记载“甘，温。”

【功能与主治】 根据参考文献[2、5、6]拟定为驱虫，消肿，下乳；用于绦虫、蛔虫、钩虫、蛲虫、血吸虫病，四肢浮肿，痔疮，产后缺乳。尚记载“利水消肿。用于产后手足浮肿，百日咳，痔疮。”现代临床研究证明南瓜子可治疗前列腺疾病（前列腺炎、前列腺增生、前列腺肥大）[4]。

【用法与用量】 根据参考文献[2]拟定为30～60 g。外用适量，煎汤洗患处。

【处方应付】 写南瓜子付南瓜子；写炒南瓜子付炒南瓜子。

【贮藏】 根据实际情况拟定为置通风干燥处，防霉变，防虫蛀。

参考文献

[1] 孙宇章.南瓜子的药理研究及临床应用进展[J].贵阳中医学院学报(特辑).2003,11:256.

[2] 国家中医药管理局《中华本草》编委会.中华本草[M].上海:上海科学技术出版社,1999.

[3] 黄泰康.现代本草纲目[M](下册).北京:中国医药科技出版社,2001:1853.

[4] 刘宏伟,朱乾华,谢华林.南瓜子中微量元素的组成研究[J].食品科技.2012,37(11):67-69.

[5] 甘肃省卫生局.甘肃中草药手册(第二册)[M].兰州:甘肃人民出版社,1971:967.

[6] 黄阳市人民医院小儿科.管仲南瓜子治疗小儿蛲虫病[J].中级医刊.1959(3):60-61.

南 山 楂

Nanshanzha

CRATAEGI CUNEATAE FRUCTUS

【处方用名】 南山楂、炒南山楂、焦南山楂。

【名称】《中国药典》2020年版一部收载山楂为蔷薇科植物山里红*Crataegus pinnatifida* Bge. var. major N.E.Br.或山楂*Crataegus pinnatifida* Bge.，习称北山楂。野山楂*Crataegus cuneata* Sieb. et Zucc.的干燥成熟果实在我省长期当做山楂使用，习称南山楂[1、2]，本标准沿用此名。

【来源】本品为蔷薇科植物野山楂 *Crataegus cuneata* Sieb. et Zucc. 的干燥成熟果实。主产于江苏、浙江、云南、四川等地，甘肃亦产。秋季果实成熟时采摘，置沸水中略烫后压成饼，干燥；或直接干燥。

药材以个匀、色棕红、味酸者为佳。[3-5]

【性状】南山楂　呈类球形，有的压成饼状。表面棕红色或棕色，有细密皱纹，顶端凹陷，有花萼残痕，另一端有果柄痕迹。果肉薄，切面可见种子5枚。质坚硬。气微，味微酸、涩。见图1。

炒南山楂　形如南山楂。表面颜色较深，微具焦斑。

焦南山楂　形如南山楂。表面焦褐色，内部黄褐色。

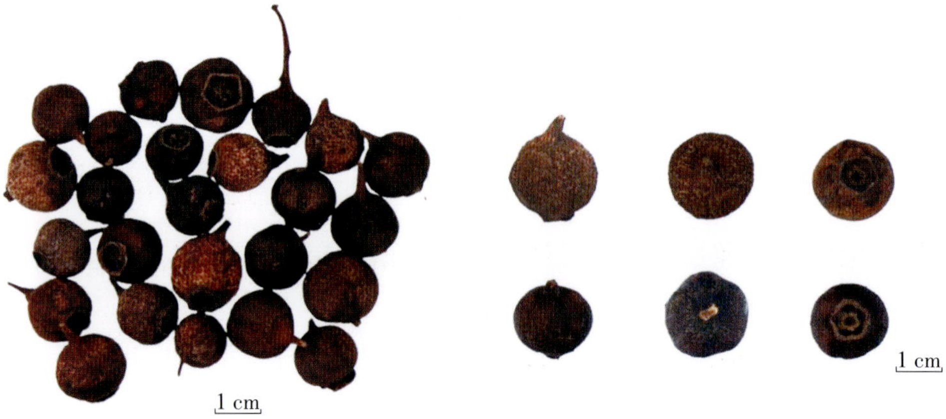

图1　南山楂饮片图

【鉴别】显微鉴别　本品粉末深棕红色或红棕色。果皮表皮细胞表面观类多角形、类圆形或长圆形，壁极厚，胞腔内含棕色或橙红色物。石细胞较多，成群或单个散在，近无色或淡黄色，呈类圆形、类椭圆形、长圆形、多角形、类三角形、梭形或不规则形，大小不一，壁极厚，层纹明显，孔沟较粗，有分叉，初生壁清楚，胞腔小，常含棕色或橙红色、橙黄色内含物。草酸钙方晶散在，或包埋于薄壁细胞的棕色物中，或存在于含晶细胞内，含晶细胞常连接成片。草酸钙簇晶单个散在或存在于果肉细胞中。果肉薄壁细胞皱缩，胞腔内含棕色物，常包埋有淀粉粒及草酸钙结晶。纤维成束，无色或淡黄色，有的末端钝圆，壁极厚，孔沟不明显或较细密。偶见纤维束旁有排列成行的含方晶细胞。见图2。

【化学成分】目前，相关领域对南山楂化学成分的研究较少，其主要化学成分有芦丁、金丝桃苷、槲皮素、槲皮苷等多种黄酮类化合物；熊果酸、齐墩果酸、绿原酸、苹果酸等有机酸。除此之外，南山楂中还富含人体所需氨基酸、维生素及微量元素[6-8]。

【药理作用】南山楂在心脑血管系统、消化系统以及血脂调节、糖代谢等方面具有较强的药理作用[6, 9, 10]。主要具有行气散瘀、消食健脾、降血脂、降血压、抗癌、增强免疫、抗氧化及抗菌作用。

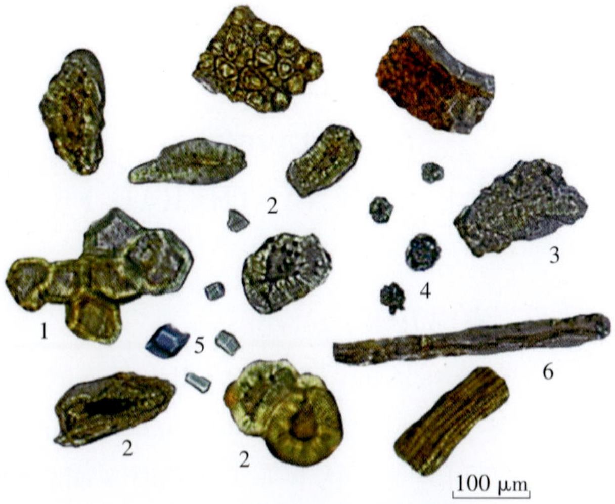

图2 南山楂粉末显微图

1.果皮表皮细胞 2.石细胞 3.果肉薄壁细胞

4.草酸钙簇晶 5.草酸钙方晶 6.纤维

【毒性】南山楂制剂和提取物毒性很小，但食用过量或食用不当（空腹食用）易致胃肠道反应[6]。

【炮制方法】【性味与归经】【功能与主治】【用法与用量】【处方应付】及**【贮藏】**参照文献[6-9]综合拟定。

参考文献

[1] 中国科学院《中国植物志》编辑委员会.中国植物志[M].北京:科学出版社,2004.

[2] 齐平,冯洁,姚达木.《中国药典(1990年版一部)》情况介绍[J].中国中药杂志,1990,15(12):53.

[3] 南京中医药大学.中药大辞典[M].上海:上海科学技术出版社,2005:224-227.

[4] 赵汝能.甘肃中草药资源志(上册)[M].兰州:甘肃科学技术出版社,2004:192-196.

[5] 李时珍.本草纲目[M].张守康.主校.北京:中国中医药出版社,1998:751-752.

[6] 刘津.甘肃省山楂属植物的初步研究[D].兰州:兰州大学,2013.

[7] 张俐伟,付玉梅.不同炮制方法的山楂药材指纹特征[J].江西中医学院学报,2006,10(18):5.

[8] 石秉诚.刍议南山楂[J].中国中药杂志,1994,19(10):635-636.

[9] 国家药典委员会.中华人民共和国药典(2020年版·一部)[S].北京:中国医药科技出版社,2020:31.

[10] 赵玉平.山楂综合利用和开发研究[D].天津:天津科技大学,2003.

南五味子

Nanwuweizi

SCHISANDRAE SPHENANTHERAE FRUCTUS

【处方用名】蜜南五味子、酒南五味子。

【名称】文献和《中国药典》2020版以南五味子为正名，故本标准沿用此名。[1]

【来源】本品为木兰科植物华中五味子 *Schisandra sphenanthera* Rehd.et Wils.的干燥成熟果实。主产于陕西、甘肃、四川等地。秋季果实成熟时采摘，晒干，除去果梗及杂质。

药材以个大、色棕红、味酸者为佳。

【性状】蜜南五味子 呈球形或扁球形，直径4～6 mm。表面棕红色至棕褐色，皱缩，果肉紧贴种子上。种子1～2，肾形，表面棕色，种皮薄而脆。具蜜香气，味微酸、微甜。

酒南五味子 形如蜜南五味子。表面棕褐色。具酒香气，味微酸。[2, 3] 见图1。

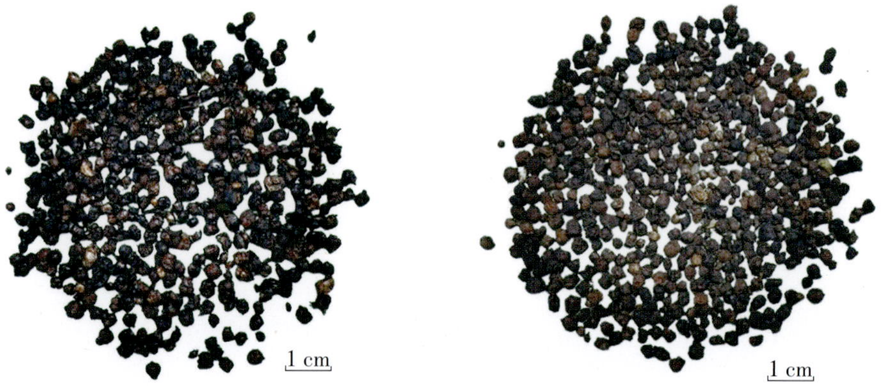

图1 蜜南五味子、酒南五味子饮片图

【鉴别】显微鉴别 根据样品及参照文献描述，粉末特征见图2。

粉末特征：(1) 种皮表皮石细胞：表面观呈多角形或长多角形，壁厚，孔沟极细密，胞腔内含深棕色物。(2) 种皮内层石细胞：长圆形或类圆形，壁较厚，纹孔及孔沟明显。(3) 果皮表皮细胞：表面有角质线纹，垂周壁呈连珠状增厚。(4) 中果皮细胞：皱缩，界限不明显，含红棕色物。[4-6] 暂不纳入标准正文。

薄层色谱 本品粉末1 g，加环己烷10 ml，超声处理30分钟，滤过，滤液蒸干，残渣加甲醇2 ml使溶解，离心，取上清液蒸干，残渣加环己烷1 ml使溶解，作为供试品溶液。另取南五味子对照药材1 g，同法制成对照药材溶液。再取安五脂素对照品，加环己烷制成每1 ml含2 mg的溶液，作为对照品溶液。照薄层色谱法（中国药典通则0502）试验，吸取三种溶液各2 μl，分别点于同一硅胶G薄层板上，以三氯甲烷-丙酮（60:1）为展开剂，展开，取出，晾干，喷以磷钼酸试液，在105 ℃加热至斑点显色清晰。供试品色谱中，在与对照药材色谱和对照品色谱相应的位置上，显相同的深蓝色斑点。见图3、图4。

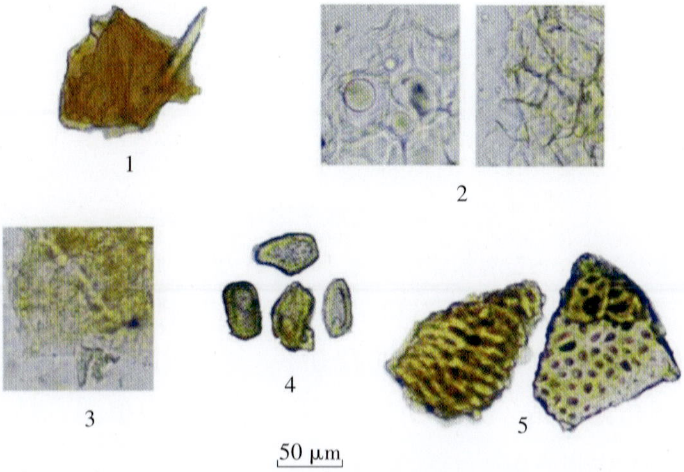

图2　南五味子粉末显微图

1.果皮表皮细胞　2.内胚乳细胞　3.中果皮细胞
4.种皮内层石细胞　5.种皮表层石细胞

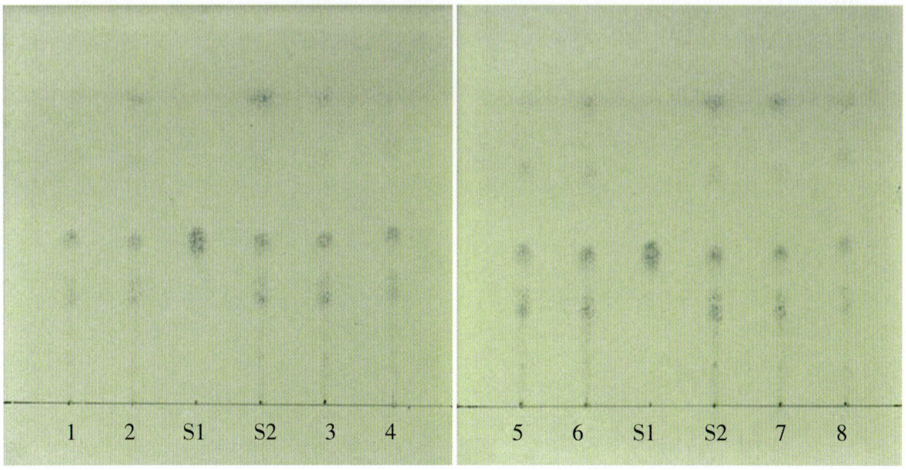

图3　蜜南五味子薄层色谱图

S1.安五脂素对照品　S2.南五味子对照药材
1～8.蜜南五味子（不同批次样品）

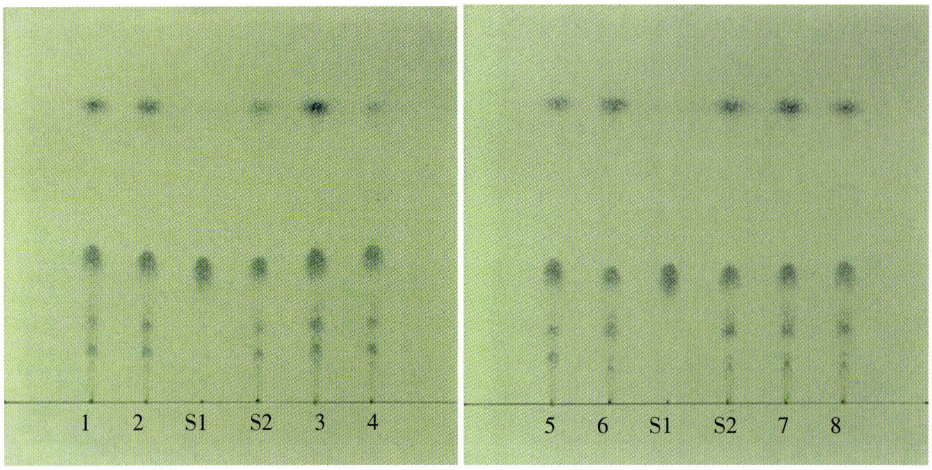

图4 酒南五味子薄层色谱图

S1.安五脂素对照品 S2.南五味子对照药材 1～8.酒南五味子（不同批次样品）

【检查】水分 按中国药典通则0832第二法，对24批样品测定水分，根据测定结果，结合以往实验数据，拟定水分限度不得过12.0%。

总灰分 按中国药典通则2302，对24批样品测定，根据测定结果，结合以往实验数据，拟定总灰分限度不得过6.0%。

【含量测定】照高效液相色谱法（中国药典通则0512）测定。参照《中国药典》2020年版一部南五味子下含量测定项拟定。

色谱条件与系统适用性试验 以十八烷基硅烷键合硅胶为填充剂；以四氢呋喃-水（38∶62）为流动相；检测波长为254 nm。理论板数按五味子酯甲峰计算应不低于3000。

对照品溶液的制备 取五味子酯甲对照品适量，精密称定，加甲醇制成每1 ml含40 μg的溶液，即得。

供试品溶液的制备 取本品粉末（过三号筛）约0.5 g，精密称定，置具塞锥形瓶中，精密加入甲醇50 ml，密塞，称定重量，超声处理（功率250 W，频率40 kHz）30分钟，放冷，再称定重量，用甲醇补足减失的重量，摇匀，滤过，取续滤液，即得。

测定法 分别精密吸取对照品溶液与供试品溶液各20 μl，注入液相色谱仪，测定，即得。

仪器与试药 Waters2695型高效液相色谱仪；2998型二极管阵列检测器。四氢呋喃为色谱纯，其余试剂为分析纯。五味子酯甲（批号：111529-201706，中国食品药品检定研究院提供）。

色谱条件 色谱柱为大连依利特C_{18}（5 μm，4.6 mm×150 mm）；以四氢呋喃-水（38∶62）为流动相；检测波长为254 nm；柱温为30 ℃。理论板数按五味子酯甲峰计算应不低于3000。

样品测定 对24批南五味子饮片中五味子酯甲测定。

根据测定结果，结合以往实验数据，拟定按干燥品计算，含五味子酯甲（$C_{30}H_{32}O_9$）

不得少于0.20%。

【化学成分】含多种木脂素类成分，其中有五味子甲素、五味子酯甲～戊；南五味子中挥发油含量较高，其挥发性成分主要为：α-蒎烯、莰烯、β-蒎烯，月桂烯、α-萜品烯、柠檬烯等。[7, 8]

【药理作用】（1）镇痛作用。（2）抗氧化作用。（3）抗白血病作用。（4）抗艾滋病病毒作用。（5）抗乙型肝炎作用。（6）抗衰老作用。（7）抑菌作用。（8）镇静安眠作用。[9-11]

【炮制方法】【性味与归经】【功能与主治】【用法与用量】【处方应付】及**【贮藏】**参照文献[1、5]综合拟定。

参考文献

[1] 国家药典委员会.中华人民共和国药典(2020年版·一部)[S].北京:中国医药科技出版社,2020:255.
[2] 徐国钧,王强.中草药彩色图谱(第三版)[M].福州:福建科学技术出版社,2006:396.
[3] 黄璐琦.中草药与民族药药材图谱[M].北京:北京医科大学出版社,2005:189.
[4] 赵中振.中药显微鉴别图鉴[M].沈阳:辽宁科学技术出版社,2005:91.
[5] 南京中医药大学.中药大辞典[M].2版.上海:上海科学技术出版社,2006.
[6] 徐国均.中药材粉末显微鉴定[M].北京:人民卫生出版社,1986:420
[7] 宋莎莎.南五味子炮制工艺与药效研究[D].西安:陕西中医药大学,2009.
[8] 张艳婷.南五味子的化学成分及其木脂素类化合物的结构改造研究[D].云南:云南大学,2008.
[9] 付亚东,陈佳美,刘伟,等.五味子酯甲对肝脏药物代谢酶的调节及药理作用的研究进展[J].中药新药与临床药理,2020,31(6):741-748.
[10] 刘永蓓,杨玉佩,袁汉文,等.南五味子属植物三萜类化合物及其药理作用研究进展[J].数字中医药(英文),2018,(3):247-258.
[11] 谭晓虹,田嘉铭,杨辉,等.南五味子有效成分及其药理作用的研究进展[J].神经药理学报,2014,4(6):28-32.

女 贞 子

Nüzhenzi

LIGUSTRI LUCIDI FRUCTUS

【处方用名】盐女贞子。

【名称】本品国内现代文献大多以女贞子为名称记载，本标准沿用此名。[1]

【来源】本品为木犀科植物女贞 *Ligustrum lucidum* Ait.的干燥成熟果实。主产于江苏浙江、湖南、江西、四川等地，甘肃亦产。冬季果实成熟时采收，除去枝叶，稍蒸或置沸水中略烫后干燥或直接干燥。[1, 2]

药材以粒大、饱满、色黑紫者为佳。

【性状】呈卵形、椭圆形或肾形，长6～8.5 mm，直径3.5～5.5 mm。表面黑紫色或灰黑色，微鼓起，基部有果梗痕或具宿萼及短梗。体轻。外果皮薄，中果皮较松 软，易剥离，内果皮木质，黄棕色，具纵棱。种子通常为1 粒，肾形，紫黑色，油性。气微，味微咸、微苦涩。见图1。

【鉴别】（1）**显微鉴别** 本品粉末灰棕色或黑灰色。果皮表皮细胞（外果皮）断面观扁圆形，外壁及侧壁圆拱形增厚，腔内含黄棕色物。内果皮纤维无色或淡黄色，上下数层纵横交错排列，直径9～35 μm。种皮细胞散有类圆形分泌细胞，淡棕色，直径40～88 μm，内含黄棕色分泌物及油滴。[3] 见图2。

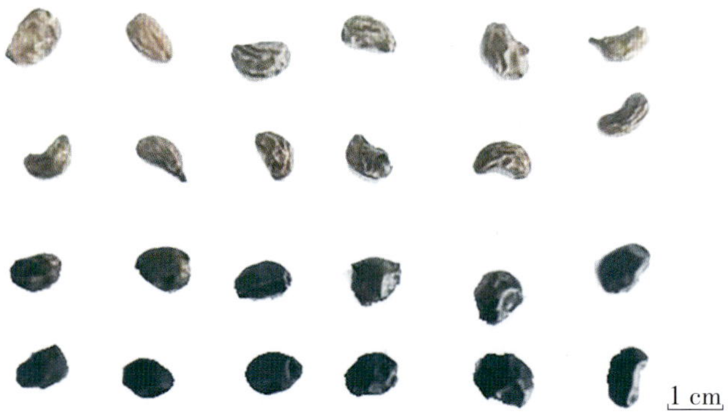

图1 盐女贞子饮片图

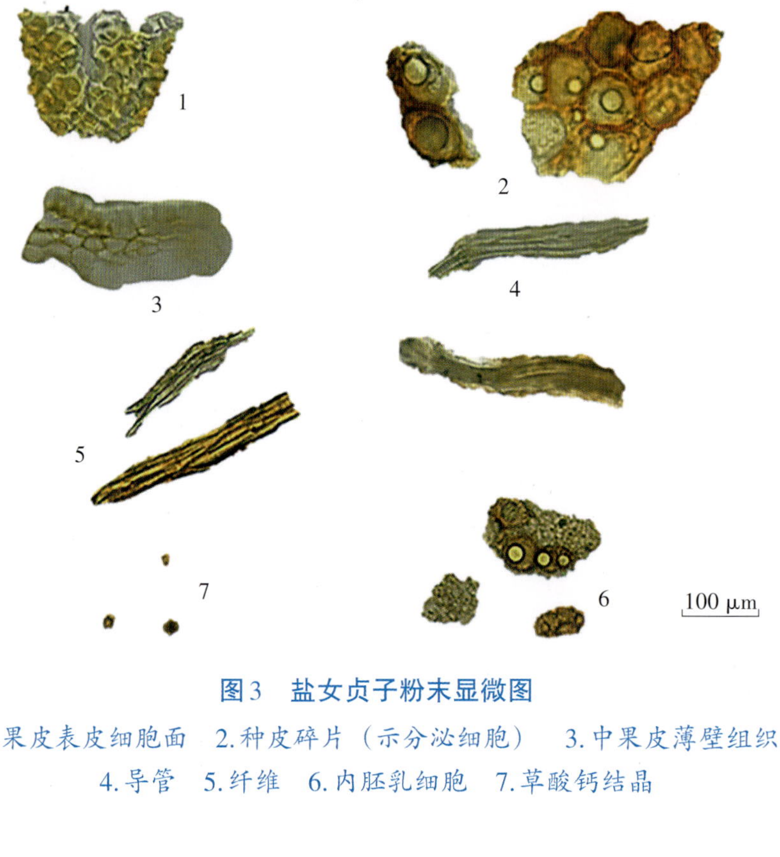

图3 盐女贞子粉末显微图

1.果皮表皮细胞面 2.种皮碎片（示分泌细胞） 3.中果皮薄壁组织 4.导管 5.纤维 6.内胚乳细胞 7.草酸钙结晶

（2）**薄层色谱** 取本品粉末0.5 g，加三氯甲烷20 ml，超声处理30分钟，滤过，滤液蒸干，残渣加甲醇5 ml使溶解，作为供试品溶液。另取齐墩果酸对照品，加甲醇制成每1 ml含0.5 mg的溶液，作为对照品溶液。照薄层色谱法（中国药典通则0502）试验，吸取上述两种溶液各1～5 μl，分别点于同一硅胶G薄层板上，以三氯甲烷-甲醇-甲酸（40∶1∶1）为展开剂，展开，取出，晾干，喷以10%硫酸乙醇溶液，在105 ℃加热至斑点显色清晰，分别置日光和紫外光灯（365 nm）下检视。供试品色谱中，在与对照品色谱相应的位置上，显相同颜色的斑点或荧光斑点。

【检查】水分 按中国药典通则0832第二法，对10批样品测定水分，拟定水分限度不得过8.0%。

总灰分 按中国药典通则2302，对10批样品测定，拟定总灰分限度不得过7.0%。

【含量测定】根据女贞子中含有的特女贞苷成分，建立含量测定方法（中国药典通则0512），并对10批盐女贞子进行含量测定。

根据10批盐女贞子中特女贞苷的含量结果，拟定按干燥品计算，含特女贞苷（$C_{31}H_{42}O_{17}$）不得少于0.70%。暂不纳入标准正文。

【化学成分】女贞子主要成分有三萜类、黄酮类、多糖类、苯乙醇苷、挥发油、脂肪酸、氨基酸和微量元素等[2,4]。三萜类：三萜类化合物在女贞子中含量为5.61%，其主要骨架为齐墩果烷型、羽扇豆烷型、乌索烷型和达玛烷型。目前，已成功从女贞子中分离出齐墩果酸甲酯、3-O-乙酰熊果酸、3-羰基齐墩果酸、羽扇豆醇、齐墩果酸、19α-羟基熊果酸、3-O-乙酰齐墩果酸、熊果酸、白桦脂醇、fouquierol、19α-羟基-3-O-乙酰熊果酸、(Z)-马斯里酸-3-O-对香豆酸酯和(E)-马斯里酸-3-O- 对香豆酸酯等化学成分。黄酮类：黄酮类化合物具有降脂作用。目前成功从女贞子中分离鉴定出β-谷甾醇葡萄糖苷、芹菜素、木犀草素、甘露醇、木犀草素-7-O-β-D-葡萄糖苷、大波斯菊苷、芹菜素-7-O-乙酰-β-D-葡萄糖苷芦丁和槲皮素等黄酮类化合物。苯乙醇苷：苯乙醇苷类属水溶性天然酚类化合物，主要分为苯乙醇单糖苷、双糖苷、三糖苷和四糖苷。目前女贞子生品和酒制品已分离鉴定出红景天苷和毛蕊花苷。多糖类：多糖类化合物广泛存在于植物中，对细胞的免疫效应具有促进作用。女贞子多糖是女贞子具有多种功效的物质基础之一，主要由阿拉伯糖、葡萄糖、蔗糖、鼠李糖和岩藻糖组成。其他：女贞子还含有挥发油、氨基酸，以及钙、镍、铁、锌、铬、钼、锰、铜、钒、钴等微量元素。

【药理作用】齐墩果酸、熊果酸等成分具有广泛的生理活性[4-7]。（1）抗菌、抗病毒、抗炎。（2）降血糖、降血脂。（3）抗动脉粥样硬化。（4）保肝、抗衰老。（5）抗癌作用。

【炮制方法】【性味与归经】【功能与主治】【用法与用量】【处方应付】及**【贮藏】**参照文献[1]综合拟定。

参考文献

[1] 国家药典委员会.中华人民共和国药典(2020年版·一部)[S].北京:中国医药科技出版社,2020:277.

[2] 张贵君.现代中药材商品通鉴[M].北京:中国中医药出版社,2001:1530.

[3] 徐国钧.中药材粉末显微鉴定[D].北京:人民卫生出版社,2009:58.

[4] 戚志华.陕产女贞子成果期特征及主要化学成分变化规律的研究[D].西安:第四军医大学,2007.

[5] 高赛,周欣,陈华国.女贞子化学成分及质量控制研究进展[J].中国中医药信息杂志,2018,25(12):133-136.

[6] 贺皖松,王甫成.女贞子炮制工艺及质量标准研究综述[J].科学中国人,2017(17):63-65.

[7] 刘智华.女贞子齐墩果酸的提取及其降血糖作用研究[D].咸阳:西北农林科技大学,2007.

葡萄干

Putaogan

VITIS FRUCTUS

【处方用名】葡萄干。

【名称】本品为经过加热使其脱水干燥的葡萄，现代商品称葡萄干，本标准沿用。

【来源】本品为葡萄科植物葡萄 *Vitis vinifera* L.的干燥果实。主产于新疆、甘肃等地。秋季果实成熟时采收，干燥。

药材以纯净、颗粒均匀、色黄绿者为佳。[1-5]

【性状】呈长圆形或类圆形，略扁，长1～1.5 cm，直径0.6～0.8 cm。表面皱缩不平，黄绿色至淡黄棕色。质软。断面胶质状。气微香，味甘、微酸。见图1。

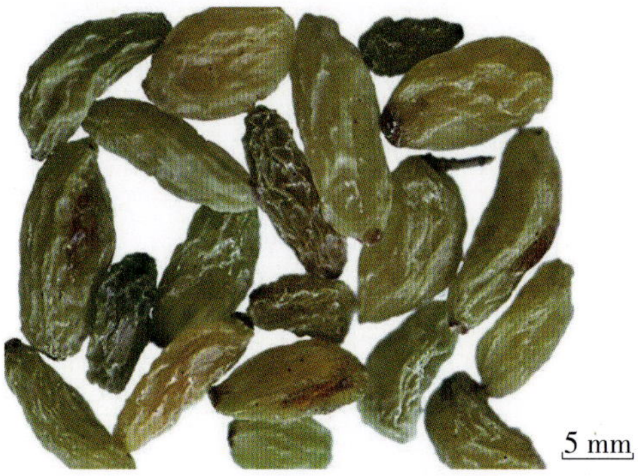

图1　葡萄干饮片图

【化学成分】葡萄干中含有大量的酚类物质包括酚酸、黄烷-3-醇、黄酮醇和花青素，矿物质元素包括钙、钾、磷、铁[6]，还含有氨基酸、葡萄糖、果糖、总糖[7]，以及丰富的水溶性维生素包括B_1、B_2、B_6、C和P[8]。

【药理作用】具有改善贫血作用、缓解疲劳作用、抗氧化[9]促进排毒作用，葡萄干中含有一种称为白藜芦醇的成分[10]能防止细胞恶变或者抑制恶性肿瘤的增长，阻止白血病细胞的分裂以及可防止果糖在血液中转化成甘油三酯。

【炮制方法】【性味与归经】【功能与主治】【用法与用量】【处方应付】及**【贮藏】**参照文献[11]综合拟定。

参考文献

[1] 买买提.葡萄干的加工工艺[J].农村百事通,2018,(13):41-42.

[2] 徐新风,张英丽,陈计峦,等.不同干燥方式对无核紫葡萄干品质的影响[J].农产品加工(创新版),2010,(10):48-50+65.

[3] 马涛,侯旭杰,李永泉.微波真空技术在无核葡萄干制中应用的研究[J].食品科学,1999,20(09):46-48.

[4] 雷静,王婷,韩琛,等.不同干燥方法对无核白葡萄干品质的影响[J].新疆农业科学,2013,50(02):254-259.

[5] 张英丽.无核紫葡萄太阳能干燥技术的研究[D].新疆:石河子大学,2009.

[6] 王静静,房芳,周晓明,等.基于矿物元素含量的葡萄干产地溯源[J].新疆农业科学,2020,57(01):69-77.

[7] 蒲云峰,丁甜,钟建军,等.新疆12种干果的营养品质及抗氧化分析[J].中国食品学报,2019,19(05):287-294.

[8] 国育英.葡萄的营养价值[J].北方园艺,1992,(04):51.

[9] 周晓明,郭春苗,樊丁宇,等.葡萄干营养与功效的研究进展[J].食品研究与开发,2015,36(19):179-183.

[10] 郜海燕,于震宇,陈杭君,等.白藜芦醇功能和作用机理研究进展[J].中国食品学报,2006,06(01):411-416.

[11] 甘肃省食品药品监督管理局.甘肃省中药炮制规范(2009年版)[S].兰州:甘肃文化出版社,2009:181.

青龙衣

Qinglongyi

JUGLANTIS PERICARPIUM

【处方用名】青龙衣。

【名称】沿用传统名称。

【来源】本品为胡桃科植物胡桃 *Juglans regia* L.的干燥肉质果皮。主产于河北、山西、山东、甘肃等地。秋季果实成熟或未成熟时剥取果皮，及时晒干或低温干燥。

药材以个大、味苦涩者为佳。[1-3]

【性状】 呈皱缩的半球形或不规则的块片状，边缘多向内卷曲。外表面黑棕色或黑黄色，较光滑，密生黄色斑点，一端有果柄痕。内表面黑黄色，粗糙，附纵向筋络状维管束。质脆，易折断。气微，味微苦、涩，嚼之有沙粒感。见图1。

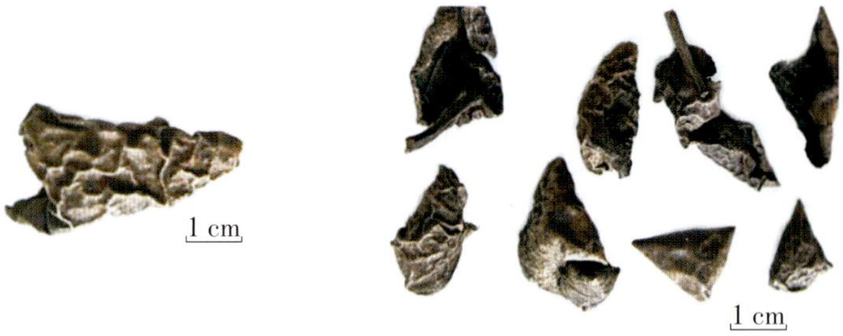

图1　青龙衣饮片图

【化学成分】 青龙衣含α-氢化胡桃醌-4-β-D-葡萄糖，果实中还含香柏醇[4、6、8-11]。

【药理作用】（1）抗菌作用。青龙衣水提取对金黄色葡萄球菌及许多革兰阳性菌、阴性菌均具有较强的抑制作用。（2）抗肿瘤作用。青龙衣抗肿瘤增值作用总是与抗氧化、免疫调节、抗毒性作用等相联系，这主要得益于其中的胡桃醌（5-羟基-1，4-萘醌）等成分。（3）镇痛作用。对青龙衣提取分离、纯化得出钾盐是青龙衣主要镇痛成分。（4）其他作用[5、7]。

【炮制方法】【性味与归经】【功能与主治】【用法与用量】【处方应付】 及 **【贮藏】** 同《甘肃省中药炮制规范》2009年版。

参考文献

[1] 国家中药管理局编委会.中华本草(维吾尔族药卷)[M].上海:上海科学技术出版社,1999:178-179.
[2] 南京中医药大学.中药大辞典[M].2版.上海:上海科学技术出版社,2006.
[3] 新疆维吾尔自治区食品药品监督管理局.新疆维吾尔自治区中药维吾尔药饮片炮制规范(2010年版)[S].乌鲁木齐:新疆人民卫生出版社,2010:197.
[4] 刘勇民.维吾尔药志(下册)[M].乌鲁木齐:新疆科技卫生出版社,1999:539.
[5] 闫勇杰,王丽红.两种青龙衣化学成分及药理作用研究进展[J].安徽农业科学,2017,45(24):123-125,49.
[6] 付起凤,宋红娟,朱琳,等.青龙衣酚酸类化学成分研究[J].中医药信息,2020,37(01):44-47.
[7] 刘帅坤,殷田田,王会丹,等.核桃青皮的化学成分及药理作用研究[J].科学咨询(科技管理),2019(12):114-116.
[8] 周媛媛,宋红娟,陈晗,等.青龙衣黄酮类化学成分研究[J].中草药,2019,50(15):3588-3592.
[9] 战金龙,姜玲玲,赵赫,等.不同种质资源的青龙衣质量标准研究[J].现代中药研究与实践,2019,33(02):39-42.
[10] 沈广志,杨爱华,邹桂华.青龙衣化学成分及生物活性研究进展[J].实验室科学,2018,21(06):1-7.

[11] 邱继莹，王伟明，李军，等. 青龙衣化学成分研究[J]. 中草药，2017，48(12)：2385-2389.

肉 桂 子

Rouguizi

CINNAMOMI CASSIAE FRUCTUS IMMATURUS

【处方用名】肉桂子。

【名称】本品在《本草纲目拾遗》《中药大辞典》中称桂丁[1, 2]，系指幼果。本标准沿用传统名称。

【来源】本品为樟科植物肉桂 *Cinnamomum cassia* Presl 的干燥带宿萼的未成熟果实。主产于广西、广东、云南等地。10月至11月间采收，除去杂质，晒干或低温干燥。

药材以色暗棕、有光泽、气香、味甜而辛辣者为佳。[3-5]

【性状】略呈倒卵形，长4～18 mm，直径4～7 mm。宿萼杯状，长4～6 mm，边缘有不明显的6浅裂；表面暗棕色，有皱纹，下部延长成萼筒，少数连有果柄。宿萼内有椭圆形幼果，黄棕色，顶端稍平截，上有一微凸的花柱残基。气香，味甜而辛辣。见图1。

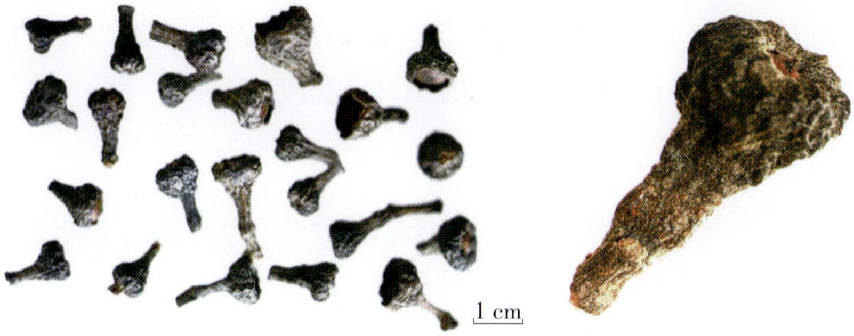

图1　肉桂子饮片图

【鉴别】化学反应　取本品粉末1 g，加乙醚5 ml，振摇15分钟，滤过。取滤液2 ml，置蒸发皿中，挥干乙醚，加乙醇2 ml使溶解，置试管中，再加2,4-二硝基苯肼试液数滴，放置，产生棕红色沉淀。

【化学成分】肉桂子含挥发油，油中含桂皮醛、香豆精、反式桂皮酸、β-谷甾醇、胆碱、原儿茶酸。此外，含微量丁香酸和D-葡萄糖。另据文献记载，含生物碱，皂苷，鞣质及挥发油[6-12]。

【药理作用】有文献报道，肉桂子体外具有抗氧化活性。[10]

【炮制方法】【性味与归经】【功能与主治】【用法与用量】【处方应付】【注意】及**【贮藏】**同《甘肃省中药炮制规范》2009年版。

参考文献

[1] 赵学敏.本草纲目拾遗[M] .北京:人民卫生出版社,1986:192.
[2] 南京中医药大学.中药大辞典[M].2版.上海:上海科学技术出版社,2006.
[3] 王国强.全国中草药汇编[M].北京:人民卫生出版社,2014.
[4] 国家药典委员会.中华人民共和国药典(2020年版·一部)[S].北京:中国医药科技出版社,2020.
[5] 国家中医药管理局《中华本草》编委会.中华本草[M].上海:上海科学技术出版社,1999.
[6] 熊梅,张正方,唐军,等.HS-SPME-GC-MS法分析肉桂子挥发性化学成分[J].中国调味品,2013,38(01):88-91.
[7] 刘红星,林森,黄初升,等.肉桂三个不同部位提取肉桂油的化学成分比较分析[J].中国调味品,2011,36(4):102-104.
[10] 胡曙晨,马雪红,李新霞,等.维药肉桂子体外抗氧化活性研究[J].安徽医药,2014,18(02):233-237.
[11] 胡曙晨,热娜·卡斯木,李莉,等.维药肉桂子含量测定方法的建立[J].西北药学杂志,2017,32(03):279-283.
[12] 中国医学科学院药物研究所,等.中药志(第三卷)[M].北京:人民卫生出版社,1984:143.

砂 仁 壳

Sharenke

AMOMI PERICARPIUM

【处方用名】 砂仁壳。

【名称】 现代商品习称砂仁壳，本标准沿用。

【来源】 本品为姜科植物阳春砂 *Amomum villosum* Lout.、绿壳砂 *Amomum villosum* Lout.var. Xanthioides T. L. Wu et Senjen或海南砂 *Amimum longiligulare* T. L. Wu.的干燥成熟果壳（皮）。主产于广西、广东、海南等地，剥取砂仁时收集。

药材以身干、完整、香气浓郁者为佳。[1]

【性状】 多呈三瓣裂开的椭圆形或卵圆形的囊状，或不规则的碎片。外表面棕色或棕褐色，密具刺片状或短刺状的突起。内表面淡棕色或灰棕色，平滑。基部有果柄痕或连有总果柄。质轻而韧，易纵向撕破。具香气，味微苦。见图1。

【鉴别】显微鉴别 本品粉末棕褐色。果皮表皮细胞类圆形、长圆形或不规则形，有的含草酸钙方晶。纤维成束或散在。薄壁细胞长条形或不规则形。油细胞黄棕色至棕红色。可见刺状突起碎片[2]。见图2。

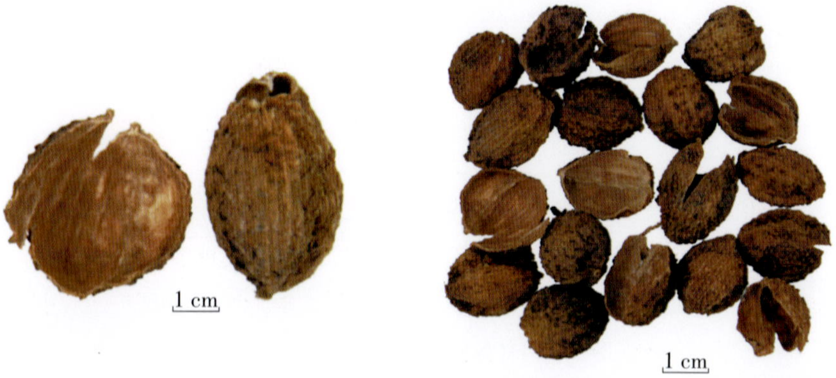

图1 砂仁壳饮片图

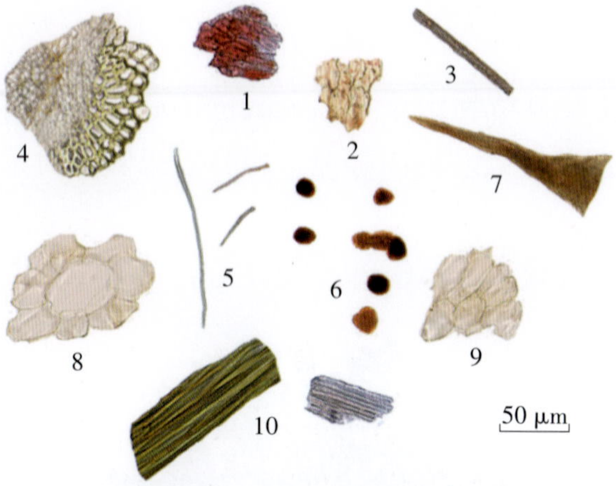

图2 砂仁壳显微图

1.表皮细胞 2.草酸钙方晶 3.导管 4.纤维束 5.非腺毛
6.油滴 7.刺状突起 8.油细胞 9.薄壁细胞 10.纤维

【化学成分】 砂仁壳的化学成分以挥发油为主，主要成分是氧化石竹烯、a-荜澄加醇、依兰油烯、佛术烯、桉叶醇等[3]。

【药理作用】 豆蔻属植物多为芳香化湿药，砂仁果壳的挥发油对部分真菌以及细菌具有明显的抑制活性作用[4]，具有祛痰、止咳、平喘、祛风、健胃、解热、镇痛、抗菌消炎作用。

【炮制方法】【性味与归经】【功能与主治】【用法与用量】【处方应付】 及 **【贮藏】** 参照文献[5]综合拟定。

参考文献

[1] 潘体常，戴蕃瑨．中国姜科植物地理分布初探[J]．渝州大学学报(自然科学版)，1992，2：26-33.
[2] 宋玉成，宋平顺．砂仁及其混淆品果柄的显微鉴别[J]．中药材，1994，17(3)：23-24.
[3] 陈圣斌，蒙秋燕，廖广凤，等．超临界 CO_2 提取香砂仁壳挥发油成分的分析[J]．广西中医药，2017，2(40)：74-76.

[4] 李宗主.阳春砂仁化学成分及质量初步研究[D].北京:中国协和医科大学,2009.
[5] 甘肃省食品药品监督管理局.甘肃省中药炮制规范(2009年版)[S].兰州:甘肃文化出版社,2009:99-102.

山茱萸

Shanzhuyu

CORNI FRUCTUS

【处方用名】醋山茱萸、醋山萸肉。

【名称】沿用传统名称。

【来源】本品为山茱萸科植物山茱萸 *Cornus officinalis* Sieb.et Zucc的干燥成熟果肉。主产于浙江、山东、陕西、安徽、河南等地。霜降后果实红时采收，火烘或置沸水略烫后，及时挤去果核，干燥。

药材以肉厚、柔软、色紫红者为佳。[1-6] 见图1。

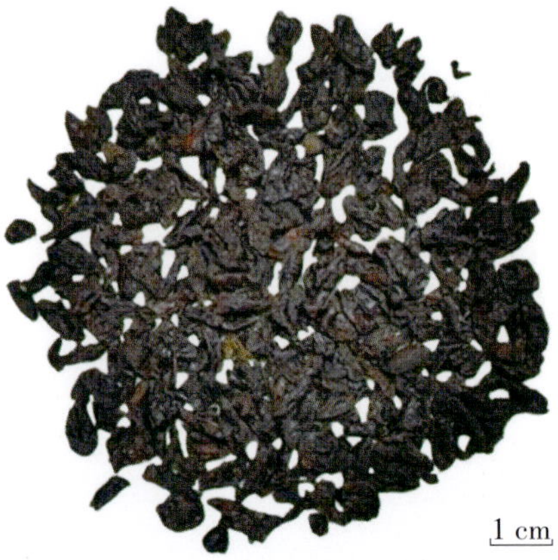

图1 醋山茱萸性状图

【性状】醋山萸肉 呈不规则的片状或囊状。表面紫褐色或紫黑色，皱缩。顶端有的有圆形宿萼痕，基部有果梗痕。质柔软。微有醋香气，味酸、涩、微苦。见图1。

【鉴别】（1）**显微鉴别** 本品粉末紫褐色。果皮表皮细胞橙黄色，表面观多角形或类长方形，直径16～30 μm，垂周壁连珠状增厚，外平周壁颗粒状角质增厚，胞腔含淡橙黄色物。中果皮细胞橙棕色，多皱缩。草酸钙簇晶少数，直径12～32 μm。石细胞类方形、卵圆形或长方形，纹孔明显，胞腔大。[7] 见图2。

（2）**薄层色谱** 取本品粉末0.5 g，加乙酸乙酯10 ml，超声处理15分钟，滤过，滤液蒸干，残渣加无水乙醇2 ml使溶解，作为供试品溶液。另取熊果酸对照品，加无水乙醇制成每1 ml含1 mg的溶液，作为对照品溶液。照薄层色谱法（中国药典通则0502）试验，吸取上述两种溶液各5 μl，分别点于同一硅胶G薄层板上，以甲苯-乙酸乙酯-甲酸（20∶4∶0.5）为展开剂，展开，取出，晾干，喷以10%硫酸乙醇溶液，在105 ℃加热至斑点显色清晰，分别置日光及紫外光灯（365 nm）下检视。供试品色谱中，在与对照品色谱相应的位置上，显相同的紫红色斑点；置紫外光灯（365 nm）下检视，显相同的橙黄色荧光斑点。见图3。

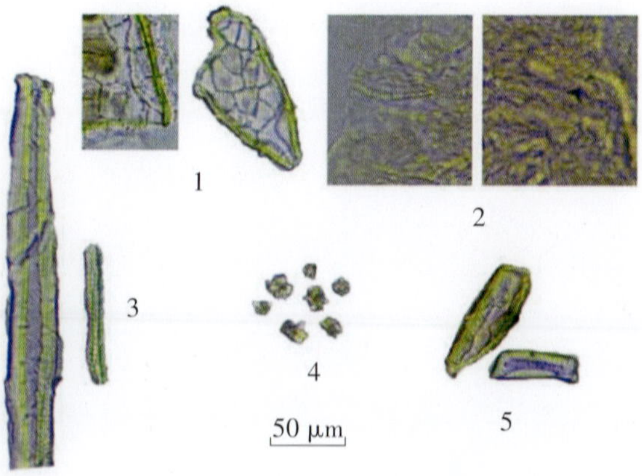

图2 醋山茱萸粉末显微图

1.木栓细胞 2.果皮表皮细胞 3.纤维 4.簇晶 5.石细胞

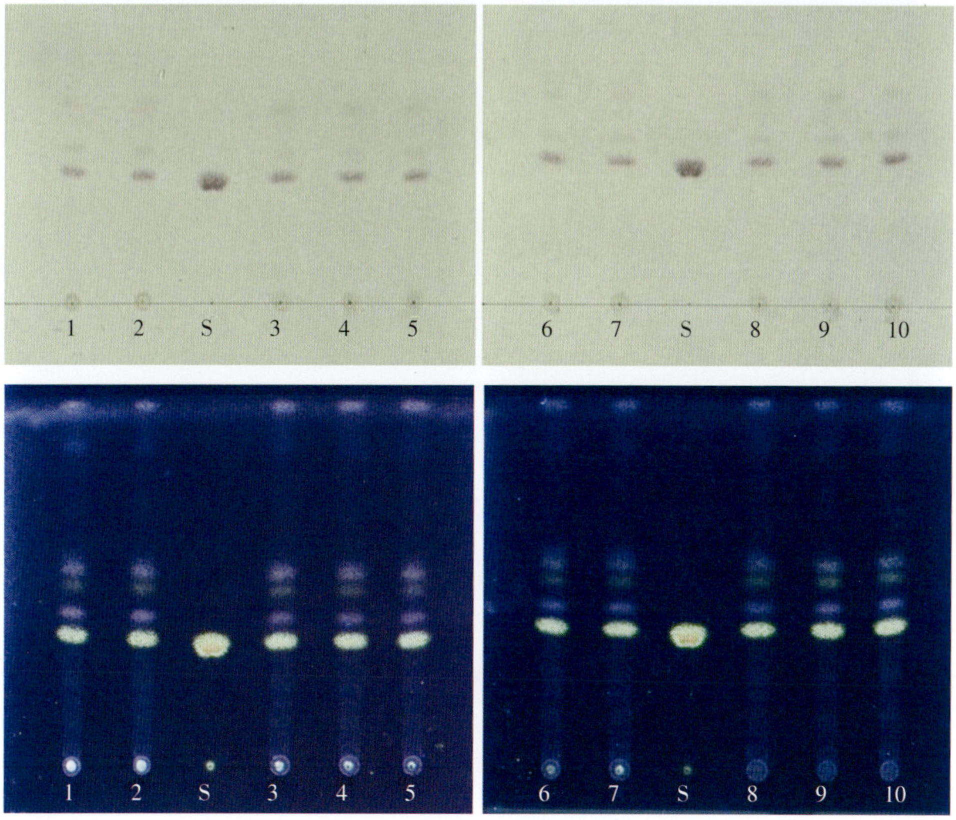

图3 山茱萸薄层色谱图

S.熊果酸对照品 1～10.醋山茱萸（不同批次样品）

（3）**薄层色谱** 取本品粉末0.5 g，加甲醇10 ml，超声处理20分钟，滤过，滤液蒸干，残渣加甲醇2 ml使溶解，作为供试品溶液。另取莫诺苷对照品、马钱苷对照品，加甲醇制成每1 ml各含2 mg的混合溶液，作为对照品溶液。照薄层色谱法（中国药典通则0502）试验，吸取上述两种溶液各2 μl，分别点于同一硅胶G薄层板上，以三氯甲烷-甲醇（3∶1）为展开剂，展开，取出，晾干，喷以10%硫酸乙醇溶液，在105 ℃加热至斑点显色清晰，置紫外光灯（365 nm）下检视。供试品色谱中，在与对照品色谱相应的位置上，显相同颜色的荧光斑点。见图4。

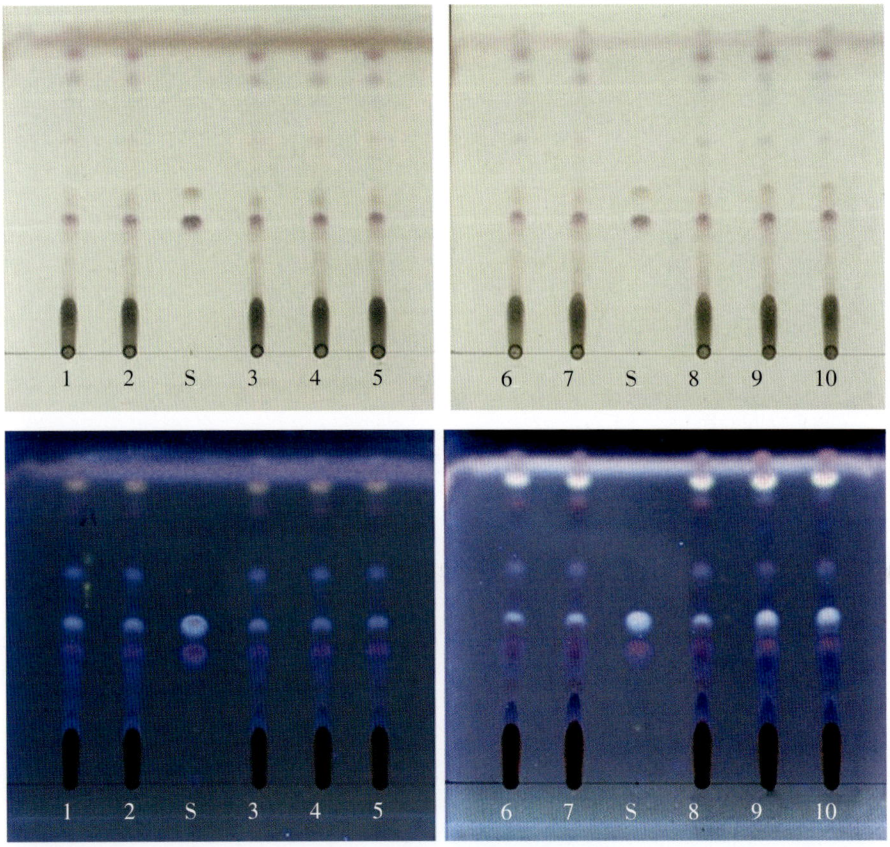

图4 山茱萸薄层色谱图

S.莫诺苷、马钱苷对照品 1～10.醋山茱萸（不同批次样品）

【检查】水分 按中国药典通则0832第二法，对10批醋山茱萸测定水分，根据测定结果，结合以往实验数据，拟定水分限度不得过16.0%。

总灰分 按中国药典通则2302，对10批醋山茱萸测定，根据测定结果，结合以往实验数据，拟定总灰分限度不得过6.0%。

【浸出物】 照醇溶性浸出物测定法（中国药典通则2201）项下的冷浸法测定，用70%乙醇作溶剂，对10批醋山茱萸待测样品的浸出物进行测定，根据测定结果，结合以往实验数据，拟定浸出物限度不得少于50.0%。

【含量测定】 照高效液相色谱法（中国药典通则0512），参照《中国药典》2020年版山茱萸项拟定[2, 8-9]。

仪器与试药 Waters2695型高效液相色谱仪；2998型二极管阵列检测器。乙腈为色谱纯，其余试剂为分析纯。莫诺苷对照品（批号：11998-201703）和马钱苷对照品（批号：111640-201808），中国食品药品检定研究院提供。

色谱条件与系统适用性试验 以十八烷基硅烷键合硅胶为填充剂；以乙腈为流动相A，以0.3%磷酸溶液为流动相B，按下表中的规定进行梯度洗脱；检测波长为240 nm；柱温为35 ℃。理论板数按马钱苷峰计算应不低于10000。

时间(分钟)	流动相A(%)	流动相B(%)
0～20	7	93
20～50	7→20	93→80

对照品溶液的制备 取莫诺苷对照品、马钱苷对照品适量，精密称定，加80%甲醇制成每1 ml各含50 μg的混合溶液，即得。

供试品溶液的制备 取本品粉末（过三号筛）约0.2 g，精密称定，置具塞锥形瓶中，精密加入80%甲醇25 ml，密塞，称定重量，加热回流1小时，放冷，再称定重量，用80%甲醇补足减失的重量，摇匀，滤过，取续滤液，即得。

测定法 分别精密吸取对照品溶液与供试品溶液各10 μl，注入液相色谱仪，测定，即得。

样品测定 对10批醋山茱萸饮片中莫诺苷和马钱苷测定，根据测定结果，结合以往实验数据，拟定按干燥品计算，含莫诺苷（$C_{17}H_{26}O_{11}$）和马钱苷（$C_{17}H_{26}O_{10}$）的总量不得少于0.70%。

【化学成分】山茱萸果肉含棕榈酸、油酸、没食子酸等有机酸及其酯，古巴烯、α-松油醇、α-姜黄烯、茴香脑、胡薄荷酮等挥发性成分，榄香素、糠醛、甲基丁香油酚、维生素A、山茱萸苷、莫诺苷、獐牙菜苷、马钱子苷、山茱萸裂苷、熊果酸、没食子酰-D-葡萄糖、细辛醚、黄樟醚、马兜铃酮等。还含有氨基酸、多糖等[10-13]。

【药理作用】山茱萸含有多种有效成分，具有多种药理作用，在临床中应用广泛[10-13]。（1）抗肿瘤作用；（2）抗心律失常和心肌保护作用；（3）降血糖作用；（4）调节骨代谢作用；（5）保护神经元作用；（6）抗氧化和抗衰老作用；（7）肝脏保护作用；（8）调节视黄醇作用；（9）抗菌和抗炎作用；（10）免疫调节作用。

【炮制方法】【性味与归经】【功能与主治】【用法与用量】【处方应付】及**【贮藏】【附注】**参照文献[1, 2]综合拟定。

参考文献

[1] 甘肃省食品药品监督管理局.甘肃省中药炮制规范(2009年版)[S].兰州:甘肃文化出版社,2009:

113.
[2] 国家药典委员会.中华人民共和国药典(2020年版·一部)[S].北京:中国医药科技出版社,2020:29.
[3] 冯冬兰.山茱萸"合核"入药的本草考证及现代研究[J].中医学报,2015,30(2):253-254.
[4] 王燕,郑咏之,姚成增,等.山茱萸历代用药剂量考[J].中成药,2020,42(3):806-808.
[5] 赵友仁.山茱萸的本草考证[J].中药材,1987,(5):51-54.
[6] 郭俊林,邵青,刘璐铭,等.山萸肉标准汤剂质量标准研究[J].中药材,2019,44(11):2260-2265.
[7] 康廷国.中药鉴定学[M].北京:中国中医药出版社,2003:365.
[8] 宋平顺,王兰霞,丁永辉,等.HPLC测定山茱萸不同炮制品中马钱苷的含量[J].中成药,2008,30(5):707-708.
[9] 鲁静,陈天朝,马彦江.炮制对山茱萸有效成分含量的影响[J].中医药信息,2020,37(2):43-46.
[10] 范倩,陈雪冰,荣莉,等.山茱萸化学成分、生物活性、复方应用及质量控制研究进展[J].天然产物研究与开发,2020,32:1244-1258.
[11] 张晓文,柳美娟,王珍珍,等.山茱萸多糖的提取分离及药理活性研究进展[J].西北药学杂志,2020,35(3): 470-475.
[12] 周迎春,张廉洁,张燕丽.山茱萸化学成分及药理作用研究新进展[J].中医药信息,2020,37(1):114-120.
[13] 张程荣,曹岗,张云,等.山茱萸的化学、药理与炮制研究进展[J].中华中医药学刊,2011,29(9):2002-2005.

蛇床子

Shechuangzi

CNIDII FRUCTUS

【处方用名】盐蛇床子。

【名称】本标准沿用传统名称。

【来源】本品为伞形科植物蛇床 *Cnidium monnieri*（L.）Cuss.的干燥成熟果实。主产于河北、山东、江苏、浙江等地。夏、秋二季果实成熟时采收，除去杂质，晒干。

药材以颗粒饱满、色灰黄、气味浓厚者为佳。[1-3]

【性状】为双悬果，椭圆形，长2～4 mm，直径约2 mm。表面灰黄色或灰褐色，偶具焦斑。顶端有2枚向外弯曲的柱基，基部偶有细梗。分果的背面有薄而突起的纵棱5条，接合面平坦，有2条棕色略突起的纵棱线。果皮松脆，揉搓易脱落。种子细小，灰棕色，显油性。气香，味辛凉、微咸，有麻舌感。见图1。

【鉴别】（1）**显微鉴别**　本品粉末褐色。油管多破碎，内壁有金黄色分泌物，可见类圆形油滴。内果皮镶嵌层细胞浅黄色，表面观长条形，壁连珠状增厚。薄壁细胞类方形或类圆形，无色，壁条状或网状增厚。草酸钙簇晶或方晶，直径3～6 μm，内胚乳细胞多角形，细胞内含有糊粉粒和细小草酸钙簇晶。见图2。

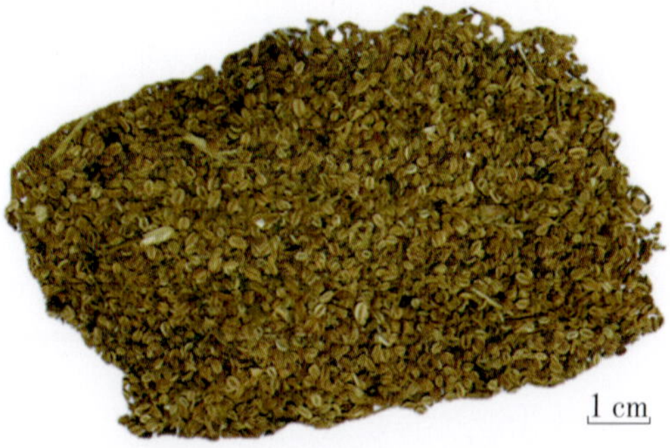

图1 盐蛇床子饮片图

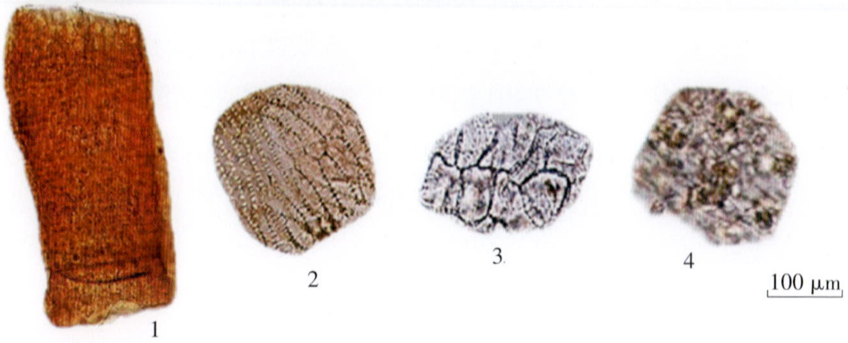

图2 盐蛇床子显微图

1. 油管 2. 内果皮镶嵌层 3. 薄壁细胞 4. 草酸钙簇晶

（2）**薄层色谱** 取本品粉末0.3 g，加乙醇5 ml，超声处理5分钟，上清液作为供试品溶液。另取蛇床子对照药材0.3 g，同法制成对照药材溶液。再取蛇床子素对照品，加乙醇制成每1 ml含1 mg的溶液，作为对照品溶液。照薄层色谱法（中国药典通则0502）试验，吸取上述三种溶液各2 μl，分别点于同一硅胶G薄层板上，以甲苯–乙酸乙酯–正己烷（3∶3∶2）为展开剂，展开，取出，晾干，置紫外光灯（365 nm）下检视。供试品色谱中，在与对照药材色谱和对照品色谱相应的位置上，显相同颜色的荧光斑点。见图3。

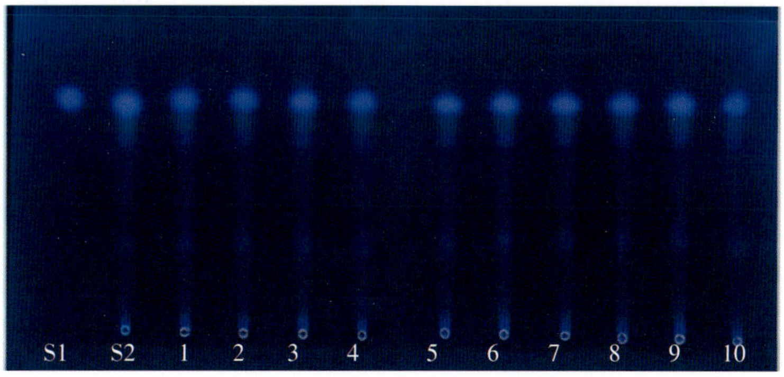

图3 盐蛇床子薄层色谱图

S1. 蛇床子素对照品 S2. 蛇床子对照药材 1～10. 盐蛇床子（不同批次样品）

【检查】水分 按中国药典通则0832第二法，对10批样品测定，结果在8.6%～10.5%之间，拟定水分限度不得过13.0%。

总灰分、酸不溶性灰分 按中国药典通则2302，对10批样品测定，结果总灰分在10.1%～11.7%之间，酸不溶性灰分在4.1%～5.7%之间，拟定总灰分限度不得过13.0%，酸不溶性灰分限度不得过6.0%。

【浸出物】照醇溶性浸出物测定法（中国药典通则2201）项下的冷浸法测定，用乙醇作溶剂，对10批样品测定，结果在9.7%～13.4%之间，拟定盐蛇床子浸出物限度不得少于7.0%。

【化学成分】果实含挥发油1.3%，主要成分为蒎烯、莰烯、异戊酸龙脑酯、异龙脑。又含甲氧基欧芹酚，蛇床明素，异虎耳草案，佛手柑内酯，二氢山芹醇及其当归酸酯、乙酸酯；口异戊酸酯，蛇床定，异丁酰氧基二氢山芹醇乙酸酯。根含蛇床阴素、异虎耳草素、别欧芹属素乙、花椒毒酚、欧芹属素乙。果实含挥发油约1.3%，其中主成分为1蒎烯、1-莰烯、异缬草酸龙脑酯及7-甲氧基欧芹酚等。从果实醇提取物中除得到7-甲氧基欧芹酚外，尚得到棕榈酸、β-谷甾醇、香柑内酯、异虎耳草素和花椒毒酚等。据报道，我国商品蛇床子果实含哥伦比亚内酯0.20%，圆白芷素、食用白芷素、香柑内酯、异虎耳草素、O-乙酰二氢欧山芹素、二氢欧山芹素、O-异戊酰二氢欧山芹素、3′-异丁酰氧-O-乙酰二氢欧山芹素及O-异丁酰二氢欧山芹素。种子含香柑内酯、欧山芹素及食用白芷素[4]。

【药理作用】蛇床子具有广泛的生理活性[4]。

（1）抗滴虫作用：蛇床子中医外用治疗滴虫性阴道炎，但单味蛇床子的效果不佳或极弱，对其作用成分也未见报道。而复方蛇床子栓剂或洗剂则效果很好。（2）性激素样作用：蛇床子乙醇提取物，每天皮下注射于小白鼠连续32天，能延长动情期，缩短动情间期，并能使去势鼠出现动情期，卵巢及子宫重量增加，有类似性激素样作用，以前列腺、精囊、提肛肌增加重量的方法（小鼠）证明，蛇床子提取物有雄性激素样作用。对家兔阴道黏膜无腐蚀作用。（3）平喘作用：蛇床子的总香豆素具有平喘作用，能使哮喘患者肺部哮鸣音明显减少或消失，并能显增高呼气高峰流速值，改善肺部通气功能。蛇床子总香豆素还具有一定的祛痰作用。蛇床子总香豆素对豚鼠因吸入致痉剂所致实验性哮喘有明显保护作用，具有较强的支气管扩张作用。（4）其它作用：抗真菌作用，抗心律失常，麻醉作用，抗变态反应，抗诱变作用，杀孑孓。

【炮制方法】参考甘肃省制剂企业实际炮制方法描述。

【性味与归经】【功能与主治】【用法与用量】【处方应付】及**【贮藏】**参照文献[1, 4]综合拟定。

参考文献

[1] 中国科学院《中国植物志》编辑委员会. 中国植物志[M]. 北京：科学出版社，2004.

[2] 南京中医药大学.中药大辞典[M].2版.上海:上海科学技术出版社,2006.
[3] 国家药典委员会.中华人民共和国药典(2020年版·一部)[S].北京:中国医药科技出版社,2020:328-329.
[4] 国家中医药管理局《中华本草》编委会.中华本草[M].上海:上海科学技术出版社,1999.

莳萝子

Shiluozi

ANETHI FRUCTUS

【处方用名】莳萝子、盐莳萝子。

【名称】本品《海药本草》以莳萝子为正名记载，本标准沿用[1]。

【来源】本品为伞形科植物莳萝 *Anethum graveolens* L.的干燥成熟果实。主产于甘肃、四川等地。夏季果实成熟时采收果枝，晒干，打落果实，除去杂质。

药材以颗粒饱满、色深、气芳香者为佳。[2]

【性状】莳萝子 多为分果，每一分果呈扁平宽卵形，长3～4.5 mm，宽1.5～3 mm。表面棕黄色、棕黑色，有凸起的纵肋3条，两侧向外延伸成翅状。两分果接合面平坦而宽广。种子1枚，富油性。气芳香，味辛，麻舌。见图1。

盐莳萝子 形如莳萝子。微鼓起，色变深。味微咸。

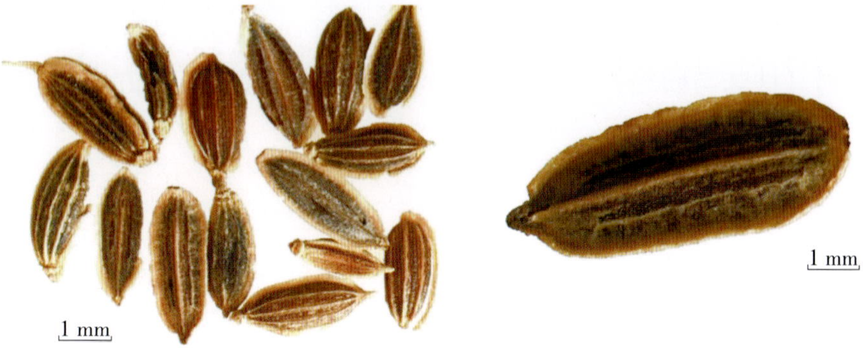

图1 莳萝子饮片图

【鉴别】显微鉴别 本品粉末黄棕色。表皮细胞类多角形。镶嵌细胞狭长，排列整齐，以长轴不规则方向嵌列，常与中果皮细胞相连。内胚乳细胞多角形，内含草酸钙小簇晶及糊粉粒。油细胞黄棕色，分泌细胞不规则形。[2, 4] 见图2。

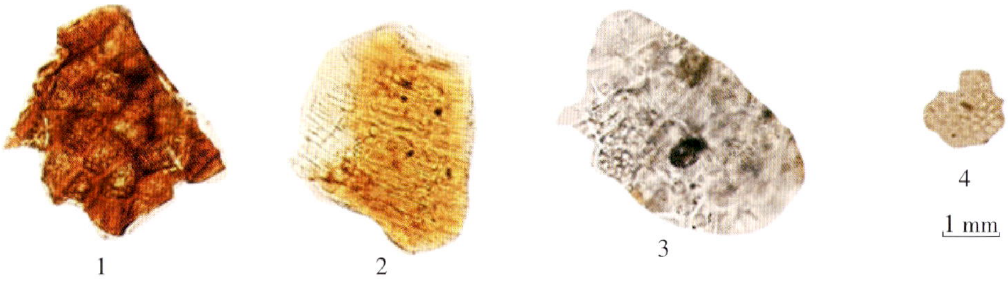

图2　莳萝子粉末显微图

1.表皮细胞　2.镶嵌细胞　3.内胚乳细胞　4.油细胞

【检查】杂质、水分、总灰分、酸不溶性灰分及**【含量测定】**保留《甘肃省中药炮制规范》(2009年版)限度规定。

【化学成分】果实含葛缕酮、柠檬烯、莳萝油脑、香柑内酯、伞形花内酯金合欢醚、7-羟基香豆精金合欢醇醚及γ-谷甾醇等。果实含挥发油4%～6%，脂肪油约20%，蛋白质14%～15%。

种子、茎、叶中含6,7-二氢-8,8-二甲基-2H,8H-苯并［1,2-b：5,4-b′］二吡喃-2,6-二酮、东莨菪碱、花椒内酯。另外，种子中还含有16种挥发油成分，主要为α-葛缕酮、柠檬烯、水芹烯、二氢葛缕酮[2, 3, 5]。

【药理作用】藏茴香酮（葛缕酮）有镇静和平喘作用及祛风健胃效果；口服对小鼠表现为兴奋，并有利尿和利胆作用；给小鼠灌胃半数致死量为1.3 ml/kg。全草浸剂静脉注射，可降低动物血压，扩张血管，兴奋呼吸，延缓心率，降低小肠张力和蠕动，促进利尿；可用于初期高血压病，特别与溴剂合用有较好效果[6]。种子中所含的非萜类油有抗菌作用[7]。

【炮制方法】【性味与归经】【功能与主治】【用法与用量】【处方应付】及**【贮藏】**参照文献[1-3]综合拟定。

参考文献

［1］甘肃省食品药品监督管理局.甘肃省中药材标准(2009年版)[S].兰州:甘肃文化出版社,2009:175.
［2］国家中医药管理局《中华本草》编委会.中华本草[M].上海:上海科学技术出版社,1999.
［3］南京中医药大学.中药大辞典[M].2版.上海:上海科学技术出版社,2006.
［4］甘肃省食品药品监督管理局.甘肃省中药炮制规范(2009年版)[S].兰州:甘肃文化出版社,2009:174.
［5］班小泉.莳萝子和黄连花提取物抗菌与抗氧化活性研究[D].湖北:华中农业大学,2011.
［6］国家中医药管理局《中华本草》编委会.中华本草[M].上海:上海科学技术出版社,1999.
［7］南京中医药大学.中药大辞典[M].2版.上海:上海科学技术出版社,2006.

酸枣仁

Suanzaoren

ZIZIPHI　SPINOSAEN　SEMEN

【处方用名】 焦酸枣仁。

【名称】 沿用传统名称。

【来源】 本品为鼠李科植物酸枣 *Ziziphus jujuba* Mill.var. *spinosa*（Bunge）Hu ex H. F. Chou的干燥成熟种子。主产于河南、河北、陕西、辽宁等地，甘肃亦产。秋末冬初采收成熟果实，除去果肉及核壳，收集种子，晒干。[1-3]

药材以粒大饱满、完整、外皮色紫红、种仁色黄白、无核壳者为佳。[4, 5]

【性状】 呈扁圆形或扁椭圆形，长5～9 mm，宽5～7 mm。表面焦褐色。一面较平坦，中间有一隆起纵线纹，另一面凸起，尖端有小凹陷，可见线形种脐。子叶2，黄色，富油性。质酥脆。具焦香气，味淡。见图1。

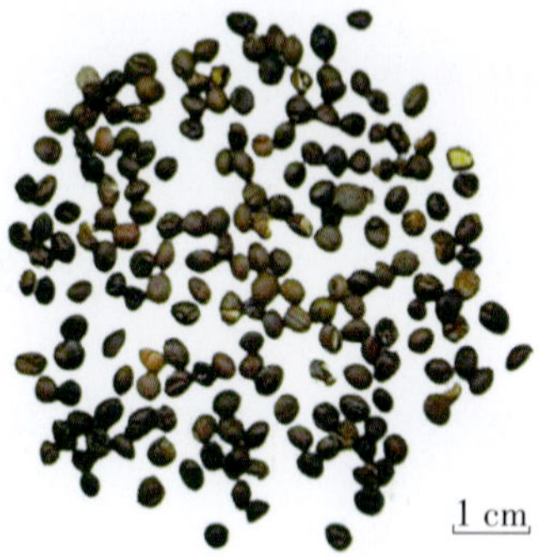

图1　焦酸枣仁饮片图

【鉴别】（1）**显微鉴别**　本品粉末棕红色。种皮栅状细胞棕红色，表面观多角形，壁厚，木化，胞腔小。侧面观呈长条形，外壁增厚，侧壁上、中部甚厚，下部渐薄；底面观类多角形或圆多角形。内种皮细胞棕黄色，表面观长方形或类方形，壁连珠状增厚，木化。子叶表皮细胞含细小草酸钙簇晶及方晶。见图2。

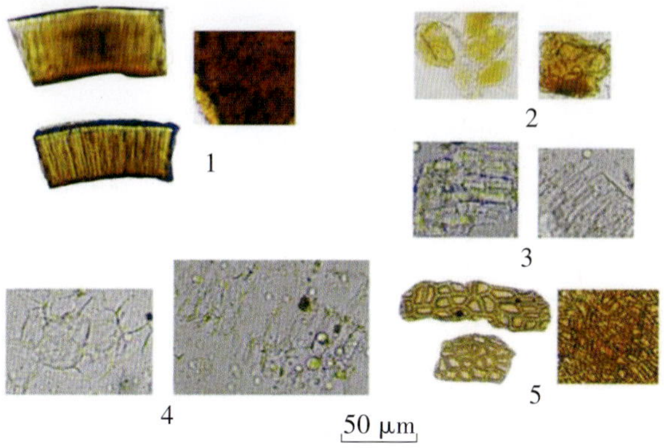

图2　焦酸枣仁粉末显微图

1.种皮栅状细胞　2.薄壁细胞　3.子叶表皮细胞　4.内胚乳细胞　5.种皮内表皮细胞

（2）**薄层色谱**　取本品粉末1 g，加甲醇30 ml，加热回流1小时，滤过，滤液蒸干，残渣加甲醇0.5 ml使溶解，作为供试品溶液。另取酸枣仁皂苷A、酸枣仁皂苷B对照品，加甲醇制成每1 ml各含1 mg的混合溶液，作为对照品溶液。照薄层色谱法（中国药典通则0502）试验，吸取上述两种溶液各5 μl，分别点于同一硅胶G薄层板上，以水饱和的正丁醇为展开剂，展开，取出，晾干，喷以1%香草醛硫酸。供试品色谱中，在与对照品色谱相应的位置上，显相同颜色的斑点。见图3。

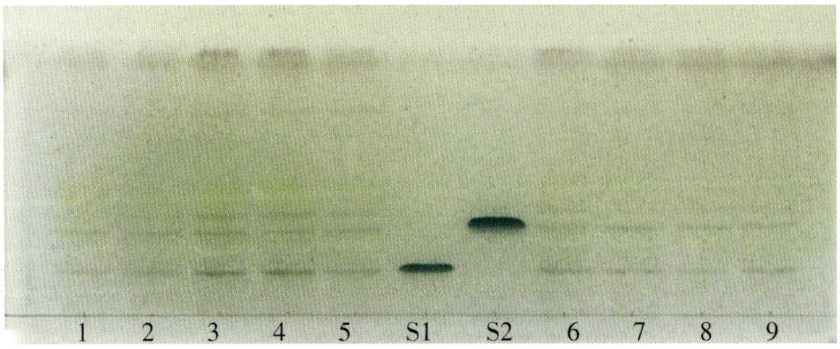

图3 焦酸枣仁薄层色谱图

S1.酸枣仁皂苷A S2.酸枣仁皂苷B 1～9.焦酸枣仁（不同批次样品）

（3）**薄层色谱** 取本品粉末1 g，加石油醚（60～90 ℃）30 ml，加热回流2 h，滤过，弃去石油醚液，药渣挥干，加甲醇30 ml，加热回流1小时，滤过，滤液蒸干，残渣加甲醇2 ml使溶解，作为供试品溶液。另取酸枣仁对照药材1 g，同法制成对照药材溶液。再取斯皮诺素对照品，加甲醇制成每1 ml含0.5 mg的溶液，作为对照品溶液。照薄层色谱法（中国药典通则0502）试验，吸取上述三种溶液各2 μl，分别点于同一硅胶G薄层板上，以水饱和的正丁醇为展开剂，展开，取出，晾干，喷以1%香草醛硫酸溶液，置紫外光灯（365 nm）下检视。供试品色谱中，在与对照药材色谱和对照品色谱相应的位置上，显相同的蓝色荧光斑点。见图4。

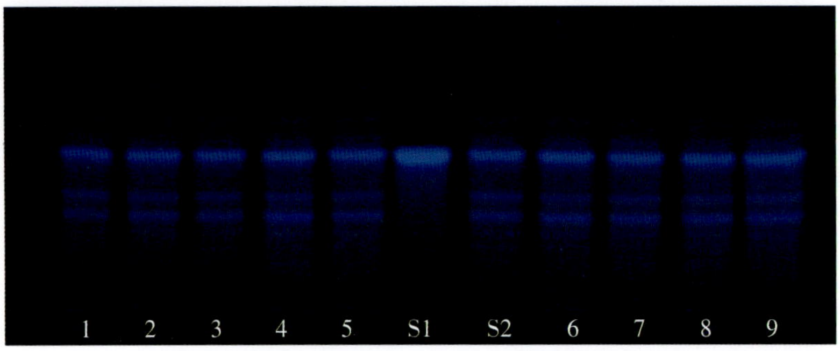

图4 焦酸枣仁薄层色谱图

S1.斯皮诺素 S2.酸枣仁对照药材 1～9 焦酸枣仁（不同批次样品）

【检查】水分 按中国药典通则0832第二法，对11批焦酸枣仁样品进行水分测定，根据测定结果，且由于水分对酸枣仁质量影响较大，故拟定焦酸枣仁水分限度不得过10.0%。

总灰分 按中国药典通则0832，对11批焦酸枣仁样品进行总灰分测定，根据测定结果，拟定焦酸枣仁总灰分限度不得过4.0%。

【含量测定】酸枣仁皂苷A 照高效液相色谱法（中国药典通则0512）测定。

色谱条件与系统适用性试验 以十八烷基硅烷键合硅胶为填充剂；以乙腈为流动相A，以水为流动相B，按下表中的规定进行梯度洗脱；蒸发光散射检测器检测。理论板数按酸枣仁皂苷A峰计算应不低于2000。

时间(分钟)	流动相A(%)	流动相B(%)
0～15	20→40	80→60
15～28	40	60
28～30	40→70	60→30
30～32	70→100	30→0

对照品溶液的制备 取酸枣仁皂苷A对照品适量，精密称定，加甲醇制成每1 ml含0.1 mg的溶液，即得。

供试品溶液的制备 取本品粉末（过四号筛）约1 g，精密称定，置索氏提取器中，加石油醚（60～90 ℃）适量，加热回流4小时，弃去石油醚液，药渣挥干，转移至具塞锥形瓶中，加70%乙醇20 ml，加热回流2小时，滤过，滤渣用70%乙醇5 ml洗涤，合并洗液与滤液，回收溶剂至干，残渣加甲醇使溶解，转移至5 ml量瓶中，加甲醇至刻度，摇匀，滤过，取续滤液，即得。

测定法 分别精密吸取对照品溶液5 μl、20 μl，供试品溶液10～20 μl，注入液相色谱仪，测定，用外标两点法对数方程计算，即得。

样品测定 对11批焦酸枣仁中酸枣仁皂苷A进行含量测定，根据测定结果，7批焦酸枣仁样品中酸枣仁皂苷A含量在0.1654～0.4141%之间，故拟定焦酸枣仁按干燥品计算，含酸枣仁皂苷A（$C_{58}H_{94}O_{26}$）含量不得少于0.030%。

斯皮诺素 照高效液相色谱法（中国药典通则0512），参照《中国药典》2020年版酸枣仁项下含量测定方法。

色谱条件与系统适用性试验 以十八烷基硅烷键合硅胶为填充剂；以乙腈为流动相A，以水为流动相B，按下表中的规定进行梯度洗脱；检测波长为335 nm。理论板数按斯皮诺素峰计算应不低于2000。

时间(分钟)	流动相A(%)	流动相B(%)
0～10	12→19	88→81
10～16	19→20	81→80
16～22	20→100	80→0
22～30	100	0

对照品溶液的制备 取斯皮诺素对照品适量，精密称定，加甲醇制成每1 ml含0.2

mg的溶液，即得。

供试品溶液的制备 取酸枣仁皂苷A【含量测定】项下的续滤液，作为供试品溶液。

测定法 分别精密吸取对照品溶液与供试品溶液各10 μl，注入液相色谱仪，测定，即得。

仪器与试药 1100高效液相色谱仪；AE260万分之一分析天平；斯皮诺素（批号：111869-201704，供含量测定用，由中国食品药品检定研究院提供）、酸枣仁皂苷A（批号：110734-201914，供含量测定用，由中国食品药品检定研究院提供）；乙腈为色谱纯；水为娃哈哈纯净水。

样品测定 对11批焦酸枣仁中斯皮诺素含量进行测定，根据测定结果，11批焦酸枣仁样品中斯皮诺素含量在0.1346%～0.0827%之间，故拟定焦酸枣仁按干燥品计算，含斯皮诺素（$C_{28}H_{32}O_{15}$）含量不得少于0.080%。

【化学成分】酸枣仁的化学组分主要包括脂肪油类、皂苷类、黄酮类、生物碱类、三萜类化合物。脂肪油：含量可达32%，维生素E，挥发性成分如角鲨烯、叶绿醇、油菜甾醇；皂苷类：酸枣仁皂苷A、B、A_1、B_1、C、D、E、G、H，原酸枣仁皂苷A、B、B1以及乙酰酸枣仁皂苷B；黄酮类：斯皮诺素作为酸枣仁中黄酮类组分的检测指标。经大量研究表明，酸枣仁中黄酮类化合物还包含：对香豆酰斯皮诺素、芥子酰斯皮诺素、阿魏酰斯皮诺素、对羟基苯甲酸斯皮诺素、阿魏酰异斯皮诺素、异斯皮诺素、酸枣黄素、当药素、异牡荆素、葛根素、洋芹素葡萄糖苷等；生物碱类：欧鼠李叶碱、荷叶碱、原荷叶碱、去甲异紫堇定、酸李碱、右旋衡州乌药碱、N-甲基巴婆碱、5-羟基-6-甲氧基去甲阿朴啡、枣仁碱、安木非宾碱、木兰碱；三萜类：白桦脂酸和白桦脂醇。除此之外，确定结构的三萜类成分还有，美洲茶酸、麦珠子酸及罗珠子酸甲醋；微量元素：铁、锰、铬、铜、锌和镍等[4, 6-10]。

【药理作用】酸枣仁具有广泛的生理活性[6-10]。(1) 镇静催眠作用；(2) 抗惊厥、抗焦虑作用；(3) 抗抑郁作用；(4) 抗心律失常、抗心肌缺血及强心作用、防治动脉硬化、降血脂及降压作用；(5) 降血压、降血脂、抗烧伤及抗脂质过氧化等作用；(6) 抗应激性溃疡作用；(8) 免疫增强及抗肿瘤作用；(9) 改善学习记忆能力作用。

【炮制方法】【性味与归经】【功能与主治】【用法与用量】【处方应付】及**【贮藏】**参照文献[1, 6]综合拟定。

参考文献

[1] 高宾，郭淑珍.酸枣仁的炮制加工[J].首都医药，2012，05(上):43.

[2] 甘肃省食品药品监督管理局.甘肃省中药炮制规范(2009年版)[S].兰州:甘肃文化出版社，2009:186.

[3] 国家药典委员会.中华人民共和国药典(2020年版·一部)[S].北京:中国医药科技出版社，2020:382.

[4] 郭慧，李斯，郑玉光.酸枣仁质量控制研究[J].河北中医药学报，2017，32(1)：35-39.
[5] 吴巧敏，赵艺初，韩艺凡，等.基于古今医家论著对酸枣仁汤中“酸枣仁”实质的思考[J].辽宁中医杂志，2016，43(2)：262-264.
[6] 王自善，田春雨，张国伟，等.酸枣仁的化学成分、药理作用及开发利用[J].亚太传统医药，2020，16(7)：202-205.
[7] 谭云龙，孙晖，孙文军，等.酸枣仁化学成分及其药理作用研究进展[J].时珍国医国药，2014，25(1)：186-188.
[8] 袁杨杨，孙从永，徐希明，等.酸枣仁活性成分药理作用机制的研究进展[J].中国药师，2017，20(9)：1622- 1627.
[9] 王玉，杨雪，夏鹏飞，等.酸枣仁汤化学成分、药理作用、临床应用的研究进展及质量标志物的预测分析[J].中国中药杂志，2020，45(12)：2765-2771.
[10] 耿欣，李廷利.酸枣仁主要化学成分及药理作用研究进展[J].中医药学报，2016，44(5)：84-86.

甜瓜蒂

Tianguadi

CUCUMIS MELO PEDICELLUS

【处方用名】甜瓜蒂。

【名称】根据传统及临床使用命名。

【来源】本品为葫芦科植物甜瓜 *Cucumis molo* L.的干燥果柄。全国大部分地区有产。在甜瓜盛产期，用剪刀由蔓藤上将瓜剪下，摘其青绿色果柄，阴干或晒干。

药材以色棕黄、味苦者为佳。[1]

【性状】呈圆柱形，多扭曲，长3～6 cm，直径2～4 mm。表面黄褐色或黄绿色，具纵棱，接近果实的一端渐膨大，边缘反卷。质硬而韧，不易折断，断面纤维性。气微，味苦。见图1。

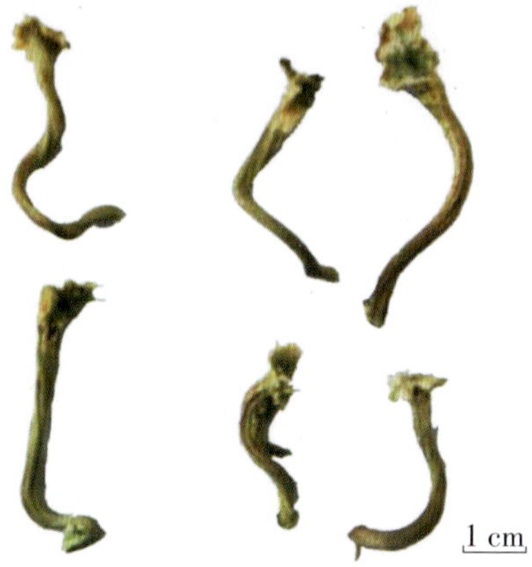

图1 甜瓜蒂饮片图

【鉴别】(1) **显微鉴别** 横切面：表皮细胞扁长方形，较大，外被角质层。皮层内有由数列厚壁细胞组成的环，细胞多角形，腔大，木化。维管束双韧形，木质部有数个较大的导管；其内有时有数个小型维管束散列。髓部由薄壁细胞组成，通常呈空洞状。见图2。

粉末黄白色至黄棕色。木纤维多成束，直径15～25 μm，具斜纹孔或相交成十字形、人字形。皮层纤维细长，直径10～20 μm，微木化，纹孔稀少，有的可见分隔。具缘纹孔导管直径15～30 μm，纹孔排列紧密，有的横向延长成梯状，排列整齐。非腺毛2～5

细胞，长100～200 μm，壁稍厚。见图3。

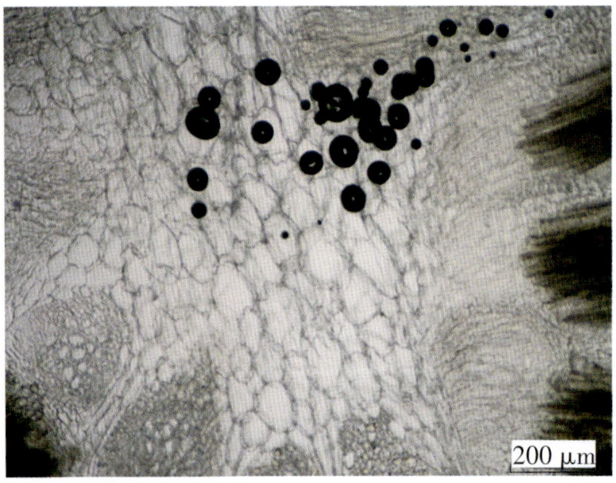

髓部由薄壁细胞组成,通常呈空洞状

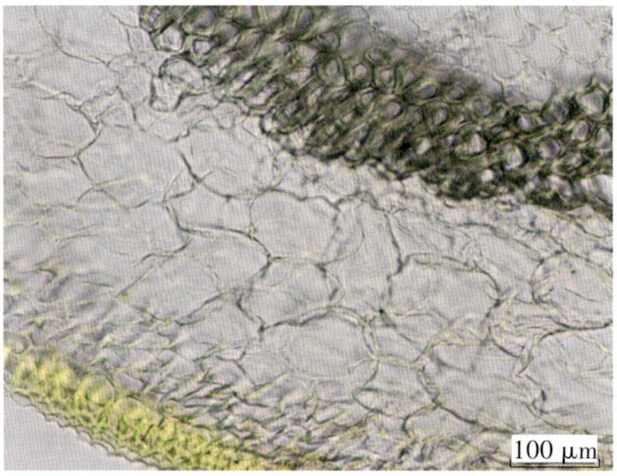

皮层内有由数列厚壁细胞组成的环,细胞多角形,腔大,木化

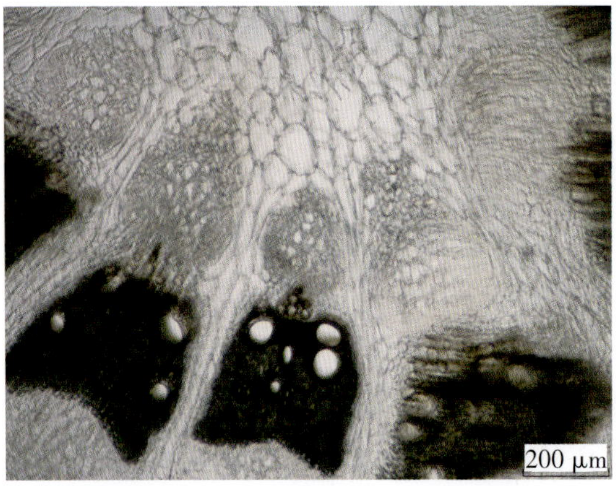

维管束双韧形,木质部有数个较大的导管

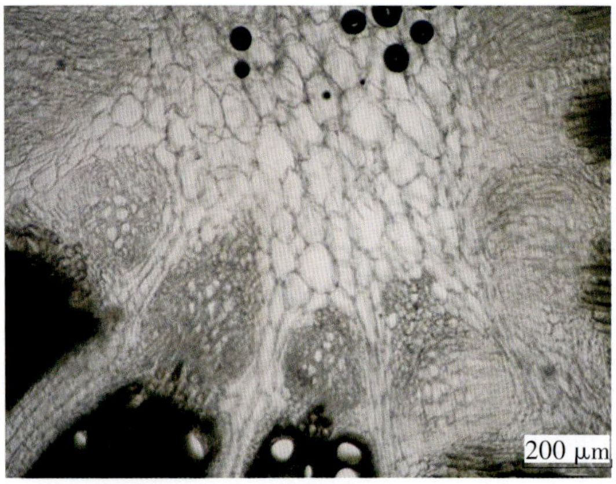

髓部由薄壁细胞组成,通常呈空洞状

图2　甜瓜蒂横切面显微图

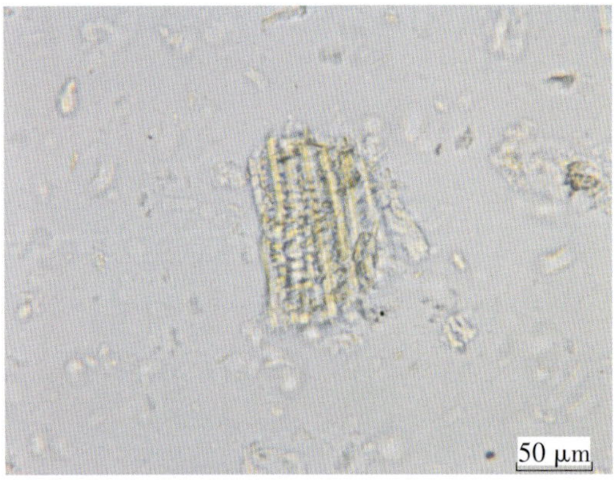

具缘纹孔导管直径15～30 μm,纹孔排列紧密

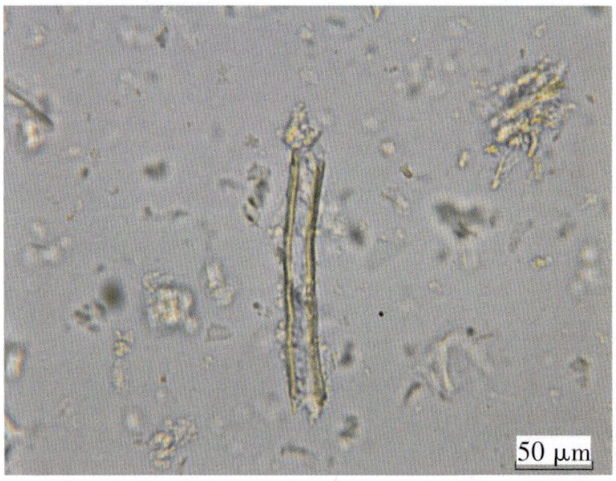

皮层纤维细长,直径10～20 μm,微木化,纹孔稀少,有的可见分隔。

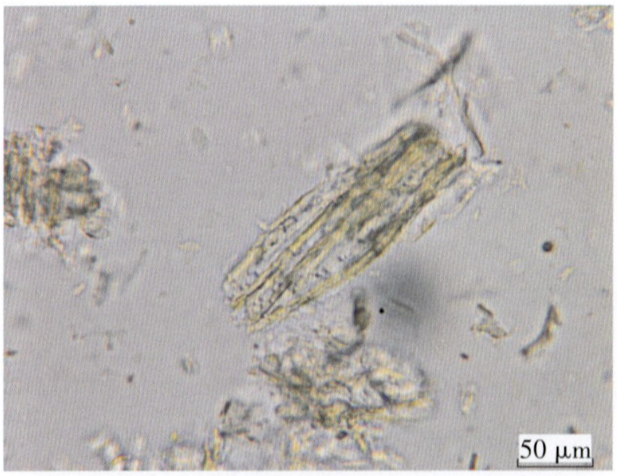

木纤维多成束，直径15～25 μm，具斜纹孔或相交成十字形、人字形。

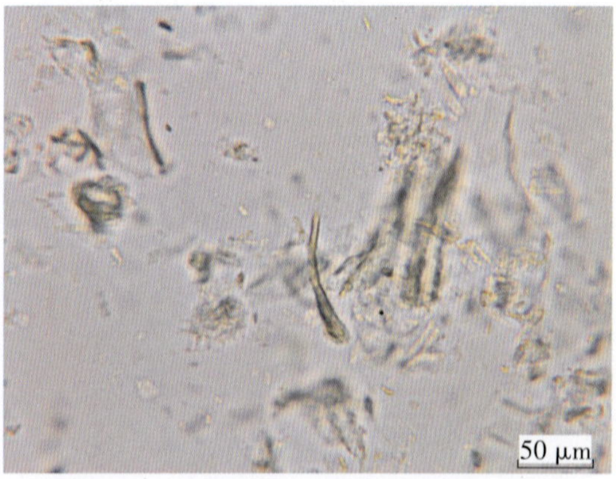

非腺毛，2～5细胞，长100～200 μm，壁稍厚

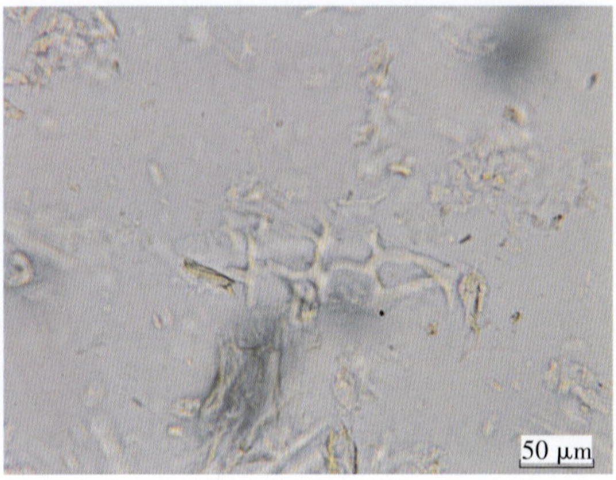

表皮细胞

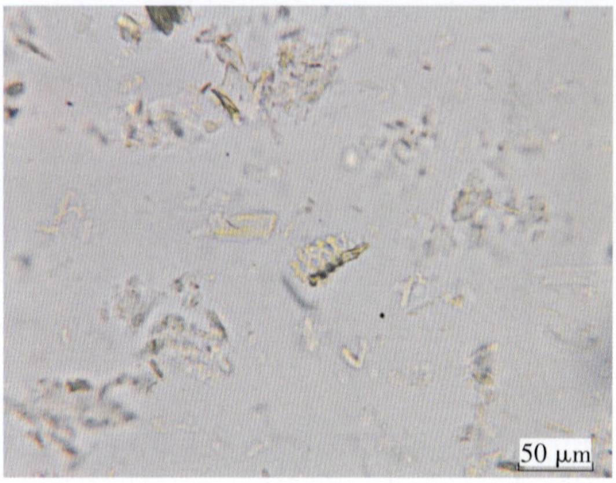

网纹导管

图3 甜瓜蒂粉末显微图

（2）**化学反应** 参照文献[1]实验进行：取本品粗粉0.5 g，加乙醇10 ml，加热回流30分钟，滤过，滤液置蒸发皿中蒸干，残渣加5%磷钼酸乙醇液1～2滴，烘烤后呈深蓝色。反应结果明显，但考虑到已对葫芦素B进行薄层色谱鉴别，因此，不纳入标准正文。

（3）**薄层色谱** 葫芦素类成分的薄层鉴别，参照文献[2]实验拟定。

方法一：取本品粉末1 g，加乙酸乙酯20 ml，超声处理30分钟，滤过，滤液蒸干，残渣加乙醇1 ml使溶解，作为供试品溶液。另取葫芦素B对照品，加乙醇制成每1 ml含2 mg的溶液，作为对照品溶液。照薄层色谱法（中国药典通则0502）试验，吸取上述两种溶液各10 μl，分别点于同一硅胶G薄层板上，以二氯甲烷-乙酸乙酯（2∶1）为展开剂，展开，取出，晾干，喷以磷钼酸试液（取磷钼酸5 g，加无水乙醇使溶解成100 ml，即得），105 ℃加热至斑点显色清晰。供试品色谱中，在与对照药材和对照品色谱相应的位置上，显相同颜色的斑点。见图4。

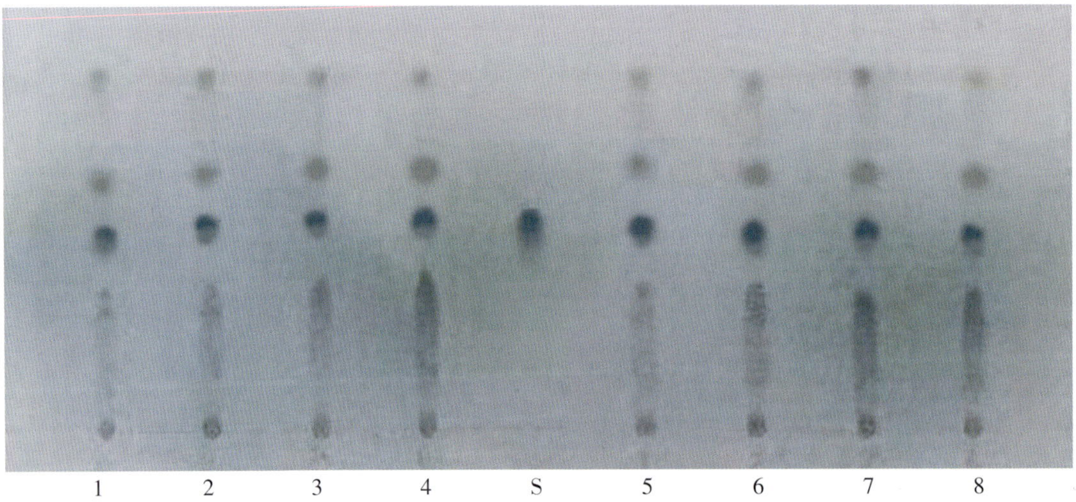

图4　甜瓜蒂薄层色谱图

S.葫芦素B对照品　1～8.甜瓜蒂（不同批次样品）

方法二：取本品粉末1 g，加稀乙醇20 ml，加热回流提取1小时，滤过，滤液蒸干，残渣加水5 ml使溶解，用乙酸乙酯振摇提取三次，每次15 ml，合并乙酸乙酯液，蒸干，残渣加乙醇1 ml使溶解，作为供试品溶液。另取葫芦素B对照品，加乙醇制成每1 ml含2 mg的溶液，作为对照品溶液。照薄层色谱法（中国药典通则0502）试验，吸取上述两种溶液各10 μl，分别点于同一硅胶G薄层板上，以二氯甲烷-乙酸乙酯（2∶1）为展开剂，展开，取出，晾干，喷以磷钼酸试液（取磷钼酸5 g，加无水乙醇使溶解成100 ml，即得），105 ℃加热至斑点显色清晰。供试品色谱中，在与对照药材和对照品色谱相应的位置上，显相同颜色的斑点。见图5。

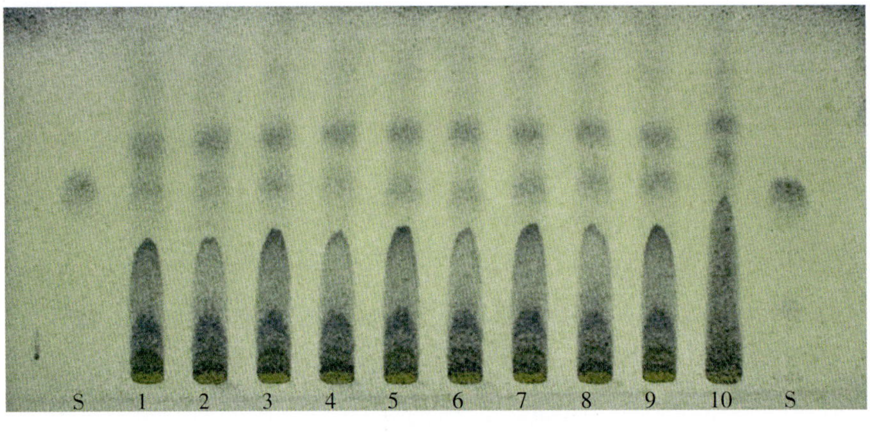

图5　甜瓜蒂薄层色谱图

S.葫芦素B对照品　1～10.甜瓜蒂（不同批次样品）

根据薄层色谱图，选择方法二为正式方法，纳入标准正文。

【检查】水分　按中国药典通则0832第二法[3]，对10批样品进行测定，根据测定结果，拟定水分限度不得过13.0%。

【浸出物】 照醇溶性浸出物测定法（中国药典通则2201）[3] 测定，选择冷浸法、热浸法及不同溶剂进行比较，由试验结果可见，浸出物采取稀乙醇热浸法所得结果较高，因此，用热浸法测定，以稀乙醇作溶剂。

对10批样品按拟定方法进行测定，根据测定结果，拟定照醇溶性浸出物测定法（中国药典通则2201）项下的热浸法测定，用稀乙醇作溶剂，不得少于20.0%。

【化学成分】 含有葫芦素B（cucurbitacin）、葫芦素E、葫芦素D和异葫芦素B。尚含有甾醇、氨基酸、皂苷等[4-7]。

【药理作用】 甜瓜蒂及所含葫芦素具有广泛的药理作用[8]：（1）催吐作用；（2）对肝脏的保护作用；（3）增强免疫功能；（4）抗肿瘤作用；（5）降血压作用；（6）抗炎作用；（7）致腹泻作用；（8）避孕作用。

【炮制方法】【性味与归经】【功能与主治】【用法与用量】【处方应付】【注意】 及 **【贮藏】** 参考有关文献[1, 2, 3] 综合拟定。

参考文献

[1] 南京药学院药材学教研组.药材学[M].北京:人民卫生出版社,1960:938.

[2] 楼之芩,秦波.常用中药材品种整理和质量研究(北方篇·第3册).北京:北京医科大学出版社,1995.12:649.

[3] 国家药典委员会.中华人民共和国药典(2020年版·一部)[S].北京:中国医药科技出版社,2020.

[4] 李晓峰,刘克非,邓意辉.HPLC法同时测定葫芦素原料中葫芦素B和葫芦素E的含量[J].沈阳药科大学学报,2010,27(02):123-125+130.

[5] 孙文,巢志茂,王淳,等.HPLC-UV对栝楼各部位中葫芦素B的含量测定[J].中国实验方剂学杂志,2014,20(23):86-88.

[6] 彭朝霞,曹敏,张运杰,等.HPLC测定天花粉中葫芦素B的含量[J].中国现代应用药学,2009,26(11):946-948.

[7] 邢世瑞,等.宁夏中药志(下册)[M].宁夏:宁夏人民出版社,1991:267.

[8] 甘肃省卫生局.甘肃中草药手册(第二册)[M].甘肃:甘肃人民出版社,1971:760.

甜杏仁

Tianxingren

ARMENIACAE DULCIS SEMEN

【处方用名】 甜杏仁、燀甜杏仁、炒甜杏仁。

【来源】 沿用传统名称。

【来源】 本品为蔷薇科植物杏 *prunus armeniaca* L.及嫁接栽培品种或李光杏 *Armeniaca* *vulgaris* var. *glabra* S. X. Sun干燥成熟的味不苦种子。主产于西北、东北等地。夏季采收成熟果实，除去果肉和核壳，取出种子，晒干。

药材以颗粒均匀而大、饱满肥厚、不泛油者为佳。[1-6]

【性状】甜杏仁 呈扁心形，长1.6～2.6 cm，宽1.2～1.6 cm，厚0.5～0.6 cm。表面淡棕色至暗棕色，一端尖锐有珠孔，傍有种脐，另端钝圆，肥厚，左右不对称，在合点处分出多数深棕色的脉纹。子叶2，乳白色，富油性。气微，味微甜。

燀甜杏仁 呈扁心形。表面乳白色或黄白色，一端尖，另端钝圆，肥厚，左右不对称。富油性。

炒甜杏仁 形如燀甜杏仁。表面淡黄色至棕黄色，微具焦斑。具焦香气。见图1、图2、图3。

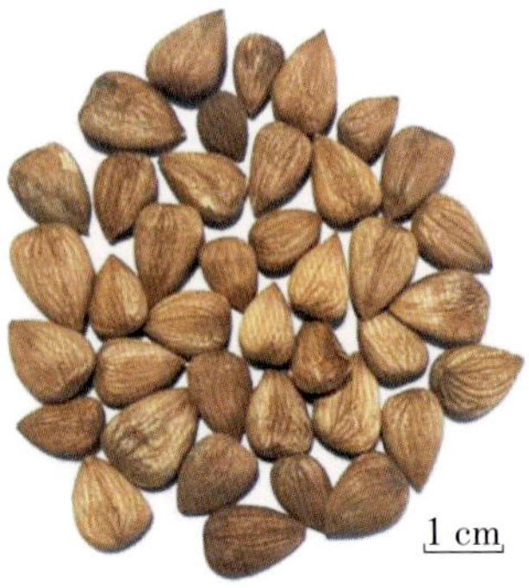

图1 甜杏仁饮片图

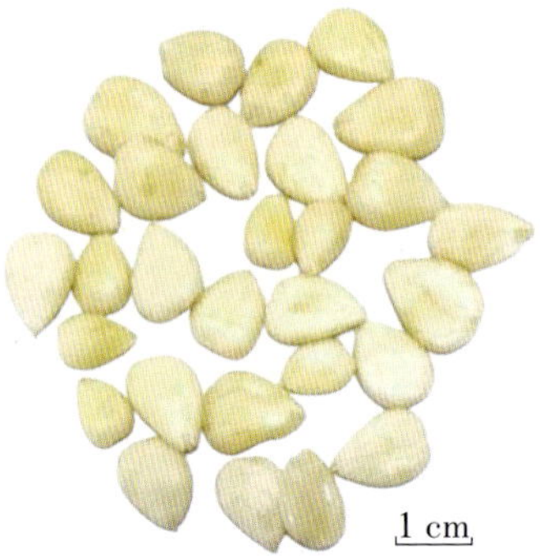

图2 燀甜杏仁饮片图

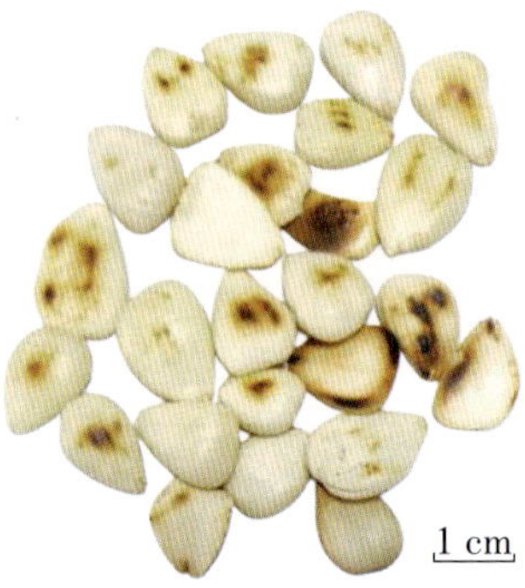

图3 炒甜杏仁饮片图

【鉴别】(1)通过观察8批甜杏仁样品的横切面显微特征、粉末显微特征，确定甜杏仁的显微特征描述并纳入标准。燀甜杏仁及炒甜杏仁因去种皮无石细胞不纳入标准。

甜杏仁 横切面：种皮表面嵌有长圆形、卵圆形、贝壳形及顶端平截而呈梯形的黄色石细胞。下方为细胞皱缩的营养层，有细小维管束。外胚乳为数列颓废的薄壁细胞；内胚乳细胞1列，类方形，内含糊粉粒及脂肪油。子叶细胞类圆形、类多角形，内含糊粉粒、脂肪油滴及细小草酸钙簇晶。

粉末浅灰棕色。石细胞黄色、淡黄色，表面观圆多角形、类长圆形，侧面观长圆形、卵圆形或贝壳形，长38～95 μm，宽30～57 μm，底壁较薄。导管为螺纹，直径10～25 μm。子叶细胞类圆形、类多角形，内含糊粉粒、脂肪油滴及细小草酸钙簇晶。见图4、图5。

(2)根据8批甜杏仁样品薄层色谱鉴别特征确定。以所含化学成分β-谷甾醇作为对照品，因其提取易得、质量稳定，且有一定专属性；以基源明确的甜杏仁样品为对照药材。纳入本标准。

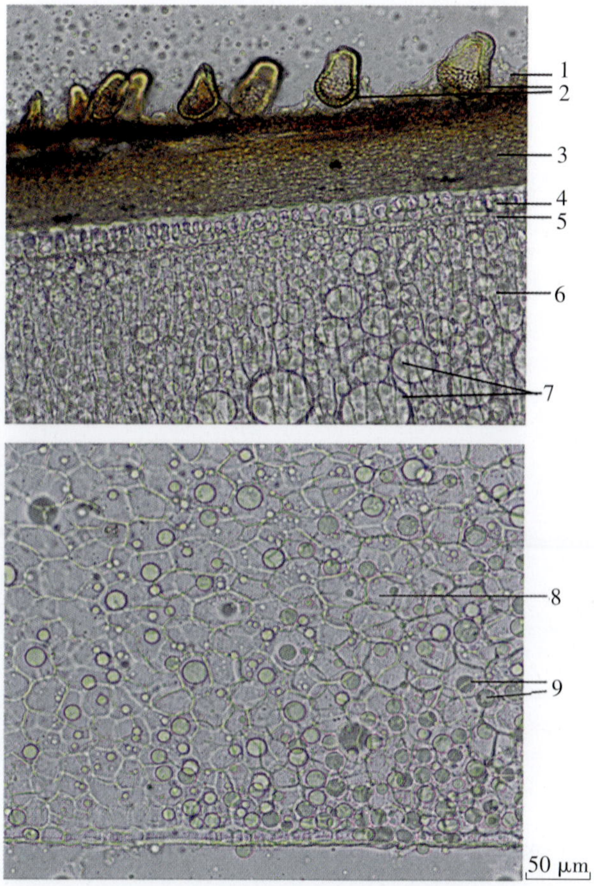

图4　甜杏仁横切面显微图

1.表皮细胞　2.石细胞　3.薄壁细胞　4.外胚乳　5.内胚乳
6.近外侧子叶细胞　7，9.脂肪油滴　8.近内侧子叶细胞

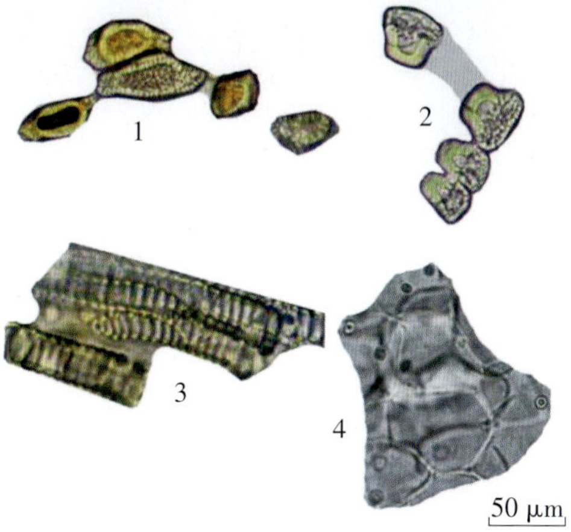

图5　甜杏仁粉末显微图

1.石细胞表面观　2.石细胞侧面观　3.导管　4.草酸钙簇晶

取本品粉末1 g，加80% 乙醇25 ml，超声处理30分钟，放冷，滤过，滤液蒸干，残渣加甲醇1 ml使溶解，作为供试品溶液。另取甜杏仁对照药材1 g，同法制成对照药材溶

液。再取β-谷甾醇对照品，加甲醇制成每1 ml含0.5 mg的溶液，作为对照品溶液。照薄层色谱法（中国药典通则0502）试验，吸取上述三种溶液各5 μl，分别点于同一硅胶G薄层板上，以三氯甲烷-环己烷-甲醇（10∶2∶0.5）为展开剂，展开，取出，晾干，喷以10%硫酸乙醇溶液，在105 ℃加热至斑点显色清晰，分别置日光及紫外光灯（365 nm）下检视。供试品色谱中，在与对照药材色谱和对照品色谱相应的位置上，显相同颜色的斑点或荧光斑点。见图6、图7。

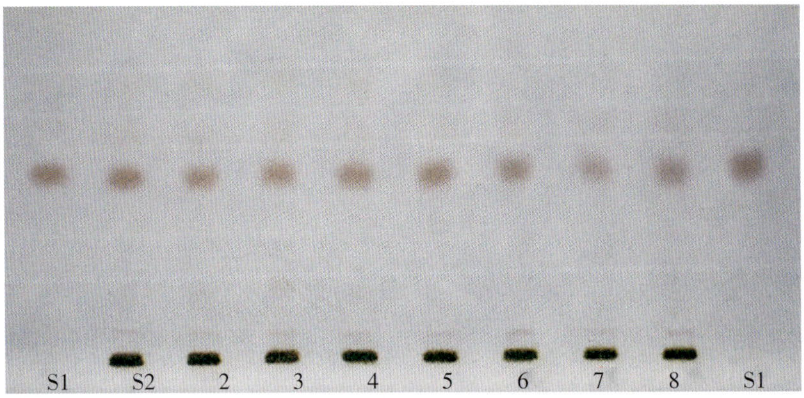

图6　甜杏仁薄层色谱图（日光）

S1.β-谷甾醇对照品　S2.甜杏仁对照药材　2～8.甜杏仁（不同批次样品）

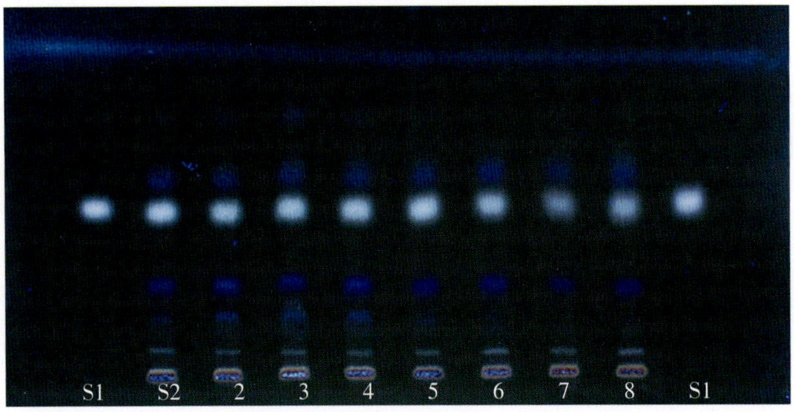

图7　甜杏仁薄层色谱图（365 nm）

S1.β-谷甾醇对照品　S2.甜杏仁对照药材　2～8.甜杏仁（不同批次样品）

焯甜杏仁及炒甜杏仁的薄层色谱方法同甜杏仁，其色谱行为及结果与甜杏仁的基本一致，故纳入鉴别。

【化学成分】含苦杏仁苷、脂肪、糖类、蛋白质、不饱和脂肪酸、多元酚酸类、黄酮类、P、Fe、Zn等无机元素，天然维生素E、硒、β-谷甾醇含量较高[9]。

【药理作用】具有抗炎、抗氧化、抗肿瘤、抗真菌、肝脏保护、降血糖、降血脂、预防和治疗冠状动脉粥样硬化类的心脏病，对治疗溃疡、皮肤鳞癌、宫颈癌等药理作用[7, 9]。

【炮制方法】 参考文献[8]拟定。

【功能与主治】《本草纲目》谓："主治止咳，下气，消心腹逆闷。"《四川中药志》记载："能润肺宽胃，祛痰止咳。治虚劳咳嗽，心腹逆闷，尤以治干咳、虚性之咳嗽最宜。"[5]结合文献[3, 4, 6]综合拟定。

【性味与归经】、【用法与用量】【处方应付】【注意】 及 **【贮藏】** 参照文献[5, 6]综合拟定。

参考文献

[1] 吴仪洛.本草从新(卷十)[M].北京:中国书店出版社,1985.

[2] 李时珍.本草纲目(校点本,上册)[M].北京:人民卫生出版社,1982:1735.

[3] 南京药学院药材学教研组.药材学[M].北京:人民卫生出版社,1960:1986.

[4] 中国医学科学院药物研究所,等.中药志(第三册)[M].北京:人民卫生出版社,1984:72.

[5] 中国科学院四川中医中药研究所.四川中药志[M].成都:四川人民出版社,1960:1630.

[6] 甘肃省食品药品监督管理局.甘肃省中药材标准(2009年版)[S].兰州:甘肃文化出版社,2009:180-181.

[7] 程鹏,李薇红,华剑,等.甜杏仁的药理作用研究进展[J].现代药物与临床,2011,26(11):365-368.

[8] 国家药典委员会.中华人民共和国药典(2020年版·一部)[S].北京:中国医药科技出版社,2020:1210-211.

[9] 韩志萍.大扁杏仁挥发油化学成分的气相色谱-质谱分析[J].安徽农业科学,2008,36(23):9831-9833.

无 花 果

Wuhuaguo

FICI CARICAE SYCONIUM

【处方用名】 无花果。

【名称】 沿用传统名称。

【来源】 本品为桑科植物无花果 *Ficus carica* L.的成熟或近成熟内藏花和瘦果的花序托。主产于四川、甘肃、云南等地。秋季采摘，用开水烫后，晒干或烘干。

药材以肥大、味甜者为佳。

【性状】 完整者呈扁圆形、类圆形、梨形、不规则形，或呈类圆形的厚片。完整者表面淡黄棕色、黄棕色至暗紫色，有数条微隆起的纵皱和脉纹，上端中央有脐状突起，并有孔隙，下端亦微凸起，有托梗相连，基部残留三枚三角形的苞片或苞片残基。断面或切面黄白色，内壁着生多数枯萎的花和瘦果。质软。气微，嚼之微甜而有滑腻感。见图1。

以干燥、青黑色或暗棕色、无霉蛀者为佳。[2, 4]

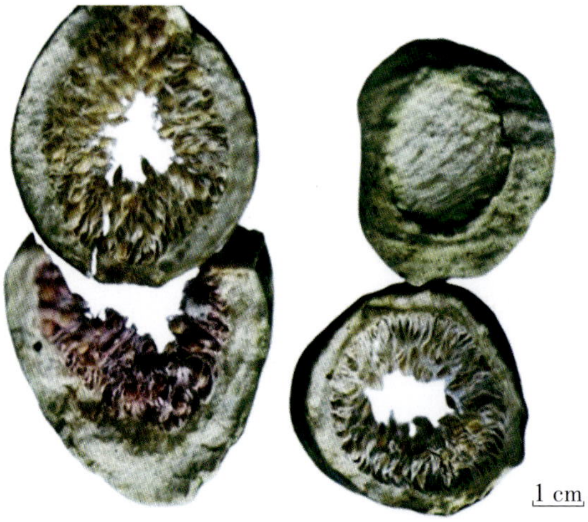

图1　无花果饮片图

【鉴别】（1）**显微鉴别**　本品粉末淡黄棕色或紫棕色。单细胞非腺毛长短不一，长圆锥形或钉形。薄壁细胞内含草酸钙簇晶，直径5～13 μm。外果皮细胞黄绿色；中果皮细胞淡黄色，具细小纹孔；内果皮细胞三角形。螺纹导管易见。胚乳和子叶细胞含油滴及糊粉粒。见图2。

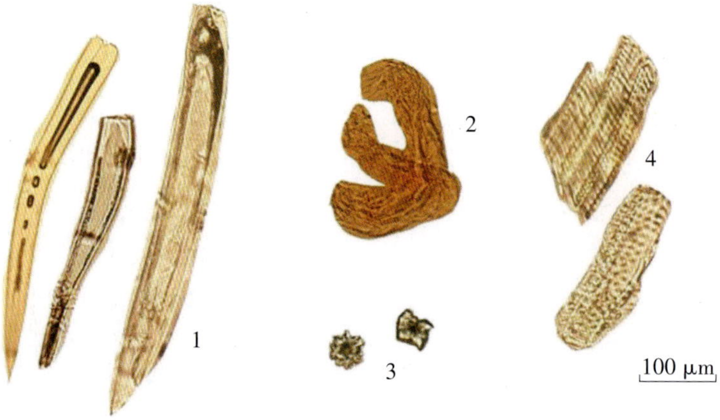

图2　无花果粉末显微图

1.非腺毛　2.乳汁管　3.草酸钙簇晶　4.螺纹导管

（2）**化学反应**　取本品粉末0.5 g，加水5 ml，振摇，浸渍30分钟，滤过。取滤液0.5 ml，加5%硫酸铜溶液和5%氢氧化钠溶液各1滴，摇匀后加热片刻，产生橙黄色沉淀；另取滤液0.5 ml，加10%α-萘酚溶液1滴，沿试管壁滴加硫酸0.5 ml，两液接面处显紫黄色，渐变紫红色。

（3）**薄层色谱**　取本品粉末1 g，加水30 ml，超声处理1小时，滤过，滤液加乙酸乙酯20 ml振摇提取，分取乙酸乙酯液，蒸干，残渣加甲醇1 ml使溶解，作为供试品溶液。另取无花果对照药材1 g，同法制成对照药材溶液。照薄层色谱法（中国药典通则0502）试验，吸取上述两种溶液各5 μl，分别点于同一硅胶G薄层板上，以三氯甲烷-乙酸乙酯-甲醇-甲酸（10:3:1:0.5）为展开剂，展开，取出，晾干，置紫外光灯（365 nm）下检视。供试品色谱中，在与对照药材色谱相应的位置上，显相同颜色的荧光主斑点。见图3。

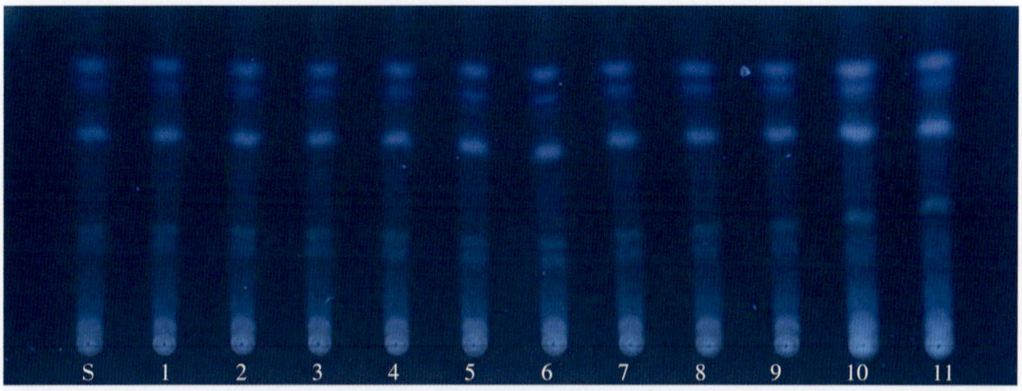

图3 无花果薄层鉴别图谱

S.无花果对照药材 1～11.无花果（不同批次样品）

【检查】水分 按中国药典通则0832第二法，对样品进行测定，根据测定结果，拟定水分限度不得过13.0%。

总灰分 按中国药典通则2302，对样品进行测定，根据测定结果，拟定总灰分限度不得过7.0%。

酸不溶性灰分 按中国药典通则2302，对样品进行测定，根据测定结果，拟定酸不溶性灰分限度不得过1.0%。

【化学成分】无花果的化学成分主要有多糖、黄酮、酚类化合物、挥发油、花青素等，利用色谱等技术从无花果果实的90%乙醇提取物中分离得到了16个化合物，分别鉴定为怀特酮、甘草宁G、4′-羟基-5,7-二甲氧基-6-（3-甲基-丁烯基）-异黄酮、猫尾草异黄酮、indicanine C、木豆素、美迪紫檀素、高丽槐素、4-羟基-3-甲氧基-8,9-亚甲二氧基紫檀烷、3-羟基-9,10-二甲氧基紫檀烷、松脂素、杜仲树脂酚、丁香树脂醇、8-羟基松脂醇、3-羟基-1-（4-羟基-3-甲氧基苯）-1-丙酮和4-羟基-3-甲氧基苯乙醇[1, 3, 6]。

【药理作用】具有镇痛、解热、镇咳、抗炎、抗病原体、抗溃疡、保肝、免疫调节、抗肿瘤、降血糖、降血脂、抗氧化、抗疲劳等药理作用[7]。

【炮制方法】【性味与归经】【功能与主治】【用法与用量】【处方应付】【注意】及**【贮藏】**参考文献[8, 9]综合拟定。

参考文献

[1] 潘悠优,花佩,王允祥,等.无花果多糖提取、分离纯化及生物活性的研究进展[J].食品科学,2016,37(17):289-295.

[2] 孙锐,贾明,孙蕾.世界无花果资源发展现状及应用研究[J].世界林业研究,2015,28(03):31-36.

[3] 吴子江.无花果叶类黄酮提取、纯化、鉴定及抗氧化研究[D].福建农林大学,2013.
[4] 李明,安熙强,马媛.无花果研究进展[J].新疆中医药,2010,28(01):79-80.
[5] 叶华,谢绍诗,张文清.无花果叶、根的药用研究进展[J].海峡药学,2006(06):3-7.
[6] 邵明辉,张文浩,张明明,等.无花果果实中化学成分研究[J].中草药,2019,50(11):2524-2528.
[7] 姜宏伟,李春英,赵春建,等.无花果的化学成分、药理作用和临床应用[J].黑龙江科学,2019,10(06):12-15.
[8] 南京中医药大学.中药大辞典[M].2版.上海:上海科学技术出版社,2006.
[9] 国家中医药管理局《中华本草》编委会.中华本草[M].上海:上海科学技术出版社,1999.

梧桐子

Wutongzi

FIRMIANAE SEMEN

【处方用名】 梧桐子。

【名称】 沿用传统名称。

【来源】 本品为梧桐科植物梧桐 *Firmiana simplex*（L.）W. F. Wight的干燥成熟种子，11～12月果实成熟时采收，除去杂质，晒干。主产于江苏、浙江、河南、湖北、四川等地[1]，甘肃亦产。

药材以籽粒饱满、微具光泽、种仁富油性、质坚硬者为佳。

【性状】 根据样品及参照文献描述[1, 2]，见图1。

呈圆球形，直径约5～8 mm，表面黄棕色至棕色，微具光泽，具明显隆起的网状皱纹。质轻而硬。除去种皮，可见淡红色的数层外胚乳。内胚乳类白色，富油性，子叶2，薄而大，黄色，紧贴在内胚乳上。气微，味微甜。[3-8]

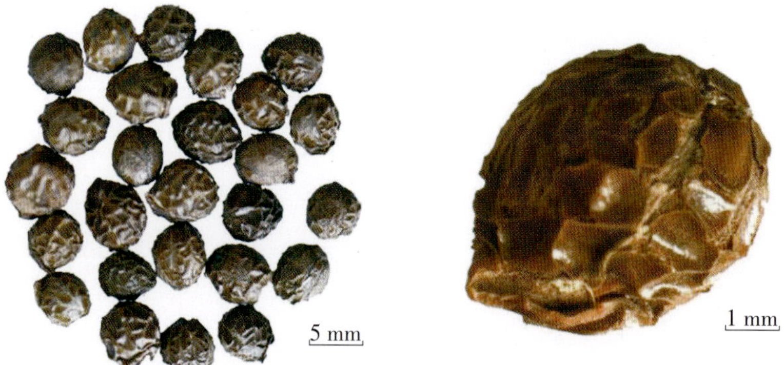

图1 梧桐子饮片图

【鉴别】化学反应 为生物碱的化学反应。

取本品粗粉2 g，加0.5% 盐酸溶液10 ml，温浸20分钟，滤过。取滤液1 ml，加碘化铋钾试液2～3滴，产生桔黄色沉淀；另取滤液2 ml，加硅钨酸试液2滴，产生乳白色沉淀。

【含量测定】保留《甘肃省中药炮制规范》（2009年版）梧桐子项下含量测定方法及限度。

取本品粗粉约4 g，精密称定，置索氏提取器中，加乙醚适量，回流提取至乙醚无色，滤过，滤液置已干燥至恒重的蒸发器皿中，水浴低温蒸去乙醚，在105 ℃干燥1小时，精密称定，计算，即得。本品含脂肪油不得少于20.0%。

【化学成分】含脂肪油及其脂肪酸，有苹婆酸，锦葵酸等，还含具止血作用的生物碱及咖啡碱[4]。

【药理作用】（1）降压作用。[4]（2）止血作用。[1-3]（3）毒性。[1, 3]

【炮制方法】【功能与主治】【性味与归经】【用法与用量】【处方应付】及**【贮藏】**参照文献[1-3, 5, 7, 8]综合拟定。

参考文献

[1] 南京中医药大学.中药大辞典[M].2版.上海:上海科学技术出版社,2006.

[2] 国家中医药管理局《中华本草》编委会.中华本草[M].上海:上海科学技术出版社,1999.

[4] 山东省食品药品监督管理局.山东省中药材标准(2012年版)[S].济南:山东科学技术出版社,2012:602.

[5] 湖南省药品监督管理局.湖南中药饮片炮制规范(2010年版)[S].长沙:湖南科学技术出版社,2010:289.

[6] 贵州省药品监督管理局.贵州中药饮片炮制规范(2005年版)[S].贵阳:贵州科学技术出版社,2005:226.

[7] 安徽省药品监督管理局.安徽中药饮片炮制规范(2019年版)[S].合肥:安徽科学技术出版社,2019:264.

[8] 上海市药品监督管理局.上海中药饮片炮制规范(2008年版)[S].上海:上海科学技术出版社,2008:229.

相 思 子

Xiangsizi

ABRI SEMEN

【处方用名】相思子[1]。

【名称】沿用传统名称。

【来源】本品为豆科植物相思子*Abrus precatorius* L.的成熟干燥种子[2]。产于广东等地。秋季采收成熟果实，晒干后打下种子，晒干。

药材以纯净、色泽光亮者为佳。

【性状】根据样品描述：呈长椭圆形而略扁，少数近球形，长5～7 mm，直径3.5～4.5 mm。表面具光泽，一端（约2/3）朱红色，另端（约1/3）黑色。种脐凹陷，椭圆形，类白色，位于黑色处的侧面。质坚硬。气微，味微苦涩。见图1。[2-4]

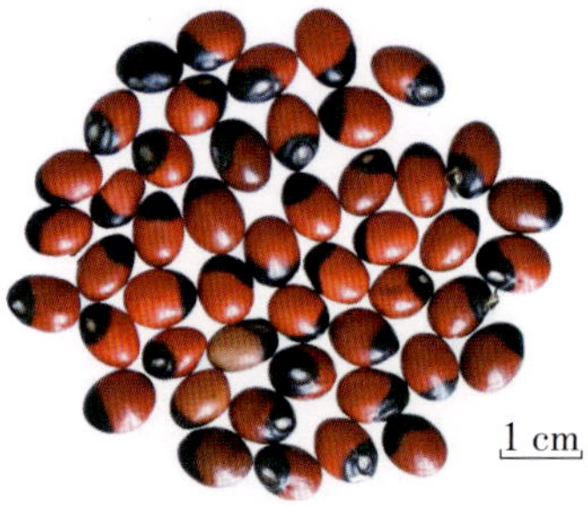

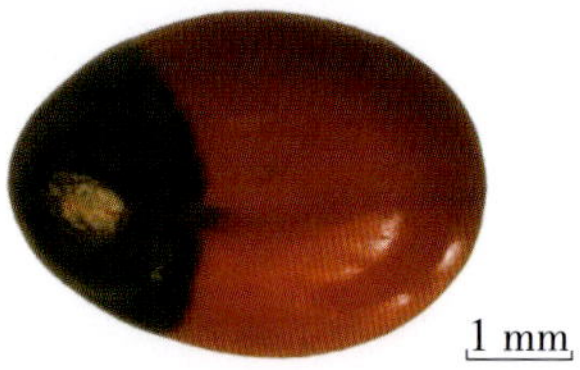

图1 相思子饮片图

【鉴别】（1）**化学反应** 取本品粉末2 g，加1%盐酸10 ml，水浴加热15分钟，滤过。取滤液1 ml，加碘化铋钾试液1～2滴，产生橙红色沉淀；另取滤液1 ml，加碘化钾试液1～2滴，产生棕色沉淀，加磷钼酸试液1～2滴，显污绿色。该化学反应是生物碱成分的反应。

（2）**化学反应** 取本品粉末2 g，加醋酐5 ml，水浴加热5分钟，滤过，取滤液1 ml于干燥试管中，沿管壁加硫酸1 ml，两液接面处即显红色，渐变红棕色。该反应是甾醇成分的化学反应。[5]

【化学成分】相思种子含相思子碱、相思子灵、下箴刺桐碱、N,N-二甲基色氨酸甲酯的甲阳离子（即下箴刺桐碱甲酯）、相思豆碱、胆碱、胡芦巴碱，又含相思子毒蛋白Ⅰ、Ⅱ、Ⅲ，相思子凝集素Ⅰ、Ⅱ（A. P. AⅠ、Ⅱ），蓖麻毒蛋白，相思子甾醇，相思子甾酮知，角鲨烯β-香树脂醇，环木菠萝烯酸，豆甾醉，β-谷甾醇，胆甾醇，菜油甾醇，5β-胆烷酸，相思子酸，槐花二醇，槐花二醇-22-O-乙酸酯，常春藤皂甙元甲酯，槐花皂甙Ⅲ甲酯，相思子皂醇，三甲基色氨酸，相思子素，相思子素-2″-O-芹菜糖甙，半乳糖，阿拉伯糖，木糖，多糖及黄酮类化合物；种子皮中含没食子酸，相思子甙，木糖葡萄糖基飞燕草素和对-香豆酰没食子酰基葡萄糖基飞燕草素；种仁中还含有相思子黄酮，去甲氧基矢车菊黄酮素-7-O-芸香糖甙，木犀草素，荭草素，异荭草素；种子灰分中含铁，铝，钙，硅，镁，硫酸盐及磷酸盐[5, 7]。

【药理作用】（1）抗菌作用。相思子的醇提取物对金黄色葡萄球菌、大肠埃希菌、副伤寒杆菌、痢疾杆菌和一些致病性皮肤真菌表现出一定的抑制作用[6]。（2）抗肿瘤作用。相思子蛋白P2对人肝癌细胞株HepG2有明显的杀伤作用[5]。（3）保肝作用。相思子中含有多种氨基酸，氨基酸可影响机体的免疫功能，对肝脏疾病起到一些治疗或辅助性作用[6]。（4）避孕作用。相思子种子的甲醇提取物对成年雄性小鼠精子数量和活力显著下降，90d后该提取物在较高的剂量时具有良好的避孕效果。相思子中的相思子甾酮可使大鼠血浆中雌二醇水平降低，从而引起不孕[6]。（5）抗组胺、抗过敏作用。对于组胺-乙酸胆碱喷雾所致豚鼠的实验性哮喘，以所含相思子碱灌服450 mg/kg、600 mg/kg，或腹腔注射600 mg/kg均可显著延长Ⅲ级反应的潜伏期。对于鸡蛋白所致豚鼠的速发型过敏性休克，相思子碱450 mg/kg灌服有显著的防治效果，能明显延长休克发生的潜伏期[5]。

【性味与归经】苦，平；有毒。归大肠、胃、心经。[4]。

【炮制方法】【功能与主治】【用法与用量】【处方应付】【注意】及**【贮藏】**参照文献[1-3, 8]综合拟定。

参考文献

[1] 南京中医药大学.中药大辞典[M].2版.上海:上海科学技术出版社,2006.

[2] 王国强.全国中草药汇编[M].北京:人民卫生出版社,2014.

[3] 山东省食品药品监督管理局.山东省中药饮片炮制规范(2012年版)[S].济南:山东科学技术出版社,2012:479-48.

[4] 上海市药品监督管理局.上海市中药饮片炮制规范(2018年版)[S].上海:上海科学技术出版社,2012:631.

[5] 国家中医药管理局《中华本草》编委会.中华本草[M].上海:上海科学技术出版社,1999.

[6] 张平,李春阳,袁旭江.相思子化学成分及其药理作用研究进展[J].广东药学院学报,2014,30(5):654-658.

[7] 李良波,温秀萍,何翊,等.相思子化学成分研究[J].天然产物研究与开发,2012,24:1371-1373.

[8] 宁夏回族自治区食品药品监督管理局.宁夏中药饮片炮制规范(2017年版)[S].银川:阳光出版社,2017:225-227.

香　橼

Xiangyuan

CITRI　FRUCTUS

【处方用名】炒香橼

【名称】根据临床使用命名。

【来源】本品为芸香科植物枸橼 *Citrus medica* L.或香圆 *Citrus wilsonii* Tanaka的干燥成熟果实。主产于四川、云南、江苏、浙江等地。秋季果实成熟时采收，趁鲜切片，晒干或低温干燥。香圆亦可整个或对剖两半后，晒干或低温干燥。

药材以个大、皮粗、色黑绿、香气浓者为佳。[1, 2]

【性状】**枸橼**　呈不规则形的片状或丝条状。外果皮黄色或黄绿色，边缘波状，散有凹入的油点；中果皮黄白色或淡棕黄色，具不规则的网状突起的维管束；微具焦斑。瓤囊偶见。气清香，味微甜而苦辛。

香圆　外果皮黑绿色或黄棕色，密被凹陷的小油点及网状隆起的粗皱纹，边缘油点明显；中果皮黄白色或淡棕黄色；微具焦斑。瓤囊偶见，棕色或淡红棕色，间或有黄白色种子。气香，味酸而苦。见图1。

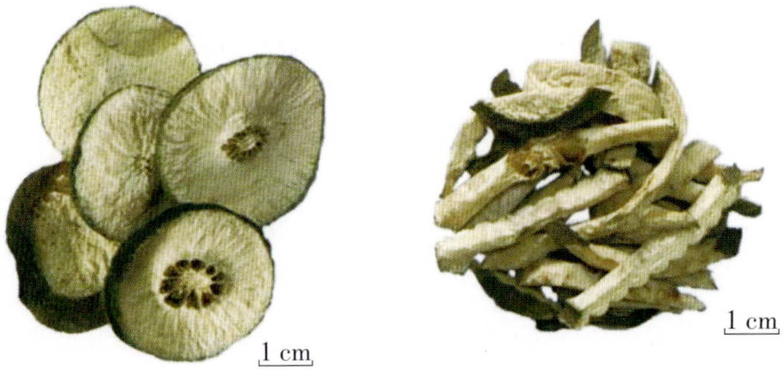

图1　香橼及炒香橼饮片图

【鉴别】（1）**显微鉴别**　本品粉末淡棕黄色。中果皮薄壁细胞类白色，类圆形或不规则形，壁大多不均匀增厚，部分增厚壁呈连珠状或块状。外果皮细胞表面观呈多角形或类方形，至气孔处稍狭长。气孔扁圆形或长圆形，副卫细胞5～7个。草酸钙方晶易见，散在或成片存在于薄壁组织中，呈多面形或类双锥形。导管多为螺纹导管及网纹导管。可见油室碎片，分泌细胞扁长，挥发油滴散在。偶可见狭长棕色油管。因标准收载两种来源，故显微鉴别不纳入标准正文。

（2）**薄层色谱**　取本品粉末1 g，加石油醚（60～90 ℃）30 ml，浸泡1小时，超声处理20分钟，滤过，滤液挥干，残渣加石油醚（60～90 ℃）1 ml使溶解，作为供试品溶液。另取香橼对照药材1 g，同法制成对照药材溶液。照薄层色谱法（中国药典通则0502）试验，吸取上述两种溶液各5～10 μl，分别点于同一硅胶G薄层板上，以环己烷-乙酸乙酯（5:1）为展开剂，展开，取出，晾干，喷以3%香草醛硫酸溶液，在105 ℃加热至斑点显色清晰。供试品色谱中，在与对照药材色谱相应的位置上，显相同颜色的斑点。见图2。

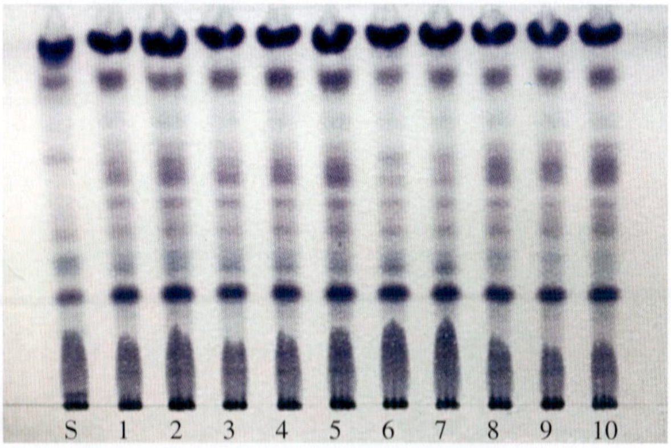

图2　炒香橼薄层色谱图

S.香橼对照药材　1～10炒香橼（不同批次样品）

【检查】水分　按中国药典通则0832第二法，对10批样品进行测定，根据测定结果，10批炒香橼水分在5.19%～6.27%之间，拟定炒香橼水分限度不得过9.0%。

总灰分、酸不溶性灰分　按中国药典通则2302，对10批炒香橼总灰分和酸不溶性灰分测定，根据测定结果，10批炒香橼总灰分的测定结果在3.04%～3.92%之间，故拟定炒香橼总灰分限度不得过5.0%。而10批炒香橼酸不溶性灰分在0.03%～0.15%之间，不纳入标准正文。

【浸出物】照中国药典通则2201浸出物测定法，以水为溶剂，采用热浸法，对10批炒香橼测定，根据测定结果，10批炒香橼浸出物的测定结果在42.86%～48.28%之间，拟定炒香橼浸出物限度不得低于30.0%。

【含量测定】香圆　照高效液相色谱法（中国药典通则0512），参照《中国药典》2020版香橼项下含量测定方法拟定。[3]

仪器与试药　安捷伦1260型液相色谱系统（美国Agilent公司），配有在线脱气机、四元梯度泵、自动进样器、柱温箱和二极管阵列检测器；10DT超声波恒温清洗机（宁波新芝生物科技股份有限公司，MS205DU型十万分之一分析天平（瑞士Mettle Toledo公司），Milli-Q IQ 7000超纯水系统（德国默克密理博公司）。甲醇为色谱纯，其余试剂为分析纯。柚皮苷对照品（批号：110722-201815，中国食品药品检定研究院提供）。

色谱条件　色谱柱为Agilent Eclipse Plus C_{18}；甲醇-水-冰醋酸（30:63:3）为流动相；检测波长为284 nm；柱温为室温；流速为1.0 ml/min；理论板数按柚皮苷计算应不低

于4000。

对照品溶液的制备 取柚皮苷对照品适量，精密称定，加50%甲醇制成每1 ml含50 μg的溶液，即得。

供试品溶液的制备 取本品粉末（过五号筛）约0.1 g，精密称定，置具塞锥形瓶中，精密加入50%甲醇25 ml，密塞，称定重量，加热回流1小时，放冷，再称定重量，用50%甲醇补足减失的重量，摇匀，滤过，精密量取续滤液2 ml，置10 ml容量瓶中，加50%甲醇至刻度，摇匀，滤过，取续滤液，即得。

测定法 分别精密吸取对照品溶液与供试品溶液各10 μl，注入液相色谱仪，测定，即得。

样品测定 对10批炒香橼样品中柚皮苷的含量进行测定，根据测定结果，拟定炒香橼按干燥品计算，含柚皮苷（$C_{27}H_{32}O_{14}$）不得少于2.5%。

【化学成分】（1）枸橼成熟果实含橙皮苷、枸橼酸、苹果酸、果胶、鞣质及维生素C；干燥成熟果实中含甲基阿魏酸、二氢咖啡酰酪胺、刺槐素、β-蜕皮甾酮、(-）-蛇菰宁、对甲氧基桂皮酸、伞形花内酯、阿魏酸、原儿茶醛、香叶木素、4-甲氧基水杨酸、β-香树脂醇乙酸酯、表没食子儿茶素、白桦脂酸、羽扇豆醇、尼克酰胺等。果实含油0.3%～0.7%，果皮含油6.5%～9%，油中含有乙酸牻牛儿醉酯、乙酸芳樟醇酯、右旋柠檬烯、柠檬醛、水芹烯、柠檬油素等。幼果中含琥珀酸。种子含黄柏酮、黄柏内酯。果实中还含β-谷甾醇、胡萝卜苷和三萜苦味素（枸橼苦素）。

（2）香圆果皮中含胡萝卜素类成分：堇黄质、叶黄素环氧化物、轻基-a-胡萝卜素、新黄质、β-阿扑-8-胡萝卜醛、β-胡萝卜素氧化物、η-胡萝卜素、异堇黄质、黄体呋喃素、玉米黄质、隐黄素、六氢番茄烃以及多量的维生素A活性物质。幼果含生物碱辛弗林、N-甲基酪胺。[5-7]

【药理作用】香橼具有多种药理作用，其所含挥发油对胃肠道有温和刺激作用，能促进肠胃蠕动和消化液分泌，排除肠内积气，并有祛痰作用。橙皮苷具有抗炎作用，能刺激缺乏维生素C的豚鼠的生长速度，增加豚鼠肾上腺、脾及白细胞中维生素C的含量；将橙皮苷加入小泡性口炎病毒前，将小鼠纤维细胞放于200 μg/ml的橙皮苷中预先孵化处理，能保护细胞不受病毒侵害约24小时；预先处理Hela细胞能预防流感病毒的感染；同时橙皮苷能够预防冻伤和抑制大鼠晶状体的醛还原酶作用。所含黄柏酮具有增强离体兔肠张力和振幅的作用。[8]

【炮制方法】【性味与归经】【功能与主治】【用法与用量】【处方应付】及**【贮藏】**参照文献[4, 5, 9]综合拟定。

参考文献

[1] 南京中医药大学.中药大辞典[M].2版.上海:上海科学技术出版社,2006.

[2] 国家中医药管理局《中华本草》编委会.中华本草[M].上海:上海科学技术出版社,1999.
[3] 国家药典委员会.中华人民共和国药典(2020年版·一部)[S].北京:中国医药科技出版社,2020:270.
[4] 卫生部中医研究院中药研究所.中药炮炙经验集成[M].北京:人民卫生出版社,1963:203.
[5] 甘肃省食品药品监督管理局.甘肃省中药炮制规范(2009年版)[S].兰州:甘肃文化出版社,2009:65.
[6] 尹伟,宋祖荣,刘金旗,等.香橼化学成分研究[J].中药材,2015,38(10):2091.
[7] 朱景宁.香橼药材化学成分及质量标准研究[D].北京:中国中医科学院,2007.
[8] 刘春泉,李大婧,牛丽影,等.香橼开发利用研究进展[J].江苏农业科学,2014,42(7):1.
[9] 毛淑杰,李先端,顾雪竹,等.香橼的质量评价标准研究[J].中国中医药信息杂志,2008,15(15):42.

亚麻子

Yamazi

LINI SEMEN

【处方用名】炒亚麻子[1, 2]。

【名称】文献和《中国药典》以亚麻子为正名，故本标准沿用此名[1, 2]。

【来源】本品为亚麻科植物亚麻*Linum usitatissimum* L.的干燥成熟种子。主产于黑龙江、吉林、辽宁、甘肃、内蒙古等地。秋季果实成熟时采收植株，打下种子，除去杂质，晒干[1, 2]。

药材以饱满、色红棕、光亮者为佳。

【性状】呈扁平卵圆形，长4～6 mm，宽2～3 mm。表面棕褐色，平滑，一端纯圆，另一端尖而略偏斜。子叶2片，黄白色，富油性。略具香气，嚼之有豆腥味。[1-3]。

【鉴别】（1）**特征反应**　取本品少量，加温水浸泡后，表皮黏液层膨胀而成一透明黏液膜，包围整个种子。

（2）**化学反应**　取本品粉末0.5 g，置试管中，加水少许，试管中悬挂一条浸有10%碳酸钠溶液的三硝基苯酚试纸，塞紧（试纸勿接触粉末和管壁），置水浴中加热3～5分钟，试纸显砖红色。

【检查】水分　按中国药典通则0832第二法，对样品进行测定，根据测定结果，拟定亚麻子水分限度不得过13.0%。

总灰分　按中国药典通则2302，对样品进行测定，根据测定结果，拟定亚麻子总灰分限度不得过5.0%。

【浸出物】照中国药典通则2201醇溶性浸出物测定法项下的热浸法测定，用乙醇做溶剂，对样品进行测定，根据测定结果，拟定亚麻子浸出物限度不得过15.0%。

【含量测定】照气相色谱法（中国药典通则0521），参照《中国药典》2020年版亚麻子项下含量测定方法拟定。

仪器与试药 岛津GC-2014气相色谱仪；FID-2014氢焰离子化检测器；石油醚、甲醇、正辛烷为分析醇；10%三氟化硼的甲醇液，上海麦克林试剂有限公司；亚油酸对照品（批号：S20F8B29509，上海源叶生物科技有限公司提供）、α-亚麻酸对照品（批号：BCBZ0814，sigma公司提供）。

色谱条件与系统适用性试验 色谱柱为聚乙二醇20000（PEG-20M）毛细管柱（柱长为30 m，内径为0.32 mm，膜厚度为0.5 μm）；柱温为190 ℃；检测器温度为250 ℃，进样口温度为250 ℃；分流比为25∶1。理论板数按α-亚麻酸甲酯峰计算应不低于20000。

对照品溶液的制备 取亚油酸、α-亚麻酸对照品各约150 mg，精密称定，置具塞锥形瓶中，分别加入10%三氟化硼的甲醇溶液1 ml，置60 ℃水浴加热15分钟，取出，放冷。分别精密加入正辛烷10 ml，充分振摇，再加饱和氯化钠溶液15 ml。分别精密量取亚油酸正辛烷液和α-亚麻酸正辛烷液1 ml，置5 ml量瓶中，加正辛烷至刻度，摇匀，即得。

供试品溶液的制备 取本品粉末（过二号筛）约30 g，精密称定，置具塞锥形瓶中，加石油醚（60～90 ℃）200 ml，超声处理（功率250 W，频率40 kHz）30分钟，滤过，滤渣用石油醚（60～90 ℃）150 ml重复处理1次，合并滤液，减压回收溶剂得脂肪油。取脂肪油约70 mg，精密称定，置具塞锥形瓶中，加入0.5 mol/L氢氧化钾的甲醇溶液1 ml，置60 ℃水浴加热30分钟，取出，放冷，再加入10%三氟化硼的甲醇溶液1 ml，置60 ℃水浴加热15分钟，取出，放冷。精密加入正辛烷5 ml，充分振摇，加饱和氯化钠溶液20 ml，分取正辛烷液，滤过，取续滤液，即得（4小时内测定）。

测定法 分别精密吸取对照品溶液与供试品溶液各1 μl，注入气相色谱仪，测定，即得。

样品测定 对13批炒亚麻子中亚油酸和α-亚麻酸测定，根据测定结果，炒亚麻子中亚油酸（$C_{18}H_{32}O_2$）和α-亚麻酸（$C_{18}H_{30}O_2$）的总量在15.1%～39.0%之间。结合以往实验数据，拟定炒亚麻子按干燥品计算，含亚油酸（$C_{18}H_{32}O_2$）和α-亚麻酸（$C_{18}H_{30}O_2$）的总量不得少于13.0%

【化学成分】亚麻子中主要含有木酚素类、多酚类、黄酮类、不饱和脂肪酸类、糖类、环肽类以及氨基酸类化合物[4-6]。

【药理作用】亚麻子具有抗肿瘤、免疫抑制、抗氧化、降血糖、降血脂和防止动脉粥样硬化等作用[7-9]。

【炮制方法】【性味与归经】【功能与主治】【用法与用量】【处方应付】【注意】及**【贮藏】**参照文献[1, 2]综合拟定。

参考文献

[1] 国家药典委员会.中华人民共和国药典(2020年版·一部)[S].北京:中国医药科技出版社,2020:133-134.

[2] 甘肃省食品药品监督管理局.甘肃省中药炮制规范(2009年版)[S],兰州:甘肃文化出版社,2009:136-137.

[3] 中国科学院《中国植物志》编辑委员会.中国植物志[M].北京:科学出版社,2004.

[4] LI X,YUAN J P,XU S P,et al.Separation and determination of secoisolariciresinol diglucoside oligomers and their hydrolysates in the flaxseed extract by high-performance liquid chromatography[J].Journal of Chromatography A,2008,1185(2):223-232.

[5] 司秉坤,赵余庆.亚麻子化学成分的研究[J].中草药,2008,39(12):1793-1794.

[6] 闫峻,冯硕,吴韬,等.亚麻子发芽前后化学成分及抗氧化活性的研究[J].质谱学报,2018,39(01):112-119.

[7] SILVA F,MIRALLES B,HERNANDE L B,et al.Influence of Protein-Phenolic Complex on the Antioxidant Capacity of Flaxseed(Linum usitatissimum L.)Products[J].Journal of Agricultural and Food Chemistry,2017,65(4):800-809.

[8] 江文易,黄涛,李芸达,等.亚麻子提取物对四氯化碳致小鼠急性肝损伤的保护作用[J].中华中医药学刊,2015,33(02):426-428.

[9] 李远辉,黄挺章,郭圣奇,等.亚麻子提取物对D-半乳糖胺致小鼠急性肝损伤的保护作用[J].中国实验方剂学杂志,2015,21(16):139-142.

皂 角 子

Zaojiaozi

GLEDITSIAE SEMEN

【处方用名】皂角子。

【名称】沿用传统名称。

【来源】本品为豆科植物皂荚*Gleditsia sinensis* Lam.的干燥成熟种子。主产于河北、山西、河南、四川、广东、山东等地，甘肃亦产。秋季果实成熟时采收，打下种子，除去杂质，晒干。

药材以粒大、坚实、有光泽者为佳。[1, 2]

【性状】根据对收集样品的实际观察，并参考《中华本草》《有毒中药大辞典》进行描述。本品呈长椭圆形，一端略狭尖，长11～13 mm，宽7～8 mm，厚约7 mm。表面红棕色，光滑带有光泽，较狭尖的一端有微凹的点状种脐。质坚硬。子叶2，肥大，鲜黄色。气微，味淡。见图1。

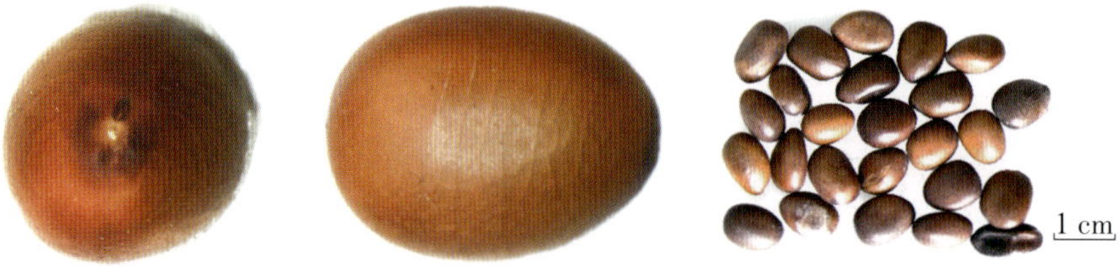

图1 皂角子饮片图

【化学成分】 含有生物碱、黄酮及其苷类、皂苷、挥发油、多种人体必需的氨基酸、蛋白质、多糖以及钾、钠、钙、镁、铜、锌、铁、锰、锶等多种矿物质元素，另外含有较多脂肪油、其中主要成分是人体必需的脂肪酸亚油酸。还含有皂角种子胶，主要由甘露糖组成[3, 4]。

【炮制方法】【性味与归经】【功能与主治】【用法与用量】【处方应付】【注意】 及 **【贮藏】** 同《甘肃省中药炮制规范》2009年版。

参考文献

[1] 李水林,张政杰.皂荚子的医史文献研究及临床应用举例[J].实用中西医结合临床,2018,18(07):129-130.
[2] 山东食品药品监督管理局.山东省中药材标准(2012年版)[S].济南:山东科学技术出版社,2012:135.
[3] 中国医学科学院药物研究所,等.中药志(第三册)[M].北京:人民卫生出版社,1984:604.
[4] 高学敏,钟赣生.中药学[M].北京:人民卫生出版社,2000.

栀 子

Zhizi

GARDENIAE FRUCTUS

【处方用名】 栀子炭。

【名称】 沿用传统名称。

【来源】 本品为茜草科植物栀子 *Gardenia jasminoides* Ellis 的干燥成熟果实。主产于浙江、江西、福建等地。秋、冬二季果实成熟呈红黄色时采收，除去果梗和杂质，置沸水中略烫或置蒸笼内微蒸至上气，取出，晒干或烘干。

药材以皮薄、饱满、色红者为佳。

【性状】 呈不规则的碎块状。果皮表面焦褐色，薄而脆，内表面色较浅，具2～3条隆起的假隔膜。种子扁卵圆形。具焦香气，味微酸而苦。见图1。

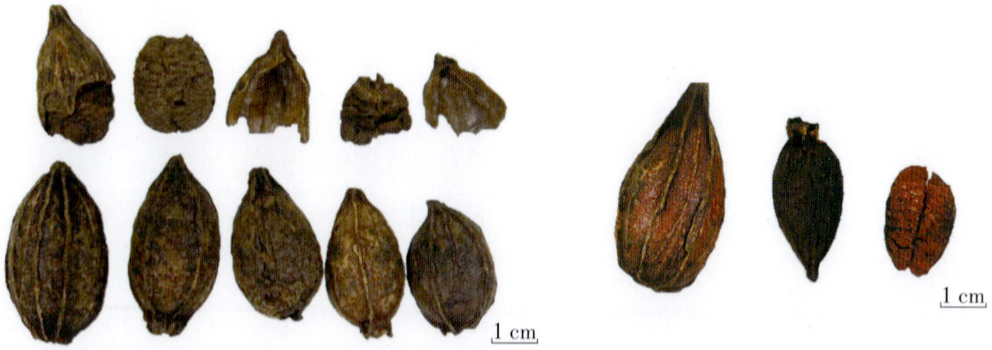

图1 栀子炭饮片图

【鉴别】薄层色谱 取本品粉末1 g，加50%甲醇10 ml，超声处理40分钟，滤过，滤液作为供试品溶液。另取栀子对照药材1 g，同法制成对照药材溶液。再取栀子苷对照品，加乙醇制成每1 ml含4 mg的溶液，作为对照品溶液。照薄层色谱法（中国药典通则0502）试验，吸取上述三种溶液各2 μl，分别点于同一硅胶G薄层板上，以乙酸乙酯-丙酮-甲酸-水（5∶5∶1∶1）为展开剂，展开，取出，晾干，喷以10%硫酸乙醇溶液，在110 ℃加热至斑点显色清晰。供试品色谱中，在与对照药材色谱和对照品色谱相应的位置上，显相同颜色的斑点。见图2。

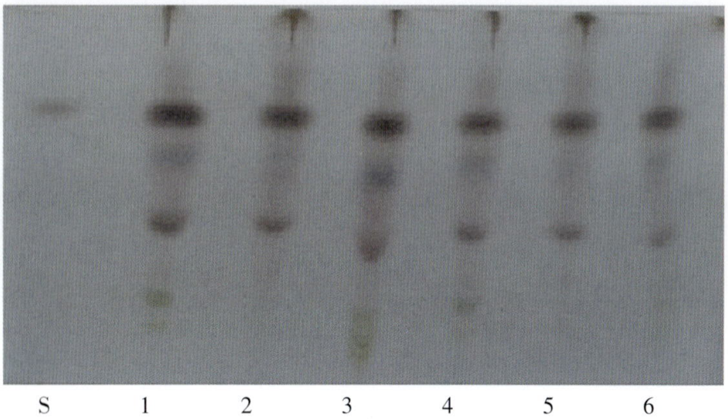

图2 栀子炭薄层色谱图

S.栀子苷对照品 1～6.栀子炭（不同批次样品）

【含量测定】照高效液相色谱法（中国药典通则0512），参照《中国药典》2020年版一部栀子项下含量测定方法拟定。

仪器与试药 安捷伦SP-2006型高效液相色谱仪；甲醇为色谱纯，其余试剂为分析纯。栀子苷对照品（批号110749-201718，来源于中国食品药品检定研究院）。

色谱条件与系统适用性试验 色谱柱为Waters C_{18}柱；乙腈-水（15∶85）为流动相；检测波长为238 nm；柱温为室温；流速为1.0 ml/min；理论板数按栀子苷计算应不低于

1500。

对照品溶液的制备 取栀子苷对照品适量，精密称定，加甲醇制成每1 ml含30 μg的溶液，即得。

供试品溶液的制备 取本品粉末（过四号筛）约0.1 g，精密称定，置具塞锥形瓶中，精密加入甲醇25 ml，密塞，称定重量，超声处理20分钟，放冷，再称定重量，用甲醇补足减失的重量，摇匀，滤过。精密量取续滤液10 ml，置25 ml量瓶中，加甲醇至刻度，摇匀，即得。

测定法 分别精密吸取对照品溶液与供试品溶液各10 μl，注入液相色谱仪，测定，即得。

样品测定 对6批中栀子炭中栀子苷的含量进行测定，根据测定结果，结合以往实验数据，拟定栀子炭按干燥品计算，含栀子苷（$C_{17}H_{24}O_{10}$）不得少于0.50%。

【化学成分】果实含环烯醚萜类成分：栀子苷（gardenoside）、都桷子苷（geniposide）、都桷子素、山栀苷、栀子酮苷、鸡屎藤次苷甲酯、都桷子苷酸等；酚酸类成分：绿原酸、奎宁酸等；类胡萝卜素成分：藏红花素、藏红花酸等；还含芸香苷、熊果酸等[1, 3]。

【药理作用】栀子苷等成分具有广泛的生理活性[1, 3]。

（1）保肝、利胆；（2）通便泻下；（3）降压和镇静；（4）抑菌抗炎；（5）抑制肝肿瘤细胞活性。

毒性：都桷子素小鼠腹腔注射LD_{50}为190.0 mg/kg，静脉注射LD_{50}为153.0 mg/kg，口服LD_{50}为237.0 mg/kg。

【炮制方法】【性味与归经】【功能与主治】【用法与用量】【处方应付】及**【贮藏】**参照文献[1-3]综合拟定。

参考文献

[1] 甘肃省卫生局.甘肃中草药手册(第一册)[M].兰州:甘肃人民出版社,1970:400.

[2] 甘肃省食品药品监督管理局.甘肃省中药炮制规范(2009年版)[S].兰州:甘肃文化出版社,2009:168-169.

[3] 南京中医药大学.中药大辞典[M].2版.上海:上海科学技术出版社,2006.

棕榈子

Zonglüzi

TRACHYCARPI FRUCTUS

【处方用名】 棕榈子。

【名称】 沿用传统名称。

【来源】 本品为棕榈科植物棕榈 *Trachycarpus fortunei*（Hook.）H.Wendl.的干燥成熟果实。主产于江苏、浙江、河南、湖北、四川等地，甘肃亦产。11～12月果实成熟时采收果实，除去杂质，干燥。

药材以粒大、饱满、质坚硬者为佳。[1, 2]

【性状】 根据对收集样品的实际观察进行描述。

呈肾形，直径7～10 mm。表面灰黄色、灰棕色或棕黑色，具明显的网状皱纹，凹陷处可见果梗痕。果皮薄，易剥落。种子暗棕色，质坚硬，不易破碎，内有2片肥厚的胚乳。气微，味甘淡、微涩。见图1。

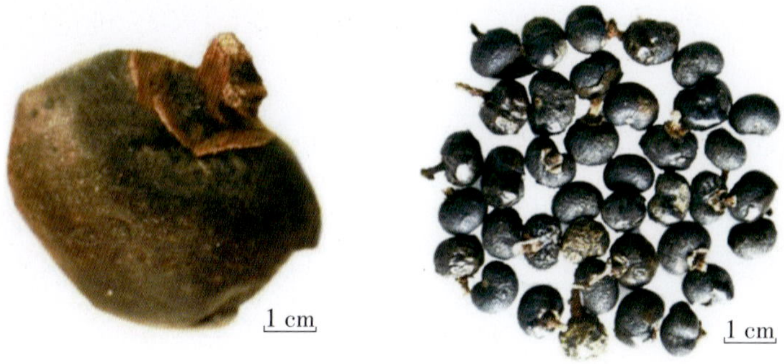

图1　棕榈子饮片图

【化学成分】 棕榈子含花白苷、左旋表儿茶精、没食子酸盐、右旋儿茶精、没食子酸等。

【炮制方法】【性味与归经】【功能与主治】【用法与用量】【处方应付】 及 **【贮藏】** 同《甘肃省中药炮制规范》2009年版。

参考文献

[1] 南京中医药大学.中药大辞典[M].2版.上海:上海科学技术出版社,2006.

[2] 贵州省药品监督管理局.贵州省中药材民族药材质量标准(2003年版)[M].贵阳:贵州科学技术出版社,2003:363.

三、全草类

白花蛇舌草

Baihuasheshecao

HEDYOTIDIS DIFFUSAE HERBA

【处方用名】白花蛇舌草。

【名称】沿用传统名称。

【来源】本品为茜草科植物白花蛇舌草*Hedyotis diffusa* Willd.的干燥全草。主产于广西、广东、江西等地。夏、秋二季采收，除去杂质，晒干。

药材以叶多、色绿、纯净者为佳。[1, 2]

【性状】根据样品实物描述。呈不规则的段，灰绿色至灰褐色。茎纤细，圆柱形，微扁，具纵棱，切面中心具白色髓部。叶对生，无柄，完整者展开呈条形或条状披针形。蒴果扁球形，单生或对生于叶腋，两侧各有一条纵沟。气微，味微苦。见图1。

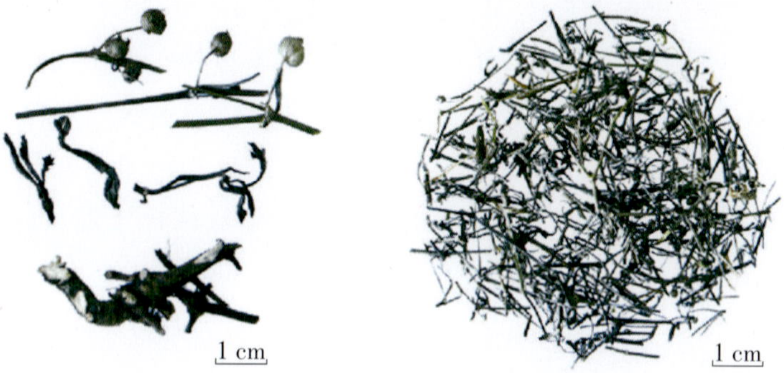

图1 白花蛇舌草饮片图

【化学成分】白花蛇舌草含有环烯醚萜类化合物、黄酮类化合物、蒽醌类化合物、甾醇类化合物、酚酸类化合物及其衍生物、挥发油类化合物、其他类化合物（生物碱、多糖类、环肽、香豆素）等活性成分，还含有一些微量元素、氨基酸[3, 4, 5]。环烯醚萜类化合物是白花蛇舌草的特征性成分，且此类成分大多数具有良好的抗癌活性，目前，从白花蛇舌草中已分离并鉴定出32种环烯醚萜类化合物及其衍生物[6, 7]，主要有鸡屎藤次苷衍生物、京尼平苷衍生物、车叶草苷衍生物等成分；白花蛇舌草中的黄酮类成分主要是槲皮素、山柰酚以及两者的糖苷，种类繁多，目前，具有多种取代基的26种黄酮类化合物的化学结构已得到了鉴定[8, 9]；蒽醌类化合物是白花蛇舌草的三大特征性成分之一，目前，已从白花蛇舌草中获得了24种具有不同取代基的蒽醌类化合物，这些化合物具有9,10-蒽醌化学结构的典型特征，含有羟基、甲基和（或）甲氧基，如2-羟基-3-甲氧基-6-甲基蒽醌[10, 11]；甾醇类成分以β-谷甾醇、胡萝卜苷、豆甾醇含量为高；三萜类为白花蛇舌草的主要特征成分之一，抗癌作用明显，目前，从白花蛇舌草中共分离得到了

4种三萜类化合物，分别为丝石竹酸、乙酰羽扇豆醇酯、齐墩果酸和熊果酸[7, 10, 12]，高含量的成分包括熊果酸和齐墩果酸；从白花蛇舌草中分离得到的香豆素类成分有对香豆酸、反式对羟基肉桂酸，反式对甲氧基肉桂酸三种，得到的木脂素类成分环氧木脂素和对羟基苯基本质素两种。

【药理作用】白花蛇舌草含有环烯醚萜类化合物、黄酮类化合物、蒽醌类化合物、甾醇类化合物等成分具有广泛的生理活性[3, 4, 5, 10, 13, 14, 15]。(1) 清热解毒作用。(2) 抗炎、抗菌作用。(3) 抗氧化、抗衰老作用。(4) 神经保护作用。(5) 保护心血管作用。(6) 抗肿瘤作用。(7) 毒性：浸膏半数致死量LD_{50}，小鼠腹腔注射为104 g/kg[16]。

【炮制方法】【性味与归经】【功能与主治】【用法与用量】【处方应付】及**【贮藏】**参照《中药大辞典》《中华本草》《中国壮药材》《广西中药志》拟定。

【备注】同属植物水线草（伞房花耳草）*Hedyotis corymbosa*（L.）Lamk.形态与白花蛇舌草相似。其主要区别是：花或蒴果2～5个腋生，花梗较长而纤弱，呈毛发状。

参考文献

[1] 韦浩明，蓝日春，滕红丽.中国壮药材[M].南宁：广西民族出版社.2016：118.

[2] 邱德文，杜江.中华本草(苗药卷)[M].贵阳：贵州科学技术出版社.2005：209-211.

[3] 黄建荣，刘咏海，喻志标，等.白花蛇舌草化学成分和药理活性研究进展[J].中成药，2005.27(11)：1329-1331.

[4] 于亮，王芳，郭琪，等.白花蛇舌草的化学成分及其药理活性研究进展[J].沈阳药科大学学报，2017.34(12)：1104-1114.

[5] 浦飞飞，陈凤霞，夏平.白花蛇舌草抗肿瘤化学成分和作用机制的研究进展[J].癌症进展，2019.17(17)：1985-1996.

[6] 王丽，周诚，麦惠珍.白花蛇舌草及水线草挥发性成分分析[J].中药材，2003，26(8)：563-564.

[7] KIM D H，LEE H J，OH Y J，et al.Iridoid glycosides isolated from oldenlandia diffusa inhibit ldl- oxidation[J].ArchPharm Res，2005，28(10)：1156-1160.

[8] WANG X，CHENG W，YAO X，et al.Qualitative analysis of the chemical constituents in hedyotis diffusa by HPLC-TOF-MS[J].Nat Prod Res，2012，26(2)：167-172.

[9] 张彩霞，蔡定建，方文英.白花蛇舌草中黄酮提取工艺的优化及其结构鉴定[J].安徽农业科学，2011，39(1)：131-133；136.

[10] 芦柏震，周俐斐，侯桂兰，等.白花蛇舌草抗肿瘤作用研究进展[J].医药导报，2009，28(3)：344-346.

[11] YANG Y C，WEI M C，CHIU H F，et al.Development and vali-dation of a modified ultrasound-assisted extraction meth-od and a HPLC method for the quantitative determinationof two triterpenic acids in hedyotis diffusa[J].Nat Prod Commun，2013，8(12)：1683-1686.

[12] CHEN R，HE J，TONG X，et al.The hedyotis diffusa willd(ru-biaceae)：a review on phytochemistry，pharmacology，quali-ty control and pharmacokinetics[J].Molecules，2016，21(6)：259-267.

[13] 王信，马传江，杨培民，等．白花蛇舌草抗炎、抗肿瘤作用研究进展[J]．中国现代应用药学，2020.37(19)：2420-2427.
[14] 聂利华，廖鹏，刘亚群．白花蛇舌草醇提物抗氧化活性的研究[J]．中南药学，2017.15(1)：44-47.
[15] 代飞，邵淑丽，焦凯贺，等．白花蛇舌草对人胃癌MKN-45细胞周期的影响[J]．基因组学与应用生物学，2020.39(6)：2866-2872.
[16] 张静，唐慧，张艳美，等．白花蛇舌草的毒理学安全性研究[J]．毒理学杂志，2014.28(3)：249-252.

白毛藤
Baimaoteng
SOLANI LYRATI HERBA

【处方用名】鲜白毛藤、白毛藤。

【名称】沿用传统名称。

【来源】本品为茄科植物白英 *Solanum Lyratum* Thunb. 的鲜品或干燥地上部分。主产于华北、西北、西南等地，甘肃亦产。夏、秋二季采收，除去杂质，洗净，鲜用或晒干。

药材以身干、带叶、色绿者为佳。[1]

【性状】根据样品描述。本品由茎和叶两部分组成，商品以茎多见。见图1。

鲜白毛藤　茎呈圆柱形，稍有棱，表面绿色，密被白色柔毛。单叶互生，多为琴形，基部3～5深裂，裂片全缘，侧裂片愈近基部愈小，先端钝，中裂片较大，通常卵形，先端渐尖；小枝叶为心形，较小；两面均被白色柔毛。聚伞花序顶生或腋外生，被柔毛；花萼环状，萼齿5，花冠蓝紫色或白色。偶见球形浆果，成熟者红黑色。气微，味微苦涩。

白毛藤　呈不规则的段。茎圆柱形，稍有棱，表面浅绿色或黄绿色，被白色柔毛。叶互生，多破碎。

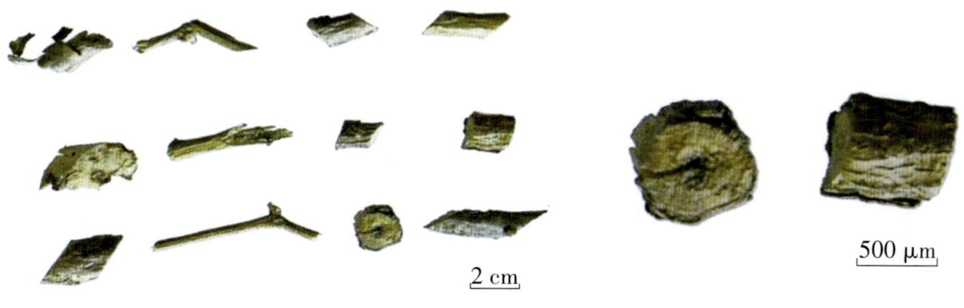

图1　白毛藤饮片图

【鉴别】显微鉴别　根据样品描述茎横切面，叶表面观显微特征。见图2、图3。

茎横切面：表皮细胞1列，外被腺毛和非腺毛。皮层宽广。中柱鞘纤维断续排列成环。维管束双韧型，韧皮部狭窄。髓部有的细胞含草酸钙砂晶。

叶表面观：上表皮细胞垂周壁波状弯曲，密被腺毛和非腺毛；腺毛头部单细胞，圆形或长圆形，柄部1～5个细胞，有的细胞皱缩；非腺毛较少，3～8个细胞。下表皮细胞垂周壁波状弯曲，腺毛较多，非腺毛4～6个细胞，顶端稍钝。气孔不定式，副卫细胞3～6个。

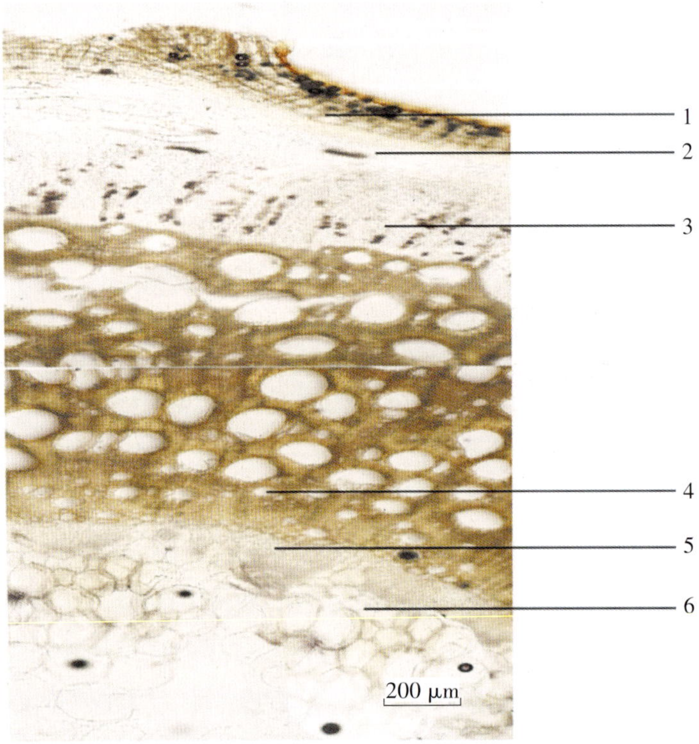

图2 白毛藤茎横切面显微图

1.表皮 2.皮层 3.韧皮部 4.木质部 5.髓 6.草酸钙砂晶

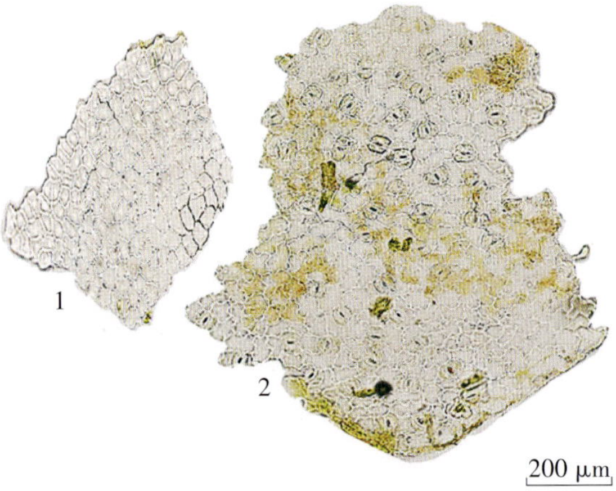

图3 白毛藤叶表面观显微图

1.上表皮 2.下表皮

【检查】水分、总灰分及酸不溶性灰分：《甘肃省中药炮制规范》2009年版白毛藤项下收载检查项，本标准沿用。

水分 按中国药典通则0832第二法，对样品进行测定，根据测定结果，拟定白毛藤水分限度不得过10.0%。

总灰分 按中国药典通则2302，对样品进行测定，根据测定结果，拟定白毛藤总灰分限度不得过8.0%。

酸不溶性灰分 按中国药典通则2302，对样品进行测定，根据测定结果，拟定白毛藤酸不溶性灰分限度不得过1.0%。

【浸出物】《甘肃省中药炮制规范》2009年版白毛藤项下收载浸出物，本标准沿用。

照中国药典通则2201水溶性浸出物测定法项下的热浸法测定，对样品进行测定，根据测定结果，拟定白毛藤浸出物限度不得少于13.0%。

【化学成分】茎叶含甾体糖苷SL-a、SL-b、SL-c和SL-d[1]；并含蜀羊泉碱、α-苦茄碱、澳州茄碱、番茄烯胺等多种生物碱[2]。

【药理作用】白毛藤水提物中的甾体皂苷具抗肿瘤作用[1]。

【炮制方法】【性味与归经】【功能与主治】【用法与用量】【处方应付】及【贮藏】参照文献[1]综合拟定。

参考文献

[1]《中华本草》编委会.中华本草(第七册)[M].上海:上海科学技术出版社,1999:301.
[2] 高学敏,钟赣生.中药学[M].北京:人民卫生出版社,2000.

北败酱草（北败酱）

Beibaijiangcao（Beibaijiang）

SONCHI HERBA

【处方用名】北败酱草、北败酱。

【名称】败酱始载于《神农本草经》，其后历代本草均沿用此名，但现代中药“败酱草”来源复杂，甘肃地产败酱草在北方习惯称北败酱，本标准以地方习称名收载[1]。

【来源】本品为菊科植物全叶苦苣菜 *Sonchus transcaspicus* Nevski 或苦苣菜 *Sonchus oleroceus* L.的干燥全草或幼苗。主产于甘肃等地。春、夏二季花开前采挖，除去杂质，洗净泥土，晒干。

药材以色绿、叶多者为佳。[2-3]

【性状】呈不规则的段。根茎圆柱形。叶卷缩或破碎，灰绿色，完整者叶缘具稀疏的缺刻或不整齐的羽状分裂，边缘有小尖齿；幼叶表面密被茸毛；茎生叶基部耳形抱茎。气微，味微苦。见图1、图2。

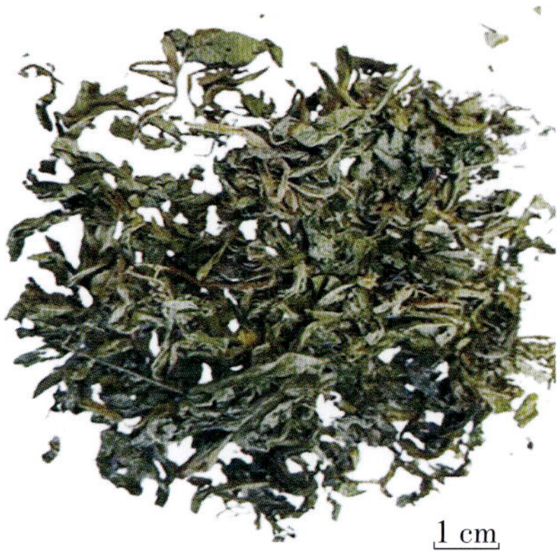

图1　全叶苦苣菜饮片图

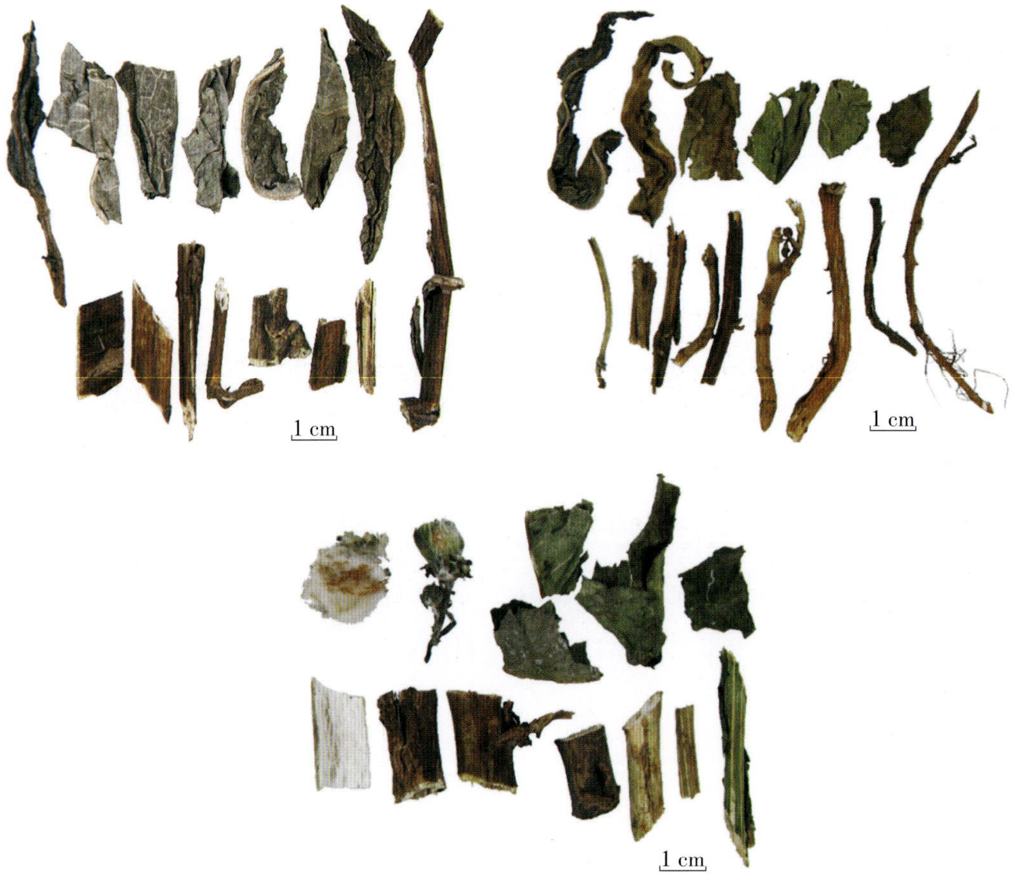

图2　北败酱草饮片图

【鉴别】（1）**显微鉴别**　根据自采植物标本描述显微特征。

叶表面观：上、下表皮细胞垂周壁深波状弯曲、微弯曲或平直。上表皮气孔较少，下表皮气孔众多，为不等式或不定式，副卫细胞3～5个。幼叶上下表面均有少数非腺毛，非腺毛由2～7个细胞组成，顶端1～2个细胞常膨大。见图3。

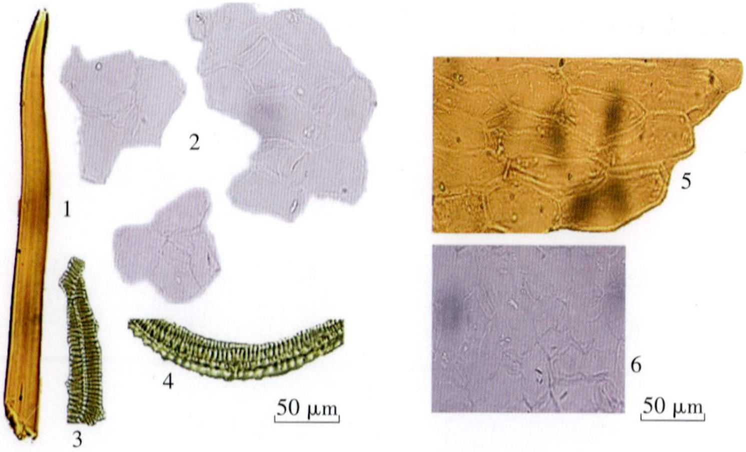

图3　北败酱草叶显微观图

1.腺毛　2.气孔　3.网纹导管　4.螺纹导管　5.上表皮细胞　6.下表皮细胞

（2）**薄层色谱**　取本品粉末1 g，加70% 乙醇50 ml，超声处理30分钟，滤过，滤液蒸干，残渣加甲醇2 ml使溶解，作为供试品溶液。另取北败酱草对照药材1 g，同法制成对照药材溶液。照薄层色谱法（中国药典通则0502）试验，吸取上述两种溶液各5 μl，分别点于同一硅胶G薄层板上，以甲苯-乙酸乙酯-甲酸（9∶4∶1）为展开剂，展开，取出，晾干，置紫外光灯（365 nm）下检视。供试品色谱中，在与对照药材色谱相应的位置上，显相同颜色的荧光斑点。见图4。

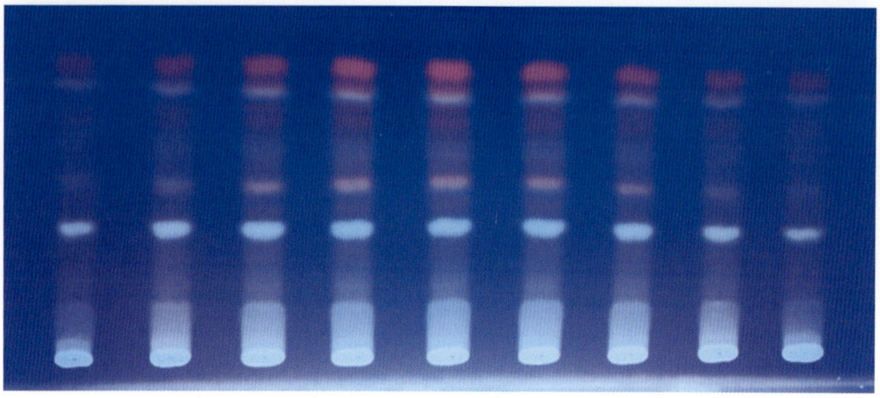

图4　北败酱草薄层色谱图

S.北败酱草对照药材　1～8 北败酱草（不同批次样品）

【检查】水分　按中国药典通则0832第二法，对8批样品进行测定，根据测定结果，拟定北败酱草水分限度不得过11.0%。

总灰分　按中国药典通则2302，对8批样品进行测定，根据测定结果，拟定北败酱草总灰分限度不得过15.0%。

酸不溶性灰分　按中国药典通则2302，对8批样品进行测定，根据测定结果，拟定北败酱草酸不溶性灰分限度不得过2.0%。

【浸出物】 照中国药典通则2201水溶性浸出物测定法项下的热浸法测定，对8批样品进行测定，根据测定结果，拟定北败酱草浸出物限度不得少于20.0%。

【化学成分】 苦苣菜属植物分离鉴定的化学成分包括三萜及甾类：吉马烷型倍半；萜苷、倍半萜类；苷类：α-香树素、β-香树素、日尔曼醇、φ-蒲公英甾醇、蒲公英甾醇、羽扇豆醇；香豆素类：秦皮乙素、秦皮素、莨菪亭、6,7-二羟基香豆素-7-O-β-D-葡萄糖苷、莨菪亭、秦皮甲素；黄酮类化合物：柯伊利素、金合欢素、木犀草素、异鼠李素、山柰素、木犀草素苷、洋芹素、槲皮素-3-O-α-L-鼠李糖苷和山奈酚-3,7-α-L-二鼠李糖苷、金丝桃苷、槲皮素、蒙花苷、黄酮苷、异木犀草苷；木脂素类化合物：9β-羟基-(3,3′)一二甲氧基-4,4′-二羟基-1、1′-双四氢呋喃木脂；以及含丰富的氨基酸、脂肪酸、维生素、无机元素等[1-5]。

【药理作用】 本品具有抗肿瘤作用、心血管系统保护作用、保肝作用，抗氧化作用、抗炎作用[1-5]；研究发现苣荬菜的水提醇沉物对金黄色葡萄球菌、大肠杆菌、变形杆菌和绿脓杆菌也有一定的抑制作用[2]。

【炮制方法】【性味与归经】【功能与主治】【用法与用量】【处方应付】 及 **【贮藏】** 参照文献[6-7]综合拟定。

参考文献

[1] 赵榛榛,赵松松,郭斌.苦苣菜化学成分的研究[J],中成药,2017,39(7)1423-1426.

[2] 马祥忠,曾阳,武旸,等.苦苣菜属植物的化学成分及药理作用研究进展[J],青海师范大学学报,2011,2:49-52.

[3] 夏正祥,唐中艳,梁敬钰,等.苦苣菜属植物化学成分与药理作用研究进展[J],中国实验方剂学杂志,2012,18(14):300-306.

[4] 霍碧姗,秦民坚.苦苣菜属植物化学与药理作用[J],国外医药植物药分册,2008,23(5):203-207.

[5] 蒋雷,王国荣,姚庆强.苦苣菜属植物化学成分及药理活性研究进展[J],齐鲁药事,2007,26(11):670-672.

[6] 中国医学科学院药物研究所,等.中药志(第四册)[M].北京:人民卫生出版1993:65.

[7] 南京中医药大学.中药大辞典[M].2版.上海:上海科学技术出版社,2006.

笔 管 草

Biguancao

EQUISETI DEBILIS HERBA

【处方用名】笔管草。

【名称】根据炮制方法及临床使用命名。

【来源】本品为木贼科植物笔管草 *Equisetum debile* Roxb. 的干燥地上部分。全国大部分地区有产。全年可采，割取地上部分，除去杂质，晒干。

药材以身干、色绿、纯净者为佳。[1, 2]

【性状】根据云南购进样品，对照商品描述性状特征。呈不规则的段。茎圆柱形，表面灰绿色或黄绿色，有6～20条棱脊，节明显；切面中空，内表面白色膜质。叶鞘基部和鞘齿黑棕色，鞘齿短三角形，有的先端遗留膜质尖尾。体轻，质脆，易折断。手捻有粗糙感。气微，味甘、淡。见图1。

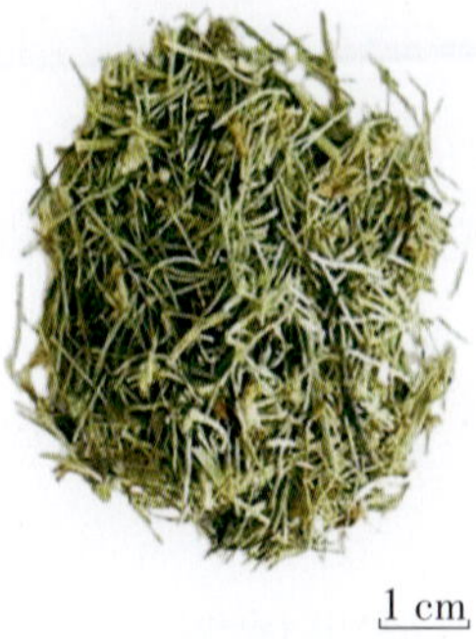

图1　笔管草饮片图

【鉴别】显微鉴别　根据云南购进样品进行显微特征鉴别并描述。

本品粉末淡灰绿色。茎表皮细胞长方形或长条形，几无色或淡黄色，细胞壁波状增厚，胞腔内含淡黄色颗粒状物。深陷气孔纵向排列，类圆形或类椭圆形，保卫细胞内壁具多数横向平行的条状增厚。叶鞘表皮细胞棕黄色，表面观长方形或长梭形，细胞壁较薄，略波状增厚，内含棕褐色颗粒状物或块状物。内皮层细胞表面观长方形，壁略增厚，微波状弯曲。管胞主为梯纹，纹孔大，椭圆形。见图2。

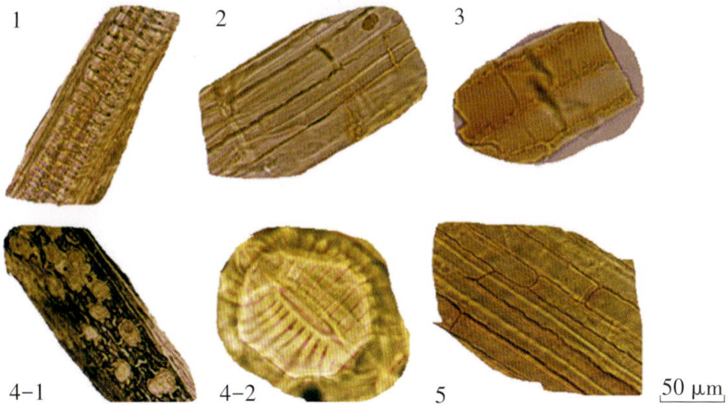

图2　笔管草显微图

1. 管胞　2. 内表皮细胞　3. 茎表皮细胞

4-1. 气孔　4-2. 单个放大气孔　5. 叶鞘表皮细胞

【检查】杂质 按中国药典通则2301，对6批样品进行测定，根据测定结果，拟定杂质限度不得过2%。

水分 按中国药典通则0832第二法，对6批样品测定，根据测定结果，拟定水分限度不得过12.0%。

总灰分、酸不溶性灰分 按中国药典通则2302，对6批样品测定，总灰分及酸不溶性灰分数值均较高，但根据样品观察，不存在人为增重现象，应该是生理性灰分，因此，拟定总灰分限度不得过28.0%，酸不溶性灰分限度不得过18.0%。

【浸出物】按中国药典通则2201水溶性浸出物测定法项下的热浸法，对6批样品进行测定，根据测定结果，拟定浸出物限度不得少于9.0%。

【化学成分】从笔管草全草乙酸乙酯和正丁醇提取物中分离得到4个megastigmane型化合物和4个黄酮苷，分别鉴定为：（1）blumenolA，（2）corchoinosideC，（3）sammangaosideA，（4）（3S，5R，6R，7E，9S）-megastigmane-7-ene-3-hydroxy-5，6-epoxy-9-O-β-D-glucopyranoside，（5）山柰酚-3,7-双葡萄糖苷，（6）camelliasideC，（7）山柰酚-3-槐糖苷，（8）clematine。化合物1-4,6,8均为从木贼科植物首次分得[4]。

【药理作用】笔管草中含有的活性成分ED-I可以上调HepG2细胞LDLR mRNA的表达，具有调节高血脂症小鼠血脂异常及降低血胆固醇的作用[5]。

【炮制方法】【性味与归经】【功能与主治】【用法与用量】【处方应付】及**【贮藏】**参照文献[1, 3]综合拟定。

参考文献

[1] 江苏省植物研究所,等.新华本草纲要(第三册)[M].上海:上海科学技术出版社,1990:634.

[2] 中国医学科学院药物研究所,等.中药志(四)[M].北京:人民卫生出版社,1993.

[3] 南京中医药大学.中药大辞典[M].2版.上海:上海科学技术出版社,2006.

[4] 许小红,阮宝强,蒋山好,等.笔管草中Megastigmane及黄酮苷类化学成分[J].中国天然药物,2005,3(2):93-96.

[5] 陈志奎.笔管草活性成分ED-I调血脂作用及机制研究[D].福州:福建医科大学,2005.

苍耳草

Cangercao

XANTHII HERBA

【处方用名】苍耳草。

【名称】苍耳之名始载于《尔雅》。《图经本草》谓:"尔雅谓之苍耳,广雅谓之枲耳,皆以实得名。"甘肃省习称地上部分为苍耳草,本标准沿用。

【来源】本品为菊科植物苍耳*Xanthium sibiricum* Patr.的干燥地上部分。主产于甘肃等地。夏、秋二季花未开时采割,除去杂质,晒干。[1]

【性状】呈不规则的段。茎稍扁,具纵纹,多有分枝,被白色短毛,表面棕黄或棕褐色,散有黑褐色斑点;切面黄白色,中部具髓。叶互生,叶片多破碎,完整者展开呈卵状三角形,先端尖,基部浅心形,边缘3~5浅裂,有不规则粗锯齿,上表面灰绿色,下表面色较淡。气微,味微苦。见图1。

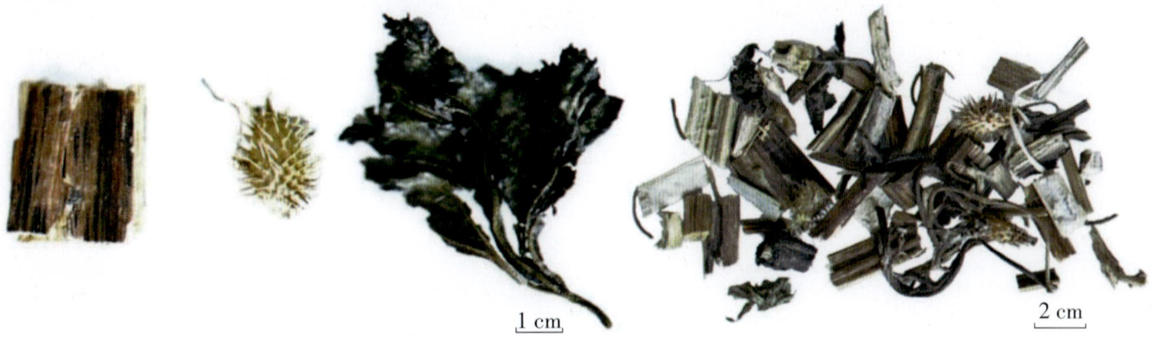

图1 苍耳草饮片图

【鉴别】(1)**化学反应** 为黄酮类荧光鉴别,参照文献[2]拟定。

取本品粗粉1 g,加75%乙醇10 ml,加热回流20 min,滤过。取滤液滴于滤纸上,置紫外光灯(254 nm)下检视,显蓝紫色荧光。

(2)**化学反应** 为苍耳内酯反应,参照文献[2]拟定。

取本品粗粉1 g,加75%乙醇10 ml,加热回流20 min,滤过。另取滤液置试管内,加重氮对硝基苯胺试液4~6滴,产生棕红色沉淀。

【化学成分】全草含苍耳苷、黄质宁、苍耳明、8-($\triangle^3$-异戊烯基)-5,7,3′,4′-四烃基黄酮、咖啡酸及1,4-二咖啡酰奎宁酸、水溶性苷、蒲公英赛醇,羽扇豆酮[2, 3, 4]。此外尚含有查耳酮衍生物、葡萄糖、果糖、氨基酸、酒石酸、琥珀酸、延胡索酸、苹果酸[5]。挥发油中分离鉴定除8种成分,主要有α-乙基-呋喃、β-侧柏烯、月桂烯、α-柠檬烯等[6]。

【药理作用】苍耳叶50%乙醇溶液提取物体内外试验均显示抗锥体虫病活性[3]。叶浸剂可增加离体兔肠的运动；抑制蛙心的兴奋传导，导致心脏阻滞；在离体兔耳上，可使血管扩张，在蛙后肢灌流中，可引起血管的先扩张后收缩。叶的酊剂对猫静脉注射可引起短暂的血压下降（20～40毫米汞柱），并抑制脊髓反射的兴奋性[3]。苍耳叶中所含苍耳明可抑制中枢神经系统[7]。苍耳、次苍耳、意大利苍耳的提取物可利尿平衡电解质[3]。苍耳亭可抑制溃疡，抵抗包括耐甲氧西林金葡菌（MRSA）在内的金黄色葡萄球菌群，但具细胞毒性[8]。X.catharticum中的倍半萜内酯ziniolide具细胞毒性和抗肿瘤活性[3]。苍耳草中的咖啡酰基化合物具有良好的抗菌作用，可抑制金黄色葡萄球菌、大肠杆菌、副氏痢疾杆菌、志贺氏痢疾杆菌及绿脓杆菌[9]。

【功能与主治】参照文献[2, 5]拟定。现代研究发现，用本品水煎服，治深部脓肿，并能治疗麻风，慢性鼻炎及早期血吸虫病[3]。

【炮制方法】【性味与归经】【用法与用量】【处方应付】【注意】及**【贮藏】**参照文献[2-5]综合拟定。

参考文献

[1] 李时珍.本草纲目(校点本,上册)[M].北京:人民卫生出版社,1982:989-990.
[2] 高学敏,钟赣生.中药学[M].北京:人民卫生出版社,2000.
[3] 雷雨,李伟东,蔡宝昌.苍耳草的研究进展[J].现代中药研究与实践,2011,25(4):81-84.
[4] 张文治,栗娜.苍耳化学成分及生物活性研究[J].高师理科学刊,2016,36(12):30-32.
[5] 江苏新医学院.中药大辞典(上册)[M].上海:上海人民出版社,1977:1069-1071.
[6] 张玉昆,吴寿金,张建国.苍耳草挥发油成分的研究[J].中草药,1995,26(1):48.
[7] 毋则力,夏东臣,郭坚.苍耳草膏治疗皮肤癌38例临床观察[J].甘肃中医学院学报,1999,16(1):24-25.
[8] 国家中医药管理局《中华本草》编委会.中华本草[M].上海:上海科学技术出版社,1999.
[9] 陶鑫,张婷婷,曹美娇,等.苍耳草的酚酸成分及其抗菌作用研究中药材[J].中药材,2017,40(6):1326-1330.

草苁蓉

Caocongrong

BOSCHNIAKIAE ROSSICAE HERBA

【处方用名】草苁蓉。

【名称】本品为列当科列当属植物，以全草入药。据调查，草从蓉在吉林省长白山地区被广泛使用，当地人认为草从蓉具有抗衰老、延年益寿的功效，故又有不老草之称。

【来源】本品为列当科植物草苁蓉*Boschniakia rossica*（Cham.et Schlecht.）Fedtsch.的干燥地上部分。主产于黑龙江、吉林、内蒙古、陕西等地，甘肃亦产。秋季采割，干燥。[1-3]

【性状】呈不规则形的厚片。茎外表面残留黄棕色鳞叶，切面中间具黄棕色或类白色髓。鳞叶三角状或卵状三角形。穗状花序黄褐色。气微，味微苦。见图1。

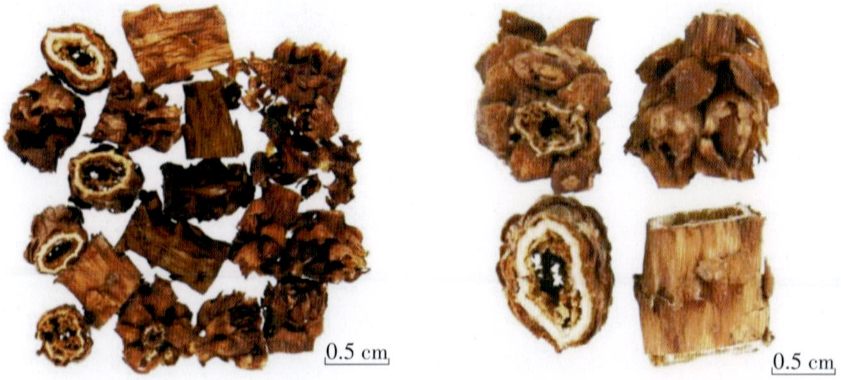

图1　草苁蓉饮片图

【鉴别】显微鉴别　本品粉末黄棕色。木薄壁细胞长椭圆形或梭形，一端常狭窄，端壁较平截或偏斜，纹孔较大而稀疏，纹孔口裂缝状或交叉成十字状。导管多为螺纹导管、网纹导管，少数为环纹导管及梯纹导管。纤维多，较细长，稍弯曲。气孔不定式。鳞叶非腺毛2～4个细胞，表面有疣状突起。淀粉粒单粒圆形或类圆形，脐点点状、人字形，层纹不明显，偶见复粒。另外木栓细胞表面观呈类多角形或长方形，大小不定。鳞叶表皮细胞呈扁长方形，细胞排列紧密，垂周壁具条状角质纹理。见图2。

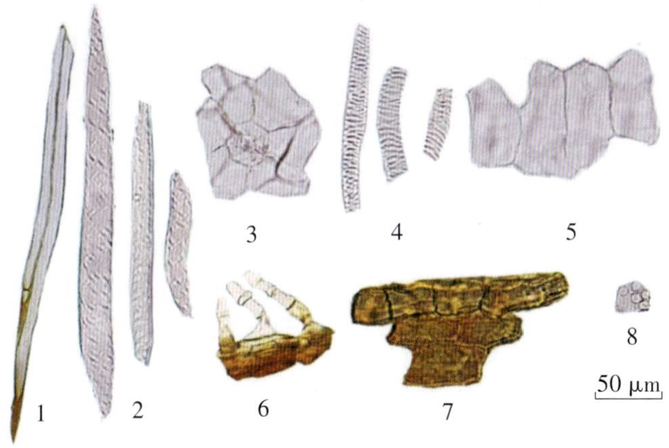

图2　草苁蓉粉末显微图

1.纤维　2.木薄壁细胞　3.气孔　4.导管　5.木栓细胞
6.磷叶非腺毛　7.磷叶表皮细胞　8.淀粉粒

【化学成分】全草含8-表脱氧马钱子苷酸，草苁蓉苯丙烯醇苷A、B、C、D，草苁蓉苷，草苁蓉醛苷，松脂酚-β-D-吡喃葡萄糖苷，对-香豆酸，对-香豆酸甲酯，β-谷甾醇，齐墩果酸，3-表齐墩果酸，β-D-吡喃葡萄糖基（1→4）α-吡喃鼠李糖基-（1→3）-D-（4-O-咖啡酰基）吡喃葡萄糖，C_9、C_{10}、C_{11}萜内酯。地上部分含草苁蓉醛碱和草苁蓉内酯。根茎含甘露醇，生物碱[4-6]。

【药理作用】草苁蓉具有广泛的生理活性[7-9]：（1）保护肝脏，可诱导肝脏清除自由基；（2）抑制脂质过氧化作用、保护心血管；（3）抗癌作用；（4）抗衰老作用；（5）增强机体免疫力；（6）中枢神经作用。

【炮制方法】【性味与归经】【功能与主治】【用法与用量】【处方应付】【注意】及**【贮藏】**参照文献[3, 9, 10]综合拟定。

参考文献

[1] 张航，王辉，杨树东．草苁蓉的本草考证及药理研究[J]．长春中医药大学学报，2016，32(1)：40-42.
[2] 唐慎微．重修政和经史证类备用本草(影印)[M]．北京：人民卫生出版社，1957：17.
[3] 吉林省药品监督管理局．吉林省中药材标准(2019年版)[S]．长春：吉林科学技术出版社，2019：194.
[4] 韩继新，李占军．我区列当科植物研究进展[J]．内蒙古石油化工，2016，42(06)：10-11.
[5] 王小东，王秀丽．草苁蓉颗粒剂的制备方法研究[J]．黑龙江医药，2019，32(03)：539-541.
[6] 朱洁波，崔香丹，王知广，等．对草苁蓉环烯醚萜苷抑制人肝癌细胞进行上皮-间质转化机理的研究[J]．当代医药论丛，2019，17(12)：171-173.
[7] 陈庆红，张睿，冯秀春等．长白山区草苁蓉研究现状与濒危机理[J]．现代农业科技，2015，(14)：80-81.
[8] 黄媛，金永日，等．草苁蓉乙醇提取物对大鼠肝星状细胞增殖与调亡的影响[J]．中国医院药学杂志，2012，32(1)：1-5.
[9] 李勇，金明，尹学哲．草苁蓉抗脂质过氧化活性研究[J]．中国实验方剂学杂志，2010，16(15)：203-205.
[10] 安徽省药品监督管理局．安徽省中药饮片炮制规范(2019年版)[S]．合肥：安徽科学技术出版社，2019：203.

地 丁 草

Didingcao

VIOLAE PRIONANTHAE HERBA

【处方用名】鲜地丁草、地丁草。

【名称】甘肃省产地习惯以紫花地丁为名称收购，也称地丁草，为与《中国药典》2020年版一部收载紫花地丁相区别，本标准以地丁草为正名。

【来源】 本品为堇菜科植物早开堇菜 *Viola prionantha* Bunge的鲜品或干燥全草。主产于甘肃等地。春、夏二季采收，除去杂质，鲜用或晒干。

药材以叶、茎色绿者为佳。[1-3]

【性状】 根据平凉、甘谷的商品药材描述。商品以果期全草常见。

鲜地丁草 根呈圆锥形，表面黄白色。叶灰绿色，卵形或卵状披针形，长3～5 cm，宽0.5～1.2 cm，先端钝，基部平截或微心形，叶缘锯齿状，两面有疏毛，叶柄上部有狭翅。花茎纤细，花瓣5，紫色，花距细管状。蒴果椭圆形，常开裂。种子多数，淡棕色。质柔软。气微，味微苦。

地丁草 呈不规则的段。根圆锥形，黄白色。叶多破碎，灰绿色，完整者展开呈卵形或卵状披针形，先端钝，基部平截或微心形，叶缘锯齿状，两面有疏毛，叶柄上部具狭翅。花茎纤细。花瓣紫色。蒴果椭圆形。种子淡棕色。气微，味微苦。见图1。

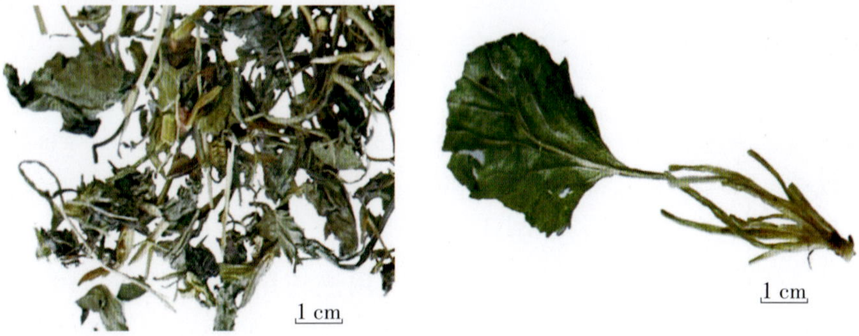

图1 地丁草饮片图

【鉴别】显微鉴别 根据自采于兰州的植物标本，对照甘谷的商品饮片，并参照文献[4]描述。

本品叶表面观：下表皮细胞长方形或类多角形，垂周壁波状弯曲，串珠状增厚，局部可见角质纹理。表皮有单细胞非腺毛，长95～133 μm，直径21～30 μm，壁厚4～8 μm，呈微波状，表面具明显疣状突起。气孔不等式，副卫细胞3～4个。上表皮细胞大于下表皮细胞，垂轴壁平直，可见细小串珠状增厚。见图2。

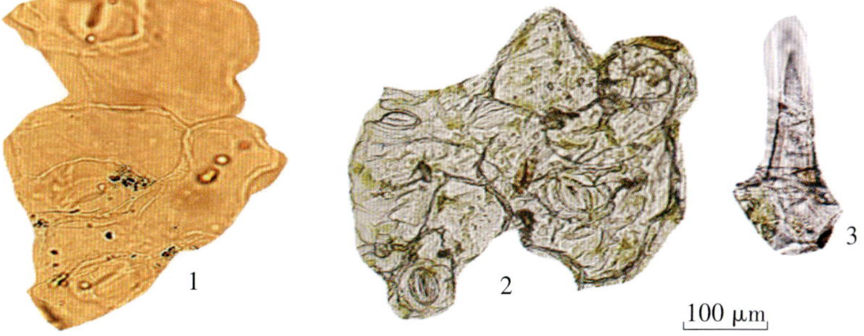

图2 地丁草叶表面观显微图

1.上表面观 2.下表面观 3.非腺毛

叶脉横切面：上表皮细胞1列，切向延长，外具角质层。皮层宽广，主脉区的上、下表皮层之内各有厚角细胞1～2列。栅状细胞1～2列。主脉区上下均呈凸起状。主脉维管束外韧型，常1个，木质部导管放射状排列。薄壁细胞中含草酸钙小簇晶。见图3。

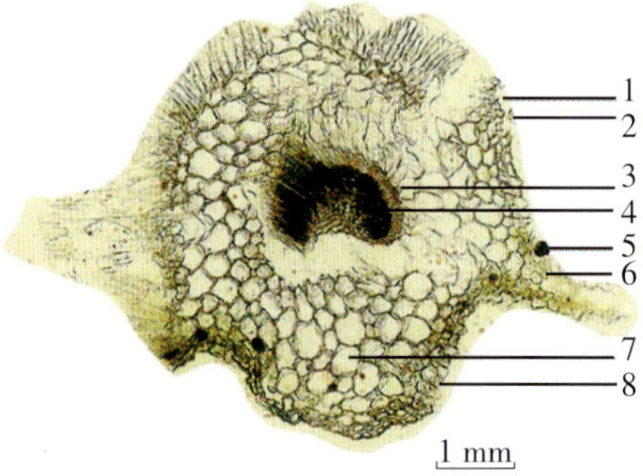

图3 地丁草叶脉横切面显微图

1.上表皮细胞 2.厚角组织 3.韧皮部 4.木质部 5.草酸钙簇晶 6.栅栏组织 7.海绵组织 8.下表皮细胞

【化学成分】从早开堇菜叶中分离出堇菜苷、七叶内酯、菊苣苷、白花前胡甲素、白花前胡乙素、秦皮甲素、秦皮乙素[5-14]等。

【药理作用】早开堇菜中所含早开堇菜苷、七叶内酯及菊苣苷对金葡萄球菌、大肠杆菌、绿脓杆菌及变形杆菌有明显的抑制作用[5-10]。

【炮制方法】【性味与归经】【功能与主治】【用法与用量】【处方应付】及【贮藏】参照文献[1、6]综合拟定。

参考文献

[1] 甘肃省卫生局.甘肃中草药手册(第一册)[M].兰州:甘肃人民出版社,1970:400.

[2] 中国科学院《中国植物志》编辑委员会.中国植物志[M].北京:科学出版社,2004.

[3] 甘肃省食品药品监督管理局.甘肃省中药材标准(2009年版)[S].兰州:甘肃人民出版社,2009:222-224.

[4] 甘肃省食品药品监督管理局.甘肃省中药炮制规范(2009年版)[S].兰州:甘肃文化出版社,2009:201-202.

[5] 楼之岑,秦波.常用中药材品种整理和质量研究(北方篇·第1册)[M].北京:北京医科大学、中国协和医院大学联合出版社,1998:565.

[6] 国家药典委员会.中华人民共和国药典(2020年版·一部)[S].北京:中国医药科技出版社,2020:352.

[7] 南京中医药大学.中药大辞典[M].2版.上海:上海科学技术出版社,2006.

[8] 刘华钢,李纯球,谢茹嘉.分光光度法测定紫花地丁软膏中黄酮类化合物的含量[J].中成药研究,1987,10:8-9.

[9] 肖永庆,毕俊英,刘晓宏,等.地丁化学成分研究[J].植物学报,1987,29(5):532-536.

[10] 黄立群,张海涛,吕颖.地丁化学成分和临床应用的研究[J].内蒙古医学杂志,2006,38(8):738-

740.
[11] 宋平顺,赵建邦,卫玉玲,等.甘肃产地丁的原植物调查及鉴定[J].中药材,1995,18(2):75-76.
[12] 徐小博,任敏,何松林,等.HPLC法测定紫花地丁中香豆素和黄酮的量[J].食品工业,2019,40(5):312-315.
[13] 江洁怡,胥爱丽,李养学.秦皮配方颗粒UPLC指纹图谱研究[J].辽宁中医药杂志,2018,45(4):794-796.
[14] 李晓尧,张丹,汤丽芝,等.HPLC法同时测定秦皮中四种成分含量的研究[J].陕西中医,2016,37(9):1238-1240.

鬼针草

Guizhencao

BIDENTIS BIPINNATAE HERBA

【处方用名】 鲜鬼针草、鬼针草[1]。

【名称】 本品在甘肃省民间习称鬼针草，故本标准沿用。

【来源】 本品为菊科植物鬼针草*Bidens bipinnata* L.的鲜品或干燥地上部分。全国大部分地区有产。夏、秋二季花期采收，除去杂质，鲜用或干燥。

药材以色黄绿、叶多、纯净者为佳。

【性状】 **鲜鬼针草** 茎呈四方柱状，表面暗绿色或带紫色。叶1～2回羽状浅裂或深裂，裂片具不规则锯齿，两面疏生短毛。头状花序。花托盘状，残留瘦果，线形，具棱，顶端有3～4条刺状冠毛。质柔软。气微，味微苦。

鬼针草 呈不规则的段。茎略呈方柱形，幼茎有短柔毛。叶多卷缩，破碎，边缘具不规则的锯齿，两面疏生短毛。头状花序有梗，总苞片条状椭圆形。瘦果线形，具棱，顶端具刺状冠毛。气微，味微苦。见图1。

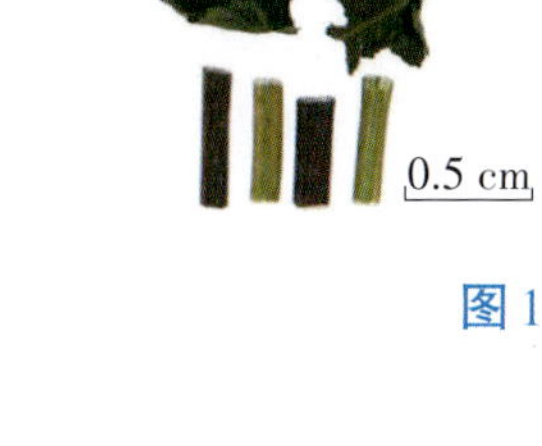

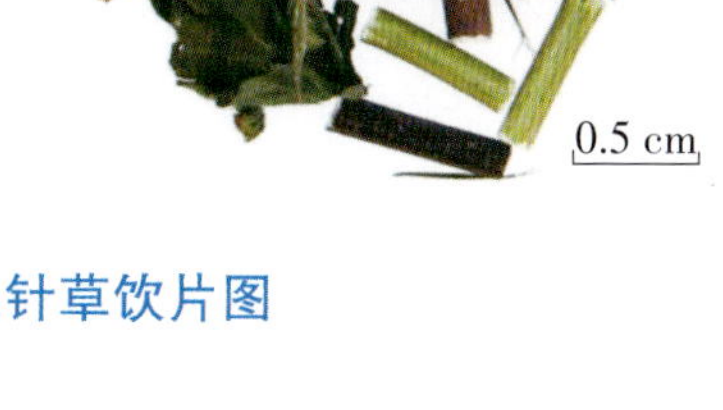

图1 鬼针草饮片图

【鉴别】显微鉴别 本品粉末黄绿色。纤维众多。非腺毛为线状毛，单细胞或2～15个细胞组成。导管多见螺纹，少见梯纹、环纹导管。叶碎片表皮细胞形状不规则，侧壁呈波纹状弯曲、彼此互相镶嵌、大小不等，气孔类型为不定式或不等式。花粉粒圆球形，表面为刺状纹饰。草酸钙方晶少见。少见色素块。[2, 3] 不纳入标准正文。见图2。

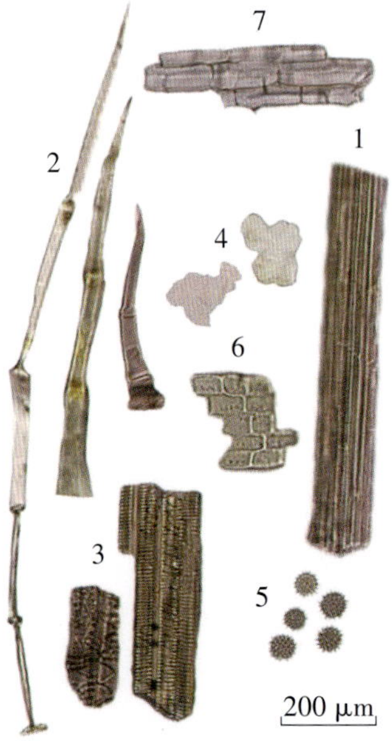

图2 鬼针草粉末显微图

1.纤维 2.非腺毛 3.导管 4.气孔 5.花粉粒 6.花粉囊内壁细胞 7.薄壁细胞

【化学成分】鬼针草全草含生物碱、皂苷、鞣质、黄酮苷及挥发油等。鬼针草中主要分离出的化合物为金丝桃苷、异奥卡宁-7-O-葡萄糖、奥卡宁、海生菊苷、6-O-（6″乙酰基-β-D-吡喃葡萄糖基）-6,7,3′,4′-四羟基橙酮、槲皮素-3-O-α-L-鼠李糖苷、槲皮素-3-O-β-D-吡喃葡萄糖苷、槲皮素-7-O-葡萄糖苷、5-羟基-6,7-二甲氧基黄酮、山奈-7-O-α-L-鼠李糖苷、槲皮素-3-O-α-L-鼠李糖苷、5,7,3′,4′-四羟基-3-甲氧基黄酮和β-谷甾醇、木犀草素、槲皮素、异槲皮素、芦丁、槲皮素-7-O-β-D-葡萄糖苷、胡萝卜苷、菠甾醇等[4, 5]。

【药理作用】鬼针草含有多种活性成分，具有多种药理功能[6-11]。(1）抑瘤作用，鬼针草发挥抑制肿瘤作用的成分主要是其醇提物，其机制可能是诱导肿瘤细胞凋亡和增强机体免疫能力。(2）抑菌抗病毒作用。(3）降血压作用。(4）抗炎镇痛作用。(5）拟胆碱作用（干眼症)，临床上发现鬼针草叶能显著减轻更年期干眼女性的症状和体征。(6）抗氧化作用。(7）降脂作用，鬼针草煎剂可安全有效治疗高脂血症，能保护血管内皮，为研发预防动脉粥样硬化提供了理论及实验依据。(8）保肝护肝作用，鬼针草可用于治疗和预防酒精性脂肪肝和肝硬化等肝脏疾病。(9）脑损伤保护作用。(10）心肌缺血保护作用。(11）降糖作用，临床观察鬼针草叶治疗非增生性糖尿病视网膜病变疗效时发现鬼针草可提高糖尿病视网膜病变患者视力，改善其眼底病变及减轻中医症候。

【性味】《本草拾遗》："味苦，平，无毒。"《泉州本草》："性温，味苦，无毒。"本标准收载为"微苦，微寒"。

【功能与主治】清热燥湿，散瘀消肿，祛风除湿。用于风湿性关节疼痛，咽喉肿痛，痢疾，黄疸，肠痈，风湿痹痛，跌打损伤，痈肿疮疡，蛇虫咬伤。

【用法与用量】内服：15～30 g。外用：鲜品捣烂敷患处。

【贮藏】置阴凉干燥处。

【炮制方法】【处方应付】参照文献[1]拟定。

参考文献

[1] 甘肃省食品药品监督管理局.甘肃省中药材标准(2009年版)[S].兰州:甘肃文化出版社,2009:239-241.

[2] 郑晓文,邴帅,刘政,等.高大鬼针草的形态与显微鉴定[J].山东科学,2018,31(01):30-35.

[3] 林安平.鬼针草的显微及理化鉴别研究[J].广西中医药,1995,(04):49-50.

[4] 李洪芹.鬼针草化学成分及分析方法研究进展[J].山东化工,2017,46(03):46-47.

[5] 布紫云.山西省鬼针草药材质量标准研究[D].山西:山西医科大学,2015.

[6] 刘娜.鬼针草药理作用研究进展[J].海峡药学,2019,31(12):64-67.

[7] 张慧玲,杨晓,代丽,等.鬼针草提取物抑瘤作用初步研究[J].吉林医学,2010,31(31):5477-5478.

[8] 阮氏香江,陈宁,黄婉苏,等.鬼针草水提物的降血压作用及其作用机制研究[J].广西医科大学学报,2017,34(02):177-180.

[9] 黄川锋,马瑜红,周新,等.鬼针草提取物对实验性高脂血症大鼠血脂和NO及NOS的影响[J].中国现代药物应用,2009,3(17):14-16.

[10] 孙海燕,付庆云,王朝辉,等.鬼针草总黄酮对小鼠急性肝损伤的影响[J].河南科技学院学报(自然科学版),2014,42(05):1-6.

[11] 邵毅,周琼,易昀敏,等.鬼针草叶治疗非增生型糖尿病视网膜病变的临床研究[J].眼科新进展,2013,33(06):531-534.

鸡 屎 藤

Jishiteng

PAEDERIAE HERBA

【处方用名】鸡屎藤、鸡矢藤。

【名称】沿用传统名称。

【来源】本品为茜草科植物鸡屎藤 *Paederia scandens*（Lour.）Merr.的干燥地上部分。全国大部分地区有产。夏、秋二季采收，晒干。[1-2]

【性状】根据样品实物描述。呈不规则的段。茎扁圆柱形，稍扭曲，老茎灰白色至灰棕色，无毛，有纵皱纹及叶柄残基；嫩茎黑褐色，被柔毛；切面平坦，灰黄色。叶对生，有柄，多卷缩或破碎，完整者展开呈卵形或椭圆状披针形，先端尖，基部圆形，全缘，两面被毛或仅下表面被毛，主脉明显。气特异，味甘、涩。见图1。

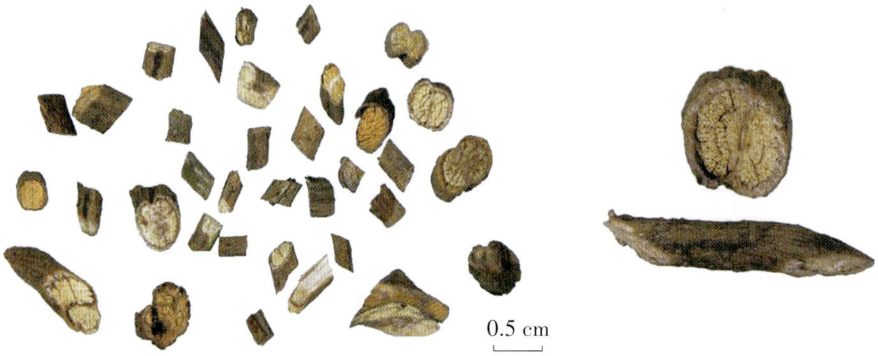

图1 鸡屎藤饮片图

【鉴别】显微鉴别 茎横切面：木栓层10余列细胞，长方形，棕黄色。皮层4～7列细胞，外侧数列细胞壁稍增厚，内侧有纤维2～3列，成群或散在，断续排列成环。维管束外韧型，韧皮部细胞不规则形。木质部圆环状，导管数个至10余个相聚成群，嵌入木纤维群及木化细胞中，木纤维发达，成群阵列状排列，木薄壁细胞稀少。髓部较大，长圆形。见图2。

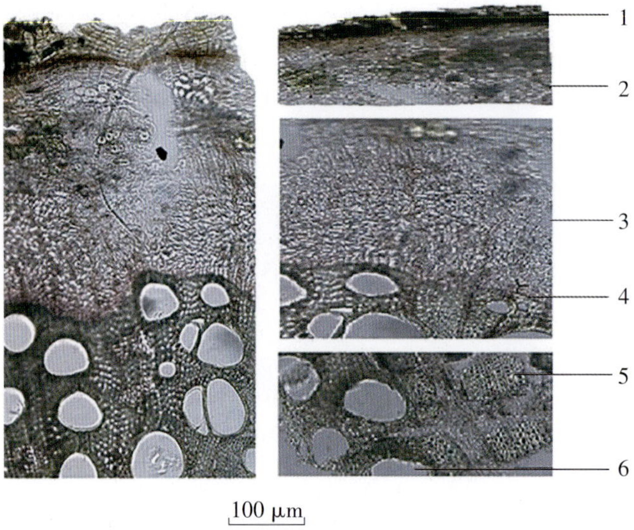

图2 鸡屎藤茎横切面显微图

1.木栓层 2.皮层 3.韧皮部 4.形成层 5.纤维群 6.导管

【化学成分】含鸡屎藤苷、鸡屎藤次苷、车叶草苷及γ-谷甾醇。叶含熊果酚苷及挥发油等。[3-8]

【药理作用】鸡屎藤水煎馏液对小鼠有明显镇痛作用（热板法）。腹腔注射0.01ml/g

体重，即可提高痛阈值，维持时间较长。其注射液与吗啡相比，开始较慢而持续较久。其醇制剂对麻醉动物（猫、兔及犬）有降压作用。印度产鸡屎藤提取物在体外试验有可的松样作用，而注入兔关节腔，可降低炎症病变；全草煎剂给大鼠口服共10天，对甲醛性关节炎有抑制作用。[9-10]

【炮制方法】【性味与归经】【功能与主治】【用法与用量】【处方应付】及**【贮藏】**参照文献综合拟定。

参考文献

[1] 中国科学院《中国植物志》编辑委员会.中国植物志[M].北京:科学出版社,2004.

[2] 上海市卫生局.上海市中药材标准(1994年版)[S].上海市卫生局,1994:158.

[3] 王林,王文兰,吴昊,等.鸡矢藤化学成分研究[J].西南民族大学学报·自然科学版,2010,3(5):780-783.

[4] 邹旭,梁健,丁立生,等.鸡屎藤化学成分的研究[J].中国中药杂志,2006(17):1436-1441.

[5] 庄昌龙.鸡矢藤抗炎镇痛和抗甲型流感病毒活性成分研究[D].上海:上海医药工业研究院,2009.

[6] 喻晓雁.鸡矢藤化学成分研究[J].中草药,2011,42(4):661-663.

[7] 马养民,毛远,傅建熙.鸡屎藤挥发油化学成分的研究[J].西北植物学报,2000,20(1):145-148.

[8] 钟可,刘芃.黔产苗药鸡矢藤和贵州鸡矢藤挥发油化学成分的研究[J].中国民族医药杂志,2008,13(8):34-36.

[9] 陈宇峰.鸡矢藤活性物质和镇痛药理活性研究[D].上海:第二军医大学,2009.

[10] 王振富.鸡矢藤抗炎镇痛作用的实验研究[J].中国民族民间医药,2009,14(24):30-31.

荆　芥

Jingjie

SCHIZONEPETAE HERBA

【处方用名】焦荆芥。

【名称】沿用传统名称。

【来源】本品为唇形科植物荆芥*Schizonepeta tenuifolia* Briq.的干燥地上部分。主产于江苏、浙江、江西、河北、湖北、湖南等地。夏、秋二季花开到顶、穗绿时采割，除去杂质，晒干。

药材以色黄绿、香气浓郁者为佳。[1-2]

【性状】呈不规则的段。茎方柱形，表面焦褐色，被短柔毛；切面焦黄色。叶多已脱落。穗状轮伞花序。气芳香，味微涩而辛凉。见图1。

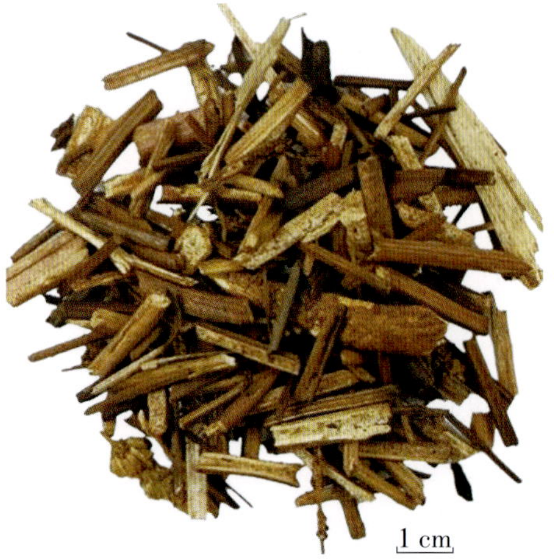

图1　焦荆芥饮片图

【鉴别】（1）**显微鉴别**　本品粉末黄棕色。宿萼表皮细胞垂周壁深波状弯曲。腺鳞头部8细胞，直径96～112 μm，柄单细胞，棕黄色。小腺毛头部1～2细胞，柄单细胞。非腺毛1～6细胞，大多具壁疣。外果皮细胞表面观多角形，壁黏液化，胞腔含棕色物；断面观细胞类方形或类长方形，胞腔小。内果皮石细胞淡棕色，表面观垂周壁深波状弯曲，密具纹孔。纤维直径14～43 μm，壁平直或微波状。见图2。

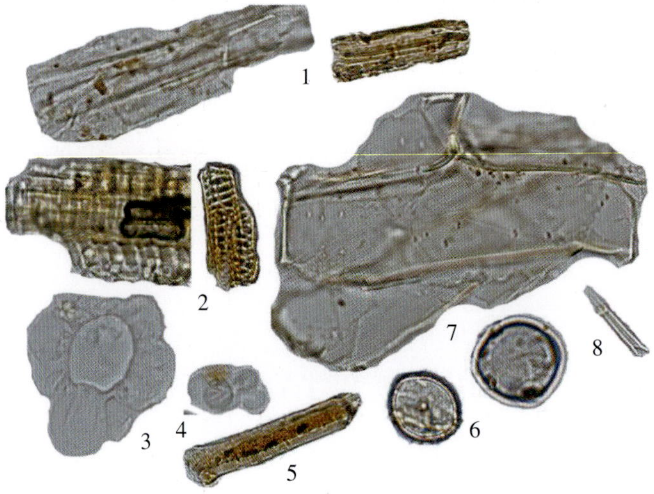

图2　焦荆芥粉末显微图

1.纤维　2.导管　3.茎表皮　4.腺鳞　5.果皮石细胞断面观　6.花粉粒　7.叶表皮　8.非腺毛

（2）**薄层色谱**　取本品粗粉0.8 g，加石油醚（60～90 ℃）20 ml，密塞，时时振摇，放置过夜，滤过，滤液浓缩至1 ml，作为供试品溶液。另取荆芥对照药材0.8 g，同法制成对照药材溶液。照薄层色谱法（中国药典通则0502）试验，吸取上述两种溶液各10 μl，分别点于同一硅胶H薄层板上，以正己烷-乙酸乙酯（17∶3）为展开剂，展开，取出，晾干，喷以5%香草醛的5%硫酸乙醇溶液，在105 ℃加热至斑点显色清晰。供试品色谱中，在与对照药材色谱相应的位置上，显相同颜色的斑点。见图3。

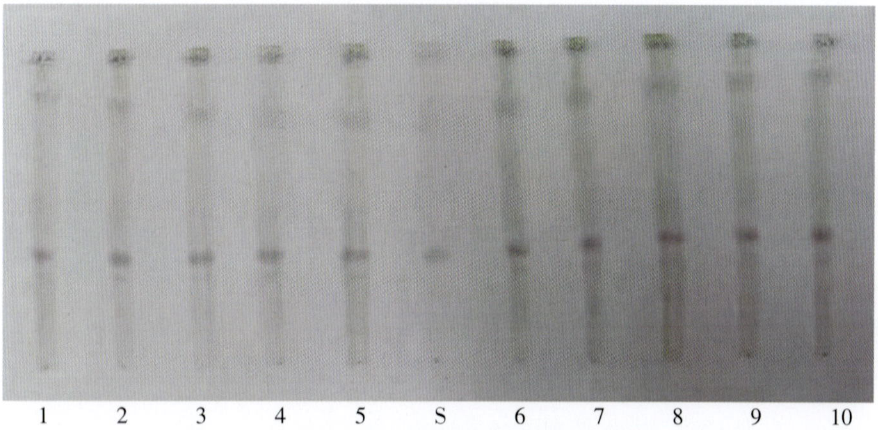

图3 焦荆芥薄层色谱图

S.荆芥对照药材 1～10焦荆芥（不同批次样品）

【化学成分】本品主要含挥发油：胡薄荷酮等；单萜类成分：荆芥苷、荆芥醇、荆芥二醇等。还含黄酮类等成分。

【药理作用】现代药理研究发现，荆芥具有解热、镇痛、抗炎、抗病原微生物、止血和抗氧化等作用。常用于感冒发热、头痛、咽喉肿痛、麻疹、风疹、疮疡初起、便血、崩漏、吐血、衄血、产后血晕、痈肿、疮疥和瘰病等。荆芥水煎剂可增强皮肤血液循环，增加汗腺分泌，有微弱解热作用，荆芥对金黄色葡萄球菌，白喉杆菌有较强的抑菌作用，对伤寒杆菌、痢疾杆菌、绿脓杆菌和人型结核杆菌均有一定抑制作用，生品不能明显缩短出血时间，而荆芥炭则能使出血时间缩短。荆芥甲醇及醋酸乙酯提取物均有一定的镇痛作用。荆芥对醋酸引起的炎症有明显的抗炎作用，荆芥穗有明显的抗补体作用。[3，4]

【炮制方法】【性味与归经】【功能与主治】【用法与用量】【处方应付】及**【贮藏】**参照文献[5]综合拟定。

参考文献

[1] 中国科学院《中国植物志》编辑委员会.中国植物志[M].北京：科学出版社，2004.

[2] 蒋以号，周超，洪玲玲.荆芥炮制历史沿革研究[J].中国医药指南，2015，13(12)：177-178.

[3] 赵立子，魏建和.中药荆芥最新研究进展[J].中国农学通报，2013，29(04)：39-43.

[4] 董翠弘，刘波，朱晓.荆芥炭最佳炮制程度的研究[J].齐鲁药事，2006(09)：559-560.

[5] 国家药典委员会.中华人民共和国药典(2020年版·一部)[S].北京：中国医药科技出版社，2020.

卷 柏

Juanbai

SELAGINELLAE HERBA

【处方用名】 炒卷柏。

【名称】 按炮制方法命名。

【来源】 本品为卷柏科植物卷柏*Selaginella tamariscina*（Beauv.）Spring或垫状卷柏*Selaginella pulvinata*（Hook.et Grev.）Maxim.的干燥全草。主产于山东、辽宁、河北、浙江等地。全年均可采收，除去须根和泥沙，晒干。

药材以色绿、叶多、完整不碎者为佳。[1, 2]

【性状】 呈不规则的段。枝表面黄棕色或棕褐色，稍扁而卷缩。鳞片状小叶密生枝上，先端具芒尖。腹叶两行，卵状矩圆形，叶缘膜质，边缘有细尖的锯齿（卷柏）；或腹叶卵状披针形，叶两侧不等，全缘状（垫状卷柏），侧叶边缘常棕黑色。质松脆。气微，味淡。[3] 见图1。

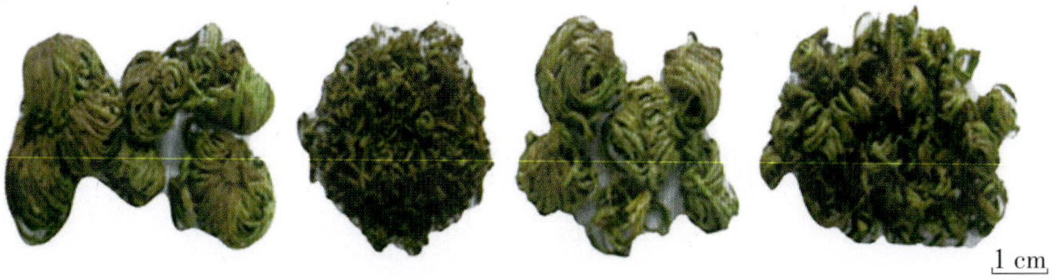

图1 炒卷柏饮片图

【鉴别】（1）**显微鉴别** 不同卷柏炮制品粉末显微特征相同，主要有：叶缘细胞、叶表皮细胞、孢子。本品粉末黄褐色至棕褐色。叶缘细胞狭长，向外突出呈齿状或长毛状。叶表皮细胞类方形或类长方形，垂周壁近平直，气孔不定式，多同向排列。孢子棕黄色或红棕色，类圆形或类三角形，直径17～77 μm，表面具不规则瘤状突起。管胞为梯纹。见图2。

（2）**薄层色谱** 取本品粉末2 g，加甲醇50 ml，加热回流1小时，滤过，滤液蒸干，残渣加无水乙醇3 ml使溶解，作为供试品溶液。另取卷柏对照药材2 g，同法制成对照药材溶液。照薄层色谱法（中国药典通则0502）试验，吸取上述两种溶液各3 μl，分别点于同一硅胶G薄层板上，以异丙醇-浓氨试液-水（13∶1∶1）为展开剂，展开，取出，晾干，喷以2%三氯化铝甲醇溶液，置紫外光灯（365 nm）下检视。供试品色谱中，在与对照药材色谱相应的位置上，显相同颜色的荧光斑点。见图3。

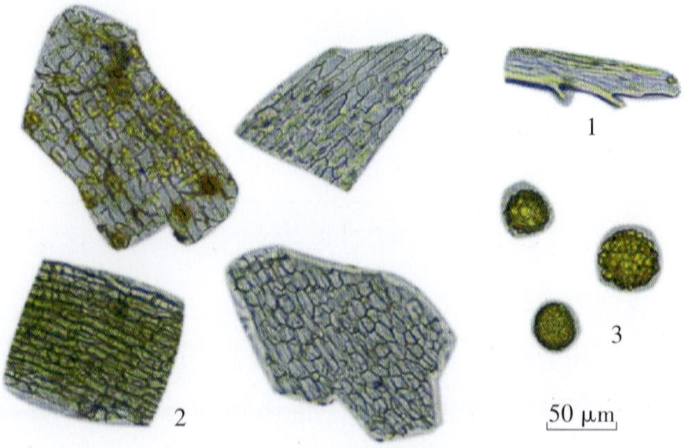

图2 炒卷柏粉末显微图

1.叶缘细胞 2.叶表皮细胞 3.孢子

【检查】水分 照中国药典通则0832第二法[4]，对12批炒卷柏水分进行测定，根据测定结果，12批炒卷柏水分在4.72%～5.93%之间，拟定炒卷柏水分限度不得过10.0%。

【含量测定】 参考《中国药典》2020年版卷柏项下含量测定方法[3]拟定。照高效液相色谱法（中国药典通则0512）测定。[4]

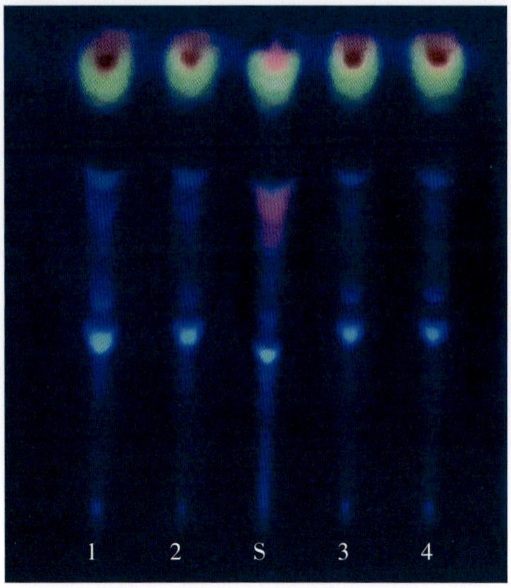

图3 炒卷柏薄层色谱图

S.卷柏对照药材 1～4炒卷柏（不同批次样品）

仪器与试药 安捷伦1100型高效液相色谱仪；梅特勒AE260万分之一分析天平；穗花杉双黄酮对照品（批号：111902-201603，供含量测定用，由中国食品药品检定研究院提供）；甲醇为色谱纯；水为纯净水；磷酸等其余试剂均为分析纯。

色谱条件与系统适用性试验 色谱柱为XSelect CSH C_{18}（250 mm×4.6 mm，5 μm）；流动相为甲醇-0.1%磷酸水；按下表中的规定进行梯度洗脱；检测波长为330 nm；柱温为室温；流速为1.0 ml/min；理论板数按穗花杉双黄酮峰计算应不低于3000。

时间(分钟)	流动相A	流动相B
0～30	60	40
30～45	60→85	40→15

对照品溶液的制备 取穗花杉双黄酮对照品适量，精密称定，加甲醇制成每1 ml含0.1 mg的溶液，即得。

供试品溶液的制备 取本品粉末（过三号筛）约0.2 g，精密称定，置具塞锥形瓶中，精密加入甲醇50 ml，密塞，称定重量，加热回流5小时，放冷，再称定重量，用甲醇补足减失的重量，摇匀，滤过，取续滤液，即得。

测定法 分别精密吸取对照品溶液与供试品溶液各10 μl，注入液相色谱仪，测定，即得。

样品测定 对12批炒卷柏中穗花杉双黄酮含量进行测定，根据测定结果，12批炒卷柏中穗花杉双黄酮含量在1.00%～1.71%之间，故拟定炒卷柏中按干燥品计算，含穗花杉双黄酮（$C_{30}H_{18}O_{10}$）含量不得少于0.30%。

【化学成分】卷柏中含有多个化学成分[5-8]，主要包括黄酮类、苯丙素类、甾类化合物、有机酸类、蒽醌类、酚类、萜类、生物碱类等。

黄酮类主要有芹菜素、槲皮素、芫花素、木犀草素、5,4′-二羟基-7-甲氧基黄酮、槲皮素-3-O-α-L-鼠李糖苷、山奈酚-3-O-α-L-鼠李糖苷、6-（5-羧基-2-羟基苯基）-芹菜素、6-（2-羟基-5-羧基苯基）-芹菜素、扁柏黄素、漆树黄酮、柳杉黄素、扁柏双黄酮、苏铁双黄酮等。

苯丙素类有香豆素、咖啡酸、阿魏酸、卷柏酯A、丁香脂素、7-羟基香豆素、1-（4′-羟基-3′-甲氧基苯基）甘油、4-羟基苯基-6,7-羟基香豆素、3-（4-羟苯基）-6,7-二羟基香豆素、（2S，3R）-二氢-2-（3,5-二甲氧基-4-羟基苯基）-3-羟甲基-7-甲氧基-5-乙酰苯并呋喃等。

甾类化合物有β谷甾醇、胡萝卜苷、3β，16α-二羟基-5α-胆甾-21-酸、3β-乙酰氧基-16α-羟基-5α-胆甾-21-酸、3β-（3-羟基丁酰氧基）-16α-羟基-5α-胆甾-21-酸等。

其他还有1-甲氧基-3-甲基蒽醌、1-甲基-3-甲基-9,10-蒽醌、3-甲氧基-1,8-二羟基蒽醌、海棠果酸、白桦脂酸、尿苷、熊果苷、腺苷、鸟苷、1-O-β-D-2-［2-羟基-3-甲氧基-5-（1-乙醇基）苯基甲氧基-3-（4-羟基-3,5-二甲氧基苯基）-丙醇-葡萄糖苷、十一烷酸、十六烷酸、葡萄糖、对甲氧基苯甲醛、咖啡酰基环己六醇等。

【药理作用】卷柏具有广泛的药理作用[9-12]。（1）抗肿瘤作用。（2）抗病毒及抗菌作用。（3）抗氧化作用。（4）降血糖作用。

【炮制方法】【性味与归经】【功能与主治】【用法与用量】【处方应付】【注意】及**【贮藏】**参照文献[1-5]综合拟定。

参考文献

[1] 南京中医药大学.中药大辞典[M].2版.上海:上海科学技术出版社,2006.

[2] 国家中医药管理局《中华本草》编委会.中华本草[M].上海:上海科学技术出版社,1999.

[3] 国家药典委员会.中华人民共和国药典(2020年版·一部)[S].北京:中国医药科技出版社,2020:237.

[4] 国家药典委员会.中华人民共和国药典(2020年版·四部)[S].北京:中国医药科技出版社,2020:114.

[5] 甘肃省食品药品监督管理局.甘肃省中药炮制规范(2009年版)[S].兰州:甘肃文化出版社,2009:65.

[6] 许作超,付晓秀,金莉莉.卷柏的化学成分研究进展[J].中国现代应用药学,2017,34(12):1779-1784.

[7] 汪晓,岳乐乐,李驰坤,等.卷柏属植物黄酮类成分及其对机体免疫的影响[J].长春中医药大学学报,2018,34(01):46-48.

[8] 邹瑾,周金彩,龙红萍,等.UPLC-ESI-Q-TOF-MS法分析兖州卷柏化学成分[J].中成药,2018,40(10):2334-2337.

[9] 谢永华,温扬敏,罗彩林,等.兖州卷柏乙醇提取物对食管癌细胞增殖及NO-cGMP通路的影响[J].天然产物研究与开发,2016,28(3):424.

[10] 吴海斌,林雄平,阮正平,等.江南星蕨与深绿卷柏多糖和脂溶性物质的提取及其抗菌活性研究[J].安徽农业科学,2015,43(21):85.

[11] 邱丹缨,温扬敏,苏齐,等.兖州卷柏生物碱的抗氧化活性研究[J].天然产物研究与开发,2015,27(3):442.

[12] 李玉洁,王小兰,孙曙光,等.卷柏各部位对糖尿病大鼠胰岛组织形态及骨骼肌葡萄糖转运蛋白-4表达的影响[J].中华中医药杂志,2015,30(7):2554.

列　当

Liedang

OROBANCHES HERBA

【处方用名】列当。

【名称】本标准沿用传统名称。

【来源】本品为列当科植物列当 *Orobanche coerulescens* Steph.的干燥全草。主产于甘肃等地。春、秋二季采收，除去泥沙，晒干。

药材以肉质、色棕褐、肥壮者为佳。[1-3]

【性状】根据甘肃省药品检验研究院标本室留存样品进行描述。

呈不规则的厚片。茎表面棕褐色或褐色，具纵向沟纹，疏被白色柔毛。鳞叶互生，卵状披针形，黄棕色。花序穗状，有时残留淡紫色或黄褐色的花。质硬而脆。气微，味微苦。

【鉴别】显微鉴别 本品粉末绿褐色。木纤维长梭形，壁较薄，具单斜狭缝状纹孔。导管为网纹导管和螺纹导管。花粉粒类球形或椭圆形，直径11～25 μm，外壁光滑或具细密的小刺，萌发孔不明显。非腺毛细胞1～4个。木薄壁细胞类长方形，壁具斜纹孔。

【化学成分】 列当中主要含苯乙醇苷类，以及少量木脂素类、环烯醚萜类、糖酯类、有机酸类及糖醇类化合物，主要有毛蕊花糖苷、异毛蕊花糖苷、2′-乙酰毛蕊花糖苷，且含量较高[4]，紫葳新苷Ⅱ、异紫葳新苷、甘露醇、柠檬酸[5]、张珂[6]的最新发现列当和欧亚列当共有成分松脂素葡萄糖苷、龙胆苦苷、落叶松脂素葡萄糖苷、2′-乙酰紫葳新苷、martynoside、红景天苷F或其同分异构体。

【药理作用】 列当苷和毛蕊花糖苷等成分具有广泛的生理活性[7-9]。(1)抗衰老、氧化作用。(2)增强免疫和促进雄性激素作用。(3)对植物病原真菌的抑制作用。

【炮制方法】【性味与归经】【功能与主治】【用法与用量】【处方应付】 及 **【贮藏】** 参考文献[10]综合拟定。

参考文献

[1] 唐慎微.证类本草[M].北京:人民卫生出版社,1957:285

[2] 李时珍.本草纲目(校点本,上册)[M].北京:人民卫生出版社,1982:729.

[3] 宋平顺,丁永辉.肉苁蓉的本草学研究[J].甘肃中医,1996,9(3):41.

[4] 李彩峰,温爱平,王晓琴,等.HPLC同时测定黄花列当中3个苯乙醇苷的含量[J].药物分析杂志,2016,36(02):291-295.

[5] LIU W,SONG Q,CAO Y,et al.From 1H NMR-based non-targeted to LC-MS-based targeted metabolomics strategy for in-depth chemome comparisons among four Cistanche species[J].J Pharm Biomed Anal,2019,162:16.

[6] 张珂,龚兴成,曹丽波,等.三种列当属药用植物化学成分比较分析[J].中国中药杂志,2020,45(13):1-9.

[7] 刘东春,王芳,崔征等.欧亚列当提取物抗脂质过氧化作用的研究[J].沈阳药科大学学报,2001,(03):204-206.

[8] 刘东春,王芳,崔征,等.欧亚列当提取物的药效学研究[J].中药材,2000,23(6):341-342.

[9] 刘晓林,赵秀香,魏颖颖,等.向日葵列当粗提物对植物病原真菌的抑制作用[J].江苏农业科学,2008,(3):104-105.

[10] 国家中医药管理局《中华本草》编委会.中华本草[M].上海:上海科学技术出版社,1999.

陆 英

Luying

SAMBUCI HERBA

【处方用名】陆英。

【名称】甘肃省产地习惯以陆英为名称收购，故标准沿用。

【来源】本品为忍冬科植物陆英 *Sambucus chinensis* Lindl. 的干燥全草。主产于甘肃等地。夏、秋二季采收，除去杂质，晒干。

药材以质嫩、叶多、气味浓厚者为佳。[1-3]

【性状】根据饮片实际性状观察，并按照《甘肃省中药炮制规范》2009年版及参照有关资料文献描述。

呈不规则的段。根茎扁圆柱形，节略膨大。茎圆柱形，表面褐紫色至灰褐色，有纵棱，质较硬脆，切面有白色髓。羽状复叶，小叶完整者展开呈长卵状披针形，先端渐尖，基部圆钝，不对称，边缘有细锯齿。有时可见伞房花序。气微，味微苦。[4-6] 见图1。

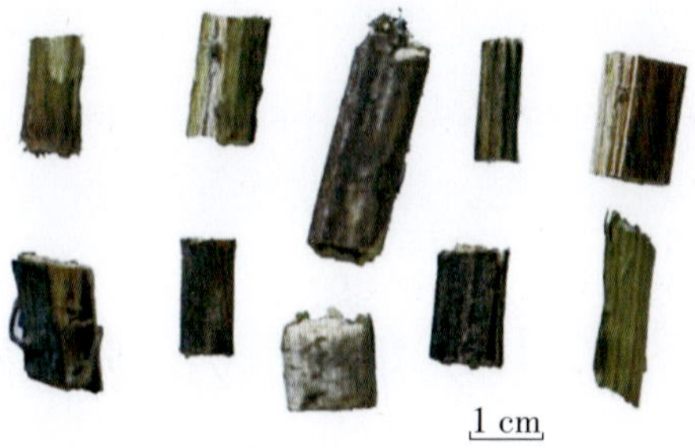

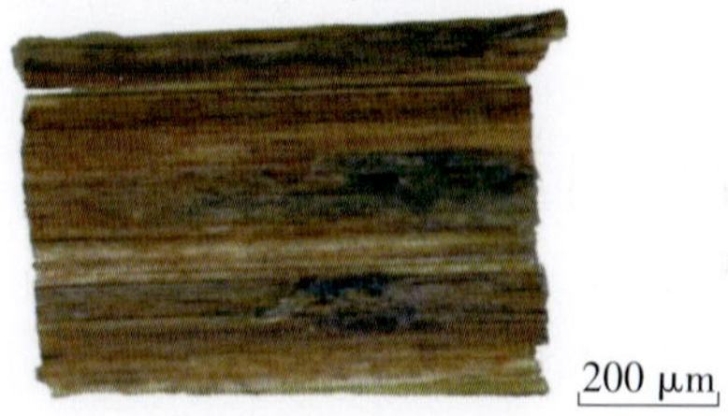

图1 陆英饮片图

【化学成分】《中药大辞典》记载陆英全草含黄酮类、酚性成分、鞣质、糖类、绿原酸，种子含氰苷类成分。[2, 3]

【药理作用】陆英在民间和临床上多以单方使用，即可内服也可外用，主要用于治疗黄疸性肝炎、肝硬化腹水、肾炎水肿、气管炎、扁桃体炎、骨折、风湿骨痛、漆疮等症。陆英的制剂有颗粒剂、糖浆剂、片剂和注射剂，在临床上主要用于治疗急性病毒性肝炎。早期的药理作用和临床研究多集中在陆英的抗肝炎和镇痛作用方面，现代药理多集中在对肝损伤的保护作用方面。[2, 3]

【炮制方法】【性味与归经】【功能与主治】【用法与用量】【处方应付】【注意】及【贮藏】参考文献[1]综合拟定。

参考文献

[1] 甘肃省食品药品监督管理局.甘肃省中药炮制规范(2009年版)[S].兰州:甘肃文化出版社,2009:205.
[2] 南京中医药大学.中药大辞典[M].2版.上海:上海科学技术出版社,2006.
[3] 廖琼峰.陆英药效物质基础研究[D].辽宁:沈阳药科大学,2005.
[4] 张天虹.陆英的化学成分和质量控制方法研究[D].辽宁:沈阳药科大学,2010.
[5] 叶定江,原思通.中药炮制学辞典[M].上海:上海科学技术出版社,2005:461.
[6] 上海市食品药品监督管理局.上海市中药饮片炮制规范(2008年版)[S].上海:上海科学技术出版社,2008:281.

毛细辛

Maoxixin

ASARI HIMALAICI HERBA

【处方用名】毛细辛。

【名称】本品为甘肃地区中药细辛的地方习用品种。据文献报道，本品药用剂量与辽细辛、华细辛不同，为了保证临床使用有效和安全，以毛细辛为正名列入本标准[1]。

【来源】本品为马兜铃科植物单叶细辛 *Asarum himalaicum* Hook.f.et Thoms.ex Klotzsch.的干燥全草。主产于甘肃、四川等地。夏季果熟期采挖，除去泥沙等杂质，阴干。

药材以叶色绿、根叶俱全、辛香气浓者为佳。

【性状】呈不规则的段。根茎圆柱形，表面黄棕至黄褐色，质脆，切面黄白色，节间短。须根生于节结上。叶柄纤弱，叶片薄而皱缩，常破碎，纸质，完整者展开呈心形，全缘，长宽近等，顶端渐尖，基部心形，上表面深绿色，下表面灰绿色，两面均被毛茸。偶见花或果实。花钟状，淡紫褐色。果实类球形。气微辛香，味辛、麻、微苦。[1, 2] 见图1。

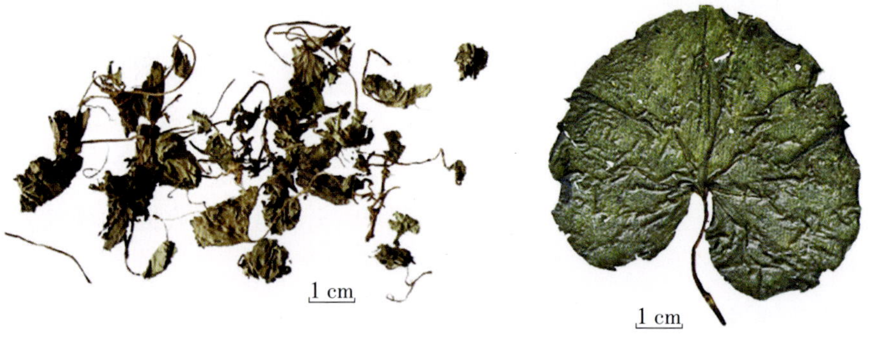

图1 毛细辛饮片图

【鉴别】显微鉴别 根茎横切面：表皮细胞1列，方形或长方形，细胞壁淡棕色。皮层薄壁细胞6～15列，类圆形。内皮层细胞凯氏点明显。中柱鞘细胞2列，形状不规则。

维管束外韧型，6～8（～12）个排列成环，木质部由导管和木薄壁细胞组成。髓部薄壁细胞类圆形。淀粉粒单粒多见，圆形或半圆形，层纹及脐点均不明显，复粒为2～5分粒组成。常可见类圆形黄色油细胞。见图2。

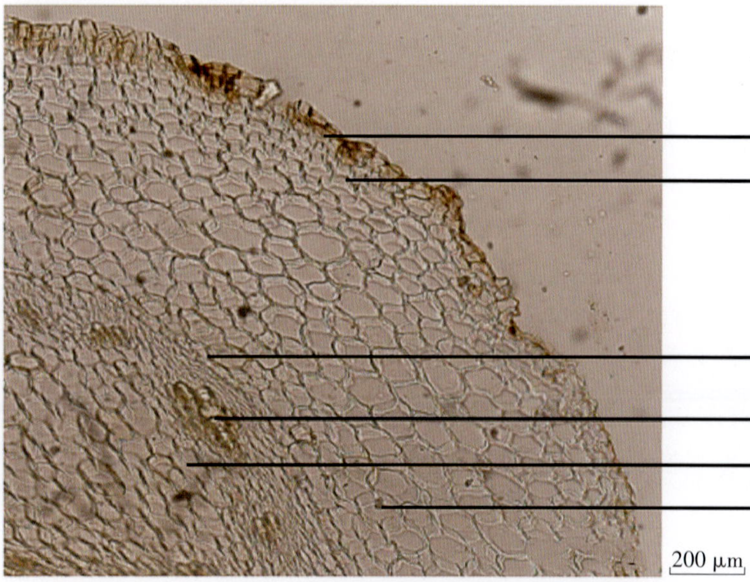

图2　毛细辛根茎横切面显微图

1.表皮　2.皮层　3.油细胞　4.内皮层　5.韧皮部　6.木质部

叶表面观：上表皮细胞形状较规则，垂周壁略弯曲，较下表皮细胞大；非腺毛长83～655 μm，直径21～73 μm，由2～12个细胞组成，表面有孔纹；无气孔。下表皮细胞形状不规则，垂周壁波状弯曲；非腺毛略弯，由12～27个细胞组成，表面光滑；气孔不定式，副卫细胞4～8个。叶柄表皮细胞狭长，两端平截或斜形。见图3。

【检查】水分、总灰分　方法同《甘肃省中药炮制规范》2009年版，限度不变，水分限度不得过11.0%，总灰分限度不得过11.0%。

酸不溶性灰分　方法同《甘肃省中药炮制规范》2009年版，限度修订为不得过5.0%[3]。

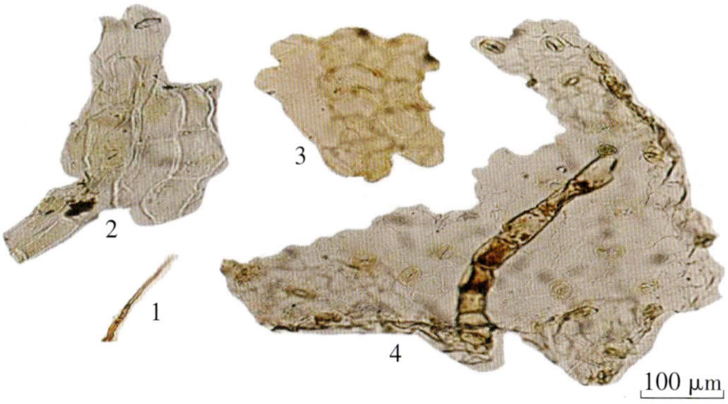

图3　毛细辛叶表面显微图

1.非腺毛　2.叶柄表皮细胞　3.上表皮细胞　4.下表皮细胞

【化学成分】 毛细辛全草含挥发油2.5%，油中主要成分为甲基丁香酚、黄樟醚、细辛醚、榄香素，尚含优香芹酮、爱草醚、蒎烯、莰烯、桉油精、dl-去甲基衡州乌药碱、辛味物质派立托胺和（2E，4E，8Z，10E）-N-异丁基-2,4,8,10-十二碳四烯酰胺等。

【药理作用】 具有祛风散寒，通窍止痛，温肺化饮的功效。

【炮制方法】【性味与归经】【功能与主治】【用法与用量】【处方应付】【注意】 及 **【贮藏】** 参照文献[1]综合拟定。

参考文献

[1] 甘肃省食品药品监督管理局.甘肃省中药材标准(2009年版)[S].兰州:甘肃文化出版社,2009:198-201.

[2] 罗文蓉,牛永红.甘肃细辛的生药鉴定[J].甘肃中医,1999,12(1):34-36.

[3] 甘肃省食品药品监督管理局.甘肃省中药炮制规范(2009年版)[S].兰州:甘肃文化出版社,2009:191-192.

水母雪莲

Shuimuxuelian

SAUSSUREAE MEDUSAE HERBA

【处方用名】 水母雪莲。

【名称】 菊科凤毛菊属（Saussurea）部分植物在顶生花序下有数个大的膜质薄叶，展开后像一朵盛开的莲花，又生于高山积雪处，因此人们称为雪莲花。由于国内雪莲的品牌来源较多，今以原植物名称为药名。

【来源】 本品为菊科植物水母雪莲*Saussurea medusa* Maxim.的干燥全草。主产于青海、西藏、四川、甘肃等地。秋季花开时采收，除去枯叶及泥土，阴干。

药材以朵大、完整、香气浓者为佳。[1-3]

【性状】 根据饮片样品及参照植物标本描述。

呈不规则的段或碎片状。根棕褐色，外部栓皮呈条形剥落，切面黄白色，粗糙。茎具纵肋，中空。叶多破碎，黄绿色。头状花序残留，苞叶黄白色，花冠蓝紫色，花药紫色。瘦果羽毛状冠毛灰白色。具特异香气，味微苦。[4-6] 见图1。

【鉴别】 根据样品及参照《甘肃省中药材炮制规范》2009年版描述。

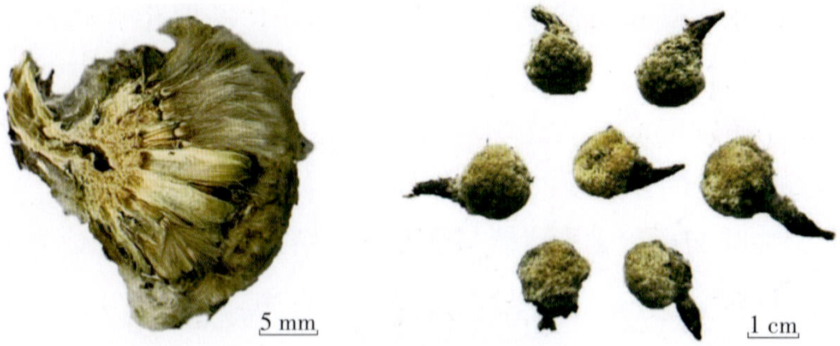

图1　水母雪莲饮片图

本品粉末黄绿色。气孔不定式。非腺毛多细胞，基部细胞、先端细胞线形，极长。腺毛头部多细胞，腺柄常为2列。冠毛马尾状，轴多列，多细胞组成，单细胞分枝众多。花粉粒球形，外壁有刺状突起，3萌发孔。柱头和花柱碎片具绒毛状或刺状突起。环纹导管和网纹导管多见。纤维成束，壁薄，胞腔大。见图2。

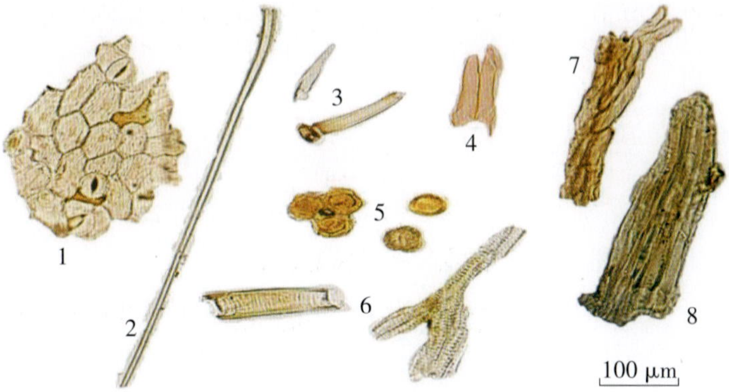

图2　水母雪莲粉末显微图

1.气孔　2.非腺毛　3.腺毛　4.冠毛　5.花粉粒
6.导管　7.柱头和花柱碎片　8.纤维束

【化学成分】 通过对水母雪莲不同极性部位化学成分的研究，从中分离出12个化合物。应用化学及光谱方法鉴定了10个化合物，包括一个高级脂肪酸类，一个甾醇类，四个黄酮类及三个香豆素类成分及一个糖类。10个化合物结构分别鉴定为：二十六烷酸，β-谷甾醇、芫花素、伞形花内酯、东莨菪内酯、异莨菪亭、槲皮素、金合欢素-7-O-α-L-鼠李糖基（1→6）-β-D-葡萄糖苷、芦丁、甘露醇。化合物二十六烷酸、异莨菪亭、芫花素、金合欢素-7-O-α-L-鼠李糖基（1→6）-β-D-葡萄糖苷及甘露醇为首次从该植物中分离得到。目前研究发现水母雪莲的化学成分主要包括挥发油及香豆素类、黄酮类和黄酮苷类、生物碱、甾醇及苯丙素类、多糖类等。[7-9]

【药理作用】（1）杀菌消炎作用。水母雪莲超临界CO_2萃取物对炎症早期出现的渗出、水肿有明显的抑制作用。（2）抗癌作用。水母雪莲的木质素成分牛蒡苷元和牛蒡苷对由DMBA和TPA诱导产生的皮肤癌有良好的抑制作用。（3）终止妊娠作用。从水母雪莲中分离出多糖单一组分，对小鼠有明显终止妊娠作用。（4）强心作用。水母雪莲不仅对常压缺氧和组织缺氧小鼠有保护作用，而且对特异性增加心脏耗氧的小鼠能明显延长其生存时间。(5) 解痉、降压和平喘作用。水母雪莲水煎剂对离体、在体兔回肠活动有抑制作用。另外研究还发现水母雪莲中对羟基苯乙酮、芹菜素和伞形花内酯等成分具有显著的抗菌、抗胃溃疡、抗肿瘤及解痉、镇痛作用。[11-17]

【炮制方法】【性味与归经】【功能与主治】【用法与用量】【处方应付】【注意】及**【贮藏】**参照文献[3-6]综合拟定。

参考文献

[1] 罗达尚.藏药考究选介[J].中草药通讯,1978,(12):33-37+57.
[2] 甘肃省卫生局.甘肃中草药手册(第四册)[M].兰州:甘肃人民出版社,1974:2090.
[3] 卫生部药品生物制品检定所,云南省药品检验所.中国民族药志[M].北京:人民卫生出版社,1984.
[4] 青海高原生物研究所植物室.青藏高原药物图鉴(第二册)[M].西宁:青海人民出版社,1978:198.
[5] 南京中医药大学.中药大辞典[M].2版.上海:上海科学技术出版社,2006.
[6] 甘肃省食品药品监督管理局.甘肃省中药材标准(2009年版)[S].兰州:甘肃文化出版社,2009:99-102.
[7] 林秀云,华碧春,黄秋云.雪莲花药理研究进展[J].福建中药学院学报,2005,15:53-55.
[8] 王慧春,徐文华.藏药雪莲花的研究进展[J].青海大学学报,2002,25(2):8-13.
[9] 钟玲.藏药水母雪莲化学成分研究[D].广东药学院,2011.
[10] 杨伟鹏,周钟鸣.雪莲细胞培养物总黄酮抗炎作用的机理研究[J].中国药理通讯,2005,22(3):22.
[11] 林秀仙,李菁,荣祖元.水母雪莲花超临界CO2萃取物的抗炎作用[J].广东药学院学报,2004,20(3):253-254.
[12] 颜景胡,李菁,荣祖元,等.藏药雪莲花与天山雪莲抗炎活性的比较[J].中国中医药远程教育,2008,6(2):132-133.
[13] 苏微微,赵洁,林敬明.高效液相色谱法测定水母雪莲中东莨菪内酯、伞形花内酯的含量[J].第一军医大学学报,2005,25(1):119-120.
[14] 林秀珍,王国祥.雪莲多糖对大鼠子宫的作用[J].药学学报,1986,27(3):220.
[15] 张育.水母雪莲抗缺氧的药效学研究[J].中药材,2008,31(2):111887-1888.
[16] 崔志清,王国祥,王立斌,等.雪莲的镇静作用[J].天津医学院学报,1990,5(3):17.
[17] 李君山,蔡少青.雪莲花类药材的化学和药理研究进展[J].中国药学杂志,1998,33(8):449-452.

天 仙 藤

Tianxianteng

ARISTOLOCHIAE HERBA

【处方用名】酒天仙藤[1]。

【名称】沿用传统名称。

【来源】本品为马兜铃科植物马兜铃 *Aristolochia debilis* Sieb. et Zucc. 或北马兜铃 *Aristolochia contorta* Bge. 的干燥地上部分。主产于浙江、江苏、湖北、河北、陕西、江西、河南等地。秋季采割，除去杂质，干燥[2]。

药材以茎枝细、带叶、色绿者为佳。

【性状】呈不规则的段。茎圆柱形，略扭曲，直径1～3 mm。表面黄褐色，有纵棱，节长短不等，质脆，切面有数个大小不等的维管束。叶多皱缩，破碎，暗绿色或淡黄褐色。气清香，略有酒香气，味淡。见图1。

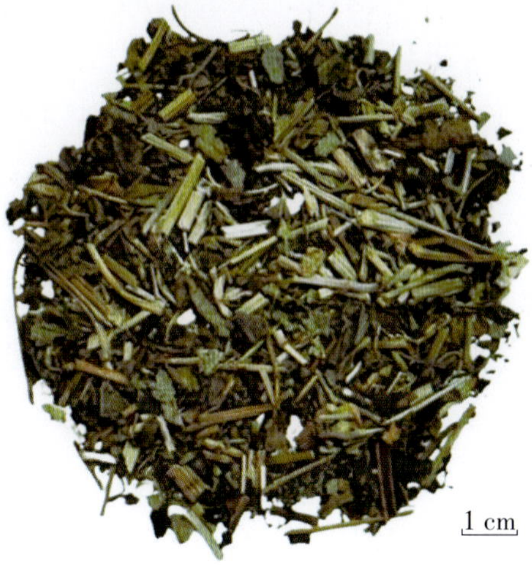

图1　酒天仙藤饮片图

【鉴别】**显微鉴别**　茎横切面：表皮细胞类方形，外被角质层。皮层较窄。中柱鞘纤维6～10余层，连接成环带，外侧纤维壁厚，向内侧逐渐变薄。维管束数个，大小不等。形成层成环。导管类圆形，直径10～170 μm。有髓。见图2。

【检查】**水分**　按中国药典通则0832第二法，对12批样品测定水分，根据测定结果，拟定水分限度不得过10.0%。

总灰分　按中国药典通则2302，对9批样品测定，根据测定结果，结合以往实验数据，拟定总灰分限度不得过9.0%。

马兜铃酸Ⅰ限量　照高效液相色谱法（中国药典2015年版通则0512）测定。

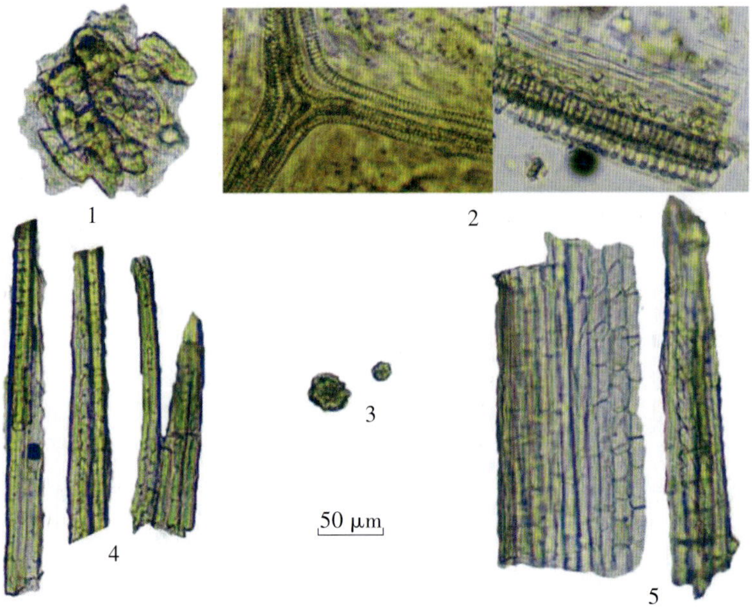

图2　天仙藤粉末显微图

1. 石细胞　2. 导管　3. 簇晶　4. 纤维　5. 果皮纤维

仪器与试药　1260-G1311B型高效液相色谱仪；OpenLab C.01.05型数据处理仪；G1315D型紫外可见检测器。乙腈为色谱纯，其余试剂为分析纯。马兜铃酸Ⅰ对照品（批号：110746-201912，由中国食品药品检定研究院提供）。

色谱条件与系统适用性试验　以十八烷基硅烷键合硅胶为填充剂；以乙腈为流动相A，以1%冰醋酸溶液-0.3%三乙胺溶液（10∶1）为流动相B，按下表中的规定进行梯度洗脱；检测波长为250 nm。理论板数按马兜铃酸Ⅰ峰计算应不低于7000。

时间(分钟)	流动相A(%)	流动相B(%)
0～13	35	65
13～14	35→45	65→55
14～27	45→75	55→25
27～28	75→100	25→0

对照品溶液的制备　取马兜铃酸Ⅰ对照品适量，精密称定，加甲醇制成每1 ml含1 μg的溶液，即得。

供试品溶液的制备　取本品粉末（过三号筛）约2 g，精密称定，置具塞锥形瓶中，精密加入甲醇50 ml，密塞，称定重量，超声处理（功率250 W，频率33 kHz）30分钟，放冷，再称定重量，用甲醇补足减失的重量，摇匀，滤过，取续滤液，即得。

测定法　分别精密吸取对照品溶液与供试品溶液各20 μl，注入液相色谱仪，测定，即得。

样品测定 对11批酒天仙藤中马兜铃酸I测定，根据测定结果，酒天仙藤中马兜铃酸Ⅰ含量在0.0029%～0.0037%之间波动，均值为0.0033%，结合以往实验数据，拟定为按干燥品计算，含马兜铃酸Ⅰ（$C_{17}H_{11}NO_7$）不得过0.01%。

【浸出物】照水溶性浸出物测定法（中国药典通则2201）项下的冷浸法测定，根据测定结果，拟定浸出物限度不得少于16.0%。

【化学成分】天仙藤化学成分主要含木兰碱、马兜铃酸Dβ-谷甾醇、及硝基苯类有机酸衍生物或内酰胺成分等[3, 4]。

【药理作用】鲜北马兜铃叶在试管内对金黄色葡萄球菌有一定的抑制作用；有一定的抗癌作用，马兜铃酸Ⅰ为抗癌活性成分[5]。

【炮制方法】【性味与归经】【功能与主治】【用法与用量】【处方应付】及**【贮藏】**参照文献[1, 2]综合拟定。

参考文献

[1] 甘肃省食品药品监督管理局.甘肃省中药炮制规范(2009年版)[S].兰州:甘肃文化出版社,2009:268.

[2] 国家药典委员会.中华人民共和国药典(2015年版)[S].北京:中国医药科技出版社,2015:55.

[3] 扶教龙,刘佳,吴晨奇,等.天仙藤化学成分分离纯化研究[J].上海农业学报,2014,30(06):116-119.

[4] 房圣民,王玉琢,佟如新,等.栽培与野生天仙藤化学成分研究[J].中药材,1990(06):27-29.

[5] 王德平,毛晓春.中药马兜铃酸的研究进展[J].北方药学,2014,11(11):97-98.

铁 苋 菜

Tiexiancai

ACALYPHAE HERBA

【处方用名】鲜铁苋菜、铁苋菜。

【名称】本标准沿用传统名称。[1]

【来源】本品为大戟科植物铁苋菜*Acalypha australis* L.的鲜品或干燥全草。主产于江苏、辽宁等地，甘肃亦产。夏、秋二季采挖，除去杂质，鲜用或晒干。

药材以叶多、色绿者为佳。

【性状】鲜铁苋菜 根淡黄棕色。茎类圆柱形，表面黄棕色或黄绿色，有纵纹，断面黄白色，有髓。叶卵状棱形、卵状椭圆形，边缘有钝齿，两面略粗糙。偶见花、果。花小，苞片黄绿色。蒴果小，三角状扁圆形。种子黑色。质柔软。气微，味苦、涩。

铁苋菜 呈不规则的段。茎类圆柱形，表面黄棕色或黄绿色，有纵纹，切面黄白色，有髓。叶多皱缩，破碎。完整者展开呈卵状棱形、卵状椭圆形，边缘有钝齿，两面略粗糙。见图1。

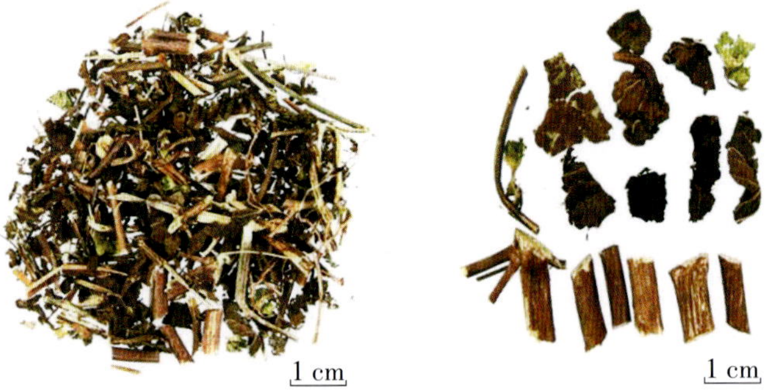

图1　铁苋菜饮片图

【鉴别】（1）**显微鉴别**　本品叶表面观：皮层细胞垂周壁波状弯曲。气孔平轴式。非腺毛由3～4（～5）细胞组成。叶肉组织中散有草酸钙簇晶。见图2。

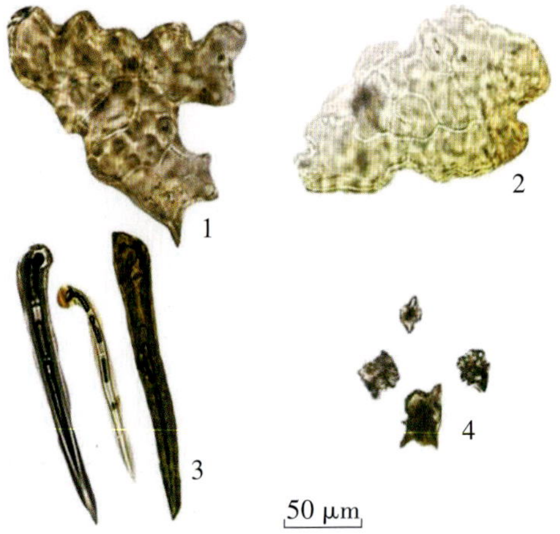

图2　铁苋菜叶粉末显微图

1.垂周壁　2.气孔　3.非腺毛　4.簇晶

（2）**化学反应**　取本品粉末2 g，加甲醇20 ml，加热回流10分钟，滤过，滤液蒸干，残渣加热水3 ml使溶解，滤过。取滤液1 ml，加醋酸铅试液，生成浅黄色沉淀；剩余滤液蒸干，残渣加甲醇3 ml使溶解，滤过，取滤液1 ml，加镁粉少许，盐酸4～5滴，置水浴中加热，显红色。

【化学成分】铁苋菜主要含铁苋菜素、生物碱、没食子酸、鞣质、胡萝卜苷、没食子酸、山柰酚3-O-芸香糖苷等成分[2-4]。乙醇提取物中含芦丁、毛地黄内酯、大黄素、烟酸、原儿茶酸、谷甾醇、短叶苏木酚、2,6-二氧甲基-1,4-苯醌、胡萝卜苷、没食子酸和琥珀酸[5]。乙酸乙酯部位发现含有原儿茶酸、水杨酸、4-羟基-3-甲氧基苯甲酸、对羟基苯甲酸甲酯。据报道铁苋菜还含有多种有机酸，如烟酸、对羟基苯甲酸、琥珀酸等[6]。文献报道铁苋菜含有麦角甾醇、油菜甾醇、胆固醇、豆甾醇、β-谷甾醇、胡萝卜苷、二氢胆甾醇、5-燕麦甾醇等化合物[2, 8]。铁苋菜含有多个五环三萜类化合物，如齐墩果酸、木栓酮、β—香树酯醇、白桦酯酸、表木栓醇[7]。

【药理作用】（1）抗炎作用[9, 10]。（2）抗氧化活性作用[11]。（3）止血作用，有利于血栓的形成[12, 13]。（4）平喘作用[14]。（5）止泻作用[15]。

【炮制方法】【性味与归经】【功能与主治】【用法与用量】【处方应付】及**【贮藏】**参照文献[1]综合拟定。

参考文献

[1] 甘肃省食品药品监督管理局.甘肃省中药炮制规范(2009年版)[S].兰州:甘肃文化出版社,2009:219.

[2] 董卫峰,林中文,孙汉董.铁苋菜中的一个新化合物[J].云南植物研究,1994,16(4):413-416.

[3] 张秀尧,凌罗庆,周志锦.铁苋菜的有效成分研究[J].现代应用药学,1991,8(2):14.

[4] 陈建明,张成程,许天明,等.经皮球囊扩张椎体后凸成形术治疗术治疗骨质疏松性脊柱压缩性骨折[J].颈腰痛杂志,2008,29(4):339.

[5] 王晓岚,郁开北,彭树林.铁苋菜地上部分的化学成分研究[J].中国中药杂志,2008,33(12):1415-1417.

[6] 邓莉.铁苋菜抗溃疡性结肠炎的药效、机制及药效物质基础研究[D].上海:第二军医大学,2005.

[7] 景书灏.铁苋菜、白三叶草的化学成分及抗菌活性研究[D].重庆:重庆大学,2010.

[8] 梁曾恩妮.铁苋菜主要功能成分及其体外抑菌研究[D].长沙:湖南农业大学,2008.

[9] 邓莉,胡晋红.铁苋菜水提物对三硝基苯磺酸诱导的溃疡性结肠炎大鼠模型的防治作用[J].第二军医大学学报,2005,26(5):535-538.

[10] 邓莉,李凤前,邹豪,等.铁苋菜抗溃疡性结肠炎的有效成分[J].中成药,2007,29(7):969-971.

[11] 何胜,张元,梁海燕,等.虾钳草、叶里含珠对·O_2^-和·OH清除率影响的实验研究[J].当代医学,2011,17(08):3-4.

[12] 王美,纳林蓉,刘俊田,等.铁苋菜止血作用机理[J].西北药学杂志,1996,10(5):209.

[13] 王晋源,杨养贤.铁苋菜治疗子宫出血的临床研究[J].现代中医,1997,10(1):9.

[14] 金继曙.铁苋菜抗菌平喘有效成分的研究[J].中草药通讯,1997,(10):13.

[15] 陈友香.铁苋菜治疗小儿腹泻85例报告[J].中草药,1998,29(11):761.

秃疮花

Tuchuanghua

DICRANOSTIGMAE HERBA

【处方用名】鲜秃疮花、秃疮花。

【来源】 本品为罂粟科植物秃疮花*Dicranostigma leptopodum*（Maxim.）Fedde的鲜品或干燥全草。主产于甘肃、陕西、河南等地。夏、秋二季采收，除去杂质，鲜用或晒干[1-3]。

药材以叶多、色绿者为佳。

【成品性状】鲜秃疮花 本品根粗短。茎圆柱形，扭曲，直径0.2～0.6 cm，表面灰绿色，疏被柔毛，老茎上具1～2条纵沟。叶狭长椭圆形，长5～15 cm，宽1.5～5 cm，羽状全裂或深裂，裂片具缺刻或浅裂，灰绿色，背面疏生柔毛。花瓣黄色，花萼外被柔毛，具长尖，雄蕊多数。蒴果长圆柱形，种子多数，卵形，直径约1 mm。质柔软。气微，味微苦。

秃疮花 呈不规则的段。茎圆柱形，表面灰绿色，老茎上具纵沟，疏被毛。叶多破碎，完整者展开基生叶呈狭长椭圆形，羽状全裂或深裂，裂片具缺刻；茎生叶卵形，羽状全裂；灰绿色。花瓣黄色，雄蕊多数。蒴果长圆柱形。气微，味微苦。

【鉴别】（1）**显微鉴别** 茎横切面：表皮细胞1列，外具微齿，被非腺毛，由4～25个细胞组成，基部多排成2～3列，多边形，中部以上排成单列，长方形。下皮细胞1列，壁略增厚。皮层外侧2～4列细胞壁薄，内侧数列壁厚。维管束15～27个，辐射状排列。具韧皮纤维群，韧皮部狭小，类圆形至长圆形。木质部三角状，导管均匀散在。中央为宽广髓，部分细胞具壁孔。

叶表面观：上、下表皮均有气孔，气孔不定式，副卫细胞3～6个。上表皮垂周壁平直或较平直，多边形；下表皮垂周壁波浪状，不规则形，有非腺毛。

（2）**薄层色谱** 取秃疮花粉末0.5 g，加70%乙醇10 ml，超声处理10分钟，滤过，滤液浓缩至约5 ml，作为供试品溶液。另取异紫堇碱对照品，加甲醇制成每1 ml含0.5 mg的溶液，作为对照品溶液。照薄层色谱法（中国药典通则0502）试验，吸取供试品溶液5～10 μl、对照品溶液3 μl，分别点于同一硅胶G薄层板上，以甲苯-丙酮-乙醇-浓氨试液（4∶5∶0.6∶0.4）为展开剂，展开，取出，晾干，置紫外光灯（365 nm）下检视，再喷以改良碘化铋钾试液。供试品色谱中，在与对照品色谱相应的位置上，显相同颜色的荧光斑点或斑点。

【检查】杂质 按中国药典通则2301，对样品进行测定，根据测定结果，拟定秃疮花杂质限度不得过8.0%。

水分 按中国药典通则0832第二法，对样品进行测定，根据测定结果，拟定秃疮花水分限度不得过8.0%。

总灰分 按中国药典通则2302，对样品进行测定，根据测定结果，拟定秃疮花总灰分限度不得过10.0%。

酸不溶性灰分 按中国药典通则2302，对样品进行测定，根据测定结果，拟定秃疮花酸不溶性灰分限度不得过2.0%。

【浸出物】照水溶性浸出物测定法（中国药典通则2201）项下的热浸法测定，根据测定结果，结合以往实验数据，拟定秃疮花浸出物限度不得少于12.0%。

【含量测定】照高效液相色谱法（中国药典通则0512）测定。

色谱条件与系统适用性试验 以十八烷基硅烷键合硅胶为填充剂；以乙腈-0.5%三乙胺溶液（50:50）为流动相；检测波长为280 nm。理论板数按异紫堇碱峰计算应不低于5000。

对照品溶液的制备 取异紫堇碱对照品适量，精密称定，加甲醇制成每1 ml含0.4 mg的溶液，即得。

供试品溶液的制备 取本品粉末（过三号筛）约0.5 g，精密称定，置具塞锥形瓶中，加70%甲醇50 ml，超声处理（功率240 W，频率40 kHz）30分钟，放冷，滤过，滤液蒸干，残渣加甲醇使溶解，转移至10 ml量瓶中，加甲醇至刻度，摇匀，滤过，取续滤液，即得。

测定法 分别精密吸取对照品溶液与供试品溶液各10 μl，注入液相色谱仪，测定，即得。

【炮制方法】【性味与归经】【功能与主治】【用法与用量】【处方应付】及**【贮藏】**参照文献综合拟定[4]。

参考文献

[1]李世全.秦岭巴山天然药物志[M].西安:陕西科学技术出版社,1988:601.
[2]甘肃省卫生局.甘肃中草药手册(第一册)[M].兰州:甘肃人民出版社,1970:258.
[3]中科院西北植物研究所.秦岭植物志(第二册)[M].北京:科学出版社,1979:359.
[4]甘肃省食品药品监督管理局.甘肃省中药材标准(2009年版)[S].兰州:甘肃文化出版社,2009:232-234.

小伸筋草

Xiaoshenjincao

LYCOPODII ANNOTINI HERBA

【处方用名】小伸筋草。

【名称】杉蔓石松在甘肃省习惯称伸筋草，本标准以小伸筋草为正名，与《中国药典》2020年版一部收载伸筋草相区别。

【来源】本品为石松科植物杉蔓石松（单穗石松）*Lycopodium annotinum* L.的干燥全草。主产于甘肃、陕西、四川等地。夏季茎叶生长茂盛时采收，除去泥土及杂质，晒干。

药材以茎长、色黄绿者为佳。[1、2]

【性状】根据在陇南采集的药用植物标本及地产饮片样品描述。本品呈不规则的段。根茎圆柱形，弯曲，表面黄色或黄绿色，质柔韧，切面近白色，内有一木心。茎细长弯曲，有分枝。鳞叶线状披针形，皱而弯曲，螺旋状排列，紧密，无柄，黄绿色或黄色，叶基部略变狭，顶部渐尖，有芒刺，边缘有疏细齿。孢子囊有时可见，横生；孢子球圆四面体形，表面有网纹。气微，味淡。

【鉴别】**显微鉴别** 根据取自植物标本描述茎横切面显微特征，表皮层细胞1列，类方形，外被角质层。表皮下有10余列厚壁细胞组成的环带，在棱脊表皮下为数列薄壁细胞，细胞类圆形。厚壁细胞环内内皮层1列。中柱鞘细胞数列。中央为维管束，木质部呈数条狭带或“U”带，与韧皮部相间排列。见图1。

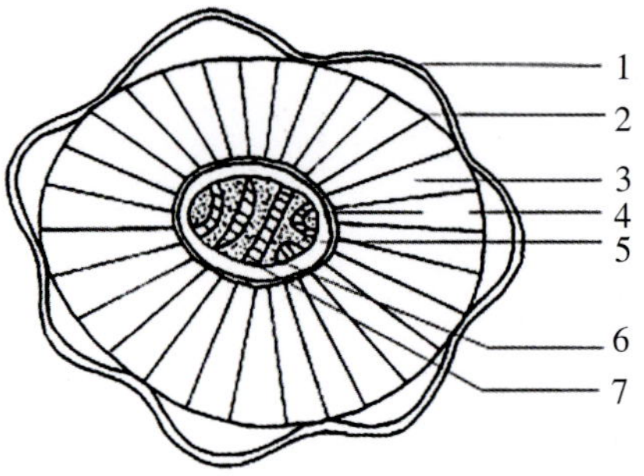

图1 小伸筋草茎横切面显微图

1.表皮 2.薄壁细胞 3.厚壁细胞 4.内皮层 5.中柱鞘 6.韧皮部 7.木质部

【化学成分】含石松碱、石松啶、石松叶碱、经年石松吁、经年石松碱、石松吁、伸筋草亭醇、伸筋草萜吁、21-表千层塔萜三醇、二表千层塔萜烯醇、石松灵碱、杉蔓碱及油酸、亚油酸、棕榈酸等[1, 3]。

【药理作用】(1) 对心血管系统的作用：石松碱、经年石松吁等对猫血有升压作用。

而从中华石松（即杉蔓石松）中提取的经年石松碱30～100 mg/kg，能使乌拉坦麻醉兔静注动物血压下降；猫和犬注入相同剂量的经年石松碱也出现血压下降；家兔静注引起T浪倒置或消失[3]。石松碱对蛙心收缩有增强作用，而对兔心则呈减弱作用，但收缩频率及心电图均无改变[4]。(2) 对平滑肌的作用：经年石松碱可降低大鼠、豚鼠、家兔和猫离体肠管收缩幅度和频率，并兴奋大鼠、豚鼠和家兔的离体子宫；石松碱也有相同的作用[3]。中华石松碱加强对子宫的收缩。最近研究认为，玉柏石松（L.obscumm）总生物碱对离体豚鼠回肠有较强的收缩作用[5]。(3) 其他作用：有报道石松碱等具解热作用[4]。中华石松对家兔呼吸中枢有兴奋作用[3]。玉柏石松总生物碱对体外抗兔血小板聚集有明显的抑制作用，为同属6种植物申作用最强[5]。

【炮制方法】【性味与归经】【功能与主治】【用法与用量】【处方应付】及**【贮藏】**参照文献[6-9]综合拟定。

参考文献

[1] 赵汝能.甘肃中草药资源志(上册)[M].兰州:甘肃科学技术出版社,2004:1143.

[2] 张耀甲.甘肃药用蕨类植物的初步研究[J].兰州大学学报(自然科学版),1984,20(3):106-114.

[3] 杨纯瑜.中药铺地蜈蚣原植物的研究[J].中草药,1985,16(7):33-35.

[4] 邢世瑞.宁夏中药志(上册)[M].银川:宁夏人民出版社,1991:44.

[5] 戴克敏,潘德济,程彰华,等.伸筋草类药用植物资源的初步研究[J].植物资源与环境,1992,1(1):36.

[6] 甘肃省卫生局.甘肃省中草药手册(第一册)[M].兰州:甘肃人民出版社,1970:254.

[7] 国家药典委员会.中华人民共和国药典(2020年版·一部)[S].北京:中国医药科技出版社,2020:106.

[8] 于江泳,张村.全国中药饮片炮制规范辑要(2016版)[M].北京:人民卫生出版,2016:785.

[9] 国家中医药管理局《中华本草》编委会.中华本草[M].上海:上海科学技术出版社,1999.

珍珠透骨草

Zhenzhutougucao

SPERANSKIAE HERBA

【处方用名】珍珠透骨草。

【名称】本品为国内“透骨草”品种来源之一，习称“珍珠透骨草”。甘肃亦以透骨草为名收购、销售和使用，标准以珍珠透骨草为正名[1]。

【来源】本品为大戟科植物地构叶*Speranskia tuberculata*（Bunge）Baill.的干燥地上部分。主产于甘肃等地。夏、秋二季采收，除去杂质，干燥。

药材以色绿、枝嫩、带有珍珠状果实者为佳。[2, 3]

【性状】根据平凉的商品进行描述。呈不规则的段。茎圆柱形，被细茸毛，表面灰绿色，切面外侧有紫色环。叶片灰绿色，皱缩，破碎，完整者展开呈披针形、椭圆状披针形，叶上部全缘，下部具缺刻状钝齿，两面被茸毛。小花白色。蒴果三棱状扁圆形，被疏毛及疣状突起。气微，味淡、后微苦。

【鉴别】根据商品与植物标本比较观察描述，茎横切面、叶柄横切面显微特征作为参考列入起草说明部分。见图1、图2。

粉末特征：本品粉末绿黄色。表皮细胞垂周壁弯曲或稍平直。气孔平轴式或不定式，副卫细胞2～4个。非腺毛表面具疣状突起，多由1～2个细胞组成。茎中柱鞘纤维多数，单一或成束，壁厚，纹孔不明显。具缘纹孔导管多见。薄壁细胞中含草酸钙簇晶。见图3。

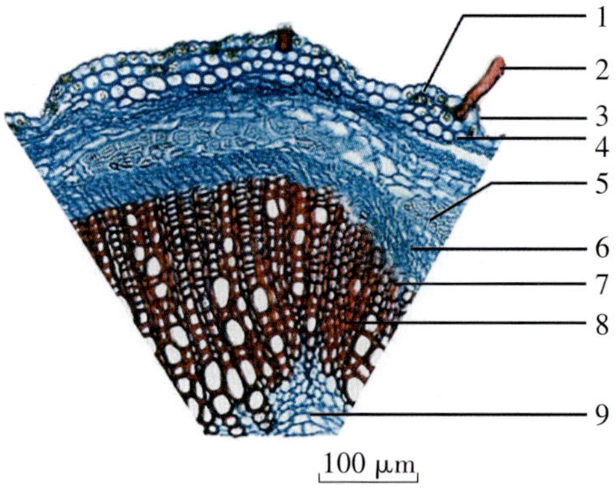

图1 珍珠透骨草茎横切面显微图

1.草酸钙簇晶 2.非腺毛 3.表皮层 4.厚壁细胞
5.中柱鞘纤维 6.韧皮部 7.形成层 8.髓 9.薄壁细胞

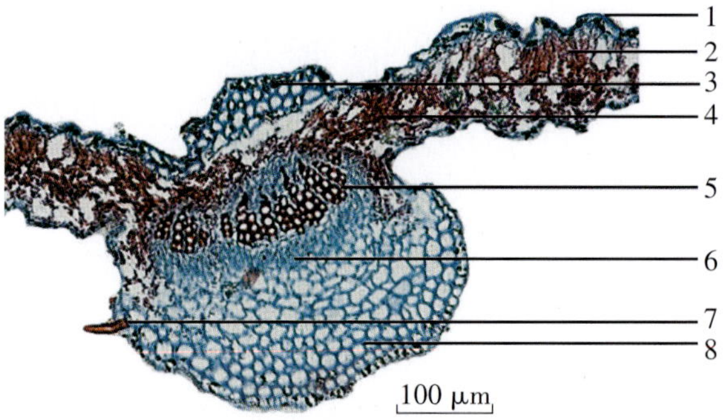

图2 珍珠透骨草叶横切面显微图

1.上表皮 2.栅栏组织 3.草酸钙簇晶 4.海绵组织
5.木质部 6.韧皮部 7.非腺毛 8.厚角组织

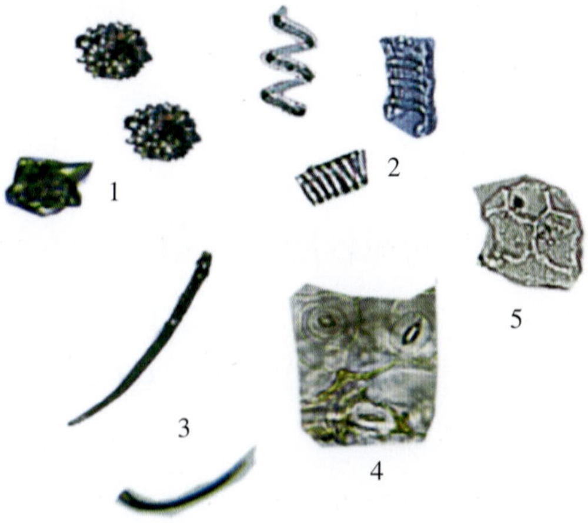

图3 珍珠透骨草粉末显微图

1.草酸钙簇晶 2.导管 3.非腺毛 4.气孔 5.薄壁细胞

【检查】总灰分、酸不溶性灰分 按中国药典通则2302[5]，对10批样品测定，结果总灰分在9.7%～14.5%之间，酸不溶性灰分在1.4%～2.9%之间，根据测定结果，对原标准限度进行修订，拟定总灰分限度不得过15.0%，酸不溶性灰分限度不得过3.0%。

【浸出物】照水溶性浸出物测定法（中国药典通则2201）项下的热浸法测定，对10批样品进行测定，结果浸出物含量在21.5%～33.5%之间，根据测定结果，拟定浸出物限度不得少于20.0%。

【含量测定】参照文献，自拟珍珠透骨草中总黄酮的含量测定方法。方法学验证表明，线性回归方程$A=21.143C+0.0028$，$r=0.9997$，芦丁质量浓度在0.008～0.04 mg/ml范围内吸光度呈良好的线性关系。精密度试验中RSD为0.73%。采用亚硝酸钠-硝酸铝-氢氧化钠络合法显色后，珍珠透骨草中总黄酮吸光度在50 min内基本稳定，RSD为0.68%；平均回收率为98.05%，RSD为1.06%。

对10批珍珠透骨草中总黄酮进行含量测定，结果珍珠透骨草总黄酮含量在0.698%～1.164%之间，结果较低，暂不列入标准正文。

【炮制方法】【性味与归经】【功能与主治】【用法与用量】【处方应付】【注意】及**【贮藏】**参照文献[4-7]综合拟定。

参考文献

[1] 甘肃省食品药品监督管理局.甘肃省中药炮制规范(2009年版)[S].兰州:甘肃文化出版社,2009:212.

[2] 谢宗万.中药材品种论述(中册)[M].上海:上海科技技术出版社,1994:230.

[3] 宋平顺,张伯崇,宋玉成,等.甘肃省中药材复杂品种及质量的调查研究(Ⅰ)—地区习用品种的调查[J].中国中药杂志,1996,21(12):717-720.

[4] 南京中医药大学.中药大辞典[M].2版.上海:上海科学技术出版社,2006.

[5] 国家药典委员会.中国药典(2020年一部、四部)[S].北京:中国医药科技出版社,2020:103,204.
[6]范云柏,赵玉英,李艳梅,等.地构叶化学成分的研究[J].天然产物研究与开发,1996,8(4):20-23.
[7]高海翔,鲁润华,魏小宁,等.透骨草挥发油成分分析[J].中草药,2000,31(8):574-575.

皱叶鹿衔草

Zhouyeluxiancao

PYROLAE RUGOSAE HERBA

【处方用名】皱叶鹿衔草。

【名称】本品甘肃产地常称鹿含草收购，并与《中国药典》2020年版收载的鹿衔草同等使用，故以皱叶鹿衔草为正名。[1]

【来源】本品为鹿蹄草科植物皱叶鹿蹄草 *Pyrola rugosa* H.Andr. 的干燥全草。主产于甘肃等地。全年均可采收，除去杂质，晒至叶片较软时，堆置发汗，盖麻袋等物，至叶片变紫褐色，再晒干。

药材以叶多、色紫红或紫褐、身干者为佳。[2-4]

【性状】呈不规则的段。根茎圆柱形，紫褐色。叶多破碎，革质，完整者展开呈卵圆形或近圆形，表面暗绿色或紫褐色，先端圆钝，全缘，边缘常反卷，上表面叶脉下陷，皱缩状，下表面叶脉突出，有时具白粉，基部圆形或圆截形。总状花序残存，棕褐色或黄棕色。花萼5，宽三角形，花瓣5，早落；花柱与雄蕊近等长。蒴果扁球形。气微，味微苦。

【鉴别】显微鉴别 根据样品描述叶中脉、根茎横切面显微特征。见图1、图2。

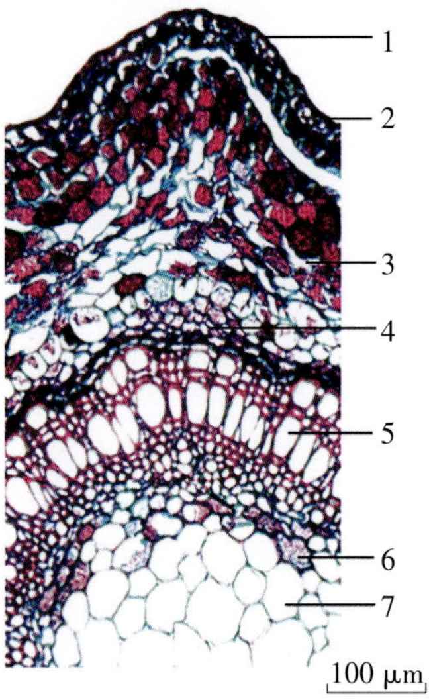

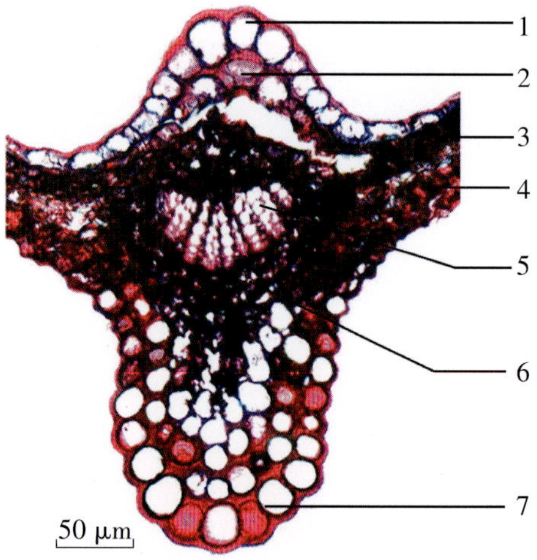

图1 皱叶鹿衔草叶中脉横切面显微图

1.上表皮 2.厚角组织 3.栅栏组织 4.海绵组织 5.木质部 6.韧皮部 7.下表皮

图2 皱叶鹿衔草根茎横切面显微图

1.表皮 2.下皮层 3.皮层 4.韧皮部 5.木质部 6.草酸钙簇晶 7.髓

本品叶中脉横切面：上、下表皮厚壁细胞1列，中脉处上下表皮内侧可见厚角细胞。栅栏组织不明显。海绵组织1～3细胞，含草酸钙簇晶。中脉维管束卵圆形。木质部新月形，导管放射状排列。

根茎横切面：表皮层细胞1列，类圆形或类方形。下皮细胞1～2列。皮层约占根茎横切面的1/3。维管束外韧型，韧皮部狭窄，木质部较发达，导管均匀散在分布，射线不明显。髓部较大，约占中柱的1/2。薄壁细胞含淀粉粒和草酸钙簇晶。

【炮制方法】【性味与归经】【功能与主治】【用法与用量】【处方应付】及**【贮藏】**参照文献[2, 3]综合拟定。

参考文献

[1] 甘肃省食品药品监督管理局.甘肃省中药炮制规范(2009年版)[S].兰州:甘肃文化出版社,2009:217-218.

[2] 甘肃省卫生局.甘肃中草药手册(第二册)[M].兰州:甘肃人民出版社,1971:1065.

[3] 中科院西北植物研究所.秦岭植物志(第一卷第四册)[M].北京:科学出版社,1983.

[4] 宋平顺,张伯崇,宋玉成,等.甘肃省中药材复杂品种及质量的调查研究(Ⅰ)—地区习用品种的调查[J].中国中药杂志,1996,21(12):717-720.

四、叶类

艾 叶

Aiye

ARTEMISIAE ARGYI FOLIUM

【处方用名】醋艾叶、艾叶绒。

【名称】《中国药典》2020版一部[1]收载，饮片项下收载艾叶及醋艾炭。我省在历史上有使用醋艾叶及艾叶绒的传统用药习惯，故将醋艾叶、艾叶绒纳入本标准。

【来源】本品为菊科植物艾*Artemisia argyi* Lévl. et Vant.的干燥叶。全国大部分地区有产。夏季花未开时采摘，除去杂质，晒干。

药材以叶面色灰绿、背面色灰白、香气浓郁、无杂质者为佳。[2-4]

【性状】醋艾叶 多皱缩，破碎，有短柄。完整者展开呈卵状椭圆形，羽状深裂，裂片椭圆状披针形，边缘有不规则的粗锯齿，表面略有焦斑。具醋香气。见图1。

艾叶绒 呈絮绒状团块，柔软。灰绿色。见图2。

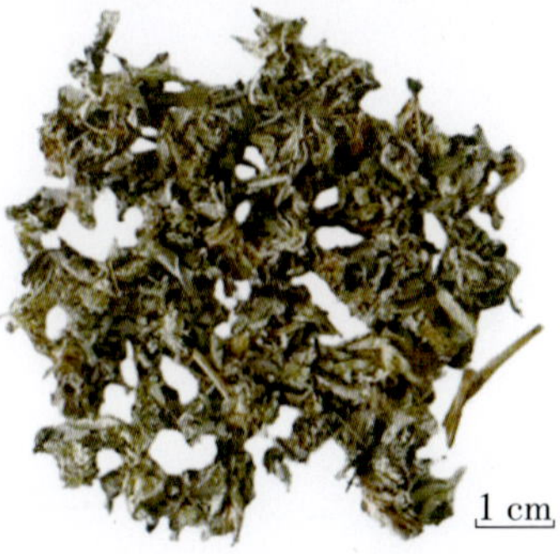

图1 醋艾叶饮片图

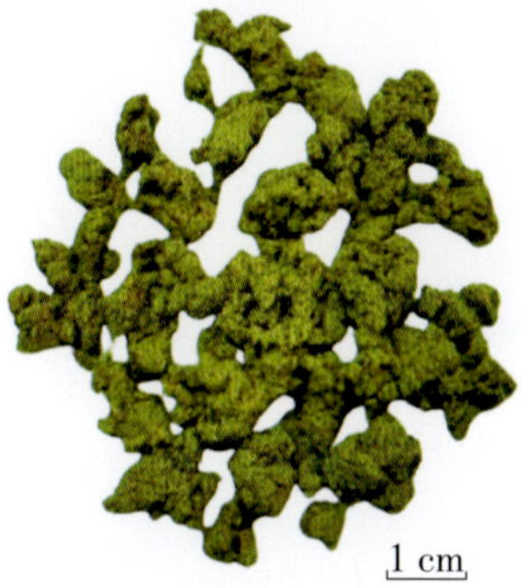

图2 艾叶绒饮片图

【鉴别】（1）**显微鉴别** 根据样品及参照文献描述[1]。

本品粉末黄绿色至绿褐色。T形毛长而缠结，顶端细胞横生，大多极细长而扭曲，胞腔线形或不明显，基部细胞直径4～17 μm。腺毛单个散在或位于表皮的凹陷处，淡黄色，4～6细胞，顶面观长圆形，细胞成对并生似鞋底样。气孔突出于表皮，长圆形，副卫细胞3～6个。草酸钙簇晶散布于叶肉细胞中，螺纹导管、网纹导管多见，少数为具缘纹孔导管。见图3。

（2）**薄层色谱** 取本品粉末1 g，加石油醚（60～90 ℃）25 ml，加热回流30分钟，滤过，滤液挥干，残渣加正己烷1 ml使溶解，作为供试品溶液。另取艾叶对照药材1 g，同法制成对照药材溶液。照薄层色谱法（中国药典通则0502）试验，吸取上述两种溶液各2～5 μl，分别点于同一硅胶G薄层板上，以石油醚（60～90 ℃）-甲苯-丙酮（10:8:0.5）为展开剂，展开，取出，晾干，喷以1%香草醛硫酸溶液，在105 ℃加热至斑点显色清晰。供试品色谱中，在与对照药材色谱相应的位置上，显相同颜色的斑点。见图4。

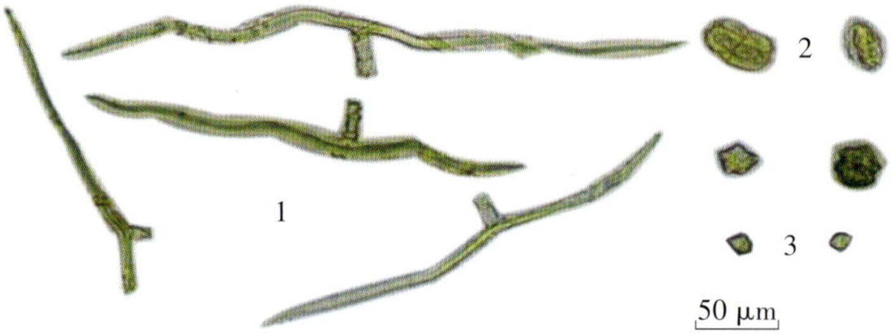

图3 艾叶粉末显微图

1.T形非腺毛 2.腺毛 3.草酸钙簇晶和方晶

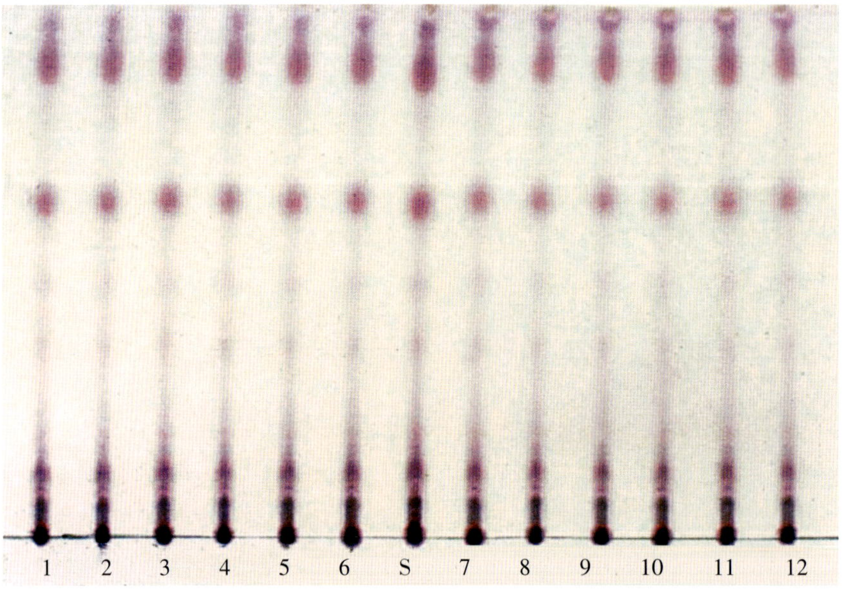

图4 艾叶薄层色谱图

S.对照药材 1～12.艾叶（不同批次样品）

【检查】水分 按中国药典通则0832第四法[5]，对12批样品测定水分，根据测定结果，拟定水分限度不得过15.0%。

总灰分 按中国药典通则2302，对12批样品测定，根据测定结果，拟定总灰分不限度得过12.0%。

酸不溶性灰分 按中国药典通则2302，对12批样品进行测定，根据测定结果，拟定酸不溶性灰分限度不得过3.0%。

【化学成分】艾叶的化学成分较为复杂，主要成分为挥发油、黄酮类、甾醇类、鞣质类、微量元素等。挥发油含量较高的主要有：侧柏烯、蒎烯、莰烯、香桧烯、1-辛烯-3-醇、对聚伞花素、1,8-桉叶素、松油烯、蒿醇、侧柏酮、樟脑、龙脑、萜品烯-4-醇、α-松油醇、丁香酚、丁香烯及其氧化物、β-芹子烯，β-柠檬烯醇、沉香醇等。黄酮类化合物主要有：异泽兰黄素、紫花牡荆素、棕矢车菊素、矢车菊黄素、高车前素、鼠李素、3′-甲氧基蓟黄素、四羟基二氢黄酮、四羟基二甲氧基黄酮、四羟基甲氧基黄酮、芹菜素、木犀草素、槲皮素等。萜类化合物有α-香树脂醇、无羁萜、羽扇烯酮、羊齿烯酮、西米杜鹃醇等，还有Zn、Cu、Mn、Fe、Mg、Ca等微量元素[5-9]。

【药理作用】艾叶具有广泛的生理活性[9-16]。(1) 抗氧化作用；(2) 抗病毒、抗菌作用；(3) 抗炎作用；(4) 抗肿瘤作用；(5) 保肝作用；(6) 对免疫系统的作用。

【炮制方法】【性味与归经】【功能与主治】【用法与用量】【处方应付】【注意】及**【贮藏】**参照文献[1]综合拟定。

参考文献

[1] 国家药典委员会.中华人民共和国药典(2020年版·一部)[S].北京:中国医药科技出版社,2020:91.
[2] 李经纬.中医大词典[M].2版.北京:人民卫生出版社,2004:424.
[3] 张元,康利平,郭兰萍,等.艾叶的本草考证和应用研究进展[J].上海针灸杂志,2017,36(03):245-255.
[4] 国家药典委员会.中华人民共和国药典(2020年版·四部)[S].北京:中国医药科技出版社,2020:234.
[5] 国家药典委员会.中华人民共和国药典(2020年版·四部)[S].北京:中国医药科技出版社,2020:114-115.
[6] 袁林祥,吴航宇,邱彩玲.艾叶的药物活性成分、药理作用及临床应用浅析[J].当代医药论丛,2020,18(02):171-173.
[7] 曾心怡.艾叶不同生长期蕲春总黄酮和绿原酸含量变化[J].中国现代中药,2020,06:908-911.
[8] 赵秀玲,党亚丽.艾叶挥发油化学成分和药理作用研究进展[J].天然产物研究与开发,2019,31(12):2182-2188.
[9] 齐巧明,龙旭,罗凤,等.响应面法艾叶优化挥发油的提取工艺及其抗氧化性能研究[J].化学与生物工程,2020,37(05):22-26.
[10] 段丽萍,孙炜炜,苗丽坤,等.艾叶总三萜的提取工艺优化及其抑菌活性[J].现代食品科技,2020,36(05):88-95.
[11] 李成贤,曹洪志.艾叶挥发油体外抗菌试验[J].养殖与饲料,2020(05):28-31.
[12] 黎莉莉,臧林泉,张华仙,等.艾叶对小鼠的抗炎作用及其机制的研究[J].中国临床药理学杂志,2019,35(12):1251-1254+1259.
[13] 丁圆平.艾叶挥发油及其类脂囊泡抗肺癌作用研究[D].郑州:郑州大学,2019.
[14] 龚军,张茂美,刘宏伟,等.艾叶的化学成分及药理作用研究进展[J].广州化工,2018,46(04):10-12.
[15] 刘红杰,李天昊,詹莎,等.艾叶挥发油致小鼠急性肝毒性作用及其机制研究[J].中国临床药理学与治疗学,2017,22(03):248-252.
[16] 罗旋,胡昌猛,沈远娟,等.艾叶多糖对小鼠免疫功能影响的研究[J].大理大学学报,2016,1(02):15-18.

侧柏叶

Cebaiye

PLATYCLADI CACUMEN

【处方用名】醋侧柏叶。

【名称】沿用传统名称。

【来源】本品为柏科植物侧柏 *Platycladus orientalis*（L.）Franco的干燥枝梢和叶[1]。全国大部分地区有产。夏、秋二季采收，阴干。

药材以叶嫩、色青绿、无碎末者为佳。[2-5]

【性状】多分枝，小枝扁平。叶细小鳞片状，交互对生，贴伏于枝上，深绿色。质脆，易折断。微有醋香气。味苦涩、微辛。见图1。

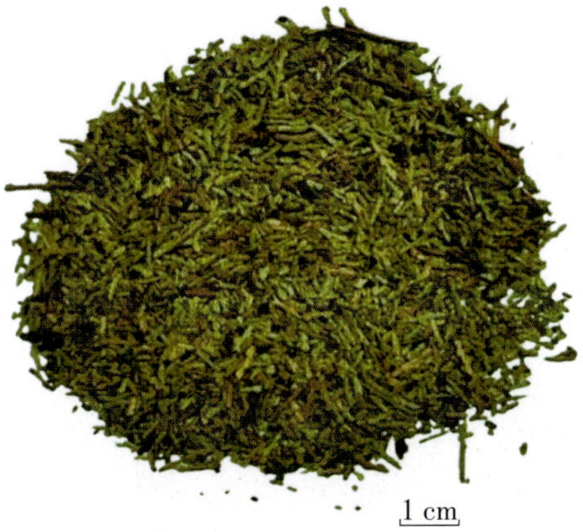

图1　醋侧柏叶饮片图

【鉴别】（1）**显微鉴别**　根据样品及参照文献描述[1]，见图2。

粉末特征：本品粉末深绿色。叶上表皮细胞长方形，壁略厚。下表皮细胞类方形。气孔甚多，凹陷型，保卫细胞较大，侧面观呈哑铃状。薄壁细胞含油滴。纤维细长，直径约18 μm。具缘纹孔管胞有时可见。

（2）**薄层色谱**　取本品粉末3 g，置索氏提取器中，加乙醚适量，加热回流至提取液无色，弃去乙醚液，药渣挥干乙醚，加70%乙醇50 ml，加热回流1小时，趁热滤过，滤液蒸干，残渣加水25 ml使溶解，加盐酸3 ml，加热水解30分钟，立即冷却，用乙酸乙酯振摇提取2次，每次20 ml，合并乙酸乙酯液，用水洗涤3次，每次10 ml，乙酸乙酯液蒸干，残渣加甲醇5 ml溶解，作为供试品溶液。另取槲皮素对照品，加乙醇制成每1 ml含0.1 mg的溶液，作为对照品溶液。照薄层色谱法（中国药典通则0502）试验，吸取上述两种溶液各3 μl，分别点于同一硅胶G薄层板上，以甲苯-乙酸乙酯-甲酸（5:2:1）的上层溶液为展开剂，展开，取出，晾干，喷以1%三氯化铝乙醇溶液，置紫外光灯（365 nm）下检视。供试品色谱中，在与对照品色谱相应的位置上，显相同颜色的荧光斑点。

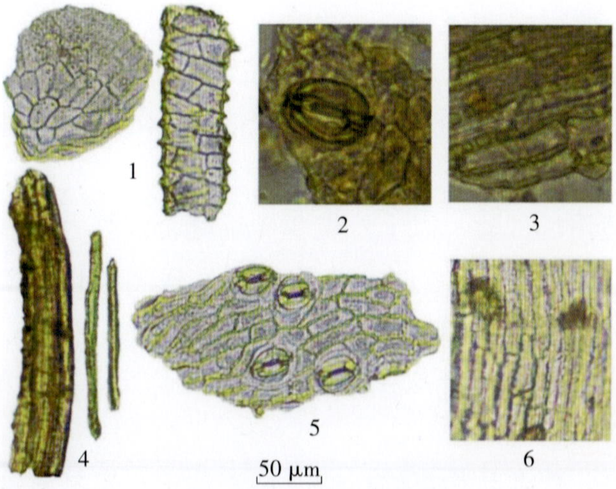

图2　侧柏叶粉末显微图

1.薄壁细胞　2.下表皮细胞　3.具缘纹孔管胞　4.纤维　5.表皮细胞　6.叶上表皮细胞

薄层色谱鉴别，以槲皮素作为对照，经对12批醋侧柏叶样品检测，重现性好，专属性强，收入正文，见图3。

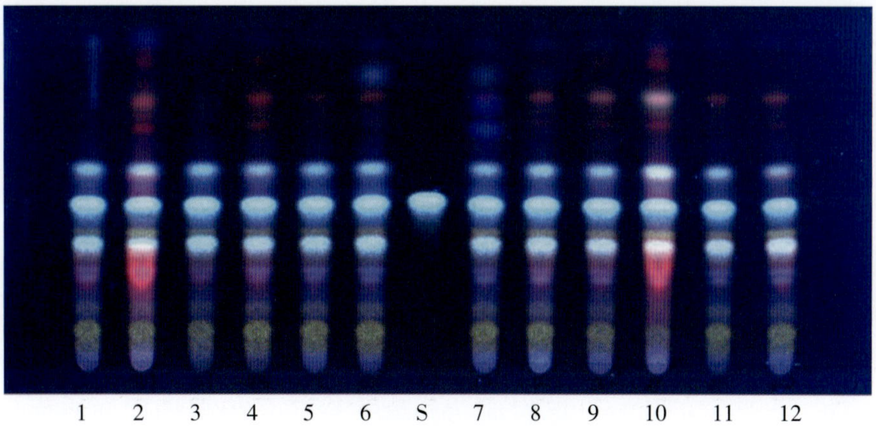

图3　醋侧柏叶薄层图谱

S.槲皮素对照品　1～12 醋侧柏叶（不同批次样品）

【检查】水分　按中国药典通则0832第四法，对22批样品测定水分，根据测定结果，结合以往实验数据，拟定醋侧柏叶水分限度不得过11.0%。

总灰分　按中国药典通则2302，对22批样品测定，根据测定结果，结合以往实验数据，拟定醋侧柏叶总灰分限度不得过10.0%。

酸不溶性灰分　按中国药典通则2302，对22批样品测定，根据测定结果，结合以往实验数据，拟定醋侧柏叶酸不溶性灰分限度不得过3.0%。

【浸出物】照醇溶性浸出物测定法（中国药典通则2201）项下的热浸法测定，用乙醇作溶剂，根据测定结果，结合以往实验数据，拟定醋侧柏叶浸出物限度不得少于

15.0%。

【含量测定】照高效液相色谱法（中国药典通则0512），参照《中国药典》2020年版侧柏叶项含量测定方法拟定。

仪器与试药 Waters2695型高效液相色谱仪；2998型二极管阵列检测器。甲醇为色谱纯，其余试剂为分析纯。槲皮苷（批号：111538-201606，中国食品药品检定研究院提供）。

色谱条件与系统适用性试验 以十八烷基硅烷键合硅胶为填充剂；以甲醇-0.01mol/L磷酸二氢钾溶液-冰醋酸（40:60:1.5）为流动相；检测波长为254 nm。柱温为30 ℃；流速1.0 ml/min。理论板数按槲皮苷峰计算应不低于1500。

对照品溶液的制备 取槲皮苷对照品适量，精密称定，加甲醇制成每1 ml含50 μg的溶液，即得。

供试品溶液的制备 取本品粉末约0.5 g，精密称定，置具塞锥形瓶中，精密加入甲醇20 ml，密塞，称定重量，超声处理（功率250 W，频率35 kHz）30分钟，放冷，再称定重量，用甲醇补足减失的重量，摇匀，滤过，取续滤液，即得。

测定法 分别精密吸取对照品溶液与供试品溶液各10 μl，注入液相色谱仪，测定，即得。

样品测定 对22批醋侧柏叶中槲皮苷的含量进行测定，根据测定结果，结合以往实验数据，拟定按干燥品计算，含槲皮苷（$C_{21}H_{20}O_{11}$）不得少于0.10%。

【化学成分】侧柏叶主要含有黄酮、精油、鞣质等活性成分[6-12]，其主要生物活性成分如下：

（1）**黄酮类化合物** 黄酮类化合物是侧柏叶中的主要功效成分之一。侧柏叶中的黄酮类成分有槲皮苷、槲皮素、杨梅素、扁柏双黄酮、杨梅苷、新柳杉双黄酮、阿曼托黄素、扁柏双黄酮、芦丁、柏黄酮和穗花杉双黄酮，其中槲皮苷的含量最高。

（2）**挥发油** 近些年的研究，已经成功分离并鉴定了70多种挥发油化合物，侧柏叶挥发油中的化合物较多，其主要成分为萜烯类等。以α-蒎烯、Δ1-蒈烯、桧烯（6）、石竹烯、柏木烯、柏木脑、α-侧柏酮、β，γ-欧侧柏酚、α,α,4,8-四甲基-3,7环癸二烯-1-甲醇、雪松醇、白菖油萜、α-紫惠槐烯、1-甲基-4-异丙基-4-羟基环戊烯等成分。

（3）**鞣质** 采用干酪素法对侧柏叶中鞣质的含量进行了测定，结果表明其鞣质含量分别是2.26%、2.52%和1.72%[7]。

（4）**多糖** 在侧柏叶中多糖含量与种类均较少，有鼠李糖、果胶糖、甘露糖、葡萄糖、半乳糖等。

（5）**其他成分** 侧柏叶中除了以上成分还存在其他一些化学成分，如无机元素以及有机酸等。

【药理作用】侧柏叶有抗菌、抗肿瘤、抗炎、抗氧化、止血等[7-12]多种药理作用。

(1)止血作用;(2)抗炎作用;(3)抑菌活性;(4)抗肿瘤作用;(5)防脱发、生发作用;(6)抗病毒;(7)神经保护;(8)抗红细胞氧化;(9)降血压和抑制动脉平滑肌增殖等作用;(10)抗弹性蛋白酶;(11)抗恶性疟原虫;(12)降尿酸;(13)对心血管系统的作用等药理作用。

【炮制方法】【性味与归经】【功能与主治】【用法与用量】【处方应付】及**【贮藏】**参照文献[1, 6]综合拟定。

参考文献

[1] 国家药典委员会.中华人民共和国药典(2020年版·一部)[S].北京:中国医药科技出版社,2020:225.

[2] 中华人民共和国卫生部药政管理局,中国药品生物制品检定所.中药材手册[M].北京:人民卫生出版社,1959:459.

[3] 中国科学院植物研究所.中国高等植物图鉴[M].北京:科学出版社,1976:317,1972.

[4] 国家中医药管理局《中华本草》编委会.中华本草[M].上海:上海科学技术出版社,1999.

[5] 肖培根.新编中药志[M].第1卷.北京:化学工业出版社,2002:782.

[6] 甘肃省食品药品监督管理局.甘肃省中药炮制规范(2009年版)[S].兰州:甘肃文化出版社,2009:234.

[7] 都宏霞.侧柏叶活性成分研究进展[J].广东化工,2013,40(20):150-151.

[8] 雷萌,戴佳锟,曹朵,等.侧柏叶和种子的化学成分及其药理作用研究进展[J].生命的化学,2018,38(2):281-289.

[9] 潘宪伟,赵余庆.侧柏叶和果实中黄酮类和萜类物质的现代药学研究进展[J].中草药,2012,43(8):1641-1645.

[10] 陈兴芬,单承莺,马世宏,等.侧柏叶化学成分、生理活性及防脱发功能研究进展[J].中国野生植物资源,2010,29(3):1-5.

[11] 单承莺,陈兴芬,马世宏,等.侧柏叶化学成分对小鼠毛发生长的影响[J].江苏农业科学,2013,41(1):277-279.

[12] 张俊飞,孙广璐,张彬,等.侧柏叶药理作用的研究进展[J].时珍国医国药,2013,24(9):2231-2233.

功劳叶

Gonglaoye

MAHONIAE FOLIUM

【处方用名】功劳叶、十大功劳叶。

【名称】《中国药典》2020年版一部收载的阔叶十大功劳的茎为功劳木，故本标准将阔叶十大功劳的叶以功劳叶为名收载。《中药大辞典》[1]、《中华本草》[2]中的功劳叶是指

冬青科植物枸骨 *Ilex cornuta* Lindl.et Paxt.的叶，与小檗科植物阔叶十大功劳来源不同。

【来源】 本品为小檗科植物阔叶十大功劳 *Mahonia bealei*（Fort.）Carr.的干燥叶。主产于四川、广西、湖南等地。全年均可采摘，除去杂质，晒干。

药材以色绿、有光泽者为佳。

【性状】 根据样品及参照文献描述[3]。见图1。

呈不规则形的丝条状，多平坦。上表面紫绿色或棕绿色，可见明显叶脉，有光泽。下表面黄绿色，主脉隆起。叶缘带刺。革质，硬而脆。气微，味微苦。

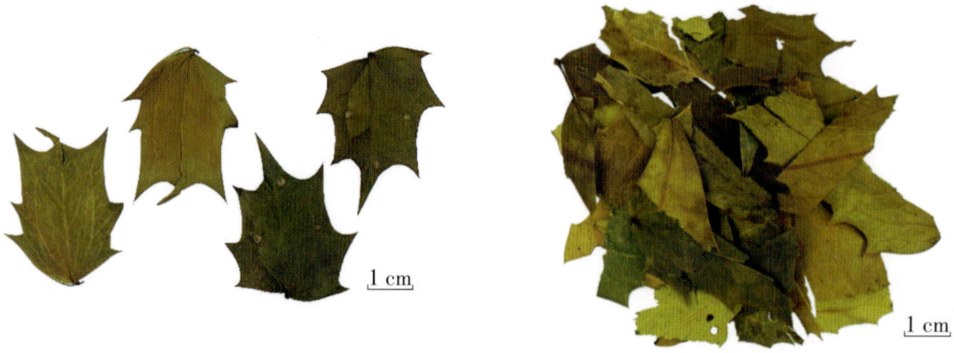

图1 功劳叶饮片图

【鉴别】（1）**显微鉴别** 根据样品及参照文献描述[3, 4]，见图2。

本品粉末黄棕色。上表皮细胞不规则多角形、方形，壁厚；下表皮细胞多角形，壁稍薄。气孔不定式。海绵细胞短分枝状，枝端钝圆，内含草酸钙方晶。纤维多破碎，成束或散在，壁厚。

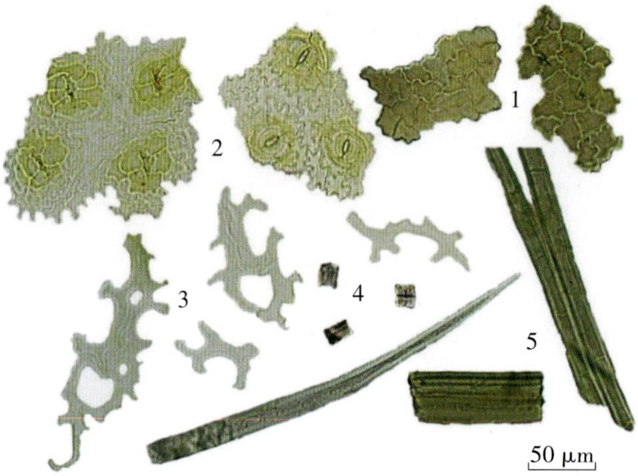

图2 功劳叶粉末显微图

1.上表皮细胞 2.下表皮细胞和气孔 3.海绵细胞 4.草酸钙方晶 5.纤维

（2）**薄层色谱** 参考文献方法实验拟定[3, 4]，方法简便，重现性好，收入正文，见图3。

取本品粉末0.5 g，加甲醇10 ml，超声处理30分钟，滤过，滤液作为供试品溶液。

另取盐酸小檗碱对照品，加甲醇制成每1 ml含0.5 mg的溶液，作为对照品溶液。照薄层色谱法（中国药典通则0502）试验，吸取上述两种溶液各1～5 μl，分别点于同一硅胶G薄层板上，以甲苯-乙酸乙酯-甲醇-异丙醇-浓氨试液（12:6:3:3:1）为展开剂，置氨蒸气饱和的展开缸内，展开，取出，晾干，置紫外光灯（365 nm）下检视。供试品色谱中，在与对照品色谱相应的位置上，显相同颜色的荧光斑点。

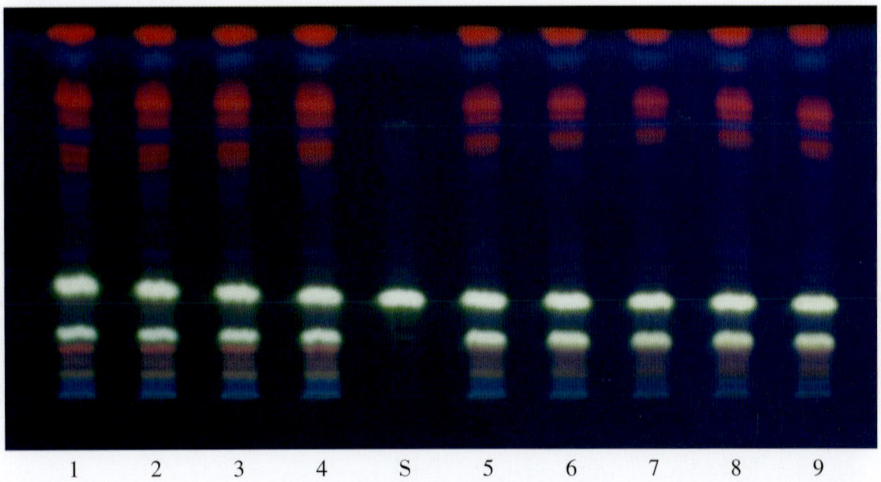

图3 功劳叶薄层色谱图

S.盐酸小檗碱 1～9.功劳叶（不同批次样品）

【化学成分】 功劳叶中含盐酸小檗碱，盐酸巴马汀，盐酸药根碱[5]。

【药理作用】 功劳叶具有广泛的生理活性[5-7]：（1）抗肿瘤作用；（2）抗菌作用；（3）抗氧化作用。

【炮制方法】【性味与归经】【功能与主治】【用法与用量】【处方应付】 及 **【贮藏】** 参照文献[3, 4]综合拟定。

参考文献

[1] 南京中医药大学.中药大辞典[M].上海:上海科学技术出版社,2006:784-785.

[2] 国家中医药管理局《中华本草》编委会.中华本草[M].上海:上海科学技术出版社,1999.

[3] 安徽省药品监督管理局.安徽省中药饮片炮制规范2019年版[S].合肥:安徽科学技术出版社,2019:2-3.

[4] 赵丹.中药十大功劳叶的质量标准研究[D].蚌埠:蚌埠医学院,2017.

[5] 董雷.阔叶十大功劳中生物碱类化学成分及其逆转肿瘤MDR活性的研究[D].长春:吉林大学,2007.

[6] 蒲忠慧,王保山,陈希文,等.功劳叶提取物的体外抗菌活性研究[J].中国兽医杂志,2016,52(01):109-112+51.

[7] 余庆皋,熊志青.十大功劳的抗氧化作用研究[J].实用预防医学,2007,14(7):695-670.

荷　蒂

Hedi

NELUMBINIS FOLIUM BASIS

【处方用名】荷蒂。

【名称】荷蒂为莲叶连同叶柄的叶基部，亦称为荷叶蒂、荷顶等。本标准沿用荷蒂名称。

【来源】本品为睡莲科植物莲 *Nelumbo nucifera* Gaertn.的干燥叶基部。主产于湖北、湖南、福建、江苏、浙江等地。夏、秋二季采摘叶，除去外周的叶面和叶柄，干燥；或切荷叶丝时剪下蒂。

药材以色黄绿、完整者为佳。

【性状】呈不规则形的丝条状。表面黄绿色至黄棕色。上表面叶脉辐射状排列，下表面脉纹隆起，皱缩。质轻松。气微，味涩。见图1。

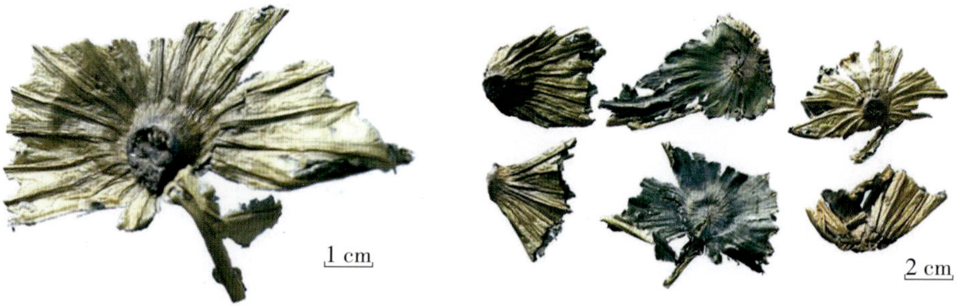

图1　荷蒂饮片图

【化学成分】含生物碱、黄酮、核苷、脂肪酸、脂肪醇、苯酚类和甾体等[1]。分别为：N-甲基阿西米诺宾，菖蒲生物碱丙，去甲衡州乌药碱，litcubinine，鼠李素-3-O-β-D-葡萄糖苷，异槲皮苷，柯伊利素-7-O-α-D-葡萄糖苷，木犀草苷，槲皮素-3-O-β-D-葡萄糖醛酸苷，槲皮素-3-O-β-D-葡萄糖醛酸甲酯，槲皮素，腺苷，肌苷，硬脂酸，棕榈酸，正二十四烷醇，对香豆酸，对羟基苯甲酸，正十四烷，正十一烷，β-谷甾醇，胡萝卜苷。

【炮制方法】【性味与归经】【功能与主治】【用法与用量】【处方应付】及**【贮藏】**参照文献[2]综合拟定。

参考文献

[1] 周传顺.荷蒂和荷梗的化学成分研究[C].北京:中国学术期刊(光盘版)电子社,2019:01-14.

[2] 上海市药品监督管理局.上海市中药饮片炮制规范(2018年版)[S].上海:上海科学技术出版社,2018.

荷 梗

Hegeng

NELUMBINIS PETIOLUS SEU PEDICELLUS

【处方用名】 荷梗。

【名称】 沿用传统名称。

【来源】 本品为睡莲科植物莲 *Nelumbo nucifera* Gaertn.的干燥叶柄及花梗。主产于湖南、湖北、福建、江苏、浙江等地。夏、秋二季采收，晒至七八成干时，除去叶或花，干燥。

药材以梗粗、纯净者为佳。

【性状】 呈近圆柱形的段。外表面淡黄棕色，具深浅不等的纵沟纹和多数短小的刺状突起。切面淡粉白色，可见数个大小不等的孔道。体轻，质脆，易折断。气微，味淡。见图1、图2。

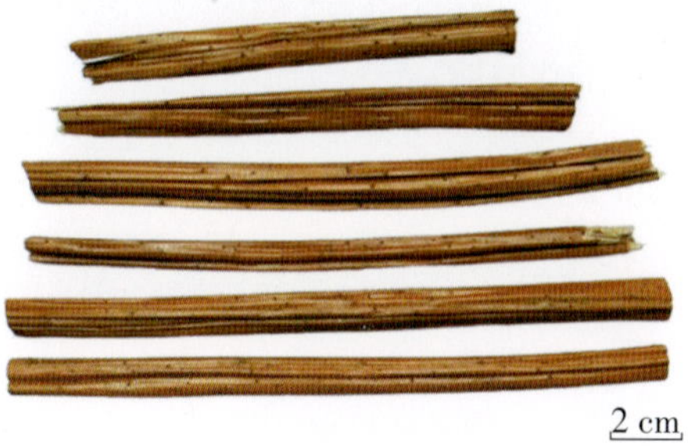

图1 荷梗药材图

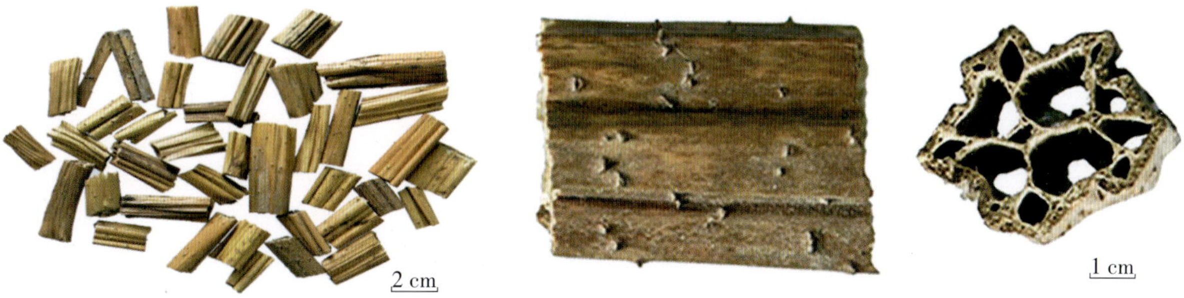

图2 荷梗饮片图

【鉴别】（1）**显微鉴别** 横切面：表皮细胞1列，外被角质层。外皮层为数列厚壁细胞（纤维），基本组织为薄壁细胞。维管束外韧型，排列成断续的环，导管多为1个，纤维束包围于两端。薄壁细胞内偶见草酸钙簇晶。中心有大型孔道数个。见图3。

粉末浅棕色。草酸钙簇晶，棱角锐尖。导管多为螺纹导管。纤维长条形，有稀疏纹孔。非腺毛圆锥状突起。见图4。

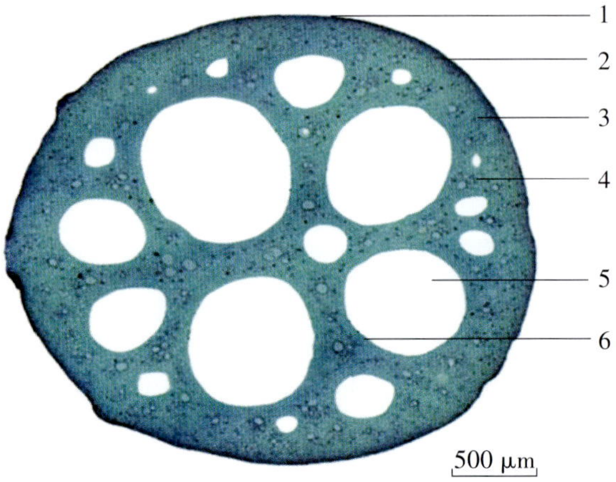

图3 荷梗横切面显微特征图

1.表皮 2.外皮层 3.薄壁组织 4.维管束 5.孔道 6.簇晶

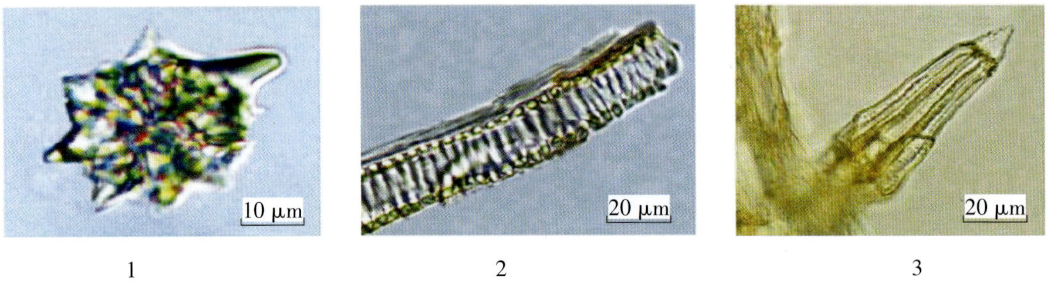

图4 荷梗粉末显微特征图

1.簇晶 2.导管 3.非腺毛

（2）**化学反应** 为生物碱反应。取本品粉末1 g，加稀盐酸10 ml，水浴加热15分钟，滤过。取滤液1 ml，加碘化铋钾试液3～4滴，产生红色沉淀；另取滤液1 ml，加硅钨酸试液3～4滴，产生灰白色沉淀。

【化学成分】荷梗含谷甾醇棕榈酸酯、β-香树脂醇、α-香树脂醇、N-甲基阿西米洛宾、荷叶碱、原荷叶碱、杏黄罂粟碱等成分[1]。

【药理作用】荷梗中分离出木犀草素-3,4,-二甲基-7-O-β-D-葡萄糖苷、山柰酚-3-O-β-D-吡喃木糖（1→2）-β-D-葡萄糖苷、槲皮素-3,3,-O-二葡萄糖、异鼠李素-3-O-β-D-葡萄糖苷 1×10^{-5} mol/L浓度时，对BEL-7402癌细胞体外生长的抑制率分别为67.36%、53.25%、57.78%、60.13%和52.11%，具有明显的抗肿瘤作用[2]。

【炮制方法】【性味与归经】【功能与主治】【用法与用量】【处方应付】及**【贮藏】**参照《甘肃省中药炮制规范》2009年版拟订[3]。

参考文献

[1] 许文成,蒋建勤.荷梗的化学成分研究[J].药学与临床研究,2011,03:235-237.

[2] 段绪红,何培,马宗敏,等.荷梗中的黄酮类化合物及其细胞毒活性[J].中国中药杂志,2014,22:4360-4364.

[3] 甘肃省食品药品监督管理局.甘肃省中药炮制规范(2009年版)[S].兰州:甘肃文化出版社,2009:237-238.

橘 叶

Juye

CITRI RETICULATAE FOLIUM

【处方用名】 橘叶。

【名称】 沿用传统名称。

【来源】 本品为芸香科植物橘 *Citrus reticulata* Blanco 及其栽培变种的干燥叶。主产于四川、广东、广西、福建等地，甘肃亦产。春、夏二季叶茂盛时采摘，阴干。

药材以色绿、气香者为佳。[1, 2]

【性状】 呈丝条状。叶片多卷缩，破碎不全。表面灰绿色或黄绿色，叶缘具波形锯齿，光滑，对光可见众多的透明小腺点。质厚，硬而脆。气香，味微苦。见图1。

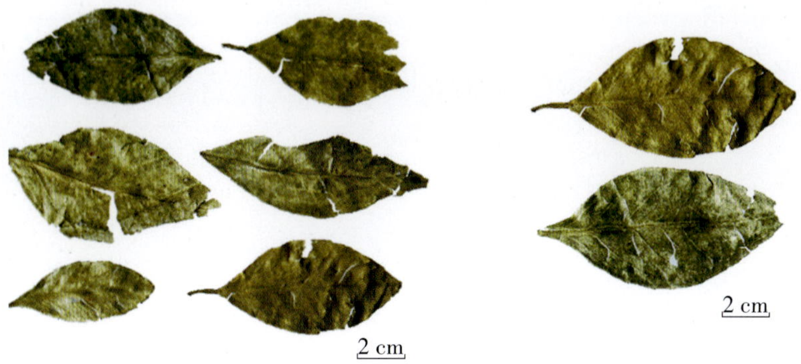

图1 橘叶饮片图

【鉴别】（1）**显微鉴别** 本品叶脉横切面：上表皮细胞1列。栅状组织细胞2列，通过中脉。在上表皮细胞与栅状组织之间有含草酸钙方晶的圆形细胞。维管束分成上、下2束。韧皮部有纤维群，断续排列成环状，壁厚。韧皮部、髓部及叶肉组织中散在草酸钙小棱晶。薄壁细胞有壁孔。在栅栏组织与海绵组织交界处可见大型油室。下表皮细胞1列。见图2。

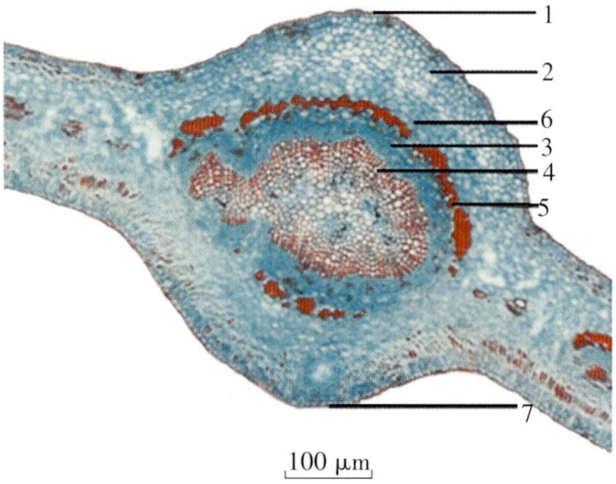

图2 橘叶叶脉横切面显微图

1.上表皮 2.栅栏组织 3.韧皮部 4.木质部 5.韧皮纤维 6.草酸钙方晶 7.下表皮

（2）**薄层色谱** 参考《中国药典》2020年版一部项下陈皮鉴别（2）项下实验方法拟定，对收集的8批样品进行薄层色谱鉴别，见图3。

取本品粉末0.3 g，加甲醇10 ml，加热回流20分钟，滤过，滤液浓缩至约2 ml，作为供试品溶液。另取橙皮苷对照品，加甲醇制成饱和溶液，作为对照品溶液。照薄层色谱法（中国药典通则0502）试验，吸取上述两种溶液各2 μl，分别点于同一硅胶G薄层板上，以乙酸乙酯-甲醇-水（100∶17∶13）为展开剂，展开，取出，晾干，喷以三氯化铝试液，置紫外光灯（365 nm）下检视。供试品色谱中，在与对照品色谱相应的位置上，显相同颜色的荧光斑点。

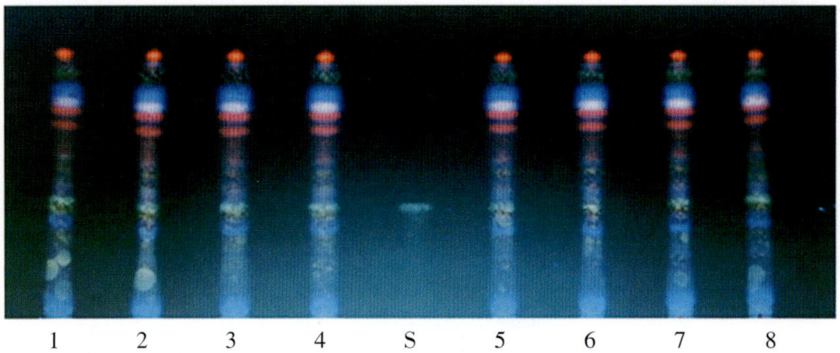

图3 橘叶薄层色谱图

S.橙皮苷 1～8 橘叶（不同批次样品）

【含量测定】 照高效液相色谱法（中国药典通则0512），本次修订增加橙皮苷的含量。

色谱条件与系统适用性试验 以十八烷基硅烷键合硅胶为填充剂；以甲醇-水（40∶60）为流动相；检测波长为284 nm。理论板数按橙皮苷峰计算应不低于2000。

对照品溶液的制备 取橙皮苷对照品适量，精密称定，加甲醇制成每1 ml含50 μg的溶液，即得。

供试品溶液的制备 取本品粉末（过四号筛）约0.2 g，精密称定，加甲醇20 ml，加热回流1小时，放冷，滤过并转移至50 ml量瓶中，用少量甲醇分次洗涤容器和残渣，洗液并入同一量瓶中，加甲醇至刻度，摇匀。精密量取5 ml，置10 ml量瓶中，加甲醇至刻度，摇匀，即得。

测定法 分别精密吸取对照品溶液与供试品溶液各10 μl，注入液相色谱仪，测定，即得。

考察了不同提取溶剂（甲醇、乙醇、50%甲醇）和不同提取时间（0.5 h、1 h、2 h），结果表明使用甲醇作为提取溶剂，加热回流1小时，橙皮苷提取回收率较好，杂质干扰较少。

方法学验证表明，橙皮苷对照品浓度在2.201～506.0 μg/ml范围内呈现良好的线性关系；方法的精密度、重复性、耐用性良好；稳定性实验表明对照品溶液在12小时内稳定；加样回收率101.0%，RSD为1.4%（n=6）。

对收集的8批样品测定，根据测定结果，综合以往实验数据，拟定橘叶中橙皮苷的含量限度按干燥品计算，含橙皮苷（$C_{28}H_{34}O_{15}$）不得少于0.80%。

【化学成分】各种橘叶均含挥发油，另含葡萄糖、果糖、蔗糖、淀粉、纤维素等。橘及其变种的叶中含维生素C[1]。

【药理作用】橘叶具有抗炎、止痰、祛痰和镇痛的作用[3]。还有研究发现橘叶通过免疫调节和抗炎的作用对乳腺炎具有抑制作用[4]。

【炮制方法】【性味与归经】【功能与主治】【用法与用量】【处方应付】及**【贮藏】**参考有关文献[1-2]综合拟定。

参考文献

[1] 国家中医药管理局《中华本草》编委会.中华本草[M].上海:上海科学技术出版社,1999.

[2] 甘肃省食品药品监督管理局.甘肃省中药材标准(2009年版)[S].兰州:甘肃文化出版社,2009:268-270.

[3] 邹戬,王薇,李杰.山橘叶镇咳祛痰平喘作用的实验研究[J].中国药师,2017,20(2):256-258.

[4] 游元元,祝捷,李建春,等.红橘叶陈皮与橘叶对小鼠实验性乳腺炎的影响[J].时珍国医国药,2012,23(4):909-910.

苦丁茶

Kudingcha

ILICIS CORNUTAE FOLIUM

【处方用名】苦丁茶。

【名称】苦丁茶是冬青科冬青属苦丁茶种常绿乔木，俗称茶丁、富丁茶、皋卢茶，主要分布在西南地区（四川、重庆、贵州、湖南、湖北）及华南地区（江西、广东、福建、海南）等地，是纯天然保健饮料。故以常见的商品名为正名。

【来源】本品为苦丁茶冬青 *Ilex kaudingcha* C. J. Tseng、枸骨 *Ilex cornuta* Lindl.ex.Paxt. 或大叶冬青 *Ilex latifolia* Thunb.的干燥嫩叶。主产于我国南方大部分地区，以西南地区的四川、重庆等地，华南的江西、云南等地，以及浙江、安徽、江苏、江西、湖北、广西等地居多。采摘嫩叶，除去杂质，干燥。

药材以质嫩、色黄褐、无枝梗者为佳。

【性状】苦丁茶 呈长圆状椭圆形，边缘锯齿状。上表面灰黄色、灰绿色或灰棕色，有光泽，下表面黄绿色。主脉在上表面凹下，下表面凸起，侧脉每边8～16条。革质。气微，味苦，微甘。

枸骨 呈椭圆形，先端具3枚较大的硬刺，基部有时具1～3枚硬刺。上表面黄绿色，有光泽，下表面灰黄色至暗灰色。革质。气微，味微苦。

大叶冬青 呈卵状长椭圆形，不皱缩，有时纵向微卷。边缘有波状锯齿。上表面黄绿色或灰绿色，有光泽，下表面黄绿色。革质，易揉碎。气微，味微苦。见图1。

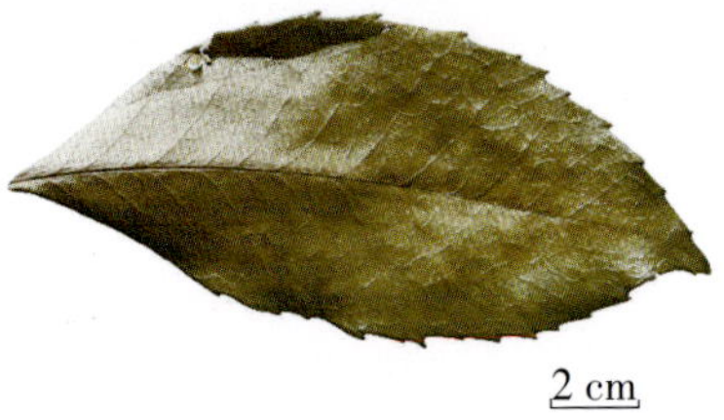

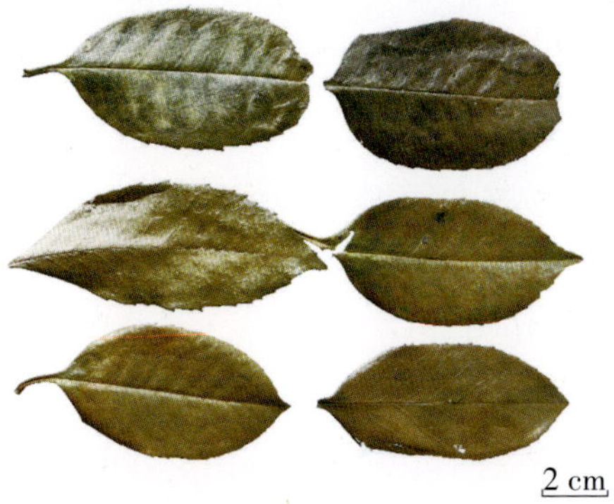

图1 苦丁茶饮片图

【化学成分】苦丁茶中含有三萜及苷类、黄酮类、多酚类、氨基酸、挥发油以及多糖等多种有效物质成分。从大叶冬青苦丁茶和苦丁茶冬青中分离出了40余种新的三萜化合物，其中熊果酸类的三萜化合物含量很高。此外，芦丁、槲皮素和杨梅酮等多种黄酮类化合物广泛存在于苦丁茶中，且含量是绿茶等茶叶中的2～15倍。表儿茶素、表没食子儿茶素、没食子酸酯、表儿茶素没食子酸酯等多酚类物质也存在于苦丁茶中[1-9]。

【药理作用】具有保护心脑血管、降血糖、降血脂、抗氧化、抗肿瘤、抗菌抗病毒、消炎、提高免疫力等药理作用[10-15]。

【炮制方法】【性味与归经】【功能与主治】【用法与用量】【处方应付】及**【贮藏】**参考文献[16-20]综合拟定。

参考文献

[1] 焦安妮.大叶冬青和苦丁茶冬青化学成分活性筛选及纳米制剂研究[D].长春:吉林大学,2020.

[2] 张亦琳,延永,贺燕玲.Ca^{2+}、Mg^{2+}对苦丁茶总黄酮提取及其抑菌活性的影响[J].商洛学院学报,2020,34(02):18-24.

[3] 何丹,杜冰鑿,杨鑫瑶,等.冬青属常用药用植物的药理作用及临床应用研究进展[J].中国实验方剂学杂志,2020,26(16):218-227.

[4] 朱科学,刀春丽,顾文亮,等.苦丁茶不同提取物抗氧化活性比较及其GC-MS分析[J].热带作物学报,2020,41(03):579-585.

[5] 延永,李玉萌,张亦琳,等.苦丁茶中总黄酮的提取工艺优化及其性质研究[J].陕西农业科学,2018,64(11):55-59.

[6] 霍丽妮,陈睿,钟振国,等.基于网络药理学的苦丁茶主要活性成分及药理作用机制分析[J].安徽农业科学,2018,46(30):195-198+204.

[7] 冯玥.小叶苦丁茶主要活性成分降糖作用机制的初步研究[D].深圳:深圳大学,2018.

[8] 王玄源.苦丁茶皂苷的提取、分离纯化及kudinoside A的降血脂作用研究[D].武汉:湖北中医药大学,2018.

[9] 李美娟.苦丁茶冬青化学成分及生物活性研究[D].长春:吉林大学,2018.

[10] 赵越.苦丁茶冬青皂苷的生物转化及药理活性研究[D].长春:吉林农业大学,2018.

[11] 韦晓洁,银慧慧,孟菲,等.苦丁茶有效成分及药理活性的研究进展[J].中国医药导报,2017,14(24):62-65.

[12] 冯琳琳.苦丁茶冬青及大叶冬青的质量控制研究[D].长春:吉林大学,2017.

[13] 倪帅帅.苦丁茶冬青化学成分及其与蛋白质相互作用机理研究[D].长春:吉林农业大学,2017.

[14] 朱科学,赵书凡,朱红英,等.苦丁茶冬青不同萃取组分降血脂活性的比较[J].食品工业科技,2017,38(08):330-334.

[15] 车彦云,张加余,张雅琼,等.苦丁茶冬青化学成分和药理作用研究进展[J].中南药学,2017,15(01):75-80.

[16] 张玲玉,陈良,赵翡翠,等.不同产地苦丁茶质量标准研究[J].中国中医药信息杂志,2016,23(05):96-99.

[17] 蒋珍藕,赖茂祥,黄云峰,等.苦丁茶规范化生产标准操作规程[J].现代中药研究与实践,2016,30(02):1-4.

[18] 黄敏桃,吴尤娇,蔡鹃,等.不同生长环境及采集时间对苦丁茶质量的影响[J].广西林业科学,2015,44(01):31-35.
[19] 高永艳,胡建焜,李瑞明.苦丁茶高效液相色谱指纹图谱研究[J].中医学报,2014,29(10):1479-1481.
[20] 胡顺莉,俞致,吴虹,等.苦丁茶提取物质量分析[J].安徽中医药大学学报,2014,33(02):81-84.

童子益母草

Tongziyimucao

LEONURI JAPONICI FOLIUM

【处方用名】童子益母草。

【名称】近年，国内将栽培益母草一年生基生叶采收供药用，习称童子益母草，本标准沿用此名。

【来源】本品为唇形科植物益母草*Leonurus japonicus* Houtt.的干燥基生叶。主产于甘肃、陕西等地。夏初采收一年生基生叶，除去杂质，晒干。

药材以纯净、色绿者为佳。[1]

【性状】呈不规则的段或碎片状。叶片多皱缩破碎，完整者展开呈广卵圆形至圆心形。表面灰绿色，两面被粗糙伏毛，叶柄细。气清香，味微苦。[2, 3]

【鉴别】（1）**显微鉴别** 本品粉末绿灰色。非腺毛较多，1～4细胞，长35～115 μm，表面有细小疣状突起。腺鳞稀少，顶面观类圆形或椭圆形，直径33～50 μm，柄极短。腺毛头部1～4个细胞，侧面观类圆形，直径18～27 μm，柄1～2个细胞。叶表皮细胞多角形，垂周壁平直。草酸钙针晶、方晶细小，存在于叶肉细胞中。导管以螺纹导管为主，少见梯纹及具缘纹孔导管。见图1。

（2）**薄层色谱** 取**【含量测定】**项下的供试品溶液10 ml，蒸干，残渣加无水乙醇1 ml使溶解，作为供试品溶液。另取盐酸水苏碱对照品，加无水乙醇制成每1 ml含1 mg的溶液，作为对照品溶液。照薄层色谱法（中国药典通则0502）试验，吸取上述两种溶液各5～10 μl，分别点于同一硅胶G薄层板上，以丙酮-无水乙醇-盐酸（10∶6∶1）为展开剂，展开，取出，晾干，在105 ℃加热15分钟，放冷，喷以稀碘化铋钾试液-三氯化铁试液（10∶1）混合溶液至斑点显色清晰。供试品色谱中，在与对照品色谱相应的位置上，显相同颜色的斑点。见图2、图3。

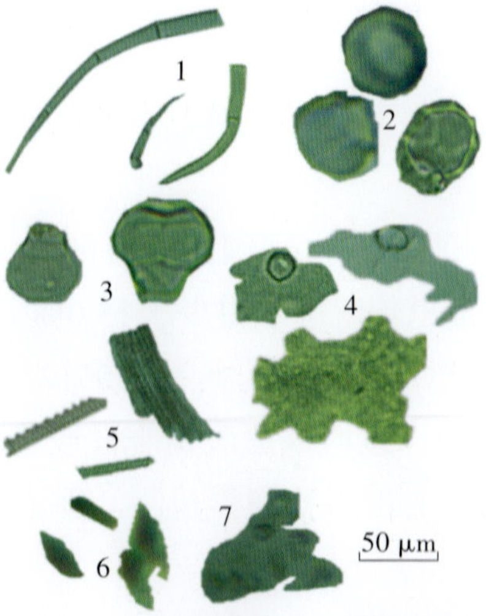

图1 童子益母草粉末显微图

1. 非腺毛 2. 腺鳞 3. 腺毛 4. 叶片表皮细胞 5. 导管 6. 草酸钙针晶 7. 草酸钙方晶

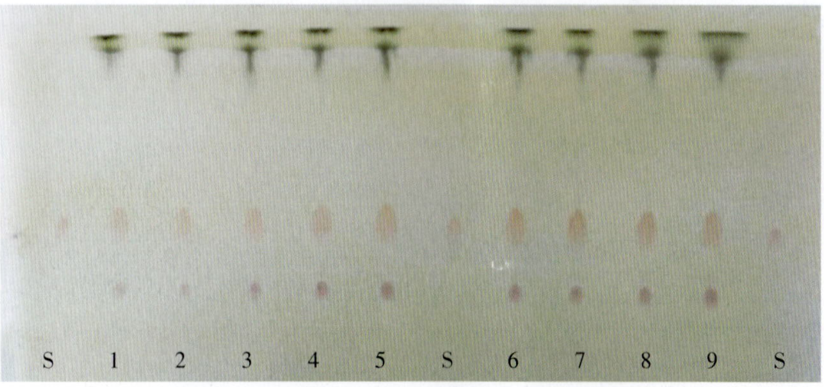

图2 童子益母草薄层色谱图（显色前）

S. 盐酸水苏碱对照品 1～9. 童子益母草（不同批次样品）

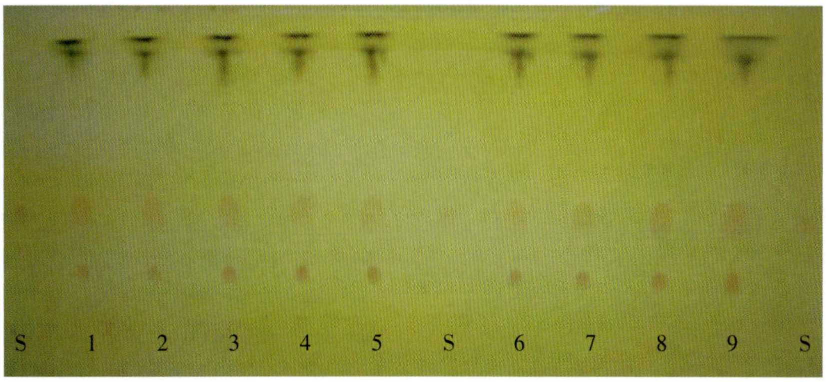

图3 童子益母草薄层色谱图（显色后）

S. 盐酸水苏碱对照品 1～9. 童子益母草（不同批次样品）

【检查】水分 按中国药典通则0832第二法，对10批样品水分测定，根据测定结果，拟定水分限度不得过11.0%。

总灰分 按中国药典通则2302，对10批样品总灰分测定，根据测定结果，拟定总灰分限度不得过18.0%。

【浸出物】照水溶性浸出物测定法（中国药典通则2201）项下的热浸法测定。10批样品测定根据测定结果，拟定浸出物限度不得少于15.0%。

【含量测定】照高效液相色谱法（中国药典通则0512）测定。[4]

色谱条件与系统适用性试验 以丙基酰胺键合硅胶为填充剂；以乙腈-0.2%冰醋酸溶液（80：20）为流动相；蒸发光散射检测器检测。理论板数按盐酸水苏碱计算应不低6000。

对照品溶液的制备 取盐酸水苏碱对照品适量，精密称定，加70%乙醇制成每1 ml含0.5 mg的溶液，即得。

供试品溶液的制备 取本品粉末（过三号筛）约1 g，精密称定，置具塞锥形瓶中，精密加入70%乙醇25 ml，密塞，称定重量，加热回流2小时，放冷，再称定重量，用70%乙醇补足减失的重量，摇匀，滤过，取续滤液，即得。

测定法 分别精密吸取对照品溶液10 μl、20 μl，供试品溶液10～20 μl，注入液相色谱仪，测定，用外标两点法对数方程计算，即得。

根据测定结果，结合以往实验数据，拟定本品按干燥品计算，含盐酸水苏碱（$C_7H_{13}NO_2 \cdot HCl$）不得少于0.50%。

【化学成分】益母草所含生物碱类，主要有益母草碱、水苏碱、益母草啶、益母草宁等，其主要成分为盐酸水苏碱。益母草属植物中含30余种二萜类成分，主要为半日花烷型双环二萜。挥发油类主要成分为l-辛烯-3-醇、3-辛醇、β-罗勒烯-Y、芳樟醇、β-榄香烯、β-菠旁烯等十多种挥发油。黄酮类有5,7,3′,4′,5′-五甲氧基黄酮、汉黄芩素、洋芹素-7-O-葡萄糖苷、大豆素、槲皮素等。还含有苷类、多糖及微量元素等[5, 6]。

【药理作用】益母草具有活血调经，利尿消肿，清热解毒之功效，用于月经不调，痛经闭经，恶露不净，水肿尿少，疮疡肿毒[4]。现代药理学研究表明益母草对子宫、心血管系统、肾脏等均有不同程度的药理作用[8]。益母草盛叶期（即童子益母草）生物碱、水苏碱含量均较其它生物期高[9]。水苏碱作为益母草的水溶性生物碱，除治疗妇产科疾病外，对心血管系统有一定的治疗作用，可增加冠脉血流、减少左心室压力、延长PQ间期、抑制心肌细胞肥大、减轻血管内皮细胞的生长停滞与衰老、保护内皮细胞及影响心电生理等，还具有抑制细胞凋亡、抗肿瘤、止咳平喘、抑制部分细菌和寄生虫生长、调节免疫反应等功效[10]。

【炮制方法】【性味与归经】【功能与主治】【用法与用量】【处方应付】【注意】及**【贮藏】**参照文献[2, 4, 5]综合拟定。

参考文献

[1] 甘肃省食品药品监督管理局.甘肃省中药材标准(2009年版)[S].兰州:甘肃文化出版社,2009:266-267.

[2] 甘肃省食品药品监督管理局.甘肃省中药炮制规范(2009年版)[S].兰州:甘肃文化出版社,2009:240.

[3] 张贵君.常用中药鉴定大全[M].哈尔滨:黑龙江科学技术出版社,1993:707-709.

[4] 国家药典委员会.中华人民共和国药典(2020年版·一部)[S].北京:中国医药科技出版社,2020:302-303.

[5] 上海市食品药品监督管理局.上海市中药饮片炮制规范(2008年版)[S].上海:上海科学技术出版社,2008:311-312.

[6] 范美华,王健鑫,李鹏,等.益母草的研究进展[J].中国药物与临床,2006,6(7):528-530.

[7] 蔡晓菡,车镇涛,吴斌,等.益母草的化学成分[J].沈阳药科大学报,2006,23(1):13-14,21.

[8] 乔晶晶,吴啟南,薛敏,等.益母草化学成分与药理作用研究进展[J].中草药,2018,49(23):5691-5704.

[9] 黎耀东,贾芸,卢军.品种、产地及采收期对野生益母草中生物碱成分的影响[J].中成药,2011,33(10):1764-1767.

[10] 毛益申,石家齐,朱明宇,等.益母草水苏碱药理作用的研究进展[J].微循环学杂志,2017,1:65-69.

小 石 韦

Xiaoshiwei

PYRROSIAE DAVIDII FOLIUM

【处方用名】小石韦。

【名称】华北石韦、毡毛石韦在甘肃均以石韦收购使用，本标准选择商品来源华北石韦别名小石韦作正名，与《中国药典》2020版一部收载石韦相区别。

【来源】本品为水龙骨科植物华北石韦 *Pyrrosia davidii*（Baker.）Ching或毡毛石韦 *Pyrrosia drakeana*（Franch.）Ching的干燥叶。主产于甘肃、四川等地。全年均可采收，除去根茎及根，晒干或阴干。[1-5]

药材以叶厚、完整者为佳。

【性状】华北石韦 呈丝条状，边缘常向内卷曲。叶上表面黄绿色或灰绿色，有黑色斑点，叶下表面棕黄色，侧脉明显，先端渐尖，有残留的绒毛。叶柄段状，具纵槽。叶片软革质，硬而脆。气微，味微苦。

毡毛石韦 叶片先端钝尖，基部呈耳状偏斜。叶柄粗壮。叶片革质。见图1。

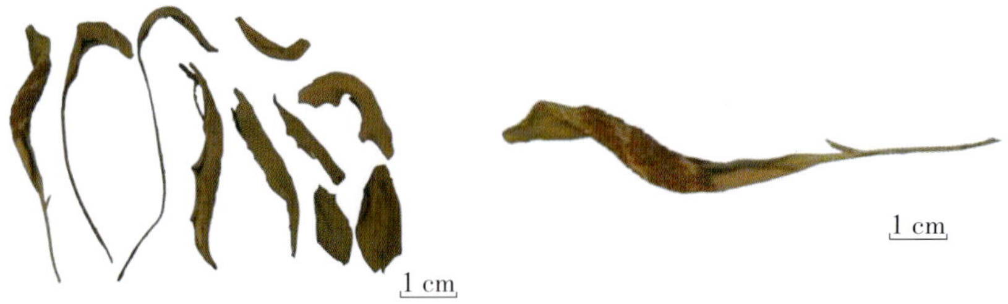

图1　小石韦饮片图

【鉴别】(1) 显微鉴别

叶脉横切面：华北石韦　上、下表皮内有数列厚角细胞。栅栏组织2～3列。海绵组织为数列薄壁细胞。中脉维管束常2～3个，木质部条形，内皮层凯氏点明显，外侧有厚壁细胞。下表皮内无厚角细胞，外被星状毛。星状毛一种，针臂6～10枚，长条状披针形，先端弯曲。

毡毛石韦　上、下表皮内均有数列厚角细胞。栅栏组织3～4列。海绵组织为数列薄壁细胞。中脉维管束常4个，木质部"Y"字形或条形，内皮层凯氏点明显，外侧有厚壁细胞。下表皮外有两种星状毛，针臂6～9枚，条状披针形，平直；另一种针臂线状弯曲扭成团。见图2、图3、图4。

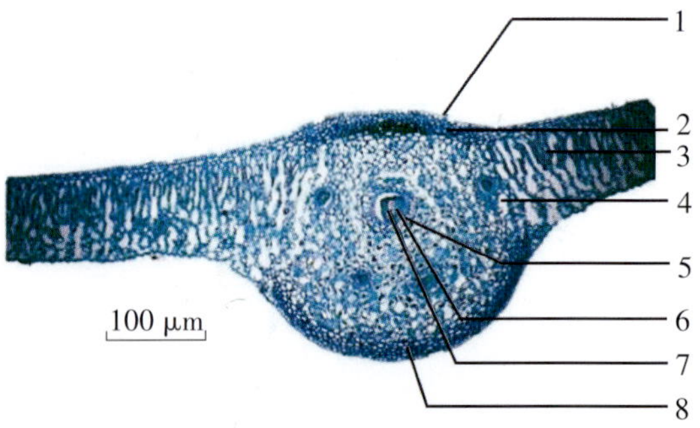

图2　毡毛石韦叶中脉横切面显微图

1.上表皮　2.厚角组织　3.栅栏组织　4.海绵组织　5.内皮层　6.韧皮部　7.木质部　8.下表皮

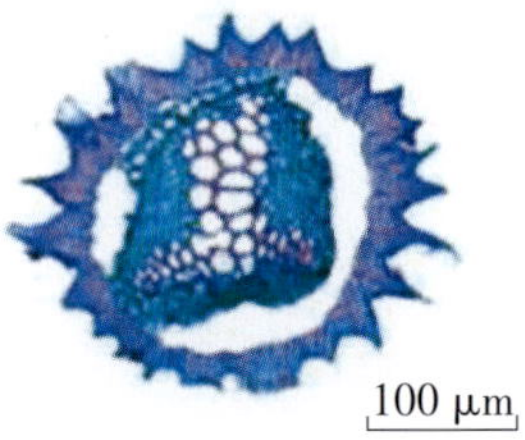

图3　维管束

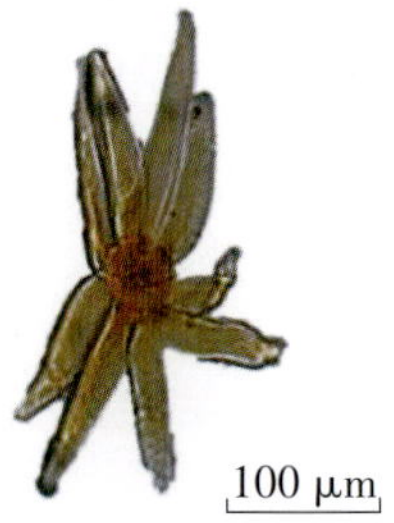

图4　星状毛

【药理作用】1.抗泌尿系统结石：石韦及多种以石韦为主药的中成药有显著的抗泌尿系统结石作用。邵绍丰等[6]人采用1.25%乙二醇和1%氯化铵制备大鼠肾结石模型，造模同时用单味中药石韦的免煎剂给大鼠灌胃，4周后，石韦中药组大鼠肾脏损伤情况（肾充血、炎症细胞浸润、肾小管扩张）明显轻于模型组（$P<0.05$），与枸橼酸钾组相当，且尿中草酸钙结晶排泄明显高于模型组，减少大鼠肾集合系统内草酸钙结晶的形成，减轻大鼠肾脏损伤[1]。

2.升高白细胞：梅志洁等[8]应用石韦大枣合剂防治化疗和放疗所致骨髓粒系造血抑制，观察其对实验小鼠白细胞的影响。结果显示，环磷酰胺（CTX）加石韦大枣合剂大剂量、中剂量组白细胞下降程度明显低于单纯CTX组（$P<0.05$）；石韦大枣合剂组α值明显高于CTX组、正常动物组（$P<0.05$），由此提示，石韦大枣合剂对CTX所致的外周血白细胞数下降具有明显的对抗作用。

3.抗菌、抗病毒：5%以上浓度的庐山石韦悬液对痢疾杆菌、伤寒杆菌、副伤寒杆菌有抑制作用。石韦对金黄色葡萄球菌、溶血性链球菌、炭疽杆菌、白喉杆菌、大肠埃希菌均有不同程度的抑制及抗甲型流感病毒、抗钩端螺旋体（黄疸出血型）作用[6]。

4.湿疹：医院自制的复方石韦制剂（石韦、虎杖、大黄、地榆、生地等）治疗湿疹61例，治愈35例（57.4%），显效20例（32.8%），有效5例（8.2%），无效1例（1.6%），总有效率为98.4%[8]。

5.前列腺炎：姜锡武等运用石韦败酱汤（石韦30 g、败酱草15 g、土茯苓30 g、薏苡仁30 g、王不留行9 g、白茅根30 g、萹蓄12 g、川牛膝18 g、穿山甲9 g）治疗前列腺炎80例，水煎服，每日1剂，随证加减。治愈42例，占52.5%；有效30例，占37.5%；无效8例：总有效率为90.0%[7]。

【炮制方法】【性味与归经】【功能与主治】【用法与用量】【处方应付】【注意】及**【贮藏】**参照文献[1, 5]综合拟定。

参考文献

[1] 国家药典委员会.中华人民共和国药典(2020年版·一部)[S].北京:中国医药科技出版社,2020:91-92.

[2] 孙宝衍,孙冯翼.神农本草经[M].北京:科学技术文献出版社,2003:67.

[3] 尚志钧.名医别录[M].北京:人民卫生出版社,1986:135.

[4] 尚志钧.新修本草[M].合肥:安徽科技技术出版社,2004:178.

[5] 中国科学院《中国植物志》编辑委员会.中国植物志[M].北京:科学出版社,2004.

[6] 赖海标,梅全喜,范文昌.石韦的化学成分、药理作用和临床应用研究进展[J].中国医药导报,2010:7(21):9-11.

[7] 陈露,刘布鸣,马军花,等.中药石韦的研究概况[J].广西医学,2011:33(11):1486-1489.

[8] 姚振生.药用植物学[M].北京:中国中医药出版社,2003:366.

野艾叶

Ye′aiye

ARTEMISIAE LAVANDULAEFOLIAE FOLIUM

【处方用名】野艾叶、醋野艾叶、醋野艾叶炭、野艾叶绒。

【名称】甘肃省习惯以野艾收购使用，由于野艾蒿为甘肃省习用品，本标准以野艾叶为正名收载。

【来源】本品为菊科植物野艾蒿*Artemisia lavandulaefolia* DC.的干燥叶。主产于甘肃等地。夏季花未开时采摘，除去枯叶、老梗，阴干。

药材以叶面色灰绿、背面色灰白、香气浓郁、无杂质者为佳。[1-4]

【性状】野艾叶　常不规则皱缩。完整者展开呈二回羽状全裂或第二回深裂，少数羽状全裂或不裂，裂片边缘常无裂齿。上表面灰绿色至深绿色，有众多的腺点及小凹点，疏被短柔毛；下表面密被白色绒毛。叶柄长，常有假托叶。质脆易碎。气清香，味苦。见图1。

醋野艾叶　形如野艾叶。表面灰绿色或灰棕色，略具焦斑或黑斑。具醋香气。见图2。

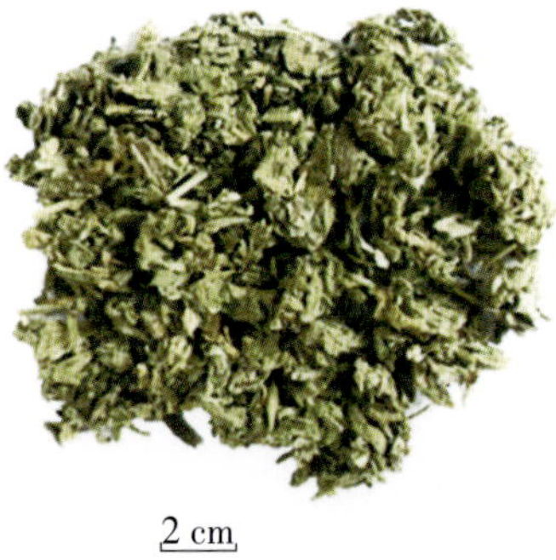

图1　野艾叶

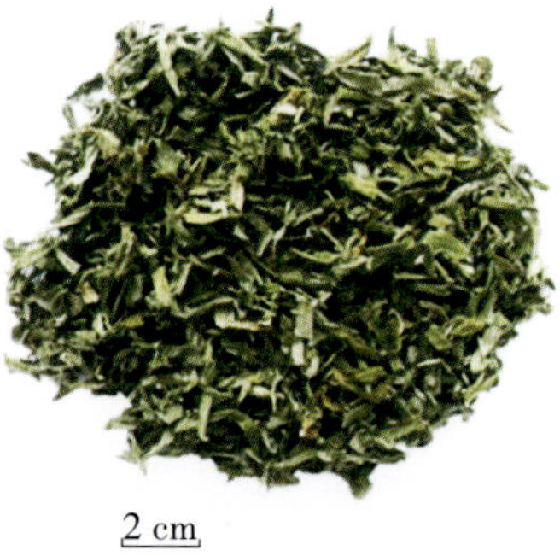

图2　醋野艾叶

醋野艾叶炭　呈碎片状。焦黑色。微具醋香气。见图3。

野艾叶绒　呈絮绒状团状，柔软。灰绿色。见图4。

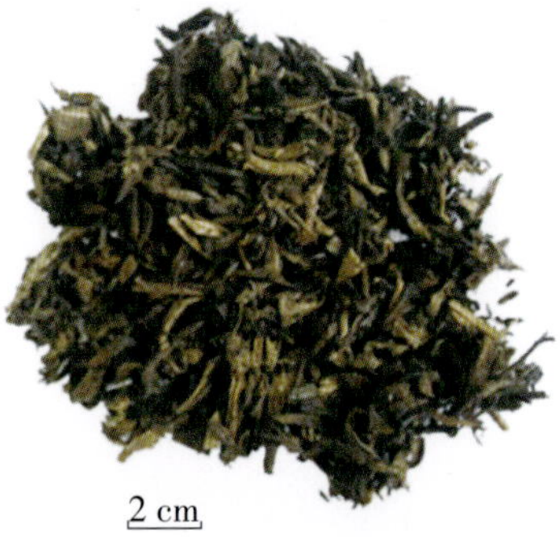

图3　醋野艾叶炭

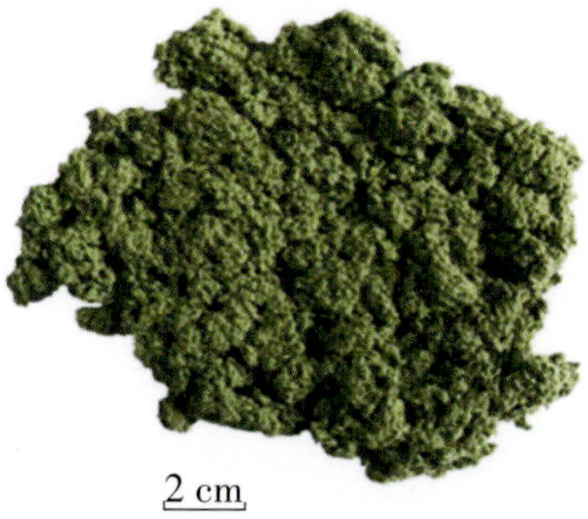

图4　野艾叶绒

【鉴别】（1）**显微鉴别** 野艾叶粉末深绿色。"T"字形非腺毛众多，柄1～4细胞，顶端细胞长而弯曲或缠绕状，两臂不等长；可见特大T形非腺毛，柄细胞5～12个，基部数个细胞特大而长，内含淡棕色物。腺毛顶面观4、6个细胞相对叠合而成，长（11～）50～68μm。可见少量草酸钙簇晶，直径3～9 μm，存在于叶肉细胞中。气孔大多为不定式，副卫细胞3～6个，少见不等式。见图5、图6。

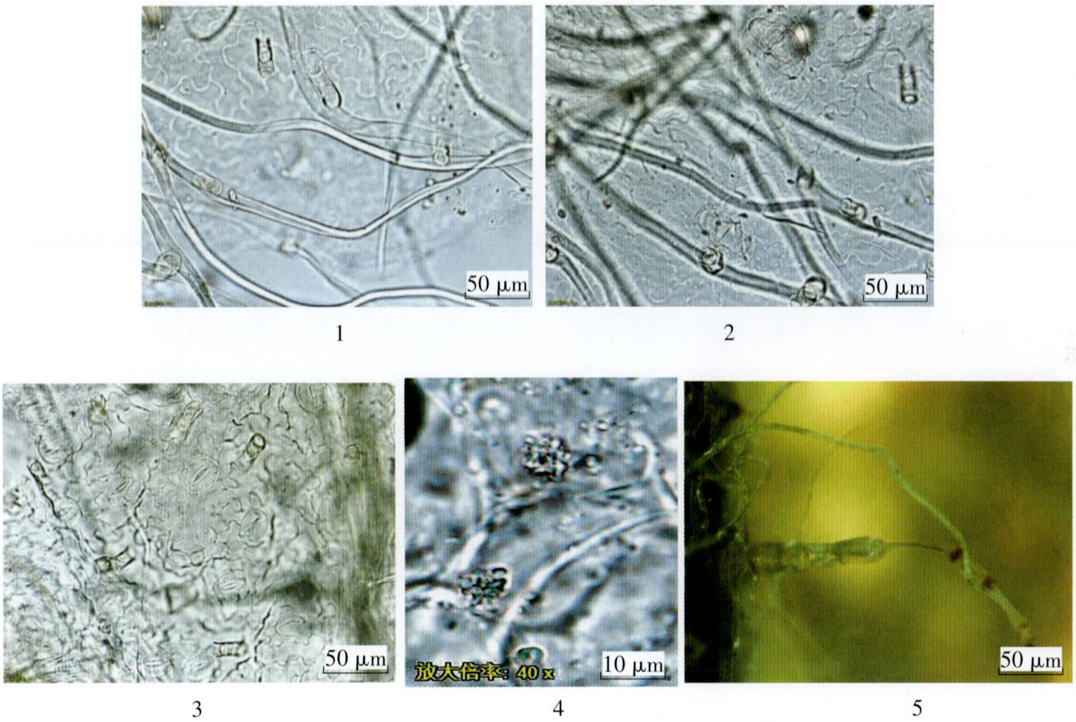

图5 野艾叶叶表面观显微图

1.T字型非腺毛 2.腺毛 3.气孔 4.草酸钙簇晶 5.特大T型非腺毛

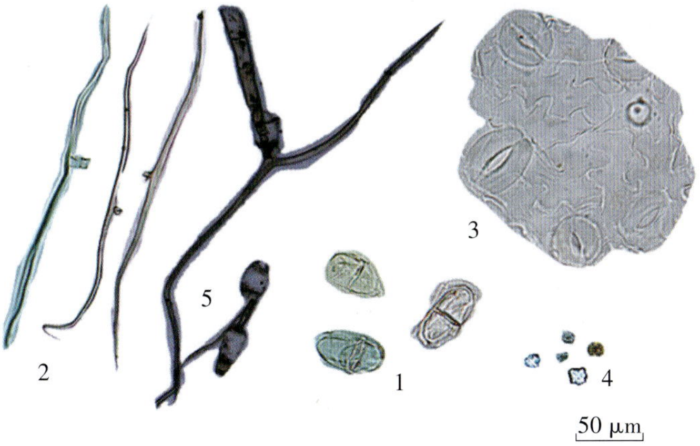

图6 野艾叶粉末显微图

1.腺毛 2.T字型非腺毛 3.气孔 4.草酸钙簇晶 5.特大T型非腺毛

（2）**薄层色谱** 取野艾叶、醋野艾叶或野艾叶绒粉末2.5 g，加石油醚（60～90 ℃）50 ml，加热回流30 min，滤过，滤液挥干，残渣加正己烷1 ml使溶解，作为供试品溶液。另取野艾叶对照药材2.5 g，同法制成对照药材溶液。再取桉油精对照品，加正己烷制成每1 ml含0.5 mg的溶液，作为对照品溶液。照薄层色谱法（中国药典通则0502）试验，吸取供试品溶液和对照药材溶液各10～20 μl、对照品溶液2～5 μl，分别点于同一硅胶G薄层板上，以环己烷-石油醚（60～90 ℃）-丙酮（6∶10∶0.5）为展开剂，展开，取出，晾干，喷以1%香草醛的10%硫酸乙醇溶液，在105 ℃加热至斑点显色清晰。供试品色谱中，在与对照药材色谱和对照品色谱相应的位置上，显相同颜色的斑点。见图7～图10。

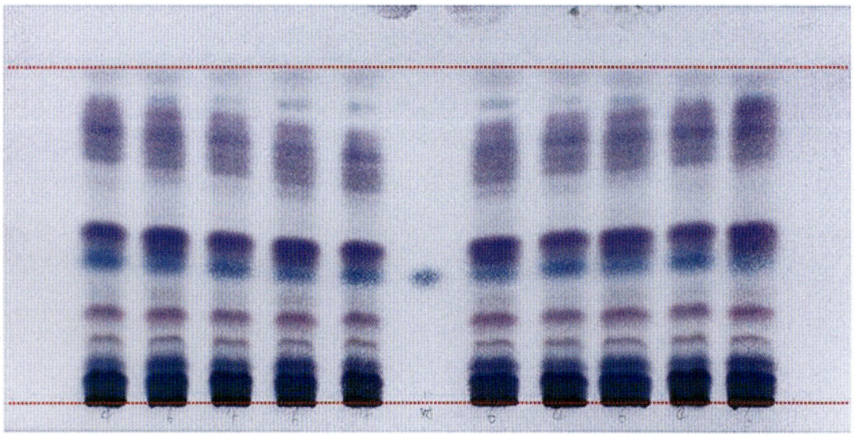

图7 野艾叶薄层色谱图

S1.桉油精对照品 S2.野艾叶对照药材 1～10野艾叶（不同批次样品）

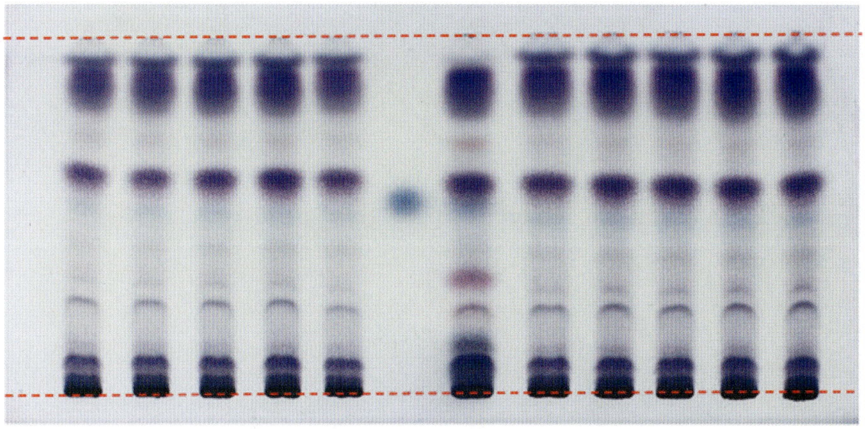

图8 醋野艾叶薄层色谱图

S1.桉油精对照品 S2.野艾叶对照药材 1～10醋野艾叶（不同批次样品）

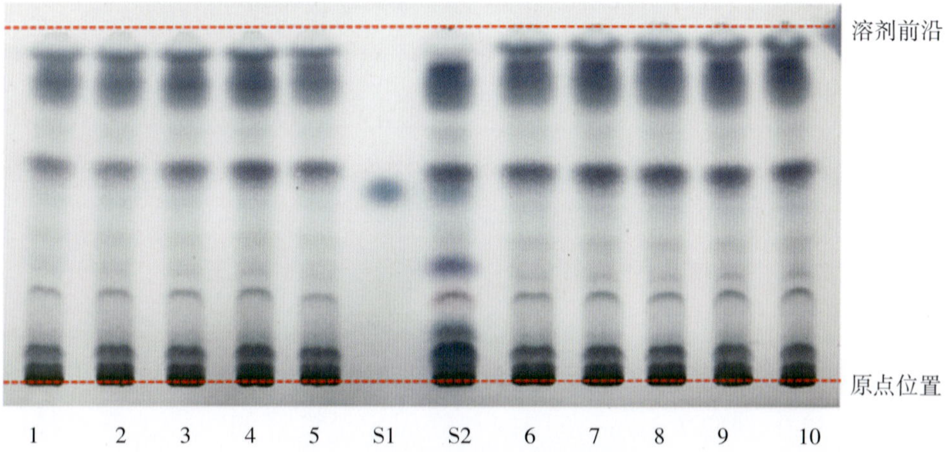

图9 醋野艾叶炭薄层色谱图

S1. 桉油精对照品 S2. 野艾叶对照药材 1～10醋野艾叶炭（不同批次样品）

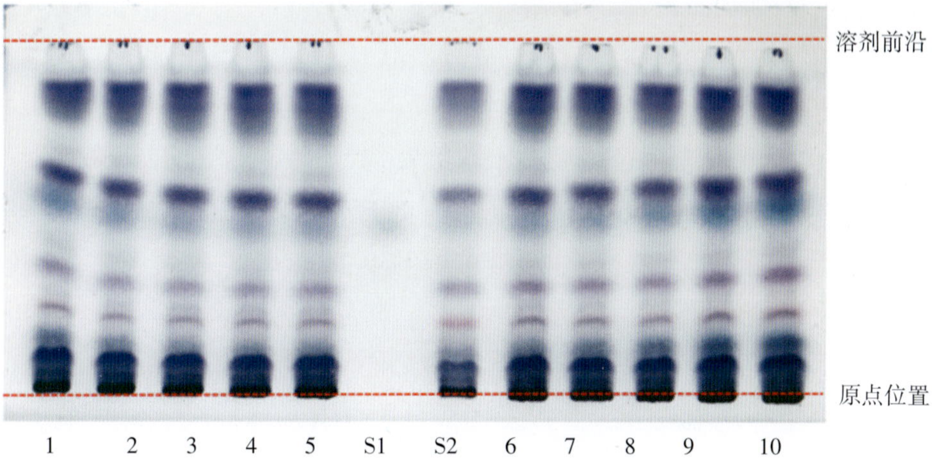

图10 野艾叶绒薄层色谱图

S1. 桉油精对照品 S2. 野艾叶对照药材 1～10野艾叶绒（不同批次样品）

【检查】 按中国药典方法，对10批样品测定水分、总灰分、酸不溶性灰分，根据测定结果，拟定限度如下：

水分 不得过15.0%（中国药典通则0832第四法）。

总灰分 不得过14.0%（中国药典通则2302）。

酸不溶性灰分 不得过3.0%（中国药典通则2302）。

照气相色谱法（中国药典通则0521）测定。[5, 6]

色谱条件与系统适用性试验 以50%苯基-甲基聚硅氧烷为固定相（柱长为30 m，内径为0.25 mm，涂膜厚度为0.25 μm）；柱温为程序升温：起始温度为60 ℃，以5 ℃/min的速率升至210 ℃，保持5分钟；进样口温度为230 ℃；检测器温度为250 ℃；分流进样，分流比5∶1。理论板数按桉油精峰计算应不低于50000。

对照品溶液的制备 取桉油精对照品适量，精密称定，加正己烷制成每1 ml含0.1 mg

的溶液，即得。

供试品溶液的制备 取本品粉末约2.5 g，精密称定，置具塞锥形瓶中，加正己烷100 ml，加热回流1小时，放冷，滤过，残渣再加正己烷50 ml，加热回流1 h，放冷，滤过，合并两次滤液，40 ℃以下减压回收溶剂至干，加正己烷溶解并转移至10 ml量瓶中，加正己烷至刻度，摇匀，滤过，取续滤液，即得。

测定法 分别精密吸取对照品溶液与供试品溶液各1 μl，注入气相色谱仪，测定，即得。

【含量测定】桉油精的方法学验证表明，线性回归方程 Y=3471.49X+13424.5（r=0.9998），浓度在33.0～412.7 μg/ml范围内与峰面积呈良好的线性关系；精密度试验中RSD为0.57%；稳定性试验中RSD为1.88%，结果桉油精在24小时内基本稳定；平均回收率为99.10%，RSD为1.4%。

对不同炮制规格的40批样品进行测定，根据测定结果，野艾叶和野艾叶绒中桉油精含量在0.018%～0.035%之间，故拟订按干燥品计算，野艾叶和野艾叶绒含桉油精（$C_{10}H_8O$）不得少于0.010%。

【化学成分】（1）挥发油含量：采用水蒸气蒸馏，甘肃省产野艾叶挥发油为0.26%～0.65%，其他产地野艾叶为0.54～1.03%。（2）对挥发油进行GC-MS分析：从陇南产野艾叶中分离鉴定出28个化学成分，主要含有樟脑9.2%、1,8-桉叶素7.4%、反-丁香烯7.31%、γ-衣兰油烯4.99%、顺-丁香烯4.94%、萜品烯醇43.44%、1,4-桉叶素2.99%、香叶醇2.90%、β-松油醇2.09%、β-佛手柑烯1.82%、喇叭醇1.36%等[1]。（3）采用高效液相色谱分析野艾叶化学成分，非挥发性成分中含有新绿原酸、绿原酸、3,4-二咖啡酰奎宁酸、3,5-二咖啡酰奎宁酸、4,5-二咖啡酰奎宁酸、棕矢车菊素、异泽兰黄素等7种成分[8, 9]。

【急性毒性】小鼠分别累计给药为95 g/kg的野艾叶，除给药1 h内小鼠精神不振外，未见其他任何不良反应，处死后主要脏器亦未见有异常变化，提示野艾叶基本无毒性，临床使用安全[1]。

【炮制方法】【性味与归经】【功能与主治】【用法与用量】【处方应付】【注意】及**【贮藏】【附注】**参照文献[5, 7]综合拟定。

参考文献

[1] 甘肃省食品药品监督管理局.甘肃省中药材标准(2009年版)[S].兰州:甘肃文化出版社,2009:12.

[2] 宋平顺,张伯崇,卫玉玲,等.甘肃艾叶类药材的原植物调查及资源分布[J].中药材,1994,(09):15-16,54.

[3] 宋平顺,卫玉玲,张伯崇.甘肃产艾叶的原植物调查及生药鉴定[J].中草药,1994,(07):372-376,392.

[4] 楼之岑，秦波. 常用中药材品种整理和质量研究(北方篇)第1册[M]. 北京：北京大学医学出版社，1995：873.
[5] 国家药典委员会. 中华人民共和国药典(2020年版·一部)[S]. 北京:中国医药科技出版社，2020:91.
[6] 杨天寿，张宇欣，严华，等. 的质量检测方法改进及桉油精含量变化分析[J]. 宁夏医科大学学报，2015，37(2)：138-140.
[7] 甘肃省卫生局. 甘肃中草药手册(第一册)[M]. 兰州：甘肃人民出版社，1970：168.
[8] 蒋丽萍，刘国强，徐宏祥，等. 炒与炭中桉油精含量的考察[J]. 中国生化药物杂志，2015，35(10)：144-146.
[9] 郭龙，焦倩，张丹，等. 基于指纹图谱和多组分含量测定的药材质量控制研究[J]. 中国中药杂志，2018，43(5)：977.

淫羊藿

Yinyanghuo

EPIMEDII FOLIUM

【处方用名】 酒淫羊藿[1]。

【名称】 文献和《中国药典》以淫羊藿为正名，故本标准沿用此名。[2]

【来源】 本品为小檗科植物淫羊藿 *Epimedium brevicornu* Maxim.、箭叶淫羊藿 *Epimedium sagittatum*（Sieb. et Zucc.）Maxim.、柔毛淫羊藿 *Epimedium pubescens* Maxim. 或朝鲜淫羊藿 *Epimedium koreanum* Nakai 的干燥叶。主产于陕西、甘肃、山西、河南、湖北、浙江、辽宁、吉林、黑龙江等地。夏、秋二季茎叶茂盛时采割，除去粗梗及杂质，晒干或阴干。

药材以叶多、色黄绿、不破碎者为佳。

【性状】 呈丝条状。叶片常破碎，表面微黄色至黄色，网脉明显，中脉及细脉凸出，边缘具刺毛状细状锯齿。近革质。具酒香气，味微苦。见图1。

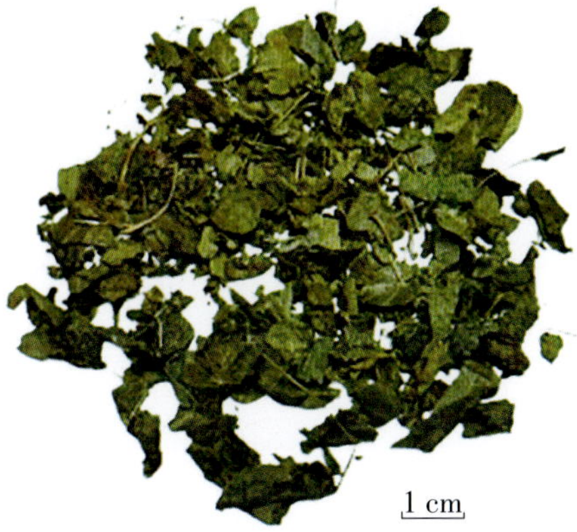

图1 酒淫羊藿饮片图

【鉴别】薄层色谱 取本品粉末0.5 g，加乙醇10 ml，温浸30分钟，滤过，滤液蒸干，残渣加乙醇1 ml使溶解，作为供试品溶液。另取淫羊藿苷对照品，加甲醇制成每1 ml含0.1 mg的溶液，作为对照品溶液。照薄层色谱法（中国药典通则0502）试验，吸取上述两种溶液各10 μl，分别点于同一硅胶H薄层板上，以乙酸乙酯-丁酮-甲酸-水（10:1:1:1）为展开剂，展开，取出，晾干，置紫外光灯（365 nm）下检视。供试品色谱中，在与对照品色谱相应的位置上，显相同的暗红色荧光斑点。喷以三氯化铝试液，再置紫外光灯（365 nm）下检视，显相同的橙红色荧光斑点。见图2、图3。

【检查】水分 按中国药典通则0832第二法，对10批酒淫羊藿样品测定水分，根据测定结果，结合以往实验数据，拟定酒淫羊藿水分限度不得过12.0%。

总灰分 按中国药典通则2302，对10批酒淫羊藿样品测定，根据测定结果，结合以往实验数据，拟定酒淫羊藿总灰分限度不得过8.0%。

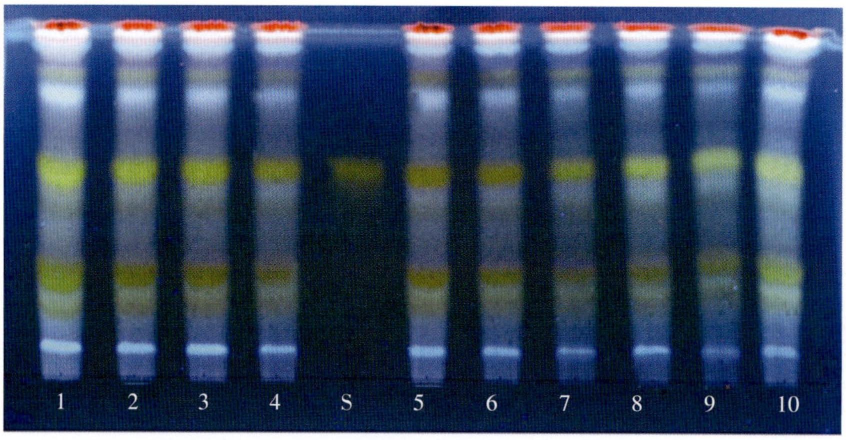

图2 酒淫羊藿薄层色谱图（显色前）

S.淫羊藿苷对照品 1～10 酒淫羊藿（不同批次样品）

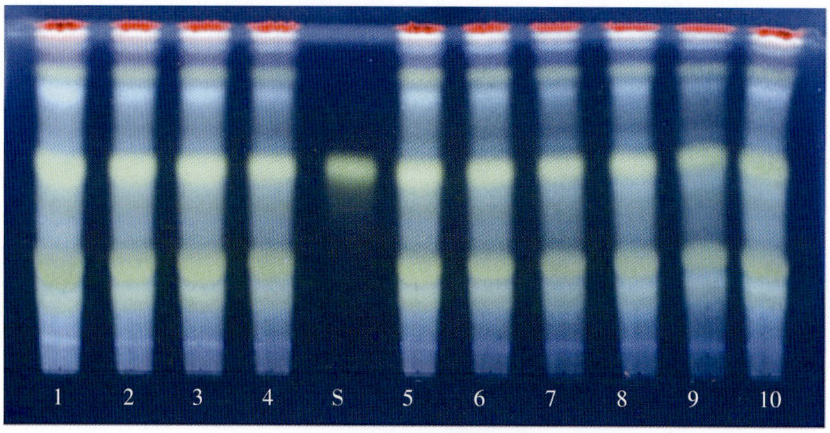

图3 酒淫羊藿薄层色谱图（显色后）

S.淫羊藿苷对照品 1～10 酒淫羊藿（不同批次样品）

【浸出物】照醇溶性浸出物测定法（中国药典通则2201）项下的冷浸法测定，用稀乙醇作溶剂，对10批酒淫羊藿样品测定，根据测定结果，结合以往实验数据，拟定酒淫羊藿浸出物限度不得少于15.0%。

【含量测定】总黄酮　精密量取【含量测定】总黄酮醇苷项下的供试品溶液0.5 ml，置50 ml量瓶中，加甲醇至刻度，摇匀，作为供试品溶液。另取淫羊藿苷对照品适量，精密称定，加甲醇制成每1 ml含10 μg的溶液，作为对照品溶液。分别取供试品溶液和对照品溶液，以相应试剂为空白，照紫外-可见分光光度法（中国药典通则0401），在270 nm波长处测定吸光度，计算，即得。

仪器与试药　甲醇、乙醇为分析纯，超声波清洗机（宁波高新区欧蓝科技有限公司），淫羊藿苷对照品（LOT：T11A11B111118，上海源叶生物科技有限公司提供）。

根据测定结果，结合以往实验数据，拟定酒淫羊藿按干燥品计算，含总黄酮以淫羊藿苷（$C_{33}H_{40}O_{15}$）计，不得少于5.0%。

总黄酮醇苷　照高效液相色谱法（中国药典通则0512）拟定。

仪器与试药　1260-G1311B型高效液相色谱仪，G1315D型紫外可见检测器。甲醇、乙醇为分析纯，乙腈为色谱纯。淫羊藿苷对照品（LOT：T11A11B111118，上海源叶生物科技有限公司提供）。

色谱条件与系统适用性试验　色谱柱为资生堂MG CAPCELL PAK C18（5 μm，4.6 mm×250 mm）；以乙腈为流动相A；水为流动相B，按下表的规定进行梯度洗脱；柱温为30 ℃；检测波长为270 nm。理论板数按淫羊藿苷峰计算应不低于8000。

时间(分钟)	流动相A(%)	流动相B(%)
0～30	24→26	76→74
30～31	26→45	74→55
31～45	45→47	55→53

对照品溶液的制备　取淫羊藿苷对照品适量，精密称定，加甲醇制成每1 ml含40 μg的溶液，即得。

供试品溶液的制备　取本品叶片粉末（过三号筛）0.2 g，精密称定，置具塞锥形瓶中，精密加入稀乙醇20 ml，称定重量，超声处理（功率400 W，频率50 kHz）1小时，放冷，再称定重量，用稀乙醇补足减失的重量，摇匀，滤过，取续滤液，即得。

测定法　分别精密吸取对照品溶液与供试品溶液各10 μl，注入液相色谱仪，测定。以淫羊藿苷对照品为参照，以其相应的峰为S峰，计算朝藿定A、朝藿定B、朝藿定C峰的相对保留时间，其相对保留时间应在规定值的±5%范围内。相对保留时间及校正因子见下表。

待测成分(峰)	相对保留时间	校正因子
朝藿定A	0.73	1.35
朝藿定B	0.81	1.28
朝藿定C	0.90	1.22
淫羊藿苷(S)	1.00	1.00

以淫羊藿苷对照品为对照，分别乘以校正因子，计算朝藿定A、朝藿定B、朝藿定C和淫羊藿苷的含量。

样品测定 根据对10批酒淫羊藿中总黄酮醇苷的测定结果，结合以往实验数据，拟定按干燥品计算，叶片含朝藿定A（$C_{39}H_{50}O_{20}$）、朝藿定B（$C_{38}H_{48}O_{19}$）、朝藿定C（$C_{39}H_{50}O_{19}$）和淫羊藿苷（$C_{33}H_{40}O_{15}$）的总量不得少于1.2%。

宝藿苷Ⅰ 照高效液相色谱法（中国药典通则0512）拟定。

仪器与试药 甲醇、乙醇，乙腈为分析纯，超声波清洗机（宁波高新区欧蓝科技有限公司），宝藿苷Ⅰ对照品（LOT：111852-201603，中国食品药品检定研究院提供）。

对照品溶液的制备 取宝藿苷Ⅰ对照品适量，精密称定，加甲醇制成每1 ml含10 μg的溶液，即得。

色谱条件与系统适用性试验、供试品溶液的制备同总黄酮醇苷。

测定法 分别精密吸取对照品溶液与供试品溶液各10 μl，注入液相色谱仪，测定。

样品测定 对10批酒淫羊藿中宝藿苷测定，根据测定结果，结合以往实验数据，拟定按干燥品计算，叶片含宝藿苷Ⅰ（$C_{27}H_{30}O_{10}$）不得少于0.030%。

【化学成分】淫羊藿主要药效成分为黄酮类化合物，含量达1.0%～8.8%，其中主要包括淫羊藿苷，宝藿苷Ⅰ，淫羊藿次苷，淫羊藿新苷A、C，大花淫羊藿苷A、B、C，朝藿定A、B、C等，此外淫羊藿中尚含有多糖及挥发油等生物活性成分。

【药理作用】淫羊藿具有免疫促进[3]、心肌缺氧保护[4]、性腺衰老延缓[5]、对抗骨质疏松症[6]、抗肿瘤活性[7]等多种药理作用。

【炮制方法】【性味与归经】【功能与主治】【用法与用量】【处方应付】及**【贮藏】**参照文献[1-2]综合拟定。

参考文献

[1] 甘肃省食品药品监督管理局.甘肃省中药炮制规范(2009年版)[S].兰州:甘肃文化出版社,2009:261.
[2] 国家药典委员会.中华人民共和国药典(2020年版·一部)[S].北京:中国医药科技出版社,2020:340.
[3] 李晓冰,金东庆,郭良君,等.淫羊藿苷在辐射小鼠免疫学功能恢复中作用的研究[J].中国辐射卫生,2002(03):171.

[4] 王英军，唐炜，孙英莲，等.淫羊藿总苷对麻醉开胸犬血流动力学的影响[J].中药药理与临床，2006(Z1):66-68.

[5] 章振保，田生平，杨镜秋，等.淫羊藿苷与睾酮治疗亚急性衰老雄性大鼠的实验研究[J].中国男科学杂志，2006(08):13-18.

[6] 吕明波，刘兴炎，葛宝丰，等.淫羊藿苷对小鼠骨髓源性破骨细胞诱导生成及骨吸收功能的影响[J].中国骨质疏松杂志，2007(05):315-319.

[7] PENG Y G, ZHANG L.Baohuoside-I suppresses cell proliferation and migration by up-regulating miR-144 in melanoma[J].Pharm Biol, 2018, 56(1):43-50.

珠子参叶

Zhuzishenye

PANACIS JAPONICI FOLIUM

【处方用名】珠子参叶、参叶。

【名称】本品在甘肃的历史习用名称为珠子参叶、参叶，现标准沿用珠子参叶为正名[1]。

【来源】本品为五加科植物大叶三七 *Panax pseudo-ginseng* Wall.var.japonicus（C.A. Mey）Hoo et Tseng或秀丽假人参 *Panax pseudo-ginseng* Wall.var.*elegantior*（Burkill）Hoo et Tseng的干燥叶。主产于甘肃、陕西、四川、云南等地。6～7月茎叶茂盛时摘取，扎成小把，晾干。

药材以色绿、完整、气香者为佳。[2-4]

【性状】呈丝条状，多破碎。叶表面绿色或黄绿色，上表面无毛或脉上疏具刚毛，下表面脉上疏生刚毛或密生柔毛，有时无毛。边缘有锯齿。茎纤细，具纵棱。气微香，味微苦而微甘。见图1。

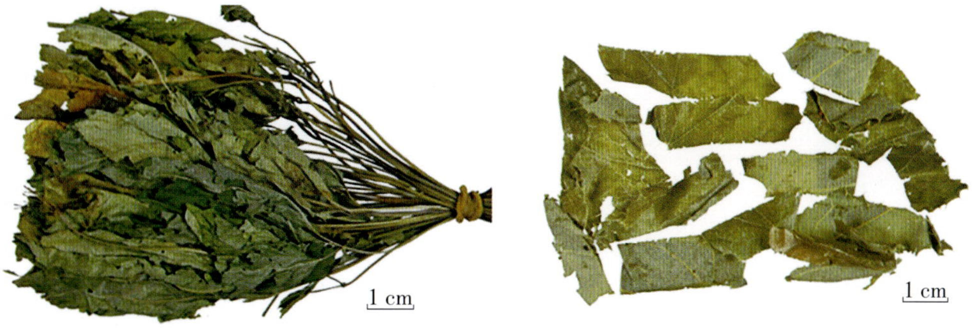

图1　珠子参叶药材及饮片图

【鉴别】显微鉴别 根据陇南植物标本描述。仅供参考，未纳入正文。

大叶三七 叶脉横切面：上、下表皮均为1列细胞，上表皮内有2～3列厚角细胞。栅栏组织1列，不甚明显。海绵组织为薄壁细胞，可见少量的草酸钙小簇晶。中脉维管束常1个，新月形。周围有分泌道2～3个，直径7～30 μm。下表皮内有1～2列厚壁细胞，见图2。

本品粉末含有大量的上表皮细胞和下表皮细胞，含有大量气孔，导管有环纹导管、网纹导管和具缘纹孔导管，纤维和草酸钙簇晶也清晰可见。见图3。

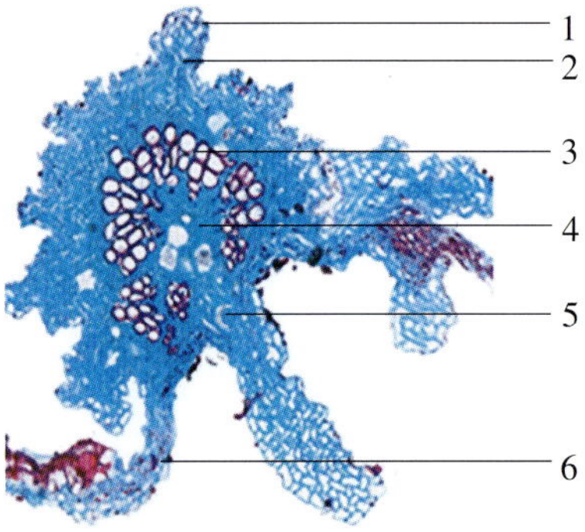

图2 大叶三七叶脉横切面显微图

1.下皮层 2.厚角组织 3.木质部 4.韧皮部 5.草酸钙簇晶 6.上表皮

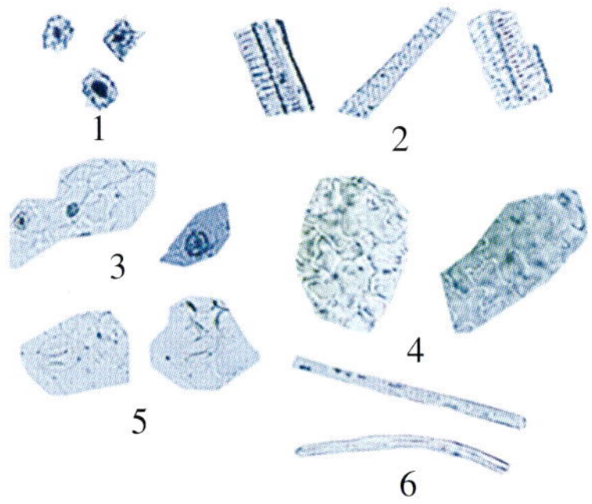

图3 大叶三七粉末显微图

1.草酸钙簇晶 2.导管 3.下皮层细胞 4.含簇晶薄壁细胞 5.上表皮细胞 6.纤维

秀丽假人参海绵组织几无草酸钙小簇晶。分泌道直径4～18 μm。

【检查】水分 按中国药典通则0832第四法，对10批样品水分进行测定，根据测定结果，拟定水分限度不得过9.0%。

总灰分、酸不溶性灰分 按中国药典通则2302，对10批样品总灰分、酸不溶性灰分进行测定，根据测定结果，拟定总灰分限度不得过10.0%，酸不溶性灰分限度不得过2.0%。

【浸出物】照水溶性浸出物测定法（中国药典通则2201）项下的热浸法测定，对10批样品测定，根据测定结果，拟定浸出物限度不得少于15.0%。

【化学成分】分离出珠子参苷F_1、F_2、F_3和F_4；同时，还分离到已知的人参皂苷Rd、Re、Rg_1、Rg_2和F_2[5]。

【炮制方法】【性味与归经】【功能与主治】【用法与用量】【处方应付】及**【贮藏】**参照文献[2, 4]综合拟定。

【注意】根据中药十八反“诸参辛芍叛藜芦”拟定。

【附注】人参叶为五加科人参*Panax ginseng* C.A.Mey的干燥叶，注意区别使用。

参考文献

[1] 甘肃省食品药品监督管理局.甘肃省中药材标准(2009年版)[S].兰州:甘肃文化出版社,2009:257-258.

[2] 赵学敏.本草纲目拾遗[M].北京:中国中医药出版社,1998:61.

[3] 甘肃省卫生局.甘肃中草药手册(第三册)[M].兰州:甘肃人民出版社,1973:449.

[4] 中国科学院《中国植物志》编辑委员会.中国植物志[M].北京:科学出版社,2004.

[5] 冯宝树,等.秦岭产珠子参叶的达玛烷型皂苷研究[J].云南植物研究,1987: 9(4):477-479.

五、花类

草蒲黄

Caopuhuang

TYPHAE FLOS ET POLLEN

【处方用名】草蒲黄、醋草蒲黄、草蒲黄炭。

【名称】草蒲黄（粗蒲黄）和净蒲黄（细蒲黄）均称蒲黄药用，蒲黄在《中国药典》2020年版一部已收载，本品以草蒲黄为名列入本标准。

【来源】本品为香蒲科植物水烛香蒲 *Typha angustifolia* L.及同属植物带有花药、花丝的干燥花粉。主产于浙江、江苏、山东、安徽、湖北等地，甘肃亦产。夏季采收蒲棒上部的黄色雄花序，晒干，用碾轧之，除去花茎、绒毛等杂质，所得即草蒲黄。草蒲黄过细箩除去花丝及花药即得纯花粉，称蒲黄。

药材以纯净、粉细、体轻、色鲜黄、花药花丝少者为佳。[1-2]

【性状】草蒲黄　为花粉、花药及花丝的混合物。花丝、花药呈丝状，花粉呈细粉状。黄色至鲜黄色。质轻，手捻易成团，有滑腻感。气微，味淡。

醋草蒲黄　形如草蒲黄。棕黄色。具醋香气。

草蒲黄炭　形如草蒲黄。棕褐色至黑褐色。

【鉴别】（1）**显微鉴别**　草蒲黄或醋草蒲黄粉末黄色。花粉粒类圆形或椭圆形，直径17～29 μm，表面有网状雕纹，周边轮廓线光滑，凸波状或齿轮状，具单孔，不甚明显。花药、花丝薄壁细胞中含有草酸钙针晶。花粉囊内壁细胞具螺旋状纹理。见图1。

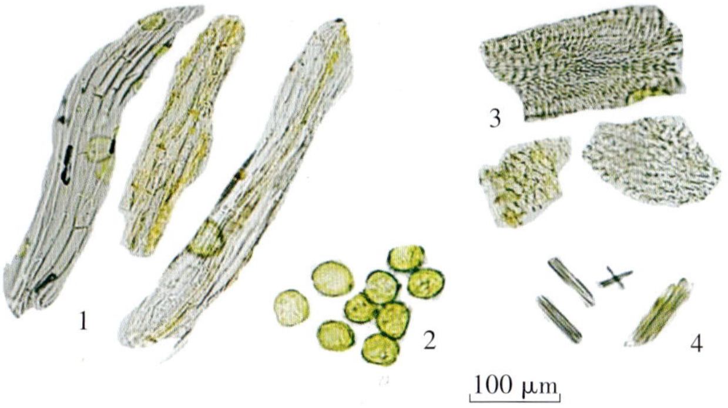

图1　草蒲黄粉末显微图

1.花药、花丝薄壁细胞　2.花粉粒　3.花粉囊内壁细胞　4.草酸钙针晶

（2）**薄层色谱**　取草蒲黄或醋草蒲黄粉末2 g，加80%乙醇30 ml，加热回流1小时，滤过，滤液蒸干，残渣加乙酸乙酯10 ml使溶解，滤过，滤液浓缩至约2 ml，作为供试品溶液。另取异鼠李素对照品，加乙酸乙酯制成每1 ml含1mg的溶液，作为对照品溶液。

照薄层色谱法（中国药典通则0502）试验，吸取供试品溶液10～15 μl、对照品溶液5 μl，分别点于同一硅胶GF_{254}薄层板上，以甲苯–乙酸乙酯–甲酸（5:2:1）为展开剂，展开，取出，晾干，置紫外光灯（254 nm）下检视。供试品色谱中，在与对照品色谱相应的位置上，显相同颜色的荧光斑点。

【检查】水分 按中国药典通则0832第二法，根据测定结果，拟定水分限度不得过13.0%。

总灰分 按中国药典通则2301，根据测定结果，拟定总灰分限度不得过15.0%。

酸不溶性灰分 按中国药典通则2301，根据测定结果，拟定酸不溶性灰分限度不得过8.0%。

【含量测定】照高效液相色谱法（中国药典通则0512）测定。

色谱条件与系统适用性试验 以十八烷基硅烷键合硅胶为填充剂；以乙腈–水（15:85）为流动相；检测波长为254 nm。理论板数按异鼠李素–3–O–新橙皮苷峰计算应不低于1000。

对照品溶液的制备 取异鼠李素–3–O–新橙皮苷对照品适量，精密称定，加甲醇制成每1 ml含60 μg的溶液，即得。

供试品溶液的制备 取本品粉末约0.5 g，精密称定，置具塞锥形瓶中，精密加入甲醇50 ml，密塞，称定重量，超声处理（功率250 W，频率35 kHz）30分钟，放冷，再称定重量，用甲醇补足减失的重量，摇匀，滤过，取续滤液，即得。

测定法 分别精密吸取对照品溶液与供试品溶液各10 μl，注入液相色谱仪，测定，即得。

根据测定结果拟定按干燥品计算，草蒲黄和醋草蒲黄含异鼠李素–3–O–新橙皮苷（$C_{28}H_{22}O_{16}$）不得少于0.10%。

【化学成分】水烛香蒲花粉含黄酮类化合物，有香蒲新苷、槲皮素、山奈酚、异鼠李素、异鼠李素–3–O–新橙皮苷等。甾醇类化合物有α–香蒲甾醇（α–Typhasterol）、β–谷甾醇。此外，尚含脂肪油、氨基酸和多糖等[3-6]。

【炮制方法】【性味与归经】【功能与主治】【用法与用量】【处方应付】【注意】及**【贮藏】**参照文献[7]综合拟定。

参考文献

[1] 国家药典委员会.中华人民共和国药典(2020年版·一部)[S].北京:中国医药科技出版社,2020:368.
[2] 南京中医药大学.中药大辞典[M].2版.上海:上海科学技术出版社,2006.
[3] 国家中医药管理局《中华本草》编委会.中华本草[M].上海:上海科学技术出版社,1999.
[4] 巢蕾,高明亮,曹雨诞,等.水烛香蒲不同部位黄酮类化合物的动态分析[J].广西植物,2021,41(05):831-842.

[5] 陈毓,李锋涛,陶伟伟,等.蒲黄化学成分研究[J].天然产物研究与开发,2015,27(09):1558-1563.
[6] 李芳,陈佩东,丁安伟.蒲黄化学成分研究[J].中草药,2012,43(04):667-669.
[7] 甘肃省卫生局.甘肃中草药手册(第一册)[M].兰州:甘肃人民出版社,1970:488.

佛 手 花

Foshouhua

CITRI SARCODACTYLIS FLOS

【处方用名】佛手花。

【名称】沿用传统名称。

【来源】本品为芸香科植物佛手 *Citrus medica* L.var.*sarcodactylis* Swingle 的干燥花及花蕾。主产于广东、浙江等地。3～4月采收或及时拾取落地花，除去杂质，晒干或稍闷润，蒸后晒干。

药材以花朵完整、气香、无杂质者为佳。

【性状】呈长椭圆形，表面淡黄棕色或淡棕褐色。花梗长2～7 mm。花萼杯状，柄短，或略呈三角形，微有皱纹，常有小凹点。花瓣5片，披针形或长卵形，多反卷，长1～2 cm，宽约3～5 mm，淡黄色，具众多棕褐色细小凹点。雄蕊多数，黄白色，着生于花盘周围。两性花花柱分裂呈指头状。花蕾色较深。气香，味微苦。见图1。

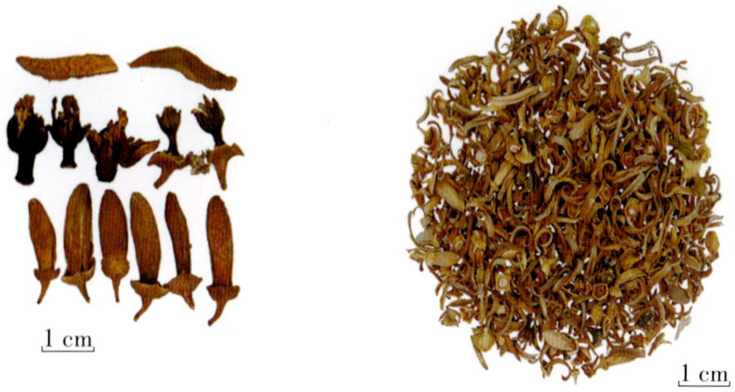

图1 佛手花饮片图

【鉴别】显微鉴别 根据样品及参照文献描述。

本品粉末淡黄棕色。花柱薄壁细胞多含橙皮苷结晶，扇形、针簇状或无定形团块状，有的可见放射状条纹。花粉粒圆球形，淡黄色或红棕色，直径25-40 μm，外壁颗粒状突起，萌发孔2～5个。气孔为不定形。腺毛腺头细胞为单个或多个细胞，非腺毛多为单细胞，可见草酸钙方晶及簇晶。油滴较多。见图2。

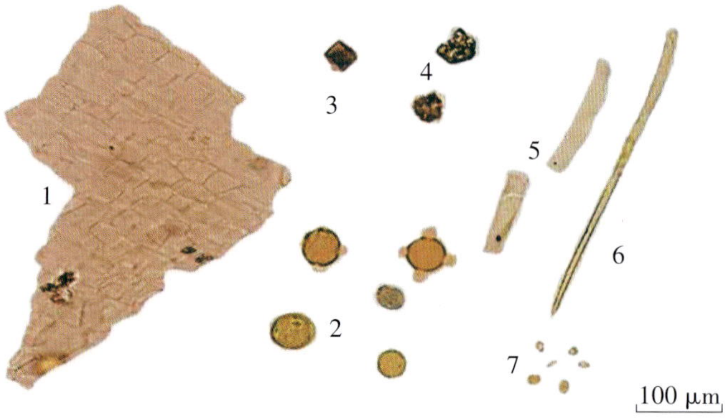

图2 佛手花粉末显微图

1.花柱薄壁细胞 2.花粉粒 3.草酸钙方晶 4.草酸钙簇晶 5.非腺毛 6.腺毛 7.淀粉粒

【药理作用】佛手全身都是宝，其根、茎、叶、花、果均可入药，辛、苦、甘、温、无毒，入肝、脾、胃三经，有理气化痰、止咳消胀、舒肝健脾和胃等多种药用功能。据史料记载，花、果可泡茶，有消气作用；果可治胃病、呕吐、噎嗝、高血压、气管炎、哮喘等病症。据《归经》等文献记载，佛手还具有治疗鼓胀发肿病、妇女白带病及醒酒作用，是配制佛手中成药的主要原料。[1-3]

【炮制方法】【性味与归经】【功能与主治】【用法与用量】【处方应付】及**【贮藏】**参照文献[1-4]综合拟定。

参考文献

[1] 福建省药品监督管理局.福建省中药饮片炮制规范(2012年版)[S].福州:福建科学技术出版社,2012:102.
[2] 陈瑞生,陈相银,贾王俊.佛手的性状功效[J].首都医药,2012,19(23):42.
[3] 李松,李平.平肝理气的佛手花[J].首都食品与医药,2017,24(21):5.

金 银 花

Jinyinhua

LONICERAE JAPONICAE FLOS

【处方用名】炒金银花、金银花炭。

【名称】沿用传统名称。

【来源】本品为忍冬科植物忍冬 *Lonicera japonica* Thunb.的干燥花蕾或带初开的花。主产于山东、河南、甘肃等地。夏初花开前采收，干燥。

药材以完整、色黄白、气清香者为佳。

【性状】炒金银花 本品呈棒状，上粗下细，略弯曲，长2～3 cm，上部直径约

3 mm，下部直径约1.5 mm。表面深黄色，密被短柔毛。偶见叶状苞片。花萼黄色，先端5裂，裂片有毛，长约2 mm。开放者花冠筒状，先端二唇形。雄蕊5，附于筒壁，深黄色；雌蕊1，子房无毛。气清香，味淡、微苦。

金银花炭 形如炒金银花。表面焦褐色至黑褐色。见图1。

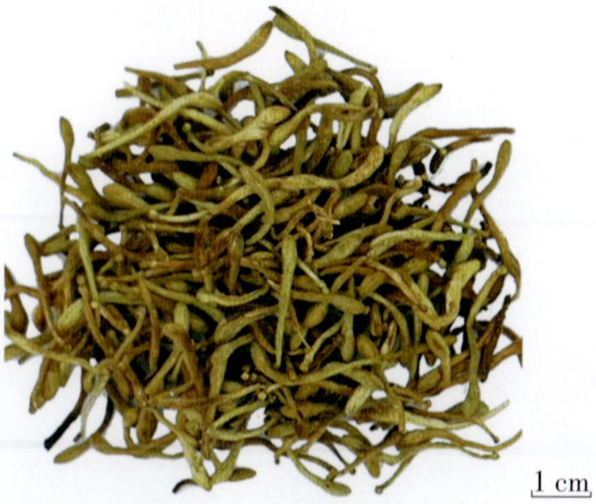

图1 金银花饮片图

【鉴别】（1）**显微鉴别** 炒金银花粉末深黄色或黄棕色。腺毛较多，头部倒圆锥形、类圆形或略扁圆形，4～33细胞，排成2～4层，直径30～64～108 μm，柄部1～5细胞，长可达700 μm。非腺毛有两种：一种为厚壁非腺毛，单细胞，长可达900 μm，表面有微细疣状或泡状突起，有的具螺纹；另一种为薄壁非腺毛，单细胞，甚长，弯曲或皱缩，表面有微细疣状突起。草酸钙簇晶直径6～45 μm。花粉粒类圆形或三角形，表面具细密短刺及细颗粒状雕纹，具3孔沟。见图2。

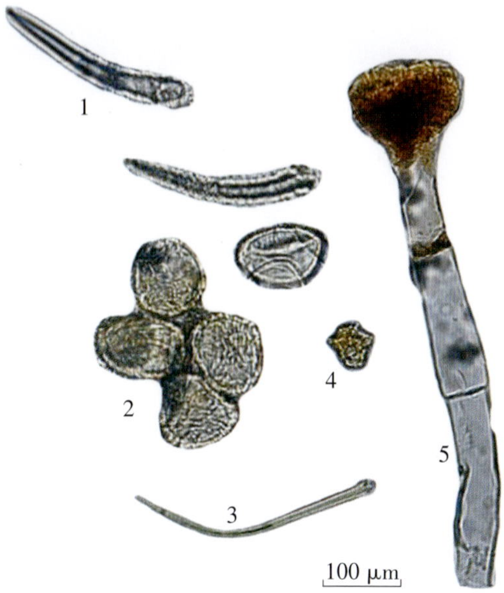

图2 炒金银花粉末显微图

1.厚壁非腺毛 2.花粉粒 3.薄壁非腺毛 4.草酸钙簇晶 5.腺毛

(2) **薄层色谱** 取本品粉末0.2 g，加甲醇5 ml，放置12小时，滤过，滤液作为供试品溶液。另取绿原酸对照品，加甲醇制成每1 ml含1 mg的溶液，作为对照品溶液。照薄层色谱法（中国药典通则0502）试验，吸取供试品溶液10～20 μl、对照品溶液10 μl，分别点于同一硅胶H薄层板上，以乙酸丁酯-甲酸-水（7:2.5:2.5）的上层溶液为展开剂，展开，取出，晾干，置紫外光灯（365 nm）下检视。供试品色谱中，在与对照品色谱相应的位置上，显相同颜色的荧光斑点。见图3。

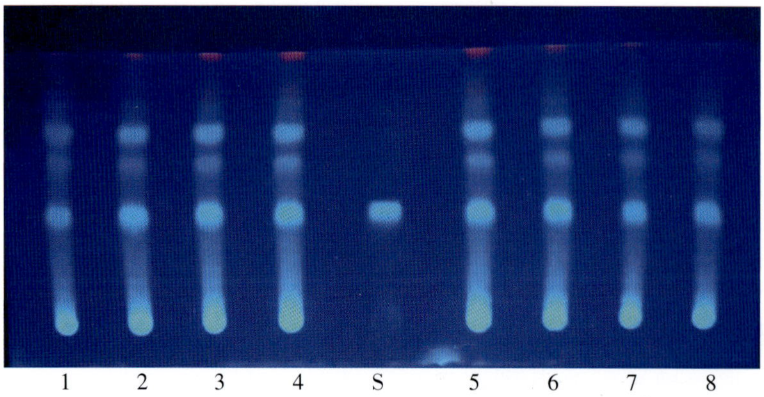

图3 炒金银花薄层色谱图

S.绿原酸对照品 1～8.炒金银花（不同批次样品）

【检查】水分、总灰分 分别按中国药典通则0832第二法、2302，对10批样品测定，根据测定结果，拟定水分限度不得过12.0%；总灰分限度不得过10.0%。

【化学成分】主要含绿原酸、异绿原酸、咖啡酸等有机酸，木犀草素、金丝桃苷等黄酮，三萜皂苷，挥发油等。

【药理作用】现代药理学研究证明，具有广谱抗菌作用，对金黄色葡萄球菌，痢疾杆菌等多种致病菌均有较强的抑制作用；对钩端螺旋体流感病毒以及致病霉菌等多种病原微生物，亦有抑制作用；此外，还具有明显的抗炎及解热作用。

【炮制方法】【性味与归经】【功能与主治】【用法与用量】【处方应付】及**【贮藏】**参照文献[1-3]综合拟定。

参考文献

[1] 叶水泉.金银花炮制不同功用各异[N].中国中医药报,2010-05-07(005).
[2] 国家药典委员会.中华人民共和国药典(2020年版·一部)[S].北京:中国医药科技出版社,2020:230.
[3] 王国强.全国中草药汇编[M].北京:人民卫生出版社,2014.

苦水玫瑰花

Kushui Meiguihua

ROSAE RUGOSAE FLOS

【处方用名】 苦水玫瑰花。

【名称】 沿用传统名称。

苦水玫瑰是传统玫瑰和钝齿蔷薇的杂交种，盛产于甘肃永登苦水镇，永登县位于甘肃中部，兰州市西北部郊区。“苦水玫瑰”地理标志登记生产区域为苦水镇、红城镇、龙泉寺镇、大同镇、柳树乡、中堡镇、上川镇、城关镇、树屏镇、河桥镇、连城镇、武胜驿镇等12个乡镇96个行政村，区域面积2960平方公里。[1-3]

【来源】 本品为蔷薇科植物苦水玫瑰*Rosa rugosa* ‘Plena’的干燥花蕾。主产于甘肃省永登县苦水镇。夏初花将开放时分批采摘，及时低温干燥。

药材以花朵完整、色紫红、香气浓者为佳。[4-8]

【性状】 花蕾略呈半球形，直径0.7～1.2 cm。花托半球形，与花萼基部合生，疏被毛。萼片5枚，卵状披针形，黄绿色至棕绿色。花瓣展平后呈宽卵形，上部紫红色，下部色淡。雄蕊多数，深黄色。花柱多数，柱头在花托口集成头状，略突出，短于雄蕊。体轻，质脆。气芳香浓郁，味微苦涩。见图1。

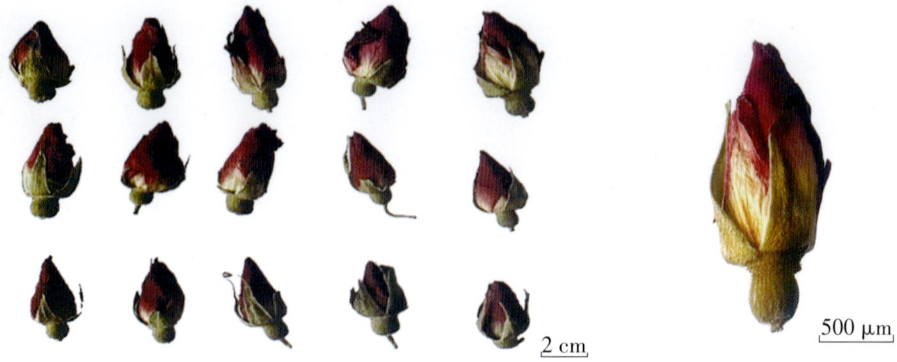

图1 苦水玫瑰饮片图

【鉴别】（1）**显微鉴别** 根据收集样品的实际观察结果进行描述：本品粉末淡红色。单细胞非腺毛，多弯曲，棒状，壁厚。花瓣表皮细胞类长方形，有淡红色内容物散在。花粉粒多见，类圆形，具3萌发孔。有时可见草酸钙簇晶。见图2。

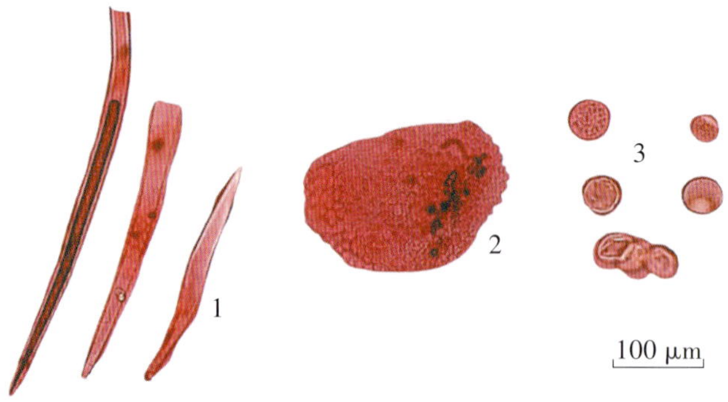

图2 苦水玫瑰粉末显微图

1非腺毛 2萼片细胞 3花粉粒

（2）**薄层鉴别** 取本品粉末1 g，加甲醇10 ml，超声处理10分钟，滤过，滤液作为供试品溶液。另取苦水玫瑰花对照药材1 g，同法制成对照药材溶液。照薄层色谱法（中国药典通则0502）试验，吸取上述两种溶液各2 μl，分别点于同一硅胶GF_{254}薄层板上，以乙酸乙酯-甲酸-水（30∶3∶1）为展开剂，展开，取出，晾干，喷以5%三氯化铝乙醇溶液，在105 ℃加热数分钟，置紫外光灯（365 nm）下检视。供试品色谱中，在与对照药材色谱相应的位置上，显相同颜色的荧光斑点。见图3。

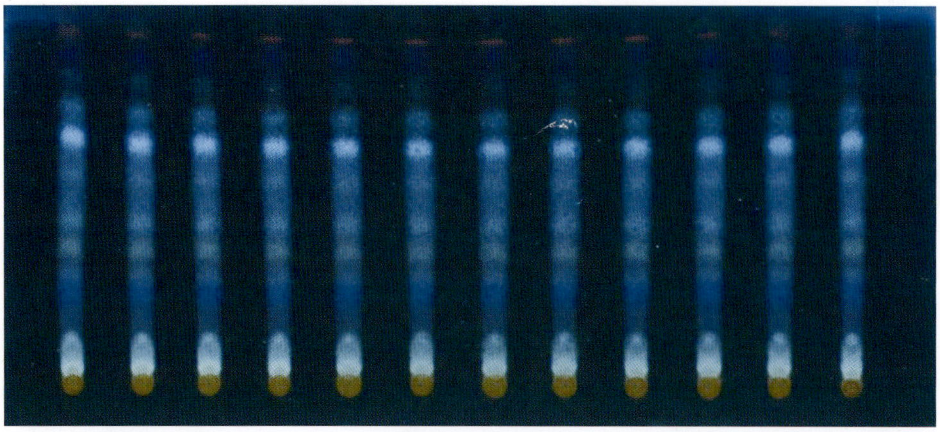

图3 苦水玫瑰薄层色谱图

S.苦水玫瑰花对照药材 1～11.苦水玫瑰花（不同批次样品）

【检查】水分 按中国药典通则0832第二法测定法，对12批苦水玫瑰水分进行测定，根据测定结果，水分结果在5.99%～7.28%之间，拟定水分限度应不得过13.0%。

灰分 按中国药典通则2302，对12批苦水玫瑰总灰分和酸不溶性灰分进行测定，总灰分结果在3.31%～4.15%之间，根据测定结果，拟定总灰分限度应不得过5.0%；酸不溶性灰分结果在0.06%～0.16%之间，根据测定结果，拟定酸不溶性灰分限度应不得过1.0%。

二氧化硫残留量 照中国药典通则2331，对12批样品进行测定，根据测定结果，拟定二氧化硫残留量限度不得过50 mg/kg。

【浸出物】分别采用水溶性、醇溶性（50%乙醇作溶剂）浸出物测定法中的热浸法，对12批样品进行测定，水溶性浸出物结果在32.60%～43.19%之间，根据测定结果，拟定水溶性浸出物限度应不得少于25.0%；醇溶性浸出物结果在41.42%～51.73%之间，暂不列入标准正文。

【化学成分】苦水玫瑰有挥发油、黄酮、鞣质、倍半萜类、酯类、维生素、多糖、氨基酸、蛋白质、生物碱等。挥发油类成分主要为丁香油酚、苯乙醇、香茅醇甲酸酯、芳樟醇等；黄酮类成分为槲皮素、山奈酚、原花青素、花色苷等；酚酸类成分有咖啡酸、香豆酸、没食子酸、原儿茶酸、香草酸、阿魏酸、龙胆酸等；还有多糖和其他氨基酸类成分。[9]

【药理作用】苦水玫瑰具有行气解郁、和血止痛、抗氧化、抗肿瘤、抗病毒、降血糖、保肝利胆的功效，多用于肝胃气痛、月经不调、跌打伤痛等病症[10]。

【炮制方法】【性味与归经】【功能与主治】【用法与用量】【处方应付】及**【贮藏】**参考文献[11-12]综合拟定。

参考文献

[1] 周围，周小平，赵国宏，等.中国苦水玫瑰油香气成分的研究[J].色谱，2002.20(6).
[2] 马子骏，常毅，侯世昌.苦水玫瑰的生物学特性及其栽培技术[J].甘肃农业科技.1985.8.
[3] 中国科学院《中国植物志》编辑委员会.中国植物志[M].北京：科学出版社，2004.
[4] 马子骏，常毅，侯世昌.苦水玫瑰开花生物学的研究[J].甘肃科学学报，1990.2.
[5] 杨念慈.谈谈油用玫瑰花的种类[J].香料与香精，1982.
[6] 李万英，王文中.我国玫瑰资源初探[J].园艺学报.1983，10(3).
[7] 冯立国.玫瑰野生种质资源评价及其与栽培种质亲缘关系的研究[D].济南：山东农业大学，2007.
[8] 李玉舒.中国玫瑰种质资源调查及其品种分类研究[D].北京：北京林业大学，2006.
[9] 常进文，曹珊，常进艳，等.GC/MS分析亚临界四号溶剂萃取苦水玫瑰油的化学成分[J].香料香精化妆品，2013(04)：7-9.
[10] 马昌豪.玫瑰花化学成分与质量标准研究[D].济南：山东中医药大学，2012.
[11] 南京中医药大学.中药大辞典[M].2版.上海：上海科学技术出版社，2006.
[12] 国家中医药管理局《中华本草》编委会.中华本草[M].上海：上海科学技术出版社，1999.

密蒙花

Mimenghua

BUDDLEJAE FLOS

【处方用名】蜜密蒙花[1-3]。

【名称】沿用传统名称[1-4]。

【来源】本品为马钱科植物密蒙花*Buddleja officinalis* Maxim.的干燥花序及花蕾。主产于湖北、四川等地，甘肃亦产。春季花未开放前采收，除去杂质，晒干。

药材以花密集、色灰黄、有柔毛、质柔者为佳。[1]

【性状】为花蕾密聚的花序小分枝，呈不规则的圆锥状。表面棕黄色，密被茸毛。花蕾短棒状，上端略大。花萼钟状，先端4齿裂。花冠筒状，先端4裂，裂片卵形。雄蕊4个，着生在花冠筒中部。质柔软。具蜜香气，味微甜、苦、辛。见图1。

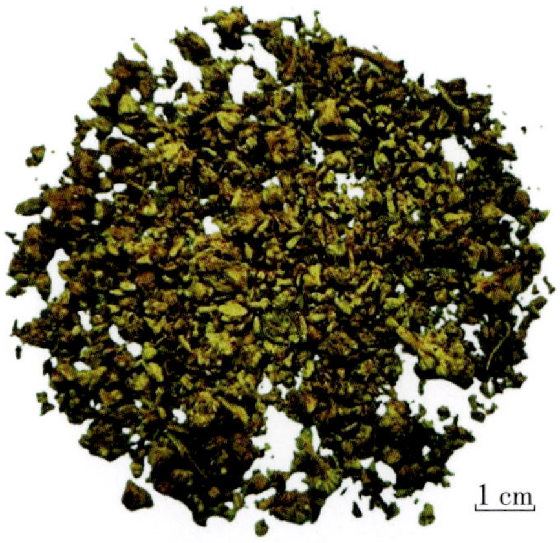

图1 蜜密蒙花饮片图

【鉴别】（1）**显微鉴别** 本品粉末棕色。非腺毛通常为4细胞，基部2细胞单列，上部2细胞并列，每细胞又分2叉，每分叉长50～500 μm，壁甚厚，胞腔线形。花冠上表面有少数非腺毛，单细胞，长38～600 μm，壁具多数刺状突起。花粉粒球形，直径13～20 μm，表面光滑，有3个萌发孔。腺毛头部顶面观（1～）2细胞，2细胞者并列呈哑铃形或蝶形，柄极短。见图2。

【含量测定】照高效液相色谱法（中国药典通则0512），参照《中国药典》2020年版密蒙花项下含量测定方法拟定。[5]

仪器与试药 1260-G1311B型高效液相色谱仪；OpenLab C.01.05型数据处理仪；G1315D型紫外可见检测器。甲醇为色谱纯，其余试剂为分析纯。蒙花苷对照品（批号：

111528-201911，中国食品药品检定研究院提供）。

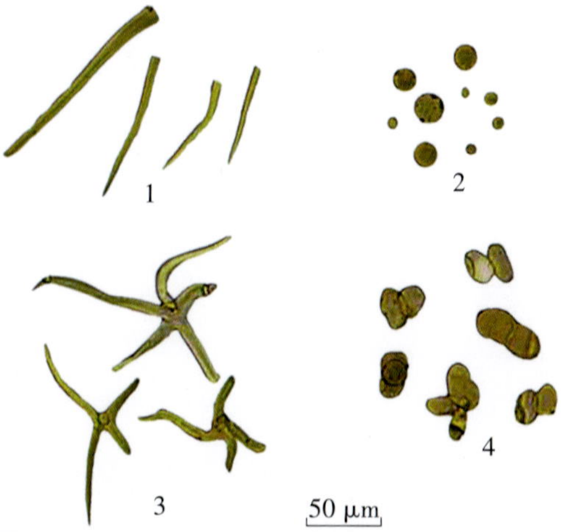

图2　蜜密蒙花粉末显微图

1.单细胞非腺毛　2.花粉粒　3.四细胞非腺毛　4.腺毛

色谱条件与系统适用性试验　色谱柱为大连依利特SinoChrom ODS-BP（5 μm，4.6 mm×250 mm）；以甲醇-水-醋酸（45∶54.5∶0.5）为流动相；检测波长为326 nm；柱温为30 ℃；流速为1.0 ml/min；理论板数按蒙花苷峰计算应不低于1000。

对照品溶液的制备　取蒙花苷对照品适量，精密称定，加甲醇制成每1 ml含0.1 mg的溶液，即得。

供试品溶液的制备　取本品粉末约0.5 g，精密称定，置索氏提取器中，加石油醚（60～90 ℃）适量，加热回流2小时，弃去石油醚液，药渣挥干，加甲醇适量，加热回流4小时，提取液浓缩至适量，转移至50 ml量瓶中，用少量甲醇洗涤残渣及容器，洗液并入同一量瓶中，加甲醇至刻度，摇匀，滤过，取续滤液，即得。

测定法　分别精密吸取对照品溶液与供试品溶液各10 μl，注入液相色谱仪，测定，即得。

样品测定　对6批蜜密蒙花样品中蒙花苷的含量进行测定，根据测定结果，结合以往实验数据，拟定为本品含蒙花苷（$C_{28}H_{32}O_{14}$）不得少于0.50%。

【化学成分】密蒙花的化学成分有黄酮类及其甙类，包括木犀草素、芹菜素、橙皮素、刺槐素、蒙花甙、密蒙花新甙、木犀草素-7-O-芸香糖甙、木犀草素-7-o-葡萄糖甙、秋英甙、芹菜素-7-芦丁糖甙；苯乙醇甙类，包括毛柳甙、毛蕊甙、异毛蕊花甙、仙人球甙；三萜类及三萜皂苷类，包括齐墩果酸-13-（18）-烯-3-酮、δ-香树脂醇-8,24-二烯-3-醇乙酸酯、α-菠甾醇、半乳糖醇、香豆酸、密蒙花皂甙丙、苯丙素甙；挥发油包括棕榈酸、6,10,14三甲基-2-十五烷酮、二十一烷、二十七烷和紫丁香醇D；多糖等[2-3, 6-8]。

【药理作用】密蒙花具有广泛的生理活性[2-3, 7-8]。（1）抗干眼症和类雄激素作用；

(2)抗炎作用;(3)免疫调节作用;(4)抗病毒抗菌作用;(5)解热作用;(6)抗肿瘤作用;(8)降血糖作用;(9)抗氧化作用。

【炮制方法】【性味与归经】【功能与主治】【用法与用量】【处方应付】及**【贮藏】**参照文献[4-5]综合拟定。

参考文献

[1] 高宾,郭淑珍,肖玲.密蒙花的真伪鉴别[J].首都医药,2013,7(上):46.
[2] 石璐,谢国勇,王飒,等.密蒙花的药学研究进展[J].中国野生植物资源,2016,25(3):34-40.
[3] 田硕,苗明三.密蒙花的现代研究[J].中医学报,2014,29(5):708-710.
[4] 甘肃省食品药品监督管理局.甘肃省中药炮制规范(2009年版)[S].兰州:甘肃文化出版社,2009:251.
[5] 国家药典委员会.中华人民共和国药典(2020年版·一部)[S].北京:中国医药科技出版社,2020:301.
[6] 杨东方,胡云飞,丁倩倩,等.密蒙花的化学成分及质量控制方法研究进展[J].中国现代应用药学,2019,36(22):2870-2875.
[7] 崔颖,张永旺.密蒙花研究进展[J].甘肃中医学院学报,2010,27(2):65-68.
[8] 左志琴,沈志华.密蒙花黄酮类化合物药学用途研究近况[J].江西中医药,2014,45(2):73-75.

木芙蓉花

Mufuronghua

HIBISCI　MUTABILIS　FLOS

【处方用名】鲜木芙蓉花、木芙蓉花。

【名称】沿用传统名称。

【来源】本品为锦葵科植物木芙蓉 *Hibiscus mutabilis* L.的鲜品或干燥的花。主产于江苏、安徽、江西、浙江等地,甘肃亦产。夏、秋二季采收初开放的花朵,鲜用或晒干。

药材以花朵大、完整、色淡红者为佳。

【性状】鲜木芙蓉花　呈不规则的圆柱形。小苞片线形,表面被星状毛。花萼钟形,绿色,5裂、花冠红色至深红色,单瓣5枚或重瓣数枚。质柔软。气微,味微辛。

木芙蓉花　呈钟状或不规则的椭圆形,略扁,直径1.5~2.5 cm。小苞片线形,表面被星状毛。花萼钟形,灰绿色,5裂,表面被毛;花冠淡红色、红褐色或棕色,皱缩,中心有黄褐色的花蕊。体轻,质脆。气微,味微辛。见图1。

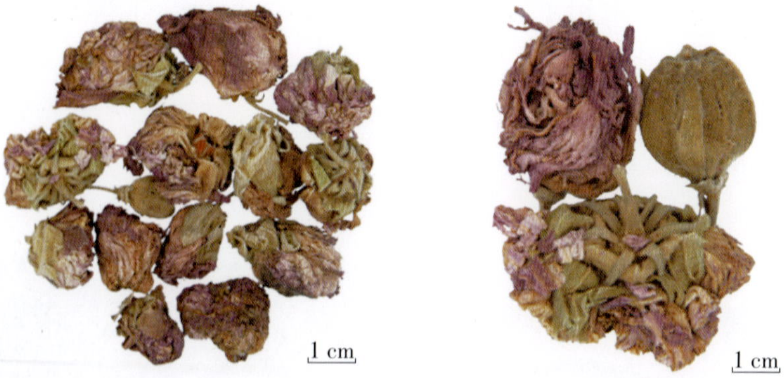

图1 木芙蓉花饮片图

【化学成分】木芙蓉的化学成分主要包括黄酮、有机酸、挥发性成分，以及豆甾、蒽醌、香豆素、三萜、木脂素和无机元素等其他成分[2-3]。

【药理作用】抗非特异性炎症、抗肾病、抗肝病、抗糖尿病、抗菌、抗病毒、免疫调节、抗寄生虫、抗过敏作用[3]。

【炮制方法】【性味与归经】【功能与主治】【用法与用量】【处方应付】【注意】及**【贮藏】**参照文献[4]综合拟定。

参考文献

[1] 国家药典委员会.中华人民共和国药典(2020年版·一部)[S].北京:中国医药科技出版社,2020:51.

[2] 夏晓旦,黄婷,薛嫚,等.木芙蓉化学成分与药理作用的研究进展[J].中成药,2017,39(11):2356-2360.

[3] 张丽,周长征.木芙蓉叶的研究进展[J].中国医药指南,2013,11(1):453-455.

[4] 甘肃省食品药品监督管理局.甘肃省中药炮制规范(2009年版)[S].兰州:甘肃文化出版社,2009:243.

盘叶金银花

Panyejinyinhua

LONICERAE TRAGOPHYLLAE FLOS

【处方用名】盘叶金银花。

【名称】本标准采用植物特征与中药名相结合的方式命名为盘叶金银花，区别于《中国药典》2020年版之金银花。

【来源】本品为忍冬科植物盘叶忍冬 *Lonicera tragophylla* Hemsl.的干燥花蕾或带初开的花。主产于甘肃等地。夏初花开前采收，干燥。

药材以花蕾完整、色黄白者为佳。[1-5]

【性状】多呈长棒状，上粗下细，略弯曲，长3～5 cm，上部直径3～5 mm，下部直径1～3 mm。表面黄白色或浅黄绿色，偶有棕黄色（贮久色渐深），疏被短柔毛。基部常附有绿色萼，萼齿小。初开放者花冠筒状，皱缩卷曲，二唇形。雄蕊5枚，黄色，雌蕊1枚，子房无毛。气微香，味微苦。见图1。

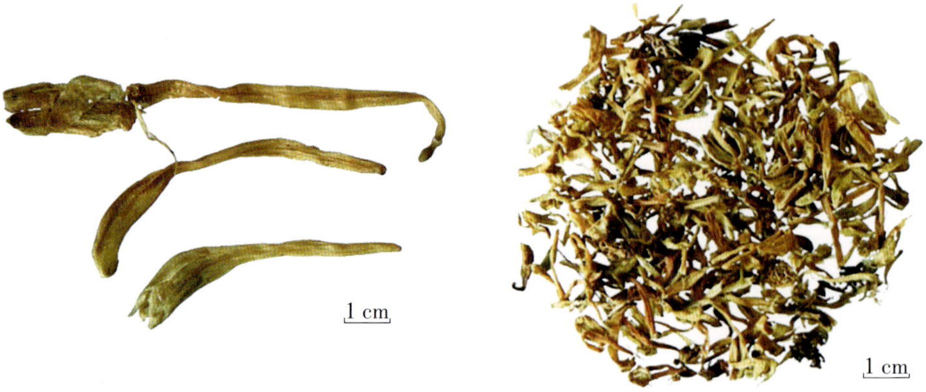

图1　盘叶金银花饮片图

【鉴别】（1）**显微鉴别**　本品粉末浅黄色。薄壁细胞类多角形或长方形，无细胞间隙。草酸钙簇晶较多，直径10～45 μm。花粉粒类圆形或圆形，直径140～210 μm，具三个萌发孔。花药表皮层下面的一层细胞壁上有条纹状的次生壁增厚。气孔不定式。分泌物黄棕色。腺毛众多，头部类圆形、莲房形或扁圆形，侧面观3～15个细胞，排成1～3层，顶面观类圆形，18～22个细胞，柄部1～3个细胞。非腺毛为单细胞，长45～300 μm，表面有的具不规则螺状裂纹，部分可见小疣状突起。见图2。

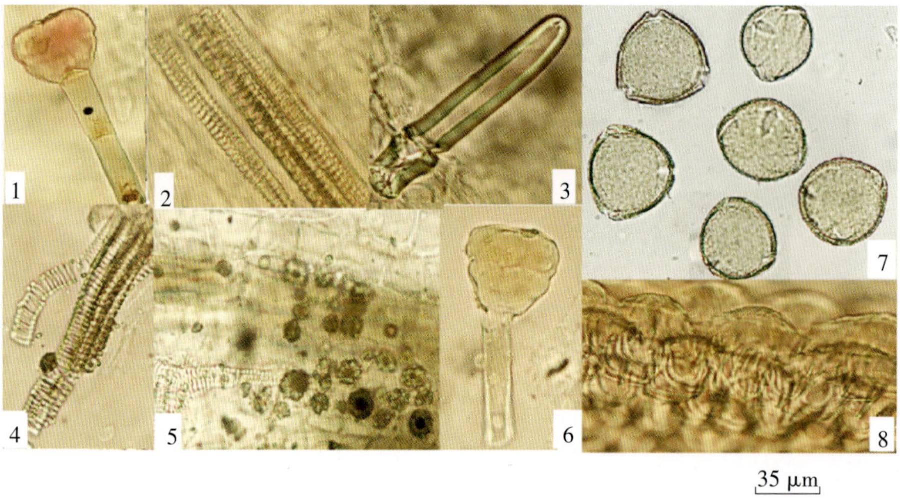

图2　盘叶金银花粉末显微图

1.花瓣腺毛　2.花瓣导管　3.花瓣非腺毛　4.花萼导管
5.花萼草酸钙簇晶　6.花萼腺毛　7.花粉粒　8.花药组织

（2）**薄层色谱**　取本品粉末0.2 g，加甲醇5 ml，冷浸12小时，滤过，滤液作为供试品溶液。另取绿原酸对照品，加甲醇制成每1 ml含1 mg的溶液，作为对照品溶液。照薄层色谱法（中国药典通则0502）试验，吸取上述两种溶液各5 μl，分别点于同一硅胶H薄层板上，以乙酸丁酯-甲酸-水（7:2.5:2.5）的上层溶液为展开剂，展开，取出，晾干，置紫外光灯（365 nm）下检视。供试品色谱中，在与对照品色谱相应的位置上，显相同颜色的荧光斑点。见图3。

图3　盘叶金银花薄层色谱鉴别图
S.绿原酸对照品　1～10 盘叶金银花（不同批次样品）

【含量测定】绿原酸为金银花的主要有效成分，为控制本品质量，原标准建立了绿原酸含量测定方法[6]，对10批样品进行测定，原标准规定为含绿原酸（$C_{16}H_{18}O_9$）不得少于1.6%。照高效液相色谱法（中国药典通则0512）测定。

色谱条件与系统适用性试验　以十八烷基硅烷键合硅胶为填充剂；以乙腈-0.4%磷酸溶液（13:87）为流动相；检测波长为327 nm。理论板数按绿原酸峰计算应不低于1000。

对照品溶液的制备　取绿原酸对照品适量，精密称定，置棕色量瓶中，加50%甲醇制成每1 ml含40 μg的溶液，即得（10 ℃以下保存）。

供试品溶液的制备　取本品粉末（过四号筛）约0.5 g，精密称定，置具塞锥形瓶中，精密加入50%甲醇50 ml，密塞，称定重量，超声处理（功率250 W，频率35 kHz）30分钟，放冷，再称定重量，用50%甲醇补足减失的重量，摇匀，滤过。精密量取续滤液5 ml，置25 ml棕色量瓶中，加50%甲醇至刻度，摇匀，即得。

测定法　分别精密吸取对照品溶液与供试品溶液各10 μl，注入液相色谱仪，测定，即得。

根据此次实验结果，结合文献报道[6-7]，拟定按干燥品计算，含绿原酸（$C_{16}H_{18}O_9$）不得少于1.5%，纳入标准正文。

【药理作用】本品对大肠杆菌、伤寒杆菌、乙型杆菌、白色葡萄球菌、金黄色葡萄球菌有抑菌作用[5, 6]。

【急性毒性】以煎煮和冷渗两种方法制备药液，取体重17～22 g小鼠40只，随机分组，将两种药液按60 g/kg灌胃（相当于成人常用剂量的200倍），观察三日无死亡[6]。

【炮制方法】【功能与主治】【用法与用量】【处方应付】及**【贮藏】**参照文献[1, 2]综合拟定。

参考文献

[1] 国家药典委员会.中华人民共和国药典(2020年版·一部)[S].北京:中国医药科技出版社,2020:230.

[2] 北京药品生物制品检定所.中药鉴别手册(第一册)[M].北京:科学出版社,1972:335-337.

[3] 中国科学院《中国植物志》编辑委员会.中国植物志[M].北京:科学出版社,2004.

[4] 赵汝能.甘肃中草药资源志(上册)[M].兰州:甘肃科学技术出版社,2004:1405

[5] 甘肃省食品药品监督管理局.甘肃省中药材标准(2009年版)[S].兰州:甘肃文化出版社,2009:279-283.

[6] 石素贤,张伯崇,等.叶藏花资源利用的研究[J].中草药,1985,16(01):29-31+24.

[7] 郭朝晖,蒋生祥.高效液相色谱法测定甘肃金银花中槲皮素和木樨草素的含量[J].时珍国医国药,2006,16(12):1258-1260.

蒲　黄

Puhuang

TYPHAE　POLLEN

【处方用名】 炒蒲黄，醋蒲黄。

【名称】 沿用传统名称。

【来源】 本品为香蒲科植物水烛香蒲 *Typha angustifolia* L.、东方香蒲 *Typha orientalis* Presl或同属植物的干燥花粉。主产于浙江、江苏、安徽、山东、湖北等地，甘肃亦产。夏季采收蒲棒上部的黄色雄花序，晒干后碾轧，筛取花粉。

药材以纯净、粉细、体轻、色鲜黄、花药花丝少者为佳。[1-5]

【性状】炒蒲黄　呈细粉状。黄褐色。体轻，放水中则飘浮水面。手捻有滑腻感，易附着手指上。味淡。

醋蒲黄　形如炒蒲黄。棕黄色至黄褐色。具醋香气。见图1。

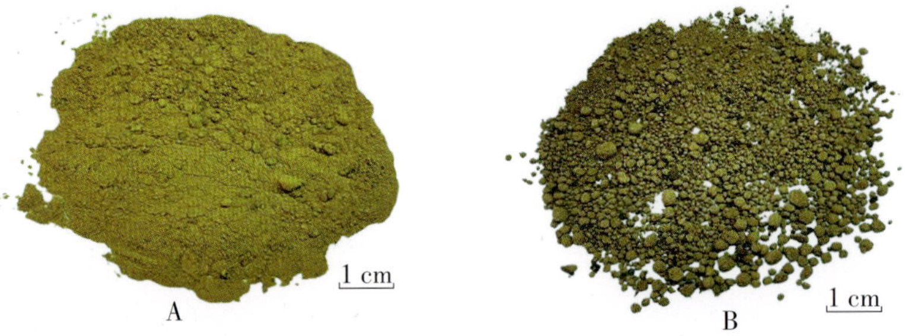

图1　蒲黄饮片图

A.炒蒲黄　B.醋蒲黄

【鉴别】（1）**显微鉴别**　本品粉末棕黄色至黄褐色。花粉粒类圆形或椭圆形，直径17～

29 μm，表面有网状雕纹，周边轮廓线光滑，凸波状或齿轮状，具单孔，不甚明显。见图2。

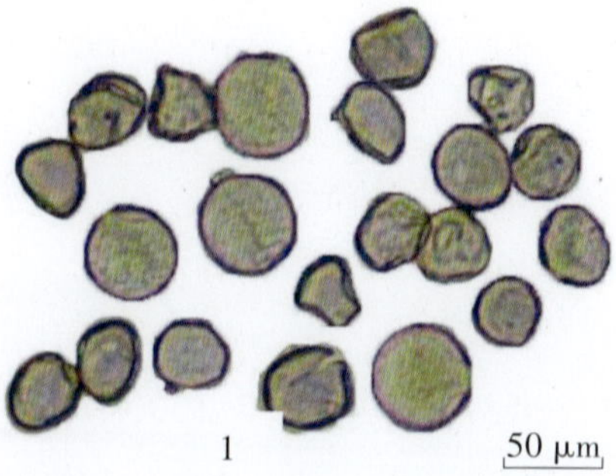

图2 蒲黄粉末花粉粒显微图

（2）**薄层色谱** 取本品2 g，加80%乙醇50 ml，冷浸24小时，滤过，滤液蒸干，残渣加水5 ml使溶解，用水饱和的正丁醇振摇提取2次，每次5 ml，合并正丁醇液，蒸干，残渣加乙醇2 ml使溶解，作为供试品溶液。另取异鼠李素-3-O-新橙皮苷、香蒲新苷对照品，加乙醇分别制成每1 ml各含1 mg的溶液，作为对照品溶液。照薄层色谱法（中国药典通则0502）试验，吸取上述三种溶液各2 μl，分别点于同一聚酰胺薄膜上，以丙酮-水（1∶2）为展开剂，展开，取出，晾干，喷以三氯化铝试液，置紫外光灯（365 nm）下检视。供试品色谱中，在与对照品色谱相应的位置上，显相同颜色的荧光斑点。见图3、图4。

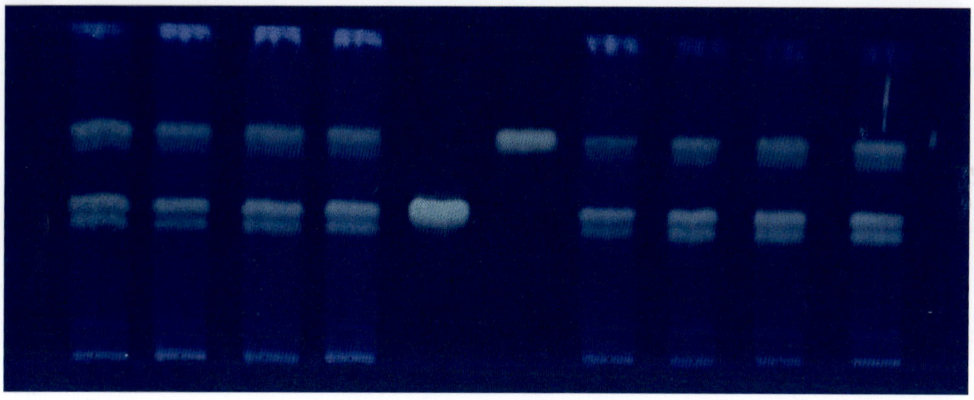

图3 炒蒲黄薄层色谱图

S1.异鼠李素-3-O-新橙皮苷对照品 S2.香蒲新苷对照品 1～8.炒蒲黄（不同批次样品）

【检查】杂质 取本品10 g，称定重量，置七号筛中，保持水平状态过筛，左右往返，边筛边轻叩2分钟。取不能通过七号筛的杂质，称定重量，计算。对20批样品测定，结果炒蒲黄在4.9%～7.3%之间，醋蒲黄在4.6%～6.8%之间。不纳入标准正文。

水分 按中国药典通则0832第二法，对20批样品测定水分，结果炒蒲黄在4.1%～4.9%之间，醋蒲黄在5.2%～6.6%之间，根据测定结果，结合以往实验数据，拟定水分限度不得过13.0%。

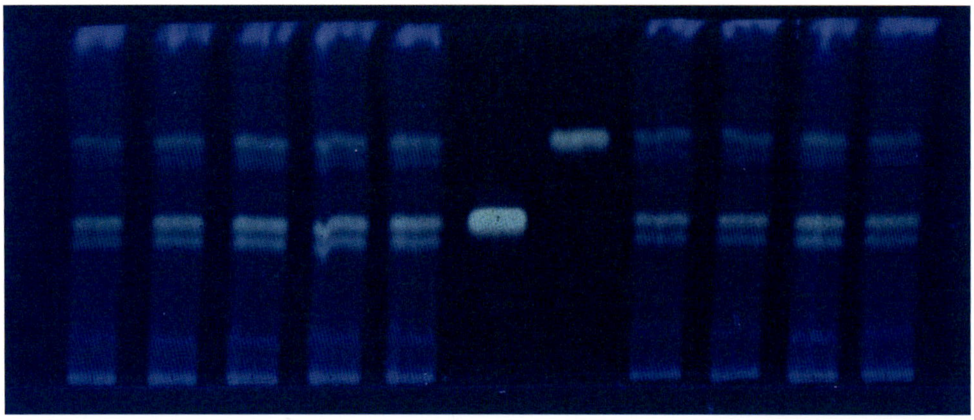

图4 醋蒲黄薄层色谱图

S1.异鼠李素-3-O-新橙皮苷对照品 S2.香蒲新苷对照品 1～9.醋蒲黄（不同批次样品）

总灰分 按中国药典通则2302，对20批样品测定，结果炒蒲黄在6.7%～7.3%之间，醋蒲黄在8.6%～9.9%之间，根据测定结果，结合以往实验数据，拟定为总灰分限度不得过10.0%。

酸不溶性灰分 按中国药典通则2302，对20批样品测定，结果炒蒲黄在1.1%～1.6%之间，醋蒲黄在1.1%～2.1%之间，根据测定结果，拟定酸不溶性灰分限度不得过4.0%。

【浸出物】 照醇溶性浸出物测定法（中国药典通则2201）项下的热浸法，用乙醇作溶剂，对20批样品测定浸出物，结果炒蒲黄在20.19%～23.46%之间，醋蒲黄在19.57%～21.18%之间，根据测定结果，拟定浸出物限度不得少于15.0%。

【含量测定】 照高效液相色谱法（中国药典通则0512），参照《中国药典》2020年版蒲黄项下含量测定方法拟定。

仪器与试药 Waters2695型高效液相色谱仪；2998型二极管阵列检测器。乙腈为色谱纯，其余试剂为分析纯。异鼠李素-3-O-新橙皮苷对照品（批号：111571-201806）和香蒲新苷对照品（批号：111573-201806），由中国药品生物制品检定研究院提供。

色谱条件与系统适用性试验 以十八烷基硅烷键合硅胶为填充剂；以乙腈-0.05%磷酸溶液（15∶85）为流动相；检测波长为254 nm；柱温为30 ℃；流速1.0 ml/min。理论板数按异鼠李素-3-O-新橙皮苷峰计算应不低于5000。

对照品溶液的制备 取异鼠李素-3-O-新橙皮苷对照品、香蒲新苷对照品适量，精密称定，加甲醇制成每1 ml各含50 μg的溶液，即得。

供试品溶液的制备 取本品约0.5 g，精密称定，置具塞锥形瓶中，精密加入甲醇50 ml，称定重量，冷浸12小时，加热回流1小时，放冷，再称定重量，用甲醇补足减失的重量，摇匀，滤过，取续滤液，即得。

测定法 分别精密吸取对照品溶液与供试品溶液各20 μl，注入液相色谱仪，测定，即得。

样品测定 对20批蒲黄饮片中异鼠李素-3-O-新橙皮苷和香蒲新苷的含量进行测定，结果炒蒲黄中异鼠李素-3-O-新橙皮苷的含量在0.21%～0.33%，香蒲新苷的含量在0.23%～0.35%之间，两者的总量在0.44%～0.68%之间；醋蒲黄中异鼠李素-3-O-新橙皮苷的含量在0.17%～0.18%，香蒲新苷的含量在0.19%～0.20%之间，两者的总量在0.36%～0.38%之间。

根据测定结果，结合以往实验数据，拟定本品按干燥品计算，含异鼠李素-3-O-新橙皮苷（$C_{28}H_{32}O_{16}$）和香蒲新苷（$C_{34}H_{42}O_{20}$）的总量不得少于0.30%。

【化学成分】 蒲黄含有多种化学成分，主要包括黄酮、烷烃、有机酸、多糖、挥发油、甾体等成分。生用蒲黄和炒炭后的蒲黄化学成分差异较大，蒲黄炒炭后总黄酮由1.84%降到0.029%，总多糖由0.244%降到0.023%，而鞣质由0.253%升至0.36%[6-9]。

蒲黄中黄酮类成分主要为黄酮醇及其苷类，以香蒲新苷、异鼠李素-3-O-新橙皮苷为主，其他还包括黄酮类成分5-烯丙氧基-6,7,4′-三甲氧基黄酮；二氢黄酮类成分（2S）-柚皮素、7-羟基-5,8-二甲氧基-黄烷酮；黄烷类成分表儿茶素、D-儿茶素、5,7,4′-三羟基黄烷-3-醇等黄酮类化合物。

蒲黄烷烃存在于脂溶性部位中，主要包括二十五烷、三十一烷-6-醇、二十九烷-6,21-二醇、二十九烷-6,8-二醇、二十九烷-6,10-二醇、7-甲基-4-三十烷酮、三十三烷-6-醇、二十五烷醇、和1-三十烷醇等。

从蒲黄中鉴别出14种脂肪酸类化合物，其中饱和脂肪酸有柠檬酸、琥珀酸、棕榈酸、硬脂酸、二十烷酸、2,4-二甲基己二酸、乳酸、甲酸、乙酸；不饱和脂肪酸为花生四烯酸、香蒲酸、5-反式-咖啡酰莽草酸、丙酮酸。酚酸类包括原儿茶酸、3-甲氧基-4-羟基肉桂酸、顺式-4-香豆酸、对香豆酸和香草酸。

蒲黄中还含有多糖类、挥发类、甾体类、氨基酸类化合物及丰富的无机金属元素。

【药理作用】 蒲黄性甘、味平。归肝、心包经，具有止血、化瘀、通淋等功效。用于吐血、衄血、咯血、崩漏、外伤出血、经闭痛经、胸腹刺痛、跌扑肿痛、血淋涩痛[11-16]。

另外，蒲黄还具有调节脂代谢、抗动脉粥样性硬化；改善糖代谢；调节免疫和抗炎作用；兴奋子宫；抗肿瘤作用；调节肠道；抗微生物作用。

【炮制方法】【性味与归经】【功能与主治】【用法与用量】【处方应付】【注意】 及**【贮藏】** 参照文献[1, 17]综合拟定。

参考文献

[1] 国家药典委员会.中华人民共和国药典(2020年版·一部)[S].北京:中国医药科技出版社,2020:368.
[2] 赵丽萍,许卉.野生植物资源香蒲的综合开发与利用[J].中国林副特产,2007,22(1):80-81.

[3] 中华人民共和国卫生部药政管理局,中国药品生物制品检定所.中药材手册[M].北京:人民卫生出版社,1998.
[4] 陈瑾,郝二伟,冯旭,等.蒲黄化学成分、药理作用及质量标志物(Q-marker)的预测分析[J].中草药,2019,50(19):4729-4740.
[5] 马孝熙,孙伟,任伟超,等.蒲黄、松花粉等花粉类药材及其混伪品的DNA条形码鉴定[J].中国中药杂志,2014,39(12):2189-2193.
[6] 陈佩东,丁安伟.蒲黄的化学成分研究[J].海峡药学,2007,19(7):60-61.
[7] 孔祥鹏,陈佩东,张丽,等.蒲黄的化学成分研究[J].吉林中医药,2011,31(1):66-68.
[8] 张淑敏,曲桂武,解飞霞,等.蒲黄化学成分研究[J].中草药,2008,39(3):350-352.
[9] 李芳,陈佩东,丁安伟.蒲黄化学成分研究[J].中草药,2012,43(4):667-669.
[10] 王海波,王章元.蒲黄药理作用的研究进展[J].医药导报,2005,24(4):318-319.
[11] 李震,王慧娟,郭东贵.蒲黄药理活性的研究进展[J].医药论坛杂志,2008,29(9):121-124.
[12] 胡立宏,房士明,刘虹,等.蒲黄的化学成分和药理活性研究进展[J].天津中医药大学学报,2016,35(2):136-140.
[13] 陈彩莲,王桃林,朱流财.蒲黄的药理作用及临床应用研究进展[J].临床医药文献电子杂志,2016,3(8):1577-1584.
[14] 李景辉,陈才法,李雯雯.蒲黄药理活性及临床应用[J].安徽农业科学,2011,39(16):9604-9606,9608.
[15] 焦增华,杨亚军,刘希望,等.蒲黄药理作用研究进展[J].中兽医医药杂志,2017,36(3):85-87.
[16] 刘成彬,张少聪.中药蒲黄的药理与临床研究进展[J].世界中西医结合杂志,2009,4(2):149-152.
[17] 甘肃省食品药品监督管理局.甘肃省中药炮制规范(2009年版)[S].兰州:甘肃文化出版社,2009:248.

油菜蜂花粉

Youcaifenghuafen

BRASSICAE HONEYBEE POLLEN

【处方用名】油菜蜂花粉。

【名称】油菜蜂花粉是蜜蜂从油菜花蕊内采集的花粉粒，并加入了特殊的腺体分泌物，花蜜和蜜蜂唾液混合而成[1]。除蜂花粉外，人工收集花粉的开发利用工作也在进行。目前科研资料和文献中对蜜蜂采集的花粉冠以“蜂”，称为蜂花粉，人工收集的称花粉，并冠以花种名称，以示区别。为了使用方便，避免混淆，本标准以“油菜蜂花粉”为正名[2]。

【来源】本品为十字花科植物油菜*Brassica campestris* L.的花粉粒，经蜜蜂采集而成的花粉团。全国大部分地区有产。收集后晒干，除去死蜂等异物。

药材以色黄、味香甜者为佳。[2-4]

【性状】呈类扁圆形的颗粒状。表面黄色或棕黄色。气微香，味香甜。见图1。

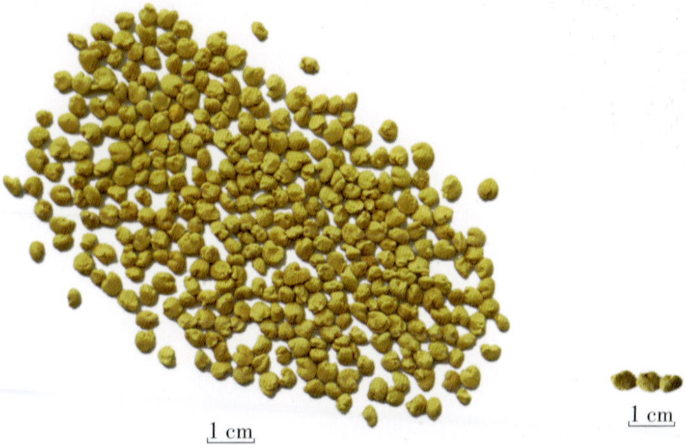

图1 油菜蜂花粉饮片图

【鉴别】（1）**显微鉴别** 本品粉末黄色或棕黄色。花粉粒球形或近球形，极面观裂圆形，直径30～35 μm，具三条萌发沟；无内孔，外层较厚，基柱末端稍膨大，球面轮廓波浪形，表面具网状纹理，网眼细小，不规则，网脊和沟膜上呈模糊的颗粒状。

（2）**薄层色谱** 取本品粉末1 g，加甲醇25 ml，超声处理10分钟，滤过，滤液浓缩至10 ml，作为供试品溶液。另取油菜蜂花粉对照药材1 g，同法制成对照药材溶液。照薄层色谱法（中国药典通则0502）试验，吸取上述两种溶液各5 μl，分别点于同一硅胶G薄层板上，以乙酸乙酯-丁酮-甲醇-水（5:3:1:1）为展开剂，展开，取出，晾干，喷以3%三氯化铝乙醇溶液，在105 ℃加热约2 min，置紫外光灯（365 nm）下检视。供试品色谱中，在与对照药材色谱相应的位置上，显相同颜色的荧光斑点。见图2。

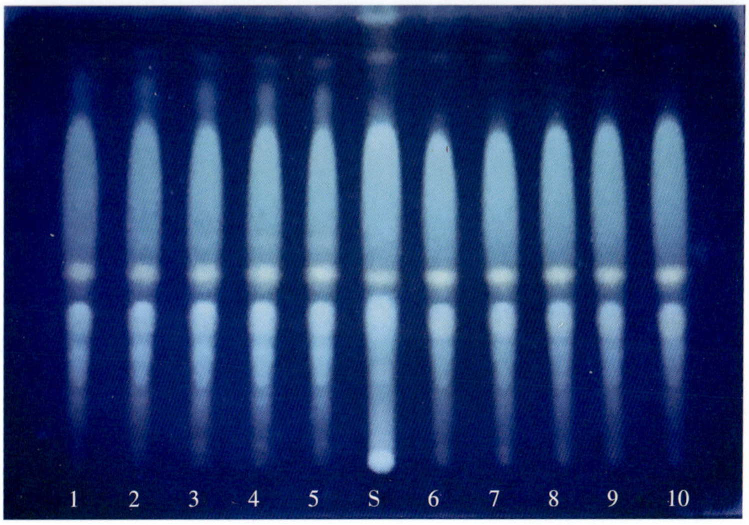

图2 油菜蜂花粉薄层色谱图

S.油菜花粉对照药材 1～10.油菜蜂花粉（不同批次样品）

【含量测定】 原标准无含量测定方法，照高效液相色谱法（中国药典0512），参照文献方法[5-8]，对其色谱条件进行验证，完成方法学验证，拟定限度。

仪器与试药 LC-2030CN型高效液相色谱仪。槲皮素、山柰素对照品均由中国食品药品检定药检院提供（批号：100081-201610，110861-201611，供含量测定用）。试剂均为分析纯。实验样品来源为甘肃民乐、山丹、天水，以及青海门源地产药材和市场购进药材，经鉴定为油菜Brassica campestris L.的花粉粒。

色谱条件与系统适用性试验 以十八烷基硅烷键合硅胶为填充剂；以甲醇-0.4%磷酸溶液（50∶50）为流动相；检测波长为360 nm。理论板数按槲皮素峰计算应不低于2500。

对照品溶液的制备 取槲皮素、山柰素对照品适量，精密称定，加甲醇制成每1 ml含槲皮素12 μg、山柰素25 μg的溶液，即得。

供试品溶液的制备 取本品粉末约0.5 g，精密称定，加25%盐酸溶液-甲醇（1∶6）的混合溶液40 ml，加热回流30分钟，迅速冷却至室温，转移至50 ml量瓶中，用甲醇5 ml洗涤残渣，洗液并入同一量瓶中，加甲醇至刻度，摇匀，滤过，取续滤液，即得。

测定法 分别精密吸取对照品溶液与供试品溶液各10 μl，注入液相色谱仪，测定，即得。

方法学验证表明，槲皮素、山柰素的线性回归方程分别为C =53237A+444.93（r=0.9999）、C=85148A-19507（r=0.9999），槲皮素在0.013～0.188 μg、山柰素在0.027～0.405 μg范围内呈良好的线性关系；精密度试验中RSD分别为0.74%、0.14%；稳定性试验结果在10 h内基本稳定，RSD分别为1.52%、1.60%；平均回收率分别为100.65%、100.59%，RSD分别为3.13%、2.38%。

样品测定 对10批样品进行测定，结果槲皮素含量在0.0534%～0.0951%，山柰素含量在0.1637%～0.2929%，二者的总量在0.2170%～0.3589%，参考有关文献[3]，拟订本品含槲皮素（$C_{15}H_{10}O_7$）和山奈素（$C_{15}H_{10}O_6$）含量总量不得少于0.20%。

【化学成分】 油菜蜂花粉主要含有蛋白质约23.8%、糖约29.0%、脂类约5.9%、11种维生素、17种氨基酸、3种有机酸等营养物质和8种酶及辅酶、激素、黄酮、多肽、常量元素（如磷、钾、钙、镁、钠等）及15种微量元素等生物活性物质，微量元素中以铁（180 μg/g）、锌（95 μg/g）、锰（75 μg/g）最为丰富。

油菜蜂花粉的黄酮含量较高，为3.58%，并含有0.12～0.42 μg/100 g前列腺素PG-FZ_2，0.8%的花青素，2%～5%三萜烯酸等。目前从花粉中发现的黄酮类化合物有：黄酮醇、槲皮酮、山奈酚、杨梅黄酮、木樨黄素、异鼠李素、原花青素、二氢山奈酚、柚（苷）配基、芹菜（苷）配基等[8-10]。

【药理作用】 油菜蜂花粉所含多种活性成分和营养成分，有一系列的药理作用。大量药理研究表明，对调节机体的生命活动和医疗保健有重要价值[9-10]。具体有以下几个方面：（1）增强免疫功能；（2）抗衰老；（3）降血脂；（4）抑制前列腺增生；（5）抗肝中毒损伤用；（6）促进生长和抗疲劳作用。

另外，本品在调节体内代谢，改善内分泌功能，增强心血管功能，改善学习记忆及抗炎、利尿、抗癌和癌症预防等方面显示有一定的作用。

【炮制方法】【性味与归经】【功能与主治】【用法与用量】【处方应付】及**【贮藏】**参照文献[2-4]综合拟定。

参考文献

[1] 陈莲君.油菜蜂花粉活性成分的提取分离及结构鉴定[D].苏州:江南大学,2012.

[2] 甘肃省食品药品监督管理局.甘肃省中药材标准(2009年版)[S].兰州:甘肃文化出版社,2009:271-274.

[3] 国家药典委员会.中国药典(2020年版一部)[S].北京:中国医药科技出版社,2020:1761-1762

[4] 甘肃省食品药品监督管理局.甘肃省中药炮制规范(2009年版)[S].兰州:甘肃文化出版社,2009:248.

[5] 孙丽萍.蜂花粉中黄酮类化合物的检测及纯化方法的研究[D].北京:中国农业科学院,2005.

[6] 郑珺,孙兰香,王紫秋,雷凯琴,等.油菜花粉中槲皮素和山柰素总含量的HPLC法测定[J].中国新药杂志,2005,14(5):592-594.

[7] 宁生荣.油菜花粉及制剂质量控制研究[D].兰州:兰州大学,2011.

[8] 龙鸣.油菜花粉中黄酮类化合物的提取与分析[J].中国保健营养,2016,26(6):249-250.

[9] 薛茗阁,温苗苗,祁梦雅,等.油菜蜂花粉黄酮的研究进展[J].安徽农业科学,2015,43(33):165-167.

[10] 郭娟丽,张培成,张智武.油菜花粉的化学成分研究[J].中国中药杂志,2009,34(10):1235-1237.

六、皮类

椿 皮

Chunpi

AILANTHI CORTEX

【处方用名】 炒椿皮、蜜椿皮。

【名称】 根据临床使用命名。

【来源】 本品为苦木科植物臭椿 *Ailanthus altissima*（Mill.）Swingle 的干燥根皮或干皮。主产于浙江、江苏等地，甘肃亦产。全年均可剥取，晒干；或刮去粗皮，晒干。

药材以肉厚、无粗皮、色黄白者为佳。[1-3]

【性状】炒椿皮 呈丝条状或片状，大小不一。表面焦黄色，具焦斑，较平坦，密布梭形小孔或小点。切面棕黄色，内层微显纤维性，外层呈颗粒状。质硬而脆，易折断。略具香气，味苦。

蜜椿皮 形如炒椿皮。表面深黄色。味甜而苦。见图1、图2。

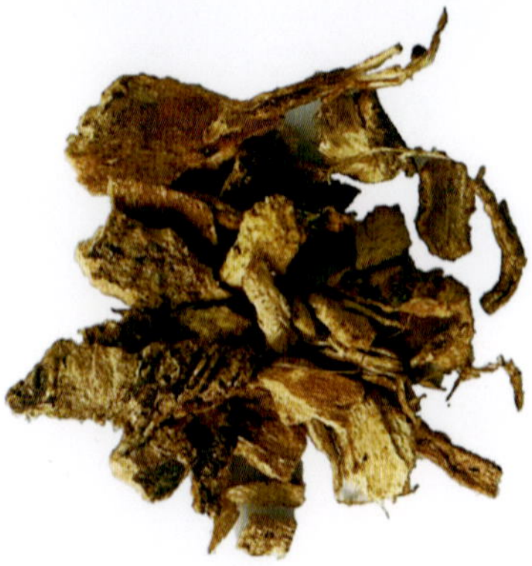

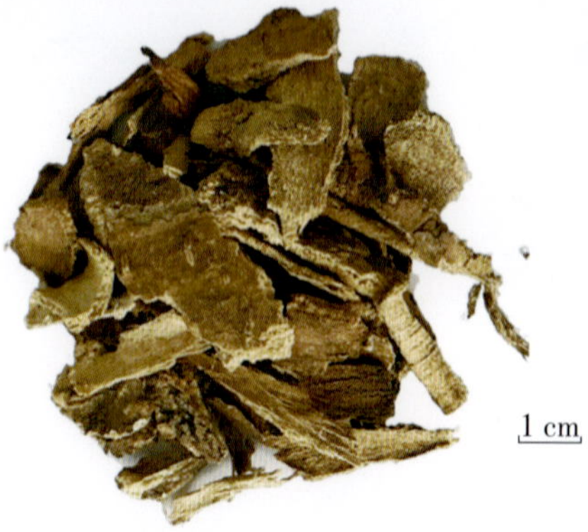

图1 炒椿皮饮片图　　图2 蜜椿皮饮片图

【鉴别】（1）**显微鉴别** 本品粉末灰黄色。石细胞甚多，类圆形、类方形或形状不规则，直径24～96 μm，壁厚，或三面较厚，一面较薄，有的胞腔内含草酸钙方晶。木栓细胞碎片较多。纤维直径20～40 μm，壁极厚，木化。草酸钙方晶直径11～48 μm；簇晶直径约至48 μm。淀粉粒类球形或卵圆形，直径3～13 μm。见图3。

（2）**薄层色谱** 取本品粉末2 g，加乙醚20 ml，超声处理15 min，滤过，滤液挥干，残渣加乙醇1 ml使溶解，作为供试品溶液。另取椿皮对照药材2 g，同法制成对照药材溶液。照薄层色谱法（中国药典通则0502）试验，吸取上述两种溶液各10 μl，分别点于同一硅胶G薄层板上，以石油醚（60～90 ℃）-乙酸乙酯（4∶1）为展开剂，展开，取出，晾干，置紫外光灯（365 nm）下检视。供试品色谱中，在与对照药材色谱相应的位置上，显相同颜色的荧光斑点。见图4、图5。

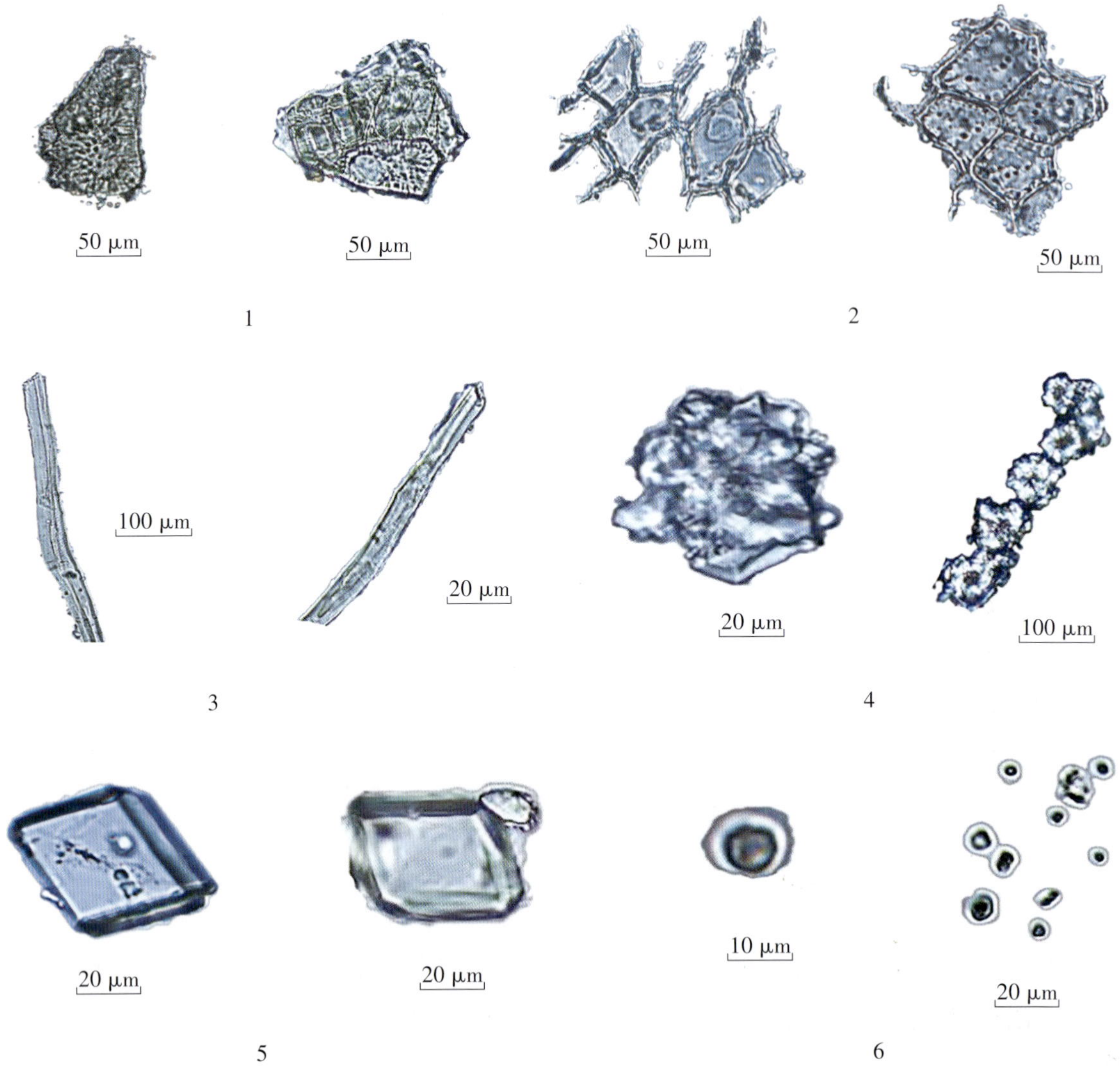

图3 椿皮粉末显微图

1.石细胞 2.木栓细胞 3.纤维 4.草酸钙簇晶 5.草酸钙方晶 6.淀粉粒

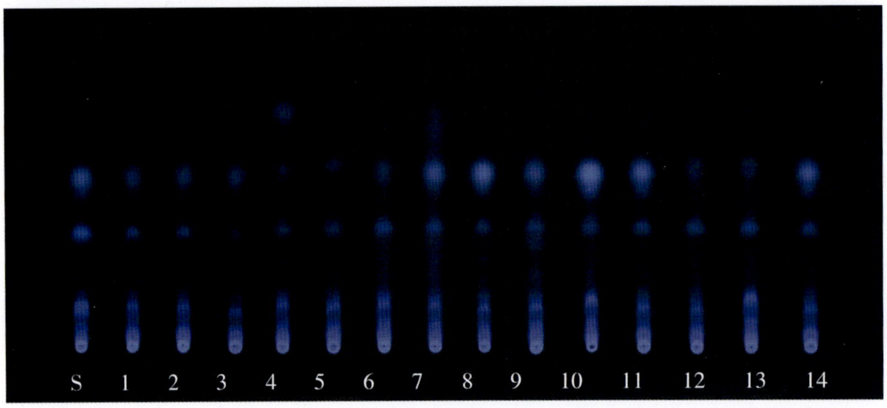

图4 炒椿皮薄层色谱图

S.椿皮对照药材 1～14.炒椿皮（不同批次样品）

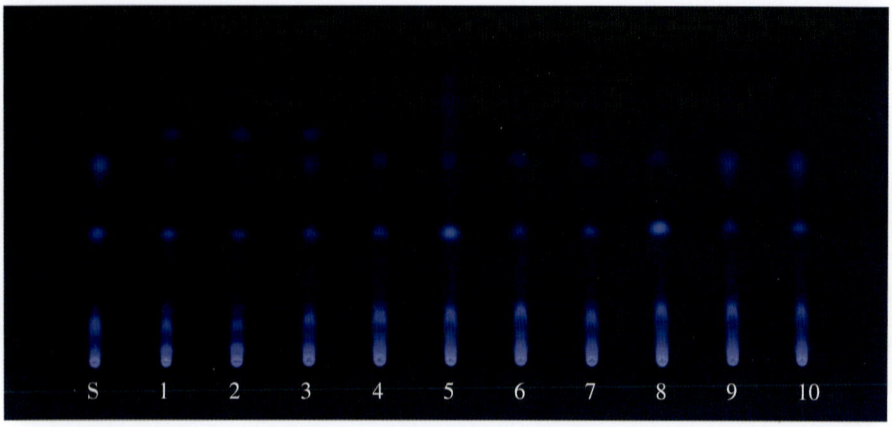

图5 蜜椿皮薄层色谱图

S.椿皮对照药材 1～10.蜜椿皮饮片

【检查】水分 按中国药典通则0832第二法，对14批炒椿皮样品及10批蜜椿皮样品测定水分，14批炒椿皮水分在4.53%～5.05%之间，10批蜜椿皮水分在5.54%～7.23%之间。根据测定结果，参照《中国药典》2020年版一部椿皮项下规定，拟定炒椿皮水分限度不得过10.0%，蜜椿皮水分限度不得过13.0%。

总灰分、酸不溶性灰分 按中国药典通则2302灰分测定法，对14批炒椿皮样品及10批蜜椿皮样品测定总灰分及酸不溶性灰分，14批炒椿皮样品中总灰分在7.34%～10.78%之间，10批蜜椿皮样品中总灰分在6.17%～10.66%之间。参照《中国药典》2020年版一部椿皮项下规定，拟定炒椿皮与蜜椿皮总灰分限度均不得过11.0%。

14批炒椿皮样品中除去两批酸不溶性灰分高于2.0%外，剩余12批的酸不溶性灰分均在2.0%以下；10批蜜椿皮样品中除去两批酸不溶性灰分高于2.0%外，剩余8批的酸不溶性灰分均在2.0%以下。综合数据结果，参照《中国药典》2020年版一部椿皮项下规定，拟定炒椿皮与蜜椿皮的酸不溶性灰分限度均不得过2.0%。

浸出物 照醇溶性浸出物测定法（中国药典通则2201）项下的热浸法用稀乙酸作溶剂，对14批炒椿皮样品及10批蜜椿皮样品测定浸出物，根据测定结果，14批炒椿皮浸出物在11.55%～13.67%之间，10批蜜椿皮浸出物在15.87%～28.37%之间，综合数据结果，参照《中国药典》2020年版一部椿皮项下规定，拟定炒椿皮与蜜椿皮的浸出物限度均不得少于6.0%。

【化学成分】椿皮主要化学成分有苦木苦味素、挥发性成分、木脂素类、萜类、生物碱类等，其中最主要的化学成分就是苦木苦味素类[4]，如臭椿苦内酯、乙酰臭椿苦内酯、臭椿双内酯、臭椿苦酮等，臭椿苦酮是臭椿含有的苦味素类物质中的一种主要组分。主要木脂素类成分为（+）-新橄榄树脂素、prunustosanan AI、（7S，8R）-4,7,9,9′-四羟基-3、3′-二甲氧基-8-O-4′-新木脂素、（7R,8S）-4,7,9,9′-四羟基-3,3′-二甲氧基-8-O-4′-新木脂素、pinnatifidanin B V、pinnatifidanin B VI等[5]。此外，还有苦味苦木素配糖体、吲哚生物碱类等成分[6]。

【药理作用】椿皮具有广泛的生理活性[4-6]。(1)抗菌作用。椿皮煎剂在体外对福氏痢疾杆菌,宋氏痢疾杆菌和大肠杆菌有抑制作用。(2)抗阿米原虫作用。臭椿酮对阿米巴原虫有强烈的抑制作用,对淋巴细胞白血病P_{388}显示一定的活性。(3)抗肿瘤作用。臭椿双内酯有较强的抗癌活性,对蛔虫病和子宫颈癌有一定疗效。(4)抗疟活性。研究表明,椿皮中的ailanthone和6α-tigloyloxychaparrinone均具有对恶性疟疾的磷酸氯喹抗性和敏感性的株系的体外抑制活性。(5)抗病毒作用。苦木苦味素物质 shinjulactoneB,shinjulac-toneC 和 ailantinolA 表现出对人类免疫缺损性病毒(HIV)较高的抑制活性。(6)化感作用。臭椿中具有化感活性的物质有ailanthone、ailanthinone、chaparrine、chaparrinone和ailanthinol B等。另有报道,臭椿提取物对埃及伊蚊具有轻微的毒杀作用。(7)抗植物病毒活性。

【炮制方法】【性味与归经】【功能与主治】【用法与用量】【处方应付】及【贮藏】参考文献[7,8]综合拟定。

参考文献

[1] 卫生部中医研究院中药研究所.中药炮炙经验集成[M].北京:人民卫生出版社,1963:286.
[2] 南京中医药大学.中药大辞典[M].2版.上海:上海科学技术出版社,2006.
[3] 国家药典委员会.中国药典(2020年版一部)[S].北京:中国医药科技出版社,2020:354.
[4] 谭庆伟,吴祖建,欧阳明安.臭椿化学成分及生物活性研究进展[J].天然产物研究与开发,2008,4(20):748-755.
[5] 刘栋,张建,汤少男,等.臭椿皮中木脂素类成分研究[J].中国中药杂志,2016,24(41):4615-4620.
[6] 齐鑫,陈智华,高璐,等.椿根皮中生物碱及苦木素类化合物的分离与鉴定[J].中草药,2011,6(42):1057-1060.
[7] 高学敏,钟赣生.中药学[M].北京:人民卫生出版社,2000.
[8] 甘肃省食品药品监督管理局.甘肃省中药炮制规范(2009年版)[S].兰州:甘肃文化出版社,2009:263.

杜 仲

Duzhong

EUCOMMIAE CORTEX

【处方用名】 盐杜仲炭[1-2]。

【名称】 沿用传统名称[3]。

【来源】 本品为杜仲科植物杜仲*Eucommia ulmoides* Oliver.的干燥树皮。主产于四川、云南、贵州、甘肃、湖北、陕西等地。4～6月剥取，刮去粗皮，堆置“发汗”至内皮紫褐色，晒干。

药材以皮厚、内表面色暗紫者为佳。[4]

【性状】 呈小方块或丝条状。外表面黑褐色，具明显的皱纹，内表面棕褐色。质脆，易折断，断面胶丝弹性较差。气微，味微咸、微苦。[5-6]

【检查】水分 按中国药典通则0832第二法，对5批盐杜仲炭样品进行水分测定，根据测定结果，结合以往实验数据，拟定盐杜仲炭水分限度不得过13.0%。

总灰分 按中国药典通则2302，对5批盐杜仲炭样品进行总灰分测定，根据测定结果，结合以往实验数据，拟定盐杜仲炭总灰分限度不得过10.0%。

【浸出物】 照醇溶性浸出物测定法（中国药典通则2201）项下的热浸法测定，用75%乙醇作溶剂，对5批盐杜仲炭样品进行浸出物测定，根据测定结果，结合以往实验数据，拟定盐杜仲炭浸出物不得少于12.0%。

【含量测定】 照高效液相色谱法（中国药典通则0512）测定。

仪器与试药 Waters2695型高效液相色谱仪；2998型二极管阵列检测器。甲醇为色谱纯，其余试剂为分析纯。松脂醇二葡萄糖苷（批号：111537-201706，中国食品药品检定研究院提供）。

色谱条件与系统适用性试验 以十八烷基硅烷键合硅胶为填充剂；以甲醇-水（25∶75）为流动相；检测波长为277 nm。柱温为30 ℃；流速1.0 ml/min。理论板数按松脂醇二葡萄糖苷峰计算应不低于1000。

对照品溶液的制备 取松脂醇二葡萄糖苷对照品适量，精密称定，加甲醇制成每1 ml含0.5 mg的溶液，即得。

供试品溶液的制备 取本品约3 g，剪成碎片，揉成絮状，取约2 g，精密称定，置索氏提取器中，加三氯甲烷适量，加热回流6小时，弃去三氯甲烷液，药渣挥干，置索氏提取器中，加甲醇适量，加热回流6小时，提取液浓缩至适量，转移至10 ml量瓶中，加甲醇至刻度，摇匀，滤过，取续滤液，即得。

测定法 分别精密吸取对照品溶液与供试品溶液各10 μl，注入液相色谱仪，测定，即得。

样品测定 对5批盐杜仲炭样品中松脂醇二葡萄糖苷含量进行测定，根据测定结果，结合以往实验数据，拟定盐杜仲炭含松脂醇二葡萄糖苷（$C_{32}H_{42}O_{16}$）不得少于0.040%。

【化学成分】 杜仲中主要化学成分有木脂素类，包括双环氧木脂素、单环氧木脂素、新木脂素、倍半木脂素；环烯醚萜类；苯丙素类；绿原酸；甾体和萜类，包括β-谷甾醇、胡萝卜苷、杜仲丙烯醇、betalin、白桦脂酸、杜仲二醇、地黄酸；黄酮，包括山槲皮素、芦丁、槲皮素-3-O-半乳糖苷、异槲皮素；多糖，氨基酸，杜仲胶、抗真菌蛋白等有机化合物及钙、铁等无机微量元素。其中木脂素类及环烯醚萜类所占的比例较大，其次是黄酮类及苯丙素类化合物[7-10]。

【药理作用】 杜仲具有降血压、降血脂、调节骨代谢、神经保护、抗衰老、抗肿瘤、保肝利胆、抗菌消炎、增强免疫力、补肾护肾、利尿、安胎、镇静止痛及利尿等功效[8-10]。

【炮制方法】【性味与归经】【功能与主治】【用法与用量】【处方应付】 及 **【贮藏】** 参照文献[5、6]综合拟定。

参考文献

[1] 肖培根.新编中药志[M].北京:化学工业出版社,2002:595-600.
[2] 牛野,赵琳,韩丽颖,等.中草药杜仲本草考证[J].亚太传统医药,2020,16(4):70-73.
[3] 甘肃省食品药品监督管理局.甘肃省中药炮制规范(2009年版)[S].兰州:甘肃文化出版社,2009:256.
[4] 刘永福.陕西道地药材杜仲本草考证及资源[J].陕西中医,1995,16(11):518-519.
[5] 高宾,赵丹.杜仲的炮制加工[J].首都医药,2012,02(上):46.
[6] 国家药典委员会.中华人民共和国药典(2020年版·一部)[S].北京:中国医药科技出版社,2020:172.
[7] 张萍,李明华,周娟,等.杜仲炮制工艺对其质量的影响及化学成分与药理研究进展[J].中国药学杂志,2020,55(6):421-427.
[8] 张帅男,李煦照.杜仲化学成分及药理作用研究进展[J].中国民族民间医,2017,26(10):56-61.
[9] 王娟娟,秦雪梅,高晓霞,等.杜仲化学成分、药理活性和质量控制现状研究进展[J].中草药,2017,48(15):3228-3237.
[10] 刘聪,郭非非,肖军平,等.杜仲不同部位化学成分及药理作用研究进展[J].中国中药杂志,2020,45(3):497-512.

黄 柏

Huangbo

PHELLODENDRI CHINENSIS CORTEX

【处方用名】 炒黄柏、酒黄柏[1]。

【名称】 文献和《中国药典》以黄柏为正名，故本标准沿用此名。

【来源】 本品为芸香科植物黄皮树 *Phellodendron chinense* Schneid. 的干燥树皮。主产于四川、贵州、云南等地，习称“川黄柏”。剥取树皮后，除去粗皮，晒干。

药材以片肥厚、色鲜黄、无栓皮者为佳。[2-8]

【性状】 **炒黄柏** 呈微卷曲的丝条状。外表面焦黄色，微具焦斑，平坦或具纵沟纹，残存灰褐色粗皮；内表面暗黄色至淡棕黄色，具细密纵棱纹。体轻，质硬。断面纤维性，裂片状分层。气微，味苦，嚼之有黏性。

酒黄柏 形如炒黄柏。微具酒香气。

【鉴别】（1）**显微鉴别** 根据样品及参照文献描述[3, 5]。

粉末特征 本品粉末鲜黄色。纤维鲜黄色，常成束，周围细胞含草酸钙方晶，形成晶纤维。石细胞鲜黄色，类圆形或纺锤形，有的呈分枝状，枝端锐尖，壁厚，层纹明显。草酸钙方晶众多。见图1。

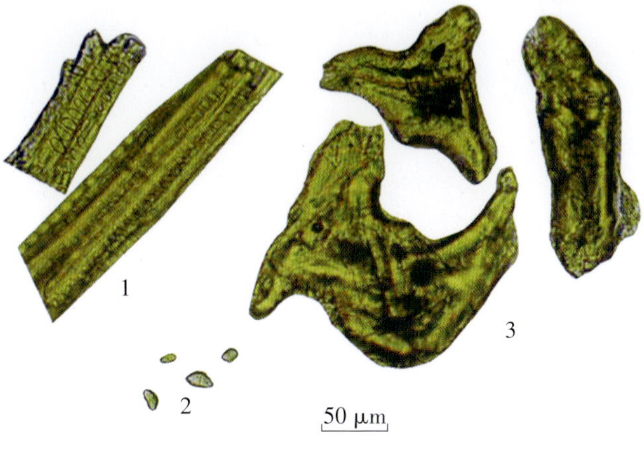

图1 炒黄柏粉末显微图

1. 晶鞘纤维 2. 方晶 3. 石细胞

（2）**薄层色谱** 取本品粉末0.1 g，加1%醋酸甲醇溶液20 ml，60 ℃超声处理20分钟，滤过，滤液浓缩至2 ml，作为供试品溶液。以黄柏对照药材0.1g，同法制成对照药材溶液。再取盐酸黄柏碱对照品，加甲醇制成每1 ml含0.5 mg的溶液，作为对照品溶液。照薄层色谱法（中国药典通则0502）试验，吸取上述三种溶液各3～5 μl，分别点于同一硅胶G薄层板上，以三氯甲烷-甲醇-水（30:15:4）的下层溶液为展开剂，置氨蒸气饱和的展开缸内，展开，取出，晾干，喷以稀碘化铋钾试液。供试品色谱中，在与对照药材色谱和对照品色谱相应的位置上，显相同颜色的斑点。见图2、图3。

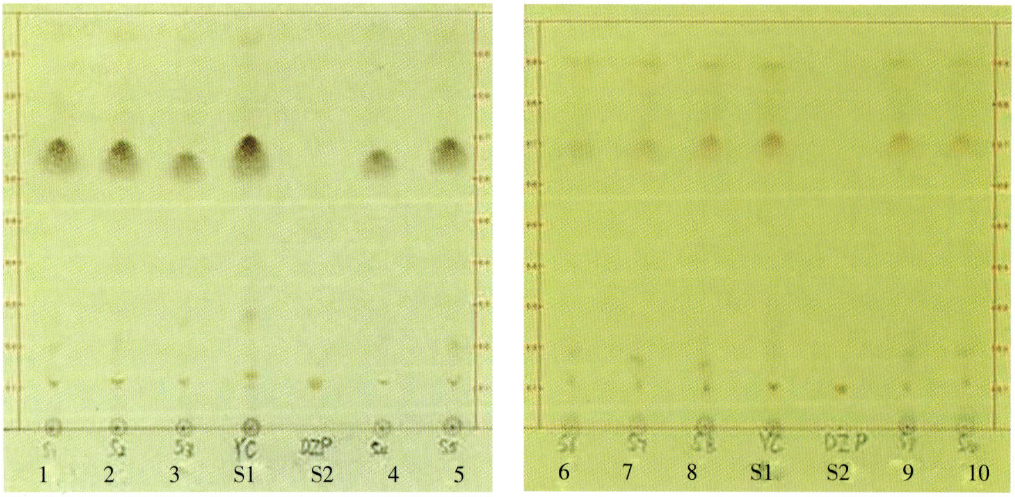

图2　炒黄柏薄层色谱图

S1.黄柏对照药材　S2.盐酸黄柏碱对照品　1～10.炒黄柏（不同批次样品）

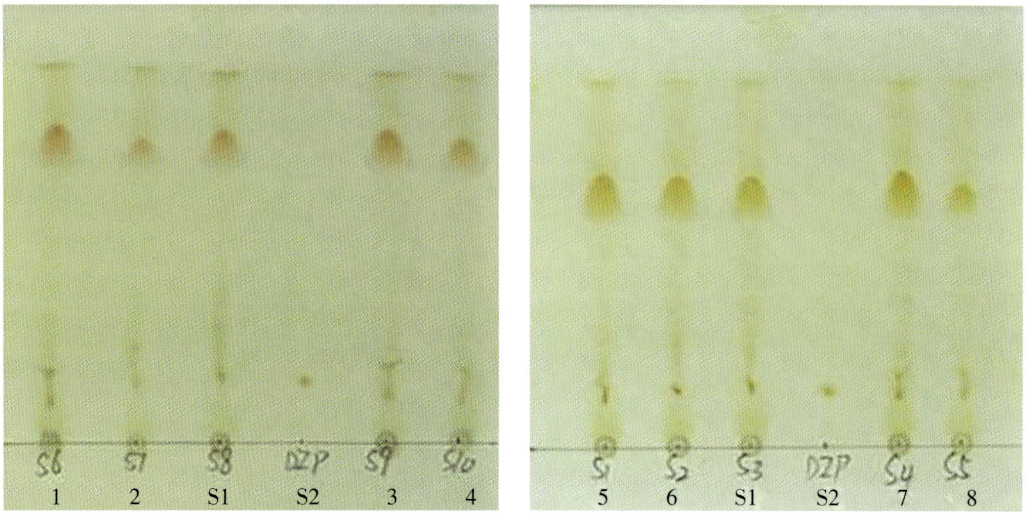

图3　酒黄柏薄层色谱图

S1.黄柏对照药材　S2.盐酸黄柏碱对照品　1～8 酒黄柏（不同批次样品）

【检查】水分　按中国药典通则0832第二法，对20批样品测定水分，根据测定结果，结合以往实验数据，拟定水分限度不得过12.0%。

总灰分　按中国药典通则2302，对20批样品测定，根据测定结果，拟定总灰分限度不得过8.0%。

【浸出物】照醇溶性浸出物测定法（中国药典通则2201）项下的冷浸法测定，用稀乙醇作溶剂，对20批样品测定，根据测定结果，拟定黄柏浸出物不得少于14.0%。

【含量测定】 照高效液相色谱法（中国药典通则0512），参照《中国药典》2020年版黄柏项下含量测定方法拟定[3]。

仪器与试药 1260-G1311B型高效液相色谱仪；OpenLab C.01.05型数据处理仪；G1315D型紫外可见检测器。乙腈为色谱纯，其余试剂为分析纯。盐酸小檗碱对照品（批号：110713-201814，中国食品药品检定研究院提供），盐酸黄柏碱对照品（批号：111895-201805，中国食品药品检定研究院提供）。

小檗碱 色谱条件与系统试用性试验 色谱柱为大连依利特Supersil ODS2（5 μm，4.6 mm×250 mm；乙腈-0.1%磷酸溶液（50∶50）（每100 ml加十二烷基磺酸钠0.1 g）为流动相；检测波长为265 nm；柱温为室温；流速为1.0 ml/min；理论板数按盐酸小檗碱峰计算应不低于4000。

对照品溶液的制备 取盐酸小檗碱对照品适量，精密称定，加流动相制成每1 ml含0.1 mg的溶液，即得。

供试品溶液的制备 取本品粉末（过三号筛）约0.1 g，精密称定，置100 ml量瓶中，加流动相80 ml，超声处理（功率250 W，频率40 kHz）40分钟，放冷，加流动相至刻度，摇匀，滤过，取续滤液，即得。

测定法 分别精密吸取对照品溶液与供试品溶液各10 μl，注入液相色谱仪，测定，即得。

黄柏碱 色谱条件及系统适用性试验 色谱柱为大连依利特Supersil ODS2，5 μm，4.6 mm×250 mm；乙腈-0.1%磷酸溶液（每100 ml加十二烷基磺酸钠0.2 g）（36∶64）为流动相；检测波长为284 nm；柱温为室温；流速为1.0 ml/min；理论板数按盐酸黄柏碱峰计算应不低于6000。

对照品溶液的制备 取盐酸黄柏碱对照品适量，精密称定，加流动相制成每1 ml含0.1 mg的溶液，即得。

供试品溶液的制备 取本品粉末（过四号筛）约0.5 g，精密称定，置具塞锥形瓶中，精密加入流动相25 ml，密塞，称定重量，超声处理（功率250 W，频率40 kHz）30分钟，放冷，再称定重量，用流动相补足减失的重量，摇匀，滤过，取续滤液，即得。

测定法 分别精密吸取对照品溶液与供试品溶液各10 μl，注入液相色谱仪，测定，即得。

样品测定 对20批黄柏饮片中盐酸小檗碱和盐酸黄柏碱测定，根据测定结果，结合以往实验数据，拟定按干燥品计算，含小檗碱以盐酸小檗碱（$C_{20}H_{17}NO_4 \cdot HCl$）计，炒黄柏、酒黄柏不得少于3.0%；含黄柏碱以盐酸黄柏碱（$C_{20}H_{23}NO_4 \cdot HCl$）计，炒黄柏和酒黄柏不得少于0.30%。

【化学成分】 黄柏主要化学成分为生物碱类[9-10]，主要含小檗碱、黄柏碱、木兰花碱、药根碱等。另含黄柏内酯、黄柏酮等，以及含挥发油，油中主要成分为月桂烯。此外还含有诺米林、丁香苷、松柏苷等。药理实验表明，活性成分不止为生物碱类物质，还有醇类、酯类、挥发油等，且其水溶部分和醇溶部分中皆有活性物质的存在。

【药理作用】黄柏的药理作用广泛，主要具有抗病原微生物及原虫、解热和抗炎、降压、抗心率失常、抗血小板聚集作用、降血糖作用、镇咳和祛痰作用等[6-11]。

【炮制方法】【性味与归经】【功能与主治】【用法与用量】【处方应付】及**【贮藏】**参照文献[2-3]综合拟定。

参考文献

[1] 黄郑爽,周宁.关于黄柏种类的探讨[J].中草药,1999,30(08):621-623.

[2] 甘肃省食品药品监督管理局.甘肃省中药炮制规范(2009年版)[S].兰州:甘肃文化出版社,2009:261-262.

[3] 国家药典委员会.中华人民共和国药典(2020年版·一部)[S].北京:中国医药科技出版社,2020:318.

[4] 李先宽,冯杉,郑艳超,等.黄柏与关黄柏的化学成分及生物活性研究进展[J].药物评价研究,2019,42(05):230-234.

[5] 廉莲,贾天柱.黄柏炮制的现代研究进展[J].中成药,2008,30(04):139-141.

[6] 侯小涛,戴航,周江煜.黄柏的药理研究进展[J].时珍国医国药,2007,18(02):498-500.

[7] 中国科学院《中国植物志》编辑委员会.中国植物志[M].北京:科学出版社,2004.

[8] 韩学俭.黄柏的采收加工与商品规格[J].特种经济动植物,2004,2(03):51-52.

[9] WANG Z B, SONG M M, CUI B B, et al.A LC-MS/MS method for simultaneous determination of seven alkaloids in rat plasma after oral administration of Phellodendri chinensis cortex extract and its application to a pharmacokinetic study[J].J Sep Sci 2019,42(7):1351-1363.

[10] ZHAO X N, LI Y R, HUAI J X, et al.Compatibility effects of herb pair Phellodendri chinensis cortex and Anemarrhenae rhizoma on benign prostatic hyperplasia using targeted metabolomics [J]. Biomed Chromatogr,2018,32(10): 4296-4301.

[11] 张冠英,董瑞娟,廉莲.川黄柏、关黄柏的化学成分及药理活性研究进展[J].沈阳药科大学学报,2012,29(10):812-821.

牡 丹 皮

Mudanpi

MOUTAN CORTEX

【处方用名】 炒牡丹皮、酒牡丹皮、牡丹皮炭。

【名称】 根据临床使用命名。

【来源】 牡丹皮为毛茛科植物牡丹的干燥根皮，本品为毛茛科植物牡丹 *Paeonia suffruticosa* Andr.的干燥根皮。主产于安徽、四川、湖北、山东等地，甘肃亦产。秋季采收，除去泥土及须根，剥取根皮，晒干；或刮去粗皮，除去木心，晒干。

药材以条粗、肉厚、断面色白、粉性足、香气浓者为佳。[1-3]

【性状】炒牡丹皮 呈圆形或卷曲形的薄片。表面微焦黄色，微具焦斑。内表面有时可见发亮的结晶。质轻而脆。气芳香，味微苦、涩。

酒牡丹皮 形如炒牡丹皮。表面焦黄色。略具酒香气。

牡丹皮炭 形如炒牡丹皮。表面焦褐色。微具焦香气。见图1。

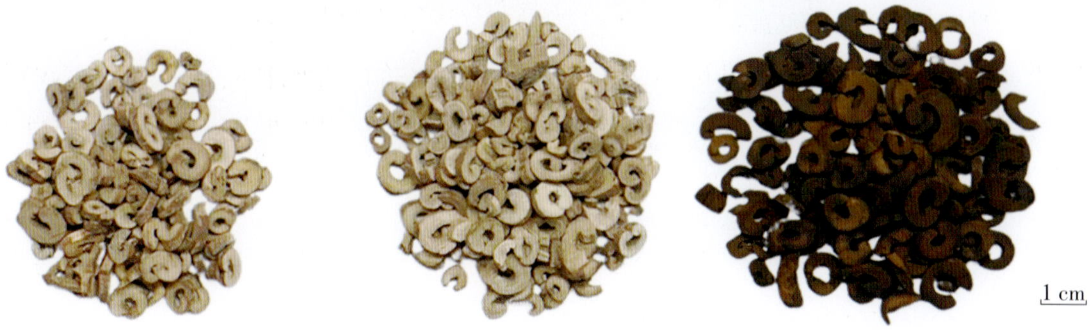

A　　B　　C

图1　牡丹皮饮片图

A.牡丹皮　B.炒牡丹皮　C.牡丹皮炭

【鉴别】（1）**显微鉴别** 炒牡丹皮或酒牡丹皮粉末淡红棕色。淀粉粒甚多，单粒类圆形或多角形，直径3～16 μm，脐点点状、裂缝状或飞鸟状；复粒由2～6分粒组成。草酸钙簇晶直径9～45 μm，有时含晶细胞连接，簇晶排列成行，或一个细胞含数个簇晶。连丹皮可见木栓细胞长方形，壁稍厚，浅红色。见图2。

（2）**薄层色谱** 取本品粉末1 g，加乙醚10 ml，密塞，振摇10分钟，滤过，滤液挥干，残渣加丙酮2 ml使溶解，作为供试品溶液。另取丹皮酚对照品，加丙酮制成每1 ml含2 mg的溶液，作为对照品溶液。照薄层色谱法（中国药典通则0502）试验，吸取上述两种溶液各10 μl，分别点于同一硅胶G薄层板上，以环己烷-乙酸乙酯-冰醋酸（4∶1∶

0.1）为展开剂，展开，取出，晾干，喷以2%香草醛硫酸乙醇溶液（1→10），在105 ℃加热至斑点显色清晰。供试品色谱中，在与对照品色谱相应的位置上，显相同颜色的斑点。见图3、图4、图5。

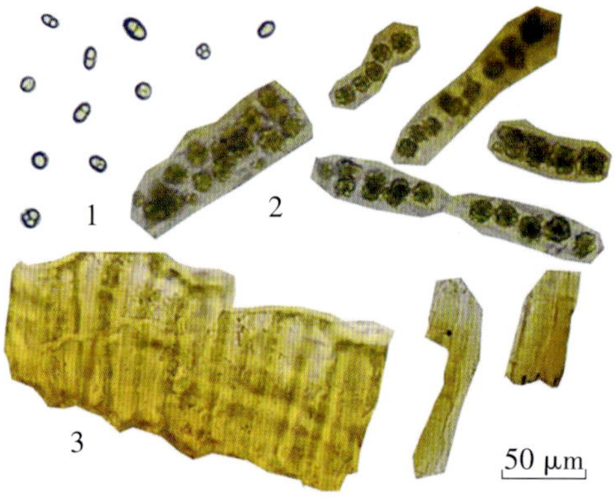

图2　牡丹皮粉末显微图

1.淀粉粒　2.草酸钙簇晶　3.木栓细胞

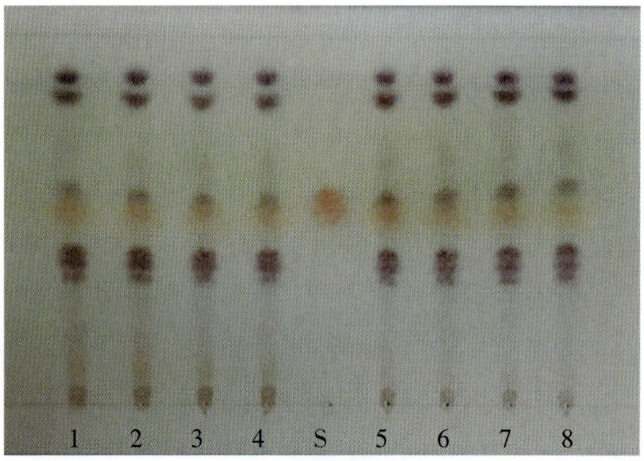

图3　炒牡丹皮薄层色谱图

S.丹皮酚对照品　1～8.炒牡丹皮（不同批次样品）

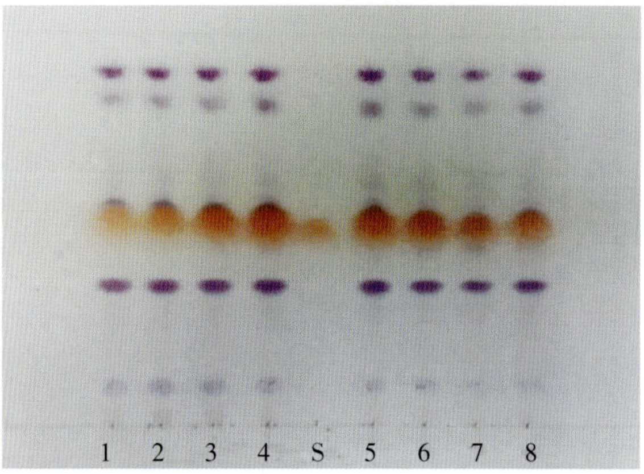

图4　酒牡丹皮薄层色谱图

S.丹皮酚对照品　1～8.酒牡丹皮（不同批次样品）

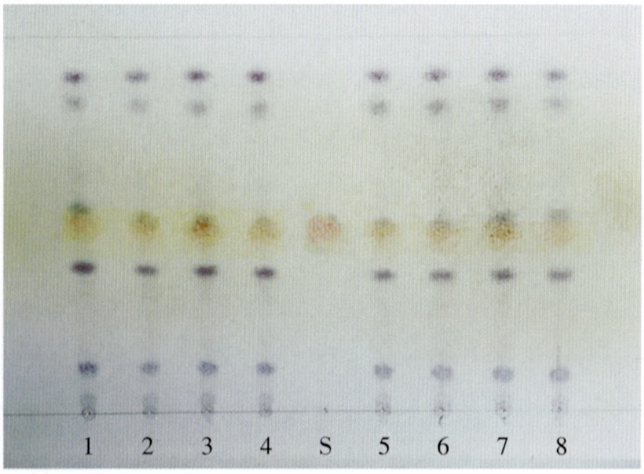

图5 牡丹皮炭薄层色谱图

S.丹皮酚对照品 1～8.牡丹皮炭（不同批次样品）

【检查】水分 照中国药典通则0832第四法[4]，对8批炒牡丹皮、8批酒牡丹皮和8批牡丹皮炭水分进行测定，根据测定结果，8批炒牡丹皮水分在4.83%～5.97%之间，8批酒牡丹皮水分在4.83%～7.52%之间，8批牡丹皮炭水分在3.83%～4.50%之间，经实验上述3种炮制品水分差距较小，结合中药饮片容易发霉，拟定炒牡丹皮、酒牡丹皮、牡丹皮炭水分限度均不得过13.0%。

总灰分 照中国药典通则2302灰分测定法[4]，对8批炒牡丹皮、8批酒牡丹皮和8批牡丹皮炭总灰分进行测定，根据测定结果，8批炒牡丹皮总灰分在2.7～3.0%之间，8批酒牡丹皮总灰分在2.8～3.0%之间，8批牡丹皮炭总灰分在2.2～3.3%之间，经实验上述3种炮制品总灰分差距较小，故拟定炒牡丹皮、酒牡丹皮、牡丹皮炭总灰分限度均不得过5.0%。

【浸出物】 照醇溶性浸出物测定法（中国药典通则2201）[4]项下的热浸法，用乙醇作溶剂，对8批炒牡丹皮、8批酒牡丹皮和8批牡丹皮炭的浸出物进行测定，根据测定结果，8批炒牡丹皮浸出物在22.10～23.85%之间，8批酒牡丹皮浸出物在20.06～21.95%之间，8批牡丹皮炭浸出物在6.12～7.24%之间，经实验炒牡丹皮和酒牡丹皮炮制品浸出物差距较小，故拟定炒牡丹皮和酒牡丹皮浸出物限度均不得少于15.0%。牡丹皮炭浸出物较低，不纳入标准正文。

【含量测定】 照高效液相色谱法（中国药典通则0512），参考《中国药典》2020年版牡丹皮项下含量测定方法[2]拟定。

仪器与试药 Waters 2695型高效液相色谱仪；Waters 2996型二极管阵列检测器（DAD）；Millenium 32色谱管理站；T17自动进样器；万分之一分析天平（德国Sartorius公司）；十万分之一分析天平BS-2211D（德国Sartorius公司）；KQ-3200DB型超声波清洗器（昆山市超声仪器有限公司）；丹皮酚（批号：110708-201908，供含量测定用，纯度99.98%，由中国食品药品检定研究院提供）；无水甲醇为分析纯（天津市大茂化学试剂厂)；色谱纯甲醇（美国，迈瑞达)；水为娃哈哈纯净水。

色谱条件与系统适用性试验 色谱柱为CSH C_{18}（250 mm×4.6 mm，5 μm)；流动相为甲醇-水（45：55)；检测波长为274 nm；柱温为30℃；流速为1.0 ml/min；理论板数按丹皮酚峰计算应不低于5000。

对照品溶液的制备 取丹皮酚对照品适量，精密称定，加甲醇制成每1 ml含20 μg的溶液，即得。

供试品溶液的制备 取本品粗粉约0.5 g，精密称定，置具塞锥形瓶中，精密加入甲醇50 ml，密塞，称定重量，超声处理（功率300 W，频率50 kHz）30分钟，放冷，再称定重量，用甲醇补足减失的重量，摇匀，滤过。精密量取续滤液1 ml，置10 ml量瓶中，加甲醇至刻度，摇匀，即得。

测定法 分别精密吸取对照品溶液与供试品溶液各10 μl，注入液相色谱仪，测定，即得。

样品测定 对8批炒牡丹皮、8批酒牡丹皮和8批牡丹皮炭中丹皮酚含量进行测定，根据测定结果，8批炒牡丹皮中丹皮酚含量在1.15～1.68%之间，8批酒牡丹皮中丹皮酚含量在1.43～1.99%之间，8批牡丹皮炭中丹皮酚含量在0.45～0.63%之间，故拟定按干燥品计算，炒牡丹皮和酒牡丹皮含丹皮酚（$C_9H_{10}O_3$）不得少于0.80%，牡丹皮炭不得少于0.20%。与《甘肃省中药炮制规范》2009年版中牡丹皮炮制品的丹皮酚含量规定一致[5]

样品测定 对8批炒牡丹皮、8批酒牡丹皮和8批牡丹皮炭中丹皮酚含量进行测定，根据测定结果，8批炒牡丹皮中丹皮酚含量在1.15～1.68%之间，8批酒牡丹皮中丹皮酚含量在1.43%～1.99%之间，8批牡丹皮炭中丹皮酚含量在0.45%～0.63%之间，故拟定按干燥品计算，炒牡丹皮和酒牡丹皮含丹皮酚（$C_9H_{10}O_3$）不得少于0.80%，牡丹皮炭不得少于0.20%。与《甘肃省中药炮制规范》2009年版中牡丹皮炮制品的丹皮酚含量规定一致[5]。

【化学成分】牡丹皮的化学成分较为复杂[6-8]，主要含有酚及其苷、单萜及其苷、三萜类、甾醇类、有机酸、黄酮类、香豆素类成分等类型。以丹皮酚、芍药苷、没食子酸、氧化芍药苷、儿茶素、牡丹皮苷C、苯甲酰基氧化芍药苷等成分含量较高，为其主要活性成分。酚及酚苷类主要有丹皮酚、丹皮酚原苷、丹皮酚新苷、没食子酰氧化芍药苷A-E、3-羟基-4-甲氧基苯乙酮、resacetophenones、丹皮酚苷、mudanoside A，B等；单萜及其苷主要有芍药苷、芍药苷元、氧化芍药苷、苯甲酰氧化芍药苷、苯甲酰芍药苷、没食子酰芍药苷、没食子酰氧化芍药苷、牡丹缩酮、mudanpioside A-I、paeonisuffrone、3-O-methylpaeonisuffral等；三萜、甾醇及其苷类主要有齐墩果酸、mudanpinoic acid A、胡萝卜苷、3β，23-dihydroxy-30-norolean-12,20（29）-dien-28-oic acid、β-谷甾醇、白桦脂酸、白桦脂醇等；还含有槲皮素、6-羟基香豆素、没食子酸、苯甲酸、对羟基苯甲酸、儿茶素、邻苯二甲酸二乙酯、反式咖啡酸硬脂酸酯及腺苷等成分。还含有大量挥发油、多糖类成分以及钙、铁、锌、锰、铜、磷、钾等微量元素和大量氨基酸等其他成分。

【药理作用】牡丹皮具有广泛的药理作用[6-9]。（1）抗菌消炎作用。（2）抗肿瘤作用。（3）抗动脉粥样硬化及抗心肌缺血作用。（4）抗心律失常作用。（5）降血糖作用。（6）调节免疫功能作用。（7）抗胃溃疡作用。（8）保肝作用。（9）抗惊厥、抗氧化等作用。（10）毒性：牡丹皮提取物给雄性Wistar大鼠和ddY小鼠灌服后，其LD50大于6 g/kg，大鼠腹腔注射10～20 min呈镇静状态，12小时内全部死亡。小鼠给予相同剂量的牡丹皮提取物后，10分钟始与大鼠的反应相同，死亡前2～3分钟内强直性痉挛，6小时全部死亡。丹皮酚的急性毒性较低，小鼠静脉注射、腹腔注射和灌胃的LD50分别为196、781和3430 mg/kg。

【炮制方法】【性味与归经】【功能与主治】【用法与用量】【处方应付】【注意】及**【贮藏】**参照文献[2]综合拟定。

参考文献

[1] 赵学龙，丁安伟，张丽，等．牡丹皮炮制历史沿革的研究[J]．中华中医药学刊，2008，09：1907-1910.

[2] 国家药典委员会．中华人民共和国药典（2020年版·一部）[S]．北京：中国医药科技出版社，2020:179.

[3] 国家中医药管理局《中华本草》编委会．中华本草[M]．上海：上海科学技术出版社，1999.

[4] 国家药典委员会．中华人民共和国药典（2020年版·四部）[S]．北京：中国医药科技出版社，2020：232.

[5] 甘肃省食品药品监督管理局．甘肃省中药炮制规范（2009年版）[S]．兰州：甘肃文化出版社，2009：65.

[6] 王祝举，唐力英，赫炎．牡丹皮的化学成分和药理作用[J]．国外医药（植物药分册），2006，04：155-159.

[7] 翟春梅，孟祥瑛，付敬菊，等．牡丹皮的现代药学研究进展[J]．中医药信息，2020，37(01)：109-114.

[8] 王新娣，石晓峰，王斌利，等．牡丹化学成分的研究进展[J]．中成药，2018，40(01)：171-176.

[9] 南京中医药大学．中药大辞典[M]．2版．上海：上海科学技术出版社，2006.

腾冲厚朴（大叶木兰）

Tengchonghoupo（Dayemulan）

MAGNOLIAE ROSTRATAE CORTEX

【处方用名】 腾冲厚朴、姜腾冲厚朴。

【名称】 文献和《卫生部药品标准》（中药材第一册）以腾冲厚朴为正名，故本标准沿用此名。

【来源】 本品为木兰科植物大叶木兰 *Magnolia rostrata* W. W. Smith. 的干燥干皮、根皮及枝皮。主产于云南等地。4～6月剥取，根皮和枝皮直接阴干；干皮置沸水中微烫后，堆置阴湿处，"发汗"至内表面紫褐色或棕褐色时，蒸软，取出，卷成筒状，干燥。

药材以肉厚、内表面色紫褐、油性足、断面有小亮星、香气浓者为佳。[1]

【性状】腾冲厚朴 呈丝条状。外表面灰黄色，近光滑；内表面暗褐色至紫褐色，近平滑。切面纤维性，具多数白色晶状颗粒，对光显亮星状。气香，味辛辣、微苦涩。

姜腾冲厚朴 形如腾冲厚朴。具姜辣味。见图1。

【鉴别】（1）**显微鉴别** 本品横切面：木栓层为10余列细胞；有的可见落皮层。皮层外侧有石细胞环带，内侧散有多数油细胞和石细胞群。韧皮部射线宽1～3列细胞。纤维多数个成束。油细胞散在。

粉末棕褐色。纤维甚多，直径15～32 μm，壁甚厚，波浪形或一边呈锯齿状，木化，孔沟不明显。石细胞类方形、椭圆形、卵圆形或不规则分枝状，直径11～65 μm，有时可见层纹。油细胞椭圆形或类圆形，直径50～85 μm，含黄棕色油状物。[2] 见图2。

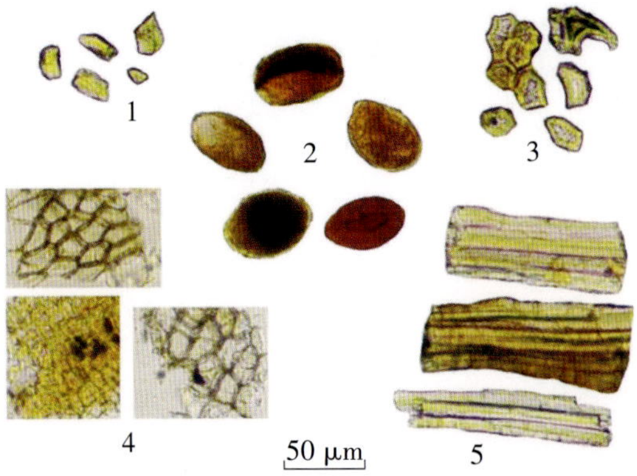

图2 腾冲厚朴粉末显微图

1.草酸钙方晶 2.油细胞 3.石细胞 4.木栓细胞 5.纤维

（2）**薄层色谱** 取本品粉末0.5 g，加甲醇5 ml，密塞，振摇30 min，滤过，取滤液作为供试品溶液。另取厚朴酚、和厚朴酚对照品，加甲醇制成每1 ml各含1 mg的混合溶液，作为对照品溶液。照薄层色谱法（中国药典通则0502）试验，吸取上述两种溶液各5 μl，分别点于同一硅胶G薄层板上，以甲苯–甲醇（17∶1）为展开剂，展开，取出，晾干，喷以1%香草醛硫酸溶液，在105 ℃加热至斑点显色清晰。供试品色谱中，在与对照品色谱相应的位置上，显相同颜色的斑点。

【检查】水分 按中国药典通则0832第四法，对样品进行测定，根据测定结果，拟定水分限度不得过15.0%。

总灰分 按中国药典通则2302，对样品进行测定，根据测定结果，拟定总灰分限度不得过7.0%。

酸不溶性灰分 按中国药典通则2302，对样品进行测定，根据测定结果，拟定酸不溶性灰分限度不得过3.0%。

【含量测定】照高效液相色谱法（中国药典通则0512）测定。

仪器与试药 Waters 2695型高效液相色谱仪；2998型二极管阵列检测器。甲醇为色谱纯，其余试剂为分析纯。和厚朴酚对照品（批号：110730–201714）与厚朴酚对照品（批号：110729–201714）由中国食品药品检定研究院提供）。

色谱条件与系统适用性试验 以十八烷基硅烷键合硅胶为填充剂；以甲醇–水（78∶22）为流动相；检测波长为294 nm。理论板数按厚朴酚峰计算应不低于4000。

对照品溶液的制备 取厚朴酚和厚朴酚对照品适量，精密称定，加甲醇制成每1 ml含厚朴酚40 μg和厚朴酚24 μg的溶液，即得。

供试品溶液的制备 取本品粉末（过三号筛）约0.2 g，精密称定，置具塞锥形瓶中，精密加入甲醇25 ml，密塞，称定重量，浸渍24 h，再称定重量，用甲醇补足减失的重量，摇匀，滤过。精密量取续滤液5 ml，置25 ml量瓶中，加甲醇至刻度，摇匀，即得。

测定法 分别精密吸取对照品溶液与供试品溶液各10 μl，注入液相色谱仪，测定，即得。

样品测定 对6批腾冲厚朴中厚朴酚与和厚朴酚的含量进行测定，根据测定结果，结合以往实验数据，拟定本品按干燥品计算，含厚朴酚（$C_{18}H_{18}O_2$）与和厚朴酚（$C_{18}H_{18}O_2$）的总量不得少于2.0%。

【化学成分】腾冲厚朴中含有厚朴酚、和厚朴酚、厚朴碱和挥发油等成分。[3]

【药理作用】本品具有抗肿瘤、抗炎、抗凝血、抗溃疡等药理作用[4, 6]。

【炮制方法】【性味与归经】【功能与主治】【用法与用量】【处方应付】及**【贮藏】**参照文献[2, 5]综合拟定。

参考文献

[1] 中国科学院《中国植物志》编辑委员会. 中国植物志[M]. 北京：科学出版社，2004.
[2] 国家药典委员会. 中华人民共和国药典(2020年版·一部)[S]. 北京:中国医药科技出版社，2020:263.

[3] 张淑洁,钟凌云.厚朴化学成分及其现代药理研究进展[J].中药材,2013,36(5):838-843.

[4] 殷帅文,何旭梅,郎锋祥,等.厚朴化学成分和药理作用研究概况[J].贵州农业科学,2007,35(6):133-133.

[5] 甘肃省食品药品监督管理局.甘肃省中药炮制规范(2009年版)[M].兰州:甘肃文化出版社,2009:264-265.

[6] 李凤,练志辉,张浩怡,等.厚朴不同炮制品中挥发性成分比较[J].西部中医药,2020,33(7):33-38.

紫荆皮

Zijingpi

KADSURAE LONGIPEDUNCULATAE CORTEX

【处方用名】 紫荆皮。

【名称】 参照《卫生部药品标准》(中药成方制剂第五册)附“药典未收载的药材名称及来源”命名。

【来源】 本品为木兰科植物南五味子 *Kadsura longipedunculata* Finet et Gagnep. 的干燥根皮。主产于四川、河南、湖南、湖北、江西、浙江等地。夏、秋二季采收,剥取根皮后,晒干。

药材以身干、条长、皮厚、坚实者为佳。

【性状】 呈丝条状或不规则形的厚片。外表皮灰棕色、灰紫色或灰黄色,粗糙,具横裂纹。内表面暗棕色至灰棕色,具细纵纹。体轻,易折断。断面纤维性。气微香,味微苦、涩、辛。见图1。

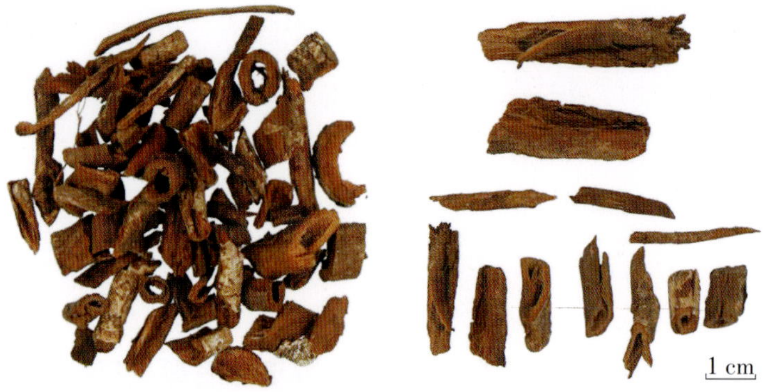

图1 紫荆皮饮片图

【鉴别】(1)**显微鉴别** 本品粉末棕褐色。嵌晶纤维较多,完整者长梭形。纤维直径25~50 μm,末端稍尖,偶见分叉;胞腔线形,次生壁外层嵌有众多草酸钙小方晶。木栓细胞多角形,直径40~60 μm,壁略厚,胞腔内含棕红色物。嵌晶石细胞三角形或不规则分枝状，壁极厚，孔沟不明显，胞腔细小或不明显。淀粉粒单粒。类圆形或长圆形，直径4～20 μm，脐点点状、三叉状、十字状或裂隙状，有的可见层纹；复粒由2～7分粒组成。薄壁细胞类方形、类长方形，胞腔内有的含棕红色物。见图2。

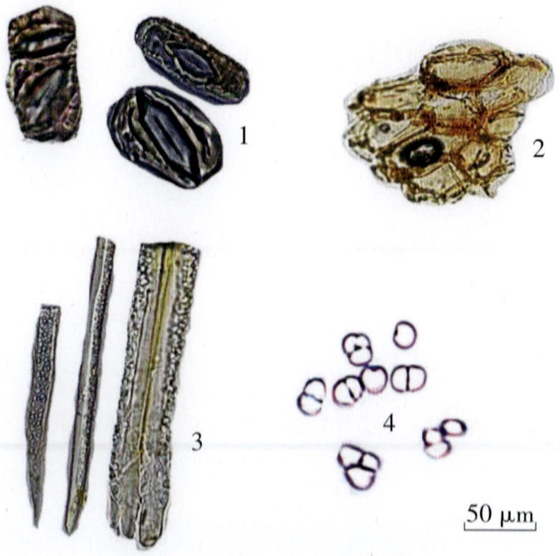

图2 紫荆皮粉末显微图

1.嵌晶石细胞 2.木栓细胞 3.嵌晶纤维 4.淀粉粒

【化学成分】含挥发油、糖类、有机酸及水解鞣质等。挥发油含量为1.18%～1.22%，有25种成分，已鉴定6种，即：α-蒎烯、樟脑、β-蒎烯、柠檬烯、龙脑、乙酸龙脑酯。又含五味子素，五味子醇B，戈米辛H，白芷酰基戈米辛H，戈米辛M2，五味子酚，五味子酯B及巴豆酰基戈米辛P[1]。

【药理作用】紫荆皮对京科PR-1病毒有抑制作用，对孤儿病毒能延缓其病变。试管内能抑制葡萄球菌的生长[1]。另外还具有：(1) 抗炎镇痛作用：能明显抑制醋酸所致小鼠扭体次数，但对戊巴妥钠所致小鼠睡眠数无协同效果。(2) 对肠道平滑肌的影响：可抑制离体大鼠十二指肠平滑肌的自发运动，使收缩幅度降低，频率减电。还显著拮抗乙酰胆碱、氯化钡所致的肠管痉挛。(3) 抗病原微生物的作用：体外对金黄色葡萄球菌、绿脓杆菌、大肠杆菌和痢疾杆菌以及红色毛癣菌等有一定抑制作用。(4) 毒性：本品树皮煎剂灌服对小鼠的LD50为100.5±10.8 g/kg。[2]

【炮制方法】【性味与归经】【功能与主治】【用法与用量】【处方应付】及**【贮藏】**参照文献[3, 4]综合拟定。

参考文献

[1] 中国医学科学院药用植物资源开发研究所.中药志(第五册)[M].北京:人民卫生出版社,1994:507.
[2] 南京中医药大学.中药大辞典[M].2版.上海:上海科学技术出版社,2006.
[3] 北京药品生物制品检定所.中药鉴别手册(第一册)[M].北京:科学出版社,1972:495.
[4] 南京药学院.药材学[M].北京:人民卫生出版社,1960:334.

祖师麻

Zushima

DAPHNES CORTEX

【处方用名】 祖师麻。

【名称】 文献[1]以"祖师麻"为正名，故以此名收入《甘肃省炮制规范》[2] 2009年版，故本标准沿用。

【来源】 本品为瑞香科植物黄瑞香 *Daphne giraldii* Ntcsche. 或唐古特瑞香 *Daphne tangutica* Maxim. 的干燥根皮及茎皮。主产于甘肃等地。秋季采收，除去细根，剥取根皮及茎皮，晒干。[3, 4]

【性状】 呈不规则的丝条状，常卷曲。根皮外表面棕黄色或灰黄色，粗糙，残留多数突起的横长皮孔。内表面黄白色、浅棕色，有细纵纹。质硬而韧，不易折断。断面显绢毛状纤维性，灰白色。气特异，味微苦而后具持久的麻舌感。

茎皮外表面灰褐色、灰黄棕色至灰棕色，光滑或稍粗糙，残留叶或小枝脱落的圆形或椭圆形疤痕。内表面淡灰绿色，有细纵纹。质柔韧，不易折断。

【鉴别】（1）**显微鉴别** 本品茎皮粉末黄白色至灰白色。纤维众多，散离或成束，甚长，先端渐尖，多已碎断，直径15～30 μm。薄壁组织中可见油滴，油滴椭圆形或球形，直径17～33 μm。木栓细胞浅棕黄色，壁薄栓化。淀粉粒小而众多，单粒，圆球形。见图1、图2。

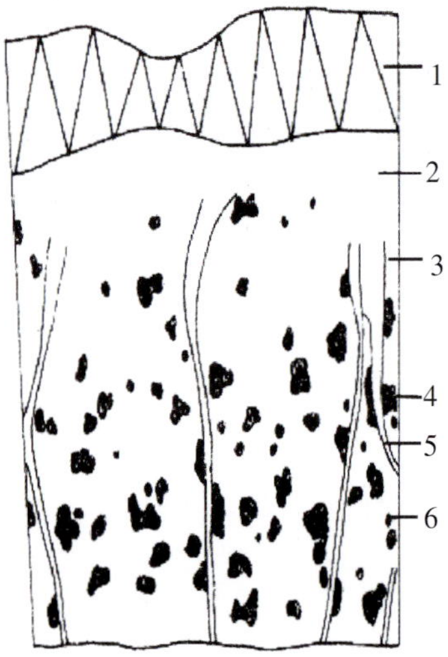

图1 黄瑞香根皮横切面显微图

1.木栓层 2.皮层 3.韧皮部 4.纤维束 5.射线 6.油滴

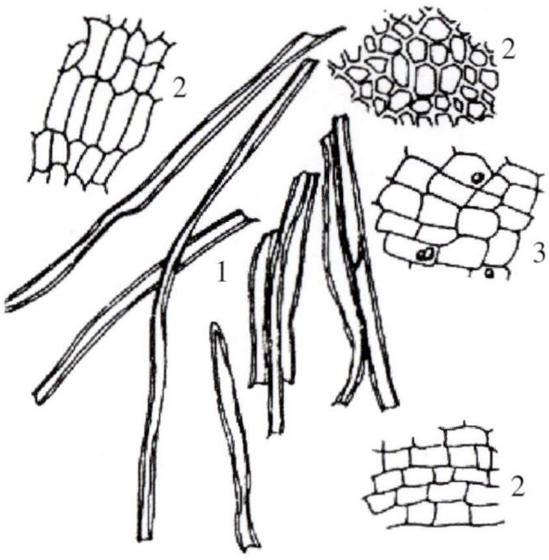

图2 黄瑞香根皮及茎皮粉末显微图

1.纤维 2.木栓细胞 3.薄壁组织及油滴

（2）**薄层色谱** 取本品粉末0.5 g，加甲醇30 ml，超声处理30分钟，滤过，滤液浓缩至约1 ml，作为供试品溶液。另取祖师麻对照药材0.5 g，同法制成对照药材溶液。照薄层色谱法（中国药典通则0502）试验，吸取上述两种溶液各10 μl，分别点于同一硅胶G薄层板上，以三氯甲烷-乙酸乙酯-甲酸-乙醚（10∶1∶1∶3）为展开剂，展开，取出，晾干，置氨蒸气中熏至斑点显色清晰。供试品色谱中，在与对照药材色谱相应的位置上，显相同颜色的斑点。

【含量测定】维持原标准[2]的测定方法。照高效液相色谱法（中国药典通则0512）测定。

色谱条件与系统适用性试验 以十八烷基硅烷键合硅胶为填充剂；以乙腈-0.5%醋酸溶液（35∶65）为流动相；检测波长为327 nm。理论板数按祖师麻甲素峰计算应不低于4000。

对照品溶液的制备 取祖师麻甲素对照品适量，精密称定，加甲醇制成每1 ml含50 μg的溶液，即得。

供试品溶液的制备 取本品粉末（过三号筛）约1 g，精密称定，置具塞锥形瓶中，精密加入80%甲醇50 ml，密塞，称定重量，超声处理（功率250 W，频率35 kHz）30分钟，放冷，再称定重量，用80%甲醇补足减失的重量，摇匀，滤过，取续滤液，即得。

测定法 分别精密吸取对照品溶液与供试品溶液各10 μl，注入液相色谱仪，测定，即得。

样品测定 近年，企业开始人工种植祖师麻，对11批样品进行测定，见表1。

表1 11批祖师麻中祖师麻甲素的含量测定结果（%）

样品	1	2	3	4	5	6	7	8	10	11
含量	1.48	2.87	0.63	0.83	0.85	0.22	0.63	0.22	0.13	0.16

注：1～8批样品为野生，9～11批样品为栽培品。

根据测定结果，本次对原标准限度修订为按干燥品计算，含祖师麻甲素（$C_9H_6O_4$）不得少于0.15%，以推动人工药材资源的利用。

此外，文献尚有祖师麻（膏）中含有祖师麻甲素和7-羟基香豆素含量测定的报道[5, 6]。

【炮制方法】【性味】【功能与主治】【用法与用量】【处方应付】【注意】及**【贮藏】**参照文献[1, 7]综合拟定。

参考文献

[1] 甘肃省卫生局.甘肃中草药手册(第三册)[M].兰州:甘肃人民出版社,1973:1606.
[2] 甘肃省食品药品监督管理局.甘肃省中药炮制规范(2009年版)[S].兰州:甘肃人民出版社,2009,

259-260.

[3] 吴征镒.新华本草纲要(第一册)[M].上海:上海科学技术出版社,1988:324.

[4] 宋平顺,张伯崇,宋玉成,等.甘肃省中药材复杂品种及质量的调查研究(Ⅰ)—地区习用品种的调查[J].中国中药杂志,1996,21(12):717-720.

[5] 任燕冬,杨武亮,宋宏杉,等.祖师麻质量控制研究[J].中成药,2009,31(6):950-953.

[6] 蔺莉,石晓峰,毛著鸿.祖师麻膏药质量标准的提高研究[J].中国中医药信息杂志,2015,22(1):83-86.

[7] 中国医科院陕西分院中医药研究所.陕西中药志[M].西安:陕西人民出版社,1964:342.

七、茎及藤木类

鬼箭羽

Guijianyu

EUONYMI LIGNUM ALIFORMIS

【处方用名】鬼箭羽。

【名称】《神农本草经》称“卫矛”。《名医别录》名为“鬼箭”。《日华子本草》名为“鬼箭羽”。现时商品称鬼箭羽，本标准沿用。

【来源】本品为卫矛科植物卫矛*Euonymus alatus*（Thunb.）Sieb.的具翅状物的枝条及翅状附属物。主产于湖北、河北、浙江、安徽、山东等地，甘肃亦产。全年均可采收，割取枝条后，取其嫩枝，晒干；或收集其翅状物，晒干。

药材以枝条细嫩、箭羽齐全、无杂质者为佳。[1-3]

【性状】呈圆柱形的段或不规则形的厚片。枝条木质，表面灰绿色，具纵皱纹，切面黄白色，质硬。枝条四面生有灰褐色翅状物，形如箭羽，翅状物质松脆，易折断或剥落，断面棕色。无臭，味微苦、涩。

【鉴别】显微鉴别 本品粉末淡黄棕色。木栓细胞长方形或方形，壁微增厚。纤维成束或散在。导管多为螺纹导管。可见草酸钙簇晶。

【检查】水分 按中国药典通则0832第二法，对样品进行测定，根据测定结果，拟定水分限度不得过11.0%。

总灰分 按中国药典通则2302，对样品进行测定，根据测定结果，拟定总灰分限度不得过6.0%。

酸不溶性灰分 按中国药典通则2302，对样品进行测定，根据测定结果，拟定酸不溶性灰分限度不得过1.5%。

【化学成分】羽翅中含有豆甾-4-烯-3酮、豆甾-4-烯-3，6二酮、β-谷甾醇及6β-羟豆甾-4-烯-3-酮四种甾体成分。卫矛枝中有卫矛醇、木栓酮和黄酮类化合物槲皮素及其糖苷；尚含有草酰乙酸钠（Sodium oxalacetate）。[4-7]

【药理作用】鬼箭羽煎剂中有明显降低化学性糖尿病小兔总胆固醇作用；鬼箭羽水煎液具有一定的调节血脂作用，从而调节脂质代谢和减轻动脉粥样硬化（AS）病变程度；本品煎剂提得的草酰乙酸钠能刺激β-细胞，调整不正常的代谢过程，加强胰岛素的分泌，从而具有降血糖的作用[8]。

【炮制方法】【性味与归经】【功能与主治】【用量与用法】【处方应付】【禁忌】及**【贮藏】**参照文献[9-11]综合拟定。

参考文献

[1] 甘肃省卫生局.中草药手册(第二册)[M].兰州:甘肃人民出版社,1971:1055.
[2] 中华人民共和国卫生部药政管理局,中国药品生物制品检定所.中药材手册[M].北京:人民卫生出版社,1998.
[3] 林启寿.中草药化学[M].北京:科学出版社,1979:554.
[4] 陈科,陈薏友,潘德济.卫矛科植物鬼箭羽中的甾体成分[J].中草药,1983,14(9):1.
[5] 申凤玉,林克勤,朱大元,等.卫矛有效成分的研究[J].哈尔滨医科大学学报,1982,(4):1.
[6] 南京中医药大学.中药大辞典[M].2版.上海:上海科学技术出版社,2006.
[7] 王巍,王晋桦,赵德忠,等.鸡血藤、鬼箭羽和土鳖虫调脂作用的比较[J].中国中药杂志,1991,16(5):299.
[8] 齐昉,刘根尚,佘靖,等.鬼箭羽对实验性糖尿病小鼠血糖及血脂的影响[J].中国中医药信息杂志,1998,5(7):19.
[9] 于江泳,张村.全国中药饮片炮制规范辑要(2016版)[M].北京:人民卫生出版,2016:290.
[10] 曹晖、付静.全国中药炮制经验与规范集成[M].北京:北京科学技术出版,2017:773.
[11] 国家中医药管理局《中华本草》编委会.中华本草[M].上海:上海科学技术出版社,1999.

锁　阳

Suoyang

CYNOMORII　HERBA

【处方用名】制锁阳[1]。

【名称】沿用传统名称。

【来源】本品为锁阳科植物锁阳*Cynomorium songaricum* Rupr.的干燥肉质茎。主产于甘肃、内蒙古、新疆等地。春季采挖，除去花序，切段，干燥。

药材以条粗壮、体重、质硬、断面油润者为佳。[2, 3]

【性状】呈不规则形或类圆形的厚片。外表面棕色或棕褐色，粗糙，具明显纵沟。切面浅棕色或棕褐色，角质样，散在浅黄色三角状维管束。质坚实。气微，微具酒香气，味微咸。见图1。

【鉴别】（1）**显微鉴别**　本品粉末黄棕色。淀粉粒极多，常存在于含棕色物的薄壁细胞中，或包埋于棕色块中；单粒类球形或椭圆形，直径4～32 μm，脐点十字状、裂缝状或点状，大粒层纹隐约可见。栓内层细胞淡棕色，表面观类方形或类长方形，壁多细波状弯曲，有的表面有纹理。导管黄棕色或近无色，主为网纹导管，也有螺纹导管，有的导管含淡棕色物。棕色块形状不一，略透明，常可见圆孔状腔隙。[2, 3] 见图2。

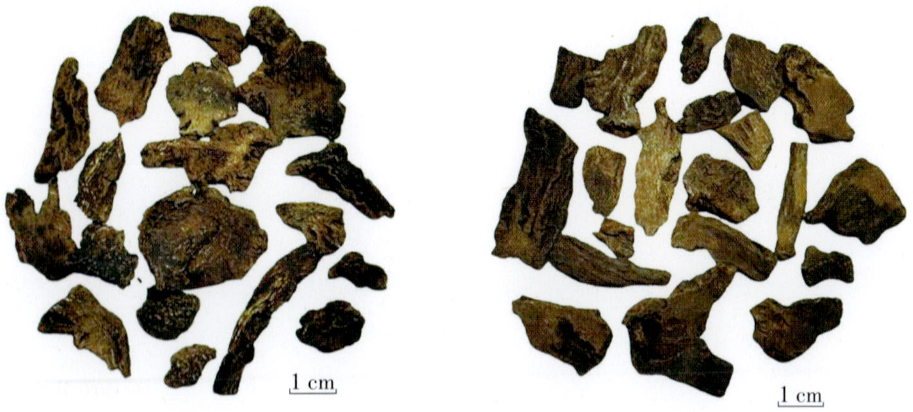

图1 制锁阳饮片图

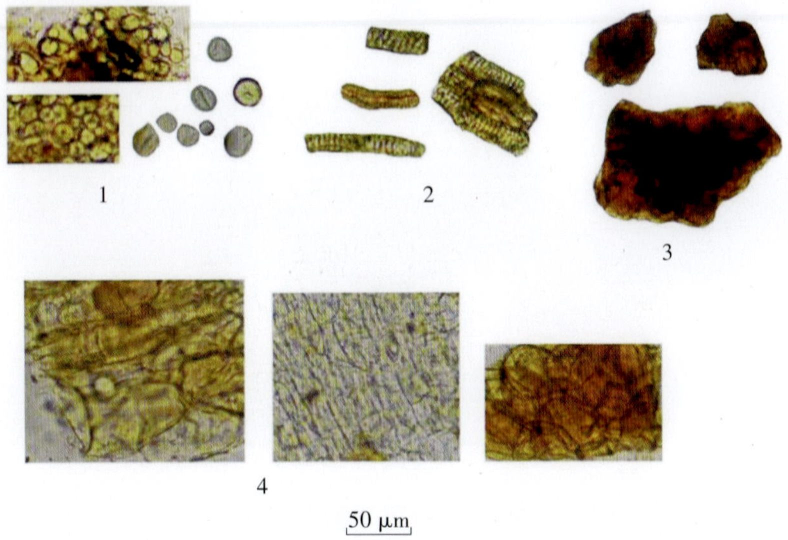

图2 制锁阳粉末特征图

1.淀粉粒 2.导管 3.棕色块 4.栓内层细胞

（2）**薄层色谱** 取本品粉末1 g，加水10 ml，浸渍30分钟，滤过，滤液作为供试品溶液。另取脯氨酸对照品，加水制成每1 ml含2 mg的溶液，作为对照品溶液。照薄层色谱法（中国药典通则0502）试验，吸取上述两种溶液各5 μl，分别点于同一硅胶H薄层板上，以正丙醇-冰醋酸-乙醇-水（4∶1∶1∶2）为展开剂，展开，取出，晾干，喷以吲哚醌试液，晾干，在100 ℃加热至斑点显色清晰。供试品色谱中，在与对照品色谱相应的位置上，显相同颜色的斑点，见图3。

（3）**薄层色谱** 取本品粉末1 g，加乙酸乙酯20 ml，超声处理30分钟，滤过，滤液浓缩至约1 ml，作为供试品溶液。另取熊果酸对照品，加甲醇制成每1 ml含0.5 mg的溶液，作为对照品溶液。照薄层色谱法（中国药典通则0502）试验，吸取上述供试品溶液10 μl、对照品溶液4 μl，分别点于同一硅胶G薄层板上，以甲苯-乙酸乙酯-甲酸（20∶4∶0.5）为展开剂，展开，取出，晾干，喷以10%硫酸乙醇溶液，加热至斑点显色清晰。供试品色谱中，在与对照品色谱相应的位置上，显相同颜色的斑点。见图4。

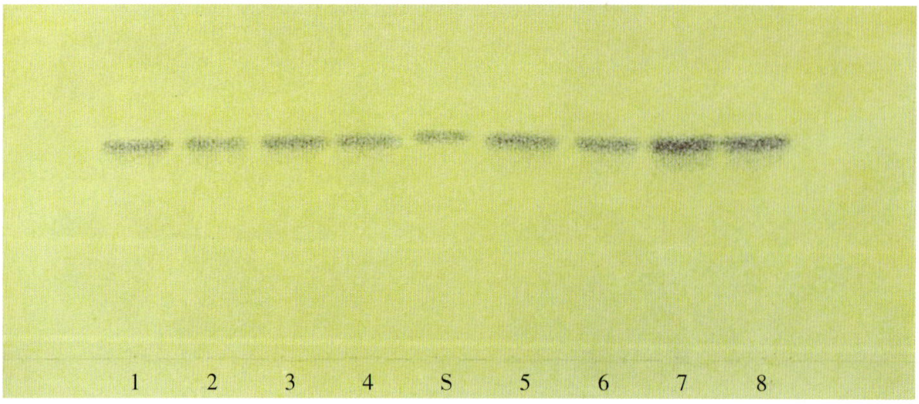

图3 制锁阳薄层色谱图

S.脯氨酸对照品 1～8 制锁阳（不同批次样品）

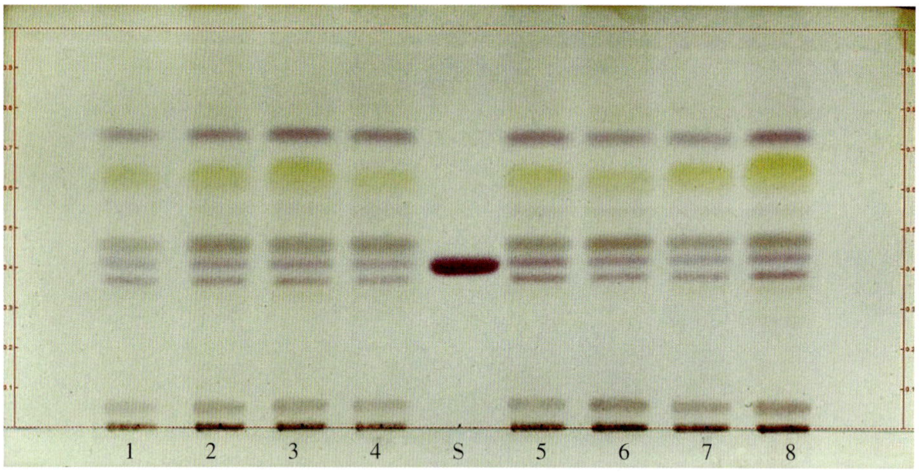

图4 制锁阳薄层色谱图

S.熊果酸对照品 1～8.制锁阳（不同批次样品）

【检查】水分 按中国药典通则0832第二法，对9批样品测定水分，根据测定结果，拟定水分限度不得过12.0%。

总灰分 按中国药典通则2302，对9批样品测定，根据测定结果，结合以往实验数据，拟定制锁阳总灰分限度不得过9.0%。

浸出物 照醇溶性浸出物测定法（中国药典通则2201）项下的热浸法测定，用乙醇作溶剂，根据测定结果，结合以往实验数据，拟定浸出物限度不得少于12.0%。

【化学成分】锁阳中现已知的化合物包含有黄酮类、糖和糖苷类、三萜类、甾体类、氨基酸类、鞣质类以及多种微量元素，以及包括锗、硒、钴等在内的矿物质，还包含有大量多糖和多种微量元素。黄酮类化合物主要有：(+)-儿茶素、(-)-儿茶素、表儿茶素、异槲皮苷、柑桔素、柑桔素-4′-O-β-吡喃葡萄糖苷、根皮苷、柚皮素、柚皮苷、金合欢素-7-O-β-D-葡萄糖苷等。三萜类化合物有：熊果酸、熊果酸丙二酸半酯、乙酰熊果酸等。[4, 5]

【药理作用】锁阳能通过提高幼年雄性大鼠血睾酮水平从而促进动物性成熟。锁阳对机体和细胞的免疫功能都具有一定的调节功能，具有抗氧化和清除自由基的功效。具有提升耐力、防氧化和抗疲劳作用，还具有保护肝脏线粒体、抑制人体免疫缺陷、抑制血小板聚集和雌激素样，抗癌、免疫系统调节、延缓衰老、防治心血管疾病、治疗白细胞减少，治疗肝性脑病、增强痴呆病模型鼠记忆力等作用。[5-9]

【炮制方法】【性味与归经】【功能与主治】【用法与用量】【处方应付】【注意】及【贮藏】参照文献[1, 2]综合拟定。

参考文献

[1] 甘肃省食品药品监督管理局.甘肃省中药炮制规范(2009年版)[S].兰州:甘肃文化出版社,2009:225.

[2] 国家药典委员会.中华人民共和国药典(2020年版·一部)[S].北京:中国医药科技出版社,2020:360.

[3] 南京中医药大学.中药大辞典[M].2版.上海:上海科学技术出版社,2006.

[4] 张莉.锁阳化学成分研究和锁阳黄酮咀嚼片研制[D].兰州.甘肃中医药大学,2016.

[5] 黄霄檬,赵保堂,王俊龙,等.锁阳脂肪酸组成成分的GC-MS分析[J].甘肃科技,2009,25(5):38-40.

[6] 张汝学,贾正平,李茂星,等.锁阳PartⅢ对环磷酰胺致免疫抑制小鼠免疫功能的影响[J].中药材,2008,(3):407-409.

[7] ZUCCA P,ROSA A,TUBEROSO C I,et al.Evaluation of antioxidant potential of "Maltese Mushroom"(Cynomorium coccineum) by means of multiple chemical and biological assays[J]. Nutrients,2013,5(1):149-161.

[8] 俞发荣,冯书涛,明仁,等.锁阳黄酮对老年大鼠的抗疲劳作用[J].中国康复理论与实践,2008,14(12):1141-1142.

[9] NAKAMURA N.Inhibitory effects of some traditional medicines on proliferation of HIV-1 and its protease[J].Yakugaku zasshi:Journal of the Pharmaceutical Society of Japan,2004,124(8):519-529.

盐生肉苁蓉

Yanshengroucongrong

CISTANCHES SAISAE HERBA

【处方用名】盐生肉苁蓉、酒盐生肉苁蓉。

【名称】沿用传统名称。

【来源】本品为列当科植物盐生肉苁蓉 *Cistanche saisa*（C.A.Mey.） G.Beck带鳞叶的干燥肉质茎。主产于甘肃等地。春、秋二季采收，春季采收后置沙土中半埋半露，晒干，"淡苁蓉"。秋季采收者，多制成"盐大芸"，入药时需用水漂去盐。

药材以肉质、肥大、色棕褐、柔软油润者为佳。[1-3]

【性状】盐生肉苁蓉 呈圆形或类圆形的厚片。外表面灰棕色、暗棕色或棕褐色，具纵皱纹，残留已断裂的覆瓦状排列的肉质鳞叶。切面暗棕色或黑棕色，有多数黄白色点状维管束，齿轮状排列。体重，质坚硬，微有韧性。气微，味微甜而后微苦，或微咸。

酒盐生肉苁蓉 形如盐生肉苁蓉。具酒香气。见图1、图2。

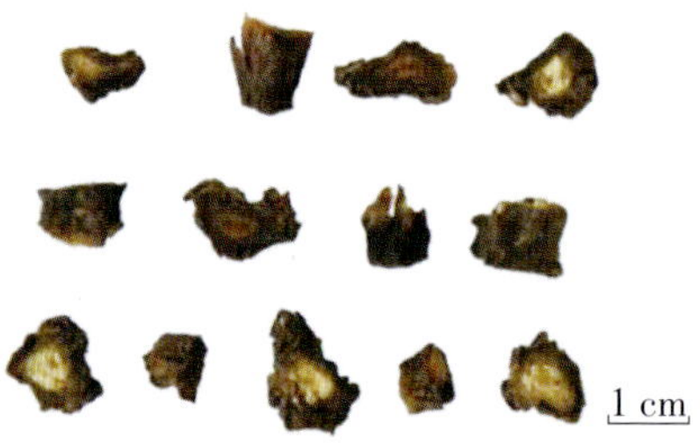

图1 盐生肉苁蓉饮片图

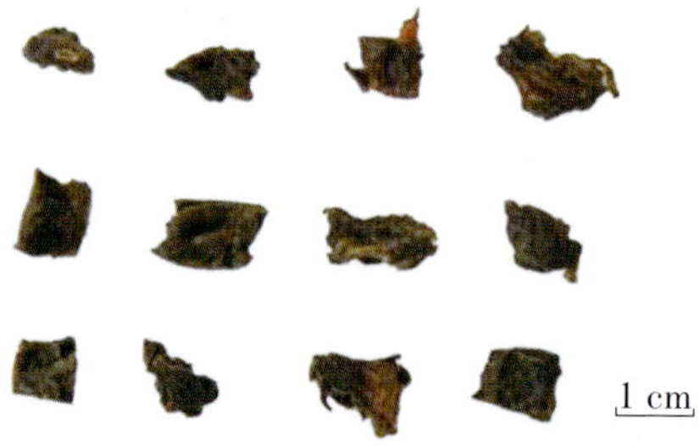

图2 酒盐生肉苁蓉饮片图

【鉴别】（1）**显微鉴别** 本品茎横切面：表皮扁平细胞1列，外被角质层，具少数不定式气孔，副卫细胞5～7个。皮层由数列至30余列薄壁细胞组成，含色素。叶迹维管束散在。中柱维管束排列成深波状弯曲的环。初生韧皮部处具少数韧皮纤维群，长梭形，韧皮部附近具少数微增厚的薄壁细胞，纹孔明显。导管多为螺纹和网纹导管；管胞少见，壁薄，微木化，具单斜纹孔。髓宽广。

鳞叶横切面：上、下表皮细胞1列，扁长方形，外被角质层，下皮细胞稍大。上、下表皮均具少数不定式气孔。叶肉组织为海绵组织，细胞类圆形，散在10～17个维管束，呈外韧型，导管主为螺纹导管。

（2）**化学反应** 取本品粉末1 g，加氨试液2 ml，湿润，放置15分钟，加三氯甲烷15 ml，振摇，放置过夜，滤过，滤液置分液漏斗中，加1%盐酸溶液3 ml，振摇萃取，分取酸液于试管中，加碘化铋钾试液，产生橙红色沉淀。不纳入标准正文。

（3）**薄层色谱** 取本品粉末1 g，加甲醇20 ml，超声处理15分钟，滤过，滤液浓缩至近干，残渣加甲醇2 ml使溶解，作为供试品溶液。另取松果菊苷、毛蕊花糖苷对照品，加甲醇分别制成每1 ml含1 mg的溶液，作为对照品溶液。照薄层色谱法（中国药典通则0502）试验，吸取上述三种溶液各2 μl，分别点于同一聚酰胺薄层板上，以甲醇-醋酸-水（2:1:7）为展开剂，展开，取出，晾干，置紫外光灯（365 nm）下检视。供试品色谱中，在与对照品色谱相应的位置上，显相同颜色的荧光斑点。见图3。

【化学成分】本品含有肉苁蓉苷A、B、C、D、F、I及麦角甾苷、海旦苷等苯丙醇苷类；肉苁蓉苷E、G、H等苯乙醇苷类；以及β-谷甾醇、D-甘露醇、甜菜碱等。[4-6]

【药理作用】盐生肉苁蓉具强壮、益精作用；此外，对呼吸系统、心血管系统有显著的药理作用；并有抗辐射、润肠通便作用[7-9]。

【炮制方法】【性味与归经】【功能主治】**【用法与用量】【处方应付】**及**【贮藏】**参照

文献[2、3、7、8]综合拟定。

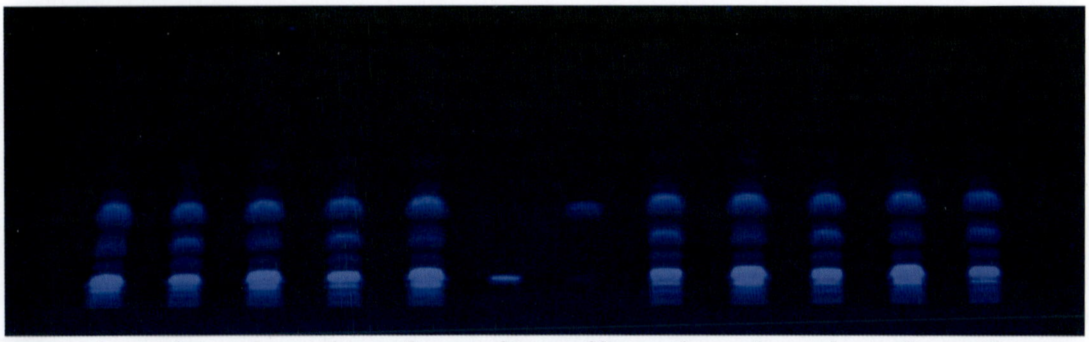

图3 盐生肉苁蓉薄层色谱图

S1.毛蕊花糖苷对照品 S2.松果菊苷对照品 1～10 盐生肉苁蓉（不同批次样品）

参考文献

[1] 宋平顺,丁永辉.肉苁蓉的本草学研究[J].甘肃中医,1996,9(3):41.

[2] 甘肃省卫生局.甘肃中草药手册(第三册)[M].兰州:甘肃人民出版社,1973:1442.

[3] 中国医学科学院药物研究所,等.中药志(第四册)[M].北京:人民卫生出版社,1993:347.

[4] 曲淑惠,堵年生,武嘉林,等.新疆肉苁蓉的化学成分[J].中草药,1988,19(7):24.

[5] 金秀莲,张庆荣.肉苁蓉化学成分研究进展[J].中国中药杂志,1994,19(11):695.

[6] 曲淑惠,堵年生,金羽新,等.新疆肉苁蓉化学成分的初步研究[J].新疆医学院学报,1986,9(2):161.

[7] 屠鹏飞,楼之岑,李顺成,等.三种肉苁蓉补肾阳药效比较[J].中药材,1996,19(8):420.

[8] 张勇,吴焕,王顺年,等.三种肉苁蓉补肾壮阳作用的比较[J].中国中药杂志,1994,19(3):169.

[9] 屠鹏飞,楼之岑,李顺成,等.肉苁蓉类润肠通便药效比较[J].天然产物研究与开发,1999,(1):48-50.

八、菌藻类

白马勃

Baimabo

BOVISTELLAE

【处方用名】白马勃。

【名称】马勃为甘肃省沿用名称，未成熟者习称“白马勃”，成熟者习称“灰马勃”。为与《中国药典》2020年版一部收载马勃区别，今以白马勃为名收入本标准[1]。

【来源】本品为灰包科真菌大口静灰球 *Bovistella sinensis* Lloyd.或长根静灰球 *Bovistella radicata*（Mont.）Pat.的干燥子实体。主产于甘肃、陕西、青海等地。夏、秋二季采收，除去泥沙及杂质，晒干。

药材以完整、松软、富弹性者为佳。[2-6]

【性状】包被膜质，柔软，有光泽，浅绿色至浅茶褐色。孢体浅烟色或浅青褐色，粉末状或絮状。手捻有滑腻感。具特殊气味。见图1。

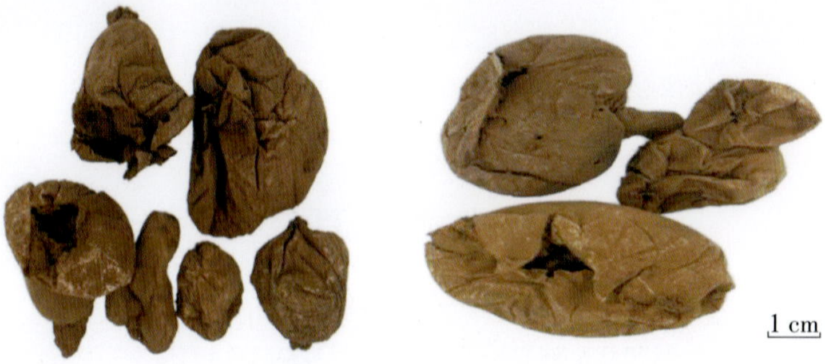

图1　白马勃饮片图

【鉴别】显微鉴别　本品粉末浅烟色或褐色。孢丝多分枝，厚壁，直径5～10 μm，小枝向顶端尖削。孢子球形或椭圆形，直径3～6 μm，浅青黄色，表面光滑或具小疣，中心含油滴，具无色小柄，长5～15 μm。见图2。

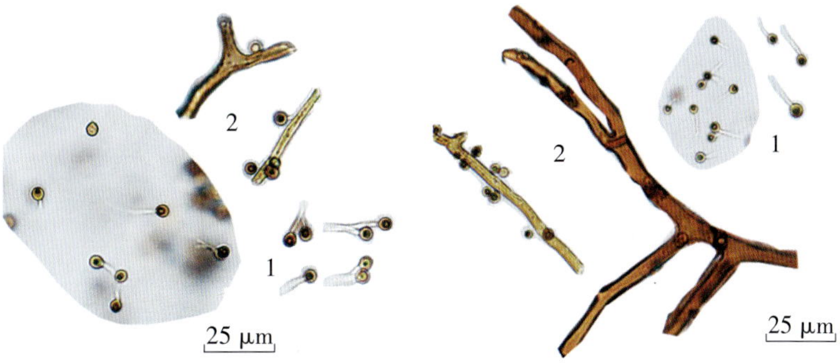

图2　白马勃粉末显微图

1.孢子　2.孢丝

【药理作用】大口静灰球和长根静灰球水煎剂和50%乙醇提取物对乙型链球菌、肺炎球菌、变形杆菌、金黄色葡萄球菌有不同程度的抑制作用[7]。

【炮制方法】根据本草记载拟定。中国药典规定马勃为子实体剪块入药，与本草记载不一致。

【性味与归经】【功能与主治】【用法与用量】【处方应付】及**【贮藏】**参照文献[1-3]综合拟定。

参考文献

[1] 甘肃省食品药品监督管理局.甘肃省中药材标准(2009年版)[S].兰州:甘肃文化出版社,2009:298-300.

[2] 中华人民共和国卫生部药政管理局,中国药品生物制品检定所.中药材手册[M].北京:人民卫生出版社,1998.

[3] 丁永辉,常克俭,宋平顺,等.商品马勃的品种调查和鉴定[J].中国中药杂志,1991,16(6):323-324.

[4] 宋平顺,张伯崇,宋玉成,等.甘肃省中药材复杂品种及质量的调查研究(Ⅰ)—地区习用品种的调查[J].中国中药杂志,1996,21(12):717-720.

[5] 顾云龙.甘肃药用真菌[M].兰州:兰州大学出版社,1986:124.

[6] 蒲训,顾云龙.甘肃大型真菌灰包科调查初报[J].西北植物学报,1994,(12):123-124.

[7] 孙菊英,郭朝辉.十种马勃体外抑菌作用的实验研究[J].中药材,1994,17(4):37-38.

白 木 耳

Baimuer

TREMELLAE FUCIFORMIS

【处方用名】白木耳、银耳。

【名称】本品为名贵中药，因其色白，形状卷曲若耳，称银耳，清《本草再新》称白木耳，现药材通称白木耳，本标准沿用。

【来源】本品为银耳科真菌银耳*Tremella fuciformis* Berk.的干燥子实体。主产于甘肃、贵州、四川等地。春、秋二季采收，淘净，除去杂质，晒干或烘干。

药材以干燥、朵大、体轻、有光泽、胶质者为佳。[1-3]

【性状】呈不规则的块片状，由众多细小屈曲的条片组成。表面黄白色或黄褐色，微有光泽。质硬而脆。气微，味淡。见图1。

【化学成分】含银耳子实体多糖、银耳孢子多糖、麦角甾醇、麦角甾-5，7-二烯-3β-醇及十一烷酸、十六烷酸、十五烷酸等脂肪酸；磷脂部分有磷脂酰甘油、磷脂酰胆碱等。每100克含维生素B_1 0.1 mg、维生素B_2 0.3 mg、维生素P 7.2 mg、维生素C 24.9 mg。含有钙、铁、钾、磷、钠等矿物质和微量元素。干品含粗蛋白4.6%，脂肪0.2%。总碳水化合物94.8%，纤维1.4%，灰分0.4%，热量412千卡。[4, 5]

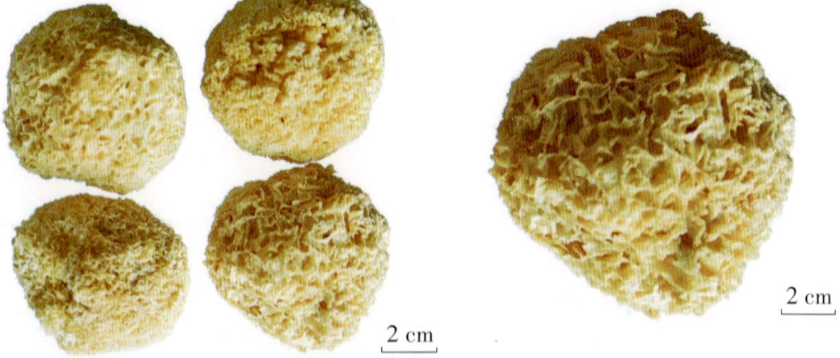

图1　白木耳饮片图

【药理作用】银耳具广泛的药理作用[4, 5]。(1) 抗肿瘤作用：银耳中的多糖类物质对小鼠肉瘤S-180有较好的抑制作用。(2) 免疫促进作用：其糖浆制剂有增强巨噬细胞吞噬能力的显著作用。(3) 抗辐射作用：对钴60、γ-射线造成的放射性损伤有较好的保护作用。(4) 对呼吸系统作用：白木耳具有治疗慢性支气管炎的作用，以银耳制剂银耳糖浆治慢性支气管炎的有效率在85%左右，显效占47%；并有一定镇咳、祛痰、平喘等作用。(5) 对心血管系统作用：银耳制剂治疗肺源性心脏病有效率达80%～90%。

【炮制方法】取原药材，洗净，拣去杂质，晒干或烘干。

【性味与归经】关于白木耳的性味，有不同的记载，《现代实用中药》记为“甘平、无毒”。《饮片参新》载为“甘淡、凉”。本标准采用《中药大辞典》等文献拟为“甘、淡，平”。本品为常用食用菌，无毒性，考虑到通常习惯，不记载“无毒”，只标明“甘、淡，平”。

【功能与主治】历代木耳主要用于“凉血止血”。《本草再新》谓：“润肺滋阴”。《本草问答》谓：“治口干肺痿，痰郁咳逆。”《食物本草》记载治疗“咽喉痹痛立效”、“止久泄，益气不饥”等，但近代主要用于虚劳咳嗽，痰中带血，虚热口渴等症，因此，其功能为“滋阴润肺，养胃生津”。

【用法与用量】【处方应付】及【贮藏】参照文献[2]拟定。

参考文献

[1] 李杲.食物本草(点校本)[M].李时珍,参订.北京:人民卫生出版社,2018:148.
[2] 南京中医药大学.中药大辞典[M].2版.上海:上海科学技术出版社,2006.
[3] 王国强.全国中草药汇编[M].北京:人民卫生出版社,2014.
[4] 应建浙.中国药用真菌图鉴[M].北京:科学出版社,1987:69.
[5] 国家中医药管理局《中华本草》编委会.中华本草[M].上海:上海科学技术出版社,1999.

茯 苓

Fuling

PORIA

【处方用名】土炒茯苓。

【名称】文献和《中国药典》以茯苓为正名，故本标准沿用此名。

【来源】本品为多孔菌科真菌茯苓 *Poria cocos*（Schw.）Wolf的干燥菌核。主产于安徽、云南、湖北、河南、贵州、四川、广西、福建、浙江、湖南等地。野生以云南产者为著名，故有云苓之名；培植以安徽为多，故又称安苓。7月至次年3月采挖，刷去泥土，再“发汗”，置阴凉干燥处，晾干。

药材以体重坚实、外皮色黑褐而带光泽、皱纹深无裂隙、断面色白细腻、黏牙力强者为佳。[1-3]

【性状】呈方块状或片状。表面黄白色或淡黄色，局部浅红棕色。质硬而脆，折断面粗糙，富粉性。气微，味淡，微有土腥气。如图1。

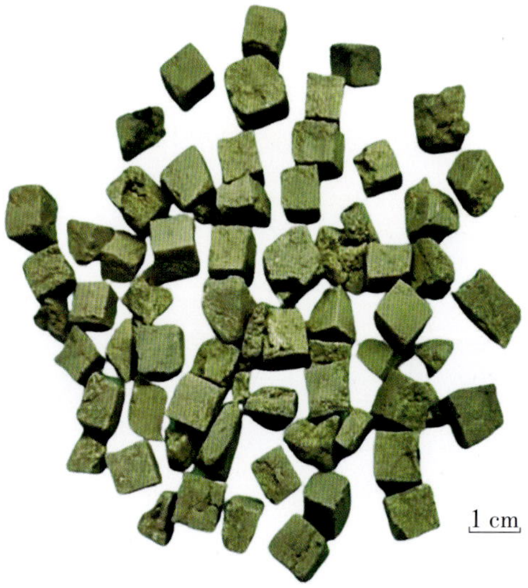

图1 土炒茯苓

【鉴别】（1）**显微鉴别** 本品粉末灰白色或浅红色。不规则颗粒状团块及分枝状团块无色，遇水合氯醛试液渐溶化。菌丝无色或淡棕色，细长，稍弯曲，有分枝。见图2。

（2）**化学反应** 取本品块片或粉末少量，加碘化钾碘试液1滴，显深红色。

（3）**薄层色谱** 取本品粉末1 g，加乙醚50 ml，超声处理10分钟，滤过，滤液蒸干，残渣加甲醇1 ml使溶解，作为供试品溶液。另取茯苓对照药材1 g，同法制成对照药材溶液。照薄层色谱法（中国药典通则0502）试验，吸取上述两种溶液各2 μl，分别点于同一硅胶G薄层板上，以甲苯-乙酸乙酯-甲酸（20∶5∶0.5）为展开剂，展开，取出，晾干，喷以2%香草醛硫酸溶液-乙醇（4∶1）混合溶液，在105 ℃加热至斑点显色清晰。供试品色谱中，在与对照药材色谱相应的位置上，显相同颜色的斑点。见图3。

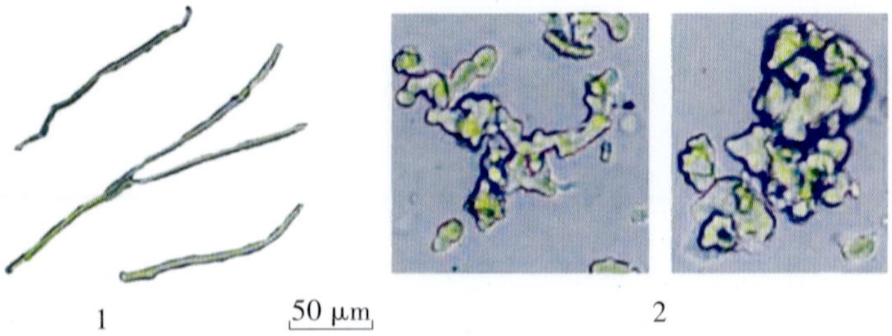

图2　土炒茯苓粉末显微图

1. 菌丝　　2. 团块

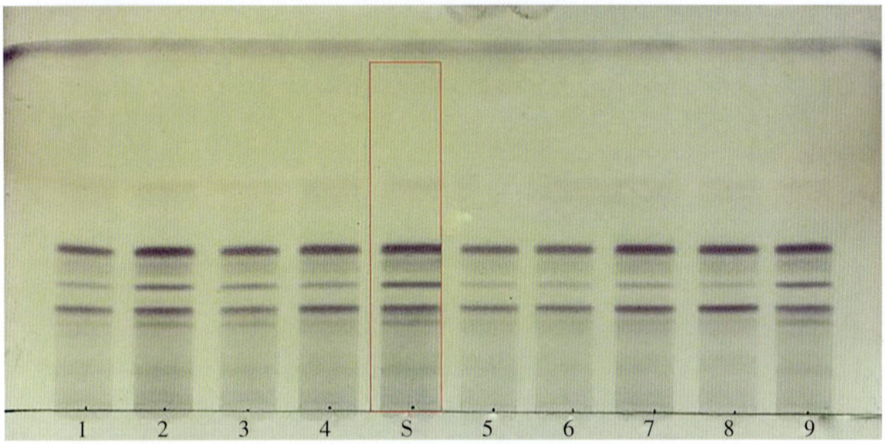

图3　土炒茯苓薄层色谱图

S. 茯苓对照药材　1～9. 土炒茯苓（不同批次样品）

【检查】水分　按中国药典通则0832第二法，对10批样品测定水分，根据测定结果，拟定土炒茯苓水分限度不得过18.0%。

总灰分　按中国药典通则2302，对13批样品测定，根据测定结果，结合以往实验数据，拟定总灰分限度不得过5.0%。

浸出物　照醇溶性浸出物测定法（中国药典通则2201）项下的热浸法测定，用稀乙醇作溶剂，根据测定结果，拟定土炒茯苓浸出物不得少于2.5%。

【化学成分】含茯苓酸、麦角甾-7,22-二烯-3β-醇、胡萝卜苷、乙酰依布里酸、麦角甾醇过氧化物、3β-乙酰基-16α-羟基-羊毛甾-7,9(11),24(31)-三烯-21-酸、3β,16α-二羟基-羊毛甾-7,9(11),24(31)-三烯-21-酸、16α-羟基-3-羰基-羊毛甾-7,9(11),24(31)-三烯-21-酸、3β-羟基-羊毛甾-7,9(11),24-三烯-21-酸、3β-对羟基苯甲酸去氢土莫里酸、3β,16α-二羟基-羊毛甾-7,9(11),24-三烯-21-酸、乙基-β-D-吡喃葡萄糖苷、L-尿苷、柠檬酸三甲酯、(R)-苹果酸二甲酯等[4,5]。

【药理作用】有调节机体免疫力、抗炎、抗氧化、抗肿瘤等多种药理作用[6,7]。

【炮制方法】【性味与归经】【功能与主治】【用法与用量】【处方应付】【贮藏】及**【附注】**参照文献[3,8]综合拟定。

参考文献

[1] 甘肃卫生局.甘肃中草药手册(第一册)[M].兰州:甘肃人民出版社,1971:400.
[2] 中国科学院《中国植物志》编辑委员会.中国植物志[M].北京:科学出版社,2004.
[3] 国家药典委员会.中华人民共和国药典(2020年版·一部)[S].北京:中国医药科技出版社,2020:251.
[4] 胡斌,杨益平,叶阳.茯苓化学成分研究[J].中草药,2006,37(5):655-658.
[5] 王帅,姜艳艳,朱乃亮,等.茯苓化学成分分离与结构鉴定[J].北京中医药大学学报,2010,33(12):841-844.
[6] 程玥,丁泽贤,张越,等.茯苓多糖及其衍生物的化学结构与药理作用研究进展[J].中国中药杂志,2020,45(180):4332-4340.
[7] 何彩文,蒋咏梅,章文贤.液体静置发酵生产茯苓多糖条件的研究[J].生物化工,2020,6(1):32-34.
[8] 甘肃省食品药品监督管理局.甘肃省中药炮制规范(2009年版)[S].兰州:甘肃文化出版社,2009:278.

茯　神

Fushen

PORIA　CUM　RADIX　PINI

【处方用名】茯神。

【名称】本标准沿用传统名称。

【来源】本品为多孔菌科真菌茯苓*Poria cocos*(Schw.)Wolf的菌核中间抱有松根的白色部分。择茯苓带松根者,切成块片状,阴干。[1-3]

【性状】呈块片状,大小不一。表面多为灰白色,少为淡粉色至淡棕色。中间或一侧有灰黄色松根,切面可见环状纹理(年轮)。气微,味淡。见图1。

【鉴别】薄层色谱　以茯苓作为对照药材,经对7批样品检测,重现性好,专属性强,结果见图2。因考察样品批次较少,图谱仅供参考,暂不列入正文。

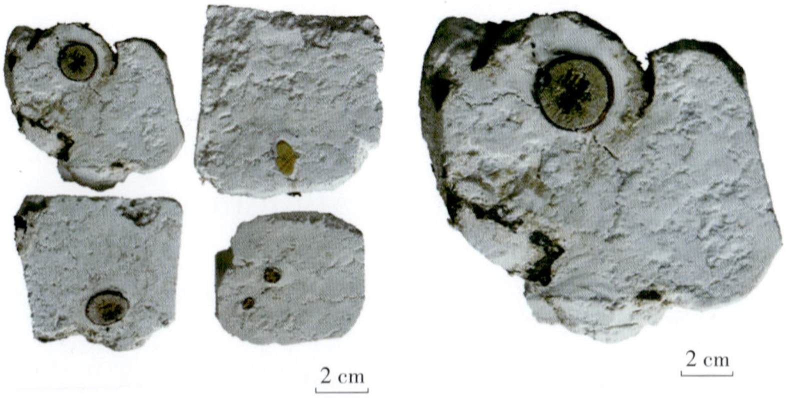

图1　茯神饮片图

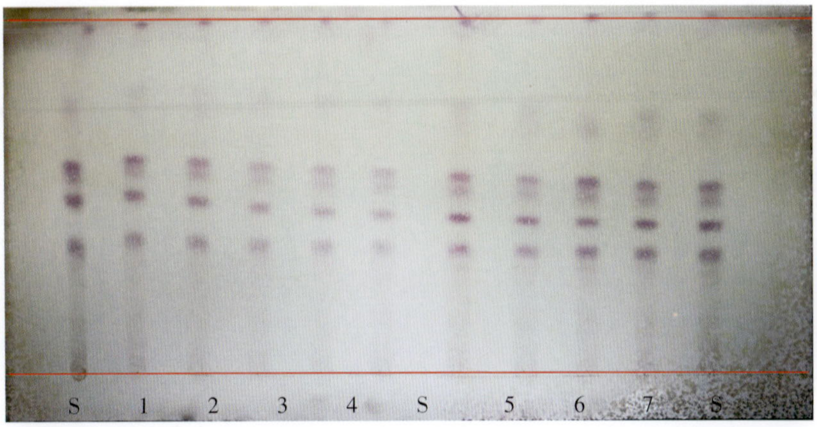

图2　茯神薄层色谱图

S.茯苓对照药材　1～7.茯神（不同批次样品）

【化学成分】从茯神中分离出麦角甾醇过氧化物、茯苓酸、5-(4-羟苯基)二氢呋喃-2(3H)-酮、β-D-Glu(3-1)α-D-Glu（由2个葡萄糖组成的二糖化合物）、α-亚麻酸[4, 5]。

【药理作用】镇静作用。实验动物用茯神10～20 g/kg灌胃后，进入安静欲睡状态，但无睡眠现象；对于苯甲酸钠咖啡因兴奋之小鼠，以茯神煎剂5 g/kg作腹腔注射，能使其镇静，镇静率为90%，镇静指数3.11；若改用20 g/kg灌胃，则镇静率为85.7%，镇静指数1.64[4, 5]。

【炮制方法】【性味与归经】【功能与主治】【用法与用量】【处方应付】及【贮藏】参照有关文献[1、3、4]综合拟定。

参考文献

[1] 国家中医药管理局《中华本草》编委会.中华本草[M].上海:上海科学技术出版社,1999.
[2] 南京中医药大学.中药大辞典[M].2版.上海:上海科学技术出版社,2006.
[3] 南京药学院药材学教研室.药材学.北京:人民卫生出版社,1960:1133.
[4] 顾龙云.甘肃药用真菌[M].兰州:兰州大学出版社,1986:58.
[5] 林琳,崔业波,包海鹰.茯神化学成分及其复方药效学研究[J].中国食用菌,2013,32(03):34-37.

黑木耳

HeiMuer

AURICULARIAE AURICULAE

【处方用名】黑木耳、木耳、炒黑木耳、醋黑木耳。

【名称】本品为担子菌纲，木耳目，木耳科的木耳采收加工处理后经过烈日曝晒或人工烘干的木耳，现代商品称黑木耳，本标准沿用。

【来源】本品为木耳科真菌木耳 *Auricularia auricula*（L.ex Hook.）Underw. 的干燥子实体。主产于甘肃、陕西、四川等地。夏、秋二季采收，晒干。

药材以肥厚、完整、色紫褐者为佳。

【性状】黑木耳 呈不规则的块片状，多卷缩。表面平滑，黑褐色或紫褐 色。近革质，质脆，易折断。以水浸泡则膨胀，呈棕褐色，柔润而微透明，表面有润滑的黏液。气微香，味淡。见图1。

炒黑木耳 形如黑木耳。质更脆。

醋黑木耳 形如黑木耳。具醋香气。

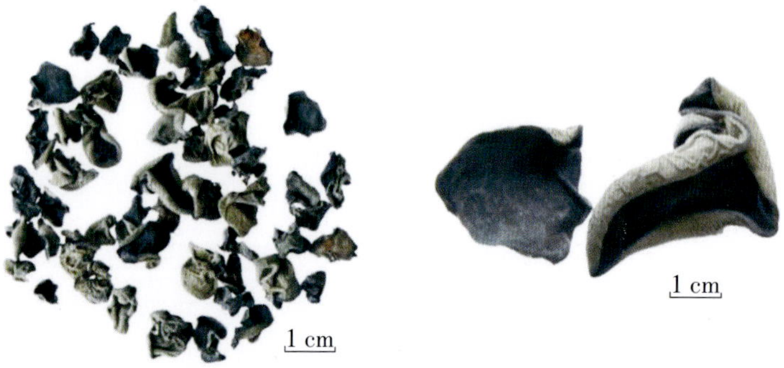

图1 黑木耳饮片图

【检查】总灰分 按中国药典通则2302，对样品进行测定，根据测定结果，结合以往实验数据，拟定总灰分限度不得过5.0%。

酸不溶性灰分 按中国药典通则2302，对样品进行测定，根据测定结果，结合以往实验数据，拟定酸不溶性限度不得过1.0%。

【化学成分】黑木耳中的化学成分主要有黑木耳多糖[1]、腺苷类物质、凝集素[2]、蛋白质[3]、木耳黑色素、胶质以及铜、锌、钼等39种元素[4]、黄酮类化合物[5]、麦角甾醇、卵磷脂、脑磷脂、鞘磷脂、维生素A、维生素D_2、维生素K。

【药理作用】黑木耳具有降血脂及抗动脉硬化[6-9]、降血糖[10, 11]、抗氧化及抗衰老[12, 13]、抑菌[14]、抗辐射[15-17]、抗肿瘤[18]、抗血栓[19, 20]、改善缺铁性贫血[21]、免疫调节[22, 23]、止咳化痰[24]、保肝、抗病毒等的作用。

【炮制方法】【性味与归经】【功能与主治】【用法与用量】【处方应付】及**【贮藏】**参照文献综合拟定。

参考文献

[1] 吴小燕.黑木耳多糖提取、分离纯化及体外抗凝血活性[D].合肥:安徽工程大学,2016.

[2] 邓政东,程爱芳,蒲玉婷.黑木耳凝集素的提取工艺[J].江苏农业科学,2015,43(3):259-260.

[3] 李福利,张莉,于国萍.超声波辅助碱法提取黑木耳蛋白质及其性质研究[J].食品安全质量检测学报,2015,6(6):2092-2099.

[4] 张琳.木耳的化学成分及药理作用研究[D].长春:吉林农业大学,2013.

[5] 张丕奇,孔祥辉,刘佳宁,等.黑木耳中总黄酮提取及含量测定[J].食用菌,2010,32(04):71-72.

[6] 刘荣,赵影,栾淑莹,等.黑木耳多糖降血脂作用的小鼠实验分析[J].食品研究与开发,2017,38(23):177-181.

[7] 于美汇,赵鑫,尹红力,等.黑木耳酸性多糖对高血脂症小鼠的降血脂作用[J].食品科学,2016,37(15):232-236.

[8] 罗祖明,曾虹,周东,等.青川黑木耳治疗动脉硬化性脑梗塞患者的临床疗效观察[J].华西药学杂志,1991,(4):210-214.

[9] 谢意珍,周静文.木耳降血脂作用的研究[J].吉林中医药,2006,26(10):59-60.

[10] 宗灿华,于国萍.黑木耳多糖对糖尿病小鼠降血糖作用[J].食用菌,2007,(04):60-61.

[11] 尹红力,赵鑫,佟丽丽,等.黑木耳多糖体外和体内降血糖功能[J].食品科学,2015,36(21):221-226.

[12] 邹宇,尹冬梅,胡文忠,等.黑木耳天然黑色素理化性质及其抗氧化活性的研究[J].食品工业科技,2013,34(05):118-120+125.

[13] 孔沛筠,常雅宁,聂嘉睿,等.木耳多糖提取工艺优化及其体外抗氧化活性研究[J].食品与药品,2018,20(03):187-193.

[14] 蔡铭,罗印龙,孙培龙.黑木耳多糖的抑菌活性与单糖组分分析[J].浙江工业大学学报,2014,42(5):533-538.

[15] 樊黎生,龚晨睿,张声华.黑木耳多糖抗辐射效应的动物实验[J].营养学报,2005,(06):525-526.

[16] 胡俊飞,张华,曲航,等.硫酸化黑木耳多糖的辐射防护作用研究[J].食品研究与开发,2017,38(05):6-10.

[17] 周鑫涛.黑木耳多糖硫酸酯辐射防护作用的microRNA免疫调控研究[D].哈尔滨:哈尔滨工业大学,2018.

[18] 张秀娟,耿丹,于慧茹,等.黑木耳多糖对荷瘤小鼠红细胞免疫功能的影响[J].中草药,2006,(01):94-96.

[19] 樊一桥,武谦虎,盛健惠.黑木耳多糖抗血栓作用的研究[J].中国生化药物杂志,2009,30(06):410-412.

[20] 范亚明,张颖,潘晓冬,等.黑木耳降血脂抗血栓的临床研究[J].心肺血管病杂志,1993,(02):98-100.

[21] 王超,周勇,杜冰.香菇、黑木耳提取液改善大鼠营养性贫血的效果评价[J].食品安全质量检测学报,2013,4(05):1387-1392.

[22] 甘霓,许海林,吴小勇,等.黑木耳多糖AAP-10对免疫抑制小鼠的免疫调节作用[J].食品科学,2018,39(19):196-200.

[23] 左江成,曾一芹,何晓雯,等.黑木耳多糖对外周血单个核细胞增殖和细胞因子表达的影响[J].中药材,2008,(01):76-79.

[24] 刘军,王昕.黑木耳多糖的止咳化痰药理作用研究[J].实用药物与临床,2015,(18):70-72.

树　舌

Shushe

GANODERMA　APPLANATUM

【处方用名】树舌。

【名称】沿用传统名称。

【来源】本品为多孔菌科真菌树舌 *Ganoderma applanatum*（Pers.ex Gray）Pat.的干燥子实体。主产于甘肃、四川等地。夏、秋二季子实体成熟时采收，除去杂质，晒干。

药材以肥厚、完整者为佳。

【性状】菌盖呈半圆形、新月形、肾形或半圆盘形，直径10～40 cm，厚达15 cm。边缘钝，圆滑或呈云朵状，无柄。上表面灰褐色、褐色或灰色，无漆样光泽，有同心环状棱纹。菌肉浅褐色，近表皮处有时显白色，软木栓质。气微，味微苦。见图1。

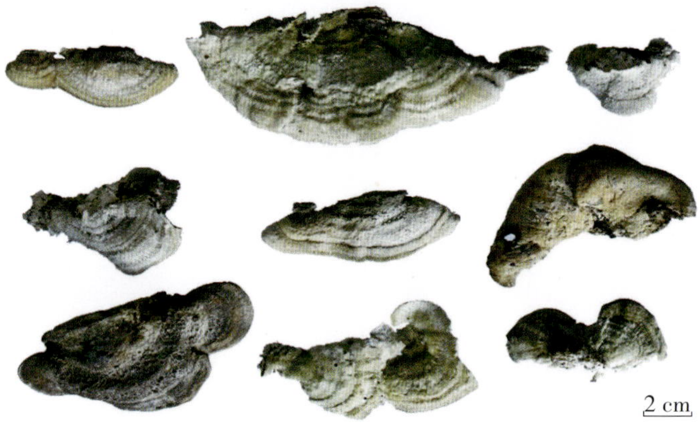

图1　树舌饮片图

【鉴别】（1）**显微鉴别** 根据样品及参照文献描述[1, 2]，见图2。

本品粉末暗褐色。单个孢子卵形，顶端截形，壁双层，内壁浅褐色，具显著小疣，外壁光滑，无色。菌丝体三体型；生殖菌丝无色或浅褐色；缠绕菌丝分枝多，常扭曲，褐色；骨架菌丝壁厚，深褐色。

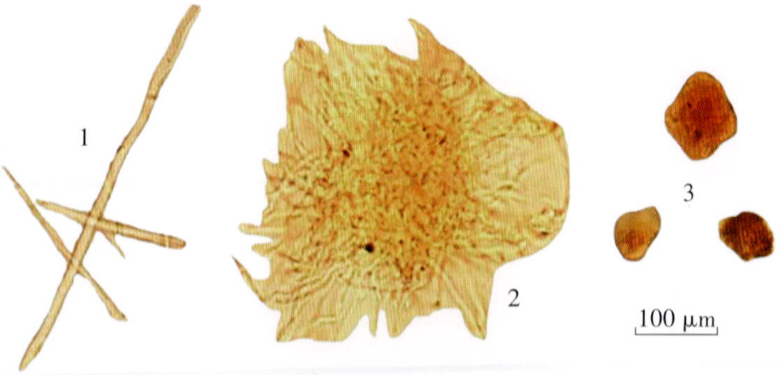

图2 树舌粉末显微图

1.生殖菌丝 2.缠绕菌丝 3.孢子

（2）**化学反应** 取本品粗粉0.5 g，加水20 ml，加热煮沸10分钟，滤过，取滤液1 ml，加新配制的碱性酒石酸铜试液数滴，水浴加热10分钟，溶液变为红棕色，静置后产生红棕色沉淀。

（3）**化学反应** 取本品粗粉0.2 g，加石油醚（60～90 ℃）10 ml，振摇10分钟，滤过，滤液挥干，残渣加冰醋酸1滴，醋酐和浓硫酸各1～2滴，即显红色，迅速转为翠绿色。

【检查】结合《甘肃省中药炮制规范》（2009年版）原有数据，保留树舌水分不得过13.0%、总灰分不得过3.0%、酸不溶性灰分不得过1.0%的限度要求。

【浸出物】照水溶性浸出物测定法（中国药典通则2201）项下的冷浸法测定，根据测定结果，拟定浸出物限度不得少于6.0%。

【化学成分】树舌中含有甾醇、三萜、挥发油、油脂、内酯、香豆素、有机酸、强心甙、鞣质、多糖、植物甾醇、三萜类、含氧杂环及蒽醌类等化学成分。[3-5]

【药理作用】研究表明，树舌具有抗癌、抗肿瘤、抗氧化、防衰老、调节免疫力、消炎抗菌、降血糖和保肝等生物活性。[6-9]

【炮制方法】【性味】【功能与主治】【用法与用量】【处方应付】及**【贮藏】**参照文献[1]综合拟定。

参考文献

[1] 甘肃省食品药品监督管理局.甘肃省中药炮制规范(2009年版)[S].兰州:甘肃文化出版社,2009:279-280.

[2] 翁丽丽,张楠,姜雨昕.树舌的生药鉴定[J].人参研究,2016(6):38-40.

[3] 周忠波,马红霞,图力古尔.树舌灵芝中3种化学成分的分离与鉴定[J].西北农业学报,2008,17(6):286-288.

[4] 佟丽华,回景芳,杨波,等.树舌中化学成分的研究[J].佳木斯医学院学报,1989,(04):342.

[5] 刘中华,黄桃阁,胡炳义,等.树舌灵芝菌丝体多糖提取条件的研究[J].食品研究与开发,2010,31(5):48-51.

[6] 李荣辉,王玉,郑丽红,等.树舌多糖抑制胃癌MGC-803细胞增殖及对ECFR表达的影响[J].时针国医国药,2010,21(3):582-584.

[7] 周忠波,马红霞,图力古尔,等.树舌化学成分及药理学研究进展[J].菌物研究,2005,3(1):35-42.

[8] 张文彭,陈康林.药用真菌治肿瘤[M].北京:中国中医药出版社,2014:39-41.

[9] SHIAO M S.Natural products of the medicinal fungus Ganoder-ma lucidum:occurrence,biological activities and pharma-cological functions[J].Chemical Record,2003(3):172- 173.

九、动物类

斑 蝥

Banmao

MYLABRIS

【处方用名】 制斑蝥。

【名称】 斑蝥最早见于《神农本草经》，称作“斑猫”，后世辑校本有“斑苗”“螌蝥”描述[1, 2]，其后本草多记载为斑猫[3]。《吴普本草》又名斑蚝、龙蚝、斑菌、盘蛩、晏青等[4]。《本草经集注》[5]、《雷公炮炙论》[6]记为斑蝥，《本草纲目》[7]释其名：“斑，言其色，蝥，刺，言其有毒如矛刺也。亦作螌蝥，俗讹为斑猫，又讹斑蚝为斑尾也。”而今人称为斑蝥，也有诸多杂名，如花生虫、章瓦、黄豆虫等，历代本草中“斑蝥”的名称缘由主要有两个：一根据其背上颜色，常伏之如猫状不动而名“斑猫”；二根据其颜色以及毒性而名“斑蝥”，现代多认为“蝥”更能形象反应其分泌毒汁，有如枪刺之疼痛[8]。因此斑蝥一名沿用至今，并作为标准药材品名。

【来源】 本品为芫菁科昆虫南方大斑蝥 *Mylabris phalerata* Pallas 或黄黑小斑蝥 *Mylabris cichorii* Linnaeus 的干燥体[9]。主产于河南、安徽、江苏等地。夏、秋二季捕捉，沸水烫死，晒干。

药材以个大、完整、色鲜明者为佳。[10-12]

【性状】 为除去头、翅、足的虫体，呈长圆形，长1～2.5 cm，宽0.5～1 cm。胸、腹部深黑色，具焦斑；鞘翅残痕黑色；背部有3条黄色或棕黄色的横斑。具特殊腥臭气。见图1、图2、图3、图4。

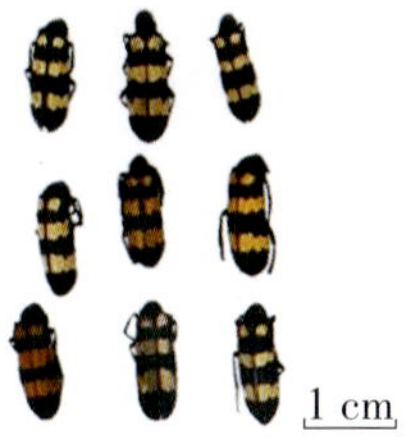

图1 斑蝥药材图

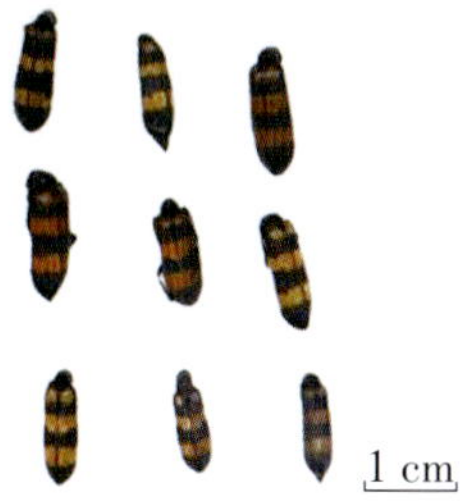

图2 制斑蝥饮片图

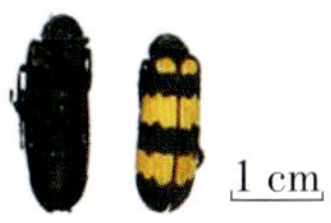

图3 斑蝥局部图

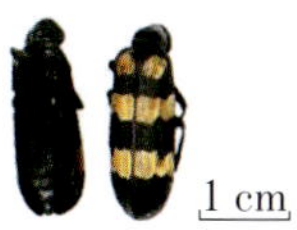

图4 制斑蝥局部图

【鉴别】薄层色谱 取本品粉末2 g，加三氯甲烷20 ml，超声处理15分钟，滤过，滤液蒸干，残渣用石油醚（30 ℃～60 ℃）洗涤两次，每次5 ml，弃去石油醚液，残渣加三氯甲烷1 ml使溶解，作为供试品溶液。另取斑蝥素对照品，加三氯甲烷制成每1 ml含5 mg的溶液，作为对照品溶液。照薄层色谱法（中国药典通则0502）试验，吸取上述两种溶液各5 μl，分别点于同一硅胶G薄层板上，以三氯甲烷-丙酮（49:1）为展开剂，展开，取出，晾干，喷以0.1%溴甲酚绿乙醇溶液，加热至斑点显色清晰。供试品色谱中，在与对照品色谱相应的位置上，显相同颜色的斑点。见图5。

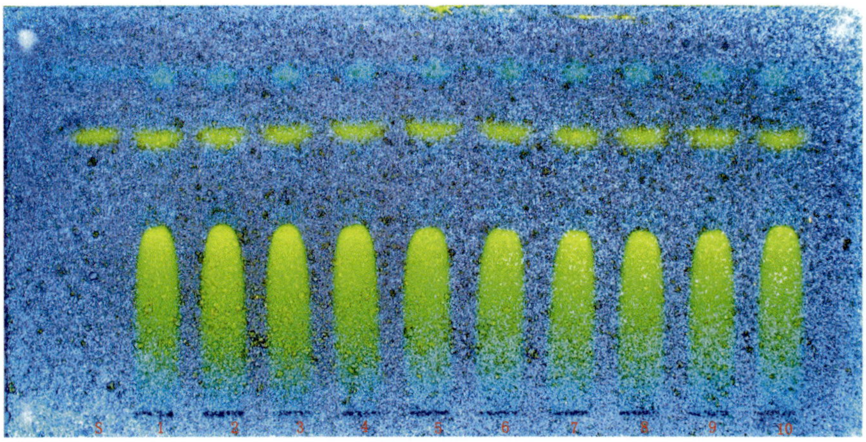

图5 制斑蝥薄层色谱图

S.斑蝥对照药材 1～10 制斑蝥（不同批次样品）

【化学成分】（1）斑蝥素：斑蝥素为无色无味发亮结晶，是斑蝥酸的内酐。分子式为$C_{10}H_{12}O_4$，分子量为196,化学名为六氢-3α,7α-二甲基-4,7-环氧异苯并呋喃-1,3-二酮[13]。（2）微量物质：斑蝥虫体内还含有脂肪、蜡质、蚁酸、色素和多种微量元素[14]。（3）其他：如斑蝥酸镁、斑蝥酸钙、斑蝥酸钾、斑蝥酸钠等[15]。

【药理作用】斑蝥具有较为广泛的生理活性[16-19]。

（1）抗肿瘤作用。（2）免疫增强作用。（3）升高白细胞作用。（4）抗炎作用。（5）抗病毒作用。（6）抗菌作用。（7）促雌激素样作用。

【炮制方法】【性味与归经】【功能与主治】【用法与用量】【处方应付】【注意】及**【贮藏】【附注】**参照文献[9]综合拟定。

参考文献

[1] 方莲花,杜冠华.中药斑蝥毒的历史认识与评价[J].中药药理与临床,2018,34(05):150-152.
[2] 顾观光.神农本草经[M].北京:学苑出版社,2007:295.
[3] 唐慎微.重修政和经史证类备用本草(影印)[M].北京:人民卫生出版社,1957:448,454.
[4] 吴普.吴普本草[M].尚志钧,辑.北京:人民卫生出版社,1987:74-76.
[5] 陶弘景.本草经集注[M].北京:人民卫生出版社,1994.

[6] 雷敩.雷公炮炙论[M].王兴法,辑校.北京:中医古籍出版社,1999.
[7] 李时珍.金陵本《本草纲目》新校正(下册)[M].钱超尘,校注.上海:上海科学技术出版社,2008,28,1430-1442.
[8] 任艳,石晏丞,刘海波,等.芫青类中药本源考[J].中药材,2018,41(11):2703-2708.
[9] 国家药典委员会.中华人民共和国药典(2020年版·一部)[S].北京:中国医药科技出版社,2020:345.
[10] 刘向东,张景龙,王永生,等.《本草图经》药用昆虫考[J].长春中医药大学学报,1991,7(3):48-53.
[11] 南京中医药大学.中药大辞典[M].2版.上海:上海科学技术出版社,2006.
[12] 甘肃省食品药品监督管理局.甘肃省中药炮制规范(2009年版)[S].兰州:甘肃文化出版社,2009:313.
[13] 胡朝阳.斑蝥素含量测定方法研究进展[J].广州化工,2011,39(10):49.
[14] 江励华,王明艳.斑蝥的研究进展[J].医药导报,2004:23(6):385.
[15] 李晓飞,陈祥剩,王雪梅,等.芫菁体内斑蝥素的含量及存在形式[J].昆虫学报,2007,50(7):750.
[16] 施秀青,徐瑞荣.斑蝥素及其衍生物抗肿瘤作用机制的研究进展[J].浙江中西医结合杂志,2007,17(12):792.
[17] 刘健,高建辉,刘晓秋.斑蝥及其衍生物的研究进展[J].中药材,2003,26(6):453.
[18] Yan M S.The preliminary observation on immunosuppressive effect of norcantharidin in mice[J].Immunopharm acoland Immunotoxicol,1993,15(1):7.
[19] 易受南,罗慧英,孙俊奇.去甲斑蝥酸钠增加白细胞机理初探[J].湖南医学院学报,1988,13(4):3.

刺猬皮

Ciweipi

ERINACEI ET HEMIECHIANI CORIUM

【处方用名】刺猬皮、炒刺猬皮、烫刺猬皮。

【名称】刺猬皮原名“猬皮”，始载于《神农本草经》，被列为中品，“一名猥鼠，肉可食，猥皮入药，名刺猥皮”。后历代医学著作均沿用“猬皮”之名。

【来源】本品为刺猬科动物刺猬 *Eriruiceus europaeus* Linnaeus、大耳猬 *Hemiechomus aurilus*（Gmelin）或达乌尔刺猬 *Hemiechianus dtiuricus*（Sundevall.）的干燥外皮。主产于河北、山东、陕西、甘肃等地。春、秋二季捕捉，捕杀后，剥取皮及刺毛，除去油脂、残肉，用竹片将皮撑开悬放在通风处，阴干或低温干燥。

药材以张大、纯净、刺毛整洁者为佳。[1]

【性状】刺猬皮 呈块状。外表面灰白色、黄色或灰褐色，密生硬刺，皮内面灰白色。边缘有毛。质坚韧。有特殊腥臭气。

炒刺猬皮 形如刺猬皮。刺尖秃，边缘皮毛脱落。表面微焦。微具腥臭气。

烫刺猬皮 形如刺猬皮。刺尖秃，边缘皮毛脱落。表面焦黄色。质地轻泡。微具腥臭气。见图1、图2、图3。

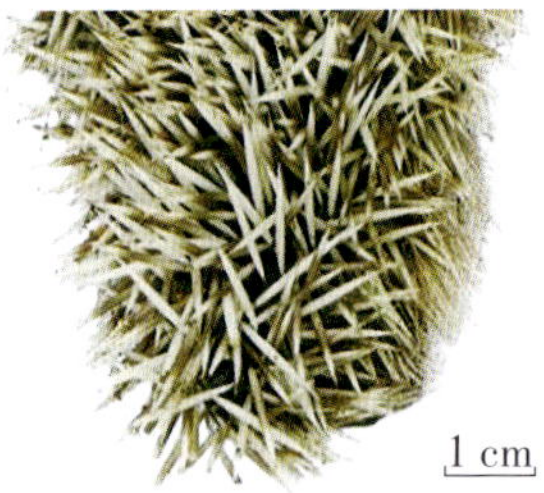

图1 刺猬皮饮片图

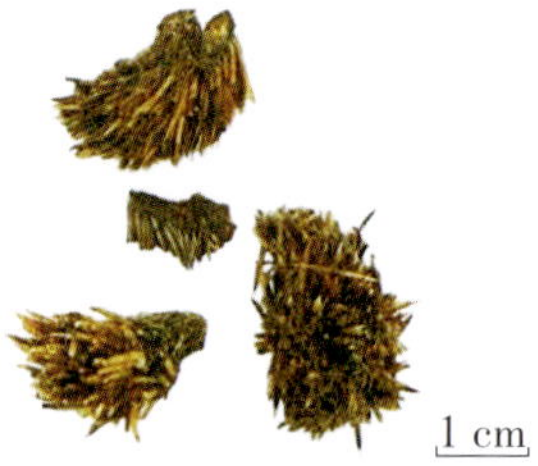

图2 炒刺猬皮饮片图

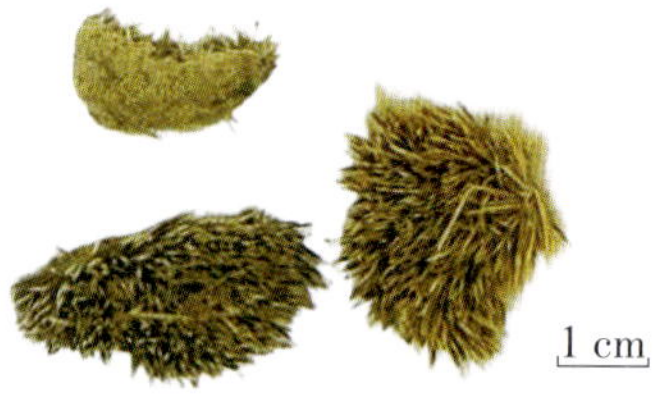

图3 烫刺猬皮饮片图

【化学成分】刺猬皮的上层刺主要含角蛋白；下层真皮层主要含胶原、弹性硬蛋白、脂肪等[2]。

【药理作用】（1）具有止血作用。（2）促进平滑肌蠕动作用。（3）具有促进溃疡修复和调节脾胃功能作用[3]。

【炮制方法】【性味与归经】【功能与主治】【用法与用量】【处方应付】【注意】及**【贮藏】**参照文献[1]综合拟定。

参考文献

[1] 甘肃省食品药品监督管理局.甘肃省中药炮制规范(2009年版)[S].兰州:甘肃文化出版社,2009:300.
[2] 南京中医药大学.中药大辞典[M].2版.上海:上海科学技术出版社,2006.
[3] 余莉.刺猬皮汤治疗消化性溃疡临床观察[J].实用中医药杂志,2012,28(06):455.

地　龙

Dilong

PHERETIMA

【处方用名】酒地龙、烫地龙。

【名称】地龙原名蚯蚓，药用历史悠久。“蚯蚓”之名最早载于《礼记》：“蝼蝈鸣，蚯蚓出。”《本草经集注》中曰：“蚓之行也，引而後申，其塿如丘，故名蚯蚓。”其作为药物在《神农本草经》中被列为下品，并称“蚯蚓”，别名土龙、蛐蟮等，随后各本草专著中均称之为“蚯蚓”。“地龙”一名始称于宋代王怀隐《太平圣惠方》，自宋代出现“地龙”一名，其后本草多沿用此名。后因其产地的品质及性状不同，有“广地龙”和“沪地龙”之分。在此基础上，历版《中国药典》正式将“地龙”作为其药材名，通用至今[1-4]。

【来源】本品为钜蚓科动物参环毛蚓 *Pheretima aspergillum*（E.Perrier）、通俗环毛蚓 *Pheretima vulgaris* Chen、威廉环毛蚓 *Pheretima guillelmi*（Michaelsen）或栉盲环毛蚓 *Pheretima pectinifera* Michaelsen 的干燥体[3]。主产于广东、江苏、山东、广西、河南、福建等地。前一种习称"广地龙"，后三种习称"沪地龙"。广地龙春季至秋季捕捉，沪地龙夏季捕捉，及时剖开腹部，除去内脏和泥沙，洗净，晒干或低温干燥。

药材以身干、条长、肉厚、无虫蛀、无泥沙者为佳。[4]

【性状】**酒地龙** 呈薄片状或段状，边缘略卷。全体棕黄色至棕褐色，微具焦斑，表面微鼓起，有环节，有时可见未剖开的柱状体前端。体轻。气腥，微具酒香气，味微咸。

烫地龙 形如酒地龙。表面微鼓起，挂有白色滑石粉。见图1、图2、图3、图4。

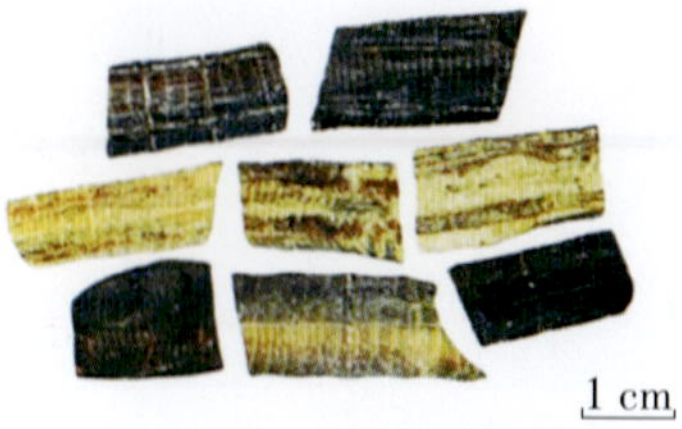

图1 酒地龙饮片图

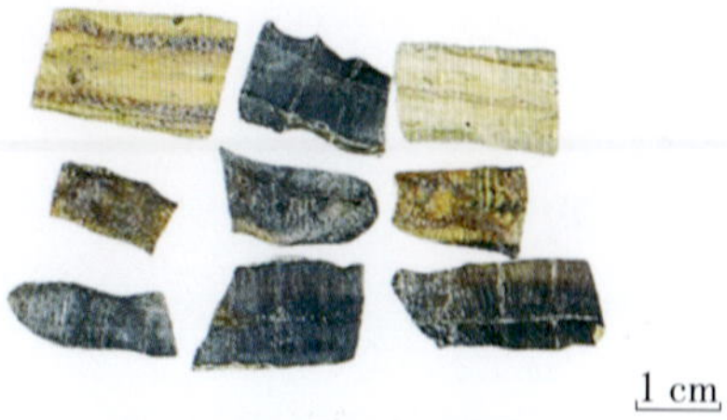

图2 烫地龙饮片图

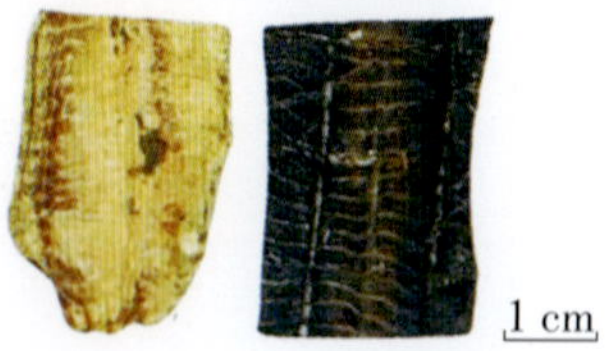

图3 酒地龙饮片图

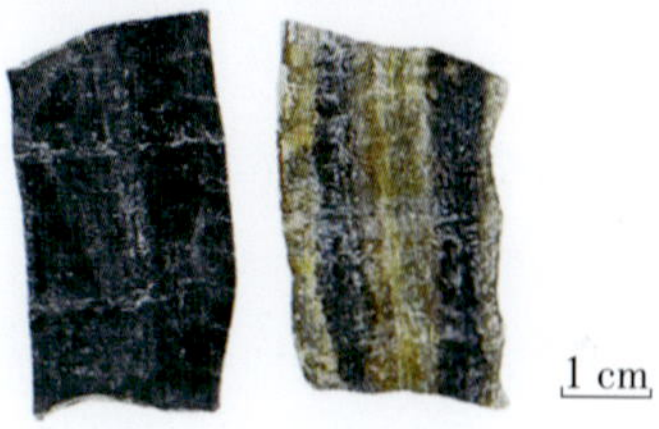

图4 烫地龙饮片图

【鉴别】（1）**显微鉴别** 本品粉末淡灰色或灰黄色。斜纹肌纤维无色或淡棕色，肌纤维散在或相互绞结成片状，多稍弯曲，直径4～26 μm，边缘常不平整。表皮细胞棕黄色，细胞界限不明显，布有暗棕色的色素颗粒。刚毛少见，常碎断散在，淡棕色或黄棕色，直径24～32 μm，先端多钝圆，有的表面可见纵裂纹。见图5。

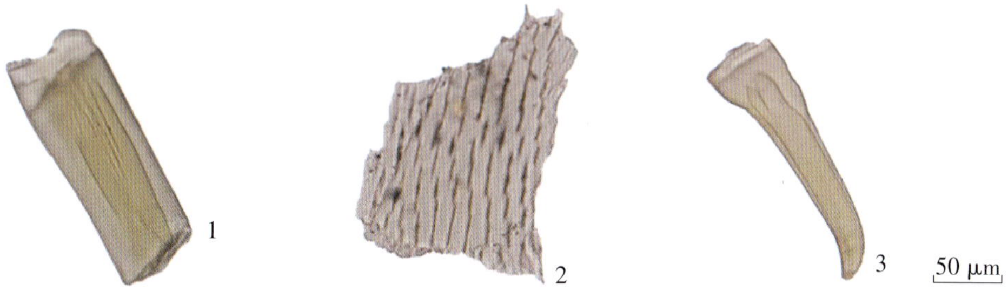

图5 地龙粉末图

1.斜纹肌纤维 2.表皮细胞 3.刚毛

（2）**薄层色谱** 取本品粉末1 g，加水10 ml，加热至沸，放冷，离心，上清液作为供试品溶液。另取赖氨酸、亮氨酸和缬氨酸对照品，加水分别制成每1 ml各含1 mg、1 mg和0.5 mg的溶液，作为对照品溶液。照薄层色谱法（中国药典通则0502）试验，吸取上述四种溶液各3 μl，分别点于同一硅胶G薄层板上，以正丁醇-冰醋酸-水（4∶1∶1）为展开剂，展开，取出，晾干，喷以茚三酮试液，在105 ℃加热至斑点显色清晰。供试品色谱中，在与对照品色谱相应的位置上，显相同颜色的斑点。见图6、图7。

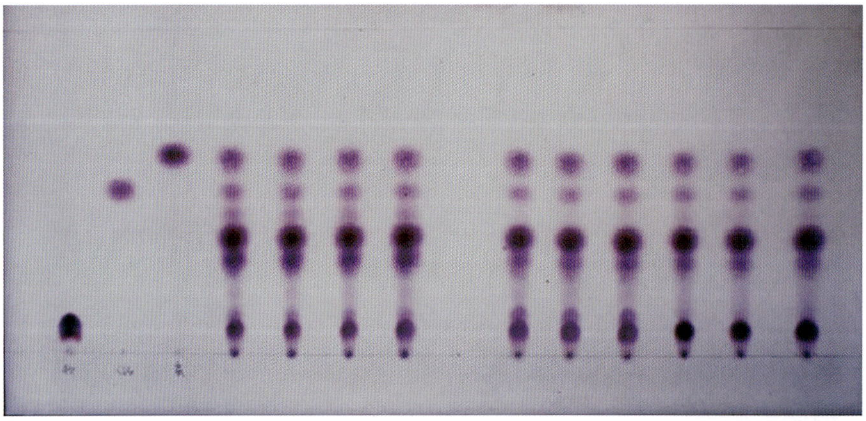

图6　酒地龙薄层色谱图

S1.缬氨酸对照品　S2.赖氨酸对照品　S3.亮氨酸对照品　1～10.酒地龙（不同批次样品）

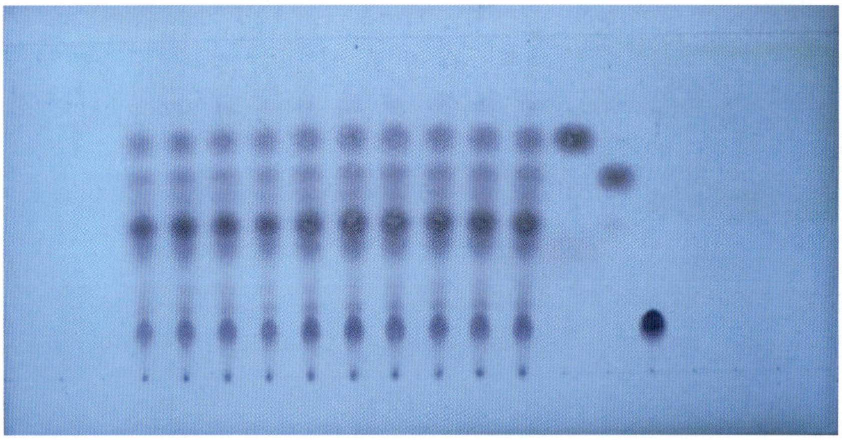

图7　烫地龙薄层色谱图

S1.缬氨酸对照品　S2.赖氨酸对照品　S3.亮氨酸对照品　1～10.酒地龙（不同批次样品）

（3）**薄层色谱**　取本品粉末1 g，加三氯甲烷20 ml，超声处理20分钟，滤过，滤液蒸干，残渣加三氯甲烷1 ml使溶解，作为供试品溶液。另取地龙对照药材1 g，同法制成对照药材溶液。照薄层色谱法（中国药典通则0502）试验，吸取上述两种溶液各5 μl，分别点于同一硅胶G薄层板上，以甲苯-丙酮（9∶1）为展开剂，展开，取出，晾干，置紫外光灯（365 nm）下检视。供试品色谱中，在与对照药材色谱相应的位置上，显相同颜色的荧光斑点。见图8、图9。

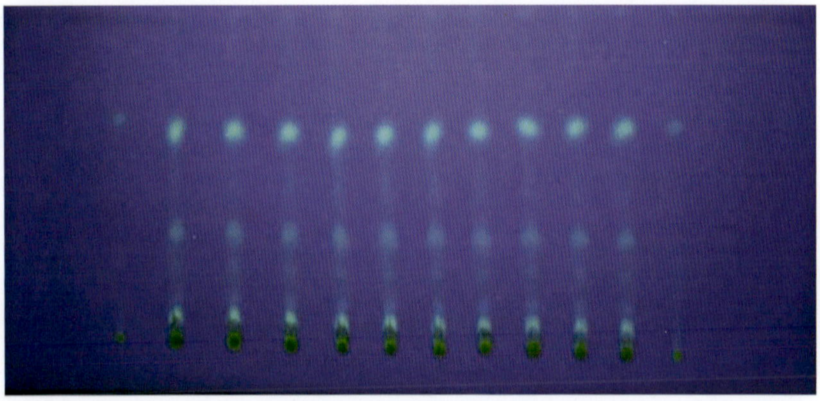

S 1 2 3 4 5 6 7 8 9 10 S

图8 酒地龙薄层色谱图

S.地龙对照药材 1～10.酒地龙（不同批次样品）

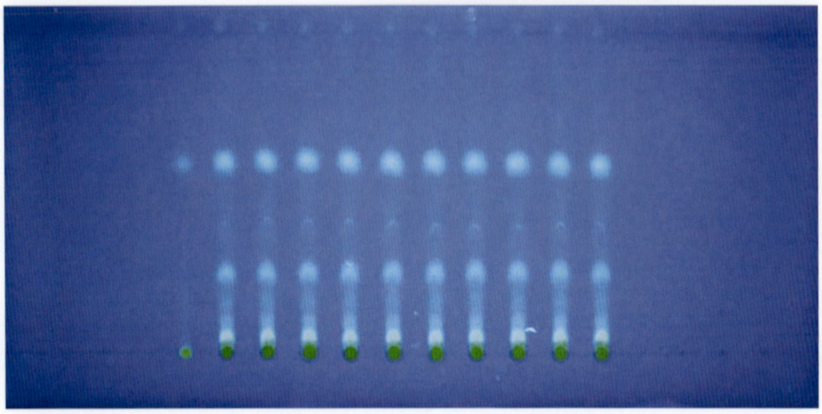

S 1 2 3 4 5 6 7 8 9 S

图9 烫地龙薄层色谱图

S.地龙对照药材 1～10.烫地龙（不同批次样品）

【检查】水分 按中国药典通则0831第二法，测定10批酒地龙及烫地龙样品的水分，根据测定结果，拟定酒地龙及烫地龙水分限度为不得过12.0%。

总灰分 按中国药典通则2302，测定10批样品的总灰分，根据测定结果，拟定酒地龙总灰分限度为不得过10.0%。烫地龙总灰分限度为不得过14.0%。

酸不溶性灰分 按中国药典通则2302，测定10批样品的酸不溶性灰分，根据测定结果，拟定酒地龙和烫地龙酸不溶性灰分限度为不得过7.0%。

【浸出物】按中国药典通则2201项下水溶性热浸法，测定10批样品的浸出物，根据测定结果，拟定酒地龙和烫地龙浸出物限度为不得少于16.0%。

【化学成分】（1）氨基酸类化合物[5-7]，如精氨酸、脯氨酸、丙氨酸、蛋氨酸、亮氨酸、色氨酸等。（2）核苷类化合物[7]，如腺苷、腺嘌呤、鸟嘌呤、鸟苷、肌苷、次黄嘌呤等。（3）二肽类化合物[8]，如亮氨酰苯丙氨酸、环缩二亮氨酸、谷氨酰苯丙氨酸、组氨酰天冬酰胺。（4）有机酸类化合物[9-10]，如琥珀酸、二十碳五烯酸、棕榈烯酸、3-甲基-2,6-二氧代-4-己烯酸、花生四烯酸、油酸等。(5)无机元素[11-12]，如铝、钡、汞、锰、铅、镉、镍等。(6)蛋白质类化合物[13]，如脂类蛋白、溶血蛋白、蚯蚓新钙结合蛋白、地龙降压蛋白肽等。(7)其他类[14]，如3-甲基-4-丙基-2羟基环戊-2-烯-1-酮、7,8-二甲基苯并蝶啶-2,4-二酮等。

【药理作用】地龙具有较为广泛的生理活性。

(1)抗炎镇痛作用[15]。(2)治疗哮喘作用[16]。(3)化痰止咳作用[17]。(4)镇静催眠及抗惊厥作用[18]。(5)预防糖尿病肾脏疾病[19]。(6)促进创伤愈合[20]。(7)降脂[21]。(8)抑制血小板聚集[22]。(9)诱导骨髓间充质细胞的增殖[23]。(10)对急性脑缺血有保护作用[24]。(11)抗癫痫[25]。

【炮制方法】【性味与归经】【功能与主治】【用法与用量】【处方应付】及**【贮藏】**参照文献[3]综合拟定。

参考文献

[1] 王秋红,张世臣.历代中药炮制沿革[M].北京:中国中医药出版社,2018:434.

[2] 关水清,周改莲,周文良,等.地龙的本草考证及现代研究概况[J].中国实验方剂学杂志,2020,26(10):205-212.

[3] 国家药典委员会.中华人民共和国药典(2020年版·一部)[S].北京:中国医药科技出版社,2020:127.

[4] 南京中医药大学.中药大辞典[M].2版.上海:上海科学技术出版社,2006.

[5] 白凤瑞,吕志阳.药用地龙的研究进展[J].黑龙江医药,2010,23(4):610-613.

[6] 张兰娥,李清华,康自,等.地龙蛋白肽的成分分析及对血管紧张素转化酶活力的影响[J].天然产物研究与开发,2013,25(12):1740-1742.

[7] 肖寄平,张炜爆,杨雪,等.地龙中脂肪酸成分研究[J].时珍国医国药,2010,21(11):2760-2762.

[8] 吴文如,李薇,赖小平.HPLC法测定广地龙中尿嘧啶、次黄嘌呤、尿苷、肌苷的含量[J].中国药师,2011,14(7):914-917.

[9] NAKAJIMA N.Chemical modification of earthworm fibrinolytic enzyme with human serum albumin fragment and characterization of the protease as a therapeutic enzyme[J].Biosci Biotechrwl Biochem,1996,60(2):293-300.

[10] 陈敬炳.通俗环毛蚓的化学成分研究[J].中成药,1997,19(5):35-36.

[11] 王枚博,夏晶,王欣美,等.金银花等10种中药材中15种无机元素分布规律及其相关性研究[J].中国药学杂志,2012,47(8):620-625.

[12] 张玉,董文婷,霍金海,等.基于UPLC-Q-TOF-MS技术的广地龙化学成分分析[J].中草药,2017,48(2):252-262.

[13] CHU X ,ZHAO T ,Zhang Y ,et al.Determination of 13 Free Fatty Acids in Pheretima Using Ultra-Performance LC-ESI-MS[J].Chromatographia,2009,69(7-8):645-652.

[14] 丁红梅,葛尔宁,许家栋,等.高效毛细管电泳测定中药地龙中氨基酸含量[J].中国实验方剂学杂

志,2013,19(2):117-120.
[15] 吕金胜,吴畏,孟德胜,等.地龙醇提物抗炎及镇痛作用的研究[J].中国药师,2003,6(1):16-18.
[16] 张凤春,陈云峰,苏颜珍.地龙对巨噬细胞免疫活性的增强作用[J].中国药学杂志,1998,33(9):532-535.
[17] 李钟,李文姗,黄艳玲.广地龙饮片炮制工艺研究[J].中医药导报,2008,14(7):82.
[18] 周园,王涛,周玖瑶.地龙不同提取部位镇静催眠、抗惊厥作用的研究[J].中药材,2010,33(7):1146-1148.
[19] 马艳春,周波,宋立群,等.地龙成分对高糖刺激下人肾小球系膜细胞转化生长因子β-1和结缔组织生长因子表达的研究[J].中成药,2011,33(3):410-414.
[20] 张凤春,陈云峰,苏颜珍,等.地龙对新西兰大白兔背部创伤愈合作用的机制研究[J].中国药学杂志,1999,34(2):93-96.
[21] 陈萍.地龙多肽降血脂作用的实验研究[J].药物生物技术,2015,22(6):509-511.
[22] 韩正雪,赖光强,张维,等.地龙酒制剂对血小板聚集的影响[J].中国实用医药,2008,3(17):26-27.
[23] 李欣芮,宋小莉.地龙提取物对大鼠骨髓间充质干细胞增殖的影响[J].中华中医药学刊,2016,(3):645-647.
[24] 杨明,杨虹,陈锦香.地龙提取液对兔急性脑缺血再灌流损伤的保护作用[J].吉林医学,2011,32(19):3847-3848.
[25] 马艳春,韩宇博,贾晓聪,等.地龙有效成分对戊四氮慢性点燃大鼠海马区Glu、GABA含量的影响[J].中医药学报,2013,41(6):54-56.

蛤　蚧
Gejie
GECKO

【处方用名】酥制蛤蚧。

【名称】晋末《广州记》、南北朝《雷公炮炙论》、后唐《海药本草》、宋代《开宝本草》中均记载其名为“蛤蚧”。明朝李时珍《本草纲目》则收载了另外两个称谓：“蛤蟹”和“仙蟾”。经考察，我国古代典籍记载的蛤蚧均为黑点蛤蚧，是常用的名贵中药，应用历史悠久[1, 2]。

【来源】本品为壁虎科动物蛤蚧 *Gekko gecko* Linnaeus 的干燥体。主产于广西、云南、贵州等地。捕捉后除去内脏，拭净，用竹片撑开，使全体扁平顺直，低温干燥。

药材以个大、肥壮、尾全、不破碎者为佳。[3-5]

【性状】根据样品及参照文献描述[6]，见图1。

呈不规则的块片状。背部呈灰黑色，有突起的疣点散在，腹部焦黄色，有黄色至红棕色的斑点。脊骨和肋骨凸起。质酥脆。具酥油香气。

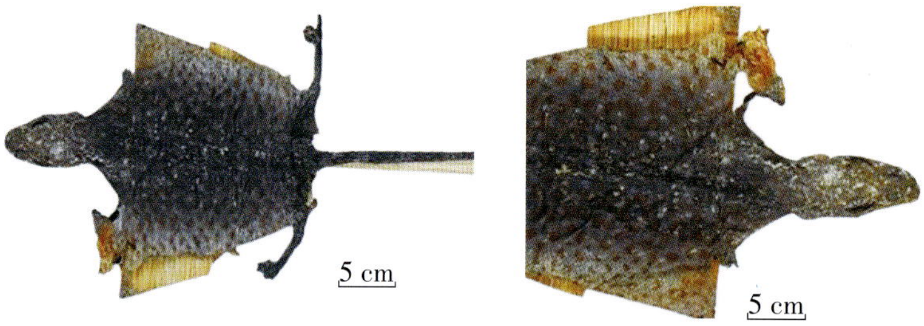

图1 蛤蚧饮片图

【鉴别】（1）**显微鉴别** 根据样品及参照文献描述[6]，见图2。

本品粉末淡黄色或淡灰黄色。横纹肌纤维侧面观具波峰状或稍平直的细密横纹；横断面观三角形、类圆形或类方形。鳞片近无色，表面可见半圆形或类圆形的隆起，略作覆瓦状排列，布有极细小的粒状物，有的可见圆形孔洞。皮肤碎片表面可见棕色或棕黑色色素颗粒。骨碎片表面有细小裂缝状或针状空隙，可见裂缝状骨陷窝。

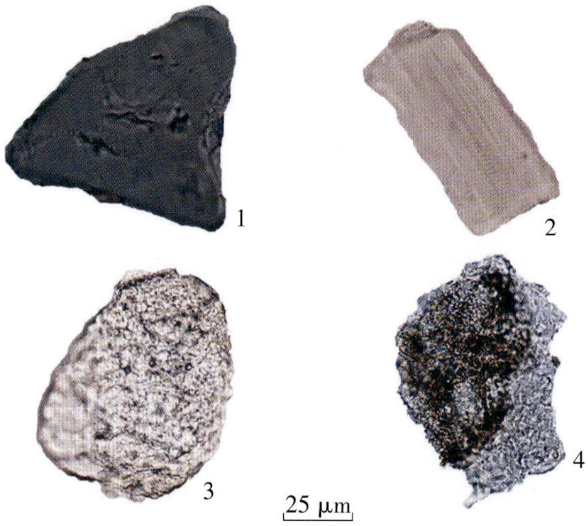

图2 蛤蚧粉末图

1.骨碎片 2.横纹肌纤维 3.鳞片 4.皮肤碎片

（2）**薄层色谱** 取本品粉末0.4 g，加70%乙醇5 ml，超声处理30分钟，滤过，滤液作为供试品溶液。另取蛤蚧对照药材0.4 g，同法制成对照药材溶液。照薄层色谱法（中国药典通则0502）试验，吸取上述两种溶液各5～8 μl，分别点于同一硅胶G薄层板上，以正丁醇-冰醋酸-水（3∶1∶1）为展开剂，展开，取出，晾干，喷以茚三酮试液，在105 ℃加热至斑点显色清晰。供试品色谱中，在与对照药材色谱相应的位置上，显相同颜色的斑点。见图3。

【浸出物】按中国药典通则2201项下冷浸法，用稀乙醇作溶剂，测定10批样品的浸出物，根据测定结果，拟定浸出物限度不得少于8.0%。

【化学成分】（1）氨基酸：蛤蚧含有18种氨基酸，其中甘氨酸、脯氨酸含量最高。

蛤蚧尾中八种人体必需氨基酸的含量均高于蛤蚧体，其中作为机体第一限制性氨基酸赖氨酸的含量高1.38倍[7]。(2) 脂类：蛤蚧中含多种磷脂成分[8]，蛤蚧体内还含有丰富的亚油酸、亚麻酸、油酸和棕榈酸等脂肪酸成分[9]。(3) 微量元素：包括锌、铁、镁、钙等无机元素，蛤蚧尾锌、铁含量最高，锌含量是体部的42倍[10]。

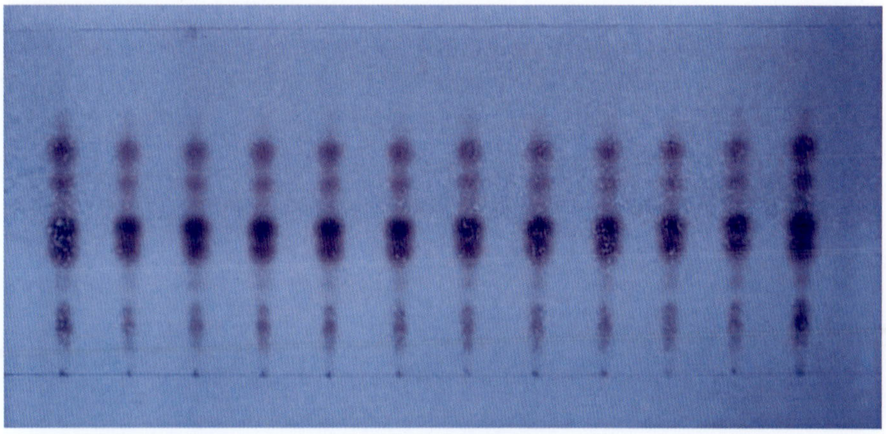

图3 蛤蚧薄层色谱图

S.蛤蚧对照药材 1～10蛤蚧（不同批次样品）

【药理作用】蛤蚧具有较为广泛的生理活性[11-15]。(1) 治疗哮喘作用。(2) 性激素样作用。(3) 治疗骨质疏松症。(4) 保肝护肝作用。

【炮制方法】【性味与归经】【功能与主治】【用法与用量】【处方应付】及**【贮藏】**参照文献[6]综合拟定。

参考文献

[1] 王秋红，张世臣．历代中药炮制沿革[M]．北京：中国中医药出版社，2018：479.

[2] 陈美池，谢明，郑佳，等．蛤蚧的本草考证[J]．中国现代中药，2019，21(08)：1118-1121.

[3] 袁经权，李力．黑点蛤蚧与红点蛤蚧的本草考证[J]．中药材，2008，(09)：1437-1439.

[4] 赵尔宓，赵肯堂，周开亚，等．中国动物志(爬行纲．第二卷，有鳞目，蜥蜴亚目)[M]．科学出版社，1999：35-38.

[5] 田代华．实用中药辞典(下册)[M]．北京：人民卫生出版社，2002：1981-1983.

[6] 国家药典委员会．中华人民共和国药典(2020年版·一部)[S]．北京：中国医药科技出版社，2020:358.

[7] 李刚．蛤蚧的化学、药理及临床研究进展[J]．云南中医杂志，1994，(02)：45-47.

[8] 许益民，俞莲，吴丽文，等．蛤蚧脂类成分的研究[J]．中药材，1991，(10)：33-35.

[9] 朱华，王孝勋．蛤蚧的研究进展[J]．中药材，2002，(04)：295-297.

[10] 范玉林，王海波．蛤蚧体与蛤蚧尾化学成分的比较[J]．中成药，1989，(01)：35-36.

[11] 林安平，胡丽娜，李聪．蛤蚧乙醇提取液对大鼠卵巢颗粒细胞影响的实验研究[J]．儿科药学杂志，2007，13(3)：13-15，21.

[12]蒋兴伟,胡丽娜.蛤蚧乙醇提取液对大鼠卵巢颗粒细胞凋亡的影响[J].实用妇产科杂志,2010,26(4):290-292.

[13]张胜昌,白鹭,蓝玲,等.蛤蚧乙醇提取液影响去势大鼠胫骨TGF-β1表达的研究[J].广西医科大学学报,2016,27(2):191-194.

[14]潘磊.中药蛤蚧对非酒精性脂肪肝内质网应激的影响分析[J].解放军医药杂志,2016,28(3):85-87,116.

[15]潘磊,崔荣岗,赵保辉,等.蛤蚧肽溶液对非酒精性脂肪肝小鼠脂代谢、肝功能及炎性因子的影响[J].陕西中医,2016,37(3):376-379.

海 龙

Hailong
SYNGNATHUS

【处方用名】酥制海龙[1]。

【名称】"海龙"一名见于《本草纲目拾遗》[2]书中引用的《赤嵌集》，谓："海龙产澎湖澳，冬日双跃海滩，鱼人获之。"又引《百草镜》云："海龙乃海马中绝大者，长四五寸至尺许不等，皆长身而尾直不作圈。入药功力尤倍。虽同一类，形态微有不同。此物广州南海亦有之。体方，身如玉色，起竹节纹，密密相比，光荧探目，诚佳品也。"因形如龙且源于海，称其为海龙，并沿用至今。

【来源】本品为海龙科动物刁海龙 *Solenognathus hardwickii*（Gray）、拟海龙 *Syngnathoides biaculeatus*（Bloch）或尖海龙 *Syngnathus acus* Linnaeus 的干燥体。主产于广东、海南、台湾等地。夏、秋二季捕捞，刁海龙、拟海龙除去皮膜及内脏，洗净，晒干；尖海龙直接洗净，晒干。

药材以体长、头尾齐全者为佳。[3-5]

【性状】根据样品及参照文献描述[3]，见图1、图2。

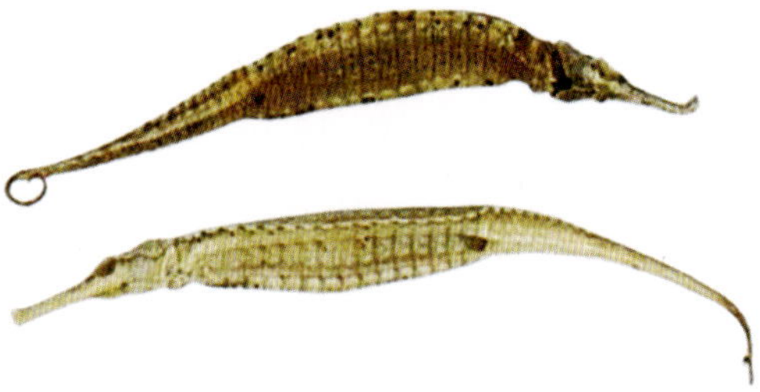

图1 海龙药材图

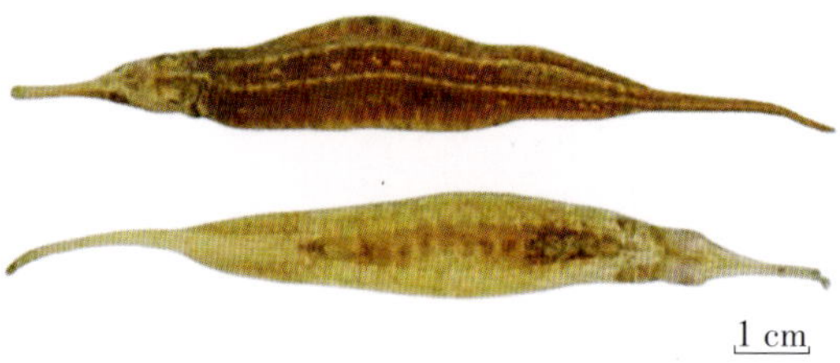

图2 酥制海龙饮片图

刁海龙 体狭长侧扁，全长30～50 cm。表面深黄色。头部前方具管状长吻，口小，无牙，两眼圆而深陷，头与体轴呈钝角。躯干部五棱形，尾部前方六棱形，后方渐细，四棱形。尾端卷曲。背棱两侧各有1列灰黑色斑点状色带。全体被以具花纹的骨环及细横纹，各骨环内有突起粒状棘。质酥脆，微鼓起。具酥油香气。

拟海龙 体长平扁，躯干部略呈四棱形，全长20～22 cm。头部常与体轴成一直线。

尖海龙 体细长，呈鞭状，全长10～30 cm。有的腹面可见育儿囊。有尾鳍。

【化学成分】（1）甾体类化合物：胆甾醇、胆甾醇-4-烯-3-酮[6]。（2）脂肪酸类及其酯类化合物：十六酸、9,12-十八碳二烯酸、6,9,12-十八碳三烯酸、4,7,10,13,16,19-二十二碳六烯酸[7]。（3）蛋白质及氨基酸类[8]。（4）磷脂类：包括磷脂酰胆碱、溶血磷脂酰胆碱和神经鞘磷脂[9]。（5）微量元素：包括钙、钾、镁、钠、磷、硫、铁等元素[10]。（6）核苷类及其它化合物[11]。

【药理作用】海龙具有较为广泛的生理活性[6-15]。

（1）性激素样作用。（2）抗癌作用。（3）抗疲劳作用。（4）增强心肌细胞收缩力。（5）延缓衰老。（6）提高机体免疫力作用。（7）防治骨质疏松作用。（8）治疗痹症、降低胆固醇、延长凝血时间作用。

【炮制方法】【性味与归经】【功能与主治】【用法与用量】【处方应付】【注意】及**【贮藏】**参照文献[3]综合拟定。

参考文献

[1] 中国医学科学院，中国协和医科大学药用植物研究所，等．中药志（第六册）[M]．北京：人民卫生出版社，1998：125.
[2] 赵学敏．本草纲目拾遗[M]．北京：人民卫生出版社，1957：355.
[3] 国家药典委员会．中华人民共和国药典（2020年版·一部）[S]．北京：中国医药科技出版社，2020:306.
[4] 张朝晖，徐国钧，徐珞珊，等．中药海马、海龙的本草考证[J]．中国中药杂志，1995，20（12）：710-711，762.
[5] 刘东玲，卢振．药用海洋动物海龙的研究与概述[J]．时珍国医国药，2005，16（9）：918-919.
[6] 张朝晖，徐国均，徐珞珊，等．海龙乙醇提取物的激素样作用[J]．中药材，1995，18（4）：197-198.
[7] 余敏，吴兰如．海洋生物抗衰老作用简报[J]．现代应用药学，1988，5（4）：9-11.
[8] 李士敏，吴筱丹，曾苏，等．海龙体外抗肿瘤活性研究[J]．中国中药杂志，2001，26（3）：193-195.
[9] 胡建英，李八方．海洋生药尖海龙的抗疲劳作用研究[J]．中国海洋药物，2002，21（4）：48-50.
[10] 张朝晖，赵怀清，徐国钧，等．尖海龙中甾体类化合物对小鼠心肌细胞的作用[J]．海军医学高专学报，1999，21（1）：9-10.
[11] 王锦，赵昕，李阳，等．粗吻海龙对去势大鼠骨质疏松作用的研究[J]．中国药师，2003，6（10）：601-603.
[12] 高辉，潘溪庆，杨友森．海龙雌激素样药理作用的研究[J]．海洋药物，1982，1（3）：24.

[13] 余敏,吴兰如.海洋生物抗衰老作用简报[J].现代应用药学,1988,5(4):9.
[14] 赵鱼青,李升刚,曹瑞祥.复方海龙口服液的药效学研究[J].中国海洋药物,1998,17(2):49.
[15] 于桂荣,赵锦发,姚镇平.海龙治疗痹证[J].山东中医杂志,1999,18(6):283.

海　马

Haima

HIPPOCAMPUS

【处方用名】 酥制海马。

【名称】 海马最早称为“水马”，应注意与水龟（也叫水马）区分。早在1700多年前西晋时期《抱朴子》中就记载了这种海洋生物的名字，唐代医学家陈藏器在《本草拾遗》中正式定其药名为“海马”，后历代本草均使用“海马”之名，并沿用至今。也有书籍因其形象而称为“马头鱼”，或因其奇特的生态习性又称为“龙落子”[1, 2]。商品称海马，本标准沿用此名。

【来源】 本品为海龙科动物线纹海马 *Hippocampus kelloggi* Jordan et Snyder、刺海马 *Hippocampus histrix* Kaup、大海马 *Hippocampus kuda* Bleeker、三斑海马 *Hippocampus trimaculatus* Leach 或小海马（海蛆）*Hippocampus japonicus* Kaup 的干燥体。主产于马来西亚、菲律宾、新加坡、日本等地，我国广东、海南、福建、台湾等地亦产。夏、秋二季捕捞，洗净，晒干；或除去皮膜及内脏，晒干。

药材以体大、骨质坚硬、头尾齐全者为佳。[3, 4]

【性状】 根据样品及参照文献描述[3]，见图1。

线纹海马　呈扁长形而弯曲，体长约30 cm。表面深黄色。头略似马头，有冠状突起，具管状长吻，口小，无牙，两眼深陷。躯干七棱形，尾部四棱形，渐细卷曲，体上有瓦楞形的节纹并具短棘，微鼓起。外形俗称“马头、蛇尾、瓦楞身”。质较酥脆。具酥油香气。

刺海马　体长15～20 cm。头部及体上环节间的棘细而尖。

大海马　体长20～30 cm。黑褐色。

三斑海马　体侧背部第1、4、7节的短棘基部各有一黑斑。

小海马（海蛆）　体形小，长7～10 cm。黑褐色。节纹和短棘细小。

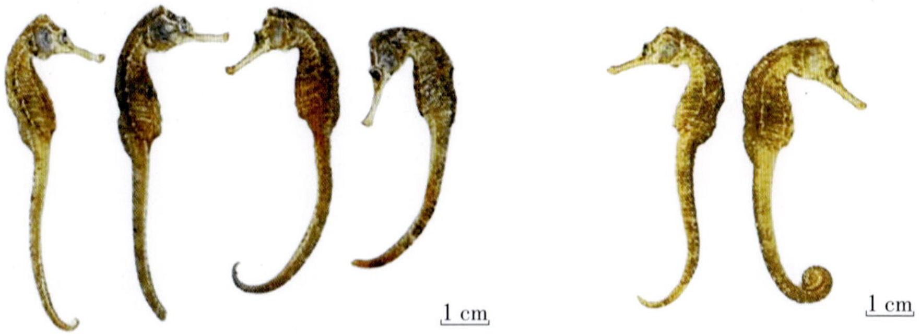

图1 酥制海马饮片图

【鉴别】**显微鉴别** 根据样品及参照文献描述[3]，见图2。

本品粉末黄棕色。纹肌纤维较匀，近无色或淡黄色，多碎断，有细密横纹，明暗相间，横纹肌平直或微波状。胶原纤维散离，互相缠绕成团，常与含灰色颗粒状物的组织碎片相连接。皮肤碎片近无色或淡黄色，隐约可见不规则微波状纵横纹理，布有棕色颗粒状色素物，散在或聚集成星芒状。

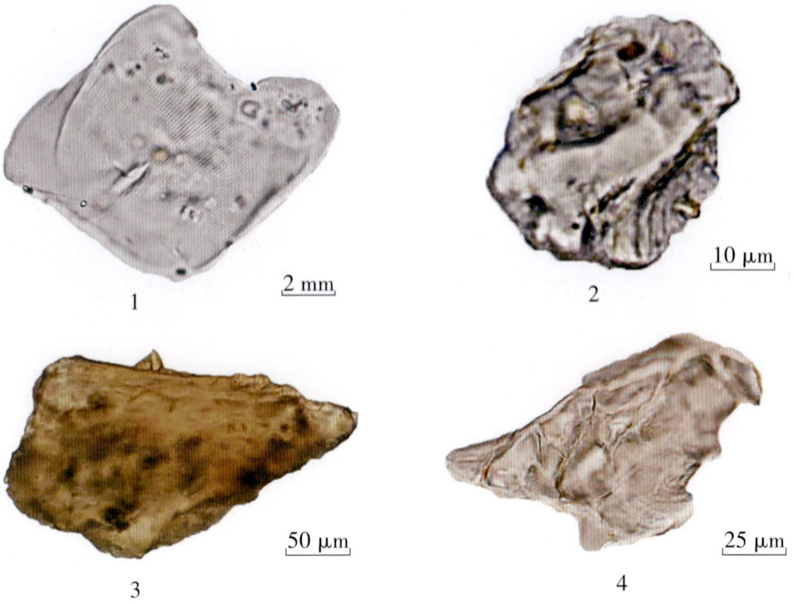

图2 酥制海马粉末显微图

1.横纹肌纤维 2.胶原纤维 3.皮肤碎片 4.骨碎片

【化学成分】(1) 氨基酸及多肽化合物[5, 6]。(2) 甾体类化合物：胆甾醇、胆甾-4烯-3酮、胆甾-3,6-二酮[7]。(3) 脂肪酸类化合物：十六酸、8,11-十八碳二烯酸、4,7,10,13,16,19-二十二碳六烯酸（DHA）和EPA等脂肪酸成分[8]。(4) 微量元素：Na、K、Ca、Mg、Zn、Cu、Pb和Cr等[9]。(5) 其他化学成分：磷脂成分、鸟嘌呤、腺嘌呤和丹皮酚等化学成分[10]。

【药理作用】海马具有较为广泛的生理活性[11-18]。(1) 性激素样作用。(2) 抗炎作用。(3) 抗氧化作用。(4) 抗肿瘤作用。(5) 调节免疫力与抗疲劳作用。(6) 其他作用：

抗菌、抗血栓、镇静、治疗骨质疏松等作用。

【炮制方法】【性味与归经】【功能与主治】【用法与用量】【处方应付】及**【贮藏】**参照文献[3]综合拟定。

参考文献

[1] 闫珍珍,郭全友,林听听,等.海马的功用机理及开发应用研究进展[J].海洋渔业,2018,40(6):752-762.

[2] 陈璐.中药海马的鉴别与质量标准研究[D].上海:第二军医大学,2015.

[3] 国家药典委员会.中华人民共和国药典(2020年版·一部)[S].北京:中国医药科技出版社,2020:306.

[4] 南京中医药大学.中药大辞典[M].2版.上海:上海科学技术出版社,2006.

[5] 陈维宁,于淑敏.海马提取物中氨基酸和微量元素量分析[J].潍坊医学院学报,1997,19(1):25-26.

[6] KORHONEN H,PIHLANTO A.Bioactive peptides: Production and functionality[J].Int Dairy J,2006,16(9):945-960.

[7] 张朝晖,徐国钧,徐珞珊,等.毛细管气相色谱法测定海龙、海马类药材中甾体类成分[J].中药材,1998,21(2):81-83.

[8] 张朝晖,徐国钧,徐洛珊,等.海龙科药用动物的理化分析[J].中药材,1997,20(3):140.

[9] 钟秀倩,钟俊辉.微量元素与人体健康[J].现代预防医学,2007,34(1):61-63.

[10] 殷涌光,陈玉江,刘瑜,等.磷脂功能性质及其生产应用的研究进展[J].食品与机械,2009,25(3):120-124.

[11] 许实波,许东晖,吕军仪,等.我国海马中药材的研究开发前景[J].中草药,2002,33(1):80-82.

[12] 傅得兴,封宇飞.非甾体类抗炎药的安全性研究[J].中国全科医学,2008,11(2):136-138.

[13] 佘敏,何耕兴,陈辉,等.五种海洋生物抗衰老相关活性的实验研究[J].中国海洋药物,1995,14(2):30-34.

[14] 李文琪,倪庆桂,赵振全,等.海马对小鼠S180实体肿瘤的抑制作用[J].安徽医学,1999,20(6):6-7.

[15] 朱爱民.海马乙醇提取物药理作用的研究[J].中国药事,2005,19(1):23-25.

[16] 胡建英,李志军.八种海洋生物药抗疲劳作用的初步研究[J].中国海洋药物,2000,19(2):56-58.

[17] 许东晖,许实波.斑海马提取物抗血栓药理研究[J].中药材,1995,18(11):573-574.

[18] 王晓钰.中药海马的鉴定及抗骨质疏松活性研究[D].福州:福建中医药大学,2015.

海 螵 蛸

Haipiaoxiao

SEPIAE ENDOCONCHA

【处方用名】 炒海螵蛸、麸炒海螵蛸。

【名称】 海螵蛸是海洋乌贼科动物无针乌贼或金乌贼的内壳，是常用中药，收载于《黄帝内经》《神农本草经》《本草纲目》等古典书籍，有近千年的临床应用历史。[1, 2]。

【来源】 本品为乌贼科动物无针乌贼 *Sepiella maindroni de* Rochebrune或金乌贼 *Sepia esculenta* Hoyle的干燥内壳。主产于浙江、福建等地。收集骨状内壳，洗净，晒干。

药材以身干、体大、色白、完整、洁净者为佳。[3-6]

【性状】 根据样品及参照文献描述[5]，见图1、图2。

炒海螵蛸 呈不规则的碎块状。表面微黄色。腹面中间厚，两面渐薄，有细密波状横层纹。背面中间有瓷白色脊状隆起，具不甚明显的细疣点。体轻，质松。气微腥，味微咸。

麸炒海螵蛸 形如炒海螵蛸。表面黄色。具麸香气。

图1 炒海螵蛸饮片图

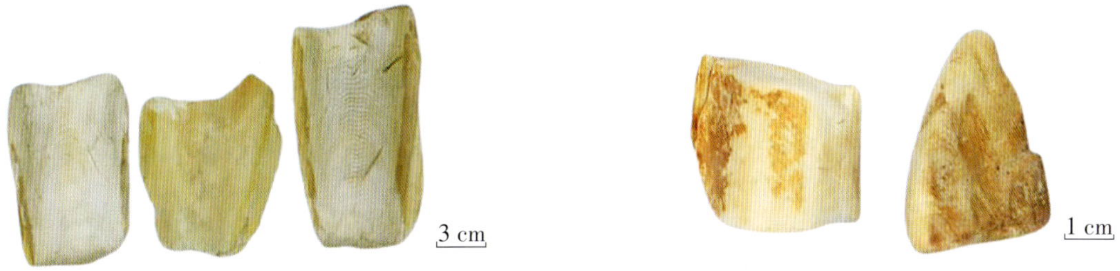

图2 麸炒海螵蛸饮片图

【鉴别】显微鉴别 根据样品及参照文献描述[6]，见图3。

本品粉末类黄白色。角质层碎块类四边形，表面具横裂纹和细密纵纹交织成的网状纹理，亦可见只有纵纹的碎块。石灰质碎块条形、正方形或不规则状，多具细条纹或分枝状蛇形笈道。

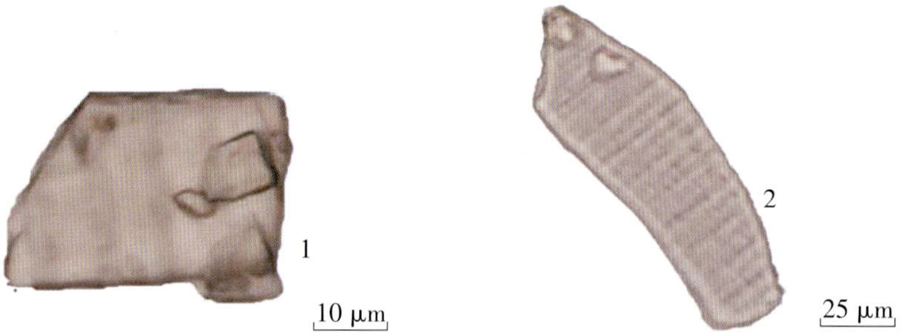

图3　海螵蛸粉末图

1.不规则碎块　2.透明薄片

【化学成分】（1）碳酸钙[7]。（2）微量元素：大量的Ca，少量的Na、Sr、Mg、Fe，以及微量的Si、Al、Th、Mn、Ba、Cu等[8, 9]。（3）氨基酸：海螵蛸中含17种氨基酸[8]。（4）海螵蛸多糖[10]。（5）其他：甲壳质/壳聚糖[11]。

【药理作用】海螵蛸具有较为广泛的生理活性[12-16]。（1）中和胃酸作用。（2）保护黏膜、抗溃疡作用。（3）成骨作用。（4）降磷作用。（5）止血作用。（6）清创作用。

【炮制方法】【性味与归经】【功能与主治】【用法与用量】【处方应付】及**【贮藏】**参照文献[6]综合拟定。

参考文献

[1] 肖述.乌贼海螵确形成机理研究[D].济南:中国海洋大学,2003.

[2] 金玲,居明乔.海螵蛸制胃酸量测定[J].中成药,2000,22(6):454-455.

[3] 王丹,王晶娟.海螵蛸止血作用的现代研究进展[J].中医药学报,2018,46(06):113-118.

[4] 甘肃省食品药品监督管理局.甘肃省中药炮制规范(2009年版)[S].兰州:甘肃文化出版社,2009:348.

[5] BANDEL K,BOLETZKY V S.A comparative Sutdy of the Stureture,development and morphological relationships of chambered cephalopod shells.Veliger-Berkeley[J].1979,21(3):313-354.

[6] 国家药典委员会.中华人民共和国药典(2020年版·一部)[S].北京:中国医药科技出版社,2020:307.

[7] 李兰,吴启南.海螵蛸的化学成分研究[J].现代中药研究与实践,2009,23(2):52-54.

[8] 赵中杰,江佩芬,李昂.海螵蛸中碳酸钙、微量元素和氨基酸的测定[J].中国中药杂志,1990,15(1):41-43.

[9] 吴常文,迟长凤,何光源,等.微波消解ICP-MS法测定曼氏无针乌贼肉和海螵蛸中八种微量元素[J].光谱学与光谱分析,2009,29(12):3395-3398.

[10] 魏江洲,张建鹏,刘军华,等.海螵蛸多糖的提取分离及活性组分CPS-1的纯化[J].第二军医大学学报,2006,27(1):17-21.

[11] 陈忻,袁毅桦,陈健飞.乌贼内壳中β-壳聚糖的制备研究[J].水产科学,2004,(01):39-41.

[12] 郭一峰,周文丽,张建鹏,等.海螵蛸多糖对小鼠胃粘膜保护作用的研究[J].第二军医大学学报,2008,29(11):1328-1332.

[13] 易洪城，唐良华，张雪鹏．自体骨髓移植、海螵蛸与玻璃酸钠联合治疗骨缺损的实验研究[J]．中国中西医结合杂志，2011，31(8)，1122-1126.
[14] 郭艳香．降磷散粉（海螵蛸）治疗腹膜透析患者高磷血症的研究[J]．浙江临床医学，2008，10(9)：1236-1237.
[15] 王劲松，王艳，周培根，等．海螵蛸凝血活性的研究[J]．天然产物研究与开发，2007，19：408-410.
[16] 吕玉娣，邓金梅，罗丽珍，等．珍珠层粉加呋喃西林外敷治疗压疮的疗效观察[J]．现代临床护理，2011，10(4)：54.

黑蚂蚁

Heimayi

POLYRHACHIS

【处方用名】 黑蚂蚁。

【名称】 本品民间习称“黑蚂蚁”[1]，本标准以该名收入正文。

【来源】 本品为蚁科昆虫双齿多刺蚁*Polyrhachis dives* Smith的干燥体。全国大部分地区有产。夏、秋二季捕捉，置适宜容器内闷死，干燥；或55 ℃烘干。[1-3]

【性状】 略呈哑铃形，体长4～10 mm。表面黑色，有时带褐色，胸、腹部密被金黄色柔毛，有时有翅。头短而圆，触角1对，有时脱落。复眼1对，圆形突出。胸部凸起，前胸刺2枚，向前外侧下弯；后胸刺2枚，略向外弯。腹部卵形，5节，基节占总长的一半左右，腹柄结节的左右两侧各具刺1枚，随腹部体形面而弯曲。足纤细，胫节下方具数根小刺。气特异，味微酸、微咸。[4, 5] 见图1。

图1　黑蚂蚁饮片图

【鉴别】薄层色谱 取本品粉末0.2 g，加稀乙醇10 ml，超声处理15分钟，滤过，滤液浓缩至5 ml，作为供试品溶液。另取黑蚂蚁对照药材0.2 g，同法制成对照药材溶液。再取丙氨酸对照品，加70%乙醇制成每1 ml含1 mg的溶液，作为对照品溶液。照薄层色谱法（中国药典通则0502）试验，吸取供试品溶液和对照药材溶液各5 μl、对照品溶液1 μl，分别点于同一硅胶G薄层板上，以正丁醇-冰醋酸-水（4∶1∶3）的上层溶液为展开剂，展开，取出，晾干，喷以茚三酮试液，在105 ℃加热至斑点显色清晰。供试品色谱中，在与对照药材色谱和对照品色谱相应的位置上，显相同颜色的斑点。见图2。

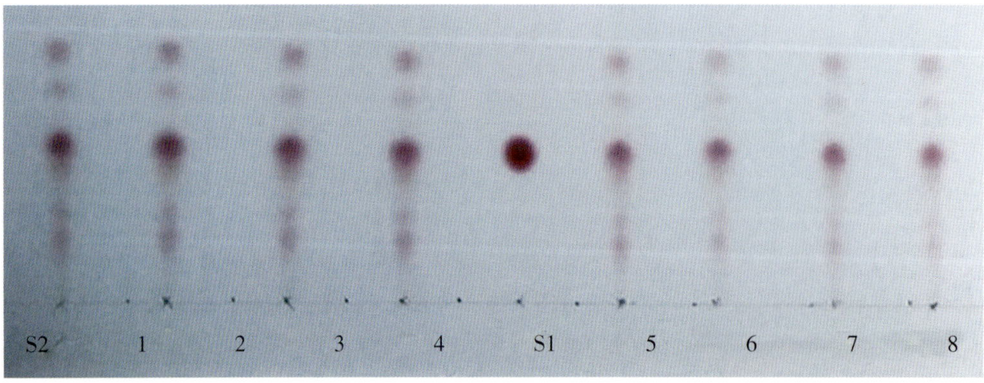

图2 黑蚂蚁薄层色谱图

S1.丙氨酸对照品 S2.黑蚂蚁对照药材 1～8 黑蚂蚁（不同批次样品）

【检查】按中国药典通则0832第二法、2302法[5]，对8批样品测定，根据测定结果，样品中水分、总灰分和酸不溶性灰分差异较大，分别拟定水分限度不得过16.0%、总灰分限度不得过10.0%、酸不溶性灰分限度不得过6.0%。

【浸出物】按中国药典通则2201热浸法测定，用70%乙醇作溶剂，对8批样品测定，根据测定结果，拟定浸出物限度不得少于15.0%。

【化学成分】蚂蚁中含有蛋白质、脂肪酸、微量元素、维生素、萜类、醛类、生物碱、草体蚁醛等化学成分[6-8]。

【药理作用】蚂蚁具有免疫调节、抗衰老、补肾壮阳、抗炎、镇痛、护肝、解痉平喘和改善睡眠作用[6-8]。

【炮制方法】【性味与归经】【功能与主治】【用法与用量】【处方应付】【注意】及**【贮藏】**参照文献综合拟定。

参考文献

[1] 吴志成.蚂蚁与类风湿性关节炎[M].南京:江苏科学出版社,1991.

[2] 南京中医药大学.中药大辞典[M].2版.上海:上海科学技术出版社,2006.

[3] 广西壮族自治区卫生厅.广西中药材标准(第二册)[S].南宁:广西科学技术出版社,1996:255-258.

[4] 云南省食品药品监督管理局.云南省中药材标准(2005年版.第一册)[S].昆明:云南美术出版社,2005:403.

[5] 国家药典委员会.中华人民共和国药典(2020年版·四部)[S].北京:中国医药科技出版社,2020:114,232-34.
[6] 刘高强,王晓玲,魏美才,等.蚂蚁类食品的研究与开发[J].食品科技,2006,(9):155-157.
[7] 吴福星,李郑林,朱美艳.蚂蚁的应用研究现状及进展[J].云南中医中药杂志,2006,27(4):59-60.
[8] 中国科学院四川分院中医中药研究所.四川中药志(第三册)[M].成都:四川人民出版社,1960:2286.

金钱白花蛇

Jinqianbaihuashe

BUNGARUS PARVUS

【处方用名】 酒金钱白花蛇。

【名称】 金钱白花蛇，习称“小白花蛇”[1]，常与历代本草中记载的白花蛇相混淆。“白花蛇”一名见于《开宝本草》，《本草纲目》中的白花蛇谓“蕲蛇”。金钱白花蛇在古代文献未见记载，直至我国1963年版的《中国药典》将其收录，并明确指出本品为眼镜蛇科动物银环蛇（*Bungarus multicinctus* Blyth）的幼蛇除去内脏后的干燥品。

【来源】 本品为眼镜蛇科动物银环蛇*Bungarus multicinctus* Blyth的幼蛇干燥体。主产于广东、广西等地。夏、秋二季捕捉，剖开蛇腹，除去内脏，擦净血迹，用乙醇浸泡处理后盘成圆形，用竹签固定，干燥。

药材以头尾齐全、环纹色泽鲜明者为佳。[2-5]

【性状】 呈圆盘状或类圆柱形的段。体背部黑色或灰黑色。背鳞六角形，微有光泽，具黄白色环纹，黄白色环纹占1～2鳞片。腹部黄白色或灰黄色。尾部鳞片单行。膨松鼓起。具酒香气。[6] 见图1。

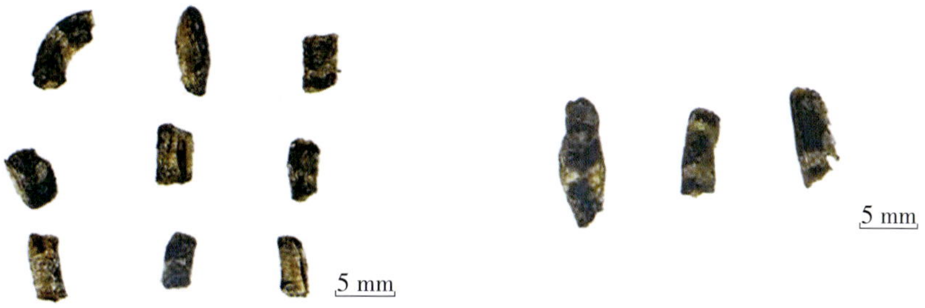

图1 酒金钱白花蛇饮片图

【浸出物】 按中国药典通则2201项下的热浸法，用水作溶剂，测定10批样品的浸出物，根据测定结果，拟定浸出物限度不得少于15.0%。

【化学成分】（1）含有钙、磷、镁、铁、铝、锌、锶、钛、锰、钒、铜等21种元素。

(2)蛋白质、脂肪。(3)氨基酸含量极高,其中必需和半必需氨基酸共占其总氨基酸的47.28%。[6,7]

【药理作用】金钱白花蛇具有较为广的生理活性[8-11]。(1)镇痛作用。(2)抗炎作用。(3)蛇毒制剂具有抗血栓作用,能降低纤维蛋白、血液黏度、血小板数量、黏附率和聚集功能。

【炮制方法】【性味与归经】【功能与主治】【用法与用量】【处方应付】及**【贮藏】**参照文献[5]综合拟定。

参考文献

[1] 王燕华,张迎春.金钱白花蛇应用与鉴别[J].辽宁中医药大学学报,2012,14(4):29-231.
[2] 李丕鹏,王维胜,吕晓平.中国蛇类保护和利用概述:历史、现状和未来[J].沈阳师范大学学报(自然科学版),2013,031(2):129.
[3] 王义权.蛇类药材的系统研究[D].南京:南京师范大学,1995.
[4] 南京中医药大学.中药大辞典[M].2版.上海:上海科学技术出版社,2006.
[5] 国家药典委员会.中华人民共和国药典(2020年版·一部)[S].北京:中国医药科技出版社,2020:80.
[6] 王义权,周开亚.蛇类药材的氨基酸分析[J].基层中药杂志,1996,(03):25-26.
[7] 李广勋.中国药理毒理与临床[M].天津:天津科技翻译出版社,1997:117.
[8] 鄢顺琴.金钱白花蛇抗炎作用的实验研究[J].中药材,1994,17(12):29.
[9] 王本祥.现代中药药理学[M].天津科学技术出版社,1997:439.
[10] 王明欣.舒络胶囊对实验性大鼠脑缺血保护作用的研究[J].河南中医,1999,19(5):12.
[11] 赵玉才.类风湿散治疗类风湿性关节炎111例疗效观察[J].新中医,1993,25(11):10.

九 香 虫

Jiuxiangchong

ASPONGOPUS

【处方用名】酒九香虫[1]。

【名称】九香虫始载于《本草纲目》[2],并以"九香虫"为正名:"九香虫,产于贵州永宁卫赤水河中。大如小指头,状如水黾,身青黑色。至冬伏于石下,土人多取之,以充人事。至惊蛰后即飞出,不可用矣。"本标准沿用此名。

【来源】本品为蝽科昆虫九香虫*Aspongopus chinensis* Dallas的干燥体。主产于云南、四川、贵州、广西等地。11月至次年3月前捕捉,置适宜容器内,用酒少许将其闷死,取出,阴干;或置沸水中烫死,取出,干燥。

药材以个体完整、色棕褐、油性大者为佳。[3-6]

【性状】略呈六角状扁椭圆形，长1.6～2 cm，宽约1 cm。表面棕褐色或棕黑色，微具焦斑。头部小，与胸部略呈三角形，复眼突出，卵圆状，单眼1对，触角1对各5节，多已脱落。背部有翅2对，外面1对基部较硬，内部1对为膜质，透明。胸部有足3对，多已脱落。腹部棕红色至棕黑色。每节近边缘处有突起的小点。质脆，折断后腹内有浅棕色的内含物。略具酒香气，味微咸。[7] 见图1。

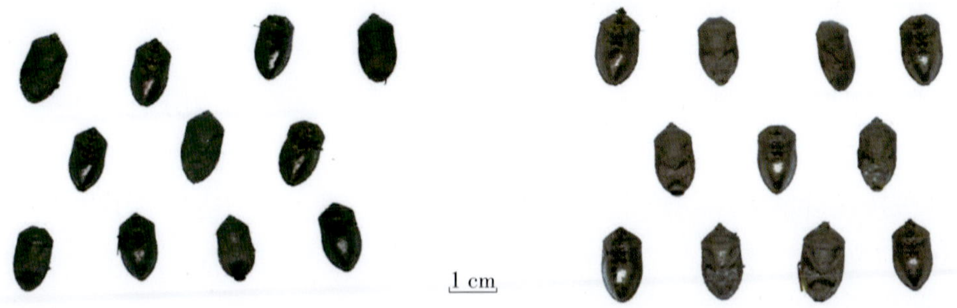

图1　酒九香虫饮片图

【鉴别】**薄层色谱**　取本品粉末0.2 g，加石油醚（60～90 ℃）20 ml，超声处理20分钟，滤过滤液浓缩至10 ml，作为供试品溶液。另取九香虫对照药材0.2 g，同法制成对照药材溶液。再取油酸对照品，加石油醚（60～90 ℃）制成每1 ml含5 mg的溶液，作为对照品溶液。照薄层色谱法（中国药典通则0502）试验，吸取上述三种溶液各2 μl，分别点于同一硅胶G薄层板上，以石油醚（60～90 ℃）-乙醚-冰醋酸（36∶9∶0.9）为展开剂，展开，取出，晾干，置碘蒸气中熏至斑点显色清晰。供试品色谱中，在与对照药材色谱和对照品色谱相应的位置上，显相同颜色的斑点。见图2.

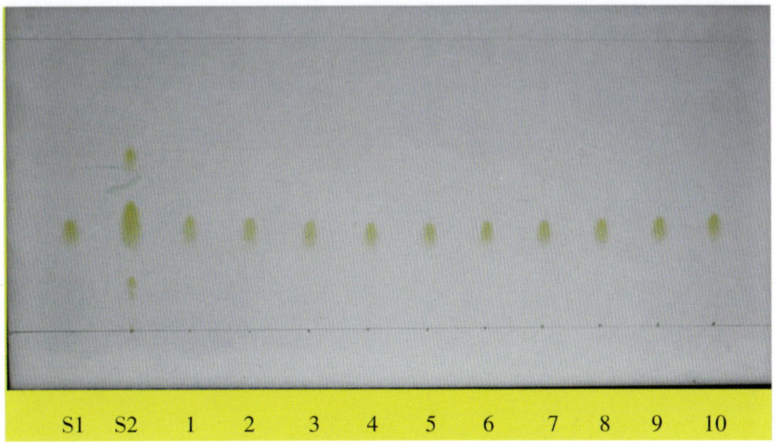

图2　酒九香虫薄层色谱图

S1.九香虫对照药材　S2.酒九香虫对照药材　1～10 酒九香虫（不同批次样品）

【检查】**总灰分**　按中国药典通则2302，测定10批样品的总灰分，根据测定结果，拟定总灰分限度不得过6.0%。

【浸出物】按中国药典通则2201项下热浸法，用稀乙醇作溶剂，测定10批样品的浸出物，根据测定结果，拟定浸出物限度不得少于10.0%。

【化学成分】（1）脂肪酸：九香虫脂肪酸类化合物含有油酸、亚油酸、软脂油酸、软脂酸、硬脂酸、亚麻酸、豆蔻酸、十四碳一烯酸、花生酸、二十二酸、芥酸、二十二碳二烯酸、二十四酸等，其中以不饱和脂肪酸为主，约大于70%[8]。（2）氨基酸：九香虫的营养成分中蛋白质含量较高，蛋白质占其干重的44.3%左右，其中组成九香虫的18种氨基酸中，丝氨酸和苏氨酸的含量较高[9]。（3）维生素：含有多种维生素，其中维生素C含量最高[10]。（4）微量元素：包括Ca、Zn、Cu、Fe、Mn、Mg、K、P等。（5）气味成分：活体九香虫主要含烷烃、烯烃和醛类物质，其中含量较高成分有3,4-二甲基-2-己烯、十三烷、反-2-癸烯基乙酸和反-2-己烯醛。炮制九香虫主要含脂肪酸、酯类和烷烃类化合物，含量较高的有十三烷、2-辛烯酸和棕榈酸[11]。（6）核苷及其类似物：包括尿嘧啶、黄嘌呤、腺苷等[12]。（7）九香虫中还存在多巴胺类衍生物，生物碱、倍半萜、含苯环及一些小分子直链化合物。

【药理作用】九香虫具有较为广泛的药理活性[13-17]。（1）抗肿瘤作用。（2）抗氧化及改善生殖损伤作用。（3）抗菌作用。（4）抗溃疡作用。（5）抗凝血作用。（6）抗炎活性作用。（7）抗疲劳。

【炮制方法】【性味与归经】【功能与主治】【用法与用量】【处方应付】及**【贮藏】**参照文献[7]综合拟定。

参考文献

[1] 王辉武.中医百家药论荟萃(修订版)[M].重庆:重庆出版社,2017:26.

[2] 李娟.中药九香虫混淆品的调查及鉴定[J].中国中医药信息杂志,2019,26(01):13.

[3] 甘肃省食品药品监督管理局.甘肃省中药炮制规范(2009年版)[S].兰州:甘肃文化出版社,2009:348.

[4] 郭玉红,张庆林.药食昆虫九香虫的生物学及开发利用研究进展[J].时珍国医国药,2015,26(03):692.

[5] 高源.九香虫品质评价及药效学初步研究[D].南京:南京中医药大学,2010.

[6] 和韵苹.九香虫研究与应用概略[J].中国民族民间医药杂志,2001,(03):136.

[7] 国家药典委员会.中华人民共和国药典(2020年版·一部)[S].北京:中国医药科技出版社,2020:11.

[8] 李莎,李磊,彭洪兵,等.九香虫化学成分、药理作用及临床应用研究进展[J].中国中药杂志,2020,45(02):303.

[9] 刘伦沛,郁建平.九香虫的营养成分分析与评价[J].食品科学,2008,(02):406.

[10] 李俐,李晓飞.贵州九香虫营养成分分析[J].昆虫知识,2010,47(04):748.

[11] 张成江,江艳,陈儒嘉.固相微萃取-气相色谱-质谱联用分析九香虫气味成分[J].遵义医学院学报,2018,41(06):751.

[12] 逯春玲,王殿波.九香虫药材中4种核苷类成分的高效液相色谱分析[J].辽宁中医杂志,2017,44

(10):2155-2157.
[13] 杨佳琪,檀军,曹米兰,等.ELISA法检测九香虫血淋巴诱导两种肿瘤细胞凋亡规律[J].西南师范大学学报(自然科学版),2017,42(12):48-52.
[14] 高颖晖,周万红,窦鹏,等.九香虫醇提物对运动大鼠骨骼肌抗氧化酶活性及其基因表达水平的影响[J].生物技术通报,2015,31(12):146-149.
[15] 李尚伟,赵柏松,杜鹃.九香虫抗菌肽CcAMP1的分离纯化和抗菌活性检测[J].昆虫学报,2015,58(06):610-616.
[16] 程生辉,祁晓鸣,李会芳,等.九香虫不同提取部位抗实验性胃溃疡作用对比研究[J].山西中医学院学报,2019,20(01):11-12.
[17] 高源.九香虫抗凝血作用的研究[J].现代中药研究与实践,2010,24(3):34.

陇马陆

Longmalu

KRONOPOLITUS

【处方用名】陇马陆。

【名称】陇马陆为原动物属名。本标准以甘肃广泛分布的宽跗陇马陆为资源，以“陇马陆”为正名，既取原动物之名，又有甘肃出产之马陆之意[1]。

【来源】本品为多足纲圆马陆科动物宽跗陇马陆*Kronopolitus svenhedini*（Verhoeff）的干燥全体。主产于甘肃等地。夏、秋二季捕捉，除去杂质，低温干燥或晒干。

药材以个大、完整、色棕褐者为佳。[2]

【性状】完整虫体呈圆柱形，常背朝外蜷曲成环状，体长20～30 mm，直径2～3.5 mm。外表面棕褐色或灰褐色，具黄色横纹。头部有触角1对，常断裂，无眼，有侧头器，具白色微毛；腹面颚唇部具1片颏节。胸部由1～4体节组成，2～4节有足各1对。腹部由5～20体节组成，第5～18节各有步足2对，第20节后端为肛节。体节两侧有三角状或不规则形侧突各1个，发达或不发达，自第5节起，侧突上具腺窝。肛节半圆球形，并具黄色喙状突尖。质脆易碎。微有异臭，味辛。见图1。

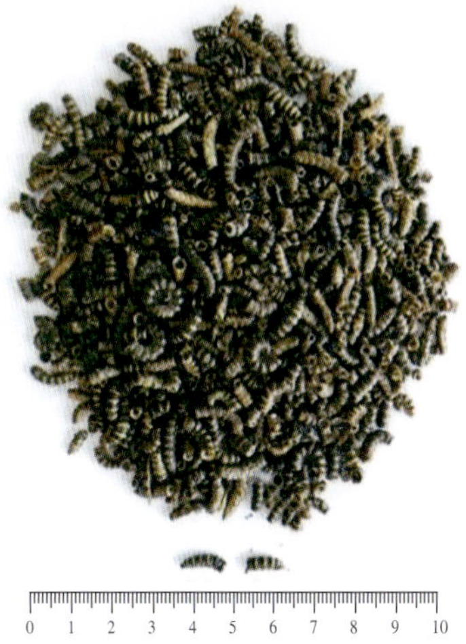

图1 陇马陆饮片图

【鉴别】（1）**显微鉴别** 本品粉末灰褐色或棕褐色。不规则体壁碎片淡黄色至红棕色，表面具密集颗粒状突起，断面可见长短不一的微细孔道纵贯体壁内外。腺体较多，圆形，黄色或桔红色，内具较淡的环。体壁内表面具点状凹陷。横纹肌纤维无色或淡黄色，散在或附着于体壁，具明暗相间的细密横纹，横纹平直或波状弯曲。脊索碎片具分枝状纹理，透明或半透明。见图2。

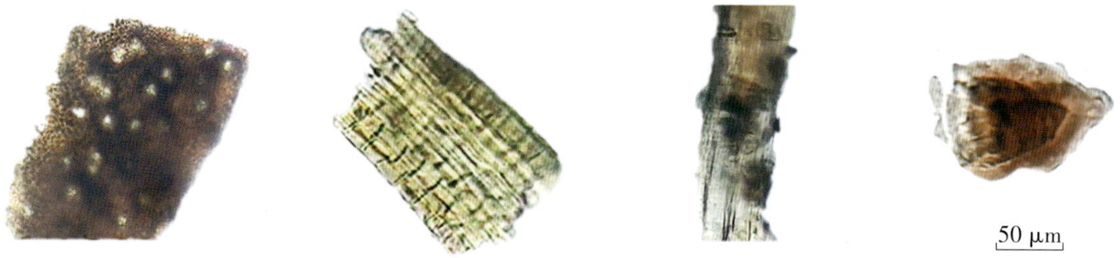

1 2 3 4

图2 陇马陆粉末显微图

1.体壁碎片 2.横纹肌纤维 3.分枝状脊索 4.腺体

（2）**化学反应** 取本品粉末少许，加水浸泡12小时，过滤，取滤液1 ml，置试管中，加5% α-萘酚乙醇溶液3滴，摇匀，沿试管壁缓缓加入浓硫酸，两液接面处形成紫红色环，振摇后颜色变深，冷却后加水稀释，产生暗紫色沉淀。

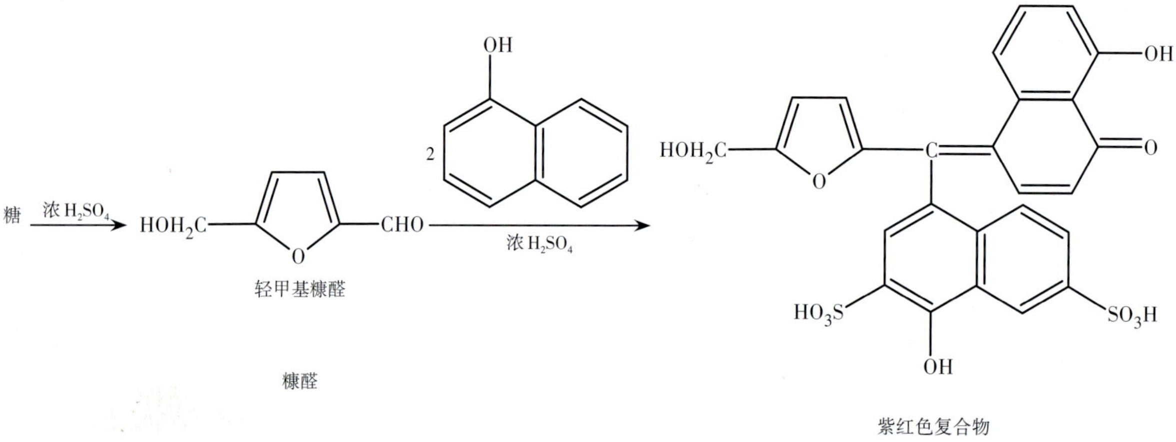

供试品中的糖在浓硫酸或浓盐酸的作用下，脱水形成糠醛及其衍生物，与α-萘酚作用形成紫红色复合物，在糖液和浓H_2SO_4的液面间形成紫红色环。

（3）**化学反应** 取本品粉末少许，加稀盐酸，产生大量无色无臭气体，再加过量硫酸，产生白色沉淀。

$CaCO_3+2HCL=CaCL_2+CO_2\uparrow+H_2O$

$CaCL_2+H_2SO_4=2HCL+CaSO_4\downarrow$

【检查】杂质 按中国药典通则2301，对10批样品测定，根据测定结果，拟定杂质限度不得过5%。

水分 按中国药典通则0832第二法，对10批样品测定，根据测定结果，拟定水分限度不得过9.0%。

酸不溶性灰分 按中国药典通则2302，对10批样品测定，根据测定结果，拟定酸不溶性灰分限度不得过11.0%。

【含量测定】 取本品粉末（过三号筛）约0.1 g，精密称定，置坩埚中，将温度缓缓升高至600 ℃，使供试品完全灰化，用水25 ml，分次洗净坩埚，洗液并入锥形瓶中，加1 mol/L盐酸液25 ml，加热使溶解，放冷至室温，加0.025%甲基红乙醇溶液1滴，用适量的氢氧化钠试液调至溶液显微黄色，加三乙醇胺溶液（3→100）5 ml，摇匀，再加入氢氧化钠试液15 ml，加钙紫红素指示剂0.2 g，用乙二胺四醋酸二钠滴定液（0.05 mol/L）滴定至溶液由紫红色转变为纯蓝色。每1 ml乙二胺四醋酸二钠液（0.05 mol/L）相当于5.005 mg的碳酸钙（$CaCO_3$）。

通过对10批样品进行含量测定，根据测定结果，10批含量结果在38.09%～41.33%，拟订按干燥品计算，含碳酸钙（$CaCO_3$）不得少于28.0%。

【化学成分】 本品含有壳多糖、挥发油，并含蒽醌类、芳香醛、酮类、油脂类、蛋白质、天门冬氨酸等17种氨基酸等化合物。还含有钙、铁、锌、钴、锰、硅、钼等微量元素。并从全虫石油醚及乙醇提取液中分离出顺-13-二十二碳烯酸、顺-13-二十二碳烯酸乙酯及胆甾醇。甲壳质广泛存在于节肢动物的外壳中，也存在于低等动物的细胞壁中，是一种用途广泛的天然高分子，具有特殊的理化性质和生物功能，李天赐（1992）在“宽跗陇马陆中提取和制备甲壳质与壳聚糖”一文中报道通过红外光谱结构确证宽跗陇马陆中确含有甲壳质，并通过脱乙酰化反应得到壳聚糖。[3-6]

【药理作用】（1）抗菌作用：虫体内提取的陇马陆素体外有广谱抗菌作用，尤对肠道菌有较好的抑制作用。（2）心血管系统作用：陇马陆蒸馏液具有短暂的升高血压及兴奋呼吸肌作用，有兴奋肠平滑肌和子宫平滑肌的作用[3-5]。

【炮制方法】《雷公炮炙论》载：“凡收得马陆以糠火炒至糠焦黑，取去糠，竹刀刮去头足，研末用。”

目前本品作为原料药的使用，如开发古方或验方使用，可根据实际需要进行特殊加工。

【性味】《神农本草经》记载马陆“性辛温”。自《名医别录》始有“有毒”的记载，李时珍《本草纲目》特别强调“大抵毒物外用，不敢轻人丸散中”[2]。

据调查，产区民间有内服治疗疮疡的习惯用法，而且一次生用5～10条，每日1～2次，未见毒性反应。动物实验表明其半数致死量为21.15±15.99 g/kg体重[3]，毒性甚微。

考察历代本草记载，马陆常与形态相似的蜈蚣（蚰蜒）类动物混淆，而蚰蜒大毒，口服可致死。本草关于马陆有毒的记载可能与此有关。故本标准以现代实验为依据，不再列入毒性记载。

【功能与主治】《神农本草经》记载马陆“主腹中大坚症，破积聚，息肉，恶疮，白秃”。《名医别录》认为可“疗寒热痞结，肋下满”。癥瘕为两种脾胃疾病，癥由饮食不节，脾胃虚弱而得，瘕则由于寒暖失宜，饮食不节致使脏腑气虚，或风寒或因劳伤停滞于内而得。与今马陆用于胃溃疡等肠胃疾患、抗菌、中和胃酸、消食化滞等作用基本一致。至于在疮科的应用，在民间用于扁桃腺炎引起的咽喉红肿以及痈疽疮疖等亦有效。故而将其功用拟为“破积化滞，和胃，消肿解毒”。

【用法与用量】 自《本草经集注》记载马陆有毒，李时珍论述“不敢轻人丸散”后，马陆仅在民间使用，主要用于疮科，亦无用量记载。近年来，以陇马陆为主要原料开发的陇马陆胃药对胃溃疡、胃酸过多等有显著疗效。本标准适用于陇马陆胃药的原料控制。故略去该项。

【贮藏】 本品为动物药，易霉变、虫蛀，贮存应注意通风干燥，防霉变，防虫蛀。

参考文献

[1] 张崇洲,张志荧.药用宽跗陇马陆[J].动物学杂志,1978,3:12.

[2] 李时珍.本草纲目(校点本,下册)[M].北京:人民卫生出版社,1985:2350.

[3] 王明伟,李成义.甘肃道地药材陇马陆研究进展[J].甘肃中医,2007,20(8):66-67.

[4] 邓明鲁,高士贤.中国动物药[M].长春:吉林人民出版社,1981:66.

[5] 马昭礼,宋茂森.宽跗陇马陆中微量元素的测定[J].中草药,1986,17(10):44.

[6] 王明伟,李成义,李波.甘肃道地药材陇马陆的资源研究[J].甘肃中医,2009,22(3):11-14.

鹿 鞭

Lubian

CERVI PENIS ET TESTIS

【处方用名】 鹿鞭、鹿肾、烫鹿鞭。[1]

【名称】 本草学考证鹿鞭作为中药首次记载于《备急千金要方》，当时被称为鹿茎筋，即指鹿的阴茎；而“鹿鞭”一词首见于《医林纂要探源》，至于何时将睾丸归入鹿鞭用药部位尚不清楚[2]。商品名有称鹿鞭，本标准沿用此名。

【来源】 本品为鹿科动物梅花鹿 *Cervus nippon* Temminck 或马鹿 *Cervus elaphus* Linnaeus 的干燥阴茎及睾丸。主产于黑龙江、吉林、辽宁、四川、甘肃、青海、新疆等地。杀鹿时割取阴茎和睾丸，除去残肉及油脂，整形后风干或者低温烘干。

药材以粗长、质油润、有光泽、带睾丸者为佳。[3-4]

【性状】 根据样品及参照文献描述[5]，见图1、图2。

鹿鞭 呈类圆形的厚片。表面棕黄色，半透明，边缘有抽沟痕，中间有空隙。质坚韧。气微腥，味微咸。

烫鹿鞭 形如鹿鞭。表面深黄色，鼓起。质酥脆。

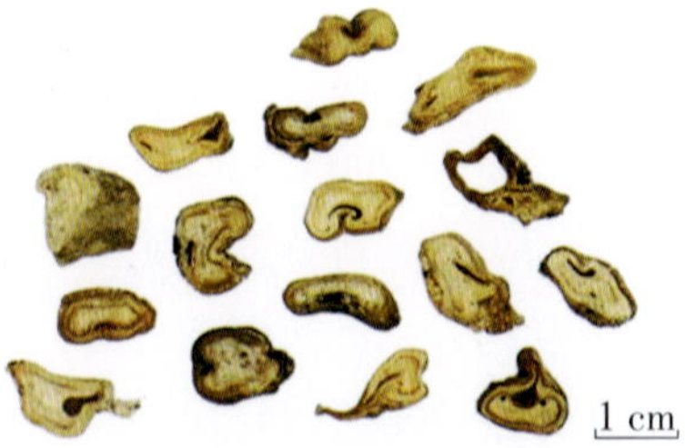

图1 鹿鞭饮片图

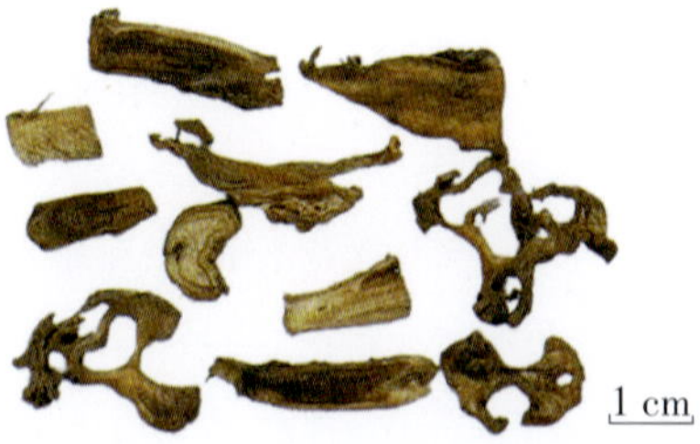

图2 烫鹿鞭饮片图

【化学成分】（1）核苷类成分：包括腺苷、尿苷、尿嘧啶、黄嘌呤和次黄嘌呤，其中腺苷、黄嘌呤的含量较高，尿嘧啶、尿苷的含量较少[6]。（2）磷脂类：鹿鞭总磷脂组分包括磷脂酰胆碱、磷脂酰乙醇胺、磷脂酰丝氨酸、鞘磷脂、磷脂酰肌酸、磷脂酰甘油、磷脂酸、溶血磷脂酰胆碱及双磷脂酰甘油9种磷脂类成分[7]。（3）生物胺类：鞭中生物胺类成分丰富，单胺类成分包括5-羟色胺血小板素、5-羟基吲哚乙酸、多巴胺、组胺4种，多胺类成分包括腐胺、精胺、精脒3种[8]。（4）多糖[9]。（5）氨基酸[10]。（6）脂肪酸[11]。（7）激素，维生素，微量元素等[12]。

【药理作用】鹿鞭具有较为广泛的生理活性[13-17]。（1）增强机体免疫。（2）增强性功能和益血壮阳作用。（3）抗疲劳作用。（4）抗衰老作用。（5）创伤愈合作用。（6）其他作用：鹿鞭中核苷类成分丰富种类繁多，可以参与调节人体内许多重要的生理过程，如心血管活性和神经传递的调节等。此外，还发现对抗病毒和抗肿瘤也具有一定的作用。

【炮制方法】【性味与归经】【功能与主治】【用法与用量】【处方应付】【注意】及**【贮藏】**参照文献[3]综合拟定。

参考文献

[1] 于慧，汪涛，张辉，等. 鹿鞭及鞭类药材研究[J]. 吉林中医药，2019，39(7)：921-924.

[2] 邓鸿，杨洗尘. 鹿鞭与鹿肾的本草考证[J]. 中药材，1990，13(12)：42-43.

[3] 甘肃省食品药品监督管理局. 甘肃省中药炮制规范(2009年版)[S]. 兰州：甘肃文化出版社，2009：348.

[4] 刘洋，赵文静，孙敏. 鹿鞭的药理研究与临床应用展望[J]. 中医药信息，2007，24(1)：24-25.

[5] 南京中医药大学. 中药大辞典[M]. 2版. 上海：上海科学技术出版社，2006.

[6] 李峰，康廷国. 鹿鞭商品药材中核苷类成分分析[J]. 中成药，2009，31(8)：1254-1257.

[7] 李峰，迟海东，康廷国. 商品鹿鞭中总磷脂含量比较[J]. 中药材，2004，27(4)：242-243.

[8] 李峰，王延涛，康廷国. 商品鹿鞭中多胺类组分含量比较[J]. 中药材，2006，29(4)：318-320.

[9] 李峰，康廷国，张元桐. 不同品种鹿鞭多糖含量比较及性质分析[J]. 辽宁中医药杂志，2009，36(1)：105-106.

[10] 李峰，张振秋，康廷国. 商品鹿鞭中氨基酸含量比较[J]. 氨基酸和生物资源，2005，27(2)：35-37.

[11] 李峰,李竹,康廷国,等.两种鹿鞭药材中脂肪酸成分分析[J].时珍国医国药,2006,17(6):952-953.
[12] 董万超,赵景辉,潘久如,等.梅花鹿七种产品的化学成分研究[J].特产研究,1994,(1):36-43.
[13] 宋百军,李丹华.鹿鞭的药理作用及开发利用[J].动物科学与动物医学,2002,(2):79-80.
[14] 李峰,柴瑞华,康廷国.鹿鞭补益作用实验研究[J].辽宁中医杂志,2005,32(10):1075.
[15] 方志伟,宋立群,刘非.鹿鞭补酒补肾壮阳作用的实验研究[J].中医药信息,2004,21(5):61-63.
[16] 谭兴贵,曾嵘,贺福元.鹿鞭、狗鞭、牛鞭的壮阳作用实验研究[J].中医药学报,2001,29(6):33-35.
[17] 董万超,张宝香,张秀莲.鹿鞭精的生物效应研究[J].特产研究,2000,(4):10-11.

鹿　筋

Lujin

CERVI　LIGAMETI

【处方用名】鹿筋、烫鹿筋、酥制鹿筋。

【名称】中国有悠久的食鹿历史，最早的药学典籍《神农本草经》就有收载关于鹿的药用产品，而鹿筋始载于《新修本草》：“筋，主劳损，续绝。”[1] 因药用部位为鹿的筋，故称鹿筋，并沿用至今。

【来源】本品为鹿科动物梅花鹿 *Cervus nippon* Temminck 或马鹿 *Cervus elaphus* Linnaeus 的四肢干燥筋。主产于黑龙江、吉林、辽宁、四川、甘肃、青海、新疆等地。杀鹿时割取四肢的筋，保留悬蹄及蹄骨，用水浸泡2～5天，经常换水，除净残肉及筋膜，整形后晒干或低温烘干。

药材以粗壮、色金黄、半透明者为佳。[2-6]

【性状】根据样品及参照文献描述[2]，见图1、图2、图3。

鹿筋　呈类圆形的段。表面金黄色或棕黄色，有光泽而稍透明。质较韧。气微腥，味淡。

烫鹿筋　形如鹿筋。表面深黄色，膨松鼓起。质较酥脆。

酥制鹿筋　形如鹿筋。松泡酥脆。具酥油香气。

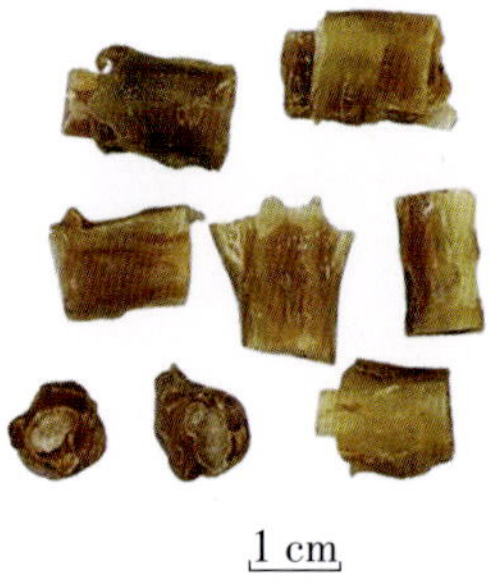

图1　鹿筋饮片图

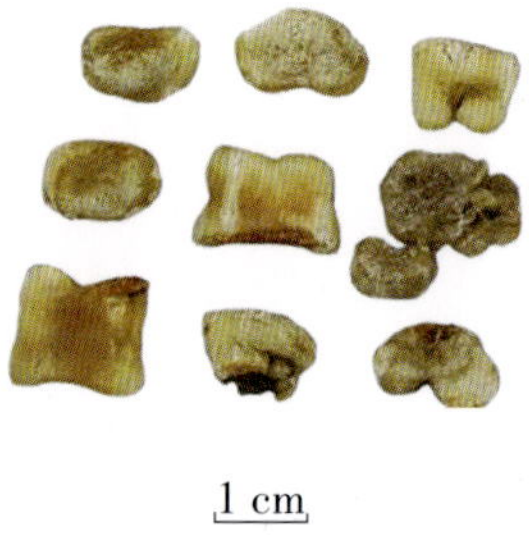

图2 烫鹿筋饮片图

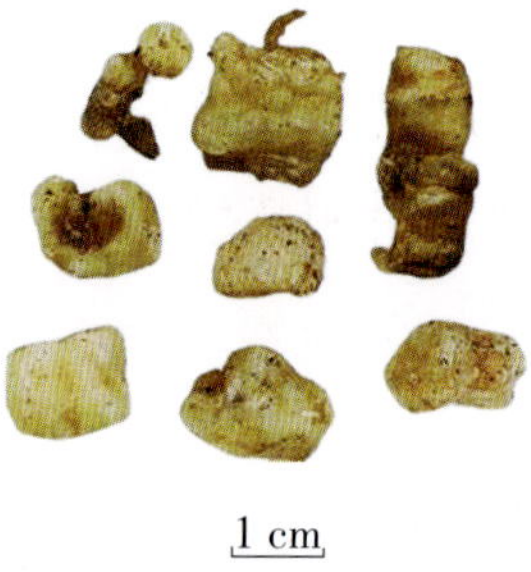

图3 酥油制鹿筋饮片图

【化学成分】本品含（1）氨基酸：天冬氨酸、苏氨酸、谷氨酸、蛋氨酸、亮氨酸等。（2）无机元素：Na、K、P、Fe、Al、Zn、Mg等。（3）激素类：睾丸酮、雌二醇等。[7，8]

【药理作用】鹿筋具有较为广泛的生理活性[9-12]。（1）抗炎镇痛作用。（2）免疫调节作用。（3）对成骨细胞有明显增值作用。（4）治疗骨质疏松作用。（5）治疗风湿性关节炎作用。（6）促进溃疡伤口的再生过程。

【炮制方法】【性味与归经】【功能与主治】【用法与用量】【处方应付】【注意】及【贮藏】参照文献[2]综合拟定。

参考文献

[1] 苏敬.新修本草[M].上海:上海卫生出版社,1957:210.

[2] 甘肃省食品药品监督管理局.甘肃省中药炮制规范(2009年版)[S].兰州:甘肃文化出版社,2009:311.

[3] 苏颂.本草图经[M].尚志钧,辑校.合肥:安徽科学技术出版社,1994:145.

[4] 李时珍.本草纲目(下册)[M].刘衡如,刘山永,校注.北京:华夏出版社,2013:1872.

[5] 忽思慧,张秉伦,方晓阳.饮膳正要[M].上海:上海古籍出版社,2014:294.

[6] 刘文泰.御制本草品汇精要(明弘治十五年彩绘本彩印)[M].大阪:武田科学振兴财团,2003.

[7] 南京中医药大学.中药大辞典[M].2版.上海:上海科学技术出版社,2006.

[8] 邓鸿,杨洗尘,曹德林.鹿筋及其炮制品化学成分的初步研究[J].中药材,1991,(08):36-38.

[9] 孙晓迪,李银清,赵雨,等.鹿筋胶原抗炎免疫作用研究[J].时珍国医国药,2010,21(04):853-854.

[10] 庞博,潘黛安,魏星华,等.鹿筋胶原蛋白多肽对骨细胞的作用[J].时珍国医国药,2017,28(11):2633-2635.

[11] 孙晓迪.鹿筋胶原治疗类风湿性关节炎的药效学研究[D].长春:长春中医药大学,2009.

[12] 曲毅.鹿筋胶原治疗骨质疏松的药效学研究[D].长春:长春中医药大学,2010.

鹿　茸

Lurong

CERVI CORNU PANTOTRICHUM

【处方用名】酒鹿茸。

【名称】沿用传统名称。

【来源】本品为鹿科动物梅花鹿 *Cervus nippon* Temminck 或马鹿 *Cervus elaphus* Linnaeus 的雄鹿未骨化密生茸毛的幼角。主产于黑龙江、吉林、辽宁、四川、甘肃、青海、新疆等地。前者习称“花鹿茸”，后者习称“马鹿茸”。夏、秋二季锯取鹿茸，经加工后，阴干或烘干。[1-2]

【性状】呈块状。表面灰黑色，切面灰白色，中部密布细孔或蜂窝状小孔。质坚韧。具酒香气。见图1。

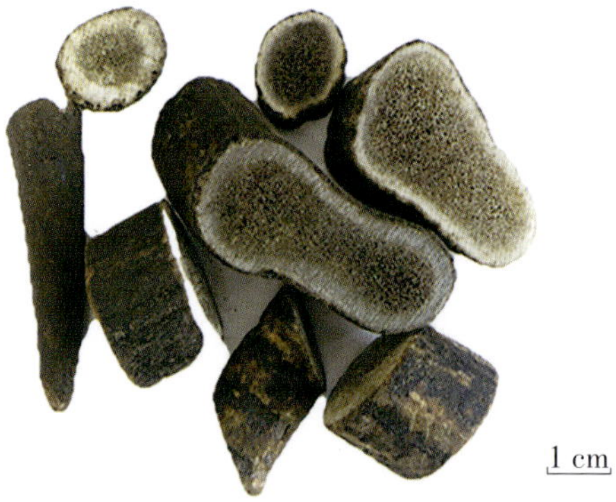

图1 酒鹿茸饮片图

【化学成分】鹿茸中含多胺类成分，是刺激核酸和蛋白质合成的有效成分。鹿茸尖部多胺含量较高，在精眯、精胺及腐腹中，以精眯的含量最富，鹿茸的中部和根部随骨化程度的增强，精眯含量逐渐减少，而腐胺和精胺含量逐渐增加，在整个鹿茸中，由于尖部所占重量百分比较少，所以整个鹿茸总多腔中腐胺含量最多，精眯次之，精胺最少。此外，鹿茸中尚含有硫酸软骨素A等酸性多糖物质，雌酮，神经髓鞘磷脂，神经节式酯，雌二醇，前列腺素PGE1、前列腺素PGE2、前列腺素PGF1a、前列腺素PGF1B，神经酰胺及钙、磷、镁等20种元素。

梅花鹿的鹿茸含有多种化学成分，其中总氨基酸含量达50.13%，有甘氨酸、赖氨酸、精氨酸、天冬氨酸、谷氨酸、脯氨酸、丙氨酸、亮氨酸等17种以上。对鹿茸的抑制MAO活性成分进行分离，从乙醚提取物中得了9种化合物：①胆甾醇肉豆宏酸酯。②肥出醇油酸酯。③胆甾醇棕润酸酯。④胆甾醇硬脂酸酯。⑤对一羟基苯甲醛。⑥胆甾醇。⑦胆甾5-烯-3β-醇-酮。⑧胆甾-5-烯-3β，7α-二醇。⑨胆甾5-烯-β，7β-二醇。从正丁醇提取物中得到尿喀陡。次黄源呤、尿素、尿嘧啶核苷、烟酸、肌酥，其中次黄瞟呤具有抑制MAO-B活性的作用。另外，从乙醚提取液中还分离得脂肪酸、三酸甘油和单酸甘油酯，其中脂肪酸由月桂酸、肉H宏酸、棕搁酸、棕桐油酸、油酸和亚油酸组成，另外二种化合物没有做进一步研究。

马鹿的鹿茸含胆甾醇肉豆蔻酸酯，胆甾醇油酸酯，胆甾醇棕相酸酯，胆自醇硬脂酸酯，胆甾醇，胆甾-5-烯-3β-醇-7酮，胆甾-5-烯-3β，7α-二醇，胆甾-5-烯-3β，7β-二醇，尿嘧淀，次黄嘌呤，肌酐，烟酸，尿素，对羟基苯甲醛，对-羟基苯甲酸，尿甙。马鹿茸中还含有2种降压成分，一种已确定为溶血磷脂酰胆碱，LPC中含有8种脂肪酸：肉豆蔻酸，十五烷酸，棕榈酸，棕榈油酸，十七烷酸，硬脂酸，油酸，亚油酸。此外，还含有氨基酸、无机元素、神经酰胺及少量雌酮等[3]。

【药理作用】鹿茸具有广泛的生理活性[3]。

（1）对心血管的作用

从西伯利亚斑鹿的鹿茸中抽提出的鹿茸精，大剂量使血压降低，心振幅变小，心率减慢，并使外周血管扩张。中等剂量引起离体心脏活动显着增强，心收缩幅度变大，并使心率加快，输出量增加；对衰弱的心脏其强心作用特别显着，对节律不齐的离体心脏可使节律恢复，同时使心脏收缩加强加速。鹿茸精口服时对伴有低血压的慢性循环障碍，可使脉搏充盈，血压上升，心音变得更有力。

（2）强壮作用

鹿茸精为良好的全身强壮剂，它能提高机体的工作能力，改善睡眠和食欲，并能降低肌肉的疲劳。鹿茸对大白鼠的脑、肝、肾等组织，能显着提高其耗氧量。加25%或50%的鹿茸于饲料中，可使小白鼠的体重增加较快，对健康成熟的家兔，口服一定量鹿茸粉末或注射鹿茸浸膏后，经过一定时间，红细胞、血色素及网状红细胞均见增加，用较大剂量能促进血细胞特别是红细胞的新生。马鹿茸0.4，0.5，2.0克/公斤/日连续灌胃14～15天有明显增加大鼠体重的作用。对全身虚弱、久病之后及疲劳等，口服鹿茸精有一定强壮作用。

（3）性激素样作用

用马鹿鹿茸片配成生理盐水浸液，对去睾丸大白鼠和小白鼠前列腺及精囊称重法和去卵巢小白鼠阴道涂片法试验，证明并无雄性激素或雌性激素样作用，亦不能使未孕家兔的卵巢出现血斑，也不能促使雄蟾蜍排精，因此亦不具有促性腺激素样作用。日本学者用苏联制鹿茸酊对大白鼠皮下注射，测定动物前列腺及精囊重量，其作用强度在丙酸睾丸酮与对照组之间。

（4）对创伤的影响

鹿茸对长期不易愈合和一时新生不良的溃疡和创口，能增强再生过程，并能促进骨折的愈合，影响氮素及碳水化物的代谢。鹿茸精对头、颈部受伤的家兔，可使异常的脑电波、糖酵解、酶活性得到改善；试管内对三羧酸循环无影响，但能促进糖酵解，在脊髓神经匀浆中则使酶消耗增加。

（5）其他作用

用鹿茸精致敏后，再静脉注射，并不引起过敏性休克。鹿茸能兴奋离体肠管及子宫，增强肾脏的利尿机能。用猫的降压实验，证明去睾鹿茸比未去睾者效果略高。

【炮制方法】《本草衍义》：“茸上毛，先薄以酥涂匀，于烈焰中急灼之，若不先以酥涂，恐火焰伤茸。俟毛净，微炙入药。”目前本品作为原料药的使用，如开发古方或验方使用，可根据实际需要进行特殊加工。

【性味与归经】【功能与主治】【用法与用量】【处方应付】及**【贮藏】**参照文献[1, 4]综合拟定。

参考文献

[1] 南京中医药大学.中药大辞典[M].2版.上海:上海科学技术出版社,2006.
[2] 国家药典委员会.中华人民共和国药典(2020年版·一部)[S].北京:中国医药科技出版社,2020:366-367.
[3] 裴纹萱,李飞,董玲.鹿茸的化学成分及生物活性研究进展[J].世界科学技术:中医药现代化,2012.
[4] 国家中医药管理局《中华本草》编委会.中华本草[M].上海:上海科学技术出版社,1999.

牦牛黄

Maoniuhuang

BOVIS GRUNNIENS CALCULUS

【处方用名】牦牛黄。

【名称】本品在甘南等产地习称牛黄购销，为与《中国药典》之牛黄相区别，炮制规范以牦牛黄为正名[1]。

【来源】本品为牛科动物牦牛 *Bos grunniens* Linnaeus 的干燥胆结石。主产于青海、甘肃等地。杀牦牛时发现有牛黄，即滤去胆汁，取出牛黄，除去外部薄膜，阴干。

药材以完整、色棕黄、质松脆、断面层纹清晰者为佳。[2-6]

【性状】呈类球形、三角形或四方形，直径0.6～3 cm，有些呈管状或碎片状。表面棕红色或棕褐色，有的表面粗糙，具疣状突起，有的具龟裂纹。体轻，质较脆，易分层剥落。断面棕黄色，可见细密的同心层纹，有时夹有白心。气清香，味苦而后甘，有清凉感。嚼之易碎，不黏牙。见图1。

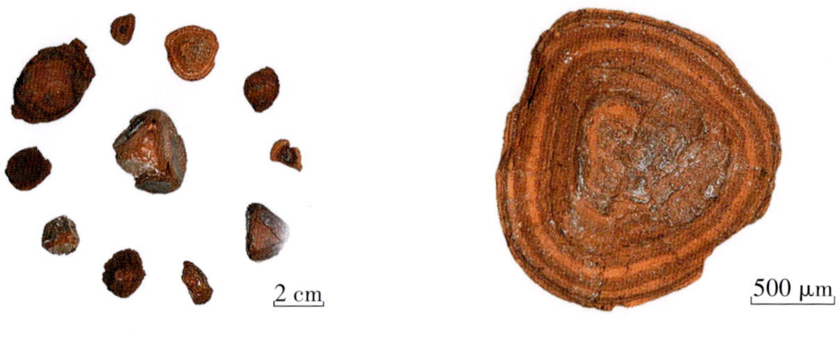

图1 牦牛黄饮片图

【鉴别】(1) **挂甲试验** 取本品少量，加清水调和，涂于指甲上，能将指甲染成黄色，习称“挂甲”。

(2) **显微特征** 取本品少量，用水合氯醛试液装片，不加热，置显微镜下观察：不规则团块由多数黄棕色或棕红色小颗粒集成，稍放置，色素迅速溶解，并显鲜明金黄色，久置后变绿色。

（3）**薄层色谱** 取本品粉末10 mg，加三氯甲烷20 ml，超声处理30 min，滤过，滤液蒸干，残渣加乙醇1 ml使溶解，作为供试品溶液。另取胆酸、去氧胆酸对照品，加乙醇制成每1 ml各含2 mg的混合溶液，作为对照品溶液。照薄层色谱法（中国药典通则0502）试验，吸取上述两种溶液各2 μl，分别点于同一硅胶G薄层板上，以异辛烷-乙酸乙酯-冰醋酸（15∶7∶5）为展开剂，展开，取出，晾干，喷以10%硫酸乙醇溶液，在105 ℃加热至斑点显色清晰，置紫外光灯（365 nm）下检视。供试品色谱中，在与对照品色谱相应的位置上，显相同颜色的荧光斑点。

（4）**薄层色谱** 取本品粉末10 mg，加三氯甲烷-冰醋酸（4∶1）混合溶液5 ml，超声处理5 min，滤过，滤液作为供试品溶液。另取胆红素对照品，加三氯甲烷-冰醋酸（4∶1）混合溶液制成每1 ml含0.5 mg的溶液，作为对照品溶液。照薄层色谱法（中国药典通则0502）试验，吸取上述两种溶液各5 μl，分别点于同一硅胶G薄层板上，以环己烷-乙酸乙酯-甲醇-冰醋酸（10∶3∶0.1∶0.1）为展开剂，展开，取出，晾干。供试品色谱中，在与对照品色谱相应的位置上，显相同颜色的斑点。

【炮制方法】【性味与归经】【功能与主治】【用法与用量】【处方应付】及**【贮藏】**参照文献[7, 8]综合拟定。

参考文献

[1] 甘肃省食品药品监督管理局.甘肃省中药炮制规范(2009年版)[S].兰州:甘肃文化出版社,2009:301-302.
[2] 李时珍.本草纲目(校点本,上册)[M].北京:人民卫生出版社,1982: 523.
[3]《中文大辞典》编委会.中文大辞典(第二十一卷)[M].北京:中国文化研究所出版,1979:1614.
[4] 寿振黄.中国经济动物志(兽类)[M].北京:科学出版社,196:485.
[5]《中国药用动物志》编写组.中国药用动物志(第二册)[M].天津:天津科技出版社,1983:467.
[6] 西藏自治区卫生局.西藏常用中草药[M].拉萨:西藏人民出版社,1971:302.
[7] 国家药典委员会.中华人民共和国药典(2020年版·一部)[S].北京:中国医药科技出版社,2020:47.
[8] 叶子聪,陈钦铭.应用扫描电镜X射线能谱仪定量分析天然牛黄与牦牛黄和培植牛黄的微量元素[J].中草药,1995,26(6):293-295.

牛 鞭

Niubian

BOVIS PENIS

【处方用名】牛鞭[1, 2]。

【名称】牛鞭，首载于《新修本草》，《本草纲目》列之于兽部第十五卷牛项下[1]。

【来源】本品为牛科动物黄牛*Bos taurus domesticus* Gmelin或牦牛*Bos grunniens* Linnaeus的干燥阴茎。主产于河北、内蒙古、辽宁、吉林、黑龙江、陕西、甘肃、河南、四川、广东、广西等地。杀牛时割取阴茎，剔除残肉及油脂，洗净，整形后悬挂于通风处，干燥。

药材以形粗长、质油润、有光泽者为佳。[3-6]

【性状】呈圆柱形的段。表面棕黄色至棕褐色，半透明，具纵向凹槽。龟头近圆锥形，包皮环状隆起。海绵体黄白色，纤维性。质坚韧，不易折断。气腥，味咸。见图1、图2。

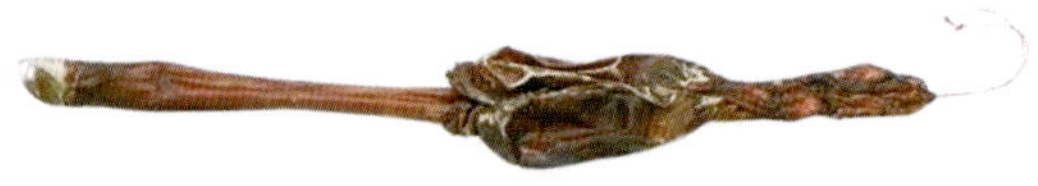

图1 牛鞭药材图

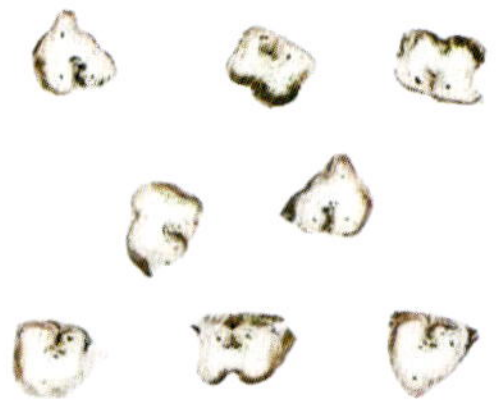

图2 牛鞭饮片图

【化学成分】牛鞭化学成分较为复杂多样[8-11]。

（1）脂肪酸：辛酸、己酸、硬脂酸、亚油酸、十一烷酸、油酸、十七碳烯酸、月桂酸等。（2）钙、磷、铁、维生素A、B_2、C等。（3）甾体成分：胆甾醇、睾丸酮、二氢睾丸酮、雌二醇等。（4）氨基酸：天冬氨酸、苏氨酸、甘氨酸等。

【药理作用】牛鞭具有较为广泛的生理活性[8-11]。

（1）壮阳作用。（2）延缓衰老作用。（3）微量元素补充作用。（4）激素活性作用。（5）营养作用。

【炮制方法】【性味与归经】【功能与主治】【用法与用量】【处方应付】及**【贮藏】**参照文献[7]综合拟定。

参考文献

[1] 王远志.鞭类药材的鉴定研究[D].辽宁中医学院,2004.

[2] 刘德和,衣瑞彬.鞭药的历史沿革和发展[J].山东医药工业,2002,(02):27-29.

[3] 苏敬.新修本草[M].尚志钧,辑校.北京:人民卫生出版社,1981.

[4] 徐岩,段思琪,翟英南,等.基于Cytb基因的PCR技术对牛鞭药材的鉴定方法研究[J].中国药房,2019,30(24):3408-3412.

[5] 刘德和,衣瑞彬.鞭药的历史沿革和发展[J].山东医药工业,2002,(02):27-29.

[6] 卢祖生.名贵动物药生产新技术[M].南昌:江西科学技术出版社,1997:282-283.

[7] 甘肃省食品药品监督管理局.甘肃省中药炮制规范(2009年版)[S].兰州:甘肃文化出版社,2009:288.

[8] 南京中医药大学.中药大辞典[M].2版.上海:上海科学技术出版社,2006.

[9] 邓鸿,熊付良,陈受平.牛鞭的甾体成分研究[J].中医药学报,1991,(04):47-49.

[10] 谭兴贵,曾嵘,贺福元.鹿鞭、狗鞭、牛鞭的壮阳作用实验研究[J].中医药学报,2001,(06):33-34.

[11] 代婷婷,高晓晨,吴海燕,等.鞭类药材的化学成分和生物活性研究进展[J].中国现代中药,2014,16(12):1039-1042.

牛羊草结

Niuyangcaojie

BOVIS SEU CAPRAE SEU OVIRIS CALCULUS

【处方用名】牛草结、羊草结、牛羊草结。

【名称】现代商品中牛草结和羊草结一同收购使用，称牛羊草结，本标准采用牛羊草结为正名。

【来源】本品为牛科动物黄牛 *Bos taurus domesticus* Gmelin、牦牛 *Bos grunniens* Linnaeus、山羊 *Capra hircus* Linnaeus或绵羊 *Ovis aries* Linnaeus胃内由草、毛和碱土等杂物形成的结块。全国各地均产。杀牛、羊时从胃中取出，晒干。[1-6]

【性状】牛草结 呈圆球形、扁球形或扁椭圆形，直径3～10（～20）cm。外表面黑色或棕褐色，略平坦或凹凸不平，有光泽，少数外表面土灰色或灰绿色，平坦，无光泽。质轻，略有弹性或较坚硬。断面棕色、黑色或灰黄色，可见毛纤维、植物组织和碱土。气腥，味淡。

羊草结 呈长椭圆形、类球形，直径1.5～6 cm。见图1、图2。

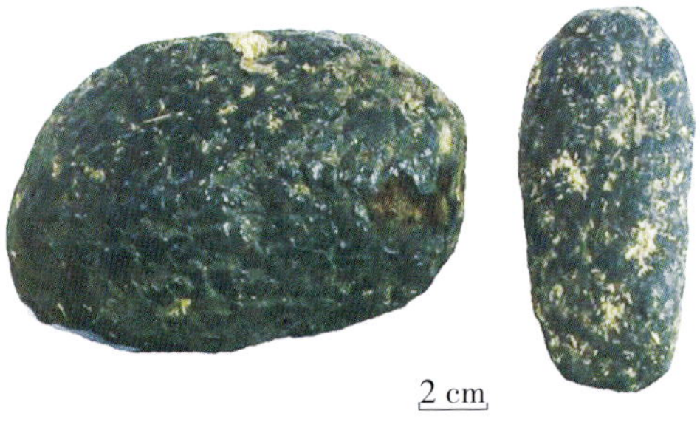

图1 牛草结饮片图

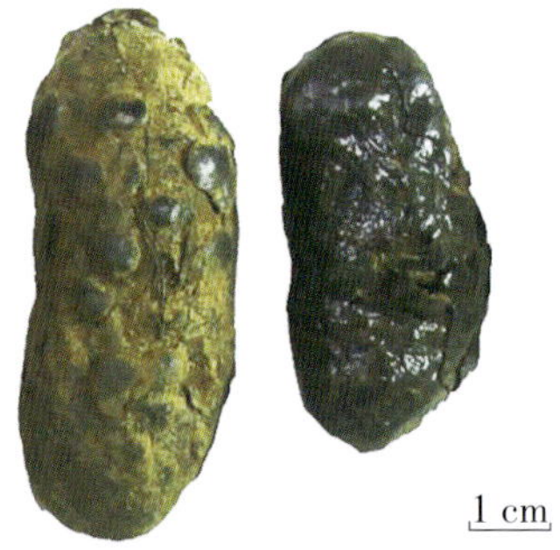

图2 羊草结药材图

【鉴别】显微鉴别 本品粉末棕褐色，浅黄棕色至灰绿色，毛纤维直径21～167 μm有髓或无髓，鳞片为环型和非环型，有的鳞片不明显，皮质条纹结构明显。植物组织主要为非腺毛、导管、纤维及薄壁组织，有的具棕色不定形，团块、结晶和内毛虫。见图3、图4。

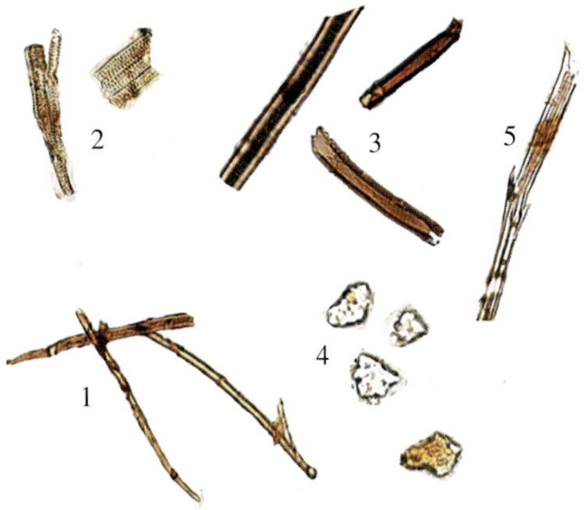

图3 牛草结粉末显微图

1.毛纤维 2.导管 3.非腺毛

4.棕色快 5.纤维

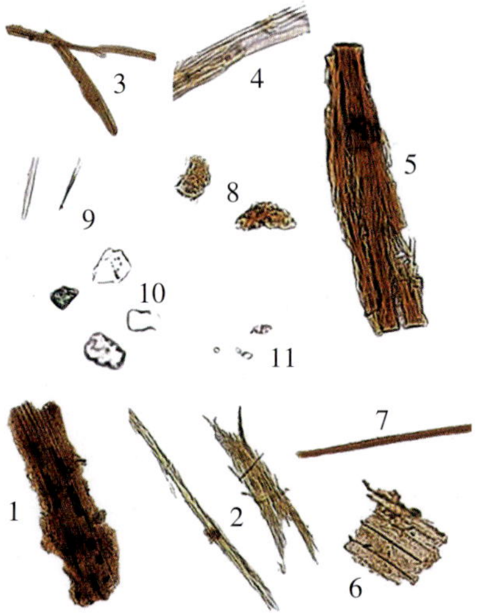

图4 羊草结粉末显微图

1.导管 2～5.纤维 6.薄壁细胞 7.毛纤维

8.棕色快 9.非腺毛 10.矿物质 11.淀粉粒

【炮制方法】【性味】【功能与主治】【用法与用量】【处方应付】【注意】及**【贮藏】**参照文献[1-4]综合拟定。

参考文献

[1] 李时珍.本草纲目(校点本,下册)[M].北京:人民卫生出版社,1985:2746.

[2] 赵学敏.本草纲目拾遗[M].北京:人民卫生出版社,1983:403.

[3] 内蒙古自治区卫生局.内蒙古中草药[M].内蒙古:内蒙古人民出版社,1972:682.

[4] 甘肃省食品药品监督管理局.甘肃省中药炮制规范(2009年版)[S].兰州:甘肃文化出版社,2009:

289.
[5]《四川中药志》编写组.四川中药志[M].四川:四川人民出版社,1982.
[6] 宋平顺,卫玉玲,等.甘肃牛羊草结的商品调查及鉴别[J].中药材,1993,16(7):19-21.

全　蝎

Quanxie

SCORPIO

【处方用名】 薄荷制全蝎。[1]。

【名称】 蝎，早在《诗经》《说文》《广雅》等古籍中有收载。唐代《酉阳杂俎》书籍对蝎已有详细地描述："江南旧无蝎，开元初，尝有一主簿，竹筒盛过江，至今江南往往有之，俗呼为主簿虫。蝎常为蜗所食，先以迹规之，不复去。蝎前谓之螯、后谓之虿。"《蜀本草》称其为"蛜虫祁""主簿虫"，《开宝本草》称其为"蠍""杜伯"，其后的本草著作均称其为"蠍"，蝎即为蠍的简化字[2]。

【来源】 本品为钳蝎科动物东亚钳蝎 *Buthus martensii* Karsch 的干燥体。主产于河南、山东、河北、辽宁等地。春末至秋初捕捉，除去泥沙，置沸水或沸盐水中，煮至全身僵硬，捞出，置通风处，阴干。

药材以完整、色黄褐、盐霜少者为佳。[2-8]

【性状】 头胸部与前腹部呈扁平长椭圆形，后腹部呈尾状，全长约6 cm。头胸部绿褐色，前面有1对短小的螯肢和1对较长大的钳状脚须，形似蟹螯，背面覆有梯形背甲，腹面有足4对，均为7节，末端各具爪钩2枚。前腹部宽广，背面绿褐色，共7节，第7节色深，背甲上有5条隆脊线。后腹部棕黄色，6节，节上均有纵沟，末节有锐钩状毒刺，毒刺下方无距。气微腥，具薄荷香气。见图1。

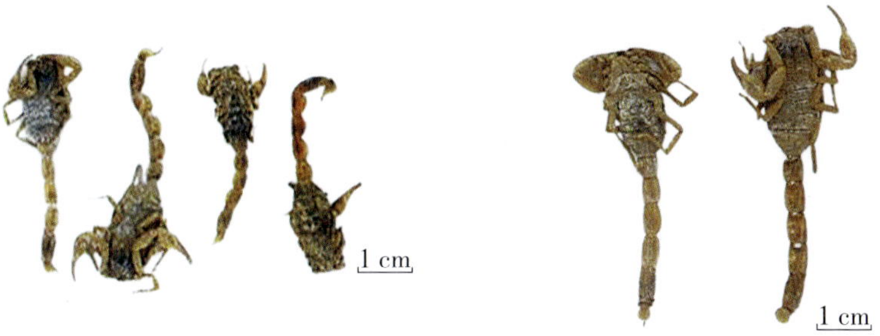

图1　薄荷制全蝎饮片图

【鉴别】显微鉴别　本品粉末黄棕色或淡棕色。体壁碎片外表皮表面观呈多角形网格样纹理，表面密布细小颗粒，可见毛窝、细小圆孔和淡棕色或近无色的瘤状突起；内表皮无色，有横向条纹，内、外表皮纵贯较多长短不一的微细孔道。刚毛红棕色，多碎断，先端锐尖或钝圆，具纵直纹理，髓腔细窄。横纹肌纤维多碎断，明带较暗带宽，明带中有一暗线，暗带有致密的短纵纹理。见图2。

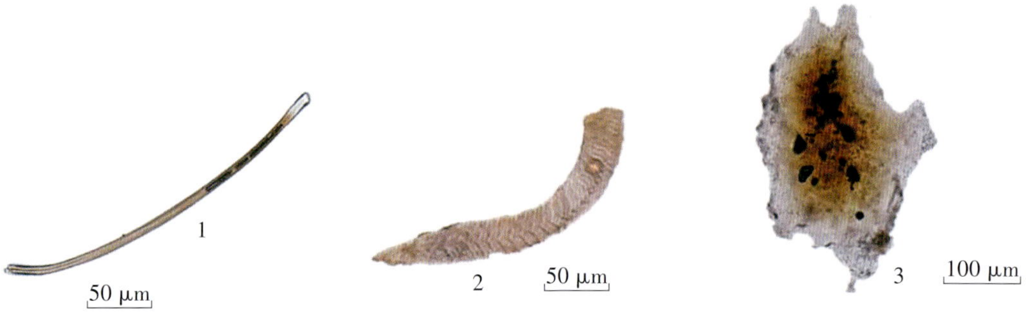

图2 全蝎粉末图

1.刚毛 2.横纹肌纤维 3.体壁碎片

【检查】结合《甘肃省中药炮制规范》(2009年版)原有数据，拟定薄荷制全蝎的水分限度不得过20.0%、总灰分限度不得过17.0%、酸不溶性灰分限度不得过3.0%。

【浸出物】按中国药典通则2201项下醇溶性热浸法，用乙醇作溶剂，测定10批样品的浸出物，根据测定结果，拟定全蝎浸出物限度不得少于18.0%。

【化学成分】(1)蝎毒：是一类具有神经毒特性的物质，由蛋白质和非蛋白质组成，蛋白质为主要活性成分[9]，活性蛋白又分为酶、肽两类[10]，酶主要包括透明质酸酶、磷脂酶 A_2、明胶酶和乙酰胆碱脂酶等；肽类包括蛋白酶抑制剂、舒缓激肽增效肽、组胺释放因子、小分子肽类等。(2)甾体衍生物：2-羟基-3-乙酰基-20-烯-强心甾醇[11]、3-乙酰基,2,14,22-三羟基，19羟甲基，9α,5β,14β-20(22)烯强心甾醇[12]、胆甾-4-烯-3-酮[13]、(-)22E，24-3-胆甾酮-4,22(23)-二烯-25-醇、(-)5(6),22(23)-胆甾二烯-3β-乙酰氧基酯。(3)生物碱：葫芦巴碱。(4)气味成分：全蝎药材带有腥味，与其含有特殊气味的醛类、萜类、芳香族等挥发成分密不可分，已知成分有6-羟基-氢化-1-烯嘧啶醛、(-)4-(2'-异辛酸基)-6-羟基-1-甲基环己烯。[14]

【药理作用】全蝎具有较为广泛的生理活性[15]。

(1)抗肿瘤。(2)抗癫痫、抗惊厥。(3)抗凝。(4)抗菌、镇痛抗炎。(5)促生长。(6)提高免疫力。

【炮制方法】【性味与归经】【功能与主治】【用法与用量】【处方应付】【注意】及【贮藏】【附注】参照文献[8]综合拟定。

参考文献

[1] 王秋红,张世臣.历代中药炮制沿革[M].北京:中国中医药出版社,2018:435.

[2] 王二欢,马存德,常晖,等.全蝎资源古今考证[J].中国现代中药,2019,21(11):1582-1586.

[3] 甘肃省食品药品监督管理局.甘肃省中药炮制规范(2009年版)[S].兰州:甘肃文化出版社,2009:348.

[4] 唐慎微.证类本草[M].北京:中国医药科技出版社,2001:542.
[5] 卢多逊.开宝本草辑复本[M].尚志钧,辑校.合肥:安徽科学技术出版社,1998:367.
[6] 南京中医药大学.中药大辞典[M].2版.上海:上海科学技术出版社,2006.
[7] 车勇.全蝎质量研究[D].济南:山东中医药大学,2005.
[8] 国家药典委员会.中华人民共和国药典(2020年版·一部)[S].北京:中国医药科技出版社,2020:149.
[9] 吴福林,董庆海,王涵,等.中药全蝎研究进展[J].辽宁中医药大学学报,2018,20(12):108-111.
[10] 汪丽.东亚钳蝎毒镇痛活性肽Ⅴ(SAPⅤ)的分离纯化及部分性质研究[D].沈阳:沈阳药科大学,2006.
[11] 高婷,尹卫平.基于蛛形纲节肢动物药用价值及抗菌活性成分的研究[D].郑州:河南科技大学,2012.
[12] Gao J, Yin W, Gao T.Two bioactive compounds from the Chinese Scorpion Buthus martensii Karsch[J].Nat Prod Res,2014,28(10):698-703.
[13] 艾双艳.全蝎和两面针化学成分研究[D].天津:天津理工大学,2012.
[14] 刘华清.节肢动物地龙和全蝎抗菌化学成分研究[D].郑州:河南科技大学,2018.
[15] 杨志欣,汲丽丽,刘慧,等.全蝎化学成分和药理作用的研究进展[J].中南药学,2020,18(09):523-1529.

山羊角

Shanyangjiao

CAPRAE HIRCI CORNU

【处方用名】山羊角。

【名称】本品来源于山羊，取名山羊角，区别于其它羊角。

【来源】本品为牛科动物山羊*Capra hircus* Linnaeus的角。全国大部分地区有产。全年均可采收，杀羊时锯取其角，晒干。[1, 2]。

【性状】呈不规则形的薄片或细粉状。薄片表面黄棕色或棕黑色，片面卷曲有光泽，具细密纵条纹。坚韧有弹性。气微腥，味淡。

商品中有时以绵羊、藏绵羊、滩羊等相近动物角混入，应加以区别。

【鉴别】聚合酶链式反应法　由于市场销售的山羊角来源混杂，特别是饮片更不易识别，研究并建立分子生物学检测方法，以鉴别质量的真伪性。

1.样品信息

本次实验样品均来自甘肃及周边地区，品种有山羊角、杂交小尾寒羊角与绵羊角等，共16批。

2.基因组DNA的提取与检测

羊角基因组DNA的提取：采用天根血液/细胞/组织基因组DNA提取试剂盒（TIANamp Genomic DNA kit）。

3.序列分析与引物设计

本次纳入所有基因序列均来源于GenBank，并采用DNAman8软件进行比对，并将比对结果导入Primer Premier 5中进行引物设计，具体情况如下：

3.1 序列分析

为确保山羊角基因序列的准确性，本次在GenBank中共纳入13条山羊细胞色素氧化酶1基因序列（cytochrome coxidase subunit I，COI），具体信息与GenBank号，见表1。

表1 山羊角纳入CO1基因序列信息表

序号	基因位点	GenBank号	序号	基因位点	GenBank号
1	CO1	KC679016.1	8	CO1	HQ269438.1
2	CO1	HQ269428.1	9	CO1	HQ269439.1
3	CO1	HQ269434.1	10	CO1	KC679018.1
4	CO1	HQ269435.1	11	CO1	KC679017.1
5	CO1	HQ269436.1	12	CO1	KC679019.1
6	CO1	HQ269439.1	13	CO1	JN850777.1
7	CO1	JN245994.1			

3.2 引物的设计和筛选

本次研究所使用的引物均由本课题研究人员在软件Primer Premier 5中自主研究设计。以S1～S5样本DNA为模版，对6条COI引物进行初筛。选出扩增条带清晰，能明显区分山羊角及其混淆品的引物。然后用来自六个不同地区的山羊角DNA样品为模板进行复筛，最终筛选出山羊角样本条带清晰且的种间区别明显的引物。引物筛选PCR扩增反应程序为95 ℃预变性5 min，（95 ℃变性30 s，56 ℃退火45s）循环35次，72 ℃延伸5 min。见表2。

表2 COI引物序列

引物编号 Primers No.	上游引物碱基序列 Forward primer sequences	引物编号 Primers No.	下游引物碱基序列 Reverse primer sequences
YJ-A1	5’-TGAGCCGGCATAGTAGGAAC-3’	YJ-A2	5’-CCTGAGTAGTAGGTGACAATGTG-3’
YJ-B1	5’-CATCGGCACCCTCTACCT-3’	YJ-B2	5’-TATAAAATAGGGTCTCCTCCTCCTG-3’
YJ-C1	5’-TATGATTGGAGGGTTTGG-3’	YJ-C2	5’-GTGTTTAGGTTTCGGTCT-3’
YJ-D1	5’-TATGATTGGAGGGTTTGG-3’	YJ-D2	5’-CCTGCATGGGCTAGATTA-3’
YJ-E1	5’-ATTATGATTGGAGGGTTTG-3’	YJ-E2	5’-AGGTTTCGGTCTGTTAGT-3’
YJ-F1	5’-CTATTATGATTGGAGGGT-3’	YJ-F2	5’-TTAGGTTTCGGTCTGTTA-3’

3.3 扩增结果检测及数据处理分析

PCR反应体系为20 μL包含10μl 2×Taq MasterMix，鉴别引物（10 μm）各0.5 μl，模板DNA 1 μl，无菌超纯水8 μl。扩增产物进行1.5%的琼脂糖凝胶电泳，电泳缓冲液为1×TAE，电压130 V，电泳结束后在凝胶图像分析仪上观测分析并照相。

4.PCR反应及正交试验设计

4.1 PCR反应循环次数优化

引物筛选中PCR扩增反应程序为95 ℃预变性5 min，（95 ℃变性30 s，56 ℃退火45 min）循环35次，72 ℃延伸5 min。为探究更加优化的PCR扩增反应程序，使电泳结果更加清晰准确，现将循环次数分别设为30次、35次和40次进行优化筛选。

4.2 PCR反应正交试验设计

对影响PCR反应的4个主要因素：引物、2×Taq MasterMix、模版DNA含量及退火温度进行四因素三水平L9（3^4）正交设计试验，见表3。

表3 PCR反应体系L9（3^4）正交试验设计

编号 No	模版DNA （ng）	引物 （μmol·L^{-1}）	2×Taq MasterMix （μl）	退火温度 ℃
1	10	0.25	8	54
2	10	0.5	10	56
3	10	1	12	58
4	20	0.25	10	58
5	20	0.5	12	54
6	20	1	8	56
7	40	0.25	12	56
8	40	0.5	8	58
9	40	1	10	54

PCR反应体系为20 μL，扩增产物进行1.5%的琼脂糖凝胶电泳，电泳缓冲液为1×TAE，电压130V，电泳结束后在凝胶图像分析仪上观测分析并照相。用Minitab 15软件进行极差分析。

5.基因组DNA检测结果

5.1 电泳检测结果

山羊角及其混淆平样品基因组DNA电泳结果，见图1。

从图1可以看出，采用天根试剂盒提取的基因组DNA电泳条带集中、整齐、清晰、无拖尾无弥散现象，说明DNA纯度较高；电泳条带较亮，说明DNA浓度较大，能够满足PCR反应对DNA质量的要求。

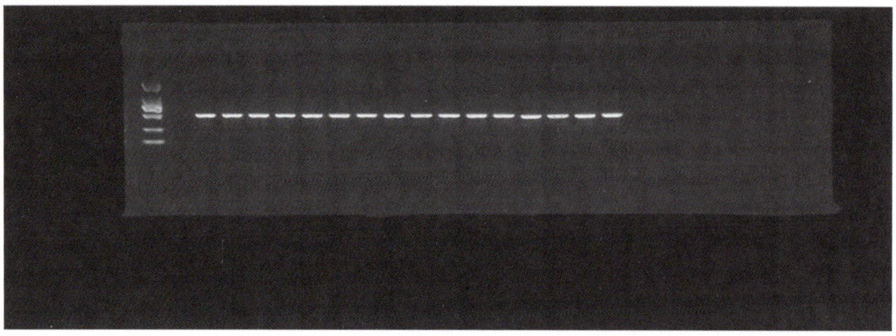

图1　羊角基因组DNA电泳图

5.2　紫外分光光度计检测结果

提取的羊角基因组DNA经紫光分光光度计检测得到，OD260与OD280比值在1.8～2.0之间，说明本试验所用方法得到的DNA较纯净，蛋白质、酚类及多糖杂质去除较完全，符合分子生物学要求。

5.3　引物筛选结果

引物筛选以五个不同地区羊角的DNA为样品，对自主设计的6对引物进行电泳筛选，最终确定引物YJ-F（上游引物5’-CTATTATGATTGGAGGGT-3’；下游引物5’-TTAG-GTTTCGGTCTGTTA-3’）能有效区分山羊角样本及其混淆品，且电泳条带集中、整齐、清晰、无拖尾无弥散现象，见图2-1至2-6。

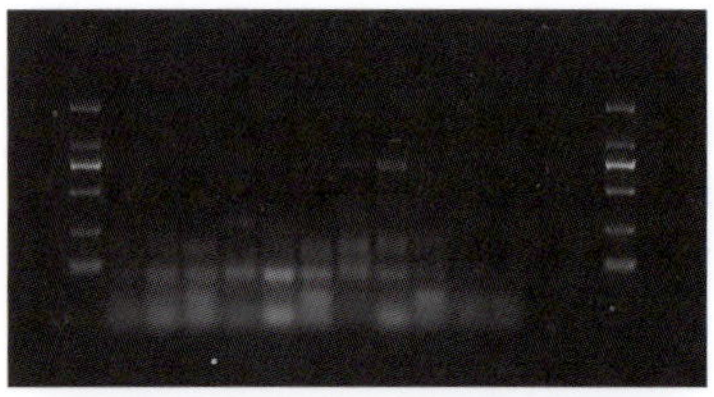

图2-1　YJ-A引物筛选

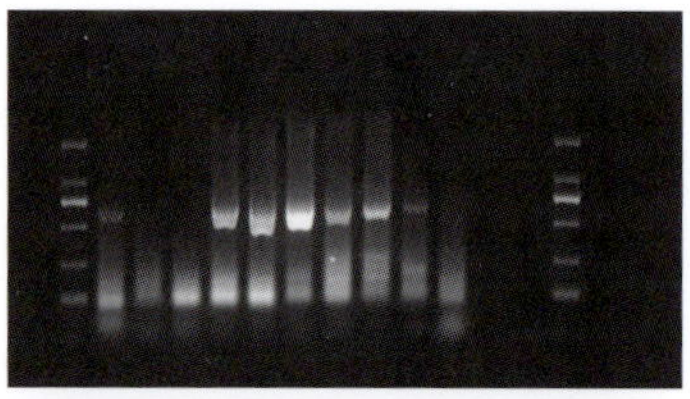

图2-2　YJ-B引物筛选

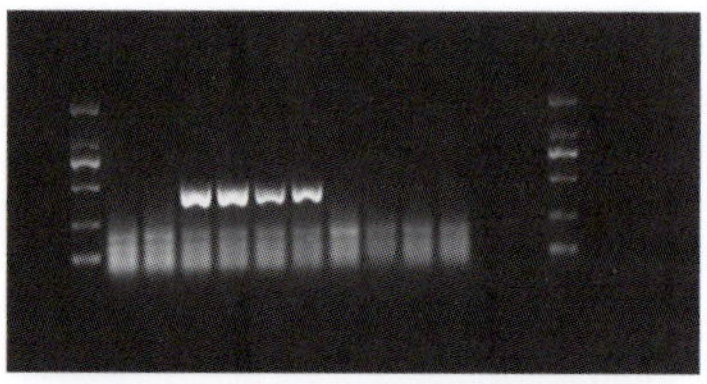

图2-3　YJ-C引物筛选

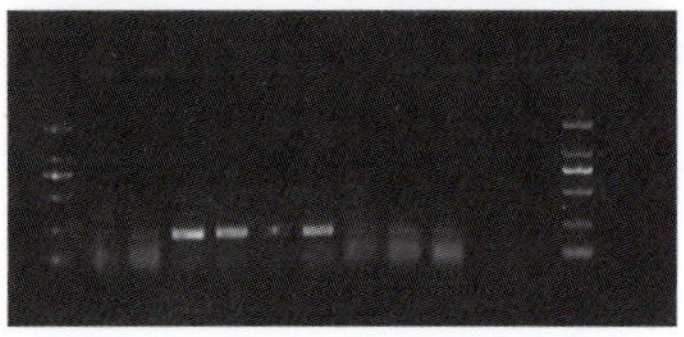

图2-4　YJ-D引物筛选

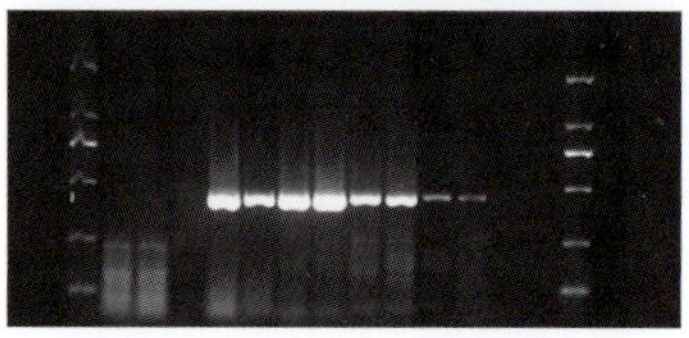

图2-5　YJ-E引物筛选

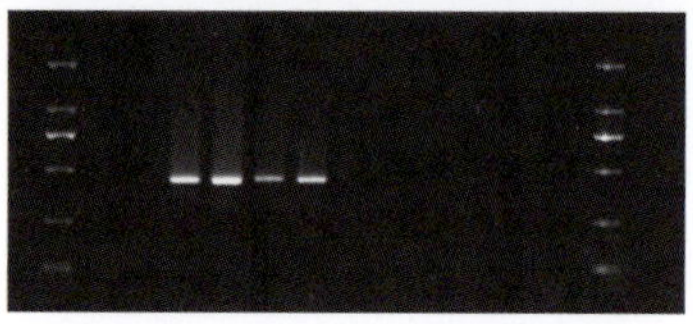

图2-6　YJ-F引物筛选

5.4　PCR反应循环次数优化

山羊角PCR反应循环次数优化结果如图3-1、图3-2、图3-3所示。

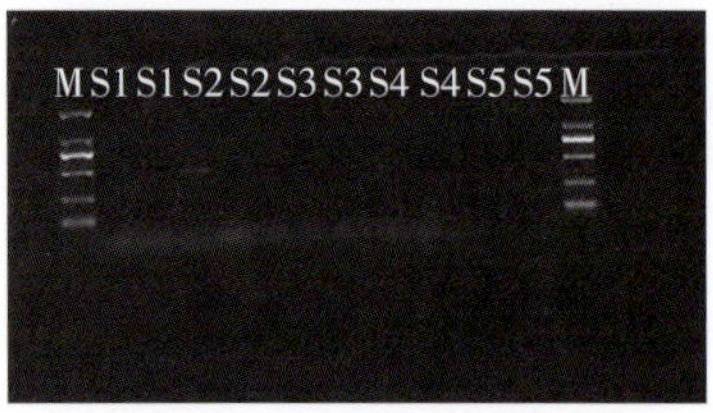

图3-1　30次循环

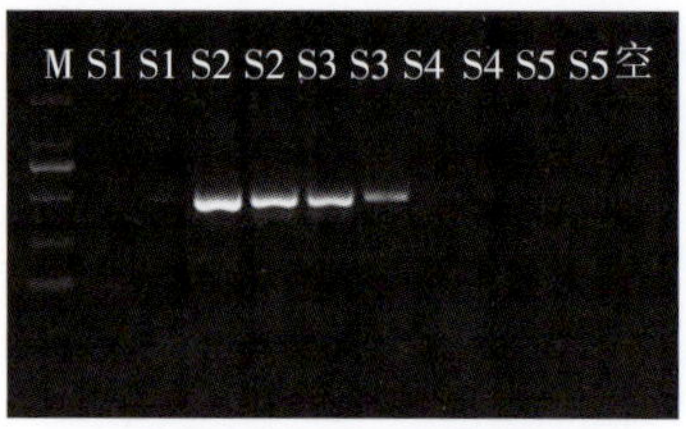

图3-2　35次循环

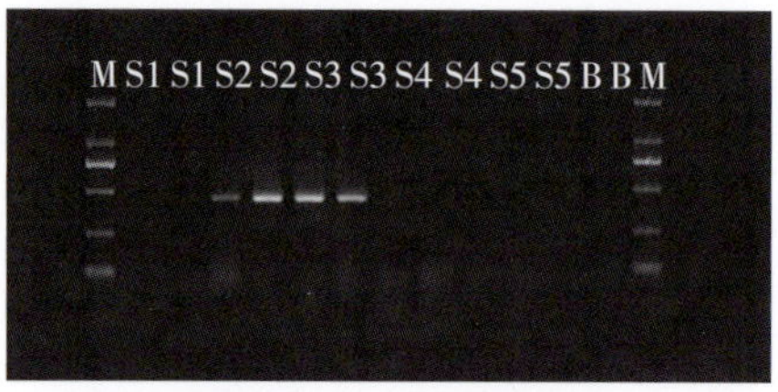

图3-3　40次循环

综合电泳结果且从经济角度考虑，选择循环数为35为最佳的扩增体系。

6. 正交试验结果及分析

山羊角PCR体系优化的正交试验扩增结果分别如图4所示。

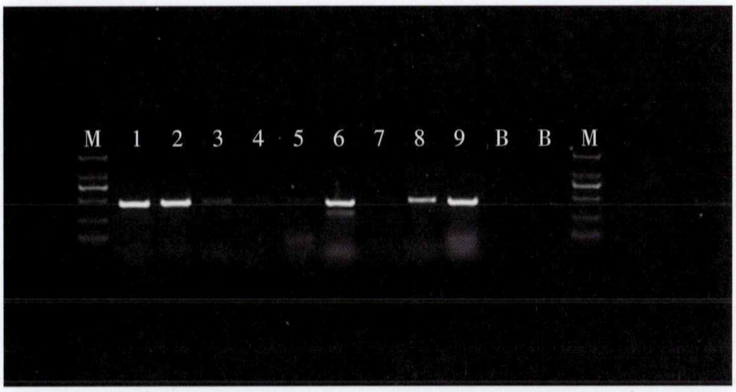

图4　正交设计PCR反应体系扩增结果

注：M为Marker D2000 B为空白对照

对电泳图谱分别进行赋值计分，赋值依据电泳条带集中、整齐、清晰、无拖尾无弥散现象。分别计算不同反应条件下PCR扩增结果的k值。k代表某因子在某水平参与反应所产生的扩增条带的平均值，通常正交表中k越大，则代表该因子的水平越好。见表4。

表4　正交试验结果统计分析

Level	模版DNA (ng)	引物 (μmol·L⁻¹)	2×Taq MasterMix (μl)	退火温度 ℃
1	4.667	2.333	6.667	5.000
2	4.000	4.667	6.000	6.333
3	5.000	6.667	1.000	2.333
Delta	1.000	4.333	5.667	4.000
Rank	4	2	1	3

综合电泳结果和分析结果，考虑到模板DNA的量，引物浓度，2×Taq MasterMix，退火温度等因素，并且从经济角度考虑，选择正交试验6号处理为最佳的扩增体系。即20 μl的PCR反应体积，含20 ng模板DNA，1 μmol·L^{-1}引物，8 μl 2×Taq MasterMix，退火温度为56 ℃。

7. 山羊角PCR体系验证

究纳入的16批次山羊角及其混淆品在优化后的山羊角PCR体系中进行验证，即PCR反应体系为20 μl包含8 μl 2×Taq MasterMix，鉴别引物（10μm）各1 μl，模板DNA 1 μl（20 ng），无菌超纯水9 μl。PCR扩增反应程序为95 ℃预变性5 min，（95 ℃变性30 s，56 ℃退火45分钟）循环35次，72 ℃延伸5分钟。扩增产物进行1.5%的琼脂糖凝胶电泳，电泳缓冲液为1×TAE，电压130V，电泳结束后在凝胶图像分析仪上观测分析并照相，见图5。

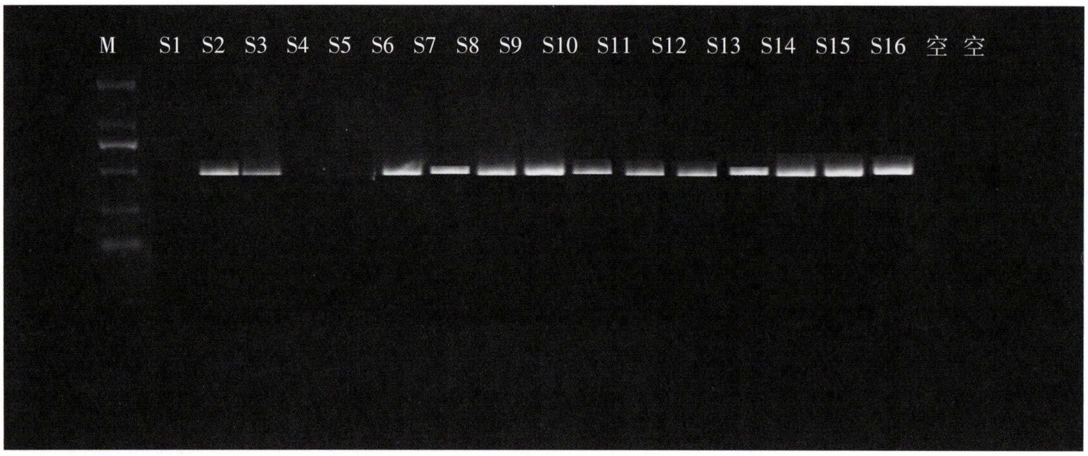

图5 16批不同产地山羊角样本验证图

注：M为Marker D2000空为空白对照

从图5可以看出，优化后山羊角PCR体系电泳条带集中、整齐、清晰、无拖尾无弥散现象，说明本山羊角聚合酶链式反应法鉴定标准能够满足山羊角及其混淆品的鉴别的要求。

【炮制方法】【性味与归经】【功能与主治】【用法与用量】【处方应付】及**【贮藏】**参照文献[1-5]综合拟定。

参考文献

[1] 南京中医药大学.中药大辞典[M].2版.上海:上海科学技术出版社,2006.
[2] 甘肃省食品药品监督管理局.甘肃省中药炮制规范(2009年版)[S].兰州:甘肃文化出版社,2009:284-285.
[3] WS2-05(D-05)-88,中华人民共和国卫生部部标准(试行)1988年[S].
[4] 高士贤.中国动物药志[M].长春:吉林科学技术出版社,1996:1029-1032.
[5] 姜清华,翟延君.羚羊角与山羊角药理作用比较[J].山西医药杂志,2006,35(7):582-583.

山 羊 血

Shanyangxue

CAPRAE BLOODES

【处方用名】山羊血。

【名称】本品来源于山羊的血，取名山羊血，区别于其它羊血。

【来源】本品为牛科动物山羊 *Capra hircus* Linnaeus 的干燥血块或鲜血。全国大部分地区有产。杀羊时收集羊血，晒至半干，切成小块，干燥。[1-3]

【性状】呈块状。表面黑褐色或紫褐色，凹凸不平，微有光泽。体轻，质坚脆，易碎断。气微腥，味微咸。

【鉴别】化学反应 取本品粉末 0.5 g，加稀乙醇 10 ml，加热回流 1 h，滤过，取滤液 2 ml，趁热加入茚三酮试液数滴，水浴加热 10 min，溶液显紫色。

【检查】按中国药典通则 2302，对 10 批自制、市售山羊血样品测定总灰分，结果在 1.3%～4.1% 之间，根据测定结果，拟定山羊血总灰分限度不得过 4.0%。

【用法与用量】过去有温酒（烧酒）调化服用。民间常有直接服用鲜血，而商品血块一般“研细粉冲服或入丸散”，今一并列入本标准。

【炮制方法】【性味与归经】【功能与主治】【处方应付】【注意】及**【贮藏】**参照文献[1、2]综合拟定。

参考文献

[1] 李时珍. 本草纲目(校点本,下册)[S]. 北京:人民卫生出版社,1985:2723.

[2] 国家中医药管理局《中华本草》编委会. 中华本草[M]. 上海:上海科学技术出版社,1999.

[3] 甘肃省食品药品监督管理局. 甘肃省中药炮制规范(2009 年版)[S]. 兰州:甘肃文化出版社,2009:284.

土鳖虫

Tubiechong

EUPOLYPHAGA SEU STELEOPHAGA

【处方用名】酥制土鳖虫。

【名称】土鳖虫是重要的药用昆虫，两千多年前的《神农本草经》便有记载，商品名称为“大土元”[1]。

【来源】本品为鳖蠊科昆虫地鳖*Eupolyphaga* sinensis Walker或冀地鳖*Steleophaga plancyi*（Boleny）的雌虫干燥体。主产于江苏、浙江、河南、湖北等地。捕捉后置沸水中烫死，晒干或烘干。

药材以完整、色紫褐者为佳。[2-4]

【性状】地鳖 呈扁平卵形，长1.3～3 cm，宽1.2～2.4 cm。前端较窄，后端较宽，背部紫褐色，无翅。前胸背板较发达，盖住头部；腹背板9节，覆瓦状排列。腹面红棕色，头部较小，有丝状触角1对，常脱落，胸部有足3对，具细毛和刺，腹部有横环节。质酥脆，易碎。油润，具酥油香气。

冀地鳖 长2.2～3.7 cm，宽1.4～2.5 cm。背部黑棕色，通常在边缘带有淡黄褐色斑块及黑色小点。见图1、图2。

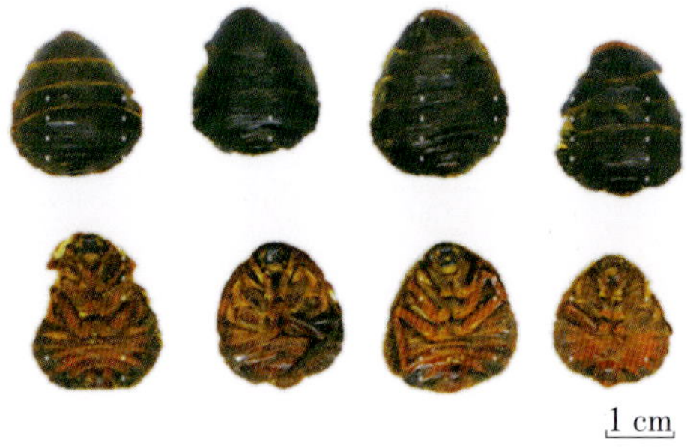

图1 土鳖虫饮片图

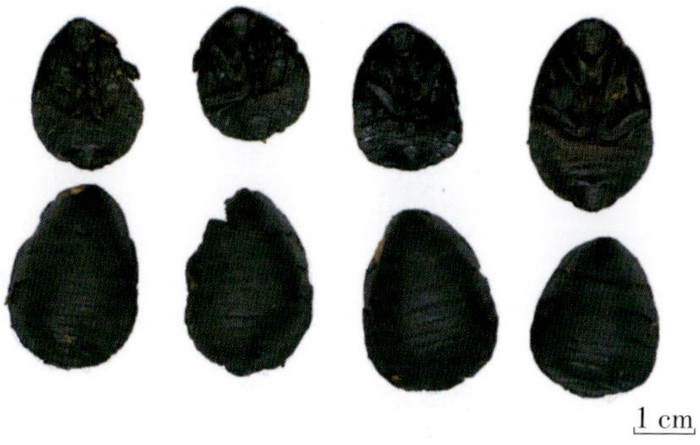

图2 酥制土鳖虫饮片图

【鉴别】（1）**显微鉴别** 本品粉末灰棕色。体壁碎片深棕色或黄色，表面有不规则纹理，其上着生短粗或细长刚毛，常可见刚毛脱落后的圆形毛窝，直径5～32 μm。刚毛棕黄色或黄色，先端锐尖或钝圆，长12～270 μm，直径10～32 μm，有的具纵直纹理。横纹肌纤维无色或淡黄色，常碎断，有细密横纹，平直或微波状，明带较暗带为宽。见图3。

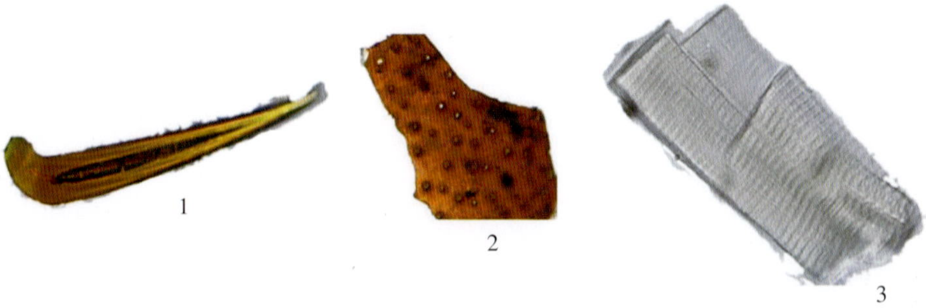

图3 酥制土鳖虫粉末显微图

1.刚毛 2.体壁碎片 3.横纹肌纤维

（2）**薄层色谱** 取本品粉末1 g，加甲醇25 ml，超声处理30分钟，滤过，滤液蒸干，残渣加甲醇5 ml使溶解，作为供试品溶液。另取土鳖虫对照药材1 g，同法制成对照药材溶液。照薄层色谱法（中国药典通则0502）试验，吸取上述两种溶液各10 μl，分别点于同一硅胶G薄层板上，以甲苯-二氯甲烷-丙酮（5∶5∶0.5）为展开剂，展开，取出，晾干，置紫外光灯（365 nm）下检视。供试品色谱中，在与对照药材色谱相应的位置上，显相同颜色的荧光斑点。喷以香草醛硫酸试液，在105 ℃加热至斑点显色清晰，显相同颜色的斑点。见图4、图5。

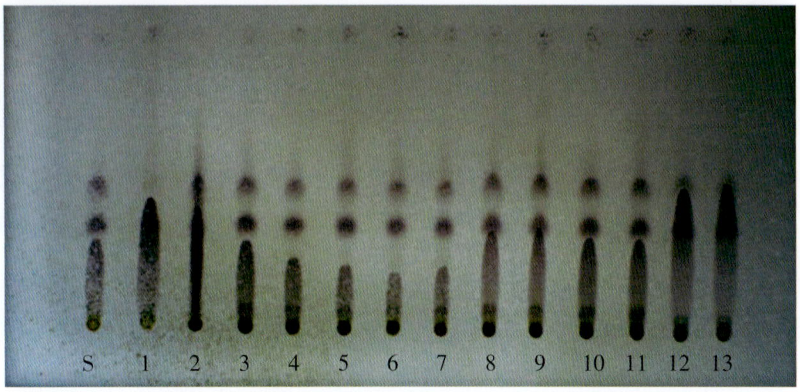

图4 酥制土鳖虫薄层色谱图（日光）

S.土鳖虫对照药材 1～13.酥制土鳖虫（不同批次样品）

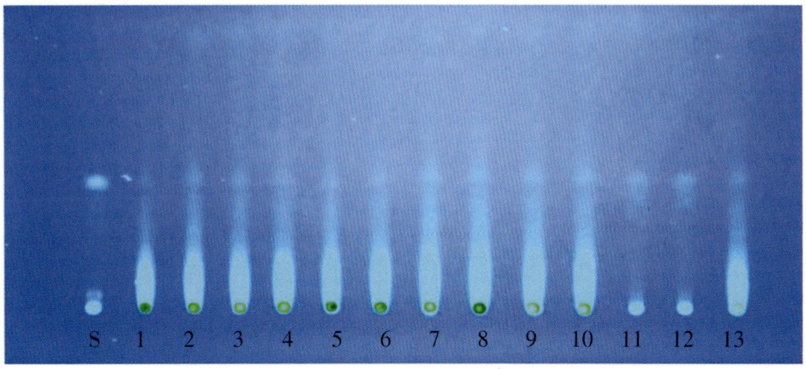

图5 酥制土鳖虫薄层色谱图（365nm）

S.土鳖虫对照药材 1～13.酥制土鳖虫（不同批次样品）

【检查】杂质 按中国药典通则2301，测定13批样品的杂质，根据测定结果，拟定杂质限度不得过5%。

水分 按中国药典通则0831第二法，测定13批样品的水分，根据测定结果，拟定水分限度不得过10.0%。

总灰分 按中国药典通则2302，测定13批样品的总灰分，根据测定结果，拟定总灰分限度不得过13.0%。

酸不溶性灰分 按中国药典通则2302，测定13批样品的酸不溶性灰分，根据测定结果，拟定酸不溶性灰分限度不得过5.0%。

【浸出物】按中国药典通则2201项下热浸法，用水作溶剂，测定13批样品的浸出物，根据测定结果，拟定为浸出物限度不得少于16.0%。

【化学成分】（1）氨基酸：土鳖虫的营养成分中蛋白质含量最高，按其干燥品来计算蛋白质含量可高达60%以上，共测得包括组氨酸在内的人体必需18种氨基酸[5]。（2）脂肪酸：不饱和脂肪酸含有棕榈油酸、油酸、亚油酸；饱和脂肪酸含有软脂酸、豆蔻酸、硬脂酸[6]。（3）挥发油成分[7]。（4）微量元素：包括As、Cd、Hg、Cu、Pb等[8]。（5）乙酸乙酯提取物[9]。（6）土鳖虫中还含有二十八烷醇、谷甾醇、鳖肝醇，尿嘧啶、尿囊素，甾体类生物碱类化合物[10]。

【药理作用】土鳖虫具有较为广泛的生理活性[11-18]。

（1）抗凝血和抗血栓作用。（2）抗肿瘤作用。（3）调节血脂作用。（4）对骨髓间充质干细胞的影响：地鳖多肽能提高小鼠抗应激和抗氧化能力，从而延缓小鼠氧化衰老。（5）抗氧化作用及对免疫系统的影响。（6）镇痛作用。（7）抗缺血、缺氧及保护血管内皮细胞作用。（8）抗菌活性作用。

【炮制方法】【性味与归经】【功能与主治】【用法与用量】【处方应付】【注意】及**【贮藏】**参照文献[4]综合拟定。

参考文献

[1] 黄人鑫，吴霞，杜春华，等.黑冀地鳖形态学的研究[J].昆虫学报，1996，(03)：274-280.

[2] 甘肃省食品药品监督管理局.甘肃省中药炮制规范(2009年版)[S].兰州：甘肃文化出版社，2009：348.

[3] 田军鹏，黄文，雷朝亮.地鳖虫药理作用研究概况[J].时珍国医国药，2006，17(3)：418-419.

[4] 国家药典委员会.中华人民共和国药典(2020年版·一部)[S].北京:中国医药科技出版社，2020:19.

[5] 周彦钢，任玉翠，江月仙.土鳖虫的营养成分分析[J].浙江省医学科学院学报，1997，31(9)：24-26.

[6] 许景娥，王淑敏，许学风，等.土鳖虫脂类成分的研究[J].吉林中医药，1994，(6)：38.

[7] 刘建国，江佩芬，卢颖.土鳖虫中挥发油成分的分析比较[J].西北药学杂志，1990，5(2)：15.

[8] 刘燕，聂黎行，郭颖，等.土鳖虫药材无机元素的测定及其药用质量考察[J].中国药事，2012，26(7)：

734-736.

[9] 汪丽,王俊淞,年寅,等.土鳖虫的化学成分研究[J].昆明理工大学学报:自然科学版,2016,41(4):92-99.

[10] 卢颖,江佩芬.土鳖虫化学成分的研究[J].中国中药杂志,1992,(8):487-489,512.

[11] 黄镇林,何亮颖,王宏涛,等.土鳖虫活性组分F2-2体内抗凝药效实验[J].世界科学技术-中医药现代化,2014,16(6):1359-1363.

[12] 葛钢锋,余陈欢,吴巧凤.土鳖虫醇提物对体外肿瘤细胞增殖的抑制作用及其机制研究[J].中华中医药杂志,2013,28(3):826-828.

[13] 赵志壮,任慧君,任传帅,等.土鳖虫冻干粉对高脂血症家兔模型的降脂作用[J].黑龙江畜牧兽医,2015,(5):165-167.

[14] 仲卫红.土鳖虫含药血清对激素诱导骨髓间充质干细胞成脂和成骨分化差异蛋白组学的影响[D].福州:福建中医药大学,2011.

[15] 谷崇高,张永红,白若雨,等.地鳖多肽提取物的抗氧化衰老机制[J].中国实验动物学报,2014,22(6):66-74,14.

[16] 陈昭,陈伟韬,罗文汇,等.HPCE法研究土鳖虫镇痛作用与其指纹图谱的关系[J].中成药,2016,38(5):1074-1077.

[17] 贺卫和,曾嵘,成细华.土鳖虫提取液对脑缺血再灌注损伤的保护作用[J].中药药理与临床,2008,(4):43-44.

[18] 杜清华,曹唯仪,王宏涛,等.土鳖虫活性组分对过氧化氢损伤血管内皮细胞的保护作用[J].中医药信息,2014,31(3):10-14.

乌梢蛇
Wushaoshe
ZAOCYS

【处方用名】酥制乌梢蛇。

【名称】乌梢蛇以“乌蛇”之名首载于南北朝《雷公炮炙论》，曰：“凡一切蛇，须辨雌雄、州土[1]。”“乌梢蛇”一名首先出现在明《本草纲目》中“乌蛇，释名：乌梢蛇，黑花蛇”[2]。在其后的本草书籍中，开始沿用李时珍对乌蛇的释名即乌梢蛇。明·李中立《本草原始》载“时珍曰：其色乌，其行委佗，故名乌蛇。俗见尾梢异于他蛇，每呼为乌梢蛇”[3]。

【来源】本品为游蛇科动物乌梢蛇 *Zaocys dhumnades*（Cantor）的干燥体。主产于浙江、江苏、贵州、湖北等地。夏、秋二季捕捉，剖开腹部或先剥皮留头尾，除去内脏，用布擦净血污，用竹、木棒支撑盘成圆盘状，烘干。

药材以完整、皮黑褐、肉黄白、背脊有棱、质坚实者为佳。[4-6]

【性状】呈半筒状的段。外表面黑褐色，残留偶数行鳞片。腹部剖开的边缘向内卷曲，内表面脊骨可见，其两侧有斜向肋骨排列整齐，脊部高耸成屋脊状。蛇肉深黄色。气腥，具酥油香气，味微咸。见图1。

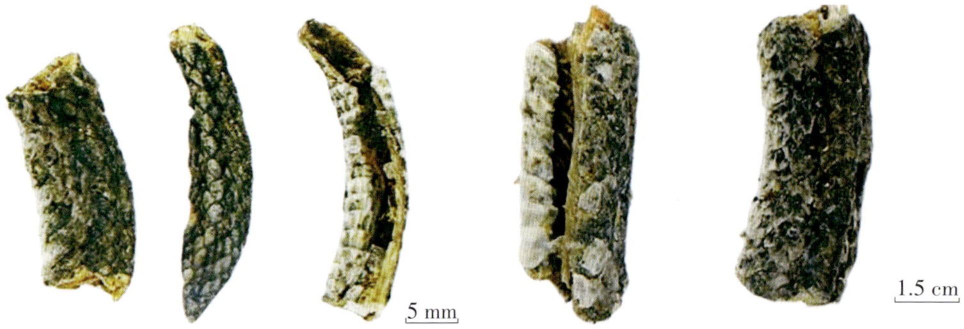

图1 酥制乌梢蛇饮片图

【检查】按中国药典通则0832第二法，测定样品，根据测定结果，拟定水分限度不得过13.0%。

【浸出物】照中国药典通则2201热浸法测定，用稀乙醇作溶剂，测定样品，根据测定结果，拟定浸出物限度不得少于12.0%。

【化学成分】乌梢蛇化学成分较为复杂多样[7-9]。主要含有天冬氨酸、苏氨酸、丝氨酸、谷氨酸、脯氨酸、甘氨酸、丙氨酸、胱氨酸、半胱氨酸、缬氨酸、蛋氨酸、异亮氨酸、酪氨酸、苯丙氨酸、赖氨酸、组氨酸、甲硫氨酸、亮氨酸、精氨酸、γ-氨基丁酸等氨基酸；钙、铜、铁、钾、镁、锰、铝、钠、镍、磷、锶及锌等无机元素及蛋白质、脂肪、果糖-1，6-二磷酸醋酶、蛇肌醛缩酶及胶原蛋白等。

【药理作用】乌梢蛇具有较为广泛的生理活性[10, 11]。

（1）治疗关节炎作用。（2）抗炎作用。（3）解毒作用。（4）镇痛作用。（5）镇静及抗惊厥作用。（6）对机体免疫功能有正向调节作用。

【炮制方法】【性味与归经】【功能与主治】【用法与用量】【处方应付】及【贮藏】参照文献[6]综合拟定。

参考文献

[1] 雷敩.雷公炮炙论[M].施仲安，校注.南京:江苏科学技术出版社，1985:78.
[2] 李时珍.本草纲目(校点本上下册)[M].2版.北京:人民卫生出版社,2007.
[3] 李中立.本草原始[M].张卫,张瑞贤,校注.北京:学苑出版社,2011:734-735.
[4] [作者不详].乌梢蛇甘平长于祛风通络[J].中国社区医师,2019,35(01):190.
[5] 梁新合,王会,金平,等.乌梢蛇鉴别技术研究[J].吉林中医药,2018,38(05):566-569.
[6] 国家药典委员会.中华人民共和国药典(2020年版·一部)[S].北京:中国医药科技出版社,2020:80.
[7] 郑艳青,王艳敏.乌梢蛇的化学成分及分析方法研究进展[J].中国药业,2006,15(21):59-60.

[8] 戴莉香,周小江,李雪松,等.乌梢蛇的化学成分研究[J].西北药学杂志,2011,26(3):162-163.
[9] 党君,吴启勋.4种蛇中微量元素的主成分分析[J].微量元素与健康研究,2008,25(2):28-29.
[10] 马哲龙,梁家红,陈金印,等.乌梢蛇的抗炎镇痛作用[J].中药药理与临床,2011,27(06):58-60.
[11] 顾剑萍,林乾良.乌梢蛇的药理研究初报[J].浙江药学,1986,(04):4-8.

羊 鞭

Yangbian

CAPRAE SEU OVIS PENIS

【处方用名】羊鞭。

【名称】古本草及现代药学著作记载羊睾丸入药,《本事方》称羊石子[1],《本草纲目》释名羊外肾[2],《种福堂方》称羊卵子[3],《四川中药志》称羊肾[4],而不包括羊的阴茎。甘肃省民间习将其阴茎统称"羊鞭",故本标准采用"羊鞭"为正名。

【来源】本品为牛科动物山羊 *Capra hircus* Linnaeus 或绵羊 *Ovis aries* Linnaeus 的干燥阴茎。全国大部分地区有产。杀羊时割取阴茎,除净附着的残肉及脂肪,拉直,干燥。[1, 2]

【性状】呈类圆形的厚片。外表面黄褐色,半透明。切面黄白色,一侧凹 陷,中间海绵状。质油润。气腥,有羊膻气。见图1。

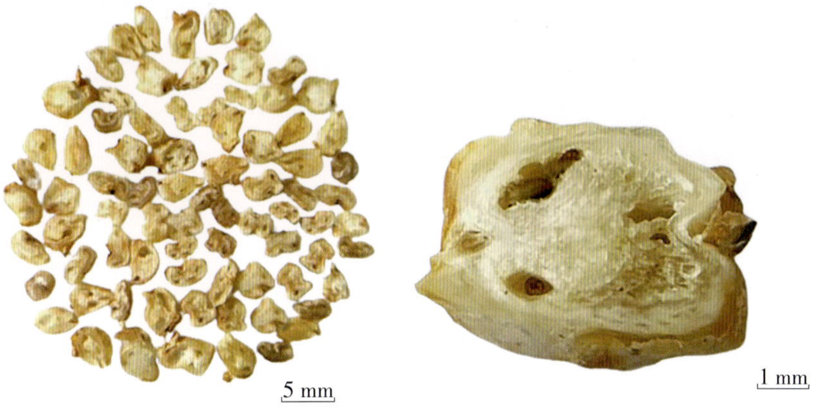

图1 羊鞭饮片图

【化学成分】羊睾丸主含抑制素,为一种糖蛋白,还有睾丸甾酮和透明质酸酶[5]。

【药理作用】睾丸具有性激素样作用,促进扩张吸收作用,对实验性心肌梗死有改善作用[5]。

【炮制方法】洗净,润透,切厚片,干燥。

【性味与归经】【功能与主治】【用法与用量】【处方应付】同《甘肃省中药炮制规范》

(2009年版)。

【贮藏】置阴凉干燥处，密闭，防虫蛀。

参考文献

[1] 高士贤.中国动物药志[M].长春:吉林科学技术出版社,1996:1037.

[2] 李时珍.本草纲目(点校本上下册)[M].2版.北京:人民卫生出版社,2007.

[3] 南京中医药大学.中药大辞典[M].2版.上海:上海科学技术出版社,2006.

[4]《四川中药志》编写组.四川中药志[M].成都:四川人民出版社,1982.

[5] 国家中医药管理局《中华本草》编委会.中华本草[M].上海:上海科学技术出版社,1999.

羊胎盘

Yangtaipan

OVIS　PLACENTA

【处方用名】羊胎盘。

【名称】沿用羊胎盘名称。

【来源】本品为牛科动物绵羊*ovis aries* Linnaeus的干燥胎盘。全国大部分地区有产。将新鲜胎盘除去羊膜及脐带，洗净，烘干或冷冻干燥。

【性状】呈不规则的碎块状或细粉状。碎块表面淡棕色至棕褐色，凹凸不平，具多数扁圆形突起或凹陷。质硬脆。细粉淡棕色至棕黄色。气腥。见图1。

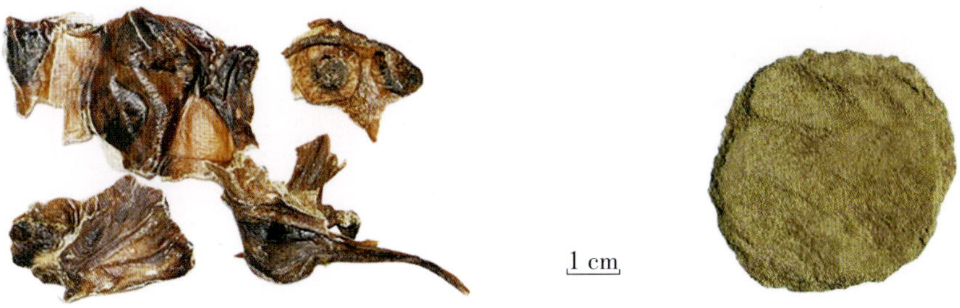

图1　羊胎盘饮片图

【鉴别】(1)**显微鉴别**　观察样品的粉末显微特征，可见大量肌纤维，但该特征不具代表性，故不纳入本标准。见图2。

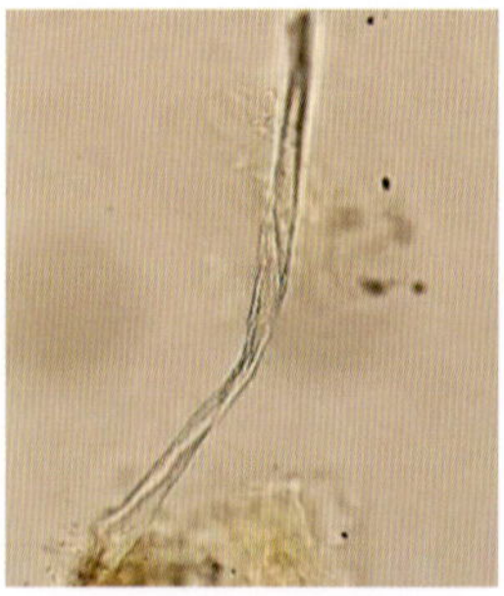

肌纤维束

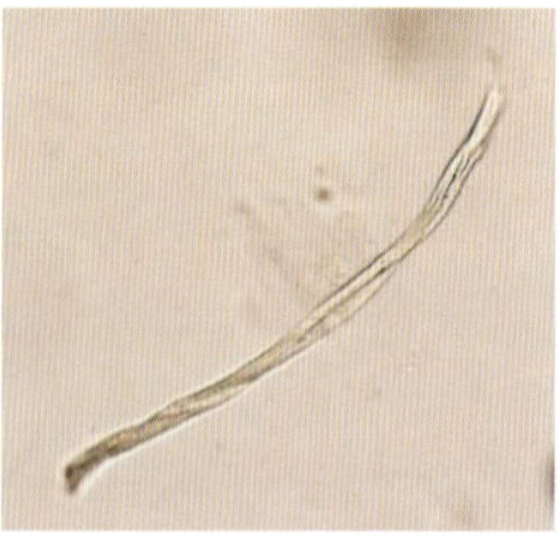

肌纤维束

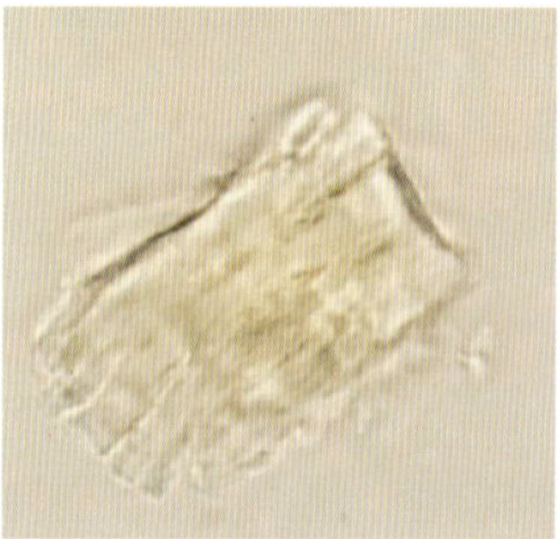

肌纤维束

图2　羊胎盘粉末显微图

（2）**薄层色谱**　取本品粉末1 g，加70%乙醇10 ml，超声处理20分钟，滤过，滤液作为供试品溶液。另取羊胎盘对照药材1 g，同法制成对照药材溶液。再取亮氨酸、甘氨酸对照品，加70%乙醇制成每1 ml各含0.5 mg的混合溶液，作为对照品溶液。照薄层色谱法（中国药典通则0502）试验，吸取上述三种溶液各2 μl，分别点于同一硅胶G薄层板上，以正丁醇-冰醋酸-水（4:1:1）为展开剂，展开，取出，晾干，喷以茚三酮试液，在105 ℃加热至斑点显色清晰。供试品色谱中，在与对照药材色谱和对照品色谱相应的位置上，显相同颜色的斑点。见图3。

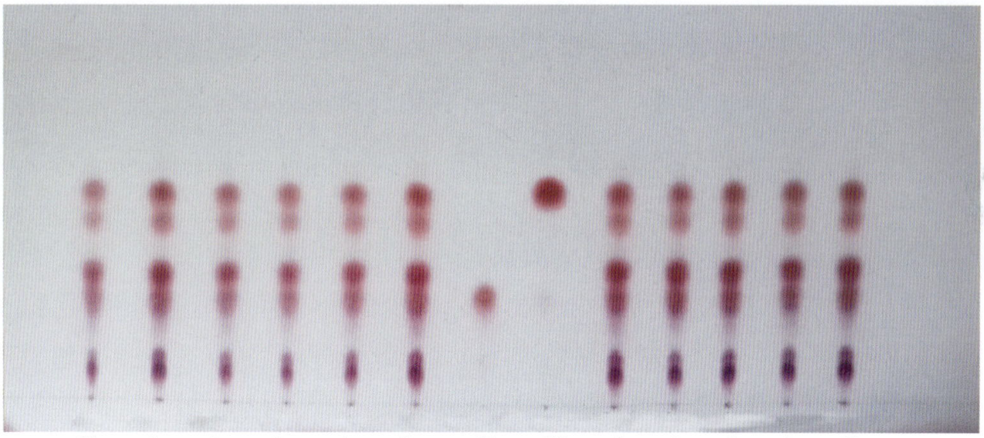

图3　羊胎盘TLC图

S1.羊胎盘对照药材　S2.甘氨酸对照品　S3.亮氨酸对照品　1～10 羊胎盘（不同批次样品）

【检查】水分　按中国药典通则0832第二法，测定样品水分，根据测定结果，并考虑到相对湿度较高时，样品易发霉变质等因素，拟定羊胎盘水分限度不得过10.0%。

总灰分　按中国药典通则2302，测定样品，根据测定结果，拟定总灰分限度不得过8.0%。

微生物限度　取羊胎盘样品粉末，照中国药典通则1105、1106及1107微生物限度检查法测定。

供试品溶液的制备　取本品粉末10 g，加入氯化钠-蛋白胨缓冲液（pH值7.0）100 ml，溶解，混匀，制成1∶10供试品溶液，备用。

需氧菌总数 取1∶10供试液1 ml注皿（或适宜稀释剂注皿），注入胰酪大豆胨琼脂培养基，按中国药典通则平皿法进行试验。

霉菌和酵母菌总数 取1∶10供试品溶液1 ml注皿（或适宜稀释剂注皿），注入沙氏葡萄糖琼脂培养基，按中国药典通则平皿法进行试验。

大肠埃希菌 取1∶10供试品溶液10 ml，置100 ml胰酪大豆胨液体中，按中国药典通则大肠埃希菌检查进行试验。

耐胆盐革兰阴性菌 取本品粉末10 g，置灭菌的三角瓶中，加入100 ml胰酪大豆胨液体培养基，制成供试品溶液（1∶10），稀释成1∶100、1∶1000，分别取培养物1 ml，分别加到10 ml肠道菌增菌液体培养基中，按中国药典通则1106表2，检查耐胆盐革兰阴性菌的可能菌数（N）。

沙门菌 取本品粉末10 g，置灭菌的三角瓶中，加入100 ml胰酪大豆胨液体培养基，按中国药典通则沙门菌检查进行试验。

【浸出物】照中国药典通则2201醇溶性浸出物测定项下的热浸法，用稀乙醇作溶剂，根据测定结果，拟定浸出物限度不得少于15.0%。

【化学成分】羊胎盘的营养组成及配比最接近人类胎盘，以其合理的营养成分成为动物类胎盘的首选[2]，且羊胎盘不会感染人类肝炎病毒，亦不与人类相互交叉感染，应用相对要安全得多。已有研究表明[1, 3]羊胎盘富含机体所必需的全部物质，其中包括丰富的蛋白质、17种氨基酸、14种微量元素、磷脂、脂多糖、维生素，还有与免疫功能和机体正常运转相关的多种活性多肽，其营养成分天然搭配的比例最接近人体的需求。

徐桂花[4]等对羊胎盘进行化学成分分离提取后进行定量分析发现，羊胎盘中具有高含量的谷氨酸，约占氨基酸总量的16.07%，除谷氨酸外，还含有15种常见氨基酸，其中8种为必需氨基酸，约占氨基酸总量的33.50%。董泉洲[5]等通过制备胎盘营养液并进行含量测定发现，胎盘营养液内含有超氧化物歧化酶、碱性磷酸酶、乳酸脱氢酶等多种酶类。此外，透明质酸刺激因子和表皮细胞生长因子等生物活性物质也陆续在羊胎盘中检出。陆晖等[6]通过对羊胎盘的活细胞素进行定量分析后发现，羊胎盘中共含有Ca、Na、K等l4种微量元素。

【药理作用】（1）抗氧化、延缓衰老。刘少娟[7]等以果蝇为研究对象进行实验表明，羊胎素不仅能提高超氧化物歧化酶的活性，减少脂质过氧化作用，还能延长果蝇的最高寿命和平均寿命，证明羊胎素具有抗氧化、延缓动物衰老作用。此外，刘艺敏等[8]对大鼠进行研究发现，羊胎素能使大鼠血清中丙二醛的含量降低，并且使大鼠的脂质过氧化程度降低，提高大鼠机体免疫力，从而达到抗氧化作用。

（2）抗疲劳、耐缺氧。马佳等[9]以羊胎盘粉为原料，以小鼠为研究对象，对小鼠连续灌胃10天，结果发现羊胎盘粉可以在一定程度上增强鼠的耐受力，延长小鼠的耐缺氧时间和游泳时间。此外，张淑二等[10]以山羊胎盘为主要原料配制成胎盘复方制剂，对小鼠灌胃后观察其中毒与缺氧的存活时间并测定小鼠的脾脏指数，结果表明羊胎盘复方制剂可以增强小鼠的机体缺氧耐受力，并提高小鼠的机体免疫功能。

（3）提高机体免疫力。方廖琼等[11]以小鼠为研究对象，采用60Co-γ射线辐射建造免疫损伤模型后，用酶联免疫吸附试验法检测血清IgG的生成能力，并用MTT法检测羊胎盘免疫调节因子对LPS、ConA诱导的淋巴细胞的增值效应，结果发现羊胎盘可以提高淋巴细胞的增值效应并促进IgG的生成，证明羊胎盘可以提高动物的机体恢复能力。此外，多项研究都表明，羊胎盘中的免疫调节因子可以很大程度上提高机体免疫。

【炮制方法】【性味与归经】【功能与主治】【用法与用量】【处方应付】【注意】及**【贮藏】**参照文献[1、4]综合拟定。

参考文献

[1] 吕鹏月.紫河车及其代用品的药理学与质量评价研究[D].济南:山东中医药大学,2004.

[2] 陆晖,闫晓梅,张双全.羊胎盘活细胞素微量元素和氨基酸组成的分析[J].南京师大学报(自然科学版),2001,24(1):79-82.

[3] 曹艳花,吕鹏月.紫河车及其代用品对小鼠学习记忆的影响[J].食品与药品,2007,9(9):18-20.

[4] 徐桂花.羊胎盘全粉的开发与研究[J].甘肃畜牧兽医,2000,(3):16-17.

[5] 董泉洲,高岭,张宁,等.胎盘营养液的制备及其成分的分析[J].1995,17(4):309-312.

[6] 陆晖,闫小梅,张双全.羊胎盘活细胞素微量元素和氨基酸组成分析[J].南京师大学报(自然科学版),2001,24(1):79-82.

[7] 刘少娟,陈冠敏.羊胎素延缓衰老的实验研究[J].环境与职业医学,2002,19(3):196-197.

[8] 刘艺敏,张欣文,徐思红.3种保健食品对大鼠血清脂质过氧化和抗氧化酶的影响[J].同济大学学报(医学版),2001,22(1):31.

[9] 马佳,李聪敏,许银春.牛、羊胎盘粉的研制及对小鼠耐受力的影响[J].黑龙江畜牧兽医,2006,2:76-77.

[10] 张淑二,张云海,陶勇,等.羊胎盘复方制剂对小白鼠免疫功能和缺氧耐受力的影响[J].中国生化药物杂志,2008,29(3):189-191.

[11] 方廖琼,何成明,牛荣,等.羊胎盘免疫调节因子60Co-射线辐射损伤小鼠免疫功能影响的研究[J].食品科学,2006,27(1):210-212.

猪 大 肠（动物大肠）

Zhudachang（Dongwudachang）

SUIS ESTINUM CRASSUM

【处方用名】猪大肠、动物大肠。

【名称】沿用习惯药名。

【来源】本品为猪科动物猪*Sus scrofa domestica* Brisson的新鲜大肠。全国各地均产。杀猪后取出大肠，洗净，鲜用或冷藏。[1-3]

【性状】呈圆形或扁圆形的长管状。外表面黄白色，可见环状皱纹，部分呈结节状。中空内壁可见肠黏膜，附有少量白色油脂团块。质柔韧，有弹性，手触有滑腻感。气腥，味甘。见图1。

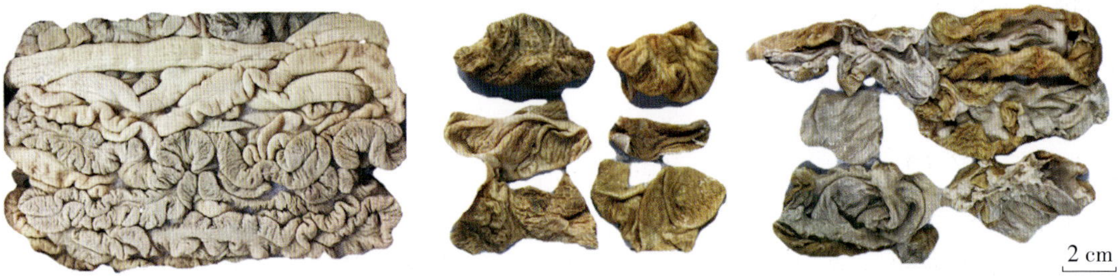

图1　猪大肠饮片图

【鉴别】化学反应　根据猪大肠富含蛋白质，采用茚三酮反应而拟定。

取本品2 g，切碎，加水10 ml，水浴加热5分钟，滤过，取滤液2 ml，置试管中，加茚三酮试液0.5 ml，水浴加热，显蓝紫色。见图2。

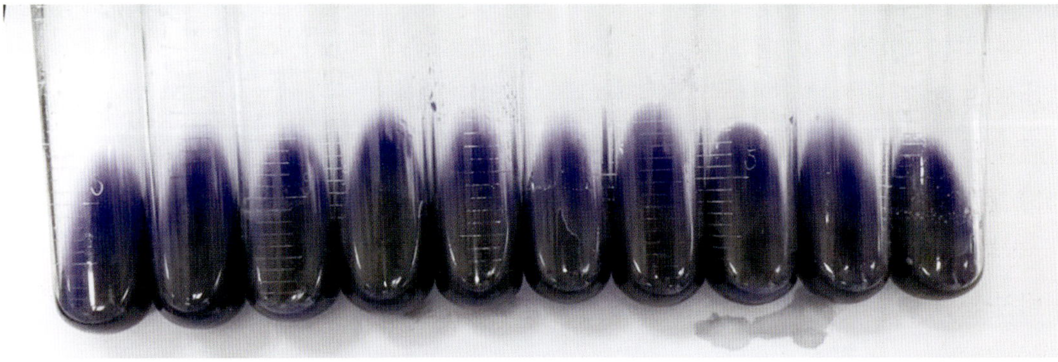

图2　10批样品鉴别结果

1～10 猪大肠样品溶液（不同批次样品）

【检查】 本品要求无腐烂、变质、变色，无异臭味。

【化学成分】 猪大肠含肝素，胰泌素，胆囊收缩素，抑胃肽，舒血管肠肽[3]。

【药理作用】（1）抗凝作用：从猪肠黏膜提取的肝素（heparin）具强大而迅速的抗凝血作用，给高凝状态患者静注，10分钟内使血液凝固时间和凝血酶原时间明显延长，作用维持3～4小时。在体外，将10 mg肝素加入5000 ml血浆中，能防止血液凝固达4小时。肝素抗凝作用的强弱与其来源有一定关系，猪肠黏膜肝素的抗凝效价为151 u/mg。肝素抗凝作用强弱和肝素的分子量密切相关，高分子量肝素的抗凝作用较强，具有高抗凝血酶（FⅡa）和抗活化X因子（Fxa）活性，低分子量肝素则相反。肝素的抗凝作用机制较为复杂，肝素的直接抗凝作用很弱，只能轻微抑制Fxa，肝素的抗凝作用主要是通过抗凝蛋白实现的。肝素首先激活抗凝血酶Ⅲ（AT-Ⅲ），继而灭活凝血因子Ⅱa、Ⅸa、Ⅺa、Ⅻa等多种丝氨酸蛋白酶，阻止纤维蛋白原转变为纤维蛋白，产生强大抗凝作用。肝素的抗凝作用也与另两种抗凝蛋白有关，一是肝素辅因子Ⅱ（HC-Ⅱ），其抗凝机制与AT-Ⅲ相似，被肝素激活后与凝血酶形成复合物，使凝血酶失活，另一是激活的蛋白质C抑制物（APCI），其基本作用是灭活激活的蛋白质C，也能抑制凝血酶与因子Xa，可能是第3个肝素辅因子。[3]（2）抗栓作用：肝素有明显的抗血栓作用，相对分子质量在10000以下的肝素（low molecularweight heparin，LMWH）具有抗血栓作用强，抗凝血作用弱的特点。[3]（3）抗炎作用：从商品肝素生产母液中制得抗凝活性较低的肝素组分（S），有较好的抗炎作用。S可再分为高抗凝组分SⅠ和低抗凝组分SⅡ，各组分对巴豆油所致小鼠耳郭急性渗出性炎症均有明显抑制作用，其抗炎强度顺序为SⅡ>S>SⅠ；SⅡ对大鼠棉球肉芽肿增生性炎症有显着抑制作用。LMWH和LAAH25 mg/kg腹腔注射，对大鼠琼脂性足肿均有明显抑制作用，其中LMWH的作用强度高于LAAH和醋酸泼尼松龙（LMWH12.5 mg/kg·d），腹腔注射，对棉球所致小鼠皮下肉芽组织增生也有显著抑制作用，而同量的LAAH无明显作用。[3]

【性味与归经】 参照《中药大辞典》[1]引《千金·食治》："猪洞肠，平，无毒。"《本草纲目》："甘，微寒，无毒。"拟定。

【功能与主治】 参照《中药大辞典》[1]引《千金·食治》："猪洞肠，主洞肠挺出血多者。"孟诜日："主虚渴，小便数，补下焦虚竭。"《本草图经》载："主大小肠风热。"《本草纲目》载："润肠治燥，调血痢脏毒。"综合拟定为清热、祛风、止血；用于肠风便血、血痢、痔疮、脱肛。

【用法与用量】 因本品为普通食品，无毒，用量应无限度。《中药大辞典》载"内服：煮食或入丸剂"，依此拟定。

【炮制方法】 根据生产企业实际加工工艺拟定为"洗净，去油"。

【注意】 参照《中药大辞典》所引《随息居饮食谱》"外感不清，脾虚滑泻者均忌"拟定。

【贮藏】本品为食物鲜品，为保证本品的质量，将其低温冷藏。

参考文献

[1] 南京中医药大学.中药大辞典[M].2版.上海:上海科学技术出版社,2006.
[2] 国家药典委员会.中华人民共和国药典(2020年版·一部)[S].北京:中国医药科技出版社,2020:1487.
[3] 国家中医药管理局《中华本草》编委会.中华本草[M].上海:上海科学技术出版社,1999.

十、矿物类

白硇砂

Bainaosha

SAL AMMONIACUS

【处方用名】 白硇砂、制白硇砂。

【名称】 白硇砂与紫硇砂过去统称为硇砂，但二者性状、成分、功能均不同，故本标准收载白硇砂，以利于临床合理用药。

【来源】 本品为卤素化合物类矿物硇砂矿石，主含氯化铵（NH_4Cl）。主产于新疆、青海、甘肃等地。采挖后除去杂质和泥土。

药材以块整、色白、纯净者为佳。[1]

【性状】白硇砂 呈细粉状。灰白色或淡黄色。具光泽。气微，味咸、苦，有刺舌感。

制白硇砂 呈结晶性细粉状。灰白色。味咸、苦。见图1。

图1 硇砂饮片图

【鉴别】化学反应 取本品0.2 g，加水10 ml使溶解，滤过，滤液加稀硝酸使成酸性，加硝酸银试液，产生白色凝乳状沉淀。

【化学成分】 硇砂为氯化铵矿石，主要含NH_4Cl，含有少量的Fe^{3+}。Ca^{2+}、Mg^{2+}、SO_2^{4-}等离子[2]。另含有Al、As、B等20种微量元素[3]。

【药理作用】 具有广泛的抗炎抗肿瘤生理活性[4-13]。

【炮制方法】【性味与归经】【功能与主治】【用法与用量】【处方应付】【注意】 及 **【贮藏】** 参照文献[14]综合拟定。

参考文献

[1] 邓水蓉，刘能俊，李发英，等．硇砂的本草考证[J]．中国中药杂志，1997(05)：3-5.

[2] 郭鹏举．青海地道地产药材[M].1版．西安：陕西科学技术出版社，1996：161.

[3] 余玖霞，陆兔林，毛春芹，等．白硇砂和紫硇砂及其炮制品中微量元素的测定[J]．中草药，2012，43

(02):270-274.
[4] 陆兔林,毛春芹,余玖霞,等.白硇砂和紫硇砂不同炮制品抗炎作用及急性毒性研究[J].中国新药与临床杂志,2013,32(09):734-737.
[5] 余玖霞,陆兔林,毛春芹,等.白硇砂和紫硇砂及其炮制品中微量元素的测定[J].中草药,2012,43(02):270-274.
[6] 余玖霞,陆兔林,毛春芹,等.中药硇砂不同品种抗炎作用及急性毒性实验研究[J].南京中医药大学学报,2012,28(01):77-79.
[7] 朱争艳,杜智,方淑昌,等.矿物中药硇砂提取液抑制肝癌的实验研究[J].临床肝胆病杂志,2006(03):204-206.
[8] 江家华,邓庆华.自制硇砂滴眼液治疗流行性结膜炎[J].中国民间疗法,2003(10):37-38.
[9] 孙铭,朱争艳,方淑昌,等.中药硇砂提取液裸小鼠肿瘤内注射治疗肝癌的实验研究[J].肿瘤防治研究,2002(05):365-366+372.
[10] 李震宇.硇砂丸治疗结核性关节炎30例[J].湖南中医杂志,1992(01):42.
[11] 王建孚.硇砂丸治疗瘰疬的体会[J].重庆中医药杂志,1989(02):15.
[12] 金凤礼.硇砂注射液治疗慢性鼻炎疗效观察[J].白求恩医科大学学报,1980(01):120-121.
[13] 史靖邦.硇砂合剂治疗脐息肉35例[J].新医学,1975(09):462.
[14] 张凡,曹艳.白硇砂与紫硇砂的研究概况[J].中国民族民间医药,2016,25(20):71-75.

白石英

Baishiying

ALBUM QUARTZ

【处方用名】白石英、醋煅白石英。

【名称】白石英为传统中药名称，本标准沿用。

【来源】本品为氧化硅类矿物石英的矿石，主含二氧化硅（SiO_2）。主产于广东、山东、河北、江苏等地。采挖后，除去泥沙、杂石，挑选纯白色的石英块。

药材以色白、具脂肪样光泽、纯净者为佳。[1-3]。

【性状】白石英　呈不规则的碎块或碎粒状。具棱角，乳白色，具玻璃样光泽。质坚硬而重。气微，味淡。

醋煅白石英　呈碎粒状。灰白色。酥脆。具醋香气。

【鉴别】（1）**显微鉴别**　本品细碎屑灰白色。无色透明，可见断面以受力点为圆心的同心圆波纹，似贝壳状，或具弧状或平行性条纹。具强烈偏光性。见图1。

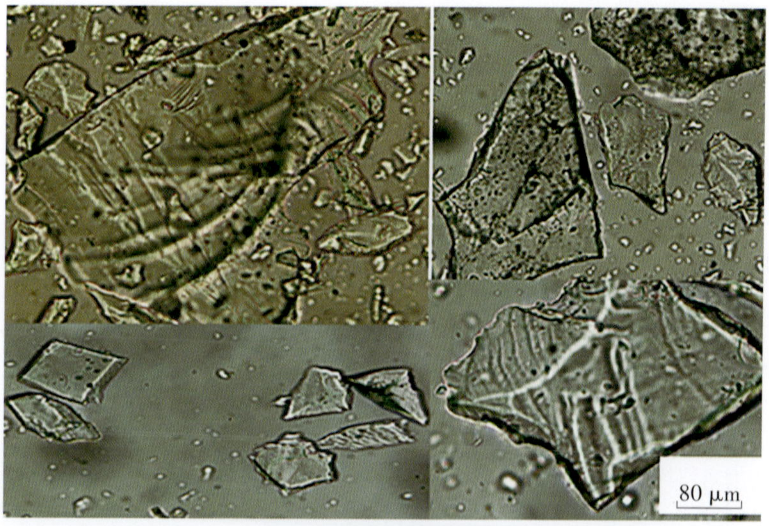

图1 白石英显微图

（2）**红外光谱** 白石英为少常用药材，国内部分地区误将方解石（$CaCO_3$）混入石英。近年从药材市场购得的白石英实为四硼酸钠，外观酷似白石英，难于区别。基于市场的混乱而性状鉴别不易掌握，红外光谱在药品检验方面具有独特的技术优势[4、5]。本次标准修订，对红外光谱鉴别白石英的方法进行研究。

取白石英粉末约3 mg（小于200目），与150 mg的KBr碎晶置玛瑙研钵中，磨细，使其混合均匀，倾入13 mm压片模具中，铺布均匀，加压至0.8～1GPa，保持1～2分钟，将其压成圆形薄片。另取白石英对照药材粉末约3mg（小于200目），同法操作，压成圆形薄片。分别将供试品和对照药材压片放入红外光谱仪进行测试，记录光谱图。供试品红外光谱图中，在与对照药材红外光谱的以下波数处（1168±2 cm^{-1}、1080±2 cm^{-1}、796±2 cm^{-1}、778 ±2 cm^{-1}、694±2 cm^{-1}和 459±2 cm^{-1}）出现6个相同的吸收峰。

【检查】碳酸盐 取本品细粉1 g，加稀盐酸或再加热，不得产生二氧化碳气体。

硼酸盐 取本品细粉1 g，加硫酸5 ml，充分振摇，加甲醇1 ml，点火燃烧，边缘不得产生带绿色的火焰。

【化学成分】 主含氧化硅（SiO_2），含硅53.3%、氧46.7%，此外常有少许铝、铁、钠、钾等[2]。

【炮制方法】【性味与归经】【功能与主治】【用法与用量】【处方应付】及**【贮藏】**参照文献[1、3]综合拟定。

参考文献

[1] 国家中医药管理局《中华本草》编委会.中华本草[M].上海:上海科学技术出版社,1999.

[2] 甘肃省食品药品监督管理局.甘肃省中药炮制规范(2009年版)[S].兰州:甘肃文化出版社,2009:322-323.

[3] 卫生部药政管理局.全国中药炮制规范(1988年版)[S].北京:人民卫生出版社,1988:380.

[4] 孙素琴,周群,秦竹.中药二维相关红外光谱鉴定图集[M].北京:化学工业出版社,2003:2-10.
[5] 彭文世,刘高魁.矿物红外光谱图集[M].北京:科学出版社,1982:112.

白 石 脂

Baishizhi

HALLOYSITUM ALBUM

【处方用名】白石脂、醋煅白石脂。

【名称】本标准沿用传统药名。

【来源】本品为硅酸盐类矿物高岭石族高岭石，主含水合硅酸铝［$Al_4(Si_4O_{10})(OH)_8$］。主产于山西、河南、江苏、甘肃等地。采挖后除去杂质、泥土，挑选白色者。药材以色白、细腻、纯净者为佳。[1-3]

【性状】白石脂 呈不规则的碎块或碎粒状。类白色、黄白色或淡粉红色，有蜡样光泽。质细腻，手摸有滑润感。具土腥气，味淡，舔之黏舌，嚼之无沙粒感。见图1。

醋煅白石脂 呈碎粒状。灰白色或灰棕色，有的略显粉色。手捻微发涩。具醋香气。见图2。

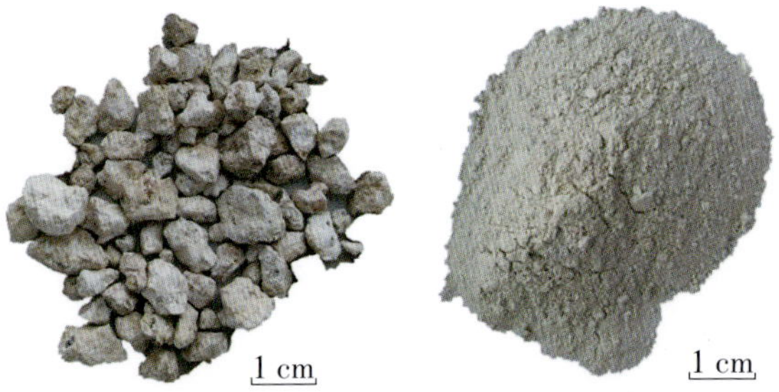

图1 白石脂饮片图

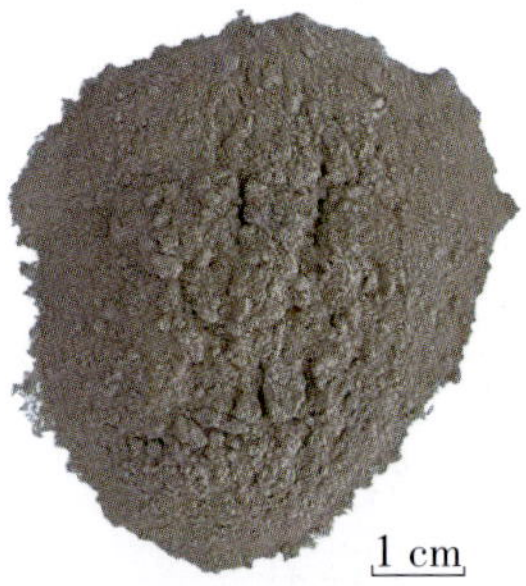

图2 醋煅白石脂饮片图

【鉴别】（1）**化学反应** 为铝盐的鉴别反应，参照文献[4]拟定。

取白石脂粉末0.1 g，置聚四氟乙烯烧杯中，加水10 ml，氢氟酸2 ml，盐酸1 ml，置沸水浴上加热30分钟，放冷，离心。取上清液1 ml，加20%氢氧化钠溶液数滴，产生白色絮状沉淀，继续滴加20%氢氧化钠溶液，沉淀溶解。

（2）**红外光谱** 按中国药典通则0402[5]，对10批白石脂样品的红外光谱进行测定，其红外光谱图重现性好，专属性强，与文献[6]所述基本一致，故收入正文。

取白石脂粉末约3 mg（小于200目），与150 mg的KBr碎晶置玛瑙研钵中，磨细，使其混合均匀，倾入13 mm压片模具中，铺布均匀，加压至0.8～1 GPa，保持1～2 min，将其压成圆形薄片。另取白石脂对照药材粉末约3 mg（小于200目），同法操作，压成圆形薄片。分别将供试品和对照药材压片放入红外光谱仪进行测试，记录光谱图。供试品红外光谱图中，在与对照药材红外光谱的以下波数处（3695±2 cm^{-1}、1650±2 cm^{-1}、908±

2 cm^{-1}、750±2 cm^{-1}）出现4个相同的吸收峰。

【含量测定】原标准无含量测定方法，根据白石脂、醋煅白石脂含有三氧化二铝（Al_2O_3），参照文献[4]建立含量测定方法，完成方法学验证，拟定限度。

取本品细粉约0.15 g，精密称定，置150 ml聚四氟乙烯烧杯中，加5%氢氟酸溶液30 ml，置沸水浴上加热使溶解，加盐酸1 ml，蒸干，放冷，加水5 ml使溶解，加20%氢氧化钠溶液10 ml，搅拌均匀，加6 mol/L盐酸溶液9 ml，转移至250 ml玻璃烧杯中，用水20 ml分次洗涤聚四氟乙烯烧杯内壁，洗液并入玻璃烧杯中，精密加入乙二胺四醋酸二钠滴定液（0.05 mol/L）25 ml，煮沸5分钟，放冷，用20%氢氧化钠溶液调节pH值至5，煮沸3分钟，放冷，加醋酸-醋酸钠缓冲液（pH 6.0）20 ml，加二甲酚橙指示液2滴，用锌滴定液（0.05 mol/L）滴定至溶液显紫红色，并将滴定的结果用空白试验校正。每1 ml乙二胺四醋酸二钠滴定液（0.05 mol/L）相当于2.549 mg的三氧化二铝（Al_2O_3）。

方法学验证表明，回归方程为（$A_{空白}-A$）=378.8×C-0.264（r=0.996），在0.01～0.06 g范围内呈良好的线性关系；精密度试验中RSD为1.68%；稳定性试验中，三氧化二铝在24小时内基本稳定，白石脂、醋煅白石脂的RSD分别为1.01%、0.85%；加样回收率试验显示，白石脂、醋煅白石脂的平均回收率分别为101.5%、100.8%，RSD为2.30%、0.74%。

对10批白石脂、醋煅白石脂进行测定，根据测定结果，结合以往实验数据，拟定白石脂、醋煅白石脂含三氧化二铝（Al_2O_3）不得少于15.0%。

【化学成分】白石脂主要成分为水合硅酸铝，含二氧化硅（SiO_2）、三氧化二铝（Al_2O_3），且常含有铁、镁、钙等杂质[1、2、7]。

【药理作用】Al元素是白石脂中含量最高的元素，文献考证，其以三氧化二铝（Al_2O_3）的形式存在，且可能与白石脂发挥止泻、止血、黏膜保护作用有关[8-11]。

【炮制方法】根据文献[1、2、12-14]拟定。

【性味与归经】《神农本草经》谓“味甘平”，《吴普本草》云“岐伯、雷公：酸，无毒。李氏：小寒。扁鹊：辛”，《名医别录》云“味甘、酸、平，无毒”[1]；《全国中药炮制规范》记载“甘、酸、平”[15]；综合拟定。

【功能与主治】《神农本草经》云“主黄疸泄痢，肠脓血，阴蚀下血赤白，邪气痈肿，疽痔恶疮，头疡疥瘙”，《名医别录》云“养肺气，厚肠，补骨髓，疗五脏惊悸不足，心下烦，止腹痛，下水，小肠热溏便脓血，女子崩中漏下赤白沃”，《日华子本草》云“治泻痢，血崩带下，吐血衄血，并涩精淋沥，安心镇五脏，除烦疗惊悸，排脓治疮疖痔漏，养脾气，壮筋骨，补虚损”，综合拟定。

【用法与用量】综合文献[1、2、7]拟定。

【处方应付】【贮藏】据常规拟定。

【注意】参照文献[1、12]拟定。

参考文献

[1] 南京中医药大学.中药大辞典[M].2版.上海:上海科学技术出版社,2006.
[2] 国家中医药管理局《中华本草》编委会.中华本草[M].上海:上海科学技术出版社,1999.
[3] 徐龙华,董发勤,巫侯琴,等.阴离子捕收剂浮选分离一水硬铝石与高岭石的表面晶体化学[J].矿物学报,2016,36(2):265-270.
[4] 蒋月瑾,康永莉.铝土矿中三水铝石、高岭石、一水硬铝石的分别测定[J].冶金工业部地质研究所所报,1981,1:133-138.
[5] 国家药典委员会.中华人民共和国药典(2020年版·四部)[S].北京:中国医药科技出版社,2020.
[6] 彭文世,刘高魁.矿物红外光谱图集[M].北京:科学出版社,1982.
[7] 南京药学院药材学教研室.药材学[M].北京:人民卫生出版社,1960:1314.
[8] 仝玉柱.丁姜肉桂赤石脂汤治疗婴幼儿腹泻200例[J].陕西中医,1995,16(12):544.
[9] 禹志领,窦昌贵,刘保林,等.赤石脂对凝血系统作用的初步研究[J].中药药理与临床,1992,8(4):23-24.
[10] 张福康,韩乃皓,杨鸣.赤石脂合剂凝血、止血作用的药理研究[J].中国中药杂志,1992,17(9):562-563.
[11] 郭广义,苗洪范,刘联声.我国矿物药药理及临床应用概况[J].中成药研究,1982,4(12):1-3.
[12] 李大经.中国矿物药[M].北京:地质出版社,1988:84.
[13] 杨松年.中国矿物药图鉴[M].上海:上海科学技术文献出版社,1990:71.
[14] 杨再巧,传秀云,苏双青.高岭石作为矿物药的功效及机理[J].时珍国医国药,2016,27(11):2725-2727.
[15] 卫生部药政管理局.全国中药炮制规范(1988年版)[S].北京:人民卫生出版社,1988:380.

北寒水石

Beihanshuishi

GYPSUM RUBRUM

【处方用名】北寒水石，煅北寒水石。

【名称】沿用传统名称。

【来源】本品为硫酸盐类矿物红石膏，主含含水硫酸钙（$CaSO_4 \cdot 2H_2O$）。主产于辽宁、吉林、河北、甘肃等地。采挖后，除去杂质，打碎。

药材以纯净、色肉红、有细丝纹、具光泽者为佳。

【性状】北寒水石 呈不规则的块状。表面淡红色或黄白色，凹凸不平，略有光泽。质较硬，易碎断。断面纤维状，色较深，粉红色。气微，味淡。见图1。

煅北寒水石 呈碎块或细粉状。质酥脆，手捻易碎。

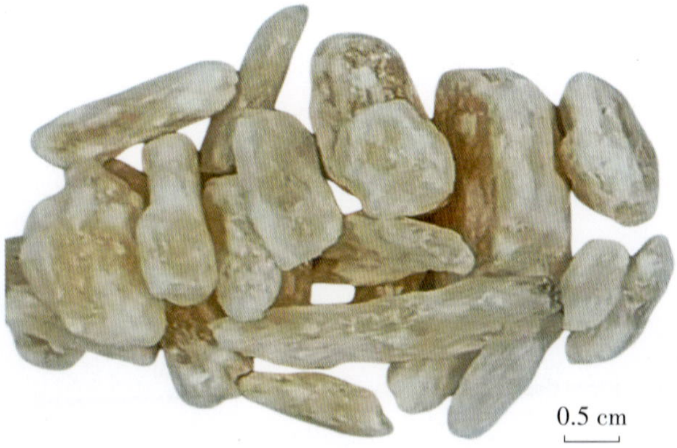

图1 北寒水石饮片图

【化学成分】主要为硫酸盐矿物硬石膏族红石膏，主含含水硫酸钙（$CaSO_4 \cdot 2H_2O$）[1-2]。

【药理作用】北寒水石主要包括硬石膏、石膏和芒硝。其中前两种都具有味甘辛、性寒，清热泻火，除烦止渴，发汗解肌，透邪外达，止吐，止泻，消食，解毒，破痞等功效，主治高热烦渴，目赤齿痛，消化不良，嗳气，腹泻等症，临床多以煅制品入药。北寒水石经炮制后增加主成分硫酸钙的溶出度，有利于药效的提高[3]。

【炮制方法】【性味与归经】【功能与主治】【用法与用量】【处方应付】及【贮藏】参照文献综合拟定。

参考文献

[1] 夏振江，魏立新，杜玉枝，等.北寒水石质量标准研究[J].时珍国医国药，2010，21(7)：1658-1659.

[2] 王芳.北寒水石炮制工艺探讨[J].中国民族医药杂志，2013，19(6)：64-65.

[3] 项智.基于藏药不同寒水石的辨识与炮制机理研究[D].西宁：青海大学，2018.

海 浮 石

Haifushi

PUMEX ET COSTAZIAE

【处方用名】海浮石、煅海浮石。

【名称】沿用传统名称。

【来源】本品为火成岩类岩石形成的多孔状块状物（浮石）或胞孔科动物脊突苔虫 *Costazia aculeata* Canu et Bassler等的干燥骨骼（浮海石）。主产于广东、福建、浙江、山东、辽宁等地。自海中捞出，洗去泥沙，干燥。

药材以体轻、色灰白、浮水者为佳。

【性状】海浮石 呈不规则的碎块或细粉状。表面粗糙，有多数大小不等的细孔，灰白色或灰黄色。质硬而松脆，易砸碎。碎断面粗糙，有小孔，有的具绢丝样光泽。体轻。气微腥，味微咸。见图1。

煅海浮石 呈碎粒状。暗灰色或灰黄色。气微，味淡。见图2。

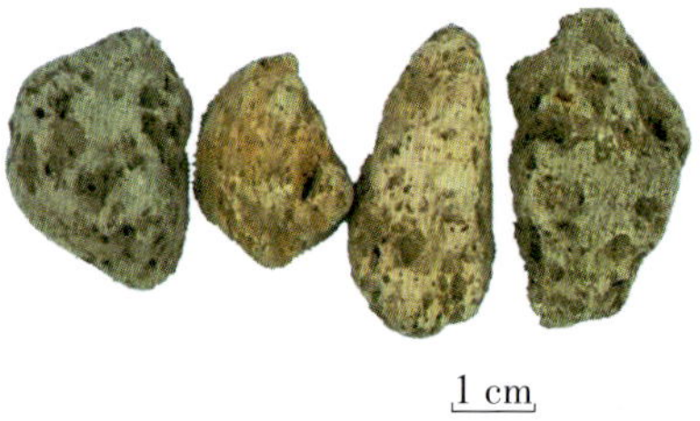

图1 海浮石饮片图

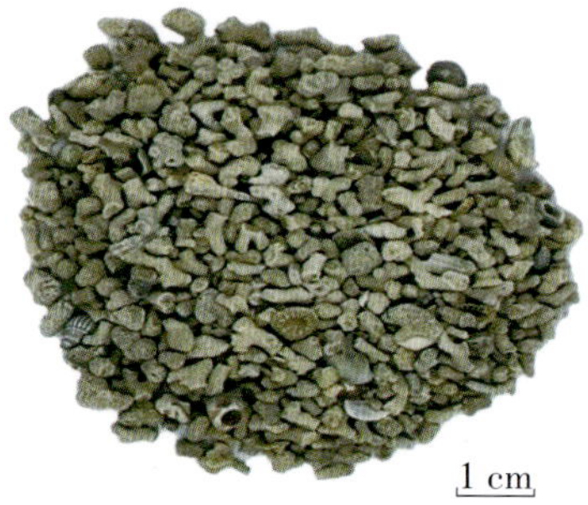

图2 煅海浮石饮片图

【化学成分】 主含碳酸钙，并含少量镁、铁及酸不溶物质；火山喷发出的岩浆凝固形成的多孔状石块，主含二氧化硅，亦含氯、镁等[1-4]。

【药理作用】 具有促进支气管分泌物排除的作用，还可促进尿液分泌及排泄高[5]。

【炮制方法】【性味与归经】【功能与主治】【用法与用量】【处方应付】【注意】 及 **【贮藏】** 参照文献综合拟定。

参考文献

[1] 鲁争，肖安菊．市售浮海石基源种类鉴别与应用商讨[J]．中国医药指南，2010，8(2)：106-108.
[2] 李宪洲，郝春来，刘丽华，等．长白山药用浮石开发可行性评价[J]．吉林大学学报(地球科学版)，2007(S1)：239-242.
[3] 赵学红，王丽芳，孔增科．浮海石及浮石的鉴别与合理应用[J]．河北中医，2007(3)：255-256.
[4] 祝之友，周胜建．海浮石基原与性效辨析[J]．时珍国医国药，2000(8)：739-740.
[5] 谢宗万，步毓芝．中药海浮石的品种问题研究[J]．中国药学杂志，1959(7)：325-326.

琥 珀

Hupo

SUCCINUM

【处方用名】琥珀。

【名称】沿用传统名称。

【来源】本品为古代松科松属植物的树脂埋藏地下经年久转化而成化石状物质。分布于黏土层、砂层及煤层内。主产于云南、广西、河南、福建、贵州等地。从地下挖出者称“琥珀”，从煤中选出者称“煤珀”。挖出后，除去杂质。

药材以色红或棕黄、断面光亮、无杂质者为佳。

【性状】呈不规则的碎块、颗粒或细粉状。碎块表面黄棕色、红褐色或黑褐色，有的具光泽。细粉淡棕黄色至棕褐色。质硬而脆。断面光亮，手捻有涩感。气微，味淡。见图1。

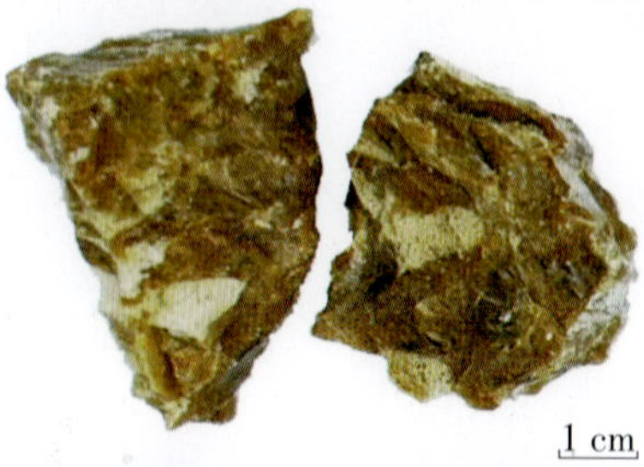

图1　琥珀饮片图

【化学成分】主要含树脂、挥发油，也含琥珀氧松香酸、琥珀松香酸、琥珀银松酸、琥珀脂醇、琥珀松香醇及琥珀酸等[1-2]。

【药理作用】具有抑制中枢神经的作用，并能抗惊厥、镇静、降低体温、镇痛等药理作用[3]。

【炮制方法】【性味与归经】【功能与主治】【用法与用量】【处方应付】及**【贮藏】**参照文献综合拟定。

参考文献

[1] 张福海，赵东秀，张冬梅，等．中药琥珀的真伪鉴别[J]．中医药学报，2000(01)：63.

[2] 程松，罗晓娟，王维宁，等．中药琥珀及其伪品的鉴别[J]．中国医药工业杂志，2014，45(10)：933-935+940.

[3] 任皎洁，李家存，葛政，等．中药琥珀治疗失眠的研究进展[J]．世界睡眠医学杂志，2019，6(03)：365-367.

姜 石

Jiangshi

CALCARIBUS LOESS NODUS

【处方用名】姜石。

【名称】本品在本草中以姜石记载，本标准沿用。

【来源】本品为黄土层或风化红土层的钙质结核，主要由方解石、石英与黏土矿物组成。主产于甘肃、河北、山西等地。从深层黄土中挖出，除去表面泥土，晒干。

药材以个大、色黄白、质坚实者为佳。[1-4]

【性状】呈不规则的圆柱形或略分枝而形似姜形。表面白黄色，不平坦，凹凸不平，手触摸易掉粉。体重，质坚硬难断。碎断面略角质状，常有裂隙。气弱，味微辛、咸。

【鉴别】（1）**化学反应** 检查碳酸盐的反应。

取本品粉末0.5 g，加稀盐酸5 ml，即泡沸，将产生的气体导入氢氧化钙溶液中，产生白色沉淀。

（2）**红外光谱** 姜石为少常用药材，近年国内部分地区发现误用品，仅凭外观难于区别。基于红外光谱在药品检验方面具有独特的技术优势[5]。本次标准修订，对红外光谱鉴别姜石的方法进行研究，并纳入本标准。

取本品粉末约3 mg（小于200目），与150 mg的KBr碎晶置玛瑙研钵中，磨细，使其混合均匀，倾入13 mm压片模具中，铺布均匀，加压至0.8～1 GPa，保持1～2分钟，将其压成圆形薄片。另取姜石对照药材粉末约3 mg（小于200目），同法操作，压成圆形薄片。分别将供试品和对照药材压片放入红外光谱仪进行测试，记录光谱图。供试品红外光谱图中，在与对照药材红外光谱的以下波数处（1797±2 cm^{-1}、1432±2 cm^{-1}、1032±2 cm^{-1}、874±2 cm^{-1}和712±2 cm^{-1}）出现5个相同的吸收峰。

【含量测定】姜石主要含有钙盐，参照《中国药典》2020年版二部碳酸钙建立其含量测定方法，以控制饮片质量。

取本品细粉约1 g，精密称定，置250 ml量瓶中，加少量水润湿，加稀盐酸5 ml使溶解，加水至刻度，摇匀，滤过。精密量取续滤液25 ml，置锥形瓶中，加水25 ml与氢氧化钾溶液（1→10）5 ml，使pH值大于12，再加钙紫红素指示剂少量，用乙二胺四醋酸二钠滴定液（0.05 mol/L）滴定至溶液由紫红色变为纯蓝色。每1 ml乙二胺四醋酸二钠滴定液（0.05 mol/L）相当于5.005 mg的碳酸钙（$CaCO_3$）。

对10批样品进行测定，姜石中$CaCO_3$含量在65.2%～25.1%，因此对原标准的限度进行修订，拟定含碳酸钙（$CaCO_3$）不得少于40.0%。

【功能与主治】姜石在古本草医籍中，多记载治疗疮疡肿毒等病症。《新修本草》谓："主治热豌豆疱，疔毒等肿。"唐《千金要方》中用姜石配方，治疗水肿。《外台秘要》中用姜石来和鸡子清敷之，治疗乳痈肿大[1]。《本草图经》引《崔氏方》用白姜石末和鸡子清傅之，治疗疮肿毒痛。《卫生易简方》用姜石鸡子清调匀，治瘰疬，并治发背恶疮。《本草纲目》引《保命集》治产后胀冲，气噎。

现代临床实践证明，姜石内服具有降逆平冲止呕、祛痰燥湿、止泄、软坚散结、抗癌的功效。主要用于胃热呕吐，妊娠恶阻，经前乳胀证，小儿伤食吐泻、胸腔痞满，眩晕等。外用有消肿止痛、渗湿敛疮作用。姜石粉外敷治疗足癣、湿疹[3]。综合以上记载拟定。

【炮制方法】【性味与归经】【用法与用量】【处方应付】及**【贮藏】**参照文献[1、3]综合拟定。

参考文献

[1] 国家中医药管理局《中华本草》编委会.中华本草[M].上海:上海科学技术出版社,1999.

[2] 刘墨在,姚修仁,傅桂华,等.姜石矿物成分的研究[J].药学通报,1984,19(2):254-259.

[3] 王慧川.姜石药物研究与临床应用[J].陕西中医,1987,8(9):422-423.

[4] 甘肃省食品药品监督管理局.甘肃省中药炮制规范(2009年版)[S].兰州:甘肃文化出版社,2009:326-327.

[5] 孙素琴,周群,秦竹.中药二维相关红外光谱鉴定图集[M].北京:化学工业出版社,2003:2-10.

炉 甘 石

Luganshi

CALAMINA

【处方用名】制炉甘石。

【名称】文献和《中国药典》以炉甘石为正名，故本标准沿用此名。

【来源】本品为碳酸盐类矿物方解石族菱锌矿的矿石，主含碳酸锌（$ZnCO_3$）。主产于广西、四川、湖南等地。采挖后洗净，晒干，除去杂石。

药材以体轻、质松、色白者为佳。[1, 2]

【性状】呈不规则的碎块或细粉状。表面灰黄色至黄棕色，触之易粘染。气微，味苦。见图1。

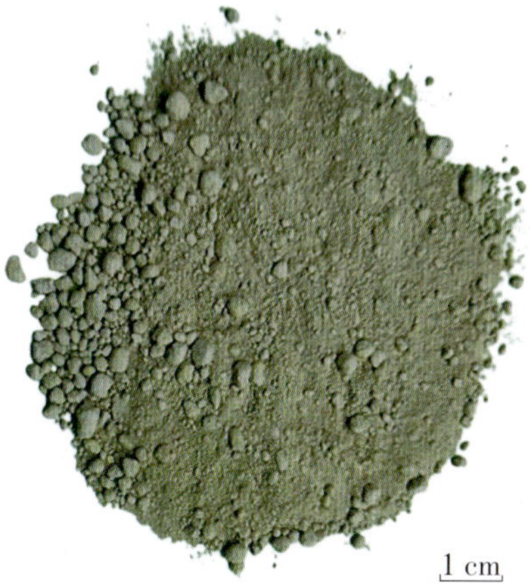

图1 制炉甘石饮片图

【鉴别】（1）**化学反应** 取本品粗粉1 g，加稀盐酸

10 ml，即泡沸，将产生的气体通入氢氧化钙溶液中，产生白色沉淀。见图2。

（2）**化学反应** 取本品粗粉1 g，加稀盐酸溶解，滤过，滤液加亚铁氰化钾试液，产生白色或微蓝色沉淀。见图3。

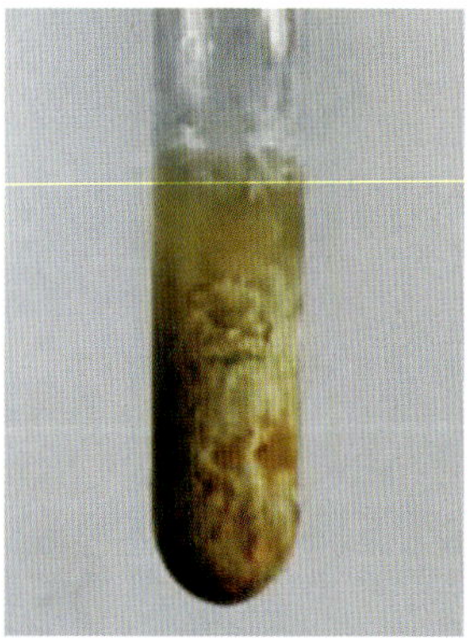

图2 制炉甘石化学反应鉴别

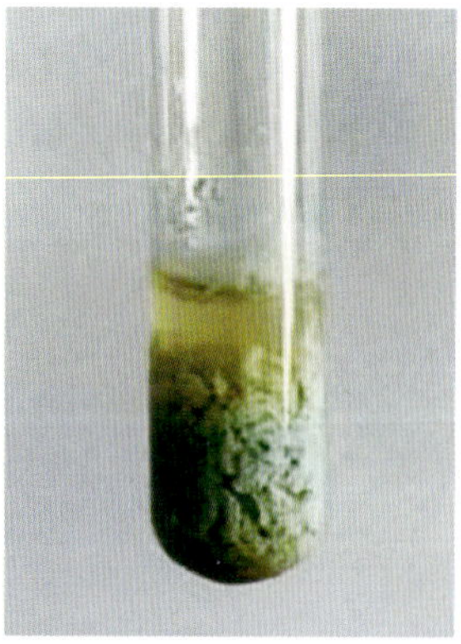

图3 制炉甘石化学反应鉴别

【含量测定】参照《中国药典》2020年版一部炉甘石项对6批样品测定氧化锌含量。

取本品粉末约0.1 g，在105 ℃干燥1 h，精密称定，置具塞锥形瓶中，加稀盐酸10 ml，振摇使溶解，加浓氨试液与氨-氯化铵缓冲液（pH值10.0）各10 ml，摇匀，加磷酸氢二钠试液10 ml，振摇，滤过。残渣用氨-氯化铵缓冲液（pH值10.0）与水（1:4）的混合液洗涤3次，每次10 ml，合并洗液与滤液，加30%三乙醇胺溶液15 ml与铬黑T指示剂少量，用乙二胺四醋酸二钠滴定液（0.05 mol/L）滴定至溶液由紫红色变为纯蓝色。每1 ml乙二胺四醋酸二钠滴定液（0.05 mol/L）相当于4.069 mg的氧化锌（ZnO）。

根据测定结果，结合以往实验数据，拟定为本品含氧化锌（ZnO）不得少于56.0%。

【化学成分】炉甘石主要成分为碳酸锌，尚含少量氧化钙、氧化镁、氧化铁、氧化锰等。炮制使部分碳酸锌分解为氧化锌，且粒径变小，煅炉甘石和制炉甘石主要成分为氧化锌[2]。

【药理作用】炉甘石生品主含$ZnCO_3$，炮制品主含ZnO，临床上主要以其炮制品入药[3]。现代研究表明，炉甘石抑菌活性主要取决于ZnO的含量和粒径大小，ZnO含量越高、粒径越小，抑菌活性越强，与$ZnCO_3$无关，炉甘石抑菌活性主要取决于氧化锌的含量和粒径大小。炉甘石对大肠杆菌、金黄色葡萄球菌、产气杆菌和表皮葡萄球菌有较好的抑菌活性，ZnO的抑菌活性比$ZnCO_3$略强，但稍弱于$Zn_5(CO_3)_2(OH)_6$。炉甘石具有保护皮肤、收敛、消炎的作用，临床多采用炉甘石洗剂以及改良后的复方炉甘石洗剂治疗各种眼、皮肤以及肛门类疾病[4, 5]。

【炮制方法】【性味与归经】【功能与主治】【用法与用量】【处方应付】及**【贮藏】**参照文献[2-3]综合拟定。

参考文献

[1] 赵汝能. 甘肃中草药资源志(下册)[M]. 兰州:甘肃科学技术出版社,2007:1286.
[2] 国家药典委员会. 中华人民共和国药典(2020年版·一部)[S]. 北京:中国医药科技出版社,2020:318.
[3] 张志杰,杨莲菊. 炉甘石本草考证及现代研究进展[A]. 中国药学会药学史专业委员会. 第十九届全国药学史本草学术研讨会暨2017年江苏省药学会药学史专业委员会年会论文集[C]. 中国药学会药学史专业委员会:中国药学会,2017:9.
[4] 张杰红,施学骄,韦正,等. 炉甘石炮制前后成分分析及热稳定性[J]. 中国实验方剂学杂志,2011,17(24):26-28.
[5] 刘慧,孙志强,王徽. 炉甘石临床应用研究进展[J]. 齐鲁药事,2010,29(08):489-490.

铅　粉

Qianfen

HYDROCERUSSITUM

【处方用名】 铅粉、生铅粉、宫粉。

【名称】 本标准沿用传统药名。

【来源】 本品为铅的加工品，主含碱式碳酸铅［$2PbCO_3 \cdot Pb(OH)_2$］。主产于江苏、广东等地。

药材以色白、细腻润滑、无杂质者为佳。[1-5]

【性状】 呈细粉状。灰白色。质重，手捻有滑腻感。气微，味酸。见图1。

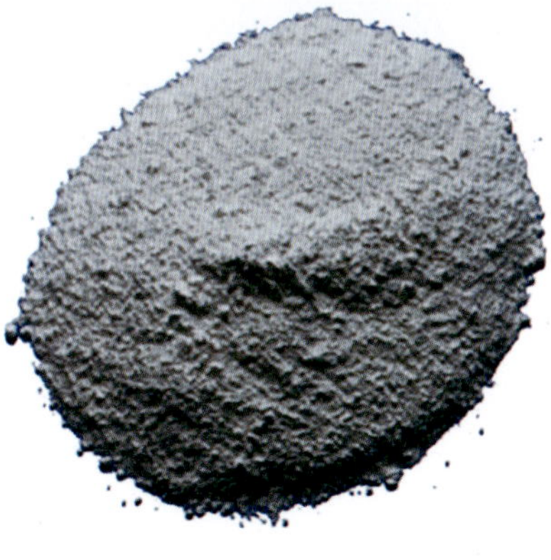

图1　铅粉图

【鉴别】 参考文献[2, 3]拟定，不纳入标准正文。

（1）$[2Pb(CO_3) \cdot Pb(OH)_2]+CH_3COOH \rightarrow Pb(CH_3COOH)_2+H_2O+CO_2\uparrow$

$Pb(CH_3COOH)_2+H_2SO_4 \rightarrow PbSO_4\downarrow+H_2O+CO_2\uparrow$

（2）$[2Pb(CO_3) \cdot Pb(OH)_2]+HNO_3 \rightarrow Pb(NO_3)_2+H_2O+CO_2\uparrow$

$Pb(NO_3)_2+2KI=PbI_2\downarrow+2KNO_3$

【炮制方法】【性味与归经】【功能与主治】【用法与用量】【处方应付】【注意】及**【贮藏】**参照文献[1, 4]综合拟定。

参考文献

[1] 南京中医药大学.中药大辞典[M].2版.上海:上海科学技术出版社,2006.
[2] 上海食品药品监督管理局.上海市中药饮片炮制规范[S].上海:上海科学技术出版社,2008:480.
[3] 湖南省食品药品监督管理局.湖南省中药材标准[S].长沙:湖南科学技术出版社,2009:104.
[4] 国家中医药管理局《中华本草》编委会.中华本草[M].上海:上海科学技术出版社,1999.
[5] 谢乾丰.中国古代铅粉的制作工艺研究[J].广西轻工业,2007,(4):43-44.

蛇 含 石

Shehanshi

LIMONITUM GLOBULOFORME

【处方用名】蛇含石、醋煅蛇含石。

【名称】本标准沿用传统名称。

【来源】本品为铁化物矿物类褐铁矿的结核，主含含水三氧化二铁（$2Fe_2O_3\cdot3H_2O$）。主产于浙江、江苏等地。采挖后除去泥沙及杂石。

药材以色铁黄、体质坚重、形圆者为佳。[1, 2]

【性状】蛇含石 呈不规则的碎块或细粉状。碎块表面粗糙，凹凸不平，黄褐色或深褐色，有的具金属光泽。质坚硬。粉末黄褐色。气微，味淡。

醋煅蛇含石 呈不规则的碎粒状。铁青色或红黑色，无光泽。质酥脆。具醋香气。见图1。

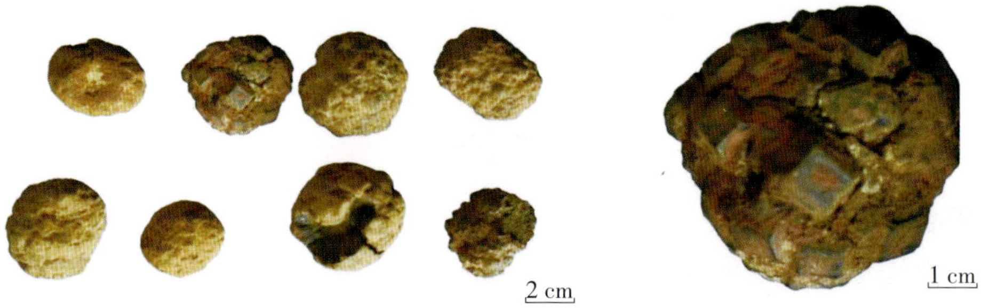

图1 蛇含石饮片图

【鉴别】化学反应 铁盐鉴别，参照文献[3, 4]拟定。

取本品粉末0.1 g，加稀盐酸10 ml，放置10分钟，滤过，滤液显铁盐（中国药典通则0301）的鉴别反应。

【化学成分】主含含水三氧化二铁$Fe_2O_3 \cdot nH_2O$。含不定量吸附水的称水针铁矿［$FeO(OH) \cdot nH_2O$］，并可含纤铁矿Lepidocrocite［$FeO(OH)$］、水纤铁矿、水赤铁矿（$Fe_2O_3 \cdot nH_2O$）及含水的二氧化硅、粘土矿物等混合物，其化学成分因产地而异，块体的不同部位亦不均一。质多不纯，且夹杂有砂、粘土、锰、磷、铅、钒等[5, 6]。

【炮制方法】本品《日华子本草》有“烧赤三四次醋淬，飞研用之”的淬制方法。但近代通常不再特殊炮制处理，仅砸成小块或碾成粉末使用。

【性味与归经】《药材学》记载为：“辛，平。”而《日华子本草》谓：“冷，无毒。”《本经逢源》称：“微寒。”《中药志》谓：“甘，寒。”《中药大辞典》谓：“甘，寒。”《本经逢源》记载：“与赭石之性不甚相远。”从代赭石的化学组成来看，认为两者具有相似的性能是很有道理的。据此，本标准按历史记载，收载其性味为“甘、寒，归心包、肝经”。以免造成混乱。

【功能与主治】【用法与用量】参照文献综合拟定[1、2]。

参考文献

[1] 南京中医药大学.中药大辞典[M].2版.上海:上海科学技术出版社,2006.

[2] 中国科学院药物研究所,等.中药志(第四册)[M].北京:人民卫生出版社,1993:268.

[3] 张裕民,廖庆文,刘绍贵.几种矿物类中药粉末的鉴别方法[J].湖南中医药导报,2003,(11):46-47.

[4] 路立峰,丛彩娟,李桂荣,等.多指标正交设计优选蛇含石炮制工艺[J].中医药导报,2018,24(21):90-92.

[5] 路立峰,李桂荣,张立庆,等.重铬酸钾法快速测定中药蛇含石全铁含量[J].中国中医药信息杂志,2013,20(2):60-61.

[6] 郭全兴,王水潮.无名异与蛇含石的鉴别[J].时珍国药研究,1993,4(4):19.

铜　绿

Tonglü

MALACHITUM

【处方用名】铜绿、生铜绿[1]。

【名称】本标准沿用传统名称。

【来源】本品为铜器表面经氧化或醋酸作用后生成的绿色锈衣，主含碱式碳酸铜［$CuCO_3 \cdot Cu(OH)_2$］或醋酸铜［$Cu(HAC)_2 \cdot H_2O$］。全国各地均产。收集后，除去杂质。

药材以色绿、粉末状、无杂质者为佳。[2, 3]

【性状】 根据对收集样品的实际观察，并参照《本草拾遗》与《本草纲目》进行描述。

呈细粉状。翠绿色。燃烧时现绿色火焰。体重，质松。气微，味微 酸涩。能溶于水及酸，不溶于醚。见图1。

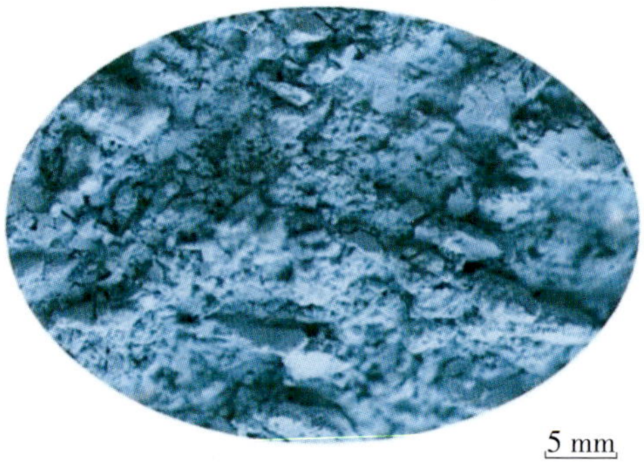

图1 铜绿饮片图

【化学成分】 主含碱式碳酸铜［$CuCO_3 \cdot Cu(OH)_2$］和碱式醋酸铜[4]。

【炮制方法】【性味与归经】【功能与主治】【用法与用量】【处方应付】【注意】 及 **【贮藏】** 参照文献综合拟定[1]。

参考文献

[1] 甘肃省食品药品监督管理局.甘肃省中药炮制规范(2009年版)[S].兰州:甘肃文化出版社,2009:174.

[2] 南京中医药大学.中药大辞典[M].2版.上海:上海科学技术出版社,2006:3017.

[3] 王国强.全国中草药汇编[M].北京:人民卫生出版社,2014.

[4] 山东省食品药品监督管理局.山东省中药材标准(2012年版)[S].济南:山东科学技术出版社,2012:276.

阳 起 石

Yangqishi

ACTINOLITUM

【处方用名】 阳起石、煅阳起石。

【名称】 沿用传统名称。

【来源】 本品为硅酸盐类角闪石族矿物透闪石及其异种透闪石石棉，主含碱式硅酸镁钙［$Ca_2Mg_5(Si_4O_{11})_2 \cdot (OH)_2$］。主产于湖北、河南等地。采挖后，除去泥沙及杂石。

药材以色灰白、有光泽、质松软者为佳。

【性状】阳起石 呈不规则的碎块状。表面灰白色、暗灰色或浅绿色，多夹有浅黄棕色条纹或花纹，具丝样光泽。体重，质松脆易破碎。断面不整齐，纵面纤维状或细柱状。气微，味淡。见图1。

煅阳起石 形如阳起石。青灰色，无光泽。质酥脆。

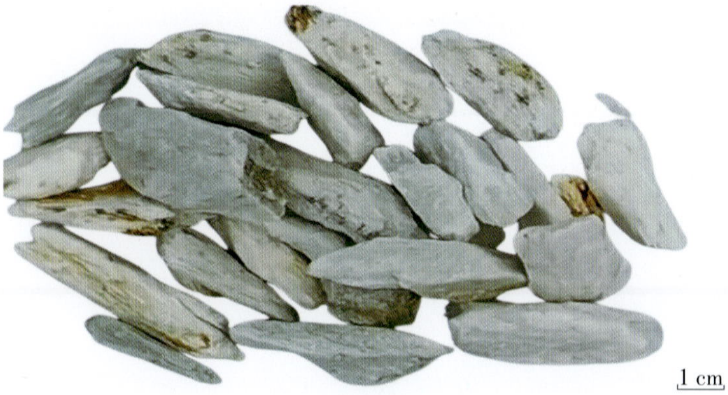

图1 阳起石饮片图

【化学成分】主要成分为碱式硅酸镁钙 [$Ca_2Mg_5(Si_4O_{11})_2\cdot(OH)_2$]，并含少量锰、铝、钛、铬、镍等杂质[1-3]。含Zn、Cu、Fe、Mn元素。Fe元素含量最高，差异极显著；Cu元素次之，差异显著；Zn和Mn元素含量最低，差异不显著[4]。

【药理作用】具有兴奋性机能的作用[5]。

【炮制方法】【性味与归经】【功能与主治】【用法与用量】【处方应付】及**【贮藏】**参照文献综合拟定。

参考文献

[1] 杨明辉，王久源，张蜀武，等．中药阳起石温肾壮阳的作用机理分析[J]．中国药业，2010，19(10)：84-86.

[2] 陈龙，袁明洋，雷咪，等．中药阳起石、阴起石的X衍射谱鉴别研究[J]．中国中药杂志，2015，40(18)：3560-3566.

[3] 李坤，申晓萍．红外光谱-拉曼光谱无损检测技术对透闪石和阳起石鉴定特征的研究[J]．矿物岩石地球化学通报，2019，38(02)：405-408.

[4] 张斌权，董晓宁．阳起石中矿物微量元素含量测定[J]．中兽医医药杂志，2013，32(04)：26-29.

[5] 喻琴，王东升，张世栋，等．阳起石、菟丝子与淫羊藿对肾阳虚大鼠性激素及其受体表达的影响[J]．中国兽医学报，2019，39(03)：535-540.

十一、加工及其他类

阿 胶

Ejiao

ASINI CORII COLLA

【处方用名】 蒲黄炒阿胶珠。

【名称】 “阿胶”一名始载于《神农本草经》，原料不详；书中同时记载有白胶，由鹿角制成。阿胶的“阿”与其产地关系密切，《名医别录》[3] 曰：“阿胶……生东平郡，煮牛皮作之。出东阿。”《本草经集注》[4] 谓：“出东阿，故曰阿胶也。”根据产地及药用原料，阿胶之名由此而来，并沿用至今，其原料用皮直至清代才明确为驴皮，而牛皮胶为伪品[1, 2]。

【来源】 本品为马科动物驴 *Equus asinus* L. 的皮经煎煮、浓缩制成的固体胶。主产于山东、浙江、河北、北京、甘肃等地。

药材以乌黑、光亮、断面色紫红、质脆、味甘、无腥气者为佳。[3–13]

【性状】 呈圆珠状。表面灰白色或灰褐色。质酥泡。断面中空略成海绵状，深黄色。见图1、图2。

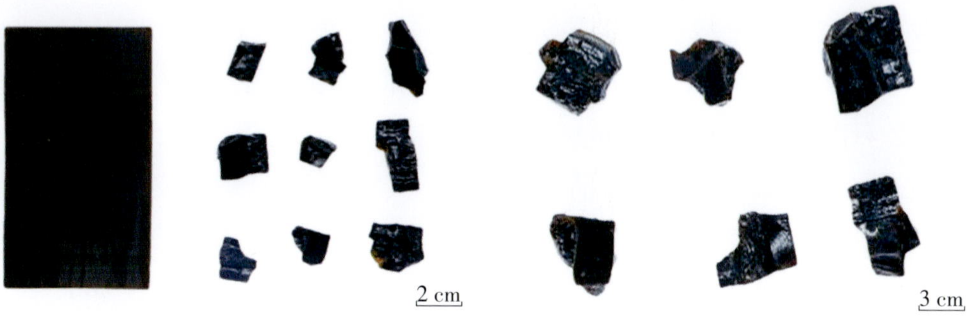

图1 阿胶饮片图

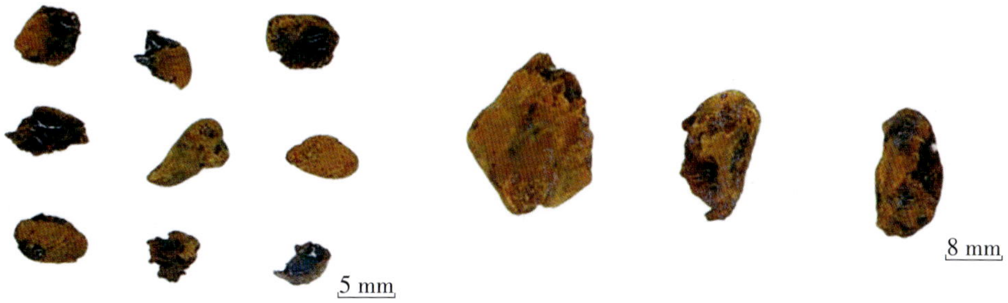

图2 蒲黄炒阿胶珠饮片图

【鉴别】薄层色谱 以氨基酸类对照品及阿胶对照药材作为对照，经对9批样品检测，结果薄层色谱重现性好，专属性强。见图3。

取本品粗粉0.2 g，置具塞试管中，加6 mol/L盐酸溶液8 ml，密塞，置105 ℃烘箱中加热6小时，加水6 ml，摇匀，滤过，滤液蒸干，残渣加甲醇10 ml使溶解，作为供试品溶液。另取甘氨酸对照品，加甲醇制成每1 ml含1 mg的溶液，作为对照品溶液。照薄层色谱法（中国药典通则0502）试验，吸取上述供试品溶液2 μl、对照品溶液1 μl，分别点于同一硅胶G薄层板上，以苯酚-0.5%硼砂溶液（4∶1）为展开剂，展开，取出，晾干，喷以0.2%茚三酮乙醇溶液，在105 ℃加热至斑点显色清晰。供试品色谱中，在与对照品色谱相应的位置上，显相同颜色的斑点。

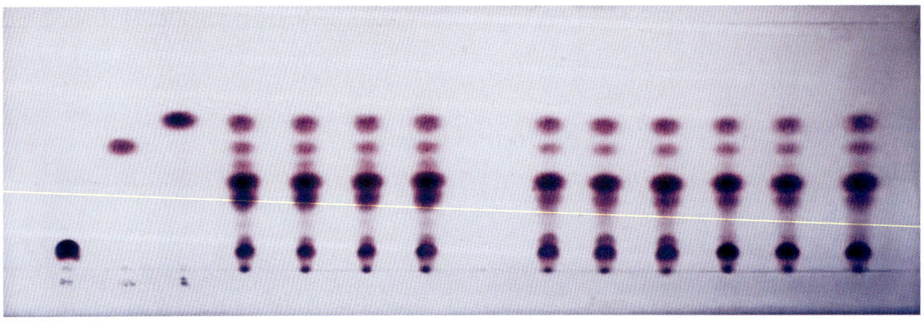

图3　阿胶薄层色谱图

S阿胶对照药材，S1、S2、S3氨基酸类对照品　1～9阿胶（不同批次样品）

【检查】水分　取本品1 g，精密称定，加水2 ml，加热溶解后，置水浴上蒸干，使厚度不超过2 mm，测定10批样品的水分，根据测定结果，拟定水分限度不得过15.0%。

【化学成分】（1）氨基酸：包括苏氨酸（Thr）、缬氨酸（Va）、甲硫氨酸（Met）、异亮氨酸（Ile）、亮氨酸（Leu）、苯丙氨酸（Phe）和赖氨酸（Lys）7种人体必需氨基酸，尤其以甘氨酸（Gly）和脯氨酸（Pro）的含量较高[14]。（2）蛋白质：主要含蛋白胶原蛋白α1（I）、胶原蛋白α2（I）和驴血清白蛋白[15]。（3）多糖：硫酸皮肤素（DS）[16]。（4）挥发性物质：主要包括酯类、酮类、卤代烃类化合物、杂环化合物和其他类物质[17]。（5）无机物：主要有K、Na、Ca、Mg、Fe、Al、Mn、Zn、Cr、Pt、Pb、Mo、Sr等；微量元素有Fe、Cu、Zn、Mn、Cr、Ni、V、Sr等[18]。（6）其他成分：包括亚麻酸甲酯、亚油酸甲酯、油酸甲酯、硬脂酸甲酯和棕榈酸甲酯[19]。

【药理作用】阿胶具有较为广泛的生理活性[20-27]。

（1）对血液疾病的抑制作用。（2）抗衰老。（3）抗肿瘤作用。（4）免疫调节作用。（5）骨骼修复作用。（6）抗炎作用。（7）抗疲劳作用。（8）其他作用：促进卵泡发育，健全黄体功能，促进排卵，改善子宫卵巢血供，增强子宫内膜容受性，显著提高妊娠率。

【炮制方法】【性味与归经】【功能与主治】【用法与用量】【处方应付】及**【贮藏】**参照文献[5]综合拟定。

参考文献

[1] 张金聚,张英,孟江,等.阿胶历史沿革考[J].中国中药杂志,2020,45(10):2464-2472.

[2] 孙星衍,孙冯翼.神农本草经[M].太原:山西科学技术出版社,2017.

[3] 陶弘景.名医别录(辑校本)[M].北京:人民卫生出版社,1986:78.

[4] 陶弘景.本草经集注[M].尚志均,尚元胜,辑校.北京:人民卫生出版社,1994:400.

[5] 国家药典委员会.中华人民共和国药典(2020年版·一部)[S].北京:中国医药科技出版社,2020:197.

[6] 贾思勰.齐民要术[M].北京:团结出版社,1996:396.

[7] 陈藏器.本草拾遗 [M].尚志钧辑校.芜湖:皖南医学 院,1983.

[8] 唐慎微.重修政和经史证类备用本草[M].北京:人民卫生出版社,1957:372.

[9] 靳光乾,钮中华,钟方晓,等.阿胶的历史研究[J].中国中药杂志,2001(07):57-60.

[10] 郦道元.水经注疏[M].北京:科学出版社,1985.

[11] 中国历史地图集编写组.中国历史地图集(2,4,5,7册)[M].北京:中华地图学社出版社,1975.

[12] 南京中医药大学.中药大辞典[M].上海:上海科学技术出版社,2006:1660-1662.

[13] 甘肃省食品药品监督管理局.甘肃省中药炮制规范(2009年版)[S].兰州:甘肃文化出版社,2009:337.

[14] 葛重宇,庞慧,李楠,等.18家企业阿胶中氨基酸的含量分析与比较研究[J].中国药房,2017,28(1):122.

[15] WANG D, RU W, XU Y, et al.Chemical constituents and bioactivities of Colla corii asini[J].Drug Discov Ther,2014,8(5):201.

[16] 唐东洋,虞菊萍,陈荣,等.合成生物学技术在糖胺聚糖生产中的应用[J].药学进展,2015,39(5):376.

[17] 毛跟年,郭倩,李鑫,等.气相色谱-质谱联用法分析阿胶中的腥味物质[J].动物医学进展,2010,31(12):72.

[18] 郭健,孙佳明,张志颉,等.阿胶化学成分及药理作用研究进展[J].吉林中医药,2013,33(4):389.

[19] 刘雅娟,任丽莉,陈国广,等.毛细管GC法同时测定阿胶中5种脂肪酸的含量[J].中国药房,2013,24(7):642.

[20] 王璐,李祥雯,侯燕.蔗糖铁注射液与复方阿胶浆用于产后贫血治疗的大样本随机对照研究[J].河北医药,2017,39(2):242.

[21] 张翠利,付丽娜,杨小云,等.活性氧自由基与细胞衰老关系的研究进展[J].广州化工,2015,43(19):5.

[22] 谢飞.肿瘤患者的化疗护理[J].实用临床护理学电子杂志,2017,2(26):120.

[23] 刘元涛,张惠惠,王升光,等.阿胶仿生酶解前后提高免疫力作用对比研究[J].时珍国医国药,2016,27(9):2158.

[24] 常德有,杨靖,董福慧.阿胶对体外培养大鼠成骨细胞增殖、分化功能的影响[J].中国老年学杂志,2009,29(24):3230.

[25] 付玥,张茹,吴昊轩,等.阿胶的研究进展[J].新经济,2014,33(8);18.

[26] 李辉,王静凤,赵芹,等.阿胶的活性成分及其对运动小鼠的抗疲劳作用研究[C].中国山东聊城:2015.
[27] 姚丽雯,付卫星,张云,等.复方阿胶浆提高排卵障碍性不孕患者妊娠率的疗效和机理研究[J].广州医科大学学报,2015,43(3):65.

蜂 房

Fengfang

VESPAE NIDUS

【处方用名】炒蜂房、蜂房炭。

【名称】沿用传统名称。

【来源】本品为胡蜂科昆虫果马蜂 *Polistes olivaceous*（DeGeer）、日本长脚胡蜂 *Polistes japonicus* Saussure或异腹胡蜂 *Parapolybia varia* Fabricius的巢。全国大部分地区有产。秋、冬二季采收，晒干；或略蒸，除去死蜂死蛹，晒干。

药材以体轻、略有弹性者为佳。

【性状】炒蜂房 呈不规则的扁块状，大小不一。表面黄色至黄褐色。有多数整齐的六角形房孔，偶见黑色凸起的短柄。体轻，质韧，稍有弹性，似纸质。气微，味辛淡。见图1。

蜂房炭 形如炒蜂房。表面棕褐色。

质酥脆或坚硬者不可供药用。

【检查】水分 《中国药典》2020年版一部蜂房项下水分限度为不得过12.0%，本标准沿用。

总灰分 《中国药典》2020年版一部蜂房项下总灰分限度为不得过10.0%，酸不溶性灰分限度为不得过5.0%，本标准沿用。

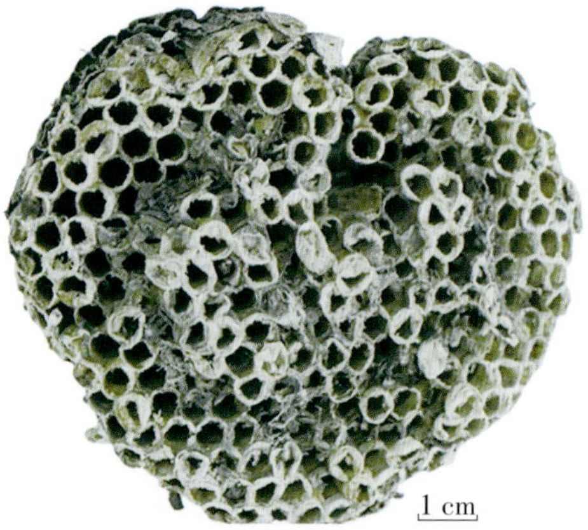

图1 蜂房饮片图

黄曲霉毒素 《中国药典》2020年版一部蜂房项下黄曲霉毒素限度为本品每1000 g含黄曲霉毒素B_1不得过5 μg，含黄曲霉毒素G_2、黄曲霉毒素G_1、黄曲霉毒素B_2和黄曲霉毒素B_1的总量不得过10 μg，本标准沿用其方法及限度。

【化学成分】 蜂房化学成分多而复杂，主含蜂蜡、树脂和有毒的“露蜂房油”，其中所含挥发油成分占0.004～0.0066%。目前，国内外学者从该药材中分离得到的化学成分主要包括黄酮类、萜类、苯丙素类、甾类等。[1-5]

黄酮类 从蜂房中提取得到的黄酮类化合物的结构类型为黄酮醇类。

萜类 蜂房中的萜类化合物有倍半萜和三萜2种类型。何江波等从蜂房95%乙醇提取部位首次分离得到马桑毒素、羟基马桑毒和乌苏酸。

苯丙素类 蜂房提取物中极性较大组分正丁醇部位分离得到一系列酚酸类化合物，主要骨架类型：一是以苯甲酸为母核（C_6-C_1）的酚酸类化合物；二是苯丙酸类化合物（C_6-C_3），如咖啡酸和阿魏酸。

甾类 从蜂房中得到β-谷甾醇、α-谷甾醇、α-胡萝卜苷。

脂肪类 棕榈酸、亚油酸、油酸、软脂酸、硬脂酸、十七烷、十八烷、十九烷、鲸蜡烷、11-丁基二十二烷、9-丁基二十二烷等。

芳香类 8-羟基-喹啉-4-酮、对苯二酚、酪醇、邻苯二甲酸二异丁酯、2β，3α-4-乙酰基-7-［（2.2-乙酰氨基）乙基］-3-羟基-2-（3.4-二羟基苯基）苯并嗪及胸腺嘧啶脱氧核苷、酞酸丁基苄酯、四特丁基焦儿茶酚、（+）-2,6-二（3-羟基-4-甲氧基苯基）-3,7-二氧双环［3,3,0］辛烷等。

【药理作用】 参考文献［1-5］，蜂房有以下药理作用：（1）抗炎与免疫调节。（2）抗菌、抗过敏作用。（3）抗肿瘤作用。（4）镇痛作用。（5）降温作用。（6）降低血压、血脂。（7）强心、扩张血管、引起一时性血压下降及显著的促凝血作用。（8）对泌尿系统的影响。

【炮制方法】【性味与归经】【功能与主治】【用法与用量】【处方应付】【贮藏】 及 **【注意】** 参照有关文献综合拟定。

参考文献

［1］王斌，张成桂，高鹏飞，等．中药蜂房的化学成分及临床药理研究进展［J］．国际药学研究杂志，2014，41（2）：184-189.

［2］王伟．蜂房化学成分研究［D］．沈阳：沈阳药科大学，2007.

［3］周莹．峰房药理作用研究进展［J］．中国科技投资，2017，（3）：378.

［4］倪士峰，刘惠，李传珍，等．蜂房药学研究现状［J］．云南中医中药杂志，2009，30（05）：71-73.

［5］张娜，解红霞．蜂房的化学成分及药理作用研究进展［J］．中国药房，2015，26（24）：3447-3449.

古 墨

Gumo

INKSTICK PRAEPARATUS

【处方用名】古墨，古墨炭。

【名称】本品入药以陈久者为佳，故称古墨。本标准沿用处方名称。

【来源】本品为油烟或松烟、明胶及芳香料加工制成的墨锭。[1-3]

【制法】全年均可生产，先将胶溶解成液体和以墨灰，搅拌均匀，压成饼状，晾半干用笼屉蒸透，再用锤子砸匀，用棋子印成条块形，再晾至干后，去掉飞边，描金，晾干即得。

现多采用生产厂家加工好的成品。

【性状】古墨　呈圆柱形或长方形的块状，两端钝圆。外表面黑褐色，常见有布纹状痕迹或龟裂纹。质坚硬而脆。断面光滑，有光泽或无，常有小孔。气香，嚼之较黏，舌尖清凉。

古墨炭　形如古墨。质酥脆。

以色黑、光亮、气味清香，见风酥者为佳。

古墨的大小、厚度随生产厂家而略有差异。常见市售品见图1，煅制后见图2。

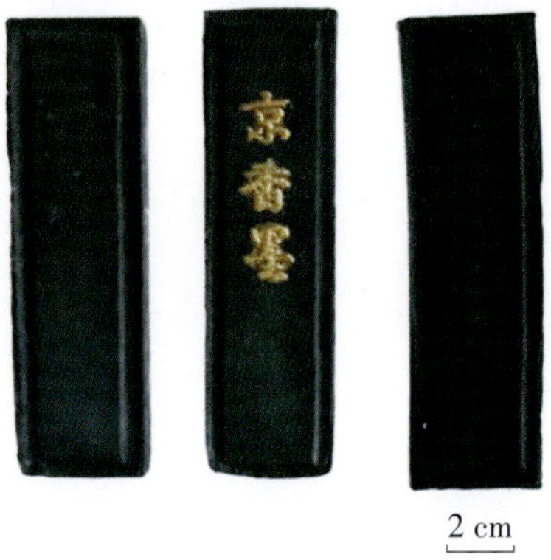

图1　古墨饮片图

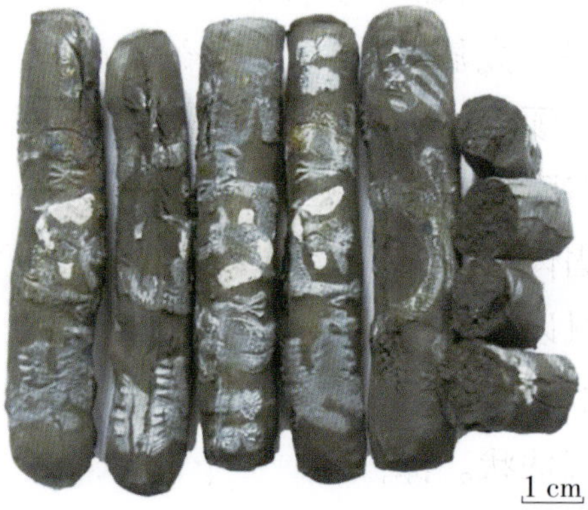

图2　古墨炭饮片图

【炮制方法】炮制方法分为扣锅煅法（焖煅法）和马弗炉煅制法（现代新工艺）两种煅制法[1]。古墨煅炭后增强了止血功用、消除了刺激性；另外煅制后质变酥脆，利于研为细粉，方便入丸、散。

【药理作用】古墨膏对动物炎症模型具有明显的抗炎作用。其机制可能与抑制白细胞向炎症部位游走、抑制PEC_2和NO的合成，对抗自由基损伤、促进感染伤口的愈合与调节细胞因子有关[5]。

【性味与归经】【功能与主治】【用法与用量】【处方应付】及**【贮藏】**参照有关文献[1-5]综合拟定。

参考文献

[1] 王晓莉,张兆芳,杨锡仓.炮制中药古墨膏的新方法[J].临床合理用药杂志,2012,5(3C):74-75.

[2] 张兆芳.古墨膏的剂型改革及临床应用[J].甘肃中医,2003,16(6):36-37.

[3] 甘肃省食品药品监督管理局.甘肃省中药炮制规范(2009年版)[S].兰州:甘肃文化出版社,2009:338.

[4] 北京市药材公司,等.中药材手册拾遗[S].北京:人民卫生出版社,1973:22.

[5] 王思农,裴文涛,张兆芳.古墨膏抗炎作用及其机制的实验研究[J].上海中医药大学学报,2010,24(2):58-60.

龟甲胶

Guijiajiao

TESTUDINIS CARAPACIS ET PLASTRI COLLA

【处方用名】龟甲胶珠。

【名称】"龟胶"一词始载于明代《本草汇言》,谓龟版"补肾滋阴之药也",谓龟胶"滋阴助水之药也"。"龟板膏"一词始载于明代《本草正》"龟板膏,功用亦同龟板,而性味浓厚,尤属纯阴。能退孤阳。用于阴虚劳热,阴火上炎,吐血、衄血,肺热咳喘,为消渴、烦扰、热汗、惊悸、谵妄、狂躁之要药"[1-3]。

【来源】本品为龟科动物乌龟 *Chinemys* reevesii(Gray)的背甲及腹甲经煎煮,浓缩制成的固体胶。主产于湖北、湖南、江苏、浙江等地。

药材以色绿褐、半透明者为佳。[4-9]

【性状】根据样品及参照文献描述[10],见图1。

呈圆珠状。深褐色。质酥泡。断面蜂窝状。气微,味淡。

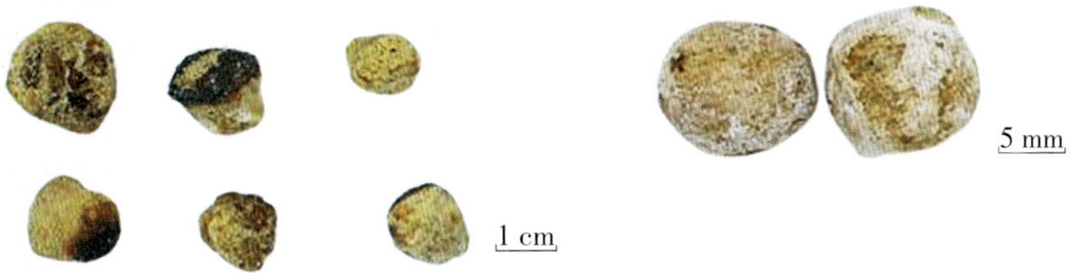

图1 龟甲胶珠饮片图

【鉴别】化学反应 取本品粉末2 g，加水10 ml使溶解，滤过。取滤液1 ml，加茚三酮试液0.5 ml，置水浴上加热15分钟，溶液显蓝紫色，见图2；另取滤液1 ml，加新制的1%硫酸铜溶液和40%氢氧化钠溶液（1∶1）的混合液数滴，振摇，溶液显紫红色，见图2、图3。

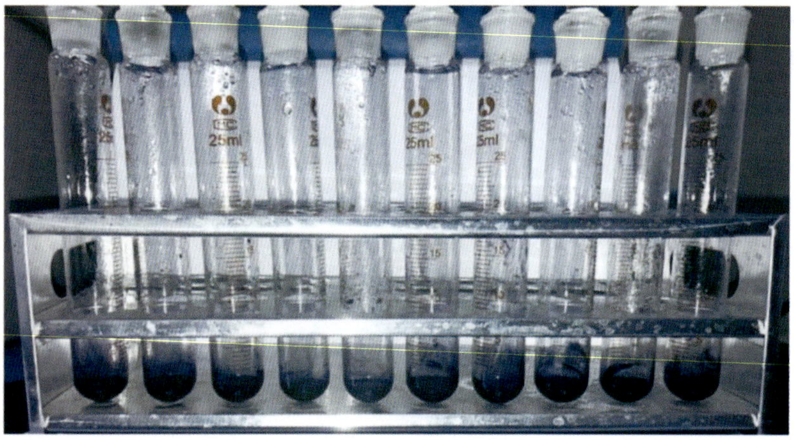

1 2 3 4 5 6 7 8 9 10

图2 龟甲胶珠化学反应鉴别

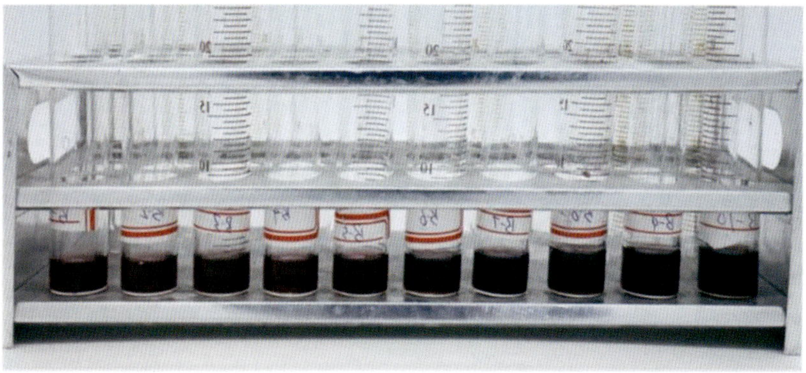

1 2 3 4 5 6 7 8 9 10

图3 龟甲胶珠化学反应鉴别

【检查】水分 按中国药典通则0832第二法，测定10批样品的水分，根据测定结果，拟定水分限度为不得过15.0%。

总灰分 按中国药典通则2302，测定10批样品的总灰分，根据测定结果，拟定总灰分限度为不得过4.0%。

水不溶物 取本品1.0 g，精密称定，加水10 ml加热溶解，将溶液移入已恒重的10 ml离心管中，离心，去除管壁浮油，倾去上清液，沿管壁加入温水至刻度，离心，如法清洗3次，倾去上清液，离心管于105 ℃加热2 h，取出，置干燥器中冷却30分钟，精密称定，计算，即得。测定10批样品的水不溶物，根据测定结果，拟定水不溶物限度不得过2.0%。

【化学成分】（1）氨基酸：主要含有氨基酸，如赖氨酸、苏氨酸、天冬氨酸、蛋氨酸、甘氨酸、酪氨酸、苯丙氨酸、谷氨酸、脯氨酸、羟脯氨酸、异亮氨酸、组氨酸、缬氨酸、精氨酸、亮氨酸、丙氨酸等[11]，其中以甘氨酸为最多，丙氨酸、谷氨酸次之[12]。（2）多微量元素：碳、氢、氧、氮、磷、硫、钙、镁、钠、钾等[12]。（3）其他：胶原蛋白[13]、脂肪酸、肽类[12]。

【药理作用】龟甲胶具有较为广泛的生理活性[14-20]。（1）补血。（2）健骨。（3）抗肿瘤。（4）抗衰老。（5）具增强免疫。（6）调节代谢。（7）健脑益智。（8）补肾健骨。（9）促进发育。（10）补益生殖。

【炮制方法】【性味与归经】【功能与主治】【用法与用量】【处方应付】及**【贮藏】**参照文献[10]综合拟定。

参考文献

[1] 王国强.全国中草药汇编[M].北京:人民卫生出版社,2014.

[2] 倪朱谟.郑金生,甄雪燕,杨梅香校点.本草汇言[M].北京:中医古籍出版社,2005:1118-1119.

[3] 张景岳.景岳全书系列本草正[M].北京:中国医药科技出版社,2017:107.

[4] 甘肃省食品药品监督管理局.甘肃省中药炮制规范(2009年版)[S].兰州:甘肃文化出版社,2009:339.

[5] 韦山,王磊.龟甲胶的历史考证与现代发展[J].中国现代应用药学,2019,36(21):2748-2751.

[6] 王绍隆.医灯续焰[M].北京:中国中医药出版社,2017:58-61.

[7] 汪昂.本草备要[M].北京:人民军医出版社,2007:241.

[8] 叶天士.临证指南医案[M].华岫云,编订.北京:华夏出版社,1995:29-50.

[9] 南京中医药大学.中药大辞典[M].2版.上海:上海科学技术出版社:2006:1609-1610.

[10] 国家药典委员会.中华人民共和国药典(2020年版·一部)[S].北京:中国医药科技出版社,2020:188-189.

[11] 汪禄祥,刘家富.药用龟板的氨基酸和矿质元素分析研究[J].云南农业科技,2006,1(6):36-37.

[12] 唐宇,肖丹,刘子毓,等.龟甲胶的研究现状及展望[J].中华中医药杂志,2019,34(06):2593-2598.

[13] 李阳春.龟甲有效成分及药理研究进展[J].科技视界,2017,(06):291-300.

[14] 聂淑琴,薛宝云,戴宝强,等.龟甲胶和速溶龟甲胶冲剂主要药效学比较研究[J].中国中药杂志,1995,(08):495-496.

[15] 陈东风,杜少辉,李伊为,等.龟板对局灶性脑缺血后神经干细胞的作用[J].广州中医药大学学报,2001,(04):328-331.

[16] 孙苏亚,王锦,刘铮,等.龟板提取液对去势大鼠骨质疏松的作用[J].中药药理与临床,1998,(04):3-5.

[17] 王明明.蔡圣朝运用龟板灸治疗老年性尿频的临床经验总结[J].中国民间疗法,2017,25(02):8-9.

[18] 王策.补肾调冲汤联合龟鹿补肾丸治疗失调性子宫出血54例[J].光明中医,2017,32(24):3560-3562.

[19] 吴兆利.龟鹿二仙膏方证探讨及临床应用[J].中医临床研究,2014,6(17):69-70.

[20] 谢学明,李熙灿,钟远声,等.龟板体外抗氧化活性的研究[J].中国药房,2006,(18):1368-1370.

六 神 曲

Liushenqu

【处方用名】六神曲、炒六神曲、焦六神曲、麸炒六神曲。

【名称】甘肃省以六神曲为名，本标准沿用。

【来源】本品是以鲜青蒿、鲜苍耳、鲜辣蓼（或以上的干品）、小麦面粉、赤小豆、苦杏仁为原料，经发酵制成的曲剂。全国各地均产。

药材以色黄棕、具香气、无虫蛀者为佳。

【制法】制法（1）根据文献[1]及资料[2]拟定。六神曲的制作工艺有粉碎、拌曲、成形、包曲和发酵过程，发酵天数，主要视温度与湿度的掌握而定[3]。

处方中：鲜青蒿为菊科植物黄花蒿*Artemisia anna* L.新鲜全草。

鲜苍耳为菊科植物苍耳*Xanthium sibiricum* Patr.的新鲜全草。

鲜辣蓼为蓼科植物辣蓼*Polygonum hydropiper* L.的新鲜全草。

采用鲜品时期，属夏季湿度及温度适宜，易于发酵，生产周期较短，生产出的药材性状较美观。本品宜切制成2～3 cm左右的小方块，利于炒时翻动。

制法（2）甘肃部分地区青蒿、苍耳、辣蓼用干燥全草。

秋季采用干燥品，发酵时间较长。

【性状】根据样品及参照资料[1、2]分别描述，见图1、图2、图3。

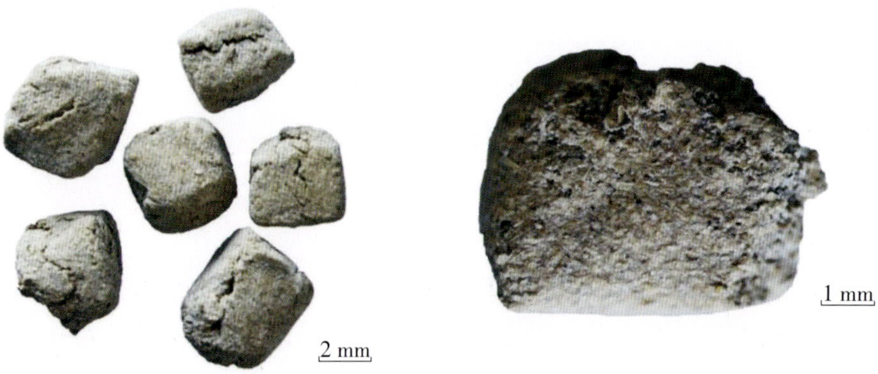

图1　六神曲饮片图

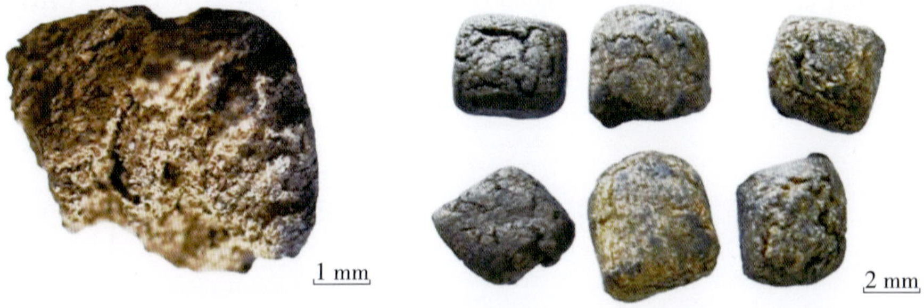

图2 焦六神曲饮片图

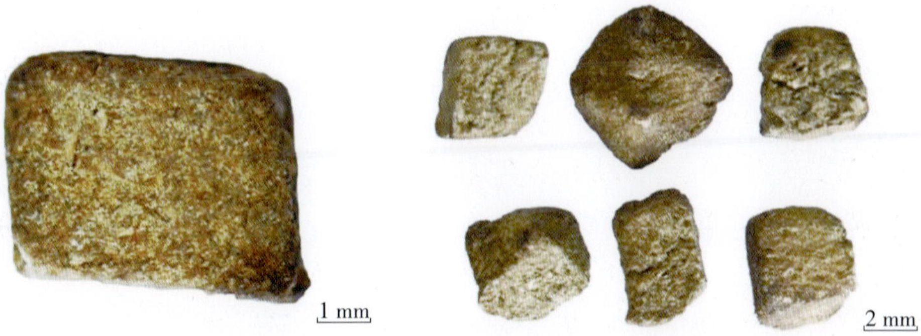

图3 麸炒六神曲饮片图

六神曲 呈方块状。表面灰黄色，粗糙。质脆易碎。断面黄白色，渣状，可见未被粉碎的残渣及发酵后的空洞。具发酵的特异香气，味微苦辛。

炒六神曲 形如六神曲。表面深黄色，偶具焦斑。

焦六神曲 形如六神曲。表面焦褐色。具焦香气。

麸炒六神曲 形如六神曲。表面棕黄色。具麸香气。

【化学成分】从六神曲中得到11个化学成分，分别鉴定为5-二十五烷基间苯二酚、5-十七烷基间苯二酚、5-二十一烷基间苯二酚、5-二十三烷基间苯二等。所有合物均为首次从六神曲中分离得到[3]。

【药理作用】（1）调节肠道微生态：近年来有学者从六神曲中分离出大量酵母菌、大量杂菌及少量乳酸菌，并发现六神曲不仅可调整脾虚小鼠肠道的菌群失调，并且具有肠道保护作用[4]。六神曲具有调整菌群失调，对双歧杆菌、类杆菌等有益于机体的厌氧菌水平的升高具有明显促进作用，可以降低肠杆菌、肠球菌的数量[5]。能提高超氧化物歧化酶、黄漂呤氧化酶和一氧化氮的水平，降低丙二醛浓度，具有肠组织保护作用。（2）抑菌作用：研究表明六神曲对肠道致病菌、常见致病菌的抗菌活性可能是其治疗外感食积不化、腹泻的机理之一。研究发现六神曲的乙酸乙酯和正丁醇部位都有较强抑菌、杀菌活性，其中乙酸乙酯具有很强的抗菌效果，最低抑菌浓度为0.64 mg/ml，最低杀菌浓度为0.65 mg/ml[6]。

【炮制方法】【性味与归经】【功能与主治】【用法与用量】【处方应付】【贮藏】及【附注】参照文献[1, 2]综合拟定。

参考文献

[1] 甘肃省食品药品监督管理局.甘肃省中药材标准(2009年版)[S].兰州:甘肃文化出版社,2009:388-389.

[2] 南京中医药大学.中药大辞典[M].2版.上海:上海科学技术出版社,2006.

[3] 张慧茹,张婷婷,许栩,等.基于NMR指导的六神曲成分研究[J].中草药,2019,50(16):3764-3768.

[4] 胡静,杨旭东,夏清平,等.中药“神曲”中有益菌在肠道微生态调节作用的实验研究[C].全国微生态第八届学术研讨会论文集,大连:中国生态学杂志编辑部,2002:435.

[5] 郭丽双,杨旭东,胡静,等.中药“神曲”对肠道菌群失调小鼠调整和保护作用的观察[J].中国微生态学杂志,2005,17(1):41-43.

[6] 王秋红,付新,王长福,等.六神曲的抗菌活性研究[C].中华中医药学会中药炮制分会2009年学术研讨会论文集,2009:525-529.

柿　霜

Shishuang

KAKI MANNOSUM

【处方用名】柿霜。

【名称】现代商品习称柿霜,本标准沿用。

【来源】本品为柿树科植物柿 *Diospyros kaki* Thunb. 的果实制成柿饼时析出的白色粉霜。主产于河南、山东、陕西等地,甘肃亦产。将柿霜放入锅内加热溶化至饴状,倒入模具中,放冷,取出干燥,即为柿霜饼。

药材以色白、细腻、入口甜而清凉者为佳。[1-3]

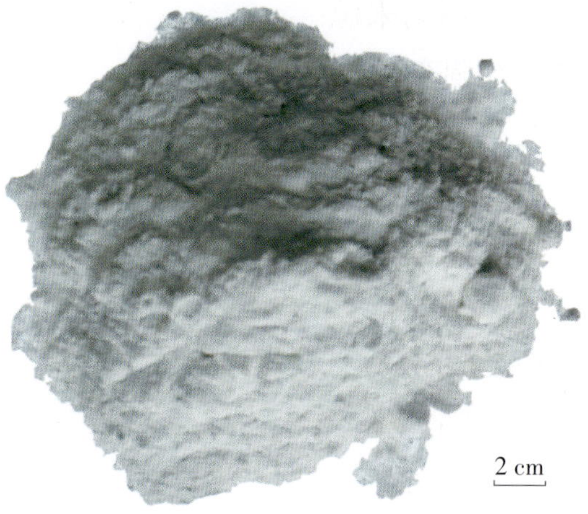

图1　柿霜饮片图

【性状】**柿霜**　呈细粉状。白色。易潮解。气微,味甜,有清凉感。见图1。

柿霜饼　呈饼块状。灰白色或棕黄色。底面平坦,上面微隆起。易碎裂。

【鉴别】**化学反应**　检查样品中的葡萄糖。

取本品0.1 g，加水50 ml使溶解，滤过，取滤液2 ml，加碱性酒石酸铜试液2滴，加热即产生橘红色沉淀。

【炮制方法】【性味与归经】【功能与主治】【用法与用量】【处方应付】及**【贮藏】**参照有关文献[1, 2]综合拟定。

参考文献

[1] 南京中医药大学.中药大辞典[M].2版.上海:上海科学技术出版社,2006.

[2] 甘肃省食品药品监督管理局.甘肃省中药炮制规范(2009年版)[S].兰州:甘肃文化出版社,2009:340.

[3] 国家中医药管理局《中华本草》编委会.中华本草(第六册)[M].上海:上海科学技术出版社,1999.

桃　胶

Taojiao

PRUNI　RESINA

【处方用名】桃胶。

【名称】沿用传统名称。

【来源】本品为蔷薇科植物桃*Prunus persica*（L.）Batsch、山桃*Prunus davidiana*（Carr.）Franch.、杏*Prunus armeniaca* L.、野杏*Prunus armeniaca* L. var. *ansu* Maxim、李*Prunus salicina* Lindl.或樱桃*Cerasus pseudocerasus*（Lindl.）G. Don的干燥树脂。全国大部分地区有产。夏、秋二季树脂分泌茂盛时采收，除去杂质，晒干。[1-4]

【性状】根据采集于秦安、天水、兰州桃树的桃胶描述，不同来源的桃胶外观无明显区别，今合并描述。经调查，桃树、樱桃树的树脂较多。

呈不规则的块或颗粒状。外表面红棕色、黄棕色或类白色。质脆，易断碎。断面颗粒性，具玻璃样光泽，透明或半透明。气微，味微甘，嚼之黏牙。见图1。

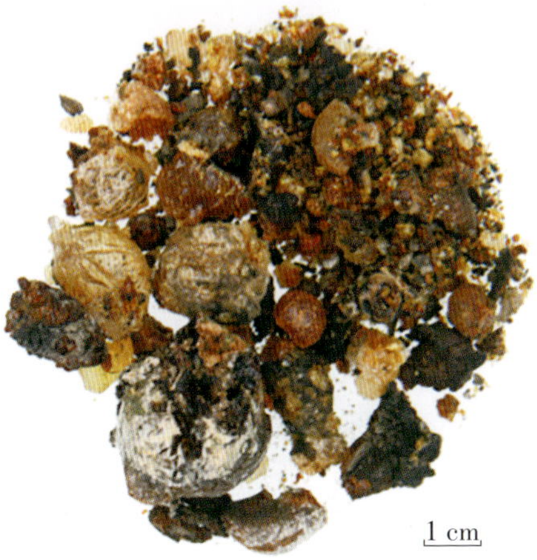

图1　桃胶饮片图

【鉴别】（1）**化学反应**　取本品，置火焰上灼烧，有爆鸣声并冒黑烟，并伴有焦糊气味，燃烧后残留物灰白色。

（2）**薄层色谱**　参考《中国药典》2020年版一部没药项下的方法，进行桃胶的薄层色谱鉴别。

取本品粉末1 g，加乙酸乙酯25 ml，超声处理15分钟，滤过，滤液蒸干，残渣加乙酸乙酯1 ml使溶解，作为供试品溶液。另取桃胶对照药材1 g，同法制成对照药材溶液。照薄层色谱法（中国药典通则0502）试验，吸取上述两种溶液各10 μl，分别点于同一硅胶G薄层板上，以环己烷-乙醚（4∶1）为展开剂，展开，取出，晾干，置紫外光灯（365 nm）下检视。供试品色谱中，在与对照药材色谱相应的位置上，显相同颜色的荧光斑点。见图2、图3。

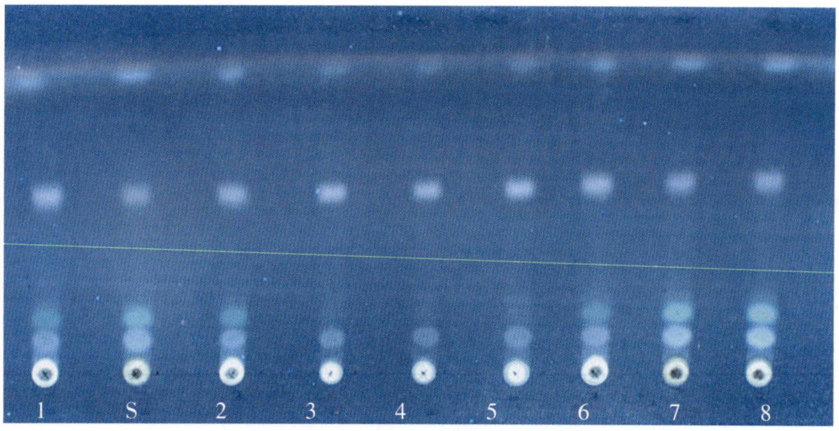

图2　桃胶薄层色谱图

S.桃胶对照药材　1～8 桃胶（不同批次样品）

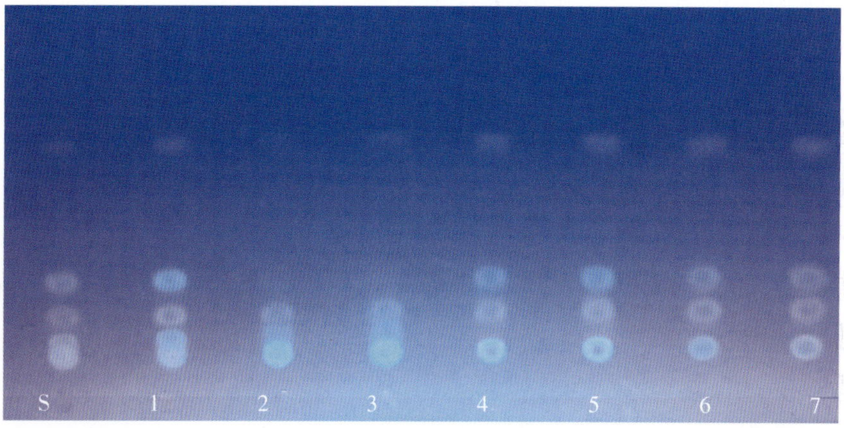

图3　桃胶薄层色谱图

S.桃胶对照药材　1.桃胶　2.樱桃胶　3.樱桃胶　4.杏胶　5.李子胶　6.李子胶　7.桃胶

桃胶的来源比较复杂，市售品主要是提炼品（直接食用胶）与不同来源（原胶）的色谱基本相同，今纳入地方标准，以此作为定性鉴别。

【化学成分】主要成分是多糖，其多糖主要由半乳糖和阿拉伯糖组成，还含有少量的甘露糖、鼠李糖及葡萄糖等成分等。[3-5]

【性味与归经】《新修本草》谓“味甘苦，平，无毒”[1, 2]。

【功能与主治】《名医别录》记载“主保中不饥，忍风寒”。《新修本草》记载“主下石淋，破血，中恶疰忤”。《千金翼方》记载“治虚热作渴”。《本草纲目》记载“和血益气，治下痢，止痛”。《妇人良方》、《杨氏家藏方》、《古今录验方》《小儿卫生总微论方》以桃胶配方入药，治疗治产后下痢赤白、血淋、石淋作痛等症[1, 2]。

【用法与用量】【贮藏】参照文献[2, 3, 6]拟定。

【附注】在古代本草医籍中，桃胶用于治疗血淋和石淋等病症，而现代社会普遍视为一种天然的美容养颜佳品。现代用临床用于治疗疾病多见于民间的偏方验方。

参考文献

[1] 国家中医药管理局《中华本草》编委会.中华本草[M].上海:上海科学技术出版社,1999.
[2] 南京中医药大学.中药大辞典[M].2版.上海:上海科学技术出版社,2006.
[3] 黄雪松.桃胶的性质、加工及其开发利用[J].特产研究,2004(1):47-51 .
[4] 张璇.桃树胶研究进展[J].粮食与食品工业2011,18(1):29-32.
[5] 国家药典委员会.中华人民共和国药典(2020年版·四部)[S].北京:中国医药科技出版社,2020.
[6] 张宗应,李中岳.桃胶的采收和加工方法[J].中国林副特产,1997,40(1):35-36.

芜 荑

Wuyi

ULMI PASTE

【处方用名】芜荑。

【名称】沿用传统名称。

【来源】本品为榆科植物大果榆 *Ulmus macracarpa* Hance.的果实及榆（家榆）*Ulmus pumila* L.的树皮经加工而成的加工品。主产于河北等地。春末夏初果实成熟时采集，晒干，供加工用。

【性状】呈方块状。表面褐黄色，粗糙，多具裂隙或具孔洞。断面棕黄色至黄褐色，有多数裂隙，略显层状，可见破碎的翅果和树皮。体轻，质松脆。气特异，味微酸涩。见图1。

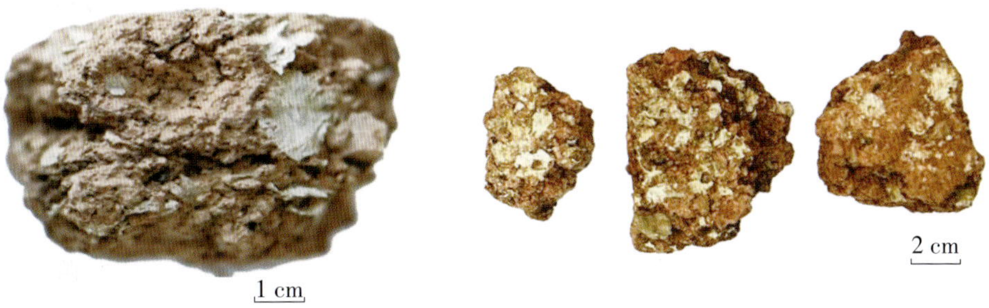

图1 芜荑饮片图

【化学成分】含有鞣酸、糖类[1]。

【药理作用】芜荑具驱虫和抗真菌作用。芜荑醇浸提取物在体外对猪蛔虫、蚯蚓、蚂蝗皆有显著治虫效力；以乙醚提取的挥发油，予兔口服1 g/kg未见毒性。用于干扰肺吸虫的猫，口服10%芜荑煎液24 ml/kg/日，未见治疗效果，且有一猫在疗程结束后五天死亡，可能是最大中毒所致。芜荑浸液（1：2）在试管内对堇色毛癣菌、奥杜盎氏小芽胞癣菌等12种皮肤真菌有不同程度的抑制作用。芜荑可用于治疗钩虫病、蛔虫病、脑囊虫病、小儿食积腹泻、疟疾[2-3]。亦对单纯疱疹病毒性角膜炎有效[4]。

【炮制方法】【性味与归经】【功能与主治】【用法与用量】【处方应付】及**【贮藏】**参照文献[1, 5, 6]综合拟定。

参考文献

[1] 南京中医药大学.中药大辞典[M].2版.上海:上海科学技术出版社,2006.
[2] 赵灿熙,雷颖,吴艳,等.芜荑抗疟作用实验研究[J].海南医学,1993,4(2):1-2.
[3] 赵灿熙,雷颖,吴艳,等.芜荑抗疟作用实验研究[J].海南医学,1993,4(4):1-3.
[4] 李光磊.复方芜荑制剂治疗单纯疱疹病毒性角膜内皮炎的临床研究[D].哈尔滨:黑龙江中医药大学,2009.
[5] 国家医药管理局《中华本草》编委会.中华本草[M].上海:上海科学技术出版社,1999.
[6] 赵海亮,张瑞贤.芜荑的本草考证[J].中国中药杂志,2015,40(22):4510-4513.

索引1 中文名索引

六　画

七　画

八　画

九 画

十 画

十一　画

十二　画

十三　画

十四　画

十五　画

十六　画

索引2 汉语拼音索引

A

B

C

D

K

L

M

N

P

Q

R

索引3　药材拉丁名索引

A

B

C

D

E

F

G

H

M

N

O

P

R

S

T

U

V

X

Z